THIRD EDITION

Bates'

간호사를 위한 건강사정

강지연 이영희 장명옥 조미경 최수정 외 공역

Nursing Guide to Physical Examination and History Taking

Wolters Kluwer

Philadelphia • Baltimore • New York • London
Buenos Aires • Hong Kong • Sydney • Tokyo

군자출판사

간호사를 위한 건강사정

Bates' **NURSING GUIDE to PHYSICAL EXAMINATION and HISTORY TAKING Third Edition**

1판 1쇄 발행 2014년 12월 15일
2판 1쇄 발행 2019년 02월 01일
3판 1쇄 인쇄 2023년 08월 11일
3판 1쇄 발행 2023년 08월 25일
3판 2쇄 발행 2026년 01월 23일

지 은 이 Beth Hogan-Quigley · Mary Louise Palm
역 자 강지연, 이영희, 장명옥, 조미경, 최수정 외
발 행 장주연
출 판 기 획 임경수
책 임 편 집 김수진, 김지수, 박은선
편집디자인 조원배
표지디자인 신지원
발 행 처 군자출판사(주)
등록 제4-139호(1991.6.24.)
(10881) 파주출판단지 경기도 파주시 회동길 338(서패동 474-1)
Tel. (031) 943-1888 Fax. (031) 955-9545
www.koonja.co.kr

ISBN 979-11-7068-041-3
정 가 45,000원

집필진

편집위원

강지연 이영희 장명옥 조미경 최수정

역자

강지연 동아대학교
공경란 울산과학대학교
김경아 인천카톨릭대학교
김두리 건양대학교
김미원 상명대학교
김순희 대구과학대학교
김정혜 울산대학교
김향수 중원대학교
남호희 마산대학교
박경희 수원대학교
박점미 남서울대학교
안정원 강릉원주대학교
양혜경 남서울대학교
윤매옥 한일장신대학교
이수정 인제대학교
이영희 성균관대학교
이주현 을지대학교
장명옥 충남대학교
정계선 조선간호대학교
조미경 충북대학교
천순미 김해대학교
최수정 성균관대학교
최은희 마산대학교

서문

2020년부터 시작된 COVID-19 팬데믹은 건강관리체계와 간호실무는 물론 간호교육에도 막대한 영향을 미치고 있다. 인공지능, 로봇과 같은 첨단 정보기술을 활용한 원격 의료와 교육의 확산으로 건강관리의 디지털 전환이 가속화되었고 이 과정에서 문해력과 불평등과 같은 건강의 사회적 결정요인 이슈들이 관심을 받고 있다. 이처럼 급변하는 시대의 중심에서 간호사는 대상자의 건강과 안녕을 위하여 새로운 기술과 정보의 등장에 유연하게 대처하는 한편 인간중심 돌봄의 고유한 가치를 실천해야 하는 중요한 역할을 하고 있다.

"Bates' Nursing Guide to Physical Examination and History Taking 3rd edition"은 간호학생과 간호사들을 위한 책으로 모든 간호실무의 기초가 되는 "건강사정"을 다루고 있다. 이 책은 인간과 건강에 대한 폭넓은 이해를 바탕으로 구체적이고 전문적인 신체계통별 건강사정을 학습할 수 있도록 구성되어 있다. Unit 1은 건강사정의 기초로서 사회적 결정요인을 포함한 건강의 정의, 건강사정의 구성요소, 간호사의 역할을 비롯하여 면담, 건강력, 신체검진 및 영양학적 고려를 다룬다. 독자들은 Unit 1을 학습함으로써 인간과 건강에 대한 이해를 높일 수 있고, 전반적인 건강사정의 구성과 내용에 대한 통찰을 얻을 수 있다. Unit 2에는 머리부터 발끝까지 전체 신체계통의 건강사정에 관한 내용이 담겨있다. 신체계통별 내용은 관련 구조와 기능, 건강력 수집을 위한 핵심 질문들, 친절한 설명과 시각화를 통하여 이해도를 높인 검진 기법들, 그리고 임상상황을 반영한 결과 기록으로 구성된다. Unit 2에 포함된 정상과 비정상 결과들을 비교한 표와 방대한 참고문헌을 통하여 독자들은 건강사정에 대한 학습을 더욱 확장하고 발전시킬 수 있다. 마지막 Unit 3 생애주기에는 노인의 특징과 노인 건강사정에서 고려할 사항을 추가하였다.

이 책의 특징이자 장점은 첫째, 인간과 건강에 대한 독자들의 폭 넓은 이해를 돕기 위하여 LGBTQIA, 사회적 결정요인 등과 같은 새로운 관점을 소개하였다. 둘째, 신체검진의 정상 결과와 함께 비정상 결과를 구분하여 제시함으로써 독자들의 관심이 관련 질병에 대한 학습으로 자연스럽게 연결될 수 있도록 하였다. 셋째, 독자들의 이해를 돕기 위한 다수의 그림과 사진은 물론 각종 평가 도구들을 삽입하여 실무에 쉽게 적용할 수 있도록 하였다. 넷째, 신체 계통별 건강사정 결과 기록 부분에 전자의무기록 형태의 예시를 수록함으로써 임상 현장의 변화를 반영하였다. 이 부분은 번역 과정에서 국내 의료기관에 맞는 형식으로 일부 수정하여 제시하였다. 다섯째, 원서의 의학용어 번역 시 구용어와 신용어(한글용어)를 병기함으로써 학생들의 이해를 돕는 한편 임상 현장에서도 쉽게 활용할 수 있도록 하였다. 여섯째, 관련 영역의 연구 자료와 근거기반 간호 내용을 추가하여 독자들이 건강사정과 관련된 최신 경향을 습득할 수 있도록 하였다. 마지막으로 3판부터는 각 장의 필요한 부분마다 "임상 팁(Clinical Tip)"을 기술하여 건강사정에서 학습하는 내용이 간호 실무에서 어떻게 활용되는 지 보여주고자 하였고, COVID-19과 관련된 실무 변화를 업데이트하였다.

이 책의 원서는 미국에서 발간되었으며 가장 널리 활용되는 건강사정 교과서 중 하나이다. 번역하는 과정에서 원서의 내용을 충실히 옮김과 동시에 간호사, 전문 간호사, 의사 등 실제 병원에 근무하는 전문인들의 의견을 참고함으로써 국내 임상 상황에도 쉽게 적용할 수 있도록 노력하였다. 아무쪼록 이 책이 간호에 첫발을 내딛는 간호학생은 물론 병원, 산업장, 학교, 지역사회를 포함한 현장에서 근무하는 간호사들에게 도움이 될 수 있기를 바란다.

바쁘신 와중에도 번역에 참여해주신 역자들께 진심으로 감사드리며, 이 책이 나올 수 있도록 도와주신 군자출판사 장주연 대표님, 열정과 성심으로 기획과 편집을 담당해 주신 임경수 과장님과 김지수, 박은선 편집자, 조원배 디자이너께 역자를 대표하여 감사의 마음을 전한다.

2023년 1월

역자진을 대표하여

강 지 연, 이 영 희

CONTENTS | 목차

Ch. 14 말초혈관계와 림프계

Ch. 15 위장관계와 신장계

Ch. 16 유방과 액와

Ch. 18 정신상태 및 정신건강 사정

Ch. 19 신경계

Ch. 20 생식계

Ch. 21 노인 사정

UNIT 1
기초

1 건강사정의 개요

Introduction to Health Assessment

주요 용어

- 건강
- 건강사정
- 건강의 사회적 결정요인

학습목표

1. 건강의 사회적 결정요인을 정의하고 이해한다.
2. 건강과 건강사정을 정의한다.
3. 건강사정의 구성요소를 설명한다.
4. Healthy People 2030의 목적과 건강지표를 파악한다.
5. 건강사정에서의 간호사 역할을 정의한다.

건강사정은 간호실무의 핵심적인 영역이다. 전 세계적으로 380만 명이 넘는 간호사가 다양한 역량으로 일하고 있다. 간호사는 입원 및 외래 시설, 가정, 사업장 그리고 다양한 지역사회 환경에서 만날 수 있다. 간호사가 어떤 간호 분야에 있더라도 사정기법은 필수적이다.

건강의 사회적 결정요인은 건강에 영향을 미치는 것으로 증명된 개인의 주거지, 직업, 교육 등을 의미한다. 사회적 결정요인은 건강위험요인 및 결과와 관련이 있다. 저소득층 대상자들에게는 건강에 긍정적인 영향을 주는 안전한 이웃 환경, 영양가 높은 음식 섭취, 교육에 대한 접근이 제한된다. 사람들의 건강에 긍정적인 영향을 미치는 사회적 결정요인을 정의하고, 건강 형평성 달성을 위해 한걸음 더 나아가야 한다.

간호사들에게는 작은 사항에도 주의를 기울이고, 올바르고 적절한 질문을 하며, 대상자의 말과 행동을 면밀하게 파악하여 개인의 평생 적정 건강상태를 유지할 수 있도록 돕는 간호계획을 세울 수 있는 사정 기법이 필수적이다.

1. 건강

건강은 개인이 자신의 잠재적인 능력에 도달하기 위하여 노력하는 상대적인 상태이며 건강 향상을 위한 최종 목표에는 웰빙의 8가지 측면이 포함된다. 웰빙의 8가지 측면은 신체적, 정서적, 사회적, 영적, 환경적, 지적, 재정적, 직업적 영역이다. 건강은 단순히 잘 먹거나 혹은 질병이 없음을 말하는 것이 아니라 이 8가지 측면이 모두 관여하는 합이다. 보건의료팀은 이 모든 영역들을 고려해야 한다(Figure 1-1, 2) (BOX 1-1).

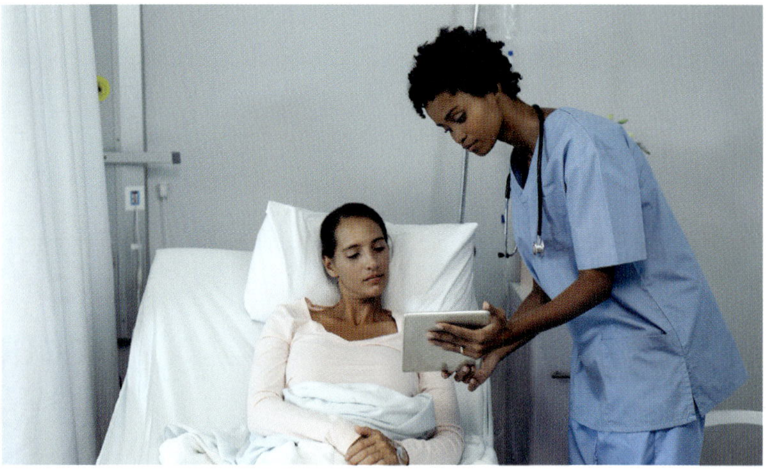

Figure 1-1 최상의 사정전략을 결정하기 위한 협력

BOX 1-1 건강과 웰빙의 8가지 측면

신체적 웰빙은 활동수준 및 운동, 적절한 영양, 수면 등 여러 가지 영역들을 포함한다. 또한 건강대처 능력을 추구하고, 흡연, 과도한 카페인 섭취, 약물 남용과 같은 건강에 해로운 행동을 구분한다.

정서적 건강은 삶과 삶에서 발생할 수 있는 도전을 다루는 능력이다. 다른 사람과의 강한 유대관계를 포함한 효과적인 대처능력과 극복력으로 설명된다.

사회적 웰빙은 포용과 연결의 지각이다. 만약에 대상자가 고립되었다고 느낀다면, 가족의 역동성과 잠재적인 지지체계를 파악하는 것이 중요하다. 자조그룹, 건강자원, 사회적 기관에 대한 정보제공이 사회화를 촉진시킬 수 있다.

영적 건강은 개인의 가치와 신념을 포함하고 있다. 대상자들은 영적 조언자와 대화하기를 원하기도 하고, 명상하거나 다른 형태로 자기관리를 수행할 수 있다. 영적 건강은 매우 개별적이므로, 이런 주제에 대해 설명하고, 대상자가 영적돌봄에 대한 주도권을 가지도록 하는 것이 가장 좋은 방법이다.

환경적 웰빙은 집이나 밖, 건강에 영향을 줄 수 있는 모든 주변환경을 포함한다. 폭력과 관련있는 이웃에 대한 안전 또는 가정 내에서의 신체적, 성적 학대 등은 사정 요인의 예시들이다. 전반적인 무질서는 개인의 감정과 건강에 부정적인 영향을 끼칠 수 있다.

지적 웰빙은 지식을 발전시키는 능력이며, 이는 개인마다 다르다. 대상자들은 이 구성요소를 향상시키기 위해 안내가 필요할 수 있으며, 간호사가 읽기, 새로운 취미 참여, 다른 사람 지도하기, 새로운 언어를 배우기 등의 방법을 제안할 수도 있다.

건강의 재정적 측면은 종종 스트레스를 준다. 쉼터, 음식, 건강관리 자금 등이 부족할 수도 있다. 건강보험이 가입자의 모든 측면을 보장하지 않을 수 있다. 질병은 수입을 감소시키고 치료 비용의 지출을 증가시킬 수 있다.

직업적 웰빙은 직업의 유형, 동료들 간의 관계, 스트레스 수준의 관리를 포함한 직업환경이다. 일과 삶의 균형에 있어 중요한 부분이다.

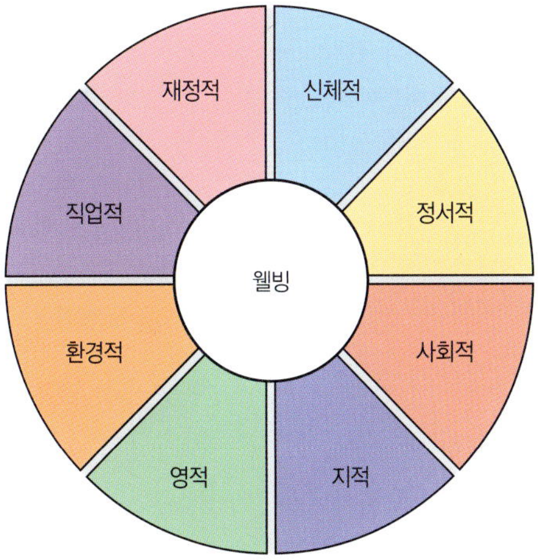

Figure 1-2 웰빙의 8가지 측면

2. 건강사정

건강사정은 개인의 건강상태를 평가하기 위해 포괄적 건강력을 조사하고 신체검진을 수행하는 것이다. 정보를 얻고 검진결과를 이해하며, 지식을 적용하는 것은 신규 간호사에게 어려운 일일 수 있다. 건강사정은 각 대상자들에게 최선의 간호를 제공하기 위한 계획에 필요한 체계적인 자료수집을 포함한다.

건강사정의 첫 번째 부분은 건강력을 조사하는 것으로, 앞에서 언급한 8가지 측면을 통합한다. 간호사는 대상자나 가족에게 자료수집을 위해 적절한 질문을 한다. 과거 의무기록은 부가적인 정보를 수집하는 데 유용할 수 있다. 대상자의 신체 및 심리사회적 문제들, 사회적, 문화적, 영적 신념들에 대하여 알아보는 것은 건강력 작성에 도움이 된다.

건강사정의 두 번째 순서는 신체검진이다. 간호사는 대상자 신체의 변화를 파악하기 위해 머리에서 발끝까지 체계적인 검진을 시행한다. 비정상적인 소견이 있다면 건강력 자료를 확인하거나 혹은 추가적인 질문을 할 수 있다.

건강사정의 목적은 간호계획을 수립하기 위해 대상자의 건강상태, 위험요인, 건강교육의 필요성을 파악하는 것이다. 건강사정 결과에 대한 추론을 바탕으로 우선순위를 선정하여 간호계획을 수립하고 수행하는 것이 최종 목적이다. 우리는 이것을 간호과정이라고 부른다. 건강사정을 통해 얻어진 정보는 명확하고 간결하게 기록되어야 한다. 이 정보는 대상자의 의무기록에 통합된다.

건강사정은 퍼즐을 맞추는 것과 유사하다. 간호사가 대상자를 만날 때는 퍼즐 박스를 열어서 모든 조각을 쏟아내는 것과 같다. 각 퍼즐 조각은 대상자 삶의 다른 면들을 나타낸다. 퍼즐의 외곽이나 구석 조각들은 모아서 그림의 테두리를 만드는 것처럼 건강력에서 계통별 문진은 건강사정의 틀을 형성하고, 신체검진을 어떻게 시행하는지에 대한 윤곽을 그려준다. 일단 틀이 만들어지면 퍼즐을 완성하는 것이 더 쉬워진다. 대상자의 말을 경청하고 이해하는 것은 모든 조각을 맞추는 열쇠이다. 건강사정은 간호사가 대상자의 요구를 발견하는 데 도움을 준다. 대상자와 신뢰관계가 형성되면 좀 더 상세한 정보를 수집할 수 있다. 다양한 정보가 맞춰지면서 실질

개념 마스터하기

건강사정의 종류

간호사는 대상자의 상황과 상태를 고려해서 어떤 종류의 건강사정을 수행해야 할지 결정한다. 포괄적 검진을 이미 완료하였거나 추후방문 중인 대상자에게는 초점사정을 실시한다. 심각하거나 위급해 보이는 새로운 문제를 가지고 있는 대상자에게는 현재 상태를 파악하기 위한 응급사정이 필요하다. 그러나 이 대상자가 안정되고 위급한 상황이 해결된 후에는 신체 전체를 평가하여 어떤 부분이 대상자의 현 상황을 초래하였는지 알아보아야 하므로 포괄적 건강사정을 수행할 필요가 있다.

적인 건강문제가 드러나고 결국 대상자들의 잠재적인 건강문제를 나타내는 고난도의 마지막 퍼즐 조각도 찾게 된다. 이 복잡한 퍼즐은 개인의 인생이고, 사람의 건강과 삶의 질을 유지하기 위해 모든 조각들을 정확하게 맞추어야 한다. 그 퍼즐이 형태를 가지기 시작하면서 그림이 만들어진다. 퍼즐을 통하여 간호사는 대상자 개인을 좀 더 명확하게 볼 수 있고 구체적인 건강증진 행위와 간호계획을 수립할 수 있다(Figure 1-3).

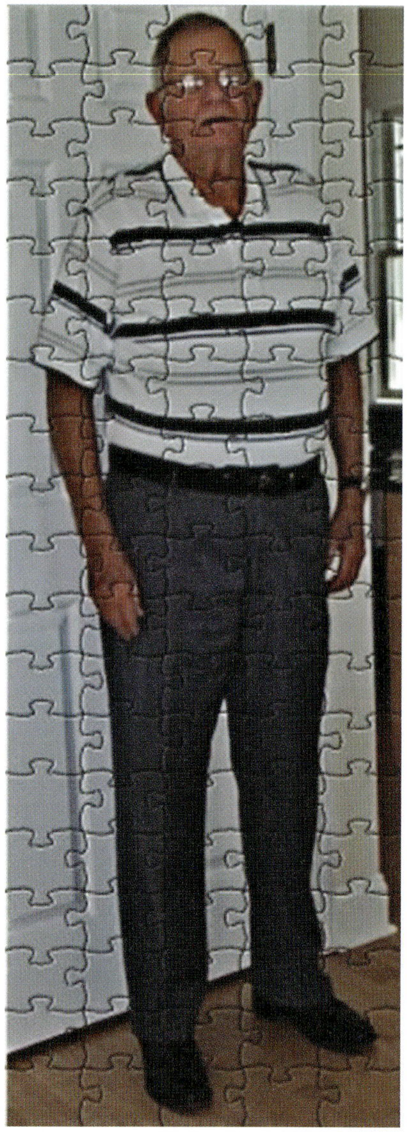

Figure 1-3 개인의 건강사정은 각각의 고유한 퍼즐 조각을 탐색하는 것이다.

건강사정은 일반적으로 대상자가 의료기관에 도착하는 대로 수행된다. 건강사정의 범위는 대상자 상태의 중증도와 장소에 따라 다음과 같이 결정된다.

- 위급한 중환자가 바쁜 응급실에 이송되면 입원 필요성과 관련된 기본적인 질문들과 약물 복용 상태, 알레르기 반응이나 약물 부작용 등을 질문한다. 포괄적인 건강사정은 대상자가 안정되거나 질문에 대답할 수 있을 때 시행한다.
- 초기 방문 시 포괄적 건강사정이 이루어졌고 간호사와 이미 전문적인 관계를 유지하고 있는 대상자에게 매 방문 시마다 건강력을 수집할 필요는 없다. 새로운 문제 위주로 업데이트하도록 한다.
- 요양원에 입원한 치매 환자의 건강력은 환자의 기억능력에 따라 가족, 과거 건강관리제공자 혹은 의무기록으로 보완할 수 있다.

모든 대상자들은 완전한 건강사정이 필요하다. 이상적으로 건강사정은 입원 당시 시행되어야 하지만 입원 시점에 여러 상황 때문에 세심하게 하지 못한 경우는 이후에 시행할 수 있다. 건강사정이 완전하게 시행될수록 간호사는 대상자를 더 잘 알게 되고, 건강증진과 삶의 질을 보장하기 위해 좀 더 총체적인 간호를 제공할 수 있게 된다.

간호와 의학 전문인 둘 다 건강사정을 수행하며, 사정기법이 유사해 보일지 모르나 활용은 다르다. 의학적 진단은 질병의 과정과 질환을 말한다. 이 진단의 의사의 재량에 의해 결정된다. 이에 비해 간호진단의 핵심은 의학적인 상태 또는 질병에 대한 환자의 반응이다. 예를 들어 고혈압의 의학적 진단이 있다. 의사는 질병의 원인을 파악하거나, 의학적 또는 외과적인 중재를 통해 고혈압을 어떻게 치료할지에 중점을 둔다. 간호사는 대상자의 잠재적 반응에 어떻게 대처할지에 중점을 둔다. 진단에 대한 두려움, 실신 가능성과 관련된 낙상위험, 새로운 약물에 대한 지식부족, 운동과 식이를 포함한 생활습관 변경에 대한 교육 요구도에 대한 것을 의미한다. 간호사정은 개인의 건강과 웰빙에 영향을 미칠 수 있는 8가지 측면들을 포함하여 다양한 요소들을 식별한다. 건강사정은 대상자에 대한 구체적인 자료를 수집할 수 있게 한다. 간호사가 대상자와 시간을 보내면, 그들의 문제나 변화를 파악할 수 있다. 대상자가 보유한 자원이나 대처기전들을 알아차려야 한다. 이 정보는 대상자의 건강 문제 또는 다른 잠재적인 문제를 확인하는 데 필요하다. 예를 들어 고혈압의 경우 대상자는 흡연자일 수 있고, 고혈압과 관련된 뇌졸중을 앓은 가족이 있을 수도 있다. 재정적인 문제로 인해 어떤 것을 바꾸거나 직장에서의 스트레스를 다루는 것이 힘들 수도 있다. 간호계획을 수립하고 개별 대상자와 함께 간호계획을 협력하여 수행할 때 모든 요인들을 고려하는 것이 중요하다.

일단 계획이 수립되면 이를 지속적으로 평가하고 필요한 경우 변경할 수 있다. 건강관리팀은 대상자에 관해 협력하고 최선의 돌봄을 결정한다. 이 과정은 인간의 출생에서부터 죽음에 이르기까지 일생 동안 지속된다. 건강관리팀은 간호사, 의사, 영양사, 사회복지사, 물리치료사, 작업치료사, 언어치료사, 치과의사 등으로 구성된 협력관계이다. 이들은 대상자의 이익을 위해 팀으로서 함께 일한다.

건강사정을 통해 간호사는 건강유지 혹은 향상에 대한 요구뿐 아니라 즉각적인 관심이 필요한 건강문제를 찾아낼 수 있다. 간호사는 건강증진과 질병예방을 이끌어왔고, 대상자들이 적정 수준의 건강을 달성하기 위하여 그들의 행동과 생활양식을 변화시키도록 도울 수 있다. 이것은 개인의 통제력을 증가시키고 전반적인 건강을 증진할 수 있게 한다. 간호사가 돌봄을 제공하는 한 건강교육이나 간호의 수준은 간호사에 의해 결정된다. 대상자를 포괄적으로 사정하는 동안 간호사는 조사한 내용들을 근거로 우선순위를 결정한다.

개념 마스터하기

건강문제 접근

사정 중 잠재적인 추가 건강문제가 발견되면, 간호사는 효과적인 치료계획을 수립할 수 있도록 시간을 연장해야 한다. 필요한 정보를 수집하는 가장 효과적인 시점은 현재 수행하고 있는 사정단계이다.

건강증진과 질병예방은 대상자교육의 필수적인 부분이다. 건강유지는 행동과 선택의 영향을 받는 균형 잡힌 행동이다. 건강교육은 간호사의 핵심적인 업무이다. 간호사는 대상자들이 건강한 생활습관과 질병예방을 연결하도록 도와준다. 건강에 기여하는 또 다른 요인들에는 개인의 성격과 태도, 회복탄력성, 가족역동, 건강관리와 자원 접근성, 영양, 운동, 문화 그리고 신념이 포함된다.

미국의 건강 캠페인 Healthy People 2030은 보건복지부에서 설정한 국민건강증진 및 질병예방 목표를 기반으로 계획된 캠페인이다. 미국 보건복지부는 온라인으로 관련 자료들을 제공하고 건강관리자 및 대중을 초대하여 향후 10년간의 핵심 사항에 대한 의견들을 표현할 수 있도록 하였다. Healthy people 2030에 정한 미국의 건강목표는 매우 광범위하고 지난 Healthy People 2020의 사업결과를 반영한 것이다. 이 목표들은 최신 자료 및 새로 발생하거나 많이 발생한 건강관련 문제를 바탕으로 한다. 개인과 지역사회의 건강을 향상시키는 목표와 목적은 10년 단위로 설정된다. 이 캠페인의 궁극적인 목적은 건강한 생활양식에 대한 가이드라인을 만들고, 건강교육과 함께 인식을 고양시켜 건강 불평등을 최소화함으로써 사람들의 삶의 질을 향상시키는 것이다. Healthy People 2030은 건강을 증진하고 질병을 예방함으로써 삶의 질과 수면을 향상시킨다. Healthy people은 건강의 사회적 결정요인을 포함하고 있으며, 모든 사람들의 건강을 증진시키기 위해 신체적, 사회적 환경을 다루고 있다.

각 개인에 대한 Healthy people 2030 지표들은 간호사가 각각의 대상자에 대한 건강사정을 마무리했을 때 결정된다. 웹사이트 healthypeople.gov를 방문하여 건강지표 및 관련중재와 자원들을 확인할 수 있다.

1) 건강사정에서 간호사의 역할

간호사는 다양한 현장에서 생애 전 주기에 있는 사람들에게 간호를 제공한다. 예를 들어 아동, 노인, 내과, 외과, 정신과, 여성, 지역사회 건강 등을 담당한다. 간호사는 대상자의 요구를 사정하고, 중재를 개발하여 개인, 가족, 집단 및 지역사회가 더 높은 수준의 건강과 안녕에 도달할 수 있도록 상담하고 교육한다. 간호사는 건강을 대상자 중심으로 보는데, 환경과 간호사는 모두 대상자의 건강에 영향을 미친다. 대상자의 건강에 영향을 미치는 "8가지 측면"은 간호를 계획하는 데 가이드라인이 되므로 이들을 모두 고려하는 것은 매우 중요하다. 덧붙여 대상자가 보는 건강에 대한 정의와 관점 또한 중요하다. 어떤 사람은 건강이 질병이 없는 상태라고 생각하는 반면, 다른 사람은 건강을 당뇨와 혈당을 잘 관리하는 것이라고 생각할 수 있다. 또 어떤 사람은 만성 질환을 앓고 있을 수도, 어떤 사람은 질환이 없을 수도 있지만 그럼에도 양쪽 다 스스로를 건강하다고 생각할 수도 있다. 그러므로 대상자와 만날 때 다음과 같은 질문으로 건강에 대한 목표와 관점이 무엇인지 확인하는 것이 필요하다.

- 이번 병원 방문에서 얻고자 하는 것은 무엇입니까?
- 당신의 건강에 대해서 어떻게 생각하십니까?
- 오늘 왜 오셨는지 말씀해주십시오.

간호사는 대답(언어적)과 행동(비언어적)에 주의를 기울이면서 대상자가 가능한 최상의 건강상태에 도달할 수 있도록 지속적으로 사정하고 계획을 세워야 한다(Figure 1-4).

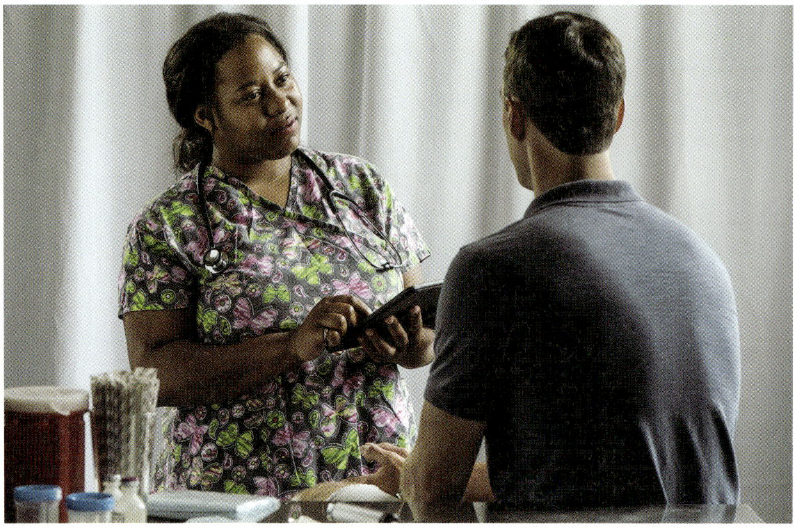

Figure 1-4 **간호사의 건강력 청취**

건강은 대상자 개인의 건강을 넘어서 그들이 소속된 지역사회의 건강을 의미하기도 한다. 간호사는 공공정책 형성과 사회적, 경제적, 그리고 직장과 관련된 결정에 참여하기도 한다. 간호사가 대상자의 건강을 돕기 위해서는 먼저 건강한 환경이 조성되어야 한다. 지역사회와 환경에 대하여 변화 가능하고 현실적인 목표를 설정해야 질병을 예방할 수 있고 건강과 안녕을 유지할 수 있다.

간호사는 대상자를 돌보는 데 있어 매우 필요한 사람이다. 그들은 각 대상자의 총체적인 돌봄을 두루 살핀다. 건강사정에서 간호사의 첫 번째 역할은 자료수집이다. 지속적인 관찰과 세심하고 미묘한 차이에 대해 주의를 기울이는 것이 중요하다. 각 개인은 방대한 정보를 가지고 있으며, 신체적, 감정적, 문화적, 영적 환경을 포함하는 자신의 주위에 의해 영향을 받는다. 대상자를 만날 때마다 마주치는 광범위한 지식체계와 책임은 신규 간호사에게는 압도적으로 느껴질 수 있다. 간호사가 자신의 역할을 좀 더 능숙하고 편안하게 수행하게 됨에 따라 지식기반과 전문성이 향상되어 자신감을 갖게 된다.

간호사로서 대상자의 모든 정보를 면밀히 살피고 간호의 질과 대상자 안전에 영향을 주는 정보에 내해 판단하는 것이 중요하다. 매일 각 대상자의 중요한 정보를 파악하는 능력은 간호계획에 필수적이다. 건강력을 수집하는 동안 간호사는 일상적인 간호에 영향을 주는 건강정보와 그것이 대상자의 삶의 질에 어떻게 영향을 미치는지 파악하기 위하여 많은 질문을 한다.

다음 요약문은 한 대상자가 제공한 풍부한 정보를 보여준다. Mr. P와 짧은 상호작용을 하는 동안 건강요구와 관련하여 하고 싶은 추가적인 질문은 무엇인가?

CASE STUDY

Mr. P는 시력이 흐려져 병원을 방문하였다. 건강력을 조사하는 동안 그는 화장실에 제때 가기 힘들고 자주 실금한다고 이야기하였다. 그는 앞을 잘 볼 수 없고 움직임이 느려진 것에 대해 화가 난다고 하였다. 그는 운동장애와 요실금 때문에 친구들과의 사회생활에 제한을 받게 되면서 점점 불안하고 외로워졌다. 그는 항상 잠자고 싶은 생각만 든다고 말하였다.

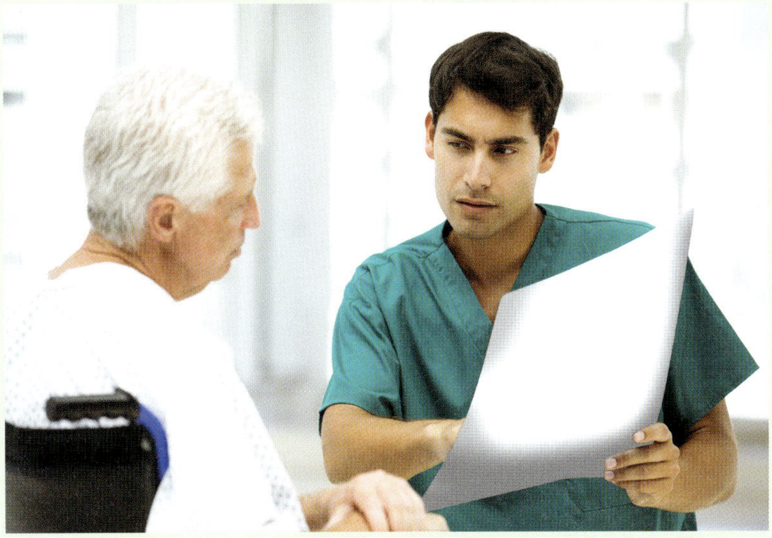

간호사는 이미 대상자가 언급한 내용을 기초로 하여 표준 건강력에 맞도록 부가적인 질문을 작성할 수 있다. 이 책을 통해 모든 신체계통에 공통으로 적용되는 것뿐 아니라 특정 기관과 관련하여 좀 더 구체적으로 질문하는 것에 대해 배울 것이다. 간호사와 대상자의 상호작용을 해석하는 방법은 건강사정을 배우고 난 후에 크게 달라질 것이다.

간호학생은 Mr. P의 악순환이 흐린 시력 때문이라고 믿을 수 있다. 그러나 좀 더 철저하게 사정한다면 부가적인 문제들을 밝혀낼 수 있고 그의 시력 문제가 초조와 피로의 원인이 아니라는 것을 알게 될 것이다.

위의 시나리오만으로 대상자의 문제를 판단하기에는 정보가 부족하다. 자세한 건강사정을 위해서는 충분한 시간을 할애하는 것이 중요하다. 상세한 내용들이 밝혀질수록 더 많은 가능성들이 생기게 된다. Mr. P는 잠재적으로 당뇨병, 뇌종양, 우울증, 흐린 시력 또는 양성전립선비대 같은 여러 문제들을 가지고 있을 수 있지만 추가적인 정보를 얻기 전에는 결론을 내리기 어렵다.

정확한 건강력 청취와 신체사정은 간호실무의 기초가 된다. 간호사들은 간호의 모든 측면에서 자신의 건강사정 기술에 상당히 의존한다. 간호력과 사정을 통해 대상자에 대한 퍼즐이 완성될 것이다. 질병이나 수술로부터 회복 중인 대상자들의 경우 잠재적으로 급박한 결과를 의미할 수 있는 변화를 알아차릴 수 있도록 각 근무조 간호사들의 세심한 간호사정이 필요하다.

"8가지 측면"을 활용하여 대상자를 사정하는 것은 간호사들의 우선적인 임무이다. 신체적으로 간호사는 활력징후의 변화, 구역, 연하장애, 요실금 등을 발견할 수 있다. 정신적으로 대상자는 자신이 어디에 있는지 또는 누군인지조차 모르는 의식 수준의 변화를 경험할 수 있다. 정서적으로 대상자는 가족 중 특정인이 방문한 후에 좀 더 완화되거나 화를 내거나 울지도 모른다. 간호사는 이러한 대상자들의 변화의 원인에 대해 추적해야 한다. 학대, 금전 문제, 또는 버려질 것에 대한 두려움 등이 있는지를 확인한다. 간호사가 대상자와 신뢰관계를 형성하면 이전에는 제한적이었던 영역에 대해 좀 더 알아볼 수 있다. 이런 문제들이 인지되면, 대상자는 적절한 간호중재와 선택을 통하여 보다 건강한 삶을 살 수 있다. 발달상으로 대상자는 문제해결이나 도덕적 이해를 위해 안내가 필요할 수 있다. 사회적으로 대상자는 병원 생활로 인해 그들의 지지체계로부터 격리되어 있어 추가적인 출구가 필요할 수 있다. 이때 자조그룹이나 건강자원에 대한 정보를 주는 것이 대상자의 사회화를 도와줄 수 있다. 영적 문제는 지극히 개인적이므로 대상자로 하여금 영적 돌봄을 어떻게 다루기를 원하는지에 대해 주도권을 주는 것이 좋다. 만약 대상자가 원하면 병원에 있는 동안 자신이 믿는 종교의 성직자들을 연결해주거나 집에서 예배를 드리도록 도울 필요가 있다. 할 수 있는 모든 측면에서 대상자와 협력하여 건강관리에 관한 결정을 스스로 선택할 수 있도록 하는 것이 가장 좋다. 대상자가 결정에 많이 참여할수록 건강한 생활양식을 위한 장기적 결과가 향상된다.

대상자와 가족을 위한 교육의 기회가 건강사정을 시행하는 동안에 제공된다. 간호사는 대상자의 삶의 질을 높이기 위해 사정을 통해 알게 된 정보를 활용한다. 예를 들어 과체중이고 신체질량지수(body mass index, BMI)가 높은 대상자는 체중을 감량하기 위한 계획을 세우는 데 도움이 필요할 것이다. 간호계획에 가족을 포함하는 것이 어떤 사람에게는 최선의 해결책이지만 다른 사람에게는 가족보다 외부의 지지체계가 더 도움이 될 수 있다. 상호간에 협의된 간호계획은 대상자의 자율성과 최상의 안녕상태를 유지할 수 있게 한다.

대상자의 크고 작은 신체적, 정신적, 정서적, 발달상, 사회적 또는 영적 변화를 파악하는 간호사의 능력은 최상의 간호를 제공하기 위해 중요하다. 마치 탐정이 질문하는 것처럼 간호사는 대상자의 문제를 해결하기 위해서 정보에서 단서를 찾고 추적해 나간다. 더 많은 정보를 얻기 위해 적절한 질문을 함으로써 건강사정을 용이하게 하는 방법을 아는 것은 문제를 해결하거나 간호계획을 수립할 수 있게 해준다. 간호계획은 정기적으로 평가하고 그 결과를 반영하여 수정하도록 한다. 간호사는 탐정처럼 항상 최상의 결과를 성취하기 위해서 대상자 또는 사례의 변화를 재평가한다. 두 직업 모두 각각의 직업적 과학과 기량에 바탕을 두고 있다.

간호과정은 [2장 비판적 사고와 임상적 판단]에서 자세히 소개할 것이다.

참고문헌

American Association of Colleges of Nursing. (2008). The Nursing Fact Sheet. American Association of Colleges of Nursing. Retrieved June 8, 2020, from https://www.aacnnursing.org/News-Information/Fact-Sheets/Nursing-Fact-Sheet

Centers for Disease Control and Prevention. (2020). Social determinants of health: Know what affects health. Retrieved June 8, 2020, from https://www.cdc.gov/socialdeterminants/index.htm

Hahn, R. A., Truman, B. I., & Williams, D. R. (2018). Civil rights as determinants of public health and racial and ethnic health equity: Health care, education, employment, and housing in the United States. Population Health, 4, 17–24. https://doi.org/10.1016/j.ssmph.2017.10.006

Healthy People 2030. Retrieved May 1, 2020, from http://www.healthypeople.gov.

Smiley, R. A., Lauer, P., Bienemy, C., Berg, J. G., Shireman, E., Reneau, K. A., & Alexander, M. (2018). The 2017 National Nursing Workforce Survey. Journal of Nursing Regulation, 9(3), supplement (S1–S54).

U.S. Department of Health and Human Services Substance Abuse and Mental Health Services Administration (SAMHSA). (2016). The eight dimensions of wellness. http://www.samhsa.gov/wellness-initiative/eight-dimensions-wellness

2 비판적 사고와 임상적 판단
Critical Thinking and Clinical Judgment

주요 용어

- 객관적 자료
- 사정
- 주관적 자료

학습목표

1. 주관적 자료와 객관적 자료를 정의한다.
2. 건강력을 위한 주관적 질문을 규명한다.
3. 간호과정을 설명한다.
4. 임상적 추론과정과 간호과정의 연관성을 설명한다.
5. 대상자 문제의 중증도를 고려하여 우선순위를 정한다.
6. 대상자를 위한 간호계획을 수립한다.
7. 서면화된 건강력과 신체검진 결과를 분석하여 대상자 문제를 확인하고, 이를 바탕으로 간호계획을 세운다.
8. 시뮬레이션 사례를 바탕으로 간호계획을 평가하고 수정한다.

간호사가 수행하는 건강사정의 목표는 각 대상자를 위한 개별화된 간호계획을 수립하는 것이다. 간호과정은 간호사가 대상자의 문제를 규명하기 위해 사용하는 문제 해결 과정이다. 간호사는 목표를 설정하고 간호계획을 수립하며, 계획을 수행한다. 중재가 대상자의 문제를 해결 또는 개선했는지 또는 계획을 수정해야 하는지에 대한 결과를 평가한다. 간호과정은 이러한 사정, 진단, 계획, 수행 및 평가의 5단계로 이루어진다.

사정 단계 동안 간호사는 건강력과 신체검진을 통해 대상자의 자료를 수집한다. 이때 자료를 분석하고 대상자의 문제에 대하여 가설을 세운다. 문제가 규명되면, 간호사는 간호계획을 수립하고 수행하며 그것을 평가한다. 이 과정 동안, 간호사는 사정 결과와 간호계획을 기록함으로써 대상자의 이야기와 간호사의 임상적 추론 및 계획에 관하여 건강관리팀 내 다른 구성원들과 의사소통할 수 있다. 이 장에서는 자료의 종류, 임상적 추론 과정과 간호과정에 관하여 논의할 것이다.

비판적 사고는 대상자 사정과 마찬가지로 진행형이다. 이 둘은 각각 독립적으로 존재하지 않고 복잡하게 얽혀있다. 건강사정은 건강력과 신체검진으로부터 나온 사실을 발견하고 분석하는 것이다. 포괄적인 건강력과 신체사정은 임상적 사정의 기반이 된다(Figure 2-1).

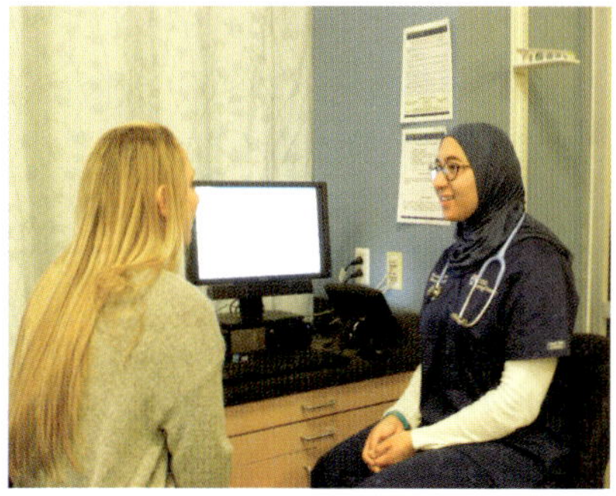

Figure 2-1 임상적 사정은 포괄적인 건강력과 신체사정을 포함한다.

1. 대상자 자료의 종류

간호사는 숙련된 면담을 통해 대상자 혹은 가족으로부터 건강력을 수집한다. 이를 **주관적 자료**(subjective data)라고 하고 증상(symptoms)으로도 알려져 있다. 간호사는 면담을 통하여 주관적 자료를 수집한 후에 대상자의 정보를 기반으로 머리에서 발로 이어지는 전신검진 또는 신체계통별 검진을 수행한다. **객관적 자료**(objective data)는 신체검진과 임상검사로부터 수집된 자료이다. 이것은 주로 사실적이고 설명적인 자료이며 징후(signs)로도 알려져 있다. TABLE 2-1은 주관적 자료와 객관적 자료의 차이를 보여준다.

TABLE 2-1 주관적 자료와 객관적 자료의 차이

주관적 자료: 증상	객관적 자료: 징후
대상자가 말하거나 서술하는 것	검진과정에서 발견한 것
주요호소증상부터 계통별 문진까지의 건강력	모든 신체검진 결과와 임상검사 결과: 측정 가능한 자료
예: 54세의 재향군인 Mrs. G는 왼쪽 가슴 부위에 "코끼리가 앉아 있는 것 같은" 압박감이 있으며, 이 느낌이 왼쪽 목과 팔로 방사된다고 함	예: Mrs. G는 과체중의 중년 백인 여성으로, 쾌활하고 협조적임. 키 165 cm, 체중 68 kg, BMI 26, BP 160/80 (오른쪽 팔, 앉은 자세), HR 96 (규칙적), RR 24 (규칙적), 체온 36.3℃ (구강)

건강력 수집과 신체검진 방법을 학습하면서, 주관적 자료와 객관적 정보 간의 중요한 차이점을 기억하기 바란다. 대상자에 관하여 서면 혹은 구두로 논리적이고 이해할 수 있게 소개하기 위해서는 이 두 자료를 잘 구분해야 한다.

1) 주관적 자료 수집

건강력을 수집하는 동안, 간호사와 대상자 사이에 친밀감이 형성되고 상호 신뢰가 구축되기 시작한다. 건강력에 대한 사실 조사 업무가 진행되고 자료가 수집됨에 따라 간호사는 대상자의 퍼즐 조각들을 맞추게 된다. 질문을 통해 대상자의 문제와 교육 요구를 규명한다. 대상자가 질문에 반응을 보일 때마다 주제는 점점 구체적으로 다루어져야 한다. 신규 간호사의 입장에서는 해야 할 질문이 끝도 없는 것처럼 느껴질 수 있으며, 질문을 할 때 "OLD CART"와 같이 암기술을 활용하는 것도 도움이 된다. 대상자와 간호사 입장에서 완전하게 이해하도록 한 번에 한 가지씩 질문

OLD CART는 다음의 내용을 포함하는 약어이다.
- Onset (O): 발병시기
- Location (L): 부위
- Duration (D): 기간
- Characteristic symptoms (C): 특성
- Associated manifestations (A): 동반증상과 징후
- Relieving factors (R): 완화요인
- Treatment (T): 치료

하도록 한다. 질문에 대한 답이 명확하면 다음 질문으로 넘어가는 것이 적절하다. 간호사의 조직적이고 신중한 상호작용은 특정 질문에 대한 답변을 이해할 수 있게 해준다.

임상 팁

주요호소증상(chief complaint, CC)을 알아내기 위하여 광범위한 개방형 질문으로 시작한다. 예를 들어, "두통에 관하여 처음 시작되었을 때부터 지금까지 모두 말씀해 주십시오." 그 다음 OLD CART를 이용하여 누락된 자료를 확인한다.

57세 남성 Mr.C가 두통으로 진료실을 방문하였다. 그에게 질문할 때 다음의 **"OLD CART"**를 참고한다.

발병시기(Onset): 증상이나 징후가 시작된 시기

- 두통이 언제 시작되었나?

부위(Location): 증상이나 징후가 발생한 부위

- 두통이 있는 부위는 정확하게 어디인가? 손가락으로 가리킬 수 있나?
- 통증이 다른 부위로 퍼지나?

기간(Duration): 증상이나 징후의 지속 기간

- 두통이 간헐적인가? 아니면 지속적인가?
- 하루 중 두통이 가장 심한 때는 언제인가?

특성(Characteristics symptoms): 증상에 대한 느낌, 묘사, 강도

- 두통이 어떻게 느껴지나요?
  - 욱신거리나?
  - 날카로운가?
  - 찌르듯이 아픈가?
  - 1부터 10까지 중에서 10이 가장 심한 통증이라면 지금은 몇 점인가?

동반증상과 징후(Associated manifestations): 대상자의 증상이나 징후와 같이 오는 것

- 머리가 아플 때 또 어떤 일이 생기나?
  - 시야가 흐릿해짐
  - 구역
  - 구토
  - 발작

완화요인(Relieving factors): 대상자가 두통을 완화하기 위해 시도한 것

- 두통을 완화하기 위해 시도한 것은 무엇인가?
  - 냉찜질?
  - 어두운 방에서의 휴식?
  - 그 시도들이 효과가 있었나?

치료(Treatments): 대상자가 지금까지 시도했던 모든 중재

- 대상자가 보건의료인을 만났나?
  - 시도한 치료는?
  - 약물(처방약, 비처방약, 한약) 복용 혹은 침술을 적용했나?

– 그 시도들이 효과가 있었나?

2. 간호과정

간호사는 대상자 정보를 수집하여 자료를 종합하고(사정), 우선순위를 결정하고(간호 분석), 계획을 수립하며(목표/계획), 계획을 수행하고(중재), 수행한 중재가 대상자에게 효과가 있는지 판단한다(평가). 이 과정은 다음과 같이 다양한 장소의 모든 대상자들에게 적용된다.

- 보건소에서 2개월 된 아기의 키와 체중을 사정할 때 지난달에 체중이 증가하지 않은 것에 주목한다.
- 노인복지관에서 한 노인의 앉은 자세에서 오른팔 혈압이 192/104인 것에 주목한다.
- 수술 후 주체할 수 없을 정도로 울고 있는 대상자를 발견한다.

간호사와 대상자가 상황을 어떻게 다루는지에 따라 이 시나리오들의 결과가 달라질 수 있다. 간호학생은 상황을 어떻게 다루어야 하는지, 무엇을 가장 먼저 해결해야 하는지에 대해 알지 못할 수 있다. 간호학생이 기초 지식과 진단적 추론 기술을 발전시킨다면 문제 해결 과정이 용이해질 것이다. 간호과정은 대상자 돌봄을 효율적으로 구조화시켜준다.

간호과정은 간호실무의 방법적인 기반을 제공하는 포괄적인 체계이다. 이 문제해결 접근방법은 인간 반응과 대상자, 가족 그리고 지역사회의 요구를 다룬다. 간호과정은 또한 간호실무 표준을 개발하기 위해 사용하는 발판으로 활용되기도 한다.

간호 분석은 건강문제 혹은 취약한 상황에 처해 있는 개인, 가족, 지역사회를 대상으로 실시한다. 간호 분석을 통하여 긍정적인 결과를 이끌어내기 위해 개별화된 간호중재와 치료계획을 제공한다.

간호과정에서 핵심은 대상자이고, 간호사는 개별화된 중재를 적용하여 대상자가 최상의 건강상태에 도달할 수 있도록 돕는다. 간호과정은 대상자의 참여와 성공을 높일 수 있는 상호 합의된 계획이다.

간호과정은 사정, 분석, 계획, 수행과 평가의 5단계이다. 이 5단계는 대상자의 돌봄계획에 통합되고 대상자의 건강상태 변화에 따라 수정된다**(TABLE 2-2)**.

TABLE 2-2 사정(Assessment), 분석(Analysis), 계획(Planning), 수행(Implementation), 평가(Evaluation)

사정	• 사정(Assessment)은 대상자를 만나 초기 건강력과 신체검진을 수행하는 과정에서 주관적 자료와 객관적 자료를 수집하는 것이다. • 이 자료는 간호계획을 고안할 때 주요 역할을 한다. • 대상자에게 최선의 간호를 제공하기 위해 대상자, 가족, 지역사회와 관련된 정보를 이끌어 내는 과정에서 치료적 의사소통이 필수적이다. • 자료를 기록할 때 핵심내용과 관련된 정보를 함께 정리한다. • 이러한 방법은 예비 문제목록을 형성하는 데 도움이 된다. • 사정 단계는 대상자를 만나는 내내 지속되며, 새로운 사정을 통해 수집된 자료를 바탕으로 간호계획을 갱신할 수 있다.
분석	• 간호과정에서 분석(Analysis)은 간호에 초점을 두고 있으며 실제적이고 잠재적인 건강문제 또는 건강문제에 대한 개인의 반응을 바탕으로 한다. • 간호사가 대상자의 사정 자료와 문제목록에 근거하여 진단을 형성할 때 임상적 추론을 활용한다. • 분석을 통해 이후 간호계획을 위한 단계를 설정한다.
계획	• 계획(Planning)은 문제를 해결하기 위한 가장 좋은 행동 과정을 고안해 내는 것이다. • 계획 단계에서 간호사와 대상자는 간호 분석에서 기술된 문제를 완화 · 감소 또는 예방하기 위해 각 진단에 맞는 목표를 선택한다. • 목표에는 현실적인 시간계획이 반영된 단기목표와 장기목표가 있다. • 성공적인 계획을 세우기 위해서는 좋은 대인관계술과 대상자 목표, 경제적 수단, 상호 책임감, 가족 구조와 역동에 대한 민감성이 필요하다. • 목표가 설정되면 이를 달성하기 위한 간호중재가 개발된다.
수행	• 수행(Implementation)은 대상자, 가족 또는 건강관리팀에 의해 완성될 수 있다. • 중재는 간호 분석 및 설정된 목표와 명확하게 관련되어야 한다. • 중재는 각 대상자에 맞게 개별화된 것으로 긍정적인 결과를 위해 대상자의 상태나 환경이 변화하면 수정되어야 한다.
평가	• 평가(Evaluation)는 목표가 달성되었는지 확인하기 위한 지속적인 과정이다. • 간호계획은 대상자 상태와 목표가 현실적이고 적절한지 여부에 따라 수정된다. • 중재와 평가 과정은 진행형이며, 간호가 적절했는지 확인해준다.

3. 사정과 분석: 임상적 추론 과정

임상적 추론 과정은 처음 공부하는 간호학생에게는 낯설게 느껴질 것이다. 사정은 경험 있는 간호사의 마음속에서 이루어지는 것처럼 보인다. 이러한 간호전문가들은 종종 의식적이거나 명백한 노력 없이 재빠르게 생각한다. 그들의 개인적 스타일, 의사소통 기술, 임상훈련, 경험, 관심 정도는 매우 다양하다. 몇몇 간호사들은 자신들의 임상적 사고 뒤에 있는 논리를 설명하기 어려워한다. 적극적인 간호학생은 교수와 임상 실무자들의 임상적 추론과 의사결정의 구체적 사항에 대한 설명을 요청할 것이다. 간호학생으로서 간호과정과 간호계획을 사용하는 것은 실제 간호사처럼 생각하는 것을 배우는 데 도움이 된다. 이 틀은 견고하고 조직적이다. 단계적 접근을 사용하면 학습과정이 쉬워질 것이다.

인지심리학자들은 임상 실무자들이 문제 해결을 위해 패턴인식, 도식개발, 관련 기초 및 임상과학의 적용이라는 세 가지 종류의 추론을 사용한다는 것을 보여주었다. 경험이 쌓여가면서, 간호사의 임상적 추론은 대상자와의 만남이 종료될 때가 아니라 만나는 순간에 시작될 것이다. 경험이 많은 간호사는 시작부터 간호계획을 파악할 수 있지만 신규 간호사는 상황을 평가할 수 있는 체계적 방식으로 모든 자료와 간호계획을 파악할 필요가 있다. 신규 간호사들도 실무에서 경험을 쌓으면 필요한 통찰력을 획득하게 될 것이다(Figure 2-2).

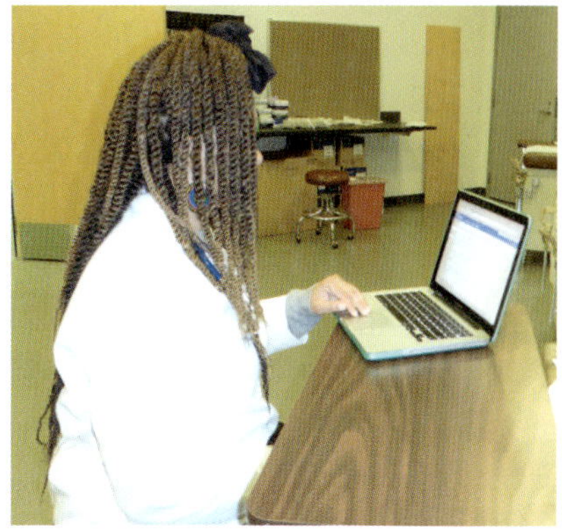

Figure 2-2 학생이 간호과정과 간호계획을 사용하면 간호사처럼 사고하는 방법을 배우는 데 도움이 된다.

1) 문제 확인 및 분석: 임상적 추론의 단계

간호 분석을 위해 임상적 추론을 사용하는 과정은 일반적으로 아래와 같은 단계를 따른다.

- **비정상적이거나 양성인 결과를 확인한다.**
  대상자의 증상, 신체검진 과정에서 관찰한 징후 그리고 이용 가능한 임상검사 결과의 목록을 만든다. 또한 건강력 수집 과정에서 나온 양성 반응을 확인한다. 예를 들어, 대상자가 범죄율이 높은 지역에 살고 있는 것은 이슈/문제목록과 간호계획을 수립할 때 중요한 사항이다.
- **결과를 모아 분류한다.**
  이 단계는 쉬울 수 있다. 예를 들어, 인후가 따갑고 발적이 있는 것은 인후 문제가 있음을 명확하게 해준다. 두통을 호소하는 것은 두개골과 뇌 구조에 관심을 가지게 만든다. 직장에서 해고되어 줄어든 수입이 유발하는 스트레스 수준도 관련 정보로 포함하는 것을 잊지 말아야 한다. 다른 증상들도 다양하게 나타날 수 있다. 예를 들어, 흉통은 관상동맥, 위와 식도, 흉근과 뼈에서 비롯될 수 있다. 통증이 움직이면 심해지고 휴식 시 완화된다면 심장이나 흉벽의 근골격계 문제가 연관될 수 있다. 대상자가 왼팔로 식료품 등을 운반할 때만 통증이 있다고 한다면 근골격계 문제일 수 있다. 결과들을 국소화할 때에는 자료 범위 안에서 최대한 구체적이어야 하지만 결국 근골격계와 같은 신체계통으로 분류해야 할 수 있다는 점을 기억한다. 반대로 왼쪽 흉근과 같이 해당 구조를 분명하게 지정할 수도 있다. 피로나 발열과 같은 일부 증상과 징후들은 국소화할 수 없지만 이후 단계에서는 유용할 수 있다. 심리사회적 문제와 관련된 정보를 수집하면 근본적인 문제를 정확히 찾아내려고 할 때 도움이 될 수 있다.
- **개연성 있는 과정을 통하여 결과를 해석한다.**
  대상자의 문제는 질병 과정, 관계, 영양학적, 면역학적, 감염성, 선천성, 외상성, 독성, 경제성 또는 문화적 변화를 포함한 다양한 원인에서 비롯된다. 대상자의 건강상태를 평가하기 위해 자료를 분석한다(Figure 2-3). 해당 문제가 간호사가 해결할 수 있는 있는 것인지 아니면 다른 건강 전문인에게 의뢰해야 하는지 구분하는 것이 중요하다.

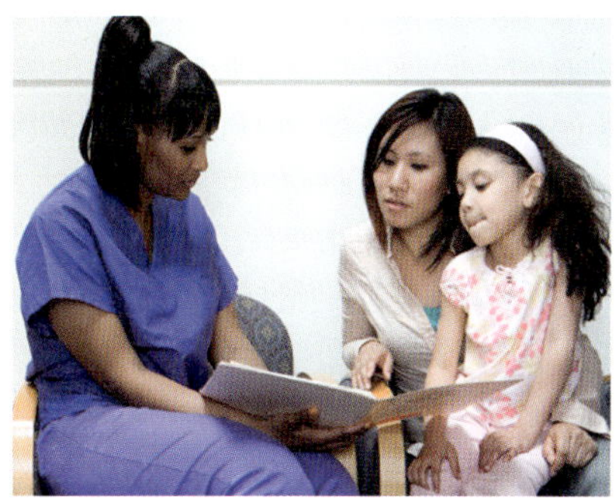

Figure 2-3 필요한 자료 고르기.

- **대상자 문제의 본질에 대한 가설을 수립한다.**
  간호사가 모을 수 있는 모든 지식과 경험을 활용한다. 이 단계에서 비정상적 양상, 질병, 대상자 결과를 분류하는 문제에 대하여 학습하는 가장 유용한 방법은 읽기이다. 가설을 수립하거나 배제하기 위해 더 많은 자료수집이 필요할 수도 있다(BOX 2-1).
- 임상적 문헌들을 참고함으로써 근거기반 의사결정이라는 간호사의 평생 목표를 시작하게 된다.

BOX 2-1 임상적 추론: 대상자 문제에 대한 가설 수립

간호과정

1. 사정

문제 목록을 뒷받침하는 가장 구체적이고 중요한 결과를 선택한다. 보건소에서 영아의 키와 체중을 사정하였는데, 2개월 된 아기가 지난 달 체중이 3 kg 증가되었다는 것을 알게 되었다. 어머니는 아기가 밤새도록 잠을 자지 않았고 7명의 가족이 여관 방에 함께 살고 있다고 이야기하였다. 아기의 울음이 모두를 깨우기 때문에 아기가 배부르면 잠을 잘 수 있기를 바라며 더 많은 음식을 주기 시작했다고 하였다. 추가 질문을 통해, 2개월 된 아기가 하루 6–7회 시리얼을 먹고 있다는 것을 알게 되었다. 이 정보는 비판적 사정에 있어 중요하다.

2. 분석

영아와 가족과 관련된 다양한 상황을 추론한다. 우선적인 간호 분석은 다음과 같다.

- 과도한 음식섭취와 관련된 영아의 식습관 변화

또는

- 과체중

우선적인 간호 분석은 아니지만 그 염두에 두어야 할 간호 분석

- 지식 결핍
- 체액 부족의 위험성
- 수면양상 장애: 수면 박탈 위험성
- 변비 위험성

3. 계획/결과

현실적이고 시기적절한 간호 분석을 위한 목표를 설정한다.

간호 분석: 과도한 음식섭취와 관련된 식습관 변화에 대한 목표는 다음과 같다.

- 단기목표: 영아는 1일 이내에 나이에 맞는 성장을 위한 영양을 섭취할 것이다.
- 장기목표: 영아는 다음 달에도 현재의 체중을 유지할 것이다.

4. 수행/중재

간호중재는 제시된 목표를 달성하는 데 도움이 되어야 한다.

a. 일지에 매일의 체중과 키를 기록한다.
b. 발달과 영양을 위해 분유 또는 모유의 중요성에 대하여 가족을 교육한다. 아기의 소화관이 시리얼을 소화할 준비가 되지 않았기 때문에 이 시기에는 유아용 시리얼을 먹이는 것은 권장되지 않는다. 아기는 분유 또는 모유에서 성장과 발달에 필요한 모든 영양소를 섭취하도록 한다.
c. 음식을 사용하는 대신 아기를 진정시킬 수 있는 다른 방법을 찾도록 가족을 돕는다. 예를 들어 아기를 편안하게 하고 방 안에서 조용하게 있을 수 있도록 야외산책을 한다. 또 다른 방법은 욕실에서 샤워를 하는 것이다. 물소리가 아기를 진정시키고 아기를 형제들과 분리시켜 잘 수 있도록 할 것이다. 이렇게 하면 아기도 형제들도 서로 방해를 최소화할 수 있다.
d. 수면/각성 주기와 아기가 언제 무엇을 먹는지 포함하여 기록한다. 이를 바탕으로 가족의 건강한 생활 패턴을 뒷받침할 일정을 수립한다.

5. 평가

조정이나 추가 교육이 필요한지 결정하기 위해 아이와 가족을 지속적으로 모니터링해야 한다. 매주 아이의 키와 몸무게를 측정하고 가족에게 수면을 더 많이 취하는지 질문한다. "임상 결과 평가" 부분을 참조한다.

좀 더 포괄적인 지식과 경험을 쌓을 때까지는 특정한 가설들을 잘 도출하지 못할 수도 있으나, 현재 보유하고 있는 결과들과 지식으로 할 수 있을 만큼 진행해나간다. 아래의 단계들이 도움이 될 것이다.

- **가설검증과 간호 분석을 수행한다.**
  간호 분석은 일차적으로 대상자 삶의 변화, 변화된 과정과 특정 원인들에 기반을 둔다. 그러나 대상자의 호소가 이 범주에 딱 맞아떨어지지 않는 경우가 많다. 일부 증상들은 분석이 불가능하고 의학적으로도 설명되지 않아 "피로"나 "식욕부진"과 같이 단순한 기술적 범주 이상으로 분류하지 못할 수도 있다. 어떤 문제들은 대상자의 삶에 있어서 스트레스성 사건과 관련된다. 이러한 사건들을 확인하여 대상자가 대처전략을 개발하도록 돕는 것은 두통이나 십이지장궤양(샘창자궤양, duodenal ulcer)을 관리하는 것만큼이나 중요하다.
- **문제목록의 또 다른 주요 범주는 건강유지이다.**
  건강유지를 정기적으로 목록화하는 것은 주요 건강문제들을 좀 더 효과적으로 관리할 수 있게 해준다. 여기에는 예방접종, 건강검진[예: 유방촬영술, 전립선(전립샘, prostate)검사], 영양교육, 자가검진, 운동에 대한 권고나 안전벨트 사용, 중요한 생활사건에 대한 반응들이 포함된다.
- **대상자에게 적합한 계획을 수립한다.**
  개별 대상자의 문제에 맞는 계획을 수립하고 기록한다. 계획은 규명된 문제나 진단을 근거로 논리적으로 전개되어야 한다. 단계별로 필요한 구체적인 사항들은 이후에 기술한다. 이런 단계들은 매일 체중을 점검하는 것부터 소독시간, 약물투여 시간, 가족 면담 시기까지 다양하다. 시간이 지날수록 동일한 간호 분석들을 많이 사용하게 될 것이다. 계획은 각 개인에 맞는 분석, 치료 및 교육을 참고해야 한다. 간호 분석은 동일할 수 있으나, 계획은 대상자별로 매우 다를 수 있다.
- 계획을 확정하기 전에 대상자와 간호사의 사정과 임상적 사고를 공유함으로써 대상자의 의견, 관심사, 중재를 이행할 의지를 확인하는 것이 중요하다. 대상자는 이해될 때까지 같은 내용의 정보를 여러 방법으로 수차례 반복해서 들을 수 있다. 대상자들은 간호계획에서 항상 적극적인 참여자여야 한다.

개념 마스터하기

간호 분석

진단적 추론은 순차적 과정으로 진행된다. 첫 번째 단계에서는 무엇이 정상이고 정상이 아닌지를 확인하기 위해 자료를 수집한다. 두 번째 단계에서 이 자료들을 이용하여 이들이 서로 관련되는지 혹은 관련이 없는지에 관한 단서를 찾아 자료들을 분류한다. 그다음 간호사는 자신의 지식과 경험을 활용하여 자료를 분석하고 대상자 문제에 대한 가정을 내린다.

개념 마스터하기

비정상 자료 구분

간호사가 대상자의 심혈관질환 위험을 인식한 것은 비정상적인 자료를 식별하는 예가 된다. 비판적 사고 단계는 조사결과를 해석하는 것처럼 보일 수 있지만, 해석은 자료가 분류된 후에 이루어진다.

4. 결과 기록: Mrs.N 사례

지금부터 Mrs.N의 사례를 통해 건강력, 신체검진, 사정과 계획을 면밀하게 살펴볼 것이다.

CASE STUDY

Mrs. N 사례
2021년 1월 12일, 11:00 AM
54세인 Mrs. N은 남편과는 사별한 상태로 Texas, Amarillo에 거주하는 유쾌한 영업사원이다.

- 전원: 해당 없음
- 자료의 출처와 신뢰도: 본인, 신뢰할 만함
- 내원 이유(주요호소증상): "머리가 아파요."
- 현병력: Mrs. N은 지난 3개월 동안 머리 앞쪽의 통증이 심해지고 있다고 하였다. 두통은 양쪽 전두엽 부위에서 발생하며, 욱신욱신 쑤시며 통증의 강도는 약함에서 중간 정도이다. Mrs. N은 두통과 같이 발생하는 구역과 구토 때문에 몇 차례 일을 하지 못했다. 평균 일주일에 한 번 정도 스트레스와 연관되어 두통이 발생하고, 4–6시간 동안 지속된다. 잠을 자거나 물을 적신 수건을 머리 앞쪽에 대면 통증이 완화된다. 두통과 관련하여 시각적 변화, 운동–감각결핍, 또는 감각이상은 없다.

- 구역과 구토를 동반하는 "편두통"은 15세에 시작되어 20대 중반까지 반복적으로 발생했고, 2–3개월로 발생 간격이 차츰 감소되다가 거의 사라졌다.
- Mrs. N은 새로운 직장 상사가 요구하는 업무에 대해 부담이 크다고 말하며 딸에 대한 걱정도 털어놓았다(개인력, 사회력 참조). 그녀는 이 두통이 과거의 두통과 유사하다고 생각한다. 그녀의 어머니가 뇌졸중으로 사망했기 때문에 자신의 두통에 관하여 명확하게 점검받기를 원한다. 그녀는 두통 때문에 업무에 지장이 생기고 있으며 가족에게도 자주 짜증낸다고 걱정하고 있다. 하루에 세 번 식사하고, 커피를 세 잔 마신다. 밤마다 콜라를 마신다.
- 투약: Aspirin, 필요시 4–6시간마다 1–2정 복용. 발목 부종으로 예전에 "이뇨제"를 복용한 경험 있으나 최근에는 복용하지 않음
- 알레르기: Ampicillin이 발진을 유발함
- 흡연: 18세 이후 하루 1갑(36갑/년)
- 음주/불법 약물: 아주 가끔씩 와인 마심, 불법 약물 투여하지 않음

과거력

아동기 질환: 홍역, 수두. 성홍열 또는 류마티스열을 앓은 경험 없음

성인기 질환

- 내과적 질환: 2012년, 열과 오른쪽 옆구리 통증이 동반된 신우신염(깔때기콩팥염, pyelonephritis). Ampicillin으로 치료했으나, 가려움증이 동반된 전신 발진이 며칠 뒤에 발생함. 신장 X선 촬영은 정상 소견임; 감염 재발 없음
- 외과적 질환: 6세 때 편도선절제술; 13세 때 충수절제술(막창자꼬리절제술, appendectomy). 2015년 유리를 밟아 생긴 열상 봉합 처치함
- 산부인과력: G3 P3–0–0–3, 정상 질식 분만

Gravida (G)는 현재 임신을 포함한 총 임신 횟수를 의미한다.

Para (P)는 다음과 같이 세분화된다.
- Term births (T): 만삭아 출생
- Preterm births (P): 조산아 출생
- Abortion (A): 유산
- Living children (L): 생존 자녀

- 초경 연령 12세. 6개월 전에 마지막 월경함. 성생활에는 관심이 거의 없으며, 성적 활동 없음. 사람면역결핍바이러스(human immunodeficiency virus, HIV) 감염에 대한 불안 없음. 정신과적 질환: 없음
- 건강유지
  - 예방접종: 소아마비 구강 백신 접종, 접종한 연도는 확실하지 않음; 2015년 파상풍 백신 접종; 2020년 독감 백신 접종, 부작용 없음

– 건강검진: 파파니콜로 도말검사(Pap smear)는 2018년에 실시하였고 결과는 정상임. 현재까지 유방촬영술 받은 적 없음

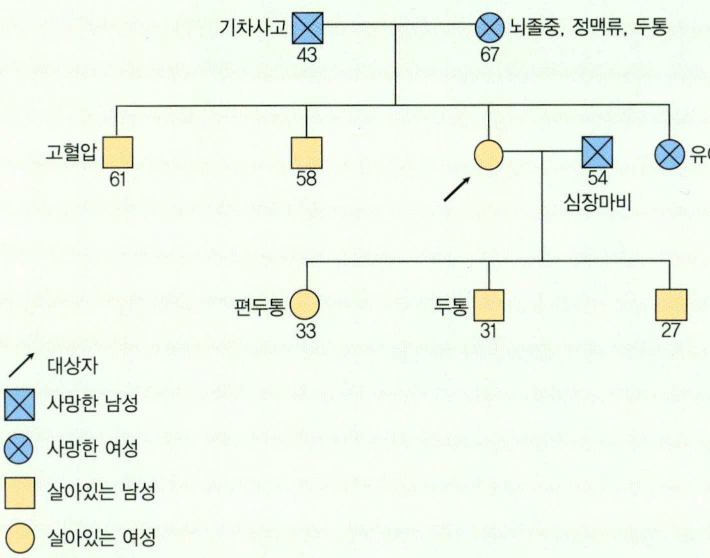

아버지 기차 사고로 43세 때 사망. 어머니 뇌졸중으로 67세 때 사망; 정맥류와 두통을 앓고 있었음

남성형제, 61세, 고혈압; 남성형제, 58세, 경한 관절염; 여성형제, 유아기 때 사망, 원인미상

남편, 54세에 심장마비로 사망

딸, 33세, 편두통; 아들, 31세, 두통; 아들, 27세, 건강함

당뇨병, 결핵, 심질환, 신장질환, 암, 빈혈, 간질, 정신질환의 가족력 부인함

임상 팁

가족력은 도표 또는 서술적으로 기록할 수 있다. 유전질환을 찾는 데에는 서술적 기록보다 도표가 더 유용하다. 가족력 중 음성인 것도 정해진 양식대로 기록한다. 웹사이트에 의료제공자와 공유하기 위해 인쇄할 수 있는 차트와 도면으로 가계도를 작성하는 도구가 있다. https://www.genome. gov/For-Patients-and-Families/Family-Health-History.

개인력과 사회력

Lake City에서 출생하고 자랐고, 고등학교를 마치고 19세 때 결혼함. 2년간 판매직으로 일한 후, Amarillo로 남편과 함께 이사하여 세 자녀 출산함. 15년 전에 재정적인 이유로 다시 일하기 시작함. 자녀 모두 결혼함. 4년 전 남편이 모아 둔 돈 없이 갑자기 심장마비로 사망함. Mrs. N은 딸 Dorothy가 사는 집 근처의 작은 아파트로 이사함. Dorothy의 남편 Arthur는 알코올 중독 문제가 있음. Mrs. N의 아파트는 Dorothy와 그녀의 두 자녀, 6세 Kevin과 3세 Linda에게 피난처임. Mrs. N은 딸과 손자, 손녀를 도와야 한다는 책임감을 느낌; 긴장과 초조를 느끼지만 우울은 아니라고 함. 친구들이 있지만 가족 문제는

거의 의논하지 않음: "이 문제는 나 혼자 알고 있는 것이 나아요. 소문나는 것이 싫거든요." 교회 혹은 다른 기관의 지지 없음. 오전 7시에 일어나서 9시에 출근하여 오후 5시 30분까지 일하고, 저녁식사는 혼자 함

운동과 식이

운동은 거의 하지 않음. 고탄수화물 식이 섭취함

안전조치

안전벨트는 항상 착용함. SPF 15의 자외선 차단제 사용함. 약 보관함을 잠그지 않고 사용함. 세제는 싱크대 아래 칸에 보관함. 엽총과 탄환을 잠금장치가 없는 옷장 안에 보관함

계통별 문진

- 전반적 상태: 지난 4년 동안 체중이 5 kg 증가함
- 피부: 발진 또는 다른 변화 부인함
- 머리, 눈, 귀, 코, 목구멍: 현병력 참조
  - 머리: 두부 손상 병력 부인함
  - 눈: 5년 전부터 돋보기 사용함, 1년 전에 마지막으로 검사함. 복시, 혼탁, 녹내장, 눈물, 통증 부인함
  - 귀: 청력 정상임. 이명, 어지러움, 감염 부인함
  - 코와 부비동(siuns): 가끔 가벼운 감기를 앓음, 건초열, 부비동 문제 부인함
  - 목구멍(또는 입과 인두): 최근에 약간의 잇몸출혈 있었음. 마지막 치과 방문은 2년 전이며 가끔 구강궤양이 나타남
- 목: 덩어리, 갑상선종(갑상샘종, goiter), 통증, 림프선 부종 부인함
- 유방: 덩어리, 통증, 분비물 부인함. 이따금 자가검진을 시행함
- 호흡기계: 기침, 쌕쌕거림, 호흡곤란 부인함. 마지막 X선 촬영은 1994년 St. Mary's Hospital; 특별한 이상 없음
- 심혈관계: 고혈압 또는 심장질환 부인함; 2016년에 마지막으로 혈압 측정. 호흡곤란, 기좌호흡, 흉통, 심계항진 부인함. 심전도는 검사한 적 없음
- 위장관계: 식욕 "좋음"; 구역, 구토, 소화불량 부인함, 긴장하면 변비, 보통 하루에 1회 배변; 설사, 출혈, 통증, 황달, 담낭 또는 간 문제 부인함
- 비뇨기계: 빈뇨, 배뇨곤란, 혈뇨 또는 최근 옆구리 통증 부인함; 야간뇨 1회 정도, 양이 많음. 가끔 기침을 심하게 할 때 요실금 있음
- 생식기계: 질이나 골반 감염, 성교 통증 부인함. 2018년에 마지막으로 파파니콜로 도말검사를 했고 결과는 음성이었음
- 말초혈관계: 첫 임신 때 정맥류가 양쪽 다리에 있었음. 10년 동안 오래 서 있으면 발목 부종 있음; 약한 탄력 스타킹 착용함; 5개월 전 "이뇨제"를 복용했으나 효과 없음; 정맥염 또는 다리 통증 부인함
- 근골격계: 종종 하루 종일 일하면 경한 통증과 요통이 있음; 다리 쪽으로의 방사통 없음; 허리 운동을 하곤 했지만 지금은 안 함. 다른 관절통 없음

- 정신: 우울 또는 정신질환의 치료 경력 부인함. 현병력과 개인력 및 사회력 참조
- 신경계: 현기증, 발작, 운동 또는 감각소실 부인함. 기억력 좋음
- 혈액계: 잇몸출혈을 제외하고는 출혈 없음. 출혈경향 및 빈혈 부인함
- 내분비계: 갑상선 문제, 온도 불내성, 당뇨병의 증상 또는 병력 부인함. 발한은 거의 없음

신체검진

Mrs. N은 키가 작고, 과체중인 중년 부인임. 명랑하며 질문에 즉각 반응함. 다소 긴장하였고 손이 축축하고 참. 머리는 깔끔하게 정돈되어 있으며 옷은 깨끗한 상태임. 피부는 햇볕에 그을린 색이며, 편안하게 바로 누워 있음

- 활력징후: 키(신발을 벗고) 157 cm. 체중(옷 입은 상태로) 65 kg. 신체질량지수(body mass index, BMI) 26. 똑바로 누운 자세에서 오른쪽 팔 혈압 164/98. 왼쪽 팔 혈압 160/96. 맥박수 88회, 규칙적임. 호흡수 18회. 구강 체온 37℃
- 피부: 차갑고, 촉촉하며, 햇볕에 탄 상태임. 버찌혈관종이 상체에 산재되어 있음. 곤봉형 손톱이나 청색증 없음
- 머리, 눈, 귀, 코, 목구멍(HEENT)
  - 머리: 머리카락 건조함, 머리카락이 두피를 다 덮고 있으며, 갈색임. 두피 병변 없고, 손상 없는 정상 두부임
  - 눈: 양 눈 시력 0.5. 대면검사상 시야 정상. 결막 분홍색; 공막 흰색. 정상 동공(PERRLA). 외안근운동(눈바깥운동, extraocluar movements, EOMs) 정상. 시신경 원판의 경계면은 매끈하며, 출혈과 삼출물 없음. 세동맥의 좁아짐 없음
  - 귀: 부드럽고, 밝은 갈색의 귀지가 부분적으로 우측 고막(TM)을 덮고 있음; 왼쪽 외이도 깨끗함. 광추면과 함께 고막 관찰됨. 30 cm 떨어진 거리에서 속삭이는 소리 정확하게 들음. 웨버 검사상 좌우 동일. 공기전도가 골전도의 2배 이상(2AC 〉 BC)
  - 코: 점막 분홍색, 비중격(코사이막, nasal septum)은 중앙에 위치함. 부비동의 압통이나 폴립 없음
  - 입: 구강점막 분홍색. 일부 치아 사이의 잇몸이 붉고 부종. 정상 치열. 혀는 중앙에 위치, 3 × 4 mm의 얇고 하얀 궤양이 혀끝 아래 표면의 붉은 바닥에서 관찰됨; 압통은 있으나 단단하지는 않음. 편도선 안 보임. 인후 삼출물 없음
- 목: 목 유연함. 기관은 중앙에 위치함. 갑상선 협부와 좌우 엽은 촉진되지 않음
- 림프절: 편도림프절(tonsilar nodes)과 양쪽 후경부림프절(뒤목림프절, posterior cervical nodes)은 작고(1 cm 미만), 부드럽고, 압통 없고, 움직임. 액와림프절(겨드랑림프절, axillary nodes)과 상과림프절(위관절융기림프절, epicondyle nodes)은 촉진되지 않음. 양쪽 서혜부에서 0.5 cm 크기의 부드럽고, 압통 없고, 움직이는 림프절 몇 개가 촉진됨

PERRLA (Pupils Equal Round React to Light Accomodation): 동공 양쪽이 동일하고, 둥글고, 빛에 반응하고 조절반응이 있다.

EOM (Extra Ocular Movements): 외안근운동

TM (Tympanic Membrane): 고막

- 흉부(가슴, chest)와 폐(허파, lungs): 흉곽은 동일하게 확장되며 대칭임. 폐 타진 시 공명음. 호흡음은 부가음 없이 폐포음임. 횡격막 양쪽 모두 4 cm 아래로 움직임
- 심혈관계: 경정맥압(목정맥압, jugular venous pressure, JVP)은 30° 앙와위에서 흉골각 위 1 cm임. 경동맥(목동맥, carotid artery) 잡음 없고, 힘찬 박동 촉진됨. 심첨맥박(심장꼭대기박동, apical pulse)은 왼쪽 쇄골중간선(빗장중간선, midclavicular line)과 흉골연(복장뼈 가장자리, sternal border)에서 옆으로 8 cm 떨어진 5번째 늑간(갈비사이공간, intercostal space)에서 거의 촉지되지 않지만 구분 가능하고 부드럽게 박동함. S1, S2 청진됨; S3와 S4 없음. 중간 크기의 수축기 잡음이 2/6 등급의 강도로 우측 2번째 늑간에서 청진됨; 목 쪽으로 방사되지는 않음. 이완기 잡음은 없음
- 유방: 늘어져 있으며, 왼쪽 유방이 오른쪽에 비해 약간 큼. 함몰, 퇴축, 발진, 덩어리 없음. 유두 분비물 없음
- 복부: 돌출되어 있음. 우하복부에 5 × 0.25 cm 크기의 잘 아문 흉터 있음. 장음 활발함. 압통이나 덩어리 없음. 간은 오른쪽 중앙 쇄골 선상에서 7 cm 크기로 타진됨; 경계면은 부드럽고, 오른쪽 늑골연(갈비모서리, right costal margin, RCM) 아래 1 cm에서 촉진됨. 비장(지라, spleen)과 신장(콩팥, kidney)은 촉진되지 않음. 늑골척추각 압통(갈비척추각, costo vertebral angle tenderness, CVAT) 없음
- 생식기: 외부생식기에 병변 없음. 내진은 수행하지 않음. 질점막은 분홍색임
- 직장(곧창자, rectum): 갈색 대변, 잠혈반응 음성
- 사지: 부종 없고 따뜻함. 양쪽(BL) 종아리 유연하며, 압통 없음
- 말초혈관: 양쪽 발목의 부종 있음. 양쪽 하지 복재정맥(큰두렁정맥, great saphenous vein)에서 중간 정도의 정맥류 관찰됨. 정체로 인한 착색 또는 궤양 없음

	요골동맥 (노동맥, radial artery)	대퇴동맥 (넙다리동맥, femoral artery)	슬와동맥 (오금동맥, popliteal artery)	족배동맥 (발등동맥, dorsalis pedis artery)	후경골동맥 (뒤정강동맥, posterior tibial artery)
오른쪽	2+	2+	2+	2+	2+
왼쪽	2+	2+	2+	소실	2+

- 근골격계: 관절 기형 없음. 손, 손목, 팔꿈치, 어깨, 척추, 골반, 무릎, 발목의 완전 운동범위(FROM)
- 신경계
  - 의식상태: 긴장하기는 했으나 깨어있고 협조적임. 논리적이고 일관적인 사고. AA&O × 4
  - 뇌신경: 제2뇌신경에서 제12뇌신경까지 정상임
  - 운동: 근육량과 근긴장 좌우 동일하고 정상. 근력 전체적으로 5/5
  - 소뇌: 빠른교대운동(RAMs)과 손가락–코검사(point-to-point movement) 정상임. 보행이 안정적이며, 자연스러움

JVP (Jugular Venous Pressure): 경정맥압

RCM (Right Costal Margin): 오른쪽 늑골연

CVAT (Costo Vertebral Angle Tenderness): 늑골척추각 압통

BL (BiLateral): 양쪽

FROM (Full Range Of Motion): 완전 운동범위

AA&O × 4[Awake Alert Oriented (person, place, time, situation)]: 깨어있고 각성되어 있으며, 사람, 장소, 시간, 상황에 대한 지남력이 있다.

근력은 BOX 17–3을 참조한다.

RAM (Rapid Alternating Movements): 빠른교대운동

– 감각: 통증, 가벼운 촉각, 위치감각, 진동감각, 입체감각 정상. 롬버그검사상 음성
– 반사

	이두근 (두갈래근, biceps reflex)	삼두근 (세갈래근, triceps reflex)	상완요골근 (위팔노근, brachioradialis reflex)	슬개골 (무릎, patella reflex)	아킬레스 (발목, Archilles reflex)	발바닥 (plantar reflex)
오른쪽	2+	2+	2+	2+	1+	↓
왼쪽	2+	2+	2+	2+	1+	↓

임상검사자료
현재 진행한 것 없음. 계획 참조

반사를 기록할 때 등급체계를 이용한다. 2+/4 = 정상. 등급체계는 [19장 신경계]를 참조한다.

1) 문제목록 만들기

지금까지 사정과 서면 기록을 완료하였기 때문에 이제부터는 대상자의 문제를 요약하기 위하여 목록을 만들 것이다. 가장 실제적이고 심각한 문제들을 먼저 나열하고 발생 시점을 기록한다. 어떤 간호사들은 실제적 또는 잠재적 문제들을 구분하여 목록을 구성하는 반면 다른 간호사들은 하나의 목록을 만들어 우선순위를 정한다. 문제목록은 추후 방문 시 대상자가 말하지 않는 문제들의 상태를 점검할 때 도움이 된다. 또한 문제목록은 건강관리팀의 다른 구성원들이 대상자 건강상태를 한눈에 파악할 수 있게 해준다.

다음 CASE STUDY에 Mrs. N의 문제목록이 제시되어 있다. 각 문제에 번호를 부여하면 이후 특정 문제를 언급할 때는 번호를 활용할 수 있다.

CASE STUDY – Mrs. N 사례 문제목록

날짜	문제번호	문제
2021년 01월 12일	1	두통
	2	혈압상승
	3	과체중
	4	가족 스트레스
	5	18세부터 흡연
	6	요통
	7	건강유지
	8	간헐적 요실금
	9	2001년 오른쪽 신우신염 과거력
	10	정맥류
	11	Ampicillin 알레르기

여기에 제시된 목록에는 Mrs. N의 두통처럼 지금 관심을 기울여야 할 문제와 혈압처럼 향후 관찰과 관심을 가져야 할 문제가 모두 포함되어 있다. Ampicillin 알레르기를 목록에 포함시킨 것은 페니실린계 약물을 투여하지 않도록 경고하기 위해서이다. 혀의 궤양과 변비와 같은 일부 증상들은 소소한 문제들이며, 이번 방문에서

관심을 기울일 필요가 없기 때문에 문제목록에 포함되지 않았다. 상대적으로 중요하지 않은 항목이 너무 많이 포함된 문제목록은 효율성이 낮아진다. 제외한 증상들의 중요성이 커진다면, 향후 방문 시 문제목록에 추가할 수 있다.

2) 임상자료의 도전 과제

Mrs. N 사례에서 본 바와 같이, 대상자의 임상자료를 조직화하는 것에는 몇 가지 도전 과제가 있다. 이제 배우기 시작하는 간호학생은 대상자의 증상과 징후를 하나의 문제 또는 여러 가지 문제로 묶을지를 결정해야 한다. 자료의 양이 다루지 못할 만큼 많을 수 있으며, 자료의 질을 보장하지 못할 수도 있다. 이러한 문제점들을 다루기 위한 지침이 아래 단락에 제시되어 있다.

- 자료를 단독 문제 또는 여러 가지 문제로 묶을지 결정한다. 간호학생이 직면하는 가장 큰 어려움 중 하나는 임상자료를 어떻게 묶는가이다. 선택된 자료들이 하나의 문제 혹은 여러 가지 문제에 적합한가? 이때 대상자의 연령이 도움을 줄 수 있다. 젊은 사람들은 대체로 한 가지 질병을 가지는 경향인 반면, 노인들은 여러 가지 질병을 가지는 경향이 있다. 증상이 발생한 시점도 종종 유용하다. 예를 들어, 6주 전에 발생한 인후염은 오늘 방문했을 때의 열, 오한, 늑막 통증, 기침과는 아마도 관련이 없을 것이다. 시점을 효과적으로 활용하기 위해서는 다양한 질병의 정상적 경과에 대하여 알 필요가 있다. 음경에서 무통성 궤양이 발생하고 3주 뒤, 음경에서 노란색의 분비물이 나온 것은 임질과 매독 1기라는 두 가지 문제를 시사한다. 반대로 구진성 반점이 있는 피부 발진과 전신성 림프성 장애가 발생하고, 6주 뒤 음경에서 궤양이 발생하였다면 매독이라는 질환의 두 단계, 즉 매독 1기와 매독 2기를 시사한다.
- 다른 신체계통의 관련성은 임상자료를 묶는 데 도움이 될 수 있다. 증상과 징후가 하나의 신체계통에서 발생한다면, 하나의 질병으로 설명할 수 있다. 그러나 증상과 징후가 분명히 관련 없는 신체계통에서 발생하였다면 하나의 문제로 설명하기 어렵다. 여기에서 다시 한 번 질병양상에 대한 지식이 필요하다. 예를 들어, 대상자의 고혈당과 시력 저하를 같이 묶어 머리, 눈, 귀, 코, 목구멍 계통에 포함시키고 "고혈당"으로 명명한다. 대상자의 미열, 왼쪽 하복부 압통과 설사에 대해서는 또 다른 설명을 할 수 있다.
- 몇몇 질병들은 하나 이상의 신체계통과 관련이 있다. 지식과 경험이 쌓일수록, 이러한 다계통적 문제를 파악하는 데 능숙해지고, 관련 없어 보이는 소견들을 같이 연결하여 그럴듯하게 설명할 수 있게 된다. 40년 동안 흡연을 해온 60세 배관공의 기침, 객혈, 체중 감소를 설명하기 위해서 문제목록에 폐암을 우선적으로 포함시킬 수 있다. 이 대상자의 손톱에서 청색증이 관찰된다면 문제를 지지해주는 자료가 된다. 경험과 지속적인 학습이 축적되면 대상자의 다른 증상과 징후들도 같은 진단에 연결시킬 수 있게 된다. 연하곤란은 암이 식도로 전이된 것을 반영하며, 동공 비대칭은 경부의 교감신경계에 압력을 가하여 발생한 것이며, 황달은 암이 간으로 전이되어 발생한 결과일 수 있다.
- 광범위한 자료의 배열에서 의미 있는 자료를 골라낸다. 증상과 징후들이 나열되어 있는 긴 목록과 잠재적 설명 목록을 맞닥뜨리는 것은 흔한 일이다. 위에서 기술한 것처럼, 한 가지 방법은 관찰결과를 꺼내어 구분하고, 한 번에 한

묶음씩 분석하는 것이다. 또한 사고를 한 방향에 집중하기 위하여 주요 핵심 질문을 질문하면서 다른 방향의 것들은 일시적으로 무시할 수 있다. 대상자의 흉통을 발생시키는 것과 완화시키는 것을 물어볼 수 있다. 답이 운동과 휴식이라면, 심혈관계와 근골격계에 초점을 맞추고, 위장관계 관련 질문은 옆으로 잠시 제쳐둘 수 있다. 흉골 아래에서 통증과 타는 듯한 느낌이 식사 직후에 발생한다면, 논리적으로 위장관계에 초점을 맞출 수 있다. 자료 구분을 위한 일련의 질문들은 임상자료를 수집하고 분석하며 논리적인 결정에 도달하게 하고 설명에 도움이 되는 의사결정 나무 또는 알고리즘을 만드는 데 도움을 준다.

- 자료의 질을 평가한다. 거의 모든 임상 정보들은 오류의 대상이 될 수 있다. 대상자들은 증상 말하기를 잊어버리고, 그들의 질병과 관련된 사건을 헷갈려 하고, 당황스러운 사실을 복기하는 것을 피하려고 하고, 종종 그들이 생각하기에 간호사가 듣고자 하는 것에 맞추어 편향되게 이야기한다. 간호사들은 대상자의 말을 잘못 해석하거나 정보를 간과하거나, "하나의 핵심 질문"을 하지 못하거나, 성급하게 결론과 진단으로 건너뛰고, 두통이 있는 여성의 검안경 검사와 같은 중요한 검진을 잊어버릴 수 있다. 이러한 오류는 다음에 제시되어 있는 숙련된 간호사들의 습관을 배움으로써 피할 수 있다(BOX 2-2).

BOX 2-2 대상자 자료의 질을 확보하기 위한 팁

- 개방형 질문을 한 후 대상자의 이야기를 인내심을 갖고 주의 깊게 경청한다.
- 대상자가 질문에 "예"라고 답할 때, 구체적인 내용을 알기 위해 "OLD CART"를 사용하여 질문을 이어나간다.
- 건강력 수집과 신체검진 수행 시 완전하고 체계적인 순서에 따라 진행한다.
- 대상자와 자료 모두에 대해 열린 마음을 가진다.
- 대상자 문제에 대한 가능한 설명 목록에 항상 "최악의 사례 시나리오"를 포함시키고, 그것을 안전하게 배제할 수 있는지 확인한다.
- 자료수집 또는 해석 시 발생하는 실수를 분석한다.
- 불확실성을 명확하게 하기 위해 동료와 함께 논의하고 관련 문헌을 검토한다.
- 대상자 정보를 분석하고 검증하는 원칙을 적용한다.

대상자를 만난 직후, 기억이 사라지기 전에 가능한 빨리 기록을 남긴다. 면담 과정에서 나온 건강력의 각 영역의 핵심 부분 위주로 기록하고, 향후 세부적으로 채울 공간을 남겨둔다. 대상자 사례에 기반한 간호기록의 예가 다음 CASE STUDY에 제시되어 있다.

3) 경과기록 예시

한 달 뒤, Mrs. N이 추후 방문을 위해 내원한다. 진료실의 간호 경과기록 형식은 매우 다양하지만, 최초 사정과 같이 동일한 표준을 충족시켜야 한다. 기록은 명확하고, 구체적이어야 하며, 쉽게 이해될 수 있어야 한다. 경과기록은 간호사의 임상적 추론을 반영해야 하며, 사정과 간호계획을 설명할 수 있어야 한다. 보험청구와 관련된 기록의 표준이 결과기록 내 정보의 형태와 세부사항에 영향을 미칠 수 있으므로 소속 기관의 표준을 알고 있어야 한다.

아래 기록은 주관적 자료, 객관적 자료, 사정과 계획을 포함하는 SOAP 형식을 따른다. "환자 중심" 기록에 초점을 둔 다른 많은 형태의 기록들도 보게 될 것이다. SOAP 용어를 직접적으로 사용하지 않았더라도 그 내용은 암묵적으로 사용되고 있다. 간호사들은 자주 건강력과 신체검진을 기록하고, 각 문제목록에 대한 사정과 계획을 기록한다.

CASE STUDY

Mrs. N 사례 – 경과기록

2021년 2월 12일

Mrs. N이 편두통 문제에 대해 추후관리차 진료실에 다시 내원하였다. 카페인 음료를 멀리한 이후로 두통이 거의 사라졌다고 말했다. 그녀는 현재 디카페인 음료를 마시며 콜라를 마시지 않고 있다. 지지그룹에 가입하였고, 스트레스 감소를 위해 운동을 시작했다. 여전히 한 달에 한두 번 구역을 동반한 두통을 경험하고 있으나, 비스테로이드소염제(NSAIDs)를 사용하면서 두통의 강도가 줄고 대체로 완화되고 있다고 하였다. 두통과 관련하여 열, 목 강직, 시력 변화, 운동–감각 결손, 이상감각은 없다고 한다. 그녀는 집에서 혈압을 측정하는데 대략 150/90 정도를 유지하고 있다. 일주일에 세 번 30분간 집 주변에서 걷기운동을 하고, 일일 칼로리 섭취량을 줄였다. 금연은 못하고 있다. 케겔운동을 하고 있으나, 기침을 하거나 웃을 때 여전히 약간의 실금이 있다.

- 투약: Motrin 400 mg, 하루 세 번까지, 두통 있을 때 복용함
- 알레르기: Ampicillin이 피부발진을 유발함
- 흡연: 18세 이후부터 하루 한 갑
- 신체검진: 유쾌하며, 과체중인 중년 여성, 다소 긴장되어 있으나 쾌활함. 키 157 cm, 체중 63 kg. BMI 26. BP 150/90. HR 86 (규칙적). RR 16. 열은 없음
- 피부: 의심스러운 모반 없음
  - 머리, 눈, 귀, 코, 인후: 손상 없는 정상 두부, 인후 삼출물 없음
  - 목: 갑상선 비대 없이 유연함
  - 림프절: 림프절비대 없음
  - 폐: 공명음, 깨끗한 호흡음이 청진됨
  - 심혈관: 경정맥압은 우심방 위에서 6 cm; 경동맥 세차게 박동하며, 잡음 없음. S1, S2 청진됨. 심잡음 없음. S3, S4 없음
  - 복부: 장음 활발함. 부드럽고, 압통 없으며, 간 · 비장 비대 없음
  - 사지: 부종 없음

임상검사: 2021년 1월 25일에 실시한 기본 혈액검사와 요분석검사상 이상 소견 없음. 파파니콜로 도말검사 정상임

진단과 계획

1. 편두통: 카페인 음료와 스트레스를 줄인 결과 두통이 월 1–2회로 감소되었음. 두통은 NSAIDs에 잘 반응함
   - 금연의 필요성과 운동 프로그램을 지속할 것을 강조함
   - 스트레스 감소를 위해 지지그룹에 지속적 참여를 격려함
2. 혈압 상승: 혈압 150/90
   - 새로 처방한 이뇨제에 대해 교육함
   - 주 3회 혈압을 측정하게 하고, 다음 내원 시 기록지를 가져오게 함
   - 운동과 체중 감소, 금연의 필요성을 강조함
3. 간헐적 스트레스요실금을 동반한 방광탈출: 스트레스요실금은 케겔운동으로 좋아졌으나 여전히 약간의 실금 있음. 지난 방문 시 요분석 결과–감염 없음
   - 새로 처방한 질 에스트로겐 크림 교육
   - 지속적 케겔운동
4. 과체중: 1.36 kg 감소됨
   - 지속적 운동
   - 식이력 검토, 체중관리 강조
5. 가족 스트레스: Mrs. N이 문제를 보다 잘 다루고 있음. 다음 'CASE STUDY – Mrs. N의 사례 – 간호과정' 참조
6. 간헐적 요통: 불편감 호소하지 않음
7. 흡연: 'CASE STUDY – Mrs. N의 사례 – 간호과정' 참조
8. 건강유지: 이전 방문 시 파파니콜로 도말검사 시행함. 유방촬영술 일정 잡음. 대장내시경 검사 권고함

다음 CASE STUDY는 Mrs. N의 상세한 간호과정으로 사정을 통하여 추출한 문제목록, 문제목록에서 공식화된 간호진단, 단기목표 및 장기목표를 포함한 계획, 중재의 수행과 평가를 포함한다. 각 간호계획은 특정 환자에 맞게 개별화되고 업데이트되어야 한다.

CASE STUDY

Mrs. N의 사례 – 간호과정

1. 두통

1) 사정: 아동기 이후부터 욱신거리는 혈관성 양상과 잦은 구역과 구토를 동반한 편두통의 과거력을 가진 54세 여성. 두통은 스트레스와 관련되며 수면과 냉찜질로 완화됨. 유두부종 없고 신경계통 검진 시 운동이나 감각 결손 없음. 스트레스와 관련이 있는 긴장성 두통이 감별진단에 포함되지만 마사지로 완화되지 않으며, 쑤시기보다는 욱신거리는 통증임. 수막염을 의심할 수 있는 열, 목의 강직 등 특정 증상이나 징후는 없고, 장기간 재발되어 온 양상이 지주막하 뇌출혈(흔히 "평생 가장 아픈 두통"과 같이 기술됨)과는 다름

2) 간호 분석: 두통과 관련된 급성 통증

3) 간호계획
- 단기목표: 두통일지/스마트폰 어플에 기록된 두통의 빈도와 강도가 1주 이내에 감소될 것이다.
- 장기목표: 두통이 감소하여 2주 이내에 일상생활 활동과 직장 업무로 복귀할 것이다.

4) 간호중재
- 두통의 특성을 확인한다: 발생 시점, 부위, 기간, 통증의 특징, 관련 증상, 완화 요인, 치료
- 바이오피드백과 스트레스 관리에 대해 논의한다.
- 커피를 포함한 카페인, 콜라, 당이 함유된 음료를 피할 것을 조언한다.
- 두통 완화를 위해 의사의 처방에 따라 필요시 NSAIDs를 투여한다.
- 추후 방문을 2주 이내로 잡고 증상/징후가 심해지면 병원으로 연락할 것을 설명한다.

5) **평가***: 이상적으로 대상자는 더 이상 두통을 경험하지 않을 것이다. 그러나 두통이 지속되면 간호계획(목표)을 수정하거나 중재를 조정할 필요가 있다.

*평가는 개별 대상자에게 근거하여 각 간호진단에 맞추어 완료되며 그 결과에 따라 업데이트된다.

2. **혈압상승**

1) **사정**: 넓은 커프로 측정하였을 때 수축기 고혈압. 비만과 관련되거나 처음 방문 시 긴장과 불안 또는 백의 고혈압으로 추정할 수 있음. 망막 또는 심장 등의 종말 기관 손상 증거 없음

2) **간호 분석**: 혈압 상승, 체중 증가, 스트레스 간의 상관성과 관련된 지식 부족

3) 간호계획
- 단기목표: 5일 이내에 혈압 감소의 중요성과 혈압 감소를 돕는 방법인 식이 조절 과정, 운동, 스트레스 감소법을 이해했음을 표현한다.
- 장기목표: 한 달 이내에 혈압이 140/90 mmHg 이하로 감소된다.

4) 간호중재
- 대상자와 올바른 혈압측정 방법을 논의한다.
- 2주 이내에 넓은 커프를 이용하여 혈압을 재측정한다.
- 기본적인 혈액화학검사를 시행한다. 요분석 결과를 검토한다.
- 체중관리, 운동, 스트레스 감소법을 안내한다.
- 염분 섭취를 줄인다.

3. **과체중**

1) **사정**: 키 157 cm, 체중 63 kg, BMI 26

2) **간호 분석**: 스트레스원에 대한 반응인 음식섭취 증가와 섭취 대비 불충분한 에너지 소비와 관련된 건강유지 능력의 변화

3) 간호계획
- 단기목표: 2일 이내에 체중 감소 프로그램에 참여할 것을 말로 표현한다.
- 장기목표: 한 달 이내에 체중이 2.5 kg 감소한다.

4) 간호중재

- 식이력을 조사한다. 대상자에게 매일 음식섭취 일지를 쓰거나 휴대전화 어플에 입력할 것을 요청한다.
- 체중을 줄이기 위한 동기를 찾는다. 다음 방문 때까지 체중 감소 목표치를 설정한다.
- 영양사 면담을 계획한다.
- 주 5–6일, 매일 30분씩 걷기운동 프로그램에 관하여 논의한다.

4. 가족 스트레스

1) **사정**: 알코올 중독 문제를 가진 사위; 대상자 아파트를 피난처로 찾는 딸과 손자들, 이러한 관계가 스트레스를 유발함. 본인도 재정적 문제를 가지고 있음. 현재 스트레스를 받는 상황임. 현재 주요 우울을 나타내는 근거는 없음

2) **간호 분석**: 딸, 손주의 상황과 관련된 돌봄 제공자 역할 부담감

3) **간호계획**

- 단기목표: 5일 이내에 긴장 감소를 위한 계획을 말로 표현한다.
- 장기목표: 한 달 이내에 스트레스 증상과 징후가 감소된다.

4) **간호중재**

- 스트레스 대처 전략에 대한 대상자의 관점을 파악한다.
- 딸을 위한 알코올 중독자 가족 모임과 대상자를 위한 재정 상담을 포함한 지지자원을 탐색한다.
- 우울에 대한 모니터링을 지속한다.

5. 흡연

1) **사정**: 36년간 매일 1갑 피움

2) **간호 분석**: 흡연의 효과에 대한 불충분한 지식 및 금연할 수 있는 자원 부족과 관련된 건강유지능력의 변화

3) **간호계획**

- 단기목표: 2일 이내에 금연 계획을 말로 표현한다.
- 장기목표: 한 달 이내에 금연하거나 흡연을 줄인다.

4) **간호중재**

- 흡연이 본인과 손자들에게 미치는 장 · 단기적 영향에 대하여 교육한다.
- 금연의 장점을 확인시킨다(예: 저축, 건강).
- 흡연을 줄이거나 금연하기 위한 전략을 제안한다.
- 금연 프로그램을 추천한다.

6. 간헐적 요통

1) **사정**: 보통 오래 서있음. 손상이나 교통사고 경험 없음. 통증이 다른 곳으로 방사되지 않음; 압통 없음, 운동–감각 결손 없음

2) **간호 분석**: 요통과 관련된 안위장애

3) **간호계획**

- 단기목표: 4일 이내에 허리를 강화하는 복근 운동을 시범 보인다.
- 장기목표: 한 달 이내에 통증 척도로 측정 시 요통을 1–2점으로 평가한다.

3) 간호중재

- 1–10점의 척도로 통증을 평가한다.
- 통증 감소를 위해 온찜질을 적용한다.
- 체중 감소와 허리 근육을 강화시키는 운동의 이점을 검토한다.
- 복근을 강화하는 운동을 매일 하도록 한다.
- 평가 및 추가 운동 처방(필요시)을 위해 운동처방사에게 의뢰한다.

7. 건강유지

1) 사정: 2018년 마지막 파파니콜로 도말검사. 유방촬영술은 한 적 없음

2) 간호 분석

검진과 예방에 대한 불충분한 지식과 관련된 건강유지능력의 변화

3) 간호계획

- 단기목표: 1일 이내에 건강과 예방의 중요성을 말로 표현한다.
- 장기목표: 한 달 이내에 필요한 예방적 건강검진을 계획/수행한다.

4) 간호중재

- 대상자가 배우고 싶어 한다면 유방자가검진을 교육한다.
- 유방촬영술 일정을 잡는다.
- 오늘 파파니콜로 도말검사를 보낸다.
- 세 가지 대변잠혈검사를 수행한다. 다음 방문 시 대장내시경 검사 시행을 논의한다.
- 필요한 예방접종을 갱신한다.
- 가벼운 잇몸 염증을 위한 치과 치료를 제안한다.
- 엽총에 잠금장치를 하고 탄환과 분리된 장소에 보관하게 한다.
- 잠금장치가 있는 곳으로 약과 세제를 옮기도록 조언한다. 가능하다면, 어깨 높이보다 높은 곳에 보관하도록 한다.

8. 간헐적 스트레스요실금

1) 사정: 기침 시 요실금이 있으며 방광경부의 해부학적 변화가 의심됨. 배뇨곤란, 열, 옆구리 통증 없음. 영향을 줄 수 있는 약물 복용 안 함. 보통 소량의 소변이 나옴, 방울떨어짐, 절박요실금, 범람실금 없음. 폐경이행기임

2) 간호 분석: 근육긴장도 감소와 관련된 스트레스요실금

3) 간호계획

- 단기목표: 2일 이내에 스트레스요실금과 운동을 이해했음을 말로 설명한다.
- 장기목표: 두 달 이내에 스트레스요실금이 감소 또는 사라졌음을 보고한다.

4) 간호중재

- 스트레스요실금의 원인을 설명한다.
- 요분석 결과를 검토한다.
- 케겔운동을 교육한다.

목록에 남아있는 다른 문제들은 간호계획이 필요하지는 않다. 그 문제들은 ampicillin 알레르기와 같이 인지하고 있다가 혹은 관찰하고 있다가 우선순위가 변한다면 간호계획에 포함시킨다.

9. **우측 신우신염의 과거력**(2012년)
- 통증 없음

10. **하지의 정맥류**
- 현재 관련 증상이나 징후 없음

11. Ampicillin **알레르기**
- 발적외 다른 알레르기 반응은 없었음

5. 임상자료 평가하기

증상들, 신체검진 결과, 임상검사와 X선 촬영은 대상자가 어떤 질병을 갖고 있는지 또는 아닌지에 대한 불확실성을 줄이는 데 도움이 되어야 한다. 그러나 검사실 검사를 포함한 임상자료들은 본래 불완전하다. 신뢰도, 타당도, 민감성과 특이성의 원칙을 임상자료에 적용하는 것을 학습하도록 한다(BOX 2-3).

6. 평생 학습: 임상적 추론, 사정, 임상적 근거 분석의 통합

간호사들은 많은 사정 도구를 사용한다. 이러한 도구들은 낙상, 영양불량, 피부손상과 같은 예방 영역에서 사용된다. 알코올 의존성(CAGE 질문) 또는 발달지연(Denver Ⅱ) 선별 도구들은 추가적 도구들의 예이다. 민감도와 특이도 개념은 자료수집과 분석 모두에 도움을 준다. 이 개념들은 면담의 전략에도 기본이 된다. 높은 민감도를 가진 질문들은 건강검진과 가설을 지지하는 근거들을 수집할 때 특히 유용할 수 있다. 예를 들어, "당신은 침대에서만 머뭅니까?"라는 질문은 피부손상의 위험에 대한 민감도가 높은 질문이다. 이 질문에 대한 부동 환자들의 거짓음성 답변은 거의 없을 것이다. 따라서 상기 질문은 훌륭한 선별 질문이 된다. 그러나 부동과 활동 이외에도 피부손상을 유발하는 지표들이 많이 존재하기 때문에 특이도가 높은 것은 아니다. 감각 인지 감소, 마찰, 영양불량, 습도 증가는 각각이 피부손상에 민감도가 높은 요소들이며 근거에 추가될 수 있다.

BOX 2-3 검사의 선택과 이용에 대한 원칙

신뢰도

동일하고 안정적인 현상을 반복적으로 측정할 때 같은 결과가 나오는 것을 가리키며, 정확도로도 알려져 있다. 신뢰도는 한 명의 관찰자 또는 한 명 이상의 관찰자에 의해 측정될 수 있다.

- 예: 한 간호사가 타진으로 발생되는 둔탁음으로 대상자의 간 크기를 확인할 때, 계속해서 같은 범위에서 둔탁음이 들린다면, 관찰자 내 신뢰도(intraobserver reliability)가 좋은 것이다. 만약, 여러 관찰자들이 같은 대상자의 간 크기를 다르게 말한다면, 관찰자 간 신뢰도(interobserver reliability)가 좋지 않다고 할 수 있다.
-

타당도

관찰이 "참값"과 얼마나 가까운지 혹은 실체를 측정할 수 있는 최선의 방법을 의미한다.

- 예: 혈압계를 이용한 비침습적 혈압 측정은 동맥내 측정에 비하여 타당도가 낮다.

민감도

질병을 가진 집단에서 양성 결과가 나올 비율 또는 실제로 질병을 가지고 있는 총 대상자 수 대비 진짜 양성(true positive) 환자의 비율을 의미한다. 질병이 있는 사람들 중에서 관찰 또는 검사상 음성으로 나오게 되면, 이를 거짓음성(false negative)이라고 한다. 좋은 관찰 또는 검사들은 90% 이상의 민감도를 가지고 거짓음성이 거의 존재하지 않기 때문에 질병을 배제하는 데 도움이 된다. 그러한 관찰법이나 검사들은 특히 선별검사에 유용하다.

- 예: 종아리의 심부정맥혈전증(deep venous thrombosis, DVT) 진단을 위한 호만징후(Homan sign)의 민감도는 50%이다. 즉 더 정확한 검사인 정맥촬영을 통해 심부정맥혈전증이 확인된 환자군의 50%만이 호만징후 양성이었고, 이 징후가 음성인 환자들의 50%에서 심부정맥혈전증이 있을 수 있기 때문에 진단에 도움이 되지 않는다.

증상이나 징후의 민감도(Sensitivity)가 높을 때, 음성(Negative) 반응은 해당 질환을 배제(rule out)시키며, 약어는 "SnNout"이다.

특이도

주어진 질병이 없다고 알려진 집단에서 음성 결과가 나올 비율 또는 질병이 없는 대상자 수 대비 진짜 음성(true negative) 환자의 비율을 의미한다. 질병이 없는 대상자 군에서 관찰 또는 검사상 양성이 나오면 그 결과는 거짓 양성(false positive)이라고 부른다. 좋은 관찰법이나 검사들은 90% 이상의 특이도를 가지며, 질병이 없을 때 검사상 양성이 나올 경우가 드물기 때문에 특이도는 질병을 "포함"시키는 데 도움을 준다.

- 예: 급성 췌장염 가능성이 있는 환자들에서 혈청 아밀라아제의 특이도는 70%이다. 즉, 췌장염이 없는 100명의 환자들 중 70%는 혈청 아밀라아제가 정상이며, 30%에서는 혈청 아밀라아제 수준이 상승된다.

특이도(Specificity)가 높을 때, 검사결과가 양성(Positive)이라는 것은 해당 질환을 포함시켜야 함(rules in)을 의미하며 약어는 "SpPin"이다.

자료는 신체사정과 피부검진을 통해서도 수집된다. 건강력과 신체검진으로부터 나온 자료를 통합하는 것은 피부 손상 위험이 있는 환자를 선별하게 해준다(**Figure 2-4**).

숙련된 간호사들은 대상자의 주요호소증상을 듣자마자 잠정적인 간호진단을 내린다. 그때 하나 혹은 그 이상의 간호진단에 대한 근거를 확보하고, 건강력과 신체검진을 계속 진행하면서 다른 것들은 배제한다. 간호사는 뇌졸중 또는 죽상경화성 말초혈관질환으로 하지 맥박이 감소된 것과 같이, 피부손상에 기여할 수 있는 명백한 특징을 찾는다. 진단들을 조기에 생성하고 뒤이어 검증함으로써, 경험이 많은 간호사들은 간호과정의 효율성을 높이고 수집한 자료의 가치와 적절성을 확보한다. 일단 진단이 규명되면, 간호사는 적절한 간호계획을 수립한다.

자료수집과 가정 검증의 순서는 **Figure 2-4**에 제시되어 있다.

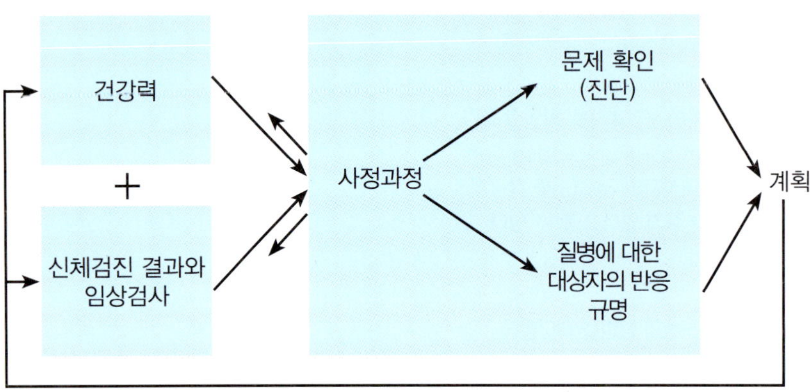

Figure 2-4 임상적 추론 과정

간호계획이 수행되고 나면 간호과정은 다시 순환한다. 간호사는 더 많은 자료를 수집하고, 대상자 상태의 변화를 사정하며, 문제가 감지되면 문제목록을 수정하고, 그에 따라 간호계획을 조정한다. 경험이 쌓일수록 간호사는 사정, 자료수집, 임상적 문헌으로부터 나온 지식의 상호작용에 점점 더 익숙해질 것이다. 그 결과 간호사는 대상자 간호를 매우 의미 있게 만드는 임상적 추론 및 사정의 도전과 보상의 가치를 느낄 수 있게 될 것이다.

참고문헌

인용

Benner, P. (2001). From novice to expert: Excellence and power in clinical nursing practice. Commemorative Edition. Prentice Hall.

Benner, P. E., Tanner, C. A., & Chesla, C. A. (2009). Expertise in nursing practice: Caring, clinical judgment & ethics (2nd ed.). Springer Pub.

Choi, J., & Choi J. E. (2016). Enhancing patient safety using clinical nursing data: a pilot study. Studies in Health Technology Informatics, 225, 103–107.

Den Hertog, R., & Niessen, T. (2019). The role of patient preferences in nursing decision-making in evidence-based practice: Excellent nurses' communication tools. Journal of Advanced Nursing, 75(9), 1987–1995. https://doi-org.proxy.library.upenn.edu/10.1111/jan.14083.

Geist, M. J., Sanders, R., Harris, K., Arce-Trigatti, A., & Hitchcock-Cass, C. (2019). Clinical Immersion: An Approach for Fostering Cross-disciplinary Communication and Innovation in Nursing and Engineering Students. Nurse Educator, 44(2), 69–73. https://doi.org/10.1097/NNE.0000000000000547

Herdman, T. H., & Kamitsuru, S. H. (2018). Nursing diagnoses: Definitions and classifications, 2018–2020 (11th ed.). Thieme.

Kim, J., Macieira, T. G. R., Meyer, S. L., Maggie, M. A., Raga, R. I. B., Smith, M. B., Citty, S. W., Schentrup, D. M., Nealis, R. M., & Keenan, G. M. (2020). Towards Implementing SNOMED CT in Nursing Practice: A Scoping Review. International Journal of Medical Informatics, 134, 104035. https://doi.org/10.1016/j.ijmedinf.2019.104035.

Koharchik, L., Caputi, L., Robb, M., Culleiton, A. L. (2015). Fostering clinical reasoning in nursing students. The American Journal of Nursing, 115(1), 58–61. https://doi.org/10.1097/01.naj.0000459638.68657.9b.

Melin-Johansson, C., Palmqvist, R., Rönnberg, L. (2017). Clinical Intuition in the nursing process and decision-making—A mixed-studies review. Journal of Clinical Nursing, 26(23–24), 3936–3949. https://doi-org.proxy.library.upenn.edu/10.1111/jocn.13814.

Melnyk, B. M., Gallagher-Ford, L., Long, L. E., & Fineout-Overholt, E. (2014). The establishment of evidence-based practice competencies for practicing registered nurses and advanced practice nurses in real-world clinical settings: proficiencies to improve healthcare quality, reliability, patient outcomes, and costs. Worldviews on Evidence-Based Nursing, 11(1), 5–15. https://doi.org/10.1111/wvn.12021.

Morris, J. (2016). The use of team-based learning in a second year undergraduate pre-registration nursing course on evidenceinformed decision making. Nurse Education in Practice, 21, 23–28. https://doi.org/10.1016/j.nepr.2016.09.005.

My Family Health Portrait. Genome.gov. Retrieved June 1, 2020, from https://www.genome.gov/For-Patients-and-Families/Family-Health-History

Stec, M. W. (2015). Health as expanding consciousness. Nursing Science Quarterly, 29(1), 54–61. https://doi.org/10.1177/0894318415614901.

Storey, S., Wagnes, L., Lamothe, J., Pittman, J., Cohee, A., & Newhouse,

R. (2019). Building evidence-based nursing practice capacity in a large statewide health system. The Journal of Nursing Administration, 49(4), 208–214. https://doi.org/10.1097/nna.0000000000000739.

Umberger, R. A., Hatfield, L. A., Speck, P. M. (2017). Understanding negative predictive value of diagnostic tests used in clinical practice. Dimensions of Critical Care Nursing, 36(1), 22–29. https://doi.org/10.1097/dcc.0000000000000219.

Xiao, S., Widger, K., Tourangeau, A., & Berta, W. (2017). Nursing process health care indicators. Journal of Nursing Care Quality, 32(1), 32–39. https://doi.org/10.1097/ncq.0000000000000207.

추가문헌

Alfaro-LeFevre, R. (2013). Critical thinking, clinical reasoning, and clinical judgment: A practical approach (5th ed.). Saunders/Elsevier.

Black, A. T., Balneaves, L. G., Garossino, C., Puyat, J. H., & Qian, H. (2015). Promoting evidence-based practice through a research training program for point-of-care clinicians. Journal of Nursing Administration, 45(1), 14–20. https://doi.org/10.1097/NNA.0000000000000151

Carpenito-Moyet, L. J. (2012). Nursing diagnosis: Application to clinical practice (14th ed.). Lippincott Williams & Wilkins.

Cathcart, E. B., Greenspan, M. (2013). The role of practical wisdom in nurse manager practice: why experience matters. Journal of Nursing Management, 21(7), 964–970. https://doi.org/10.1111/jonm.12175.

Cherry, B., & Jacob, S. R. (2014). Contemporary nursing: Issues, trends, & management (6th ed.). Elsevier.

Gengo E Silva, R. C., Dos Santos Diogo, R. C., da Cruz, D. A. L. M., Ortiz, D., Ortiz, D., Peres, H. H. C., & Moorhead, S. (2018). Linkages of Nursing Diagnoses, Outcomes, and Interventions Performed by Nurses Caring for Medical and Surgical Patients Using a Decision Support System. International Journal of Nursing Knowledge, 29(4), 269–275. https://doi.org/10.1111/2047-3095.12185

Leoni-Scheiber, C., Mayer, H., & Müller-Staub, M. (2019). Relationships between the Advanced Nursing Process quality and nurses and patient characteristics: A cross-sectional study. Nursing Open, 7(1), 419–429. https://doi.org/10.1002/nop2.405.

LoBiondo-Wood, G., & Haber, J. (2014). Nursing research: Methods and critical appraisal for evidence-based practice (8th ed.). Elsevier.

Lockwood, C., & Lee, Y. M. (2015). Evidence-based nursing: A Singaporean perspective. Singapore Nursing Journal, 42(2), 8–12.

Matney, S. A., DaDamio, R., Couderc, C., Dlugos, M., Evans, J., Gianonne, G., Haskell, R., Hardiker, N., Coenen, A., & Saba, V. K. (2008). Translation and integration of CCC nursing diagnoses into ICNP. Journal of the American Medical Informatics Association, 15(6), 791–793. https://doi.org/10.1197/jamia.m2801.

Miguel, S., Caldeira, S., & Vieira, M. (2018). The Adequacy of the Q Methodology for Clinical Validation of Nursing Diagnoses Related to Subjective Foci. International Journal of Nursing Knowledge, 29(2), 97–103. https://doi.org/10.1111/2047-3095.12163

Müller-Staub, M., Needham, I., Odenbreit, M., Lavin, M. A., van Achterberg, T. (2008). Implementing nursing diagnostics effectively: cluster randomized trial. Journal of Advanced Nursing, 63(3), 291–301. https://doi.org/10.1111/j.1365-2648.2008.04700.x

Nettina, S. M. (2013). Lippincott manual of nursing practice handbook (10th ed.). Lippincott Williams & Wilkins.

Pinto, S. M., Caldeira Berenguer, S. M., & Martins, J. C. (2016). Is Impaired Comfort a Nursing Diagnosis? International Journal of Nursing Knowledge, 27(4), 205–209. https://doi.org/10.1111/2047-3095.12121

Polit, D. F., & Beck, C. T. (2010). Generalization in quantitative and qualitative research: Myths and strategies. International Journal of Nursing Studies, 47(11), 1451–1458. https://doi.org/10.1016/j.ijnurstu.2010.06.004

Renolen, Å., & Hjälmhult, E. (2015). Nurses experience of using scientific knowledge in clinical practice: a grounded theory study. Scandinavian Journal of Caring Sciences, 29(4), 633–641. https://doi.org/10.1111/scs.12191

Richards, D. A., & Borglin, G. (2011). Complex interventions and nursing: looking through a new lens at nursing research. International Journal of Nursing Studies, 48(5), 531–533. https://doi.org/10.1016/j.ijnurstu.2011.02.013

Scala, E., Price, C., & Day, J. (2016). An integrative review of engaging clinical nurses in nursing research. Journal of Nursing Scholarship, 48(4), 423–430. https://doi.org/10.1111/jnu.12223

Sieloff, C. L., & Raph, S. W. (2011). Nursing theory and management. Journal of Nursing Management, 19(8), 979–980. https://doi.org/10.1111/j.1365-2834.2011.01334.x

Stavor, D. C., Zedreck-Gonzalez, J., & Hoffmann, R. L. (2017). Improving the use of evidence-based practice and research utilization through the identification of barriers to implementation in a critical access hospital. Journal of Nursing Administration, 47(1), 56–61. https://doi.org/10.1097/NNA.0000000000000437

Tastan, S., Linch, G. C., Keenan, G. M., Stifter, J., McKinney, D., Fahey, L., Lopez, K. D., Yao, Y., & Wilkie, D. J. (2014). Evidence for the existing American Nurses Associationrecognized standardized nursing terminologies: a systematic review. International Journal of Nursing Studies, 51(8), 1160–1170. https://doi.org/10.1016/j.ijnurstu.2013.12.004

Williams, B., Perillo, S., & Brown, T. (2015). What are the factors of organizational culture in health care settings that act as barriers to the implementation of evidence-based practice? A scoping review. Nurse Education Today, 35(2), e34–e41. https://doi.org/10.1016/j.nedt.2014.11.012

3 면담과 의사소통
Interviewing and Communication

주요 용어

· 개방형 질문	· 비밀유지	· 적극적 경청
· 개인정보보호법	· 동기부여 면담	· 준언어

학습목표

1. 간호사-대상자의 면담 단계를 서술한다.
2. 성공적인 면담을 도와줄 수 있는 적절한 환경을 확인한다.
3. 폭넓은 개방형의 질문으로 시작하여 주제를 명확히 하는 질문으로 초점을 좁혀나간다.
4. 대상자 면담 동안 치료적 의사소통을 사용한다.
5. 민감한 주제에 대해 면담할 때는 대상자를 좀 더 편안하게 해 준다.
6. 어려운 대상자를 다루기 위한 전략들을 논한다.
7. 대상자와 면담할 때 윤리적 원칙을 적용한다.

건강력 수집을 위한 면담은 의도를 가진 대화이다. 대상자의 건강력을 이끌어내는 법을 배울 때 일상적으로 사용하는 대인 관계 기술을 활용할 수도 있지만 중요한 차이점이 있다. 본인의 필요와 관심사항을 자유롭게 표현할 수 있는 일상적인 대화와는 달리 간호사-대상자 면담의 궁극적인 목표는 대상자의 건강을 증진하는 것이다. 기본적으로 대상자와 갖는 면담의 목적은 다음의 세 가지이다. 첫째, 서로 신뢰를 쌓으며 지지적인 관계를 수립하는 것, 둘째, 정보를 수집하는 것, 셋째, 정보를 제공하는 것이다(Figure 3-1).

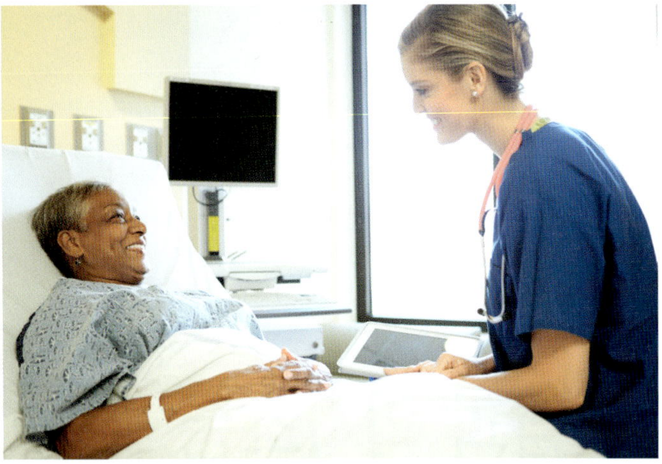

Figure 3-1 건강력 수집을 위한 면담을 통하여 간호사는 정보를 수집하고 제공할 수 있을 뿐 아니라 대상자와 신뢰 및 지지적 관계를 구축할 수 있다.

대상자와 효과적으로 관계를 유지하는 것은 가장 중요한 간호기술 중 하나이다. 신뢰를 높이고 존경심을 전달하는 기술을 활용하면 대상자가 자세한 이야기까지 모두 털어놓게 할 수 있을 것이다. 지지적인 상호작용이 이루어지면, 정보를 공유할 때 대상자는 편안함을 느끼게 되고 이것은 치료적 간호사-대상자 관계의 기반이 된다. 질병은 대상자를 겁먹게 하고 소외감을 느끼게 할 수 있다. 견고한 간호사-대상자 관계는 대상자의 고립감과 두려움을 줄여줄 수 있다.

이 장에서는 면담의 필수요소에 대해 다룬다. 면담 기술을 강조하지만, 대상자와 대화를 할 때 지속적으로 사용될 기본적인 의사소통 기술과 면담 단계, 중요한 치료적 의사소통 기술, 특별한 대상자를 면담하기 위한 전략들을 다룰 것이다.

대상자를 면담하는 과정은 단지 일련의 질문을 하는 것 이상으로 대상자의 감정과 행동의 실마리에 대한 민감성을 요구한다. 이 과정은 [4장 건강력]에 제시된 건강력의 형식과는 다르다. 양쪽 모두가 대상자를 위한 간호에 필수적이지만 그 목적이 다르다.

- 건강력 형식은 다른 의료진과의 의사소통을 위하여 서면 또는 전자기록이나 구두 형식으로 대상자의 정보를 조직화하기 위해 구조화된 틀이다. 대상자의 정보는 현병력, 과거력, 가족력의 범주로 정확하게 분류한다. 건강력 형식은 대상자에게서 얻어야 하는 특정한 정보에 초점을 맞춘다. [2장 비판적 사고와 임상적 판단]에서 알아본 바와 같이, 건강력은 간호사가 대상자의 초기 문제목록을 생성하기 위한 자료를 제공한다.
- 실제적으로 건강정보를 생성하는 면담 과정은 훨씬 유동적이며, 효과적인 의사소통과 대인관계 기술을 요한다. 이것은 필요한 정보에 대한 이해뿐만 아니라 정확한 정보를 이끌어 내는 능력, 그리고 간호사로서 대상자의 감정과 걱정에 반응하는 대인관계 기술을 필요로 한다.

이러한 면담 기술을 익히는 바탕에는 간호사가 대상자와 협력하며 치료적 관계를 수립할 수 있는 사고방식이 깔려 있어야 한다. 만일 대상자의 가장 큰 요구가 지지와 공감이라면 아래의 관절염 환자 사례처럼 자신의 질병의 경험에 대해 이야기할 수 있도록 격려하는 것이 치료에 도움이 된다.

그 환자는 증상이 자신의 삶에 어떤 의미를 가지며, 어떤 영향을 미치는지에 대해 단 한 번도 이야기한 적이 없다. '혼자서는 화장실을 갈 수 없고, 옷을 입을 수 없으며, 다른 사람의 도움 없이 침대에서 나올 수조차 없음'에도 불구하고 그녀는 그것에 대해 말한 적이 없다. 검진을 마치고 내가 "류마티스관절염 때문에 고생이 많으시죠?"라고 말을 걸자, 그녀는 울음을 터뜨렸고 딸도 같이 울었다. 그래서 나는 그녀를 달래기 위해 가까이 다가앉았다. 그녀는 "그거 아세요. 여태까지 아무도 사적인 측면에서 이 질병에 대해 이야기해 주지 않았어요. 아무도 나 개인에게 매우 중요한 문제라고 말해 주지 않았어요."라고 말했다. 이는 그녀와 나의 만남에 있어 의미 있는 순간이었다. 나는 달리 더 해줄 것은 없었지만, 우리 사이에 그녀가 소중히 간직할 정말 의미 있는 뭔가가 생긴 것이다.

동기부여 면담은 간호사와 대상자의 관계를 향상시키고, 대상자들의 건강요구에 대한 이해를 증진시킬 수 있는 근거기반의 치료적 의사소통 방법이다. 이는 대상자가 건강을 증진시키거나 유지하기 위한 행동의 변화를 구별, 생성, 파악하는 데 도움이 된다. 대상자와의 일상적인 상호작용 중에 동기부여 면담을 구현하려면 다음의 "OARS"를 기억하는 것이 좋다.

- **개방형 질문(Open-ended questions):** 대상자 자신의 단어로 자신의 이야기를 할 수 있게 질문한다. 대상자에게 비판적으로 보일 수 있는 "왜"라는 질문은 피하는 것이 좋으며, "이야기해 주시겠어요."는 무비판적으로 들리니 이러한 단어를 적극 사용한다.
- **확인하기(Affirmation):** 대상자가 건강한 습관이나 좋은 결정들을 드러냈을 때 이 선택을 확인하는 것이 좋다. 예를 들어 대상자가 욕실 거울에 약물 알림을 붙여놓았다고 알렸을 때, 그건 약 복용을 잊지 않는 좋은 방법이라고 확인시켜 주어야 한다.
- **반영하여 듣기(Reflective listening):** 대상자의 진술 또는 감정의 정확한 의미를 이해하기 위해 당신이 들을 때의 느낌이나 진술을 되새겨 반영할 수 있다. 예를 들어 "암이 재발한 이후로 당신이 절망감을 느끼고 있는 것 같습니다."
- **요약하고 다시 교육하기(Summarize and teach back):** 대상자가 말한 것들을 요약한다. 특히, 문제에 관해서 말한 강점이나 계획 등을 요약하는 것이 좋다. 만약에 그들과 계획을 세웠다면 그들에게 정보를 강화할 수 있도록 반복적으로 이야기하고 계획을 올바르게 이해했는지 확인해야 한다.

1. 면담의 단계

면담은 일반적으로 4가지 단계로 구성된다(BOX 3-1).

BOX 3-1 면담 단계

1. 면담 전: 순조로운 면담을 위한 단계를 계획한다.
   - 자기 성찰
   - 대상자 기록 검토
   - 면담의 목표 설정
   - 면담자의 임상적 행동과 외모 검토

2. 도입: 대상자를 편안하게 하고 신뢰를 구축한다.
   - 대상자와 인사하고 신뢰관계 형성
   - 면담 의제 설정

3. 진행: 대상자로부터 정보를 수집한다.
   - 대상자의 이야기를 이끌어 냄
   - 감정적 단서를 파악하고 반응함
   - 대상자의 이야기를 확장하고 명확히 함
   - 진단적 가설을 수립하고 검정함
   - 추가 평가, 치료, 교육, 자기관리, 지지, 예방을 포함한 계획을 협의함

4. 종료
   - 중요한 점 요약
   - 간호계획 논의

1) 1단계: 면담 전

대상자와의 면담에는 계획이 필요하다. 성공적인 면담을 위한 몇 가지 중요한 사전 단계가 있다. 자기 성찰을 위한 시간, 의무기록 검토, 면담의 목표 설정, 면담자의 행동과 외모에 대한 검토, 환경 조정, 간략한 메모를 할 준비가 필요하다.

(1) 자기 성찰을 위한 시간

간호사는 다양한 대상자들을 만나는데, 각각의 대상자는 모두 고유한 특성을 가진다. 다양한 연령, 사회계층, 민족, 인종, 건강 혹은 질병 상태의 사람들과 관계를 수립하는 것은 일종의 기회이고 특권이다. 대상자의 개인적인 차이를 일관성 있게 존중하고 그것에 개방적이어야 하는 것은 간호사가 겪는 어려움 중 하나이다. 간호사 역시 자신만의 가치와 가정, 편견을 갖고 있으므로 매번 대상자를 만날 때마다 자신의 기대와 반응이 대상자의 말을 듣고 행동하는 데 어떻게 영향을 주는지 알아보기 위해 자신의 내면을 살펴보아야 한다. 자기성찰은 대상자 돌봄이 핵심인 간호에서 전문성 개발의 지속적인 부분이다.

(2) 의무기록 검토

대상자를 만나기 전에 의무기록을 검토한다. 이를 통해 자료 수집이 가능하며, 대

상자에게 어떤 것을 조사할지에 관한 계획을 세우는 데에 도움이 된다. 연령, 성별, 주소, 건강보험과 같은 자료를 자세히 조사하고, 문제목록, 투약목록과 알레르기에 대한 기록 등을 잘 읽어야 한다. 진료기록은 종종 과거의 진단과 치료에 대한 유용한 정보를 제공한다. 그러나 이전의 기록으로 인해 편견이 생겨서 의료진의 새로운 접근방법이나 생각이 방해가 되어서는 안 된다. 의무기록에 있는 정보는 각기 다른 의료진으로부터 나온 것임과 표준화된 형식은 각기 다른 기관의 규칙을 반영한 것임을 명심해야 한다. 선택형 메뉴로 되어 있는 전자의무기록 프로그램의 경우 대상자의 상세정보나 미묘한 차이 등을 놓치기 쉽다. 자료는 불완전할 수 있으며 심지어 의료진이 대상자로부터 직접 알게 되는 사실과 일치하지 않을 수도 있다. 그러한 모순을 이해하는 것 자체가 대상자 간호에 도움이 되기도 한다.

(3) 면담의 목표 설정

대상자와 이야기를 하기 전에 면담의 목표를 분명히 한다. 목표는 건강문제의 지속적 관리에서부터 새로운 문제 파악과 간호계획을 위한 기반을 수립하는 것까지 다양하다. 간호사는 이런 제공자 중심의 목표와 대상자 중심의 목표가 균형을 유지하도록 해야 한다. 간호사, 의료기관, 대상자 및 가족의 요구들 사이에는 차이가 있을 수 있다. 면담 전 몇 분 동안 목표에 대해 생각해 보는 시간을 갖는다면, 면담이 더 순조로워질 것이다.

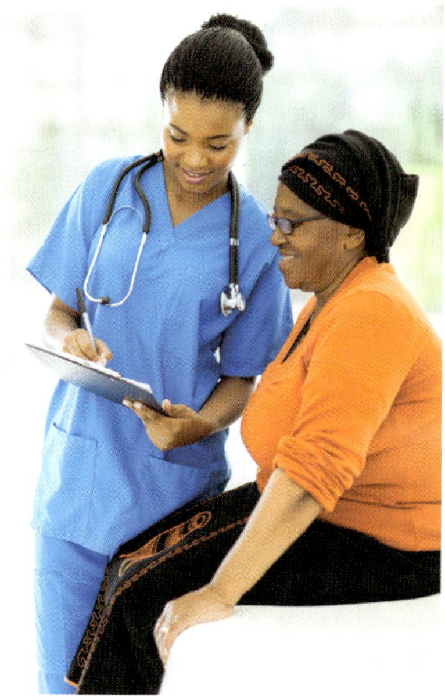

Figure 3-2 사람의 외모는 좋은 첫인상을 만드는 데에 기여한다.

(4) 면담자의 행동과 외모에 대한 검토

간호사가 면담 동안 계속 대상자를 관찰하는 것처럼 대상자도 간호사를 지켜볼 것이다. 의식적이든 아니든 간호사는 말과 행동을 통해 메시지를 전달한다. 자세, 몸짓, 시선, 어조 등을 통해 간호사의 관심, 주의, 수용과 이해의 감정이 전달될 수 있다. 숙련된 면담자는 침착한 태도를 유지하며, 시간이 제한된 상황에서도 서두르지 않는다. 거부, 당혹감, 조급함, 지루함 등을 무심코 드러내는 반응은 대화를 단절시킨다. 이는 대상자를 내려다보거나, 상투적으로 대하거나, 비난하거나, 과소평가하는 등의 행동에서도 마찬가지이다. 간호사는 전문가로서 차분함을 유지해야 한다.

임상 팁

코로나19 전염병 유행 기간 동안에 간호사들은 대상자들의 얼굴을 살펴보는 것을 방해하고, 환자들이 얼마나 잘 보살펴지고 있는지를 보지 못하게 방해하는 마스크를 비롯한 보호장구 착용에 대해 우려했었다. 환자와의 유대감 형성을 위해 보호장구 없는 간호사들의 사진을 게시하는 것이 도움이 되었다.

개인의 외모 역시 임상적 관계에 영향을 미친다. 청결함, 깔끔함, 무난한 복장과 이름표는 대상자를 안심시킨다(Figure 3-2). 대상자의 신뢰를 얻기 위해서는 대상자의 관점을 이해해야 함을 명심한다.

개념 마스터하기

환경 조정하기

대상자와의 면담을 원활하게 하고 최적의 의사소통을 증진하려면 면담 환경을 편안하고 사생활을 보장해줄 수 있도록 조성하는 것이 중요하다. 회의실이나 검진실과 같은 빈 방에서 대상자를 면담하게 될 수도 있다. 환경 조정은 간호사가 대상자를 만나기 이전에 완료되어야 한다.

(5) 환경 조정

면담 환경은 가능한 비공개적이고 편안하게 조성한다. 다인용 병실이나 붐비는 응급실 같은 곳에서도 면담을 할 수 있으나 적절한 환경은 의사소통을 증진한다. 만약 커튼이 있다면 커튼을 쳐도 좋을지 물어보도록 한다. 대기실에서 대화를 하기보다는 빈 방으로 옮길 것을 제안한다. 필요하다면 대상자의 안위를 위해 실내 온도를 조정한다. 예를 들어, 노인의 경우, 보다 따뜻한 방을 선호할 수 있다. 대상자와 간호사가 더욱 편안하도록 장소와 좌석 배치를 조정하는 것은 간호사의 업무이며 이런 노력들은 언제나 시간을 투자할 가치가 있다.

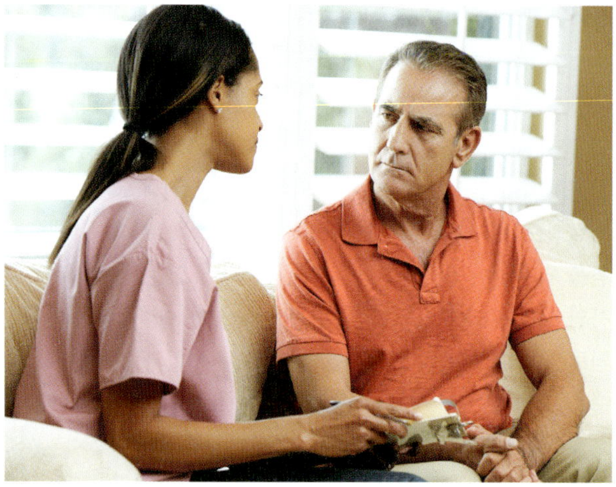

Figure 3-3 대상자 옆에 앉으면 사정 과정에 대한 대상자의 이해와 참여를 촉진할 수 있다.

(6) 메모 작성

포괄적 건강력의 모든 세부사항까지 전부 기억할 수 있는 사람은 없다. 면담 중 짧은 문구나 특정 날짜 혹은 단어들을 적어 놓는 것이 좋다. 그러나 메모, 기록 또는 전자기록 작성 등에 의해 간호사의 주의가 흐트러지지 않도록 한다. 특히 대상자가 신체부위를 가리키거나 증상을 설명할 때는 시선을 계속 유지한다. 대상자가 민감하거나 불안해하는 문제들에 대해 이야기할 때는 펜을 내려놓거나 자판을 밀어두고 집중한다. 대부분의 대상자들은 간호사가 기록하는 것에 익숙해져 있지만, 만약 그들이 불편하게 여긴다면 걱정하는 바를 파악하고 정확한 기록의 필요성에 대해 설명한다. 간호사와 대상자 사이에 전자기록을 위해 컴퓨터를 두는 것은 서로를 부정적으로 볼 수 있는 장벽이 된다. 대상자 옆에 앉아 전자기록을 하는 것은 사정 진행에 있어 대상자의 이해도나 참여도를 향상시킬 수 있다(Figure 3-3). 사정 단계에서 "파트너"가 되어 정보 수집을 위한 질문을 하는 것은 대상자의 건강문해력을 개선할 수 있다.

면담은 도입, 진행, 종료의 단계를 거친다. 이 순서를 통해 간호사는 대상자의 감정에 적응하고, 그가 자신을 표현하도록 돕고, 그것에 반응하고 중요성을 확인해야 한다.

초보자인 간호학생은 주로 대상자의 이야기를 수집하고 문제에 대한 이해를 대상자와 공유하는 것에 집중한다. 이후 간호사가 되어 숙련도가 높아질수록 추가적인 검사와 치료에 대한 계획을 협의하는 일이 더 중요해질 것이다. 면담이 포괄적이거나 혹은 초점적이거나 관계없이 대상자의 기분과 감정에 주의를 기울이고 항상 관계를 강화하는 데 힘쓰면서 순서에 따라 면담을 수행해야 할 것이다.

2) 2단계: 도입

(1) 인사 후 신뢰관계 형성하기

대상자와의 첫 만남의 순간은 앞으로 지속될 관계의 주춧돌이 된다. 간호사가 대상자 및 함께 있는 다른 방문객들에게 인사하는 방식, 대상자를 편하게 해주는지, 물리적 환경을 어떻게 조성하는지가 모두 첫인상에 영향을 미친다.

면담을 시작하면서 간호사는 대상자의 이름을 부르며 인사하고, 자신의 이름도 알려주면서 자기소개를 한다. 문화적으로 적절하다면 대상자와 악수를 한다. 만약 첫 번째 만남이라면 간호학생으로서의 신분과 대상자 치료에 어떻게 관여할 것인지를 포함하여 자신의 역할을 설명한다.

또한 대상자에게 어떻게 불리는 것을 선호하고 더 잘 사용하는지 질문해 보는 것이 좋다(자세한 사항은 "LBGTQIA 대상자" 섹션을 참조). 어린이나 청소년을 제외하고 가족의 허락이나 대상자의 특별한 동의가 없다면 성 없이 이름만을 부르는 것은 피해야 한다. 친밀하지 않은 성인에게 "할머니", "당신"이라는 표현은 오히려 비인격적이고, 비하적이고, 비전문적일 수 있다.

방문객들이 함께 있다면 차례대로 각 방문객과 인사를 나누고, 그들의 이름과 대상자와의 관계를 물어본다. 방문객이 있을 때에는 반드시 대상자의 사생활을 보호해 주어야 한다. 대상자로 하여금 방문객과 가족들이 계속 남아 있을지를 결정하게 하고, 그들 앞에서 면담을 수행하기 전에 대상자의 허락을 구해야 한다. 예를 들면 "○○○님, 저는 면담 동안 동생이 함께 하는 것에 개의치 않습니다. 하지만 ○○○님도 원하는 바인지 확인하고 싶습니다." 또는 "제가 ○○○님과 단둘이 면담하는 것과 ○○○님 동생이 같이 있는 상태에서 면담하는 것 중 어떤 것을 원하십니까?"라고 말할 수 있다.

최선의 자리 배치와 대상자와의 거리 유지를 고려해야 한다. 문화적 배경과 개인적인 취향이 대인 간 거리에 대한 선호에 영향을 준다는 사실을 기억해야 한다. 대화와 시선 교환을 편하게 할 수 있고 친밀감을 느끼기에 충분히 가깝지만 침입한다는 느낌은 없는 정도인 수십 센티미터 이내가 좋을 것이다. 의자를 당기고 가능하면 대상자의 눈높이에 맞춰 앉도록 한다. 대상자와 간호사 사이의 책상이나 침상 옆 탁자 같은 장애물은 치운다. 변기에 앉아 있는 상태의 대상자를 면담하는 것과 같은 실례나 힘의 불균형을 내포하는 배치는 피해야 하며, 그러한 배치는 용인될 수 없다. 조명 역시 차이를 만드는데, 만약 간호사가 대상자와 밝은 조명이나 창을 사이에 두고 앉는다면, 대상자는 간호사를 보기 위해 눈을 가늘게 떠야 하는 불편을 감수해야 한다.

대상자에게 지속적인 관심을 보여준다. 대상자를 편안하게 해주기 위해서 일상적 대화를 하는 데도 충분히 시간을 할애해야 하며, 메모하거나 진료기록을 읽거나 또는 컴퓨터 화면을 보기 위해 시선을 떼지 않도록 한다. 첫 만남에서는 한 인간으로서 대상자에게 관심을 표현한다.

(2) 의제 정하기

친밀관계가 형성되었다면 대상자에게 의료기관을 찾은 이유를 물을 준비가 된 것이다. 의료기관을 찾은 이유는 전통적으로 주요호소증상이라고 불리는데 보통 서너 개의 방문 이유가 있으므로 문제제시라는 표현이 더 선호된다. 보통 자유롭게 응답하도록 하는 개방형 질문으로 시작한다. "오늘은 어떤 일로 오셨습니까?", "무엇을 도와 드릴까요?", "병원에 오시게 된 특정 건강문제가 있습니까?", "무슨 문제로 병원을 찾게 되었습니까?" 등은 도움이 되는 개방형 질문이다. 이러한 질문들은 대상자가 그 어떤 문제라도 표현하도록 독려하고, 의학적 문제에만 국한되지 않는다는 점을 기억한다. 가끔 대상자들은 특별한 문제없이 단지 "건강검진"을 원하는 경우도 있다.

기억해야 할 중요한 사실은 대상자의 첫 번째 문제가 반드시 가장 중요한 것은 아니라는 것이다. 실제로 방문한 주 이유가 심리사회적인 것일 때는 대개 이 이유를 첫 번째로 언급하지 않는다. 언급된 문제의 순서는 임상적인 중요성과 관계가 없다.

면담 시작 시 모든 문제를 확인함으로써 대상자와 간호사가 이번 방문 동안 어떤 문제를 주로 다룰지와 추후 방문 때 어떤 문제를 논의할 것인지를 협의할 수 있게 한다. "또 다른 내용이 있습니까?" 또는 "추가적으로 다루어야 할 사항이 있습니까?"와 같은 질문은 대상자가 병원을 방문하게 된 모든 이유의 목록을 이끌어내는 데 도움이 된다. 또한 간호사는 혈압 관리 또는 당뇨식이 유지와 같은 문제를 이야기할 수 있다.

그러나 면담 시작 시에 처음에 의제를 논의한다고 해서 면담 막바지에 새로운 문제들을 언급하는 것을 피할 이유는 없다. 처음에 충분히 의제를 확인하는 것이나 방문의 "실제 이유"를 확인하는 것은 시간을 좀 더 의미 있게 사용하게 해주고 시간 관리를 용이하게 하며, 뒤늦게 등장하는 문제에 주의를 기울이지 못하게 되는 것을 줄여준다.

3) 3단계: 진행

(1) 대상자의 이야기 이끌어내기

일단 의제가 결정되면, 대상자의 가장 주요한 문제에 대해 "그것에 대해 좀 더 말해 주시겠습니까?"라고 질문함으로써 이야기를 이끌어내도록 한다. 대상자가 자신의 말로 이야기를 하도록 계속 격려한다. 대상자의 이야기를 편향시키지 않도록 한다. 즉, 대상자가 말하는 중에 새로운 정보를 끼워 넣거나 방해하지 않아야 한다. 대신 경청 기술을 활용한다. 간호사는 들을 때 몸을 앞으로 약간 기울이고, 머리를 끄덕이거나 "아하", "계속하세요." 또는 "알겠어요." 등과 같은 격려의 행동과 말을 사용한다. 대상자가 이끄는 대로 따라간다. 만약 너무 일찍 끼어들거나 또는 섣불리 특정한 문제에 대해 물어보게 되면 정작 간호사가 찾고 있던 정보를 놓칠 수 있다. 한 번 중단되면 보통 대상자는 자신의 이야기를 다시 말하지 못하게 된다. 대상자가 각 문제를 언급하고 나면 집중적 질문들을 활용하여 좀 더 깊게 대상자의 이야기를 조사한다. "통증을 어떻게 표현하시겠습니까?", "그 다음에 무슨 일이 일어났습니까?", "그 증상이 특정한 시간에 일어났었나요?" 등을 물어본다. 가이드 질문을 활용하여 대상자의 문제 중 놓치는 부분이 없게 한다.

TABLE 3-1의 격려하는 말과 행동을 활용하기를 참조한다.

(2) 대상자의 감정적 단서를 파악하고 반응하기

감정적 고통은 흔히 질병과 관련된다. 급성 치료를 위해 방문한 대상자의 75% 이상은 자신의 진정한 문제를 알리지 않으나, 직접 또는 간접적으로, 언어적 또는 비언어적으로 자신의 문제에 대한 단서를 제공하고, 생각이나 감정으로 표현한다. 이런 단서들을 알아채고 반응하는 것은 간호사와 대상자 긴에 신뢰관계를 형성하게 해주고 질병에 대한 간호사의 이해를 넓혀주며 대상자의 만족도를 높이는 데 도움이 된다.

만약 간호사가 개방형 질문을 하였음에도 불구하고 대상자가 질병에 대한 자신의 관점을 말하지 않는다면, 지시에 앞서 대상자의 생각을 알아본다. "이 질병이 당신에게 어떤 영향을 주고 있습니까?", "이 질병에 대해 어떻게 생각하십니까?", "이 문제에 대해 어떻게 느꼈습니까?" 또는 "많은 사람들이 이 질병 때문에 좌절할 수 있습니다."라고 말함으로써 개인적인 맥락을 알아본다. 더불어 대상자의 삶에 미치는 질병의 영향에 대한 대상자의 생각을 조사한다. 다음 **BOX 3-2**는 질병에 대한 대상자의 관점을 찾는 단서를 분류한 것이다.

BOX 3-2 질병에 대한 관점을 찾는 단서

- 질병에 대한 설명, 감정, 기대 및 영향에 대해 대상자가 직접 말한 것
- 질병에 대한 느낌의 표현
- 증상에 대한 설명이나 이해하기 위한 시도
- 언어적 단서(예: 반복, 오랫동안 생각)
- 개인적 이야기 공유
- 규명되지 않은 문제, 불만 또는 권고를 받아들이기 싫어하고, 다른 의견을 구하거나 빨리 재방문 약속을 하는 등과 같은 요구 불충족을 암시하는 행동 단서

감정적 단서를 들었을 때는 즉시 반응하도록 한다. 적절한 반응 기술은 반영, 동의어 및 지지와 파트너십을 나타내는 피드백 등이다. 감정적 단서에 대한 반응을 기억하기 쉽게 만든 말은 NURS이고, 그 의미는 다음과 같다. 이름 붙이기(Naming): "그것은 무서운 경험 같군요."; 이해(Understanding) 또는 인정(legitimization): "당신이 그렇게 느끼는 것을 이해할 수 있습니다."; 존중(ReSpecting): "대부분의 사람들보다 당신이 더 잘했습니다."

NURS
- N (Naming): 이름 붙이기
- U (Understanding): 이해
- ReS (Respecting): 존중

(3) 대상자의 이야기를 확장하고 명확히 하기

비지시적인 태도로 대상자의 이야기를 가능한 많이 이끌어내고 질병 경험을 조사한 다음 대상자가 가장 중요하게 생각되는 부분을 상세히 말하게 한다. 상황, 관련성, 시간순 배열을 포함하여 각 증상의 속성을 명료화한다. 통증과 다른 많은 증상들에 대해 아래에 요약된 증상의 7가지 주요 속성 같은 필수적인 특성을 이해하는 것은 매우 중요하다.

7가지 속성을 조사할 때 다음의 두 가지 기억법이 도움이 될 것이다.

- OLD CART (Box 3-3): 발병시기(Onset), 부위(Location), 기간(Duration), 특성(Characteristic symptoms), 동반증상과 징후(Associated manifestation), 완화/악화요인(Relieving/Exacerbating factors) 및 치료(Treatment)
- OPQRST: 발병시기(Onset), 완화/악화요인(Palliating/Provoking factors), 특성(Quality), 방사(Radiation), 부위(Site), 시기(Timing)

BOX 3-3 증상의 7가지 속성(OLD CART)

1. **발병시기(Onset)**: 언제 증상이 시작되었는가? 질병에 기여할 수 있는 환경적 요인, 개인적인 활동, 감정 반응 또는 다른 주변 환경을 포함하여 증상이 발생한 상황
2. **부위(Location)**: 증상의 위치는? 다른 부위로 퍼지지는 않는가?
3. **기간(Duration)**: 증상이 얼마나 오랫동안 지속되는가?
4. **특성(Characteristic symptoms)**: 증상은 어떠한가? 얼마나 심각한가? (통증에 대해서는 1에서 10까지의 척도로 평가하도록 함)
5. **동반증상과 징후(Associated manifestation)**: 이 증상과 동반된 다른 증상이 있는가?
6. **완화/악화요인(Relieving/Exacerbating factors)**: 이 증상을 완화하거나 악화시키는 것이 있는가?
7. **치료(Treatment)**: 어떤 치료를 했나? 효과가 있었나?

가능하면 항상 대상자의 말을 사용하도록 하고, 그 의미를 분명하게 한다. 전문적인 의학용어를 사용하지 않아야 하는데, 의학용어가 대상자를 혼란스럽고 좌절하게 만들 수 있기 때문이다. "건강력 수집"과 "정밀 검사"와 같은 전문용어가 대화 중에 끼어드는 것에 주의하여야 한다. 대신 "당신의 질병에 대해 좀 더 알고 싶습니다." 또는 "질병의 원인을 알기 위해 이 검사를 하려 합니다." 등과 같은 일상적인 단어들을 선택하도록 한다.

OLD CART를 이용한 보다 많은 질문은 [2장 비판적 사고와 임상적 판단]을 참조한다.

정확한 사정을 위해 대상자의 각 증상에 대한 발병 순서와 시간적 경과를 확인하는 것이 중요하다. 시간 순으로 이야기하도록 격려하고 "처음 시작되었을 때부터 지금까지의 증상을 설명해 주세요." 또는 "처음부터, 그러니까 이상이 없다가 문제가 생긴 시점부터 순서대로 얘기해 보세요." 또는 "그다음은요?" 혹은 "다음엔 어떤 일이 일어났습니까?" 등과 같은 질문을 한다. 대상자로부터 상세한 사항을 이끌어내기 위해 여러 다른 종류의 질문들과 숙련된 면담 기술을 사용해야 한다. 대상자가 아직 제공하지 않은 정보를 이끌어내기 위해 집중형 질문을 이용한다. 일반적으로 개방형 질문에서 점점 초점형 질문으로 진행하다 다시 또 다른 개방형 질문을 반복하면서 면담을 진행한다.

BOX 3-5 및 TABLE 3-1의 개방형 질문에서 초점형 질문으로 진행하기를 참조한다.

(4) 진단적 가설을 수립하고 검정하기

진단적 추론 기술은 오랜 훈련과 연습을 통해 발전될 수 있다. 건강력이 수집되면 간호사는 대상자의 문제에 대한 가설을 수립하고 검정한다. 대상자 증상의 세부정보와 속성을 확인하는 것은 문제의 양상을 인식하고 간호진단을 수립하는 데 바탕이 된다.

일부 간호학생들은 "원뿔"로 증상을 완전하게 기술하기 위한 과정을 시각화한다 (Figure 3-4).

예를 들어, 기침을 하는 대상자에서의 이런 질문은 4장 2. 성인의 포괄적 건강력 1) 개요 (7) 계통별 문진 중 호흡기계를 참조한다.

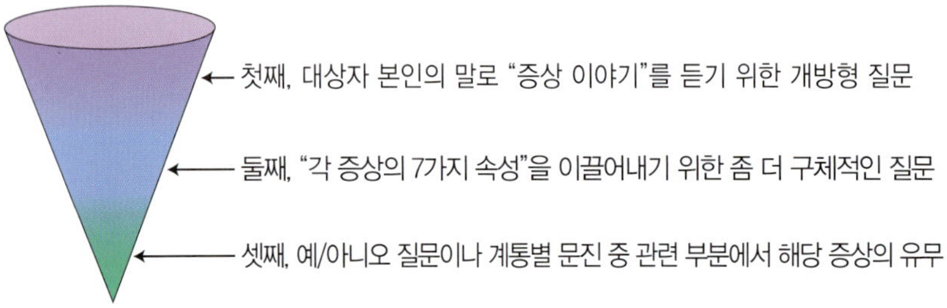

Figure 3-4 각 증상에는 고유한 "원뿔"이 있다.

각 증상은 나름의 "원뿔"을 가지고 있으며, 이는 서면기록의 현병력에 기록된다.

증상에 대한 적절한 질문은 각 장의 계통별 신체검진 부분에 구체적으로 제시되어 있다. 이런 방법으로 다양한 진단 가능성을 지지하거나 또는 반대 증거들을 모을 수 있다. 주의점은 이런 식의 조사가 면담의 주를 이루거나, 대상자의 관점을 이해하고 대상자의 안녕에 대한 우려를 전달하며 관계를 수립하는 것을 대신해서는 안 된다는 것이다.

[2장 비판적 사고와 임상적 판단]을 참조한다.

(5) 문제에 대한 이해 공유

최근 문헌들은 효과적인 의료를 제공하기 위해서는 대상자가 그들의 증상에 대해 갖고 있는 보다 깊은 의미에 대해 탐색할 필요가 있다는 점을 분명하게 전달하고 있다. "증상의 7가지 속성"이 대상자의 건강력에 중요한 세부사항을 추가한다고 해도, **질병/질환 구분 모델**은 대상자에 대한 질병의 영향을 이해하는 데 도움이 된다. 이 모델은 의료진과 대상자의 매우 다르지만 상호보완적인 관점을 인정한다. **질환**(disease)은 간호사가 증상을 확인하기 위해 사용하는 설명이다. 이것은 간호사가 대상자로부터 알아낸 것들을 조직하여 간호진단에 이르게 하는 방법이다. **병**(illness)은 관계, 기능, 안녕감에 대한 영향을 포함하며 대상자가 질환을 어떻게 경험하느냐로 정의될 수 있다. 이전의 개인이나 가족의 건강상태, 증상이 일상생활에 미치는 영향, 개인적인 관점과 대처 방식 및 의료와 간호에 대한 기대 등을 포함한 많은 요인들이 이러한 경험들을 형성한다. 이런 관점들을 모두 통합함으로써 간호진단을 규명하고 간호계획을 세울 수 있다. 임상 면담은 이 두 견해의 통합을 요구한다.

주요호소증상이 인후통과 같이 확실한 것이라도 이런 다양한 견해들을 보여줄 수 있다. 대상자는 통증, 연하곤란, 일을 못하게 되는 시간 또는 이미 편도염으로 입원한 사촌에 대해 걱정할 것이다. 그러나 간호사는 다른 원인들과 연쇄상구균에 의한 인두염을 구별하는 건강력상의 특이 사항이나 또는 페니실린에 대한 알레르기 과거력 등에 대해 초점을 맞출 수 있다. 대상자의 기대를 이해하기 위해서 간호사는 증상의 속성 이상을 파악할 필요가 있다. 질병에 대한 대상자의 인식을 알기 위해서는 아래 열거된 네 영역에서 대상자 중심의 질문을 할 수 있다. 이런 정보는 대상자의 만족, 효과적인 건강관리 그리고 후속조치에 중요하다.

질병에 대한 대상자의 관점을 나타내는 암기 용어는 FIFE로 Feeling (감정), Ideas (생각), effect on Function (기능에 대한 영향), Expectation (기대)의 약어이다(Box 3-4).

BOX 3-4 대상자의 관점에 대한 조사(FIFE)

- 문제에 대한 두려움이나 염려를 포함한 대상자의 감정(**F**eeling)
- 문제의 본질과 원인에 대한 대상자의 생각(**I**dea)
- 대상자의 삶과 기능(**F**unction)에 대한 문제의 영향
- 종종 과거의 개인이나 가족의 경험에 근거한 질환, 의료진 또는 건강관리에 대한 대상자의 기대(**E**xpectation)

- 대상자의 느낌을 알기 위해 간호사는 다음과 같이 질문할 수 있다.
  - 통증에 대해 무엇을 가장 염려하십니까?
  - 이것 때문에 그동안 어떠셨나요?
- 문제의 원인에 대한 대상자의 생각을 조사하기 위해 간호사는 다음과 같이 질문할 수 있다.
  - 당신은 이 위통증이 왜 발생했다고 생각하십니까?

- 자가치료는 대상자의 사고를 암시하기 때문에 간호사는 다음과 같이 질문할 수 있다.
  - 지금까지 무엇을 시도해 보았습니까?

대상자는 통증이 매우 심각한 질환의 증상일 것이라고 걱정할 수 있고 안심하기를 원한다. 반대로 대상자는 통증의 원인에 대해 별로 걱정하지 않고 단지 증세가 호전되기를 원할 수도 있다.

- 질병이 대상자, 특히 만성 질환자의 생활양식과 기능에 미치는 영향을 파악하기 위해 다음과 같이 질문한다.
  - 전에는 할 수 있던 일 중 지금은 못하는 것이 어떤 것입니까?
  - 요통(호흡곤란 등)이 당신의 일에 어떤 영향을 미치고 있습니까? 집에서의 생활에는? 사회적인 활동에는? 부모로서의 역할에는? 성생활에는? 인간으로서 자기 자신에 대해 느끼는 방식에는 어떤 영향을 미칩니까?

간호사는 대상자가 일반적으로 간호사 혹은 건강관리체계에 대해 무엇을 기대하는지 알 필요가 있다. "통증이 거의 사라졌다니 기쁩니다. 제가 구체적으로 어떻게 당신을 도울 수 있을까요?" 통증이 이미 사라졌음에도 불구하고 대상자는 직장에 제출할 소견서를 원할 수도 있다.

(6) 계획에 대해 합의하기

질병의 영향에 대해 아는 것은 간호사와 대상자에게 문제와 완벽하게 일치하는 그림을 그릴 수 있는 기회를 제공한다. 이 다면적 그림은 향후 추가적인 평가(예: 신체검진, 임상검사, 의뢰)를 계획하고 간호계획을 합의하는 데 기초가 된다. 이것은 또한 대상자와 신뢰관계를 형성하는 데도 중요한 역할을 한다.

[2장 3. 사정과 분석: 임상적 추론 과정 1) 문제 확인 및 분석: 임상적 추론의 단계] 중 대상자에게 적합한 계획 수립을 참조한다.

4) 4단계: 종료

(1) 중요한 점을 요약하고 계획을 논의하기

대상자에게 면담이 끝나감을 알려주고 마지막 질문을 할 시간을 준다. 간호사가 수립한 공동의 계획을 대상자가 이해하고 있는지 확인해야 한다. 예를 들어, 기록지를 정리하거나 진료실을 떠나기 위해 의자에서 일어나기 전에 간호사는 다음과 같이 말할 수 있다. "이제 면담을 마치려고 합니다. 지금까지의 내용에 대해 질문이 있습니까?" 면담을 종료하면서 대상자의 문제를 요약하고, 치료계획과 추적 관리에 대하여 재확인하는 것이 도움이 된다. "자, 그럼 논의한 대로 약을 복용하고 매일 혈당을 체크하고 그리고 4주 후 추후 방문을 예약하세요. 이것에 대해 다른 질문이 있습니까?" 대상자가 가지고 있는 걱정이나 질문을 말하게 한다.

대상자는 마지막으로 질문을 할 기회를 가져야 한다. 그러나 마지막 몇 분 안에 새로운 주제를 다룰 수는 없다. 그러므로 새로운 주제의 문제가 생명을 위협하는 것이 아니라면 대상자에게 간호사가 관심을 가진다는 사실을 확인시켜주고, 추후에 그 문제를 다루기로 계획한다. 면담이 끝나면, 환자가 정보를 이해하고 치료계획을 기억할 수 있도록 "TEACH-BACK (반복교육)" 방법을 사용해야 한다. 환자에게 치료계획에 대해 반복적으로 질문하는 것이 좋다.

2. 치료적 의사소통 기법

본 장에서는 면담의 기본적인 도구가 되는 기법들에 대해 설명할 것이다. 간호사는 앞의 면담 단계에서 기술된 과업을 좀 더 효과적으로 달성하기 위하여 면담 기술을 사용한다. 연습과 훈련은 면담 기술을 향상시킨다. 면담 동안 관찰하고 기록한 것을 숙련된 다른 면담자에게 보여주고 피드백을 받는다. 숙련된 면담 기술이 BOX 3-5에 기술되어 있다.

BOX 3-5 숙련된 면담 기술

- 적극적 경청
- 가이드질문
- 비언어적 의사소통
- 공감 반응
- 확인
- 안심시키기
- 요약
- 전환
- 힘 북돋우기

1) 적극적 경청

모든 기술의 기본은 **적극적 경청** 습관이다. 적극적 경청은 대상자가 전달하려는 것에 주의를 집중하고, 대상자의 감정상태를 알려고 하며, 대상자가 계속 말할 수 있도록 격려하는 언어적 · 비언어적인 기술을 이용하는 과정이다. 경청에는 연습이 필요하다. 경청은 다음 질문이나 간호진단 수립을 용이하게 만든다.

2) 가이드 질문: 대상자의 이야기를 확장하고 명료화하는 방법들

대상자의 이야기 흐름을 방해하지 않으면서 더 많은 정보를 얻어낼 수 있는 여러 가지 방법이 있다. 목표는 대상자와의 의사소통을 최대한 용이하게 하는 것이다. TABLE 3-1에 제시된 기법을 익힘으로써 대상자로 하여금 생각을 왜곡하거나 중요한 내용을 빠뜨리지 않고 말하도록 격려할 수 있다. 이 방법을 통하여 시간이 걸리고 대상자를 소극적으로 만드는 일련의 질문들을 피하게 된다.

3) 비언어적 의사소통

비언어적 의사소통은 지속적으로 이루어지며 느낌과 감정에 대한 중요한 단서를 제공한다. 비언어적 표현에 민감해지면 대상자를 더욱 효과적으로 이해하고 간호사의 뜻을 전달할 수 있다. 대상자의 시선 접촉, 얼굴 표정, 자세, 흔드는 것 또는 끄덕임 같은 머리 위치와 움직임, 개인 간의 거리, 팔이나 다리의 위치(꼬고 있는지, 자연스럽게 있는지, 벌리고 있는지) 등에 주의를 집중하도록 한다. 일부 비언어적 의사소통은 누구나 다 사용하는 반면, 다른 일부는 문화와 밀접하게 연관되어 있음을 알아야 한다.

대상자와 비슷한 자세를 취하면 더욱 유대감을 느낄 수 있으므로, 간호사의 자세를 대상자의 자세에 맞추면 돈독해진 친밀관계를 표현할 수 있다. 또한 친밀관계를 강화하기 위해서 간호사는 대상자의 말의 속도, 어조 그리고 음량 같은 준언어까지 따라할 수 있다. 가까이 다가가거나 간호사의 손을 대상자의 팔에 얹는다든지 하는 신체접촉은 대상자가 복잡한 감정을 조절하도록 도움을 주거나 공감을 촉진할 수 있다. 대상자의 문화를 고려하여 비언어적 의사소통을 사용한다.

TABLE 3-1 가이드 질문 기법

기법	정의	근거	예시
개방형 질문에서 초점형 질문으로 진행하기	일반적인 질문으로 시작한 다음 구체적인 질문하기	환자가 문제를 기술할 수 있도록 도움 정해진 답변을 유도할 수 있는 질문은 피하기	"흉통에 대해 이야기해 주시겠어요?" "그 외에 다른 것은?" "보여주시기 바랍니다." "어디에서 느끼셨습니까?" "어느 쪽 팔입니까?"
차등적 응답을 유도하는 질문하기	단순한 답보다 차등적 응답을 요구하는 질문하기	수량화된 응답을 얻을 수 있음	"계단을 오를 때 숨이 찹니까?" 보다 "몇 계단을 오르면 숨이 찹니까?"라고 질문한다.
한번에 하나씩 질문하기	환자를 혼란스럽게 하는 일련의 질문을 하기보다는 각 문제 사이에 잠시 멈추고 환자가 대답할 시간을 주기 위해 눈을 마주친다.	환자의 혼돈 줄이기	"당신은 다음 중 어떤 문제가 있습니까? 결핵? 흉막염? 기관지염?"
다지선다형 질문하기	질문을 완전히 개방형으로 두지 말고 질문에 대해 여러 가지 다양한 답변이 가능하도록 한다.	대상자의 편향을 최소화하기 대상자의 증상에 대한 명확한 표현 도와주기	"당신의 통증양상을 가장 잘 표현한 것은 다음 중 어느 것입니까?" "쑤시는, 날카로운, 짓누르는, 타는, 욱신거리는 또는 그 밖의 표현"
대상자가 의미하는 것을 명료화하기	환자의 단어가 명료화하기는 모호하거나 연관성이 명확하지 않을 때 사용한다.	환자 반응의 의미에 대한 오해 방지	"감기 기운이라는 게 무엇을 의미하는지 분명하게 말씀해 주세요." "당신이 어머니처럼 행동했다는 것이 정확하게 무슨 의미인가요?"
격려하는 말과 행동을 활용하기	몸을 낮추거나, 몸짓, 또는 환자가 말을 할 수 있도록 격려하는 단어를 사용하기	대상자가 잠재적인 세부사항들을 편안하게 공유할 수 있도록 만들기	몸을 약간 앞으로 숙이고 시선을 맞추면서 "네네", "계속하세요.", "듣고 있습니다." 등과 같은 말은 하는 것도 대상자 이야기의 흐름을 유지해준다.
반영하기	환자의 말에 대한 단순 반영 또는 메아리처럼 반복하기	환자가 특정 사실이나 느낌을 잘 표현할 수 있게 한다.	대상자: "통증이 심해지고 퍼지기 시작했습니다." 반응: "통증이 퍼집니까?" 대상자: "예, 어깨에서부터 왼쪽 팔과 손가락까지 퍼졌습니다. 너무 심해서 죽을 것 같다는 생각이 들었습니다." 반응: "죽을 것 같다는 생각이 들었습니까?" 대상자: "예, 아버지가 심장마비를 일으켰을 때 아버지가 당하셨던 통증과 같았습니다. 똑같은 일을 당할까봐 두려웠습니다."

4) 공감 반응

공감은 대상자와의 신뢰관계를 훨씬 강하게 해준다. 대상자는 간호사와 이야기할 때(말을 하든 안 하든), 그들이 의식하거나 또는 의식하지 못하는 감정을 표현할 수도 있다. 공감을 하기 위해서 간호사는 먼저 대상자의 감정을 파악해야 한다. 처음에는 이것이 생소하고 불편할지도 모른다. 간호사가 대상자의 얼굴, 목소리, 말 또는 행동들로부터 중요하지만 표현되지 않은 감정을 감지했을 때, 대상자가 어떻게 느끼는지를 안다고 생각하기보다는 그것에 대해 물어보도록 한다. 간호사는 단순하게 "그것에 대해 어떻게 느끼십니까?"라고 물을 수 있다. 대상자는 그들의 느낌을 말하지 않거나, 어떻게 받아들여질지 걱정할 수도 있다. 만약 간호사가 대상자의 사실뿐 아니라 감정에 대해서도 관심이 있다는 것을 대상자에게 알리지 못한다면 중요한 통찰을 놓치게 된다.

일단 간호사가 대상자의 감정을 파악하였다면 이해와 수용으로 반응한다. 이런 반응들은 "이해합니다.", "혼란스럽겠습니다.", "슬퍼 보입니다." 등처럼 단순해도 된다. 공감은 또한 비언어적일 수 있다. 예를 들어, 대상자가 울 때 화장지를 주는 것 또는 대상자의 팔에 간호사의 손을 조용히 올리는 것 등이다(Figure 3-5). 공감 반응은 대상자가 느끼는 감정에 대한 정확한 이해를 반영하여야 한다. 부모가 돌아가시면서 대상자가 오랜 경제적 · 감정적 부담으로부터 해방되었는데, 만약 간호사가 '부모의 죽음으로 인해 대상자가 얼마나 혼란스러울까?'라고 반응한다면 간호사는 그 상황을 오해하고 있는 것이다. 섣부른 가정을 하지 말고 간호사는 직접 대상자의 감정 반응을 물어볼 수 있다. "아버지가 돌아가셔서 유감입니다. 좀 어떠십니까?"

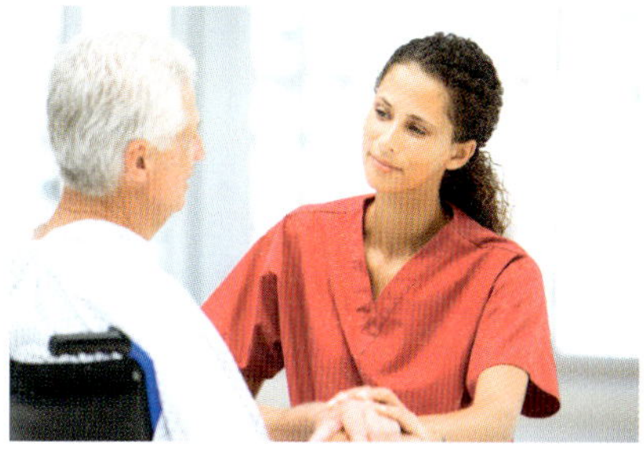

Figure 3-5 공감은 비언어적일 수 있다.

5) 인정

대상자로 하여금 안심할 수 있게 하는 또 다른 방법은 대상자의 감정적 경험을 알아주거나 인정해주는 것이다. 교통사고를 당했으나 외상이 없는 대상자는 다치지 않았더라도 여전히 심한 고통을 경험하고 있을지 모른다. "사고를 당해서 매우 놀라셨겠네요. 교통사고는 부상이나 사망을 떠올리게 해서 늘 불안할 수밖에 없죠. 그래서 당신이 아직 혼란스러운 겁니다."와 같이 말하는 것은 대상자를 안심시킬 수 있다. 이런 식의 말이 대상자가 느끼는 감정이 이해할 만하고 괜찮다고 느낄 수 있게 해준다.

6) 안심시키기

불안하거나 혼란스러운 대상자와 이야기할 때 간호사는 그들을 안심시키고 싶어진다. "걱정 마세요. 모든 것이 잘될 겁니다."라고 말하는 것은 대상자를 그릇되게 안심시키고 거짓 확신을 줄 수도 있다. 특히 간호사가 대상자의 불안을 불편해 하거나 대상자의 고통 정도를 잘 인식하지 못한다고 대상자가 느끼는 상황에서 섣부르게 안심시키기를 시도한다면 오히려 대상자가 자신의 감정을 드러내지 않게 만들 수도 있다.

효과적으로 안심시키는 첫 단계는 단순히 대상자의 감정을 확인하고 인정하는 것이다. 그렇게 하면 대상자가 간호사와 연결되어 있다고 느끼게 된다. 면담, 신체검진 및 일부 진단 검사를 끝낸 후에 더 많이 실제적인 부분에서 안심할 수 있게 된다.

그때가 되면 대상자에게 일어나는 일이 무엇인지를 해석할 수 있고, 솔직하게 문제를 다룰 수 있을 것이다. 진정한 안심시키기는 적절한 방식으로 정보를 전달할 때, 그리고 대상자로 하여금 문제가 충분히 이해되고 해결될 수 있다고 확신하게 만들 때 가능하다.

7) 요약

면담 동안 대상자의 이야기를 요약하는 것은 여러 다른 기능이 있다. 이것은 간호사가 주의 깊게 듣고 있다는 것을 대상자에게 보여주며, 간호사가 잘 이해하고 있는지를 확인하게 한다. "이제 전체 내용을 다 들었는지 확인하도록 하겠습니다. 당신은 3일 동안 기침을 했고, 특히 밤에 심하고 노란색 객담이 나오기 시작했으며, 열이나 숨참 증상은 없으나, 코가 막혀서 코로 숨쉬기가 어렵다고 말했습니다." 그다음 대상자의 말을 듣기 위해 잠깐 멈추거나 "또 다른 것이 있나요?"하고 물음으로써 대상자에게 다른 정보를 추가하게 하고 잘못된 부분을 정정하게 할 수 있게 한다.

요약은 면담의 여러 시점, 특히 전환기에 활용될 수 있다. 이 기술은 간호사로 하여금 임상적 추론을 조직화하고, 이를 대상자에게 전달하여 좀 더 협동적인 관계를 형성하게 한다. 요약은 또한 대상자에게 다음에는 무엇을 질문할지를 생각할 때에도 유용하게 사용할 수 있다.

8) 전환

대상자들은 병원 방문 동안 여러 이유로 상처받기 쉽다. 면담 중에 이야기의 방향을 변경하려고 할 때는 대상자들이 좀 더 편안할 수 있도록 고려해야 한다. 마치 고속도로를 따라 세워진 명확한 표지판이 자신감을 주는 것처럼 이런 "이정표"가 대상자에게 더 큰 통제감을 준다. 건강력의 한 부분에서 다른 부분으로, 또는 신체검진으로 넘어가려고 할 때, "이제 당신의 과거력에 관한 질문을 하려고 합니다."라는 짧은 전환 문구를 사용하여 대상자가 상황을 파악하게 한다. 대상자가 다음에 무엇을 생각해야 하는지 또는 무엇을 해야 하는지에 대해 명확하게 알게 해야 한다. "당신의 약물 복용력을 조사하기 전에 혹시 과거 건강상의 문제가 더 있습니까?", "이제 신체검진을 하려 합니다. 잠깐 나가 있겠습니다. 속옷을 모두 벗으시고 이 가운을 입으세요." 가운을 등 뒤에서 여며야 한다는 것을 설명해주면 대상자는 차림새를 단정하게 할 수 있고 간호사도 편안해질 수 있다.

9) 힘 북돋우기

대상자들은 여러 면에서 상처받기 쉽다. 그들은 통증이 있거나 증상에 대해 걱정한다. 대상자는 의료체계로의 접근이 낯설거나 겁이 나기도 한다. 또한 성별, 민족, 인종 또는 계층의 차이가 힘의 차이를 가져오기도 한다. 그러나 결국 대상자들은 자기 자신을 돌보아야 할 책임이 있다. 권고를 이해하고 자신 있는 대상자는 간호사의 충고를 따르고, 생활양식을 바꾸거나 처방대로 약을 복용할 것이다.

다음의 BOX 3-6은 간호사가 대상자들과 힘을 공유하는 데 도움을 주는 원칙을 정리한 것이다. 비록 이들 중 많은 것이 이 장의 다른 부분에서 논의되고 있지만, 자신의 건강에 대한 대상자의 일차 책임을 강화하는 것은 중요하므로 여기에 한 번 더 정리하였다.

BOX 3-6 대상자의 힘 북돋우기: 힘 공유의 원칙

- 대상자의 관점을 물어본다.
- 단지 문제에 대해서만이 아니라 인간적인 관심을 표시한다.
- 대상자가 이끄는 대로 따라간다.
- 감정적인 요소를 이끌어내고 확인한다.
- 방문 동안 특히 전환 시점에서 대상자와 정보를 공유한다.
- 대상자에게 당신의 임상적 추론을 명확히 한다.
- 당신의 지식의 한계를 인정한다.

3. 특별한 대상자를 위한 면담

각각의 대상자들은 독특하며, 이러한 특성들이 간호사와의 면담을 힘들게 만들 수 있다. 간호사의 경력이 쌓여갈수록 여러 상황을 조절할 수 있는 능력이 생길 것이다. 대상자의 말을 잘 듣고, 대상자의 우려를 명확히 하는 것이 중요하다는 것을 항상 기억해야 한다.

1) 말이 없는 대상자

초보 면담자는 종종 침묵이 계속되면 불편함을 느껴서 어떻게든 대화를 계속 이어나가야 한다는 부담감을 가진다. 침묵은 많은 의미와 목적이 있다. 대상자들은 자주 생각을 정리하거나 상세한 것을 기억해내기 위해 또는 간호사가 정보를 털어놓을 수 있는 사람인가를 결정하기 위해 잠깐 동안 침묵을 지킨다. 침묵 기간은 대개 대상자보다 간호사에게 더 길게 느껴진다. 간호사는 대상자에게 집중하고 있는 것처럼 보여야 하며, 진행을 위해 적당할 때 짧게 격려를 해야 한다. 침묵하고 있는 시간 동안 대상자에게 감정을 조절하기 어려운 것과 같이 비언어적 표현이 있는지 잘 살펴야 한다(Figure 3-6).

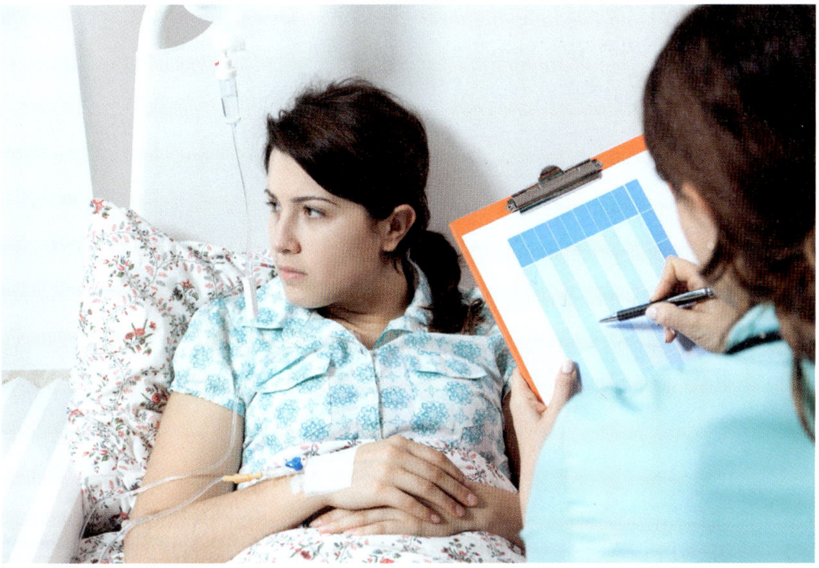

Figure 3-6 대상자는 생각을 모으고 세부 사항을 기억하거나, 특정 정보에 대해 면담자를 신뢰할 수 있는지 여부를 결정하기 위해 짧은 시간동안 침묵할 수 있다.

침묵은 간호사의 질문 방식에 대한 대상자의 반응이거나 대상자 문화의 한 부분일 수도 있다. 짧은 답변을 요하는 질문을 빠르게 연속해서 너무 많이 하고 있지 않는가? 거부감이나 비난의 표현으로 대상자를 화나게 하고 있지 않는가? 통증, 구역 또는 호흡곤란 등의 시급한 증상을 깨닫지 못한 것은 아닌가? 만약 그렇다면 대상자에게 "말이 없으시군요. 제가 당신을 기분 나쁘게 했습니까?"라고 직접적으로 물어야 할 필요가 있다.

우울증이나 치매가 있는 대상자는 표현을 통상적으로 자연스럽게 할 수 없어 질문에 짧게 답을 한 다음 침묵한다. 만약 이미 간호사가 최근 사건이나 특별한 날 등을 통해 대상자를 유도해 보았다면 우울증상에 대한 질문으로 바꾸거나 또는 정신상태에 대한 검사를 시작하도록 한다.

[18장 정신상태 및 정신건강 사정] 참고

2) 혼란스러운 대상자

어떤 대상자는 여러 증상을 가지고 있어서 간호사가 혼란스러울 수 있다. 그들은 당신이 묻는 모든 증상을 가지고 있는 것처럼 보인다. 이런 대상자들에 대해서는 대상자의 관점을 강조하여 증상의 의미나 기능에 초점을 두고, 면담을 사회심리적 평가로 이끌어야 한다. 각 증상을 자세히 분석하는 것은 별로 도움이 되지 않는다. 비록 대상자가 여러 가지 질병을 가지고 있을지라도 심리적 장애가 관여하고 있을 수도 있다.

때로는 대상자의 이야기를 이해할 수 없어서 당황하거나 좌절하거나 혼란스러울 수도 있다. 건강력이 애매하며 이해하기 어렵고, 생각이 서로 연결되지 않으면서 대상자의 언어를 따라가기 어렵기도 하다. 조심스럽게 질문을 해도 분명한 답을 얻기 힘들 수 있다. 또한 간호사에 대한 대상자의 태도가 특이하고, 거리를 유지하면서 냉담하고 부적절한 경우도 있다. 대상자는 자신의 증상을 "내 손톱이 너무 무겁게 느껴진다." 또는 "내 위가 뱀처럼 꼬인다."와 같이 이상한 단어로 표현하기도 한다. 이 경우 신경증이나 섬망 같은 정신상태의 변화나 정신분열병, 신경계 질환 같은 정신질환이 있을 수 있다. 급성 질환이나 중독 환자에서는 섬망을, 노인 환자에서는 치매를 고려해야 한다. 이 대상자들은 일관되지 않고 일어난 일의 순서가 분명치 않은 건강력을 가지고 있다. 일부는 이러한 기억장애를 보완하기 위해 말을 만들기도 한다.

정신질환이나 신경계 질환이 의심되면 자세한 건강력을 얻는 데 시간을 너무 많이 쓰지 않도록 한다. 면담 내용을 정신상태 검사로 바꾸고 의식상태, 지남력, 기억력 그리고 이해력에 초점을 둔다. 첫 질문은 부드럽게 "당신이 병원에 마지막으로 온 것이 언제입니까? 그게 얼마나 오래전입니까?", "당신의 현재 주소는 어떻게 됩니까? 전화번호는요?"와 같은 식으로 질문한다. 간호사는 진료기록을 보면서 대상자의 응답을 대조할 수도 있고, 대상자의 허락을 얻어 친구나 가족과 대화하여 그들의 이야기를 들을 수도 있다.

3) 건강력을 제공하지 못하는 대상자

일부 대상자들은 질병으로 인한 섬망이나 치매 또는 다른 정신건강상의 문제 때문에 자신의 건강력을 말할 수 없다. 어떤 사람들은 열성 질병을 앓는 동안이나 또는 발작하는 동안의 일 등 어떤 특정 부분의 건강력을 말하지 못한다. 이런 상황에서 간호사는 대상자가 "판단 능력" 또는 건강에 관련된 정보를 이해하는 능력, 근거와 일관된 가치를 바탕으로 치료 선택을 할 능력, 그리고 치료에 관해서 선호를 표시할 수 있는 능력이 있는지를 결정해야 한다. 법률 용어인 "역량(competence)"보다는 "능력(capacity)"이라는 개념을 사용하는 것이 좋다. 정신질환으로 인해 의사결정이 어렵지 않는 한 능력을 사정하기 위해 정신과에 자문을 구할 필요는 없다. 정신질환이나 심지어 인지장애가 있는 많은 대상자들에서도 의사결정 능력은 보존되어 있기도 하다.

정신이 온전한 대상자에서는 다른 사람에게 그들의 건강에 관해 이야기하기 전에 먼저 대상자의 동의를 얻어야 한다. 비록 대상자가 얼굴 표정과 몸짓으로만 의사소통을 할 수 있을지라도 간호사는 비밀을 지키면서 그들의 정보를 이끌어 내야 한다. 대상자에게 공유하는 건강력은 비밀이 보장될 것임을 확신시키고, 대상자 이외의 다른 사람과 상의할 부분에 대해 명확히 한다. 대상자에 관한 간호사의 지식이 꽤 포괄적이더라도 다른 사람을 통해 놀랍고 중요한 정보를 얻게 되는 수가 있다. 예를 들면, 배우자로부터 대상자가 부인하는 의미 있는 가족과의 갈등, 우울 증상, 음주 습관 등을 들을 수 있다. 면담은 다음의 두 분야로 나눌 수 있다. 하나는 대상자와만 하는 것이고, 또 하나는 대상자와 다른 사람과 같이 하는 것이다. 각 면담은 각각 가치가 있다. 종종 다른 사람에게서 얻은 정보는 대상자의 치료계획을 세우는 데 도움을 주지만, 이 정보 역시 비밀을 유지해야 한다. 또한 개인정보보호법에 관하여 알아야 하는데, 이는 대상자에 대한 정보를 공유할 때 의료기관과 의료진이 준수해야 하는 비밀유지를 위한 엄격한 기준을 규정해 놓은 것이다.

정신적 문제가 있는 대상자의 건강력을 알아내기 위해 종종 대리인이 필요하다. 대상자에게 건강관리를 위한 법적 대리인이나 다른 대리인이 있는지 확인한다. 만약 없다면 많은 경우 대상자의 뜻을 대변할 수 있는 배우자나 가족 구성원이 이 역할을 맡게 된다.

면담의 기본 원칙은 대상자의 친척이나 친구와의 대화에도 적용된다. 이야기하기에 적합하고 사생활 보호가 가능한 장소를 선정해야 한다. 간호사 자신을 소개하고, 면담의 목적을 이야기하고, 지금 그들이 어떻게 느끼는지를 알아내고, 그들의 염려가 무엇인지 확인해야 한다. 그들이 말하는 건강력을 들을 때 대상자와의 관계가 어떠한지를 평가해야 하는데, 이를 통하여 진술의 신뢰성을 평가할 수 있다. 그들이 대상자를 어떻게 생각하는지를 아는 것이 중요하다. 예를 들어, 아이가 진료를 위해 왔을 때 함께 온 어른은 혈연관계나 자주 돌보는 사람이 아니라 그냥 상황적으로 아이를 데려오기 가장 편한 사람일 수도 있다. 언제나 최선의 정보제공자를 찾아야 한다. 가끔 친척이나 친구가 검사하는 동안 대상자와 같이 있기를 원한다. 특별한 이유가 있는지, 또 대상자의 바람은 무엇인지 알아본다.

4) 말이 많은 대상자

말이 많고 산만한 대상자는 면담이 어려울 수 있는데, 시간은 제한되어 있고 "포괄적 건강력을 들어야" 할 때 특히 그렇다. 여러 기술이 도움이 될 수 있다. 대상자에게 처음 5분 또는 10분을 자유롭게 주고 그의 말을 열심히 듣는다. 대상자는 단순히 억눌린 걱정을 잘 들어주는 사람이 필요한 것이거나 대상자의 스타일이 말하기를 좋아하는 것일 수도 있다. 어떤 문화에서는 "본론에 들어가기 전에" 다양한 정도의 사회적 대화가 예의 바른 것으로 여겨진다. 대상자가 강박적으로 상세하게 말하는 것처럼 보이는가? 대상자가 심하게 불안해하거나 두려워하는가? 사고장애를 암시할 만한 사고의 비약이나 지리멸렬한 사고과정이 있지는 않은가?

대상자가 중요하게 생각하는 것에 초점을 둔다. 이러한 것에 대해 질문함으로써 간호사의 관심을 보여주도록 한다. 꼭 필요하다면 대상자의 말을 중단하되 정중히 해야 한다. 필요시 대상자의 말을 제한하는 방법을 배워야 한다. 대상자 건강에 관한 중요한 정보를 모을 수 있도록 면담 과정을 구성하는 것이 간호사의 업무 중 하나임을 기억하도록 한다. 짧게 요약하는 것은 주제를 바꾸면서도 대상자의 여러 문제를 확인하는 데 도움이 될 것이다. "제가 제대로 이해하고 있는지 확인해보겠습니다. 당신은 여러 문제를 표현했습니다. 특히 두 가지 다른 종류의 통증에 관해 들었는데, 하나는 최근에 생긴 것으로 몸의 왼쪽에서 서혜부까지의 통증이고, 다른 하나는 수개월 동안 지속된 것으로 식후에 발생하는 상복부 통증입니다. 먼저 몸의 측면에서 느끼는 통증에 대해서만 초점을 맞춰 봅시다. 어떤 식으로 통증이 느껴집니까?"

마지막으로 조급함을 보이지 않아야 한다. 시간이 다 되었다면 다음 만남의 필요성을 설명한다. 다음 약속에는 시간제한을 두는 것이 도움이 된다. "말할 게 많이 남아 있다는 것은 압니다. 점심 식사 후에 계속할 겁니다. 그때는 한 시간 정도 이야기할 예정입니다."

5) 우는 대상자

울음은 슬픔에서부터 분노 또는 좌절까지의 강한 감정표현을 나타낸다. 만약 대상자가 눈물을 흘리기 직전에 있다면 잠시 멈추거나 부드럽게 진행하거나 공감 반응을 보여 대상자가 울 수 있게 한다. 대상자의 고통 또는 통증에 대한 인정과 마찬가지로 대개 울음은 치료적이다. 휴지를 주고 대상자가 안정을 되찾을 때까지 기다린다. "이렇게 당신이 자신의 감정을 표현할 수 있어 좋습니다."와 같이 지지적인 말을 해준다. 대부분의 대상자는 곧 자신을 가라앉히고 이야기를 다시 이어간다. 갑작스러운 슬픔이나 상실을 제외하고는 울음이 심해져서 통제되지 않는 경우는 드물다.

울음은 많은 사람을 불편하게 한다. 만약 간호사가 불편함을 느낀다면 간호사로서 이 중요한 순간에 대상자를 지지할 수 있기 위해서 감정표현을 수용하는 방법을 배우는 것이 필요하다.

6) 화를 내거나 공격적인 대상자

대상자들이 화를 낼 때에는 이유가 있다. 즉, 아프거나, 상실을 경험하거나, 자신의 생활에서 익숙하던 통제가 더 이상 안 되거나, 의료체계에서 무력감을 느끼는 것 등이다. 간호사에게 직접 화를 낼 수도 있다. 간호사에 대한 적대감이 정당화될 가능성도 있다. 간호사가 늦었는지, 사려 깊지 못했는지, 둔감했는지 또는 대상자에게 화를 내지는 않았는지 확인하도록 한다. 만약 그랬다면 사실을 인정하고 보상해주어야 한다. 그러나 많은 경우에 대상자는 간호사에게 종종 좌절 혹은 통증에 대한 반영으로 분노를 표출한다.

대상자의 분노를 받아주고 그러한 감정을 표현하도록 도와주되 분노를 대상자에게 되돌려주지는 말아야 한다. 개인적으로 동정심을 느끼더라도 다른 의료진이나 기관에 대해 대상자가 적대감을 표현하는 데 동조해서는 안 된다. 대상자가 화내는 이유에 동조하지 않으면서도 그의 감정을 인정할 수 있다. "당신이 오래 기다리고 계속 같은 질문에 같은 대답을 해야 해서 매우 힘들다는 것을 이해합니다. 당신이 불편하게 느꼈다면 현재의 의료체계가 매우 지지적이지 못한 것으로 보일 수도 있겠습니다." 대상자가 진정되면 다음에는 그런 상황을 피할 수 있는 방법을 찾도록 돕는다. 그러나 감정 문제에 대한 합리적인 해결책은 매번 가능하지 않을 수 있으며, 대상자가 분노의 감정을 표출하고 가라앉힐 시간이 필요하다.

일부 화난 대상자들은 노골적으로 공격적인 행동을 보인다. 화를 내거나 공격적이거나 통제되지 않는 대상자는 진료실이나 응급실을 혼란스럽게 할 수 있다. 그러한 대상자에게 접근하기 전에 안전한 환경을 유지시켜야 하는 책임이 있는 간호사로서 보안요원을 찾아야 한다. 침착하고 수용하는 태도를 보이도록 하며, 맞서는 것을 피하도록 한다. 자세를 이완하고 위협적이지 않도록 하며 손은 느슨하게 벌리도록 한다. 처음부터 공격적인 대상자의 목소리를 낮추게 하거나 간호사나 직원에게 욕하는 것을 멈추려 해서는 안 된다. 대상자의 얘기를 주의 깊게 들어주고, 말하는 내용을 이해하려고 노력한다. 일단 대상자와 신뢰관계가 형성되면 좀 더 눈에 띄지 않고 소란이 덜 발생할 수 있는 다른 장소로 옮길 것을 부드럽게 권유한다.

7) 임종 환자

간호사들은 병원, 요양원, 호스피스 기관 및 대상자의 가정을 포함한 여러 현장에서 모든 연령대의 임종 환자들을 돌본다. 임종 환자를 면담하고 돌보는 일은 모든 간호사들에게 어려운 일일 수 있고, 특히 간호학생이나 신규 간호사에게는 더욱 힘든 일이다. 많은 간호학생들이 자신의 불편함이나 불안 때문에 죽음에 대해 얘기하기를 꺼린다. 감정을 극복해내는 것이 중요하다. 임종 환자 돌봄에 관한 수업, 책 및 토론을 통해 초보자들은 환자의 요구는 물론 자신들의 감정을 이해하는 데 도움을 받을 수 있다. 임종 환자와 관련된 기본적인 의사소통 개념과 학습을 시작하는 간호학생들에게 적합한 내용들이 아래에 제시되어 있다.

임종 환자들은 자신들의 병에 대해 만나는 사람들마다 얘기하고 싶어 하지도 않고, 털어놓고 싶어 하지도 않는다. 그들에게 얘기하고 들을 기회를 주되 원하지 않을 경우 그들이 선호하는 것을 존중해준다. 임종을 앞두었더라도 질병이 총체적인 인간의 한 부분이라는 것을 명심해야 한다. 미소와 신체 접촉, 가족에 대한 질문, 그날 있었던 일에 대한 한마디, 혹은 점잖고 짧은 유머가 간호사가 돌보고 있는 대상자를 한 고유한 개인으로서 인정해주고 지탱해준다. 효과적인 의사소통을 하는 것은 대상자를 총체적으로 알게 되는 것이다. 이는 도움 과정의 일부분이다. 자주 증상을 사정하는 것도 시기적절하게 수행될 경우에 위안을 강화해주는 또 하나의 중요한 수단이 된다.

임종 환자들은 부정, 분노, 타협, 우울, 수용과 같은 다양한 감정들을 경험한다.

우선 죽음에 대한 대상자의 감정들에 민감해야 한다. 즉, 대상자가 마음을 열고 느끼는 바를 얘기하도록 하는 단서를 찾는다. 대상자가 질문할 수 있도록 개방적인 분위기를 만든다. "당신의 병이나 치료, 혹은 당신이 퇴원하신 후 어떻게 될지에 대해서 걱정하고 계신지 궁금하군요." 대상자의 걱정을 이해하고 대상자가 요청하는 정보를 제공한다. 의사와 치료사 및 다른 팀원들과의 만남을 주선함으로써 모든 사람이 대상자의 문제를 이해하고 돌봐줄 계획을 함께 세우는 걸 도울 수 있다. 잘못된 확신을 주지 않는다. 대상자의 감정을 수용하고 질문에 정직하게 대답하며 어려운 시기에 함께 있어줌으로써 대상자를 안심시켜 줄 수 있다.

생애 마지막 순간에 있어서의 치료에 대한 대상자의 바람을 이해하는 것이 간호사의 중요한 책임이다. 말기 의사결정에 관한 의사소통의 실패는 간호에서의 실책으로 간주된다. 병원이나 다른 의료기관에 입원할 때 대상자에게 사전의료의향서 혹은 보건의료 대리인을 결정할 것인지를 질문한다. 대상자의 의무기록에 이에 관한 정보가 수집되었는지 확인한다. 만일 대상자의 바람에 대한 기록이 없다면 대상자의 상태에 따라서 논의가 필요한 부분을 결정한다. 실제 중병으로 병원에 있는 대상자들에게는 심폐정지 시 원하는 조치에 대해 대상자 또는 가족과 함께 의논한다. 이는 대체로 주치의가 주관하지만 간호사도 각각의 선택이 무엇을 의미하는지에 대해 대상자나 가족의 이해를 도울 뿐 아니라 의료팀과 함께 절차를 진행할 필요가 있다.

심폐소생술 포기 동의서(DNR)는 의사가 대상자 혹은 대리인의 동의를 받아 작성한 처방이다. 이것은 환자의 호흡이 멈추거나 심장박동이 멈췄을 때 심폐소생술(CPR)을 시행하지 말라는 문서이다. 사전의료의향서는 미래에 의사 결정을 내릴 수 없을 때, 건강관리 결정을 내리기 위한 문서이다. 여기에는 심폐소생술, 인공영양 또는 수분 공급 및 항생제 사용이 포함된다. 보건의료 대리인 위임장은 환자가 더 이상 결정할 수 없는 경우 건강관리 결정을 내릴 대리인 또는 대리인을 지정하는 법률 문서이다.

사전의료의향서, 보건의료 대리인 혹은 심폐소생술 포기에 대한 질문은 대상자와 사전에 신뢰관계를 형성하지 않았거나 대상자의 가치관과 생의 경험에 대한 지식이 없다면 어렵다. 미디어 매체가 많은 대상자들에게 소생술의 효과에 대해 비현실적인 견해를 줄 수 있기 때문에, 대상자에게 소생술에 대해 알고 있는 바를 물어본다. "심폐소생술에 대해 무엇을 알고 계신가요?" 의사와 함께 대상자와 가족들에게 심폐소생술의 성공 가능성과 부작용(예: 늑골골절 등)에 대해 교육한다. 대상자에게 통증 완화와 다른 영적 · 신체적 욕구를 돌보는 것이 우선적이라는 것을 확신시킨다.

호스피스는 생애 마지막 시점에 완화요법을 제공한다. 호스피스 간호사는 대상자와 가족이 말기 결정과 과업 완성을 하도록 돕고, 통증 완화와 간호를 제공해준다. 수명이 단지 몇 달밖에 남지 않은 임종 환자들은 호스피스 간호를 통해 간호의 연속성을 유지하는 혜택을 제공받는다. 많은 대상자와 가족들이 이러한 서비스를 알지 못한다. 인근에 있는 호스피스 기관을 알아보고 호스피스가 대상자에게 어떻게 도움을 줄 수 있는지 설명할 수 있다.

개념 마스터하기

사전의료의향서와 보건의료 대리인 위임장

사전의료의향서와 보건의료 대리인 위임장은 쉽게 혼돈될 수 있다. 보건의료 대리인 위임장을 가지고 있는 사람들은 환자들이 의료서비스 결정을 할 수 없을 때 의료결정을 내리는 대리인 역할을 할 수 있다. 사전의료의향서는 환자가 결정할 수 없을 때 환자의 치료와 관련된 희망사항을 설명하는 문서이다.

8) LGBTQIA 대상자

성적 지향과 성 정체성을 고려하는 것은 중요하다. 대상자가 자신을 레즈비언, 게이, 양성애자, 트랜스젠더, 퀴어/의문, 인터섹스, 무성애자 즉, LGBTQIA 커뮤니티의 일원이라고 할 때 외모, 옷차림 또는 행동 방식으로 성 정체성을 짐작하지 않는다. 대상자 및 가족을 부를 때 선호하는 이름과 호칭을 물어본다. 이번 방문과 관련이 있다면 트랜스젠더 환자에게 수술을 받았는지 또는 호르몬 치료를 받고 있는지 질문한다. 면담 중 공감적이고 개방적 태도를 유지한다.

LGBTQIA
L - 레즈비언
G - 게이
B - 양성애자
T - 트랜스젠더
Q - 퀴어/의문
I - 인터섹스
A - 무성애자
관련 용어들이 계속 변화하고 있지만 대상자가 선호하는 용어를 사용함으로써 대상자를 존중해준다.

9) 언어장벽이 있는 대상자

미국의 많은 사람들은 모국어로 영어를 사용하지 않으며, 많은 사람들의 영어 구사력은 유창하지 않다. 미국 시민의 22%는 영어가 아닌 다른 언어를 사용한다. 외국 태생의 미국 거주자 중 85%는 집에서 영어 이외의 언어를 사용한다. 한국에도 언어장벽이 있는 외국인 거주자가 점점 증가하고 있다. 이런 사람들은 정기적인 일차 진료나 예방진료를 받기 어려우며, 진료와 관련된 문제 또는 의료과오를 경험하기 쉽다. 자격을 가진 통역사와 함께 일하는 것은 비용 효과적일 뿐 아니라 최상의 진료를 위해 중요하다.

미국에서 소수인종의 건강권 향상을 위하여 구축한 아래 웹사이트를 방문하면 여러 유용한 정보를 얻을 수 있다.
https://hclsig.thinkculturalhealth.hhs.gov/.

만약 대상자가 검진자가 이해하지 못하는 다른 언어를 사용한다면 통역사를 찾아야 한다. 토막난 몇 마디의 말과 몸짓으로 완전한 건강력을 파악할 수는 없기 때문이다. 통역사와 번역가는 차이가 있다. 통역사는 구두 정보를 한 언어에서 다른 언어로 변환하는 전문가이고, 번역가는 서면 정보를 한 언어에서 다른 언어로 변환하는 전문가이다. 이상적인 통역사는 양쪽 언어와 문화에 익숙한 중립적인 사람이다. 가족이나 친구를 통역사로 이용하는 것은 위험할 수 있다. 비밀이나 문화적 규범이 침해될 수 있으며, 의미가 왜곡되며, 전달된 정보는 불완전할 수 있다. 미숙한 통역사는 긴 대화를 몇 마디의 말로 압축함으로써 면담의 속도를 빠르게 하려고 하기 때문에 중요한 세부 내용을 놓칠 수 있다.

대상자와 면담 전에 의료통역사를 만나고, 신뢰관계를 형성하고, 면담의 주제와 목표를 검토해야 한다. 통역사에게 의역이나 요약하지 않고 모든 것을 그대로 전달해야 된다는 것을 설명한다. 계획을 검토한 후 대상자와 시선을 마주치며 비언어적인 의사소통을 할 수 있도록 자리를 배치한다. 대상자가 면담의 중심이 되어야 한다. 통역사의 위치는 통역이 수화인지 구두인지 여부, 대상자의 문화적 경계, 면담 이유, 물리적 환경에 따라 달라질 수 있다. 종종 통역사는 통역된 부분의 투명성을 확대하기 위해 대상자의 약간 뒤쪽에 위치한다. 대상자에게 대화의 모든 내용이 면담 전체에 걸쳐 통역될 것임을 알린다. 질문은 명확하고 짧고 간단하게 한다. 대상자와 직접 대화하여 다음과 같은 질문을 한다. "이 환자는 얼마나 오랫동안 아팠나요?"보다는 "당신은 얼마나 오랫동안 아팠나요?" 같은 문화적인 신념을 고려한 표현을 사용하는 것이 좋다. 통역사는 문화적 중재자 역할을 할 수 있으며 대상자의 적절한 문화적 신념을 설명하는 데 도움을 줄 수 있다. 면담 마지막에는 대상자와 통역사 모두에게 감사를 표현한다.

가능하다면 특히 계통별 문진을 위해 양쪽 언어로 된 질문지를 작성하는 것이 매우 요긴하다. 그러나 우선 대상자가 자신의 언어를 읽을 수 있는지 확인해야 한다. 그렇지 않으면 통역사로 하여금 돕도록 한다. 일부 기관에는 스피커폰 통역사가 있는데 다른 방법이 없다면 이를 이용한다.

10) 문해력이 떨어지는 대상자

글로 된 설명서를 주기 전에 대상자가 읽기 능력이 있는지를 먼저 살펴야 한다. 독해 수준은 매우 다양하고, 간신히 읽을 줄 아는 사람이 의외로 많다. 언어 장벽, 학습장애, 시력 저하, 교육 부족 등 읽지 못하는 여러 이유들을 파악하도록 한다. 일부 대상자는 자신이 읽지 못한다는 사실을 알리기 싫어한다. 교육 수준에 대해서 묻는 것은 도움이 되지만 실제적인 접근이 더 효과적이다. "의료 양식을 기재할 때 어려움이 없습니까?"라고 묻거나 간호사가 작성한 설명서를 읽어보라고 한다(손글씨를 읽기 어려워하는 경우가 있음). 또 다른 빠른 선별은 대상자에게 글이 쓰인 문서를 거꾸로 해서 건네주는 것이다. 글을 읽는 대상자라면 받자마자 제대로 돌려서 볼 것이다. 대상자의 읽기 능력 부족이 지시대로 약을 복용하지 않거나 권고하는 치료에 따르지 않는 이유가 되기도 한다. 민감하게 대처해야 하지만 읽고 쓰는 능력의 정도와 지능 수준을 혼동해서는 안 된다.

11) 청각장애가 있는 대상자

귀가 안 들리는 대상자와의 의사소통은 다른 언어를 사용하는 대상자와 마찬가지로 많은 어려움이 있다. 청각장애인 커뮤니티는 그들만의 고유한 언어를 사용하는 별개의 문화그룹이기 때문에 환자가 선호하는 의사소통방법을 찾는 것이 중요하다. 대상자는 자체 구문을 갖춘 독특한 언어인 수화나 신호와 언어의 여러 다른 조합을 사용할 수도 있다. 언어발달의 어느 시기에 청각손실이 발생했는가와 대상자가 어떤 종류의 학교를 다녔는가를 물어본다. 이런 질문으로 대상자가 청각장애인 문화를 가지고 있는지 또는 들을 수 있는 사람들의 문화를 가지고 있는지를 확인할 수 있다. 만약 대상자가 수화를 선호한다면 수화통역사를 찾아내고 앞서 언급한 원칙을 사용한다(Figure 3-7). 비록 읽고 쓰는 능력이 역시 문제가 될 수 있지만 시간이 많이 걸리는 손으로 쓴 질문지와 답만이 유일한 해결책일 수도 있다.

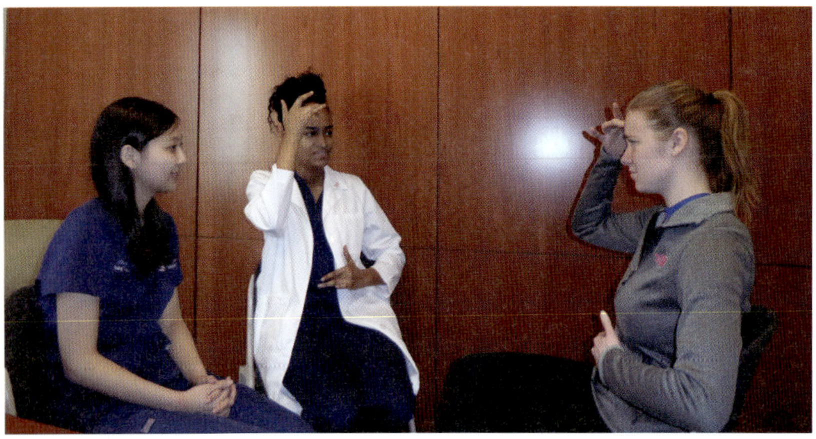

Figure 3-7 청각장애 대상자와의 면담 시 수화를 활용할 수도 있다.

청각장애는 다양하다. 만일 대상자가 보청기를 가지고 있다면 그것을 사용하고 있는지와 제대로 작동하는지를 확인해야 한다. 한쪽 귀가 안 들린다면 들리는 쪽에 앉도록 한다. 듣기 어려운 사람은 간호사가 빈틈없이 다뤄야 하는 상황이나 문제를 알아차리지 못할 수도 있다. 가능하면 텔레비전 소음이나 복도의 대화 소리 등의 주위 잡음을 없애도록 한다. 대상자가 부분적인 청력장애가 있거나 상대방 입술을 읽을 수 있을 때는 조명을 환하게 하고 똑바로 대상자를 마주한다. 간호사를 이해하는 데 도움이 되는 시각적 단서를 더 잘 찾아내기 위해 대상자가 안경을 착용하도록 한다.

보통의 음량과 속도로 이야기하고, 간호사의 목소리가 문장의 끝에서 약해지지 않도록 한다. 말할 때 입을 가리거나 서류를 보기 위해 아래를 내려다보지 않아야 한다. 독순술이 뛰어나도 말의 일부만을 이해하므로 간호사가 말한 것을 대상자로 하여금 반복하여 따라하게 하는 것이 중요하다. 말을 끝마칠 때 그들이 집에 가서 시행해야 할 지시사항이 있으면 글로 쓴다.

12) 시각장애가 있는 대상자

시각장애인과 만날 때는 접촉을 위해 악수를 하고, 간호사가 누구이며 왜 여기에 있는지를 설명한다. 진료실이 낯선 경우, 주위에 무엇이 있는지 가르쳐주고 다른 사람이 있다면 알려주어야 한다. 간호사가 진료실을 들어오고 나갈 때는 자신의 위치를 말로 알려주도록 한다. 대상자에게 안내견이 있는 경우, 안내견을 어루만지거나 인사해도 되는지 허락을 구한다. 제3자가 아닌 대상자에게 직접 질문하고 대답한다. 침상이나 의자 곁을 지나면서 대상자와 대화를 계속하고, 대상자의 병력을 수집하는 동안엔 한곳에 머무른다. 조명을 조절하는 것이 도움이 될 수 있다. 가능하면 시각장애인에게는 안경을 착용하도록 권장한다. 자세와 몸짓이 보이지 않으므로 구두 설명에 더 주력한다. 간호사가 의무기록에 기재한 내용을 큰 소리로 읽어준다. 대상자에게 기재 내용을 집으로 가져갈 때 어떤 양식(녹음, 대형 인쇄물, 이메일 등)이 더 편리할지 물어본다. 방을 나서기 전에 떠난다는 인사를 함으로써 대상자가 혼자 뒤에서 이야기하지 않도록 한다.

13) 인지장애를 가진 대상자

중등도의 인지장애를 가진 대상자는 대개 건강력을 충분히 말해줄 수 있다. 그러나 인지장애가 의심될 때는 대상자의 교육 수준과 독립적 수행 능력 여부에 특히 주의를 기울여야 한다. 교육은 어디까지 받았는지? 중간에 그만두었다면 왜 그랬는지? 어떤 과정을 거쳤는지? 성적은 어떠했는지? 검사를 받은 적이 있는지? 혼자 살고 있는지? 이동이나 쇼핑할 때 남의 도움을 받아야 하는지? 성 건강력도 중요하지만 종종 간과되므로 확인하도록 한다. 대상자가 성적으로 활동적인지를 알아내서 임신과 성매개 감염에 관해 필요한 정보를 제공하여야 한다.

만약 대상자의 장애 수준이 확실치 않으면, 자연스럽게 정신상태 검사로 넘어가서 간단한 계산, 어휘력, 기억, 추상적 사고 등을 평가하도록 한다.

중증의 인지장애가 있는 대상자라면 대상자의 가족이나 돌봄 제공자로부터 건강력을 들어야 할 것이다. 대상자와 동행한 사람을 확인하여야 하나 항상 먼저 대상자에게 관심을 가져야 한다. 대상자와 신뢰관계를 형성하고 시선을 마주치며 간단한 대화를 나눈다. 대상자가 보조 혹은 강화 의사소통을 사용하고 있는지를 묻는다. 아이들에게 하듯이 "낮춤말"을 쓰지 말고 거들먹거리는 태도 등을 삼가야 한다. 대상자 본인, 가족 구성원들, 돌봄 제공자 또는 친구가 간호사의 존중하는 행동과 태도를 알아차린다.

임상 팁

강화와 대안적 의사소통(AAC)에는 표정이나 몸짓, 기호 또는 그림 사용, 글쓰기와 같은 모든 형태의 의사소통(구두 대신)이 포함된다. 심한 언어 또는 언어 문제가 있는 사람들은 그림 및 기호 통신 보드 또는 전자 장치와 같은 특수 강화 장치를 사용할 수 있다.

14) 개인적인 문제를 묻는 대상자

대상자가 간호사의 전문분야 외의 개인적인 문제에 대한 조언을 구할 수도 있다. 예를 들면, 스트레스를 많이 주는 현재 일을 그만두어야 하는지, 사는 곳을 옮겨야 하는지를 묻는다. 이에 대답하기 전에 대상자가 고려하고 있는 다른 선택과 그에 따른 장단점, 조언을 해주었던 다른 사람들 그리고 다른 선택을 하는 데 이용할 수 있는 지지체계들에 대해 물어보도록 한다. 대상자가 문제에 대해 이야기하는 것 자체가 간호사가 줄 수 있는 답보다 더 가치 있고 치료적일 수 있다.

15) 간호사–대상자 간의 성적 문제

간호사도 간혹 대상자에게 신체적으로 매력을 느끼게 된다. 마찬가지로 대상자가 간호사에게 성적인 제안을 하거나 부적절한 행동을 할 수도 있다. 간호사–대상자 관계에서의 감정적이고 신체적 친밀감이 이러한 성적인 감정을 일으킬 수 있다.

만약 간호사가 그런 느낌을 가지게 된다면 정상적인 인간의 반응으로 받아들이고 자신의 행동에 영향을 미치지 않도록 의식적으로 노력한다. 느낌 자체를 부정한다면 간호사의 행동이 더 부적절해질 수도 있다. 대상자와 갖는 어떠한 성적 접촉이나 로맨틱한 관계도 비윤리적이다. 직업적인 범위 내에서 대상자와의 관계를 유지하고, 필요하다면 도움을 구하도록 한다.

가끔 간호사는 노골적으로 유혹하거나 성적으로 대담한 행위를 하는 대상자를 만나게 된다. 단지 그러다 말겠지 하는 생각으로 이런 행동을 무시할 수도 있지만, 대상자를 대하는 태도가 항상 전문적임을 확인하는 것은 간호사의 책임이다. 침착하고 단호하게 대상자와의 관계가 직업적인 것이지 개인적인 것이 아님을 분명히 한다. 만약 성적 유혹을 하는 상황들이 지속된다면 진료실을 나가서 보호자를 찾아 면담을 진행한다.

4. 면담 윤리

대상자 정보와 관련된 윤리가 적용되지 않은 면담은 완벽하다고 할 수 없다. 간호사와 대상자 간 의사소통의 잠재된 힘은 인간 고유의 도덕성 이상의 윤리적 지침을 요구한다. 윤리는 옳고 그름을 정의하기 위한 성찰과 토의를 통해 형성되는 원칙의 집합이다. 의료윤리는 전문직 행동의 지침이 된다. 비밀유지의 원칙은 간호사–대상자 관계에서 다른 무엇보다도 중요하다. 간호사는 대상자의 정보를 보호할 의무가 있다. 단순하게 대상자의 건강력으로부터 이름을 지우는 것이 적절한 보호가 될 수 없다. 예를 들면, 간호학생이 ABC 병원에서 만곡족이 있는 아이가 오늘 태어났다고 친구에게 말할 수 있는데, 만일 ABC 병원에서 이날 오직 한 명의 아이만 태어났다면 이 아이의 신원이 공개될 수 있는 것이다.

정보는 적절한 건강관리팀 구성원들 간에서만 공유될 수 있다. 면담 시작 시 대상자에게 면담으로 얻게 될 정보가 누구와 공유될 것인지에 대해 알려주어야 한다. 정보가 무엇인지 알기 전에는 누구에게도 정보를 공개하지 말라는 대상자의 요청에 동의하지 않도록 한다. 이러한 요청서는 서면으로 작성되어야 하며, 만일 정보가 대상자나 또 다른 사람에게 해로운 것이라면 그때는 간호사가 그것을 적절한 사람과 공유할 의무가 있음을 대상자에게 말한다. 비밀유지는 간호사-대상자 관계를 발전시키는 주요한 속성이다.

참고문헌

인용

American Nurses Association. (2020). Nursing code of ethics. Nursebooks.org. Retrieved April 27, 2020, from https://www.nursingworld.org/coe-view-only

American Speech-Language-Hearing Association (ASHA). (2020). Augmentative and alternative communication (AAC). Retrieved May 21, 2020, from http://www.asha.org/public/speech/disorders/AAC/

Antai-Otong, D. (2007). Nurse-client communication: A life span approach. Jones and Bartlett.

Bershad, D. (2019). Motivational interviewing: A communication best practice. American Nurse Today, 14(9), 96–98.

Carr, D. D. (2017). Motivational interviewing supports patientcentered-care and communication. J of NY State Nurses Association, 45(1), 39–43.

Cerrato, P. (2013). Do your EHR manners turn patients off? medscape business of medicine. Retrieved April 10, 2020, from http://www.medscape.com/viewarticle/809237

Clarke, S. K., Jaffe, J., & Mutch, R. (2019). Overcoming communication barriers in refugee health care. Pediatric Clinics North America, 66(3), 669–686.

Drobny, S. D. (2017). Making patients partners in real-time electronic charting. American Journal of Nursing, 117(4), 11.

Funk, A., Garcia, C., & Mullen, T. (2018). Understanding the hospital experience of older adults with hearing impairment. American Journal of Nursing, 118(6), 28–34.

Gambino, C. P., Acosta, Y. D., & Grieco, E. M. (2014). English-speaking ability of the foreign = born population in the United States: 2012. U.S. Census Bureau. Retrieved April 18, 2020, from https://www2.census.gov/library/publications/2014/acs/acs-26.pdf

Gawande, A. (2014). Being mortal: medicine and what matters in the end. Metropolitan Books/Henry Holt & Co.

GLMA. (2020). Cultural competence webinar series: Gay and quality healthcare for lesbian, gay, bisexual & transgender people: A four-part webinar series. Part 2: Creating a welcoming and safe environment for LGBT people and families. Retrieved April 24, 2020, from http://www.glma.org/index.cfm?fuseaction=page.viewPage&pageID=1031&nodeID=1

Hadziabdic, E., Heikkilä, K., Albin, B., & Hjelm, K. (2009). Migrants'perceptions of using interpreters in health care. International Nursing Review, 56(4), 461–468.

Hastings, C. (1989). The lived experiences of the illness: making contact with the patient. In: P. Benne & J. Wrubel (Eds.). The primacy of caring: stress and coping in health and illness. Addison-Wesley.

Health Information Privacy – HIPPA for Professionals. (2020). U.S. Department of Health and Human Services. Retrieved April 27, 2020, from https://www.hhs.gov/hipaa/forprofessionals/index.html

Hemsley, B., Balandin, S., & Worrall, L. (2012). Nursing the patient with complex communication needs: time as a barrier and a facilitator to successful communication in hospital. Journal of Advanced Nursing, 68(1), 116–126.

Kersey-Matusiak, G. (2019). Delivering culturally competent nursing care: working with diverse and vulnerable populations (2nd ed.). Springer Publishing Co.

Keuroghlian, A. S., Ard, K. L., & Makadon, H. J. (2017).Advancing health equity for lesbian, gay, bisexual and transgender (LGBT) people through sexual health education and LGBT-affirming health care environments. Sexual Health, 4(1), 119–122.

Kleinman, A., Eisenberg, L., & Good, B. (1978). Culture, illness, and care: clinical lessons from anthropological and cross-cultural research. Annals of Internal Medicine, 88(2), 251–258.

Lein, C., & Wills, C. E. (2007). Using patient-centered interviewing skills to manage complex patient encounters in primary care. Journal of the American Academy of Nurse Practitioners, 19(5), 215–220.

Ludwick, R., Baughman, K. R., Jarjoura, D., & Kropp, D. J. (2018). Advance Care Planning: An exploration of the beliefs, self-efficacy, education and practices of RNs and LPNs. American Journal of Nursing, 118(12), 26–32.

Mikkelson, H. (2019). The art of working with interpreters: A manual for healthcare professionals. Retrieved April 28, 2020, from https://acebo.myshopify.com/pages/the-art-of-workingwith-interpreters-a-manual-for-health-care-professionals

Platt, F. W., & Gordon, G. H. (2004). Field guide to the difficult patient interview. Wolters Kluwer.

Riley, J. B. (2020). Communication in nursing (9th ed.). Mosby Elsevier.

Sheldon, L. K., & Foust, J. (2014). Communication for nurses: Talking with patients (3rd ed.). Jones and Bartlett.

Stokowski, L. (2013). Electronic nursing documentation: Charting new territory. Medscape nurses. Retrieved April 10, 2020, from http://www.medscape.com/viewarticle/810573_1

The National Council on Interpreting in Health Care. (2003). Guide to interpreter positioning in health care settings. Retrieved April 26, 2020, from http://www.ncihc.org/assets/documents/workingpapers/NCIHC%20Working%20Paper%20-%20Guide%20to%20Interpreter%20Positioning%20in%20Health%20Care%20Settings.pdf

Thomson, K., & Katz-Wise, S. (2020). Gender identity & pronoun use: A guide for pediatric health care professionals, 2017. Boston Children's Hospital. Retrieved April 24, 2020, from https://notes.childrenshospital.org/clinicians-guide-gender-identity-pronoun-use/United States Census Bureau. (2020). American fact finder. Language spoken at home 2017. Retrieved April 18, 2020, from https://data.census.gov/cedsci/all?q=Language%20Spoken%20at%20Home&hidePreview=false&t=Language%20Spoken%20at%20Home&tid=ACSST1Y2018.S1601

Welch, J. (2014). Building a foundation for brief motivational interviewing: communication to promote health literacy and behavior change. Journal of the American Academy of Nurse Practitioners, 45(12), 566–572.

추가문헌

Carlson, C., Howe, T., Pedersen, C., & Yoder, L. H. (2020). Caring for visually impaired patients in the hospital: A multidisciplinary quality improvement project. American Journal of Nursing, 120(5), 48–55.

Ferguson, L. F., Ward, H., Card, S., Sheppard, S., & McMurtry, J. (2013). Putting the "patient" back into patient-centered care: An education perspective. Nurse Education in Practice, 13(4), 283–287.

National Center for Education Statistics. U.S. Dept. of Education. (2020). Adult Literacy in the United States. Retrieved May 21, 2020, from https://nces.ed.gov/datapoints/2019179.asp

Noordman, J., van der Weijden, T., & van Dulmen, S. (2014). Effects of video-feedback on the communication, clinical competence and motivational interviewing skills of practice nurses: a pre-test posttest control group study. Journal of Advanced Nursing, 70(10), 2272–2283.

Noyes, R., & Clancy, J. (2016). The Dying Role: Its Relevance to Improved Patient Care. Psychiatry, 79(1), 199–205.

O'Hagan, S., Manias, E., Elder, C., Pill, J., Woodward-Kron, R., McNamara, T., Webb, G., & McColl, G. (2014). What counts as effective communication in nursing? Evidence from nurse educators' and clinicians' feedback on nurse interactions with simulated patients. Journal of Advanced Nursing, 70(6), 1344–1355.

Refugee Health Technical Assistance Center. (2020). Best Practices for Communicating Through an Interpreter. Retrieved May 21, 2020, from https://refugeehealthta.org/access-tocare/language-access/best-practices-communicatingthrough-an-interpreter/

Wittenberg-Lyles, E., Goldsmith, J., & Ragan, S. I. (2010). The COMFORT Initiative: Palliative nursing and the centrality of communication. Journal of Hospice Palliative Nursing, 12(5), 282–292.

4 건강력
The Health History

주요 용어

- 건강력
- 응급 건강력
- 계속관리 건강력
- 건강력 출처
- 초점식 혹은 문제 중심 사정
- 포괄적 건강사정

학습목표

1. 건강력의 4가지 형태와 활용에 대해 설명한다.
2. 포괄적 건강력의 구성요소를 기술한다.
3. 민감한 주제에 관한 사항을 염두에 두고 건강력 청취를 상황에 맞게 조정한다.

이 장에서는 대상자의 건강력을 어떻게 수집하는지를 설명하고 있다. 모든 건강력 정보는 주관적 자료이다. 건강력은 대상자가 자신의 "이야기"를 할 수 있는 기회이다(Figure 4-1).

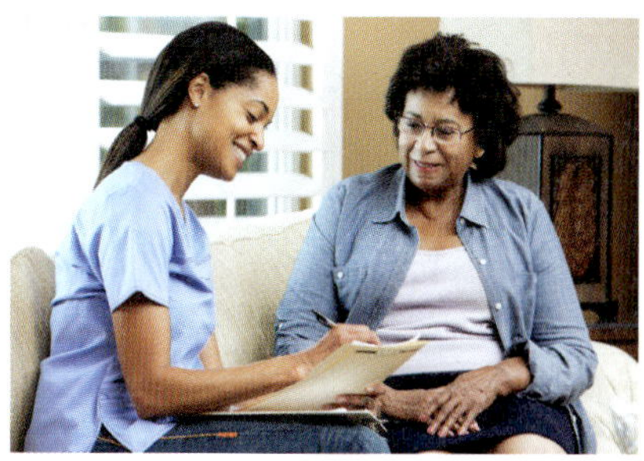

Figure 4-1 건강력은 대상자가 자신의 건강에 대한 이야기를 말할 수 있는 기회다.

1. 건강력 유형

얼마나 많은 건강력을 수집할 것인지는 대상자가 방문한 목적에 따라 다르다. 진료소, 병원이나 장기요양시설 등에 새로 입원한 대상자에게는 **포괄적 건강사정**이 필요하다. 이때 건강력은 대상자의 전반적인 건강상태와 건강증진 및 위험 감소 요구에 대해서도 정보를 제공한다. 포괄적 건강력에는 대상자의 현재 건강문제, 과거력, 가족력, 신체계통에 대한 검토와 건강패턴이 포함된다. 포괄적 건강력은 대상자의 관심, 건강상태, 위험요인들과 건강증진을 사정하기 위한 기초가 된다.

초점식 또는 문제 중심 사정은 특히 간호사가 대상자를 이미 알고 있을 경우에 적절하다. 예로, 수술 후 호흡곤란이 발생하여 병원을 재방문한 환자(대상자) 또는 인후통으로 학교보건소를 방문한 학생에게 적용할 수 있다. 환자의 증상, 나이, 건강력에 따라 필요한 신체검진의 수준이 결정된다. 이런 경우는 포괄적 건강사정보다 범주가 더 작을 수 있다(TABLE 4-1).

TABLE 4-1 건강력: 포괄적 또는 초점식

포괄적 사정	초점식 사정
· 의료기관에 처음 방문한 신규 대상자에게 적합하다. · 대상자에 대한 기본적이고 개인적인 정보를 제공한다. · 간호사–대상자 관계를 강화한다. · 추후 사정에 대한 기준이 된다. · 교육과 상담을 통한 건강증진의 기회가 된다.	· 기존 대상자, 특히 정기 방문이거나 긴급 방문인 경우에 적합하다. · 초점이 되는 문제나 증상을 다룬다. · 특정 신체계통에 제한된 증상을 사정한다.

계속관리 건강력(follow–up history)은 초점식 사정의 한 형태이다(Figure 4-2). 대상자는 치료 후 문제가 있을 경우에 재방문하거나 전 근무조 간호사가 확인한 문제에 대해 다음 근무조 간호사가 계속관리를 하게 될 것이다. 이때 간호사는 간호계획의 결과를 평가하기 위해 자료를 수집하게 된다.

응급상황 시에는 네 번째 자료수집 형태인 응급 건강력을 수집하게 된다. 대상자의 증상에 근거하여 체계적으로 우선순위가 결정된 응급 문제에 초점을 맞춰 자료수집이 진행된다. 생명을 위협하는 상황에서는 아주 빨리 사정해야 하는데, 예를 들어 심장마비로 의심되는 경우에는 순환, 기도 확보, 호흡에 대한 사정을 실시해야 한다.

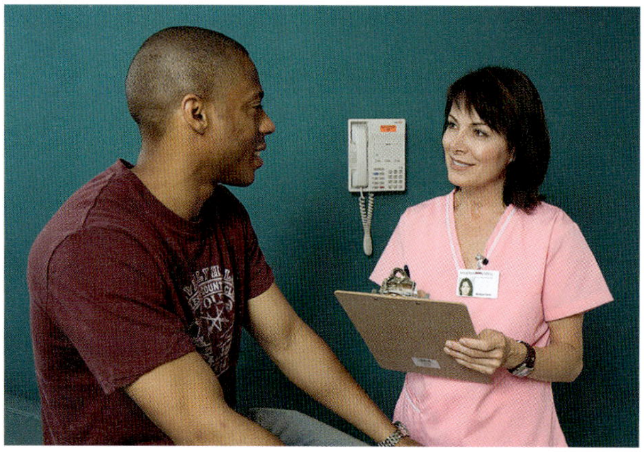

Figure 4-2 계속관리 건강력 자료를 수집하고 있다.

포괄적 건강력의 모든 구성요소들이 숙달되면 대상자의 문제와 가장 관련이 있는 요소들을 선택할 수 있는 역량이 생긴다.

2. 성인의 포괄적 건강력

1) 개요

성인의 포괄적 건강력의 7가지 구성요소는 다음과 같다.

- 개인 식별자료 및 건강력 출처
- 주요호소증상
- 현병력
- 과거력
- 가족력
- 계통별 문진
- 건강패턴

[3장 면담과 의사소통]에서 기술한 바와 같이 건강력은 위의 순서대로 진행되지

않을 수 있다. 면담은 좀 더 유동적이다. 대상자가 표현하는 질병을 도출해 내기 위해 대상자의 단서를 추적하고 감정을 이입하며, 신뢰관계를 강화한다. 기록을 위해 대상자의 언어와 건강력을 모든 건강관리팀원에게 익숙한 건강력의 7가지 구성요소로 바꿔야 한다. 이러한 재구성은 대상자 문제에 대한 임상적 추론과 문제 규명을 위한 틀을 제공한다.

다음 TABLE 4-2에 기술된 성인 건강력의 구성요소들의 특징을 검토하고 좀 더 자세한 설명을 학습하도록 한다.

TABLE 4-2 개요: 성인 건강력의 구성요소	
개인 식별자료	• **개인정보**: 나이, 생년월일, 성별, 직업, 결혼 여부, 교육 수준, 말하고 읽는 기본 언어 • **건강력 출처**: 일반적으로 대상자 본인이지만 가족이나 친구, 진료의뢰서나 기타 의무기록이 될 수도 있다. • **의뢰기관 확인**: 서면기록이 필요할 수 있기 때문에 해당되는 경우 의뢰기관을 확인한다.
신뢰정도	• 대상자의 기억, 신뢰성, 기분에 따라 다양할 수 있다. 건강력을 제공할 때, 대상자나 출처를 신뢰할 수 있는지를 기록한다. 만약 신뢰할 수 없다고 판단되면 그 이유를 제시한다.
주요호소증상	• 치료 및 간호가 필요한 한 가지 이상의 증상 또는 문제
현병력	• **주요호소증상**을 자세히 설명한다. 주증상에 해당하는 증상들이 어떻게 발생하게 되었는지에 대해 기술한다. • 질병에 관한 대상자의 생각과 느낌을 포함한다. • **계통별 문진**의 관련 부분을 포함한다((3) 현병력의 관련 긍정적 요소/부정적 요소 항목 참조). • **약물, 알레르기, 흡연 및 음주 습관** 등이 포함되기도 하며, 이것들은 종종 현재의 질병상태와 연관된다.
과거력	• 아동기 질병을 열거한다. • 적어도 세 범주(내과적, 외과적, 정신과적)를 포함하여 성인기 질병과 날짜를 열거한다. • 예방접종, 선별검사, 생활양식, 가정에서의 안전 같은 건강유지 활동을 포함한다. • 위험요소를 포함한다.
가족력	• 형제, 자매, 부모, 조부모, 자녀의 나이과 건강상태 또는 사망나이와 사망원인을 기술하거나 그림으로 제시한다. • 가족 중에 고혈압, 관상동맥질환 등과 같은 특정 질병의 유무를 기록한다.
계통별 문진	• 주요 신체계통 각각과 연관된 흔한 일반적인 증상 유무를 기록한다.
건강패턴	• 개인력/사회력을 기술한다.

(1) 초기 정보

날짜와 시간

날짜는 언제나 중요하다. 건강력을 수집한 시간을 반드시 기록하도록 한다.

개인 식별자료

여기에는 나이, 성별, 생년월일, 결혼 여부, 직업 및 기타 의료기관에 필요한 자료가 포함된다. 대상자의 교육수준과 기본 언어를 알면 간호사가 대상자의 건강지식을 사정하는 데 도움이 된다. **건강력의 출처**는 대상자(일차 출처) 또는 가족 구성원, 친구, 건강관리 제공자 또는 의무기록(이차 출처)이 될 수 있다. 출처를 밝히면, 간호사와 의무기록을 보는 사람들이 제공된 정보 유형과 있을 수 있는 편견들을 평가하는 데 도움이 된다.

임상 팁

건강 문해력은 적합한 건강 결정을 내리는 데 필요한 기본 건강 정보를 얻고 처리하며 이해하는 능력의 정도를 의미한다. Agency for Healthcare Research and Quality (Health Literacy Measurement Tools)에 개인의 건강 문해력을 평가할 수 있는 도구들이 있다.

신뢰정도

정보를 제공하는 사람의 신뢰정도를 기록한다. 예를 들어, "대상자가 증상을 모호하게 표현하였고 상세한 내용이 불명확하다." 또는 "대상자를 신뢰할 수 있다." 등으로 기록한다. 이러한 판단은 대상자에 의해 제공된 정보의 질을 나타내며 면담의 끝부분에서 평가한다.

(2) 주요호소증상

대상자의 표현을 그대로 인용하려고 노력해야 한다. "나는 배가 아프고 끔찍하다."와 같은 표현을 예로 들 수 있다. 때로 대상자는 특별한 증상이 없는 경우가 있으며, 이런 경우에는 대상자의 방문 목적을 대신 기술한다. "정기검진을 받으러 왔어요." 또는 "심장 정밀검사를 받기 위해 입원했어요."가 그 예이다. 병원에서는 주요호소증상이 입원 시 진단과 같을 수 있지만, 늘 그렇다고 추정해선 안 된다. 대상자는 다른 관심사나 문제를 가질 수 있다.

(3) 현병력

현병력은 의료진을 찾아온 문제에 대하여 완전하고 명확하게 시간순서로 기술된다. 현병력에는 문제의 발병 시기, 발생 상황, 증상 그리고 치료 내용이 포함되어야 한다(BOX 4-1). 현병력은 일상생활에 대한 질병의 영향과 증상에 대한 대상자의 반응을 알 수 있게 해야 한다.

BOX 4-1 현병력의 핵심 요소

- 주요호소증상의 7가지 속성
- 증상에 대한 대상자나 가족의 자가치료
- 증상의 과거 발생
- 계통별 문진에서 나타난 관련 긍정적 요소/부정적 요소
- 증상과 관련된 위험요소 또는 기타 관련 정보

증상의 7가지 속성

[2장 비판적 사고와 임상적 판단]에 기술된 증상의 속성을 수집하는 데 도움이 되는 약자를 기억하도록 한다.

- OLD CART: 발병시기(Onset), 부위(Location), 기간(Duration), 특성(Characteristic Symptoms), 동반증상과 징후(Associated Manifestations), 완화요인/악화요인(Relieving/Exacerbating Factors), 치료(Treatment)

각 속성에 대한 질문의 전체 목록은 [2장 비판적 사고와 임상적 판단]을 참조한다.

발병시기(O)
- 언제 시작되었는가?
- 환경적 요소, 개인 활동, 감정 반응 또는 질병에 기여하는 다른 상황들을 포함한 발생 상황

부위(L)
- 증상이 나타난 부위는?
- 다른 부위로 방사되는가?

기간(D)
- 얼마나 오랫동안 지속되는가?

특성(C)
- 증상이 어떠한가?
- 얼마나 심한가?(통증이라면 1에서 10까지의 점수로 평가하도록 함)

동반증상과 징후(A)
- 동반되는 다른 증상이 있는가?

완화요인/악화요인(R)
- 증상을 완화시키거나 악화시키는 것이 있는가?

치료(T)
- 이 증상 때문에 어떤 치료를 했는가?
- 효과가 있었는가?

자가치료

증상을 완화할 목적으로 비처방 약물이나 처방 약물, 얼음팩이나 대체요법 같은 다른 치료를 사용했는지 물어본다. 대상자가 이미 치료를 받았지만 실패했다면, 좀 더 나은 치료나 다른 진단을 고려해 볼 필요가 있다. 예를 들어, 제산제로 완화되지 않는 속쓰림이 있다면 위장관 문제가 아닌 심장과 관련된 문제일 수 있다.

증상의 과거 경험

대상자는 과거에 이와 비슷하거나 똑같은 문제를 경험했을 수도 있다. 이것을 물어보고 이전에 사용한 치료와 결과를 물어본다.

관련 긍정적 요소/부정적 요소

주요호소증상과 관련된 계통별 문진에서 나타난 관련 긍정적 요소와 부정적 요소들을 찾아야 한다(예: 호흡곤란이 있는 대상자에게서 천식의 병력). 이런 자료는 진단들을 감별하고, 간호중재들을 개인의 요구에 맞추는 데 도움이 된다.

위험요소 또는 기타 관련 정보

증상과 관련된 위험요소 또는 기타 관련 정보들은 종종 상관성을 보이는데, 예를 들어 흉통을 호소하는 대상자에서 관상동맥질환의 위험요소가 있거나 주요호소증상과 유사한 부작용이 있는 약물을 현재 복용하고 있을 수 있다.

(4) 과거력

과거력의 다섯 가지 핵심 요소는 BOX 4-2에 기술되어 있다.

BOX 4-2 과거력의 핵심요소

- 알레르기
- 약물
- 아동기 질병
- 성인 질병
- 건강유지

알레르기

약물, 음식, 곤충, 꽃가루와 같은 환경 요인에 의한 알레르기 유무를 확인해야 한다. 각각의 알레르기 유발 항원에 대한 특별한 반응, 예를 들어 발진, 구역, 과민증 등을 반드시 기록해야 한다.

개념 마스터하기

알레르기 반응 및 부작용

대상자로부터 투약에 관한 정보를 얻을 때, 대상자가 말하는 약물들에 대한 모든 부작용과 알레르기 반응에 대해 물어보고 기록하는 것이 매우 중요하다. 부작용은 알레르기 반응과 다르다. 부작용을 경험한 대상자라도 만약 약물의 필요성이 부작용의 위험보다 더 크다면 약물을 계속 투여할 수 있다. 일반적으로 대상자가 약물에 알레르기 반응을 보인다면 그 약물을 다시 투여하지 않는다.

약물

투약력에는 약물명, 용량/투여경로, 사용 횟수가 포함된다. 또한 가정 치료 약물, 비처방 약물, 비타민, 미네랄이나 한약, 경구피임약, 가족이나 친구로부터 빌린 약물 등을 열거한다. 대상자가 잘 모른다면 복용하고 있는 약물을 정확히 알아보기 위해 모든 약물을 가져오도록 요청한다. 복용하고 있는 약물의 점검은 처방된 약물의 오류를 예방할 수 있어 중요하다(예를 들면, 이름은 다르지만 동일약물인 경우, 약물의 상호작용 또는 약물과 약초 간의 상호작용을 판단하여 약물치료와 관련된 임상적 징후 또는 증상의 변화를 파악한다). 약물 점검은 보통 병원이나 다른 의료시설에 입원할 때 이루어진다.

아동기 질병

홍역, 풍진, 볼거리, 백일해, 수두, 류마티스열, 성홍열, 소아마비 같은 아동기 질병이 과거력에 포함된다. 또한 천식 같은 만성 아동기 질병도 포함된다.

성인 질병

성인 질병에는 다음의 영역이 포함된다.

- 내과계 만성 또는 유전적 질환으로서 당뇨병, 고혈압, 간염, 천식, 암, 겸상적혈구질환, 또는 사람면역결핍바이러스 같은 질병; 입원 날짜와 입원 이유를 포함
- 외과계 날짜, 수술 이유, 수술이나 치료의 종류
- 사고 주요 사고의 종류, 날짜, 치료와 후유장애
- 정신과 질병과 질병기간, 입원, 치료

건강유지

- **예방접종:** 파상풍, 백일해, 디프테리아, 소아마비, 홍역, 볼거리, 풍진, 인플루엔자, 수두, A형 간염, B형 간염, b형 헤모필루스 인플루엔자(Hib), 뇌척수막

염과 폐렴구균 사람유두종바이러스에 대한 예방접종을 받았는지를 물어본다. 1차 접종과 2차 접종 날짜를 물어본다. [미국질병통제예방센터(The centers for disease control and prevention)는 다양한 나이 집단을 위해 매년 백신 권장사항을 업데이트해준다. 가장 최신의 백신 권장사항을 알기 위해선 웹사이트 http://www.cdc.gov/vaccines/schedules/index.html로 접속한다.]

- **선별검사:** 투베르쿨린 검사, 콜레스테롤 검사, 대변잠혈검사, 파파니콜로 도말검사(Pap smear), 유방촬영술 등의 검사 날짜와 결과를 알아본다. 선별검사는 계통별 문진을 진행하는 동안 물어보고 기록하기도 한다.
- **안전수칙:** 자동차 안전벨트, 연기/일산화탄소 감지기, 스포츠 헬멧이나 패딩 등
- **위험요소**
  - 담배
    - ▸ 담배를 피우거나 혹은 과거에 피운 적이 있는가?
    - ▸ 전자담배를 피우는가?
    - ▸ 몇 살 때부터 피우기 시작했는가?
    - ▸ 담배를 하루에 몇 갑이나 피우는가? 과거에는 얼마나 피웠는가?
    - ▸ 하루에 몇 번이나 담배 또는 전자담배를 피우는가?
  - 환경적 위험
    - ▸ 가정이나 직장 환경이 위험한가?
  - 약물 남용
    - ▸ 마리화나, 코카인, 헤로인 또는 다른 기분전환용 약물을 사용하고 있는가?
    - ▸ 또는 사용한 적이 있는가?
    - ▸ 고에너지(고카페인) 음료를 마시고 있는가? 종류는 무엇이고 양은 얼마인가?
  - 알코올
    - ▸ 앉은 자리에서 혹은 일주일 동안 술을 얼마나 마시는가?

임상 팁

50세 이상 대상자의 경우, 대상포진 백신인 Shingrix 또는 Zostavax를 접종했는지 물어본다. 미국질병통제예방센터(CDC)는 50세 이상에게 Shingrix 접종을 권고하고 있지만, 60세 이상 중 Shingrix에 알레르기가 있다면 Zostavax를 접종할 수 있다.

(5) 알코올과 약물

많은 간호사들은 알코올과 약물 사용에 대해, 그리고 그것들이 처방받은 것인지 불법적인 것인지에 대해 대상자들에게 물어보는 것을 주저한다. 알코올이나 약물의 남용은 종종 증상이나 치료가 필요한 직접적인 원인이 된다. 2018년에 12세 이상 미국인 중 5,320만 명이 불법약물 사용자였다. 이 추정은 12세 이상 인구의 19.4%를 차지한다. 기분전환용 약물에는 대마초, 코카인(크랙 포함), 헤로인, 환각제, 흡입제와 필로폰이 있다. 대상자들은 처방된 흥분제, 신경안정제, 진정제 또는 진통제를 오용할 수 있다.

2018년에 12세 이상 6,710만 명 또는 12세 이상 인구의 24.5%가 지난 30일 이내에 폭음을 한 것으로 드러났다. 과음한 사람은 12세 이상 인구의 6.3% 또는 1,650만 명이다. 18~25세의 젊은 성인들 가운데, 폭음하는 경우의 비율은 34.9%, 1,190만 명이고, 젊은 성인들의 과음의 비율은 9%, 310만 명이다. 약물 남용 장애의 발병률이 높음에도 불구하고, 약물 남용자들은 여전히 진단이 잘 되고 있지 않다. 높은 발병률 때문에 간호사들은 현재와 과거의 알코올이나 약물 사용, 사용 패턴과 가족력을 정기적으로 질문해야 한다. 약물 남용이나 알코올 남용을 사정할 때 청소년과 성인을 모두 포함해야 한다.

알코올

알코올과 다른 약물들에 대한 질문은 담배에 대한 질문 후에 자연스럽게 한다. "어떤 술을 마십니까?" 또는 "당신의 음주습관에 대해 말씀해 주시겠습니까?"는 예/아니오의 응답을 피할 수 있는 좋은 개방형 질문이다. 대상자가 알코올을 어떻게 생각하는지를 사정한다. 어떤 대상자들은 와인이나 맥주라는 용어를 사용하지 않는다. "이전에 술로 인한 문제를 경험한 적이 있습니까?", "가장 마지막으로 마신 적이 언제입니까?"라는 2개의 추가 질문으로 24시간 이내에 술을 마셨는지에 따라 음주 문제를 의심할 수 있다. 인증된 간단한 선별도구를 이용하여 많은 시간을 들이지 않고도 음주 문제를 발견할 수 있다. 위험 음주자 선별검사 도구(AUDIT-C)는 알코올 사용장애 또는 의존성을 가진 개인을 식별하기 위한 간단하고 신뢰할 수 있는 테스트이다(Figure 4-3).

AUDIT-C 위험음주자 선별검사

당신에게 해당하는 답에 동그라미를 하세요.

1. 얼마나 자주 술을 마십니까?				
안 마심 (0)	월 1회 이하 (1)	월 2~4회 (2)	주 2~3회 (3)	주 4회 이상 (4)
2. 술을 마시면 한 번에 몇 잔 정도 마십니까?				
1~2잔 (0)	3~4잔 (1)	5~6잔 (2)	7~9잔 (3)	10잔 이상 (4)
3. 한 번에 6잔 또는 그 이상 마시는 경우는 얼마나 자주 있습니까?				
없다 (0)	월 1회 미만 (1)	월 1회 (2)	주 2~3회 (3)	주 4회 또는 이상 (4)

AUDIT_C는 0~12점으로 점수를 측정함(0점은 술을 안마심). 남자는 4점 이상을, 여자는 3점 이상을 양성으로 간주함. 일반적으로 AUDIT-C점수가 높을수록 음주가 건강과 안전에 영향을 미칠 가능성이 높음.

Figure 4-3 AUDIT-C (위험음주자 선별검사). 위험음주자 선별검사는 미국 보훈처에서 개발되었다. 이 도구는 세계보건기구에서 개발된 도구를 응용한 것이다.

불법 약물

알코올에 대해서처럼 약물에 대해 좀 더 집중된 질문으로 약물 남용을 감별할 수 있는 대답을 얻을 수 있다. 적절한 첫 시작 질문은 "이전에 치료 목적 외 다른 이유로 약물을 사용한 적이 있습니까?"이다. 사용 패턴(마지막 사용, 사용빈도, 사용하는 약물 종류, 양)이나 소비 방식을 알아보기 위해 질문을 한다. "이전에 주사를 맞은 적이 있습니까?", "약물을 흡입하거나 피운 적이 있습니까?", "치료가 아닌 이유로 약을 복용한 적이 있습니까?" 남용하는 약물의 유행이 변화하므로 가장 최신의 위험과 위험요소에 대해 파악하고 있는 것이 중요하다.

약물 남용이 확인되면 다음과 같은 질문을 계속한다. "스스로 마약 사용을 통제할 수 있습니까?", "나쁜 반응이 있었습니까?", "어떤 일이 있었습니까?", "약물과 관련된 사고, 부상 또는 범죄가 있었습니까?", "일 또는 가족 문제였습니까?". 그리고 "약물 사용을 그만 두려고 한 적이 있었습니까?"에 대해 물어보는 것이 좋다.

(6) 가족력

가족력은 건강력의 중요한 일부이다. 정확한 가족력은 대상자에게 발생 위험도가 높은 질병을 규명할 수 있게 해준다. 조기의 정기검진과 식습관 및 생활습관의 긍정적 변화에 대한 교육은 대상자에 대한 치료계획에 포함될 수 있다. 대상자가 가족의 질병과 사망원인에 대한 기록을 가지고 있도록 한다. 전자기록과 인쇄된 가족력 도구를 이용하면 대상자의 가족력을 작성하는 데 도움이 될 수 있다.

임상 팁

미국에서는 아래의 웹 사이트를 이용하여 가족건강기록을 의사와 공유하고 상담할 수 있다. (https://phgkb.cdc.gov/FHH/html/index.html) (http://www.health.utah.gov/genomics/familyhistory/ toolkit.html).

간호사는 부모, 조부모, 형제, 자매, 자녀, 손자녀를 포함한 친척들의 나이와 건강, 사망 나이와 사망원인에 대해 기록한다. 또한 가족들이 다음의 질환을 가지고 있는지 확인해야 한다. 고혈압, 관상동맥질환, 콜레스테롤 상승, 뇌졸중, 당뇨, 갑상선이나 신장질환, 관절염, 결핵, 천식이나 폐질환, 두통, 발작장애, 정신질환, 자살, 약물 남용, 알레르기 등을 묻고, 암 병력이나 부위, 유전질환에 대해서도 물어본다. 앞에서 언급되지 않은 다른 질병은 없는지에 대해서도 반드시 물어보아야 한다. 가족력은 의료기관에 따라 서면 혹은 전자 형태로 기록할 수 있다. 가계도는 가족력에 대한 도표이다. 가계도는 가족 내부의 질병 패턴을 의료진이 빠르게 확인할 수 있게 해주는 시각적 기록 문서를 제공한다. 건강력을 수집하면서 기록하는 동안 가계도를 사용하는 것은 대상자가 제공하는 정보를 기억하기 위한 빠르고 정확한 방법이다(Figure 4-4).

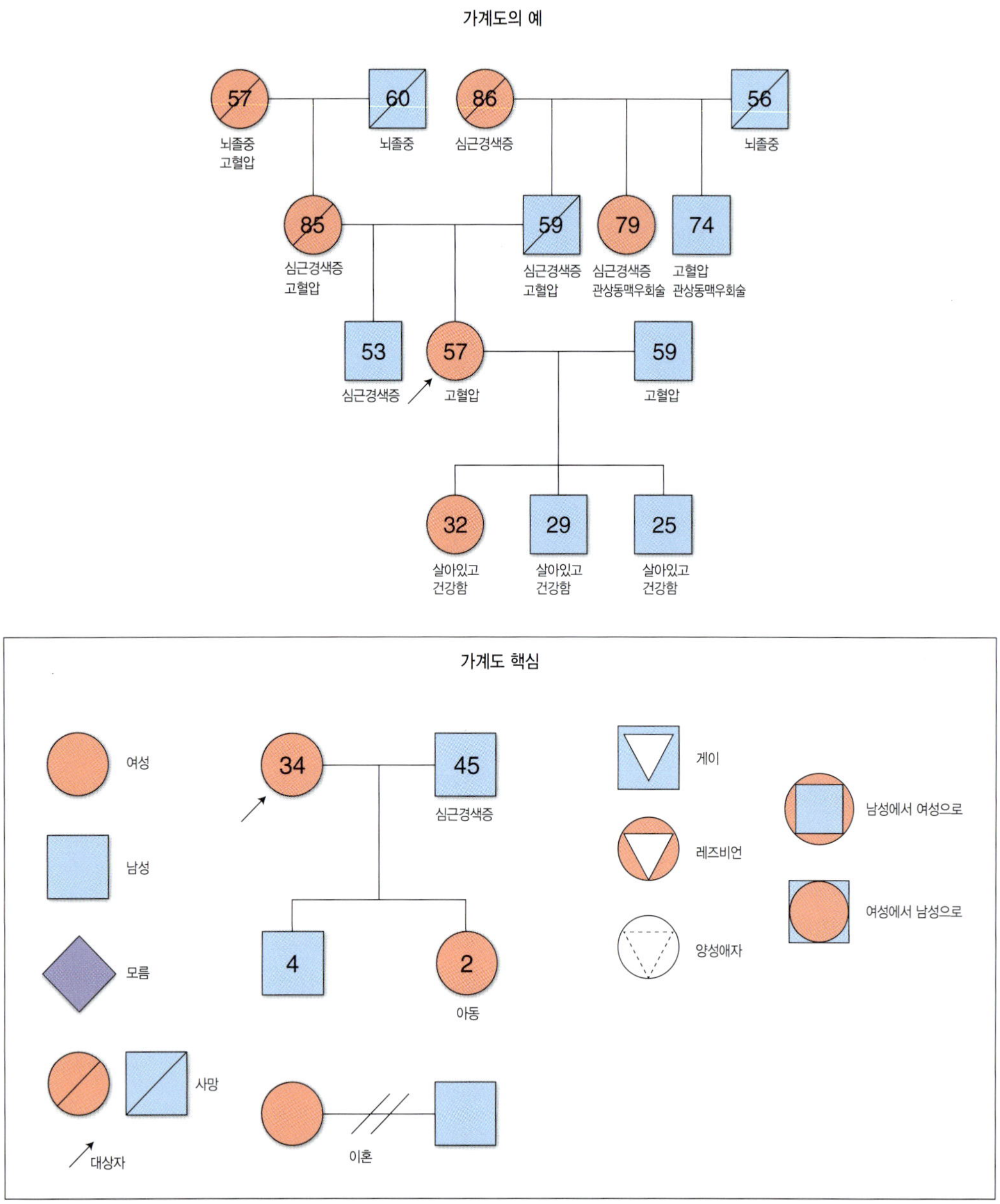

Figure 4-4 가계도는 가족의 건강력에 대한 도표이다.

(7) 계통별 문진

처음 배우는 간호학생들은 계통별 문진을 이해하고 수행하려고 할 때 어려움에 부딪히게 된다. "머리에서 발끝"으로 이어지는 질문을 한다고 생각해본다. "건강력의 다음 내용이 백 개의 질문을 받는 것처럼 많게 느껴질 수 있겠지만 중요한 질문들이므로 제가 자세히 여쭤보려고 합니다."라고 말하여 대상자를 준비시키는 것이 도움이 된다. 계통별 문진에 있어 대부분의 질문은 증상과 관련이 있지만, 가끔 일부 간호사는 폐렴이나 결핵 같은 질환을 포함시키기도 한다.

각 계통에 대해 언급하려고 할 때는 일반적인 질문으로 시작한다. 이것은 대상자의 관심을 집중하게 하고, 간호사가 문제가 될 수 있는 계통에 대해 좀 더 구체적인 질문을 하는 것으로 이끌어 갈 수 있다. 예를 들어, "귀와 듣는 것은 어떤가요?",

"폐와 숨쉬기는 어떤가요?", "심장에 어떤 문제가 있나요?", "소화는 잘 되나요?", "장은 어떤가요?"와 같은 질문들이다. 대상자의 나이, 호소 내용, 전반적인 건강상태와 간호사의 임상판단에 따라 추가적인 질문이 필요할 수 있다.

계통별 문진에서는 특히 현병력과 특별히 연관되지 않기 때문에 대상자가 간과했던 문제가 드러날 수도 있다. 이전에 있었던 중대한 질병이나 부모의 사망과 같은 건강상의 중대한 사건에 대해 구체적인 조사가 필요하다. 주요 건강사건은 기록에서 현병력이나 과거력으로 옮겨 적어야 한다는 것을 명심하고 면담은 유연하게 진행한다. 대상자를 면담함으로써 간호사는 다양한 정보를 얻게 되며, 면담과 검진이 완전히 끝난 다음에 공식적인 문서 형태로 정리하도록 한다.

아래에 계통별 문진에 대한 일반적인 내용을 열거하였다. 간호사에게 경험이 쌓이면 면담의 끝부분에 있는 "예/아니오"와 같은 질문은 수 분이 걸리지 않을 것이다. 각 증상을 말한 다음 대상자가 응답할 시간 여유를 갖도록 잠시 기다린다. 예를 들어 복시를 "흐린 시력"이라고 풀어서 말해주는 등 대상자에게 의학용어를 쓰지 않고 질문한다.

- **전반적:** 평소 체중, 최근 체중 변화, 이전보다 옷이 좀 더 꽉 끼거나 느슨해짐. 허약, 피로, 발열.
- **피부:** 발진, 종괴, 통증, 궤양, 가려움증, 건조함, 피부색 변화; 모발이나 손톱의 변화; 점(모반)의 크기나 색깔 변화
- **머리, 눈, 귀, 코, 목구멍**(HEENT)
  - **머리:** 두통, 머리 외상, 어지러움
  - **눈:** 시력, 안경 또는 콘택트렌즈 착용, 마지막 검사, 통증, 발적, 과도한 눈물, 복시나 흐린 시력, 반점, 섬광, 녹내장, 백내장
  - **귀:** 청력, 이명, 현기증, 귀 통증, 감염, 분비물, 만일 청력이 감소되었다면 보청기의 사용 여부
  - **코와 부비동:** 잦은 감기; 코 막힘, 콧물이나 가려움; 건초열; 코피; 부비동 문제
  - **목구멍**(또는 구강과 인두): 치아와 잇몸상태; 잇몸출혈; 의치가 잘 맞는지 여부; 마지막 치과검사; 혀의 통증; 구강건조, 잦은 인후통; 쉰목소리
- **목:** "선(gland)의 종창"; 갑상선종; 종괴, 통증, 목강직
- **유방:** 종괴, 통증이나 불편감; 유두 분비물; 자가검진 시행; 마지막 임상검진; 마지막 유방촬영술
- **호흡기계:** 기침, 가래(색깔, 양), 객혈, 호흡곤란, 쌕쌕거림, 흉막염, 결핵검사, 천식, 기관지염, 폐기종, 폐렴, 코비드-19, 결핵
- **심혈관계:** 심장 문제, 고혈압, 류마티스열, 심잡음; 흉통이나 불편감; 심계항진, 호흡곤란, 발작야간호흡곤란, 부종; 과거 심전도 검사 또는 기타 심장검사 결과
- **위장관계:**
  - 연하곤란, 속쓰림, 식욕, 구역, 배변
  - 대변의 색과 크기, 배변습관의 변화, 배변 시 통증, 직장출혈, 흑색변, 치질, 변비, 설사
  - 복통, 음식불내성, 과도한 트림 또는 방귀
  - 황달, 간이나 담낭 문제; 간염 마지막 대장내시경 검사

- **말초혈관계:** 보행 시 근육통(간헐파행); 다리경련; 하지정맥류; 과거의 정맥혈전; 종아리, 다리, 발의 종창, 추울 때 손가락 끝이나 발가락 색깔의 변화; 발적이나 압통을 동반한 종창
- **비뇨기계:** 빈뇨, 다뇨, 야뇨증, 요절, 배뇨 시 작열감이나 통증, 혈뇨, 요로감염, 신장통증이나 옆구리통증, 신결석, 요관통, 치골상통증, 요실금, 남성의 경우에 소변줄기가 가늘어지거나 힘이 약해짐; 배뇨지연, 방울 떨어짐(dribbling)
- **생식기계**
  - 남성:
    - ▶ 탈장, 음경 분비물이나 음경궤양, 고환통 또는 종괴, 성매개감염 병력과 치료
    - ▶ 성생활, 관심, 만족도, 기능, 가족계획 방법, 콘돔 사용, 기타 문제. 사람유두종바이러스(human papilloma virus, HPV) 감염 또는 백신 접종. 사람면역결핍바이러스(human immunodeficiency virus, HIV) 감염에 대한 염려
  - 여성:
    - ▶ 초경 나이; 월경의 규칙성, 빈도, 기간; 출혈량; 월경 사이나 성관계 후의 출혈; 마지막 월경일; 월경통
    - ▶ 폐경 나이, 폐경 증상, 폐경 후 출혈
    - ▶ 질 분비물, 가려움, 궤양, 종괴, 성매개병과 치료, 임신 횟수, 분만 횟수와 형태
    - ▶ 유산 횟수(자연 유산이나 유도 유산), 임신 합병증, 가족계획 방법
    - ▶ 성적 선호도, 관심, 기능, 만족도, 성교통증을 포함한 기타 문제. HIV 감염에 대한 염려. HPV 감염 또는 백신
    - ▶ (1971년 이전에 출생한 대상자라면) 임신 중 모체에게 사용된 디에틸스틸베스트롤(DES)에의 노출 여부

임상 팁

임산부에게 사용한 DES는 질 및 자궁경부암과 관련이 있다.

- **근골격계:** 근육통 또는 관절통, 강직, 관절염, 통풍, 요통. 만약 통증이 있다면 증상이 있는 관절이나 근육 부위, 종창, 발적, 통증, 압통, 강직, 쇠약 또는 움직임이나 활동의 제한을 기술해야 함; 증상이 나타나는 시기(예: 아침 또는 저녁), 기간, 기타 외상의 병력이 포함되어야 함. 목이나 허리의 통증, 발열/오한/발진/식욕부진/체중 감소나 허약 같은 전신증상을 동반한 관절통
- **정신계:** 신경과민; 긴장; 우울, 기억력 변화, 자살 시도를 포함한 기분
- **신경계:** 두통, 어지러움, 현기증; 실신, 발작, 허약, 마비, 저린감 또는 감각소실, "핀이나 바늘"로 찌르는 듯한 저림, 진전(떨림, tremor)이나 기타 불수의적 움직임; 감정, 집중력, 발음의 변화; 지남력, 기억, 병식, 판단의 변화
- **혈액계:** 빈혈, 쉽게 멍이 들거나 출혈, 과거 수혈력, 수혈 부작용
- **내분비계:** 갑상선 문제, 추위나 더위를 못 견딤, 과도한 발한, 과도한 갈증이나 배고픔, 다뇨, 장갑이나 신발의 크기 변화

(8) 건강패턴

건강패턴 영역은 건강과 질병에 영향을 미칠 수 있는 일상생활과 대상자로부터 개인력/사회력의 정보를 수집하는 지침을 제공한다(TABLE 4-3).

TABLE 4-3 건강패턴

건강패턴	질문의 예
자아인식-자아개념	
자아개념과 자아에 대한 인식을 기술한다. (예: 신체상, 기분상태, 자아존중감, 개인의 정체성, 사회적 정체성)	당신에 대해 이야기해 줄 수 있는 친구가 몇 명이나 있습니까? ________을 다룰 수 있는 능력에 대해 어떻게 생각합니까? 자신에 대해 바꿀 수 있다면 무엇을 바꾸고 싶습니까?
가치-신념	
선택이나 결정을 이끄는 목표, 가치, 신념(영적 부분 포함)의 패턴을 기술한다.	당신의 희망과 힘의 근거는 무엇입니까? 종교 또는 신이 당신에게 중요합니까? 어느 정도인지 기술하시오.
활동-운동	
운동, 활동, 여가와 휴양의 패턴을 기술한다.	당신의 운동이나 활동을 말해보십시오. 여가와 휴양 활동을 말해보십시오. 질병으로 인해 활동에 어떤 변화를 경험하고 있습니까?
수면-휴식	
수면, 휴식, 이완의 패턴을 기술한다.	보통 언제 자고 언제 일어납니까? 쉬었다고 느낍니까?
영양	
음식과 수분 소비의 패턴을 기술한다.	일반적인 하루 식단을 말해보십시오. 특별 식이를 하고 있습니까?
역할-관계	
역할 상호작용과 관계의 패턴을 기술한다. 역할, 가족 기능과 문제, 직장, 이웃 환경을 포함한다.	누구와 살고 있습니까? 가족과 친구와의 관계를 말해보십시오. 당신을 지지하는 사람은 누구입니까? 당신의 직업을 말해보십시오. 당신의 이웃은 어떻습니까? 안전하다고 느끼십니까?
대처-스트레스-내성	
스트레스 내성 측면에서 일반적인 대처 패턴과 효과를 기술한다.	생활에서 최근의 스트레스 요인은 무엇입니까? 스트레스를 감소하기 위해 무엇을 합니까?

3. 민감한 주제에 대한 접근

간호사는 감정적으로 부담을 느낄 수 있는 많은 주제에 대하여 대상자와 대화를 나눈다. 경험이 많은 임상가조차도 알코올이나 약물의 남용, 성행위, 죽음과 임종,

경제적 곤란, 인종적 · 민족적 편견, 가족 내 상호작용, 가정 폭력, 정신질환, 신체 기형, 장의 기능 등과 같은 특정 주제를 둘러싼 사회적 금기사항에 영향을 받는다. 이런 주제의 대부분은 가족, 문화, 사회적 가치체계와 관련하여 개인의 강한 반응을 유발한다. 정신질환, 임신 중 약물사용, 성행위 등은 대상자 면담에 영향을 줄 수 있는 편견을 상기시키는 주제들이다. 여기에서 이런 몇몇 민감한 부문을 다룰 때 간호사에게 어떠한 어려운 점이 있는지 알아보고자 한다.

BOX 4-3에서 기술하고 있는 몇 가지 기본원칙이 민감한 주제에 대해 간호사가 적절히 반응하도록 도울 수 있다.

BOX 4-3 민감한 주제에 대한 지침

- 가장 중요한 원칙은 무비판적인 태도를 갖는 것이다. 간호사의 역할은 대상자에 대해 알아가고 대상자가 더 좋은 건강상태가 되도록 도와주는 것이다. 건강력의 구성요소나 행동에 관한 정보를 얻지 못하면 이 목적을 달성하기 어렵다.
- 정보가 필요한 이유를 설명해주어 대상자의 불안을 감소시킨다. 예를 들어 대상자에게 "성행위와 관련된 일부 질환이 있기 때문에 저는 모든 대상자들에게 다음 질문을 합니다."라고 말한다.
- 민감한 주제에 대한 첫 시작 질문을 알아보고, 사정을 위해 필요한 구체적인 정보에 대해 학습한다.
- 마지막으로 자신이 느끼는 불편함을 의식적으로 인정한다. 불편함을 부정하면 주제 자체를 피하게 된다.

민감한 주제를 좀 더 편안하게 다룰 수 있는 전략을 살펴본다. 예를 들어, 간호학, 의학 그리고 문학에서 이런 주제에 대한 글을 읽고 동료에게 자신의 염려에 대해 솔직하게 이야기하거나, 자신의 감정과 반응을 알아보는 데 도움을 주는 과정을 이수하고 최종적으로 자신의 삶의 경험을 되돌아보는 것이다. 가능한 모든 자원을 이용한다. 가능할 때마다 경험이 충분한 간호사들의 얘기를 듣고, 그런 후에 대상자와 이와 비슷하게 논의해본다(Figure 4-5).

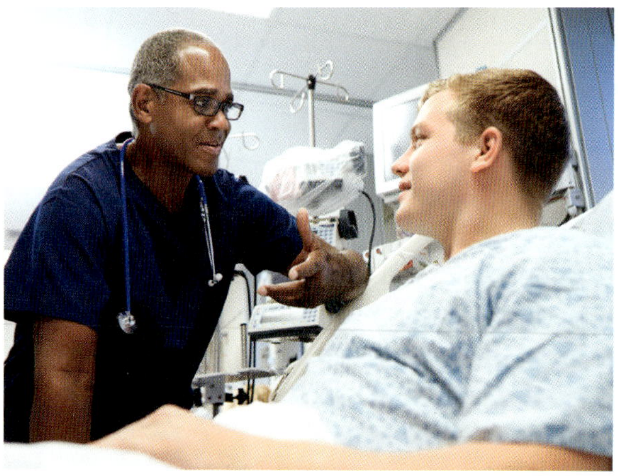

Figure 4-5 간호사는 대상자와 다양한 주제에 대해 이야기를 나눈다.

1) 성 건강력

많은 대상자들은 성에 대한 걱정과 질문이 있고, 성 건강에 대해 좀 더 자유롭게 논의하기를 원한다. 성행위에 대해 질문함으로써 생명을 구할 수 있다. 성행위는 임신, 성매개 감염의 위험과 관련 있고, 좋은 면담을 통해 이런 위험들을 예방하거나 줄일 수 있다. 성행위는 대상자의 증상과 직접적으로 연관이 있고 진단과 치료에 필요할 수 있다. 많은 대상자들은 성에 대한 걱정과 질문이 있고 성 건강에 대해 좀 더 자유롭게 논의하기를 원한다. 모든 대상자에 대한 수용은 중요하다. LGBTQIA 대상자들은 사회적 오명감, 차별, 인권부정과 관련된 건강 불평등에 직면하고 있다. 마지막으로, 성기능장애는 약물 사용이나 잘못된 정보로 인한 것일 수 있으며, 만일 이를 인식하고 있다면 보다 쉽게 다룰 수 있다.

간호사는 면담을 하는 동안 다양한 관점에서 성행위에 대해 질문할 수 있다. 주요

호소증상이 비뇨생식기계에 해당된다면 대상자의 건강력의 범위를 "넓히고 명확히 하는" 차원에서 성 건강에 대한 질문을 포함시킨다. 이런 질문은 계통별 문진 시 할 수 있다. 개인력/사회력에 포함되는 생활양식이나 중요한 인간관계 부문으로서 또는 식이, 운동, 선별검사와 함께 건강 유지에 대한 논의에서 이런 질문들을 할 수 있다. 대상자가 노인이거나 만성 질환이나 장애를 가지고 있더라도 이 부분에 대한 질문을 잊지 않도록 한다.

다음과 같이 목적 지향적인 한두 문장은 종종 도움이 된다. "다양한 질환에 대한 위험 여부를 사정하기 위해 성 건강과 행위에 대해 몇 가지 질문을 하겠습니다." 또는 "저는 모든 대상자들에게 언제나 성기능에 대해 질문을 합니다." 좀 더 구체적인 증상에 대해서는 "이런 분비물이 왜 생기고 그것을 어떻게 치료할지 알아내기 위해 성행위에 대해 질문을 하겠습니다."라고 말한다. 사실적(객관적)으로 대하려고 노력하면 대상자는 간호사가 이끄는 대로 따를 것이다. 구체적인 언어를 사용하도록 한다. 음경이나 질 같은 명확한 언어로 생식기를 말하고, "사적인 부위(음부)"와 같은 표현은 피한다. 다음과 같이 대상자가 이해할 수 있는 단어들을 선택하고 의미를 설명한다. "성관계는 남성이 자신의 음경을 여성의 질 속으로 넣는 것을 의미합니다."

구체적인 질문의 예시는 [20장 생식기계]를 참조한다.

일반적으로, 구체적인 성행위와 성기능에 대한 만족에 대해 질문한다. 여기에 대상자들의 염려를 말하도록 도와주는 몇 가지 질문의 예들이 있다.

- "마지막으로 누군가와 성적 접촉을 가진 때는 언제입니까? 성관계도 가진 접촉이었나요?" '성행위를 적극적으로'라는 표현은 애매할 수 있다. 이렇게 질문하면 대개 대상자는 "아니오, 가만히 누워 있었어요."라고 대답하는 것으로 알려져 있다.
- "당신은 남성, 여성 또는 둘 다와 성관계를 가집니까?" 자신을 게이, 레즈비언, 양성애자로 생각하지 않고 동성인 사람과 성관계를 갖기도 한다. 게이나 레즈비언인 대상자 중에서도 일부는 반대 성별인 사람과 성관계를 가진다. 간호사의 질문은 항상 행위에 관한 것이어야 한다.
- "지난 6개월 동안 얼마나 많은 성 파트너가 있었습니까? 지난 5년간? 일생 동안?" 다시 말하면 이런 질문은 대상자에게 파트너가 많다는 것을 쉽게 알게 하는 기회를 제공한다. 또한 콘돔을 언제나 사용하는지도 물어본다. "콘돔을 얼마나 자주 사용합니까?"
- 확실한 위험요소가 발견되지 않았더라도 "HIV 감염이나 후천면역결핍증후군(acquired immune deficiency syndrome, AIDS)에 대해 걱정하고 있습니까?"라고 모든 대상자에게 물어보는 것은 중요하다.
- "성적인 행동이나 만남에 대해 말할 수 있는 사람이 있나요? 만일 강제적이고 폭력적인 또는 즐겁지 않은 성적만남을 경험한다면 누구에게 도움을 요청할 수 있는지 아시나요?

이러한 질문을 통해 결혼 여부, 성적 선호도, 임신이나 피임에 대한 태도에 대해 추측하지 않도록 한다. 대상자의 대답을 듣고, 언급한 바와 같이 추가적인 질문을 한다. 성행위에 대한 정보를 얻기 위해 면담의 다른 영역에서 더 구체적이고 집중된 질문을 할 수 있다.

2) 정신건강력

정신질환과 신체질환에 대한 문화적 구조는 다양하고, 이로 인해 수용성과 태도에서 개인마다 상당한 차이가 있다. 대상자와 정신분열병을 이야기하고 정신과 약물을 복용하는 것과 비교하여 당뇨병에 대해 이야기하고 인슐린을 투여하는 것이 얼마나 쉬운지 생각해 본다. 개방형 질문으로 시작한다. 이전에 정서질환 또는 정신질환을 앓은 적이 있습니까? 그런 다음에 좀 더 구체적인 질문을 한다. "정신과 의사나 카운슬러를 찾아간 적이 있습니까?", "정서문제로 약을 처방받은 적이 있습니까?", "당신 또는 가족 중에 정서적 또는 정신적 문제로 입원한 적이 있습니까?"

우울증이나 정신분열병 같은 사고장애가 있는 대상자에게는 주의깊은 질병력 조사가 먼저이다. 우울증은 세계적으로 흔하나 여전히 진단받고 치료되는 비율이 낮다. 그러므로 정기적인 검진이 권장된다. 기분 변화 또는 피로, 비정상적인 울음, 식욕이나 체중 변화, 불면증, 애매한 신체증상에 대한 보고에 주의를 기울여야 한다. 다음과 같이 두 가지의 개방형 선별질문이 있다. "지난 2주 동안 마음이 울적해지고, 우울해지고, 희망이 없다고 느꼈습니까?", "지난 2주 동안 뭔가를 하는 것에 흥미나 즐거움을 느끼지 못했습니까?" 대상자가 우울해 보인다면 자살에 대한 생각을 다음과 같이 물어본다. "자신을 다치게 하거나 목숨을 끊어야겠다는 생각을 한 적이 있습니까?" 흉통과 마찬가지로 반드시 심각성을 평가해야 한다. 우울증은 협심증처럼 잠재적으로 치명적이기 때문이다.

다른 접근법을 알기 위해 [18장 1. 건강력]을 참조한다.

정신분열병이나 다른 정신 장애가 있는 많은 대상자들도 지역사회에서 역할을 수행할 수 있고, 자신의 진단, 증상, 입원, 현재의 투약에 대해 간호사에게 말할 수 있다. 대상자의 증상을 조사하고 기분이나 일상활동에 대한 영향을 사정해야 한다.

3) 가정 폭력

폭력은 심각한 공공의 건강문제이다. 신체적, 성적, 정서적 학대의 발생률이 높아지기 때문에, 모든 여성 대상자들에게 가정 폭력이 있었는지를 항상 조사해야 한다고 권장되고 있다. 남성도 폭력의 희생자가 될 수 있지만 위험이 높은 대상자는 어린이와 노인이다. 다른 민감한 주제에서처럼 일반적인 "일상화된" 질문으로 이 부분의 면담을 시작할 수 있다. "많은 여성들의 삶에서 학대가 흔해서 저는 이 부분에 대해 언제나 질문하고 있습니다.", "다른 사람과의 관계에서 편하지 않거나 두려운 적이 있습니까?", "많은 여성들이 가정에서 누군가가 어떤 방법으로 자신을 해치고 있다고 말합니다. 당신도 그렇습니까?", "작년 한 해 동안 당신이 알고 있는 사람이 때리고, 발로 차고, 주먹으로 때리거나 다른 방법으로 당신을 해친 적이 있습니까? 그렇다면 누구입니까?" 건강력의 다른 부분에서처럼 일반적인 것에서 구체적인 것으로, 덜 어려운 것에서 좀 더 어려운 것으로 질문을 진행시켜 나간다.

다음 상황에서 종종 피해자나 가해자가 언급하지 않은 신체적 학대를 의심할 수 있다.

- 부상이 설명되지 않고 대상자의 이야기와 일치하지 않으면서 대상자가 숨기려 하거나 당황할 때
- 대상자가 부상의 치료를 늦추고 있을 때
- 반복되는 손상이나 사고의 과거력이 있을 때

- 대상자나 대상자와 가까운 사람이 알코올이나 약물 남용의 과거력이 있을 때
- 배우자가 면담을 주도하려고 하고, 방을 떠나지 않거나 이상하게 불안해하거나 염려할 때

학대가 의심되면 대상자와 독대해야 한다. 신체검진 수행을 이유로 다른 사람은 방에서 나가도록 요청한다. 만약 대상자가 거부하면 대상자가 위험에 처할 수 있으므로 강요하지는 않는다. 임신처럼 학대와 연관성이 높은 진단에 익숙해지도록 한다.

아동 학대도 역시 흔하다. 부모의 훈육 방식에 대해 물어보는 것은 아동 건강관리의 정규 부분이다. 아기가 울음을 그치지 않거나 아이가 실수를 했을 때 어떻게 대처하는지를 다음과 같이 부모에게 물어본다. "대부분의 부모들은 아기가 울 때(또는 아이가 버릇 없는 언행을 보일 때) 당황합니다. 아기가 울 때 어떤 기분이 드십니까?", "아기가 울음을 그치지 않을 때 어떻게 하십니까?", "혹시 아이를 다치게 할까 봐 두려우세요?" 또한 다른 돌봄 제공자나 동료는 이런 상황을 어떻게 다루는지를 알아본다.

4. 건강력 기록

대상자의 건강력 기록은 대부분 전산화되어 있다. 기록 시스템이 어떤 형태이든지 기록은 정확하고 철저해야 한다. 건강력 기록 형식의 예는 [2장 4. 결과 기록: Mrs.N 사례]를 참조한다.

참고문헌

인용

Boucek, L., Kane, I., Lindsay, D. L., Hagle, H., Salvio, K., & Mitchell, A. M. (2019). Screening, brief intervention, and referral to treatment (SBIRT) education of residential care nursing staff: Impact on staff and residents. Geriatric Nursing, 40(6), 553–557.

Centers for Disease Control and Prevention (CDC). (2020). Violence prevention. Retrieved June 5, 2020, from http://www.cdc.gov/violenceprevention/index.html

Cheal, N. E., McKnigh-Eily, L., & Weber, M. K. (2014). Alcohol screening and brief intervention: a clinical solution to a vital public health issue. American Nurse Today, 9(9), 34–35.

Frank, D., DeBenedetti, A. F., Volk, R. J., Williams, E. C., Kivlahan, D. R., & Bradley, K. A. (2008). Effectiveness of the AUDIT-C as a screening test for alcohol misuse in three race/ethnic groups. Journal of General Internal Medicine, 23(6), 781–787.

Health Literacy Measurement Tools (Revised). (2020). Agency for Healthcare Research and Quality. Retrieved May 4, 2020, from https://www.ahrq.gov/health-literacy/quality-resources/tools/literacy/index.html

Healthy People.gov. (2020). Lesbian, gay, bisexual, and transgender health. Retrieved June 4, 2020, from https://www.healthypeople.gov/2020/topics-objectives/topic/lesbian-gaybisexual-and-transgender-health

Lakkis, N. A., & Mahmassani, D. M. (2015). Screening instruments for depression in primary care: a concise review for clinicians. Postgraduate Medicine, 127(1), 99–106.

Monico, L. B., Mitchell, S. G., Dusek, K., Gryczynski, J., Schwartz, R. P., Oros, M., Hosler, C., O'Grady, K. E., & Brown, B. S.(2019). A comparison of screening practices for adolescents in primary care: After implementation of screening, brief intervention, and referral to treatment. Journal of Adolescent Health, 65(1), 46–50.

National Network of Libraries of Medicine. (2020). Health literacy definition. Retrieved May 4, 2020, from https://nnlm.gov/initiatives/topics/health-literacy

Nelson, H. D., Bougatsos, C., & Blazina, I. (2012). Screening women for intimate partner violence: a systematic review to update the U.S. Preventive Services Task Force recommendation. Annals of Internal Medicine, 156(11), 796–808, W-279, W-280, W-281, W-282.

Salisbury-Afshar, E., & Fleming, M. (2019). Identification of and treatment for unhealthy alcohol use in primary care settings. American Family Physician, 99(12), 733–734.

Substance Abuse and Mental Health Services Administration (SAMHSA). (2019). Key Substance Use and Mental Health Indicators in the United States, 2018. National Survey on Drug Use and Health: Summary of National Findings, HHS Publication No. PEP19-5068.

U.S. Preventive Services Task Force. (2018a). Screening for Intimate Partner Violence, Elder Abuse, and Abuse of Vulnerable Adults US Preventive Services Task Force Final Recommendation Statement. JAMA: The Journal of the American Medical Association, 320(16), 1678–1687.

U.S. Preventive Services Task Force. (2018b). Screening and Behavioral Counseling Interventions to Reduce Unhealthy Alcohol Use in Adolescents and Adults: Recommendation Statement. JAMA: The Journal of the American Medical Association

추가문헌

Centers for Disease Control and Prevention. Vaccines and immunizations. Retrieved May 4, 2020, from http://www.cdc.gov/vaccines/

Knox, J., Hasin, D. S., Larson, F. R. R., & Kranzler, H. R. (2019). Prevention, screening, and treatment for heavy drinking and alcohol use disorder. The Lancet Psychiatry, 6(12), 1054–1067.

National Guideline Clearinghouse. Agency for Healthcare Research and Quality (AHRQ). Retrieved May 4, 2020, from http://www.ahrq.gov/clinic/

National Institution on Alcohol Abuse and Alcoholism. Alcohol Screening and Brief Intervention for Youth: A Practitioner's Guide. Retrieved May 4, 2020, from https://www.niaaa.nih.gov/publications/clinical-guides-and-manuals/alcoholscreening-and-brief-intervention-youth/resources

National Institution on Alcohol Abuse and Alcoholism. Alcohol Use Disorders Identification Test (AUDIT). Retrieved May 4, 2020, from https://pubs.niaaa.nih.gov/publications/audit.htm

Substance Abuse and Mental Health Services Administration (SAMHSA). (2018). Retrieved May 4, 2020, from https://www.samhsa.gov/

5 신체검진

Physical Examination: Getting Started

주요 용어

- 신체검진
- 접선조명
- 표준주의

학습목표

1. 대상자의 요구와 환경에 기반하여 신체검진을 개별화하는 방법을 기술한다.
2. 신체검진의 정확성을 높일 수 있는 환경을 선택한다.
3. 신체검진 중 대상자의 안전과 안위를 보장하는 데 필요한 환경적 특성에 대하여 논의한다.
4. 신체검진에 필요한 준비물품 사용에 대하여 기술한다.
5. 안전한 신체검진을 위한 주의사항을 기술한다.
6. 4가지 기본 신체검진 기법의 정확한 순서와 방법을 제시한다.

대상자의 관심사를 이해하고 주의 깊게 건강력을 청취한 후 신체검진을 시행한다. 아무 정보 없이 바로 시작할 때보다 건강력을 통해 주관적인 정보를 모으게 되면 올바른 방향으로 신체검진을 진행할 수 있다(Figure 5-1). 초보자들은 대상자와 어떻게 관계를 맺을지 자신이 없겠지만 연습을 통해 신체검진의 기술이 향상되면 자신감을 얻게 될 것이다. 학습과 반복을 통해 신체검진은 더욱 자연스러워진다. 처음에는 신체검진 기술과 준비물품을 다루는 법에 관심을 두지만 점차 듣고, 보고, 느끼는 것으로 관심이 옮겨간다. 대상자 신체에 대한 접촉이 좀 더 자연스러워지고, 대상자의 불편함을 최대한 줄이는 법을 알게 된다. 점차 능숙해져서 초보자일 때

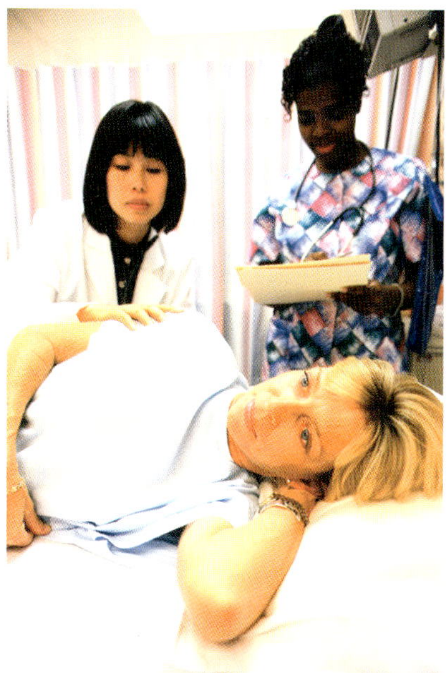

Figure 5-1 철저한 건강력은 간호사의 신체검진을 안내하는 데 도움이 된다.

1~2시간 걸리던 검진을 상당히 짧은 시간 내에 시행할 수 있게 된다. 실무를 수행하면서도 이와 같은 관계적 · 임상적 기술을 지속적으로 연마해야 한다.

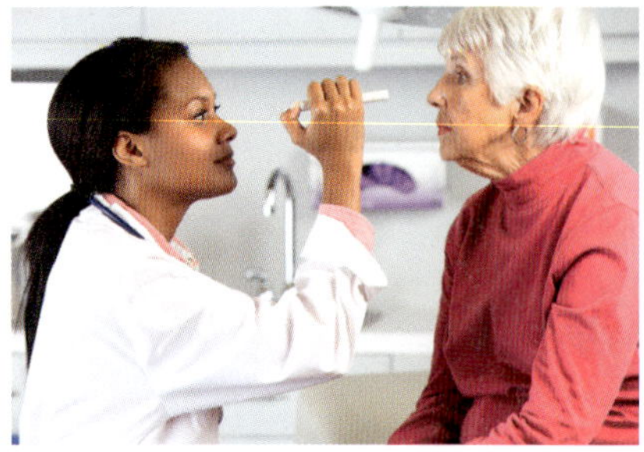

Figure 5-2 흐린 시력은 몸의 여러 가지 변화를 시사할 수 있다.

신체검진은 대상자로부터 객관적 자료를 얻는 과정이다. 주관적 자료는 건강력을 통해 신체검진 전에 수집되어 복잡한 신체검진을 진행하는 데 도움을 준다. 각 신체계통은 서로 연관되어 있다. 한 계통에서의 증상이 다른 계통과 별도로 분리되어 있는 것이 아니다. 예를 들어 대상자의 흐린 시력은 나이, 손상, 망막이나 황반의 병변과 관련이 있을 수 있다(Figure 5-2). 신체검진의 목적은 건강 상태 변화와 문제에 대상자가 어떻게 반응하는지를 확인하고 건강한 생활방식과 안녕을 증진시키는 것이다. 포괄적인 검진을 할 것인지 혹은 부분적인 검진만을 수행할 것인지는 개인별로 결정이 달라지며, 이는 [4장 건강력]을 참조한다.

1. 성인의 포괄적 신체검진

1) 검진의 시작: 단계 설정

초보자로서 열의를 가지고 신체검진을 시작할 때 무엇보다도 준비가 가장 중요하다(Box 5-1).

BOX 5-1 신체검진을 위한 준비

- 대상자에 대한 접근법 점검
- 조명 또는 주변 환경 조정
- 물품 준비 및 장비작동 확인
- 대상자의 안위 유지
- 검진 순서 결정

신체검진을 시작하기 전에 대상자에 대한 접근법, 전문가로서의 태도, 대상자를 편안하게 하고 이완시킬 방법을 생각해 본다. 대상자의 신체적 안위를 증진할 수 있는 방법을 검토하고, 필요하면 조명이나 주변 환경을 조정한다. 검진실에 들어가기 전에 가능하면 대상자의 기록을 미리 검토하고 준비물품을 준비한다.

(1) 대상자에 대한 접근법

처음 대상자를 검진할 때는 당연히 자신이 없을 것이다. 하지만 경험이 쌓이면 이러한 느낌은 곧 사라진다. 먼저 대상자에게 자신의 신분을 밝힌다. 초보자라도 차분하고 체계적으로 보이도록 노력한다. 처음에는 검진 중 일부사항을 잊어버리기도 하는데, 이 경우 해당 부위만 순서와 상관없이 추가로 검진한다. 놓쳤던 1~2가지 사항에 대해 질문하고 확인하기 위해 대상자를 다시 찾아가는 것도 드문 일이 아니다.

초보자는 검안경 검진이나 심음 청진 시 경험자보다 더 많은 시간이 필요하다. 대상자가 자신에게 건강문제가 있다고 생각해 놀라는 것을 방지하기 위해 다음과 같이 미리 알려준다. "제가 당신의 심장과 심음을 듣기 위해 시간이 좀 더 걸릴 수 있습니다. 하지만 그렇다고 해서 당신에게 이상이 있다는 뜻은 아닙니다."

신규 간호사와 마찬가지로 대부분의 대상자도 약간의 불안감을 갖고 신체검진에 임한다. 취약한 느낌이고 몸이 노출되는 것에 부담을 느낀다. 통증이 있을까 걱정하고 문제가 발견되지 않을까 불안해한다. 동시에 대상자는 자신이 걱정하는 문제에 간호사가 관심을 가져주는 것에 감사한다. 이러한 상황을 잘 알고 있는 숙련된 간호사는 대상자가 불편감에 대해 두려워하지 않도록 배려하면서 시간 낭비 없이 철저하게 검진하고, 너무 경직되지 않으면서도 체계적으로 부드럽게 검진한다. 숙련된 간호사는 신체의 각 부위를 검진함과 동시에 대상자를 전체적으로 파악하고, 대상자의 위축되거나 걱정하는 마음을 잘 알아차려 차분하게 설명해주고 안심시키며 정보를 공유한다.

초보자라면 **결과 해석은 하지 않는 것이 좋다**. 초보자는 대상자의 주 건강관리 제공자가 아니며, 추론이 아직 부정확할 수 있기 때문이다. 간호사로서의 경험과 책임이 늘면 점차 결과를 공유할 수 있게 될 것이다. 간호학생인 경우, 대상자가 특정 문제를 갖고 있다면 먼저 임상 지도자와 논의한다. 종종 불길한 종괴나 깊은 삼출성 궤양과 같은 비정상 소견을 발견할 수 있는데, 이때 싫어하거나 놀라는 등의 부정적 반응을 대상자에게 보이지 않도록 주의한다. 언어적 · 비언어적 의사소통을 신중하게 확인하는 것 역시 매우 중요하다. 비정상이거나 불안한 결과를 발견하면 항상 임상 지도자에게 알린다.

(2) 조명과 주변 환경 조정

간호사는 다양한 환경에서 일을 하게 된다. 따라서 신체검진과 대상자 간호에 적합한 조명과 주변 환경을 확보하는 데는 유연성과 창의성이 필요하다. 몇 가지 환경적 요소가 신체검진 결과에 영향을 미친다(Figure 5-3). 최선의 결과를 얻기 위해서 "환경 설정"이 중요하고, 대상자와 간호사 모두 편안해야 한다. 대상자와 간호사에게 불편한 자세는 검진에 부정적인 영향을 미친다. 침대를 편리한 높이로 맞추고(종료 후에는 원래 위치로 복귀시킴), 좀 더 세심하게 신체부위를 검진할 수 있도록 대상자를 검진자 쪽으로 움직이도록 부탁하거나 적절한 체위를 취해준다.

좋은 조명과 조용한 환경이 간호사가 보고 듣는 것에 중대한 영향을 미친다. 조정하기 어려울 수도 있지만, 최선을 다한다. 텔레비전이 심음 청진을 방해한다면 정중하게 소리를 줄여 달라고 부탁한다. 검진이 끝나면 감사의 인사를 잊지 않도록 한다.

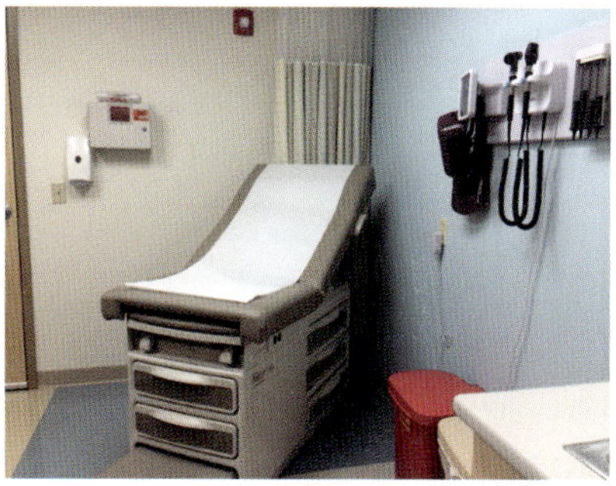

Figure 5-3 새 환자를 위하여 준비된 청결하고 조명이 잘 갖춰진 검진실

접선조명(tangential lighting)은 경정맥 맥박, 갑상선, 심장의 심첨맥박 같은 구조를 시진하는 데 적합하다. 또한 이 조명은 신체표면 전체에 빛을 비춰 윤곽, 융기, 함몰, 움직임 또는 고정됨을 더욱 선명하게 보여준다(Figure 5-4A). 조명이 표면에 수직으로 비춰지거나 분산되면 그림자가 감소하고, 표면 위의 미세한 기복이 사라진다(Figure 5-4B). 실험적으로 당신 손등의 힘줄에 접선조명을 비추어 보고, 손목에 있는 요골동맥의 박동을 관찰해 본다.

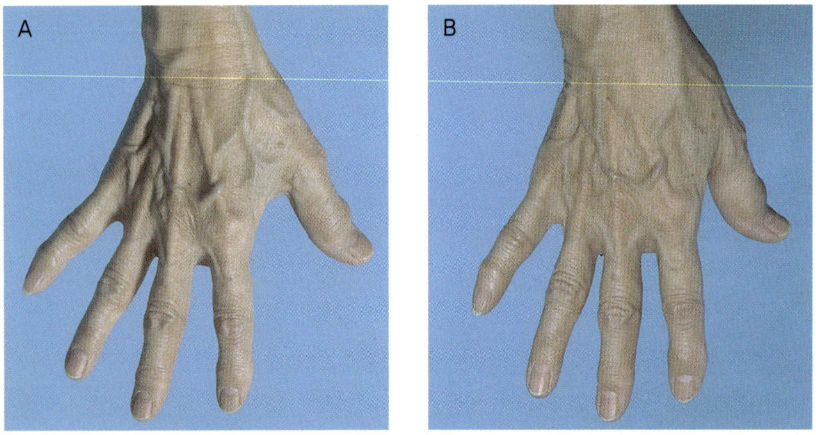

Figure 5-4 접선조명(A)은 체표면의 변화를 잘 보여주고, 수직조명(B)은 그림자가 적다.

(3) 준비물품 확인

신체검진을 시작하기 전에 필요한 모든 준비물품과 기구를 모으고 제대로 작동하는지 확인한다(Box 5-2). 예를 들어, 펜라이트, 이경, 검안경에 건전지가 들어있는지 확인하고 켜본다. 이렇게 준비하면 검진과정이 매끄러워지고, 검진 중 물건을 찾기 위해 대상자 곁을 떠날 필요가 없다.

BOX 5-2 신체검진에 필요한 준비물품

- 손 소독제
- 검진 장갑
- 알코올 솜
- 종이와 펜 또는 컴퓨터
- 시트와 덮개
- 의료용 신장계
- 체중계
- 검진 램프/거위목 램프
- 체온계
- 초침이 있는 시계
- 혈압계
- 청진기
- 맥박산소측정기
- 도플러
- 검안경
- 검이경/검경
- 비경
- 후각 측정을 위한 향(예: 민트, 커피, 다른 향기 제품이 없을 경우는 알코올 솜)
- 시력표
- 근거리용 시력카드

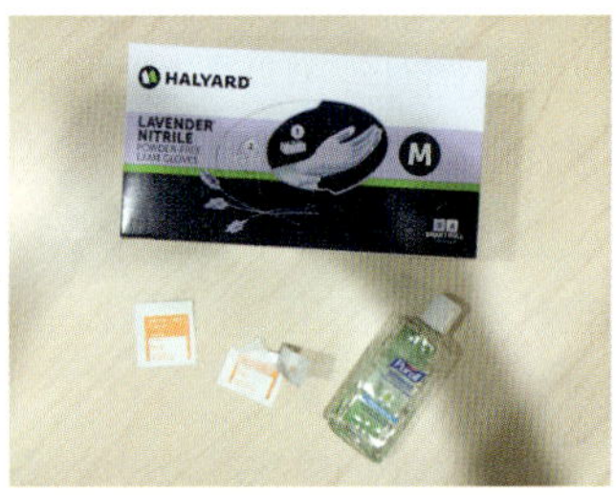

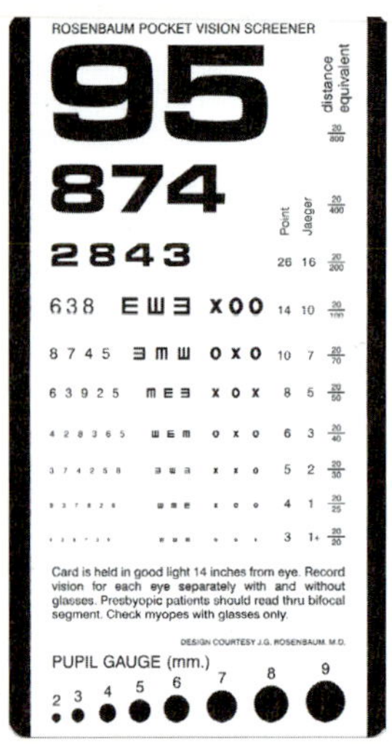

- 불투명 카드
- 펜라이트
- 설압자
- 2 X 2 거즈
- 물과 컵
- 자, 줄자
- 관절각도기
- 척추측만계
- 반사망치
- 음차(128 Hz, 512 Hz)
- 면봉, 클립, 혹은
- 통증감각 검사를 위한 다른
- 일회용 물건
- 솜
- 간이정신상태 검사도구

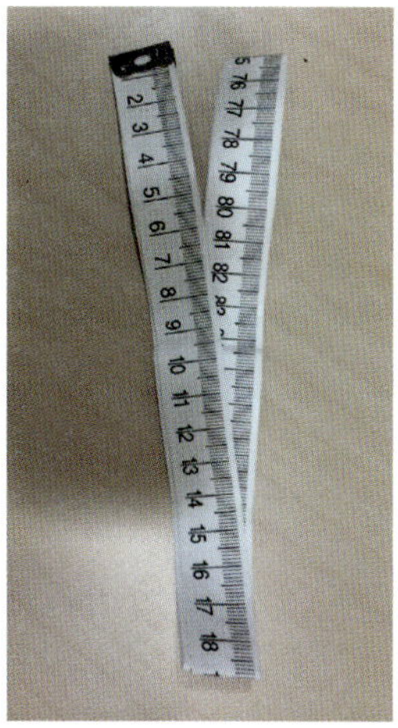

검진에 사용되는 기구들의 사진과 기본적인 설명은 **BOX 5-3**에 제시되어 있으며, 추가적인 사용법은 앞으로 설명할 것이다. 신체검진의 각 요소마다 필요한 기구들이 있다.

구체적인 검진기법들에 요구되는 기구 사용법에 능숙해질 필요가 있으며, 본서의 해당 챕터에서 자세하게 설명할 것이다.

BOX 5-3 신체검진을 위한 기구와 장비

- 의료용 신장계: 키를 측정한다. 정확한 측정을 위하여 올바른 높이와 방법으로 벽에 설치되어야 한다.
- 체중계: 체중을 측정한다. 기관의 규정에 따라 주기적으로 보정해야 한다.
- 검안경: 눈의 내부 특히, 망막을 보여준다.

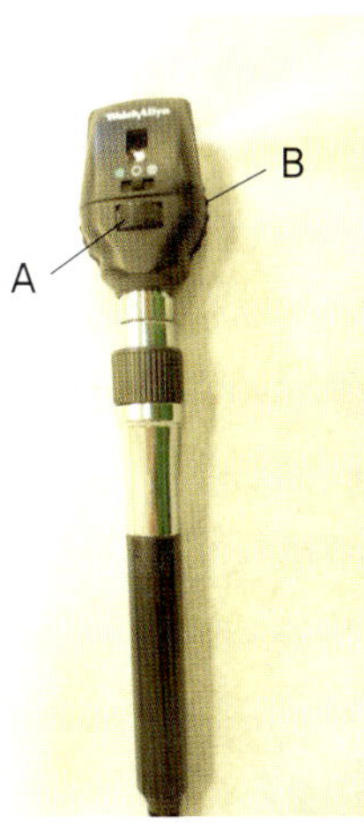

검안경의 대상자 쪽 면이다. 위 그림의 A는 검안경의 왼쪽 아래에 위치하고 빛의 세기/모양을 변경하는 데 사용되는 돌림판이다. B는 디옵터 초점을 변경할 때 사용하는 돌림판이다.

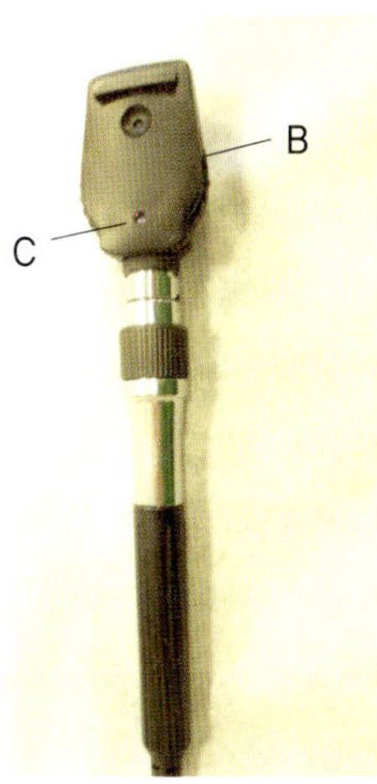

검안경의 검진자 쪽 면으로 위쪽의 융기된 부분을 검진자의 눈썹에 맞춘다. B는 디옵터를 변경하는 돌림판이고, C는 디옵터를 나타낸다.

- 이경(otoscope): 고막과 외이도를 볼 수 있다.
- 검경: 원뿔 모양의 부착기구로 귀를 검진할 때 이경에 부착한다.

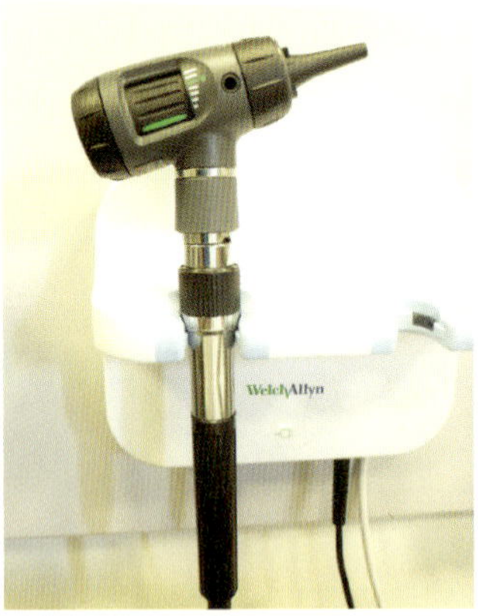

- 비경: 콧구멍을 통해 코의 내부를 관찰한다.
- 스넬렌 시력표 또는 시력카드: 원거리 시력을 검사한다.
- 근거리 시력카드: 근거리 시력을 검사한다.
- 불투명카드: 검사하지 않는 쪽 눈을 가린다.
- 펜라이트: 신체의 여러 부위를 보거나 혹은 눈을 검사할 수 있도록 빛을 제공한다.
- 설압자: 구강검진 시 사용한다.
- 2 × 2 거즈: 혀검진 시 사용한다.
- 검진 램프/거위목 램프: 추가적인 조명을 제공한다.

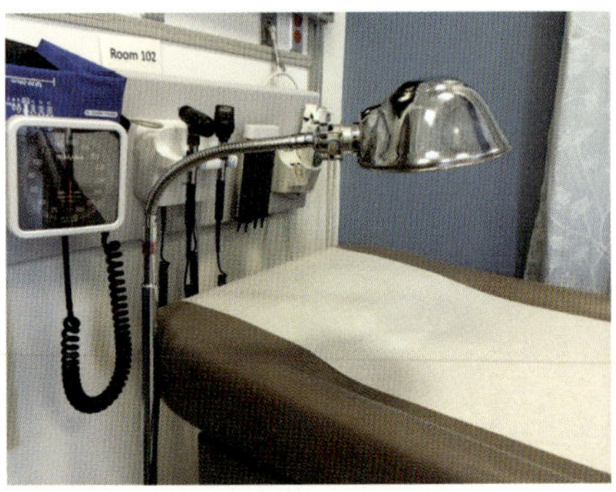

- 체온계: 온도를 측정한다.

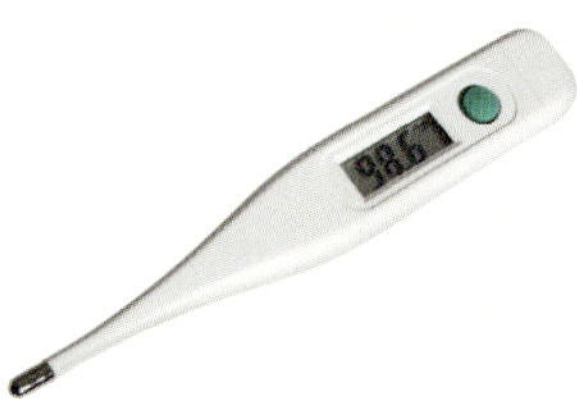

- 초침이 있는 시계: 호흡과 맥박수 측정 시 시간을 잰다.
- 혈압계: 혈압을 측정한다.

- 청진기
  - 청진기의 전체 길이는 56~79 cm이고 튜브는 43~56 cm 정도인데, 검진자의 선호도와 편안함을 고려하여 선택한다.
  - 양쪽 귀꽂이(ear tip)는 편안하고 통증 없이 맞아야 한다. 따라서 적절한 크기를 선택하고, 귀꽂이를 이도의 각도에 잘 맞춘 다음 편안하게 조여질 때까지 연결금속밴드의 스프링을 조절한다.

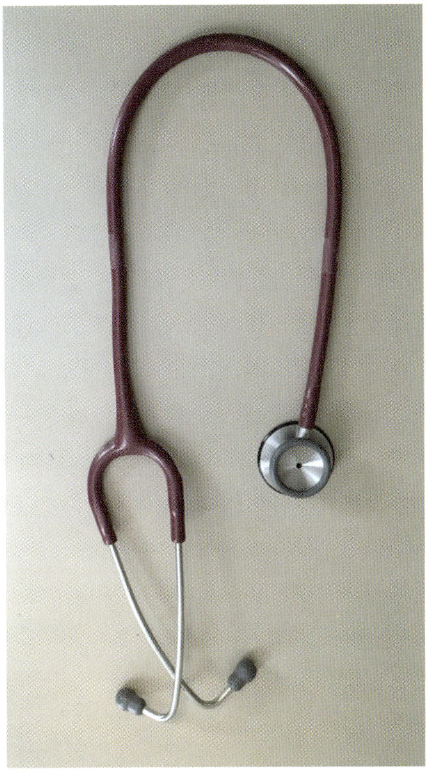

  - 종형과 판형. 청진기 끝에 있는 양쪽 원반이 종형과 판형이다. 종형(A)은 컵 모양으로 좀 더 작고 저음을 전달한다. 판형(B)은 청진기의 크고 편평한 부분으로 고음을 잘 전달한다. 청진기 끝의 원반을 돌려 필요할 때마다 종형에서 판형으로 변경할 수 있다. 원반을 가볍게 두드리면 둘 중 어느 부위가 열려서 소리를 전달하는지 알 수 있다. 종형과 판형이 같은 면에 있는 청진기의 경우 판형을 사용하려면 원반을 세게 누르고 종형을 사용하기 위해서는 살짝 누르면 된다.

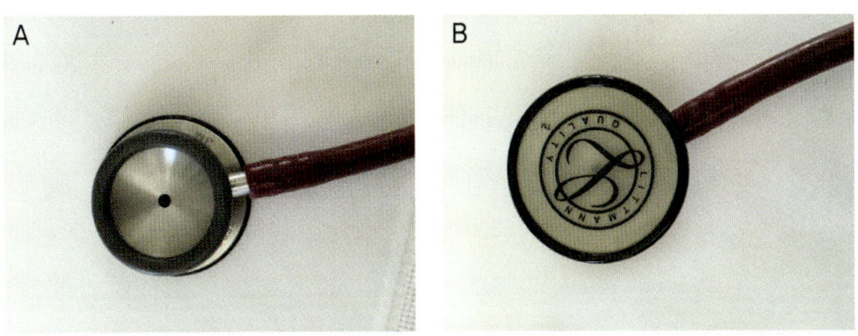

- 맥박산소측정기: 산소포화도를 측정한다.
- 도플러: 혈류 흐름과 맥박을 찾는다.
- 반사망치: 반사의 강도를 측정한다. 손잡이는 발바닥반사를 확인할 때 사용한다.

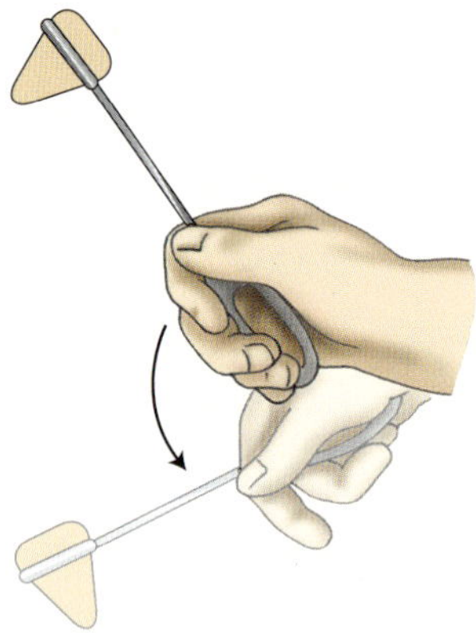

- 음차: U자 모양의 두 갈래로 되어있으며 진동과 소리를 측정한다. 주파수는 음차의 앞면에 적혀있다.

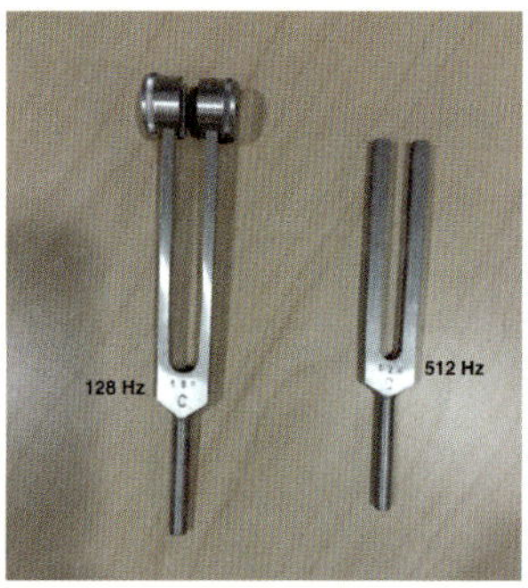

- 면봉, 클립, 기타 일회용 물품: 두 점 식별감각을 검사한다.
- 솜: 가벼운 촉각을 검사한다.
- 면봉 또는 부러진 설압자: 날카로운 촉감을 검사한다.

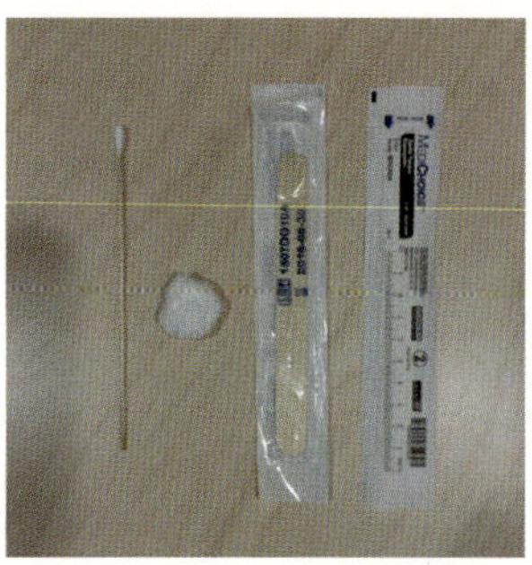

- 특별한 향이 나는 물질(예: 바닐라, 커피): 후각과 미각을 검사한다.
- 온도 감각을 검사하기 위한 검사용기 2개(선택적)

(4) 표준주의와 일반주의 지침 준수

신체검진을 시작하기 전에 감염질환의 전파로부터 대상자와 검진자를 보호하기 위하여 미국 질병예방관리본부(Centers for Disease Control and Prevention, CDC)의 지침을 공부한다. 표준주의, 메티실린 내성 황색포도구균(MRSA) 주의, 일반주의 지침의 내용은 CDC 웹사이트에서 찾아볼 수 있다. 표준주의와 일반주의 지침에 대한 권고사항을 요약하면 다음과 같다.

- **표준주의**는 모든 혈액, 체액, 분비물, 땀을 제외한 배설물, 온전하지 못한 피부와 점막은 전파성 감염원이 될 수 있다는 원칙에 근거를 둔다. 표준주의 수행은 모든 상황의 모든 대상자에게 적용되며, 손 씻기, 개인보호장비(장갑, 가운, 입-코-눈 보호기); 주삿바늘 안전 활동; 오염된 장비와 표면의 안전한 관리; 호흡기 위생과 기침 에티켓; 격리 기준; 기구, 장난감, 딱딱한 표면, 세탁물 관리 등을 포함한다. 손 위생이 *norovirus, Cryptosporidium, Clostridioides difficile*의 전파를 줄여주기 때문에, CDC의 손 위생 관련 권고사항을 다음 BOX 5-4에 제시하였다. 가운과 청진기 역시 균을 보유할 수 있으므로 자주 세척해야 한다. 청진기는 대상자에게 사용할 때마다 전 · 후로 닦는다.

BOX 5-4 손위생에 대한 CDC 핵심 권고사항

첫째, 다음의 상황에서는 손 위생을 반드시 수행해야 한다.

- 장갑을 착용할 예정이라 하더라도 환자와 접촉할 때
- 환자 또는 환자의 주변 환경에 접촉한 후 그 장소를 떠나기 전
- 혈액, 체액, 분비물 혹은 상처 드레싱을 만진 후
- 멸균 작업을 수행하기 전(예: 정맥로 확보, 주사 준비)
- 환자 간호 중 오염된 신체 부위로부터 청결한 부위로 손을 이동할 때
- 장갑을 벗은 후

둘째, 손에 눈에 보이는 오염물질(예: 혈액, 체액 등)이 묻었거나 설사 환자 혹은 설사가 의심되는 환자를 간호한 후에는 물과 비누를 사용한다. 그 밖의 경우에는 알코올 성분의 손 위생제를 사용하여 오염을 제거한다.

- **일반주의** 지침은 건강관리 종사자의 비경구, 점막, 비접촉성 노출을 통한 사람면역결핍바이러스(human immunodeficiency virus, HIV), B형 간염(HBV)을 포함하는 혈액매개성 병원균의 전파를 예방하기 위해 만들어진 지침이다. 혈액에 노출된 건강관리 종사자의 경우, 일반주의 지침과 함께 B형 간염 예방접종이 매우 중요하다. 모든 혈액과 혈액이 포함되어 있는 체액, 정액, 질 분비물; 뇌척수액, 윤활액, 흉막액, 복수, 심장막액, 양수 등은 잠재적으로 감염된 것으로 간주한다. 장갑, 가운, 앞치마, 마스크, 보안경이 보호장비에 포함된다. 모든 건강관리 종사자들은 안전한 주사에 대한 주의와 주삿바늘이나 수술용 작은 칼 같은 날카로운 기구와 장비에 의한 손상 예방 지침을 준수해야 한다. 만일 손상이 발생했다면 해당 의료기관에 즉각 보고해야 한다.

개념 마스터하기

장갑과 감염사슬

간호 중 여러 가지 이유로 사용되는 장갑은 간호사의 손을 통해 한 대상자로부터 다른 대상자로 미생물이 전파되는 것을 예방하는 데 필수적이다. 간호사는 대상자를 돌볼 때 장갑을 착용하고, 돌봄을 마친 다음에는 올바른 방법으로 폐기해야 한다. 간호사는 다른 대상자의 방에 들어가기 전에 손을 씻어야 한다. 이러한 활동을 통해 감염사슬을 파괴할 수 있다. 장갑은 간호사가 체액이나 분비물에 노출되는 것을 제한하는 것이 아니고 예방해준다.

2) 안위 제공

(1) 사생활 보호와 안위

간호사의 역할 중 대상자의 신체에 대한 접근은 오랫동안 이어져 온 독특한 권한이다. 대상자의 사생활과 단정함을 존중하는 것은 대상자의 취약성을 존중하는 간호사의 전문직 행동에 깊이 베어 있어야 한다. 병원이나 검진실에서는 문을 닫고 커튼을 치며, 검진을 시작하기 전에 손을 철저하게 씻는다. 검진 중에는 대상자의 감정과 불편감에 민감해질 필요가 있다. 대상자의 얼굴 표정을 살피고 "괜찮으세요?" 또는 "아프신가요?" 등과 같은 질문을 하여 표현되지 않은 걱정이나 통증을 확인하도록 한다. 침대 혹은 검진대의 각도를 조정하고, 베개 위치를 고쳐주거나 담요를 추가로 제공함으로써 검진자가 대상자의 안녕에 신경쓰고 있음을 보여준다.

(2) 덮어주기

앞으로의 장에서 검진의 각 부분을 배우면서 가운이나 시트를 이용하여 대상자를 덮어주는 기술(**Box 5-5**)을 습득하게 된다.

BOX 5-5 대상자 덮어주기 팁

- **신체 각 부위를 한 번에 하나씩 노출하는 것이 목적**이다. 이러한 방법으로 대상자의 단정함을 유지할 수 있으며 간호사 역시 검진부위에만 집중할 수 있다.
- 앉은 자세에서 폐를 청진할 때에는 가운 뒷부분의 여밈을 풀어준다.
- 유방검진 시 오른쪽을 노출하는 경우 왼쪽 흉부는 덮어준다. 이후 오른쪽을 다시 덮어주고 왼쪽 흉부를 노출한 후 왼쪽 유방과 심장을 검진한다.
- 복부를 검진할 때에는 복부만을 노출해야 한다. 가운을 조정하여 흉부를 가리고 시트나 방포를 이용하여 서혜부를 덮는다.
- 대상자가 당황스러울 수 있는 상황에 대비할 수 있도록 절차 전에 미리 설명한다. 예를 들어, "자, 이제 서혜부 맥박을 촉지하기 위하여 가운을 좀 내리겠습니다."라고 말해준다.

(3) 정중하고 명확한 지시

검진의 각 단계에서 대상자에게 지시를 할 경우 정중하고 분명하게 해야 한다. 예를 들어, "지금 복부를 검진하려 하니 누워 주시기 바랍니다."라고 한다. 대상자가 경험할 불편을 검진자가 예상하고 있음을 알려준다.

(4) 지속적인 정보 제공

검진을 진행하면서 대상자와 계속 이야기하여 검진결과를 대상자도 알 수 있도록 한다. 대상자가 폐 검진결과 혹은 간이나 비장의 평가방법에 대하여 궁금해한다면, 대상자에게 활력징후 결과를 말해주고 이때를 교육의 기회로 활용한다.

검진을 마치면 전반적인 의견과 예상되는 다음 단계를 말해준다. 입원 환자의 경우 편안하고 안전한지 확인하고, 편안히 지낼 수 있도록 주변 환경을 조정해준다. 안전을 증진하고 낙상을 예방하기 위하여 침대 높이를 낮추고 난간을 올리며, 침상 테이블과 개인물품을 대상자의 손이 닿을 수 있는 곳에 위치하게 한다. 방을 떠날 때에는 기구를 닦고, 폐기물을 처리한 후 손을 씻는다.

2. 기본 검진기법

신체검진을 시작하기 전에 4가지 기본 검진기법에 대하여 학습한다. 검진의 범위와 순서를 예상하고 대상자의 체위를 계획한다.

신체검진은 다음의 전통적인 4가지 기본 검진기법에 의존한다: 시진, 촉진, 타진, 청진(**TABLE 5-1**). 이 장 이후에서 정확한 진단에 필요한 부가적인 방법들에 대하여 학습하게 될 것이다. 예를 들면, 대동맥 역류로 인한 심장잡음을 더 잘 발견하기 위하여 대상자의 자세를 약간 앞으로 숙이게 한다거나 관절삼출을 확인하기 위하여 슬개골을 띄워보는 검사를 실시할 수 있다.

4가지 기본 검진기법은 복부를 제외한 모든 신체계통에서 항상 시진, 촉진, 타진, 청진의 순서로 진행된다. 복부검진 시에는 시진, 청진, 타진, 촉진의 순서로 시행하는데, 이는 촉진으로 장운동이 증가하기 전에 청진하기 위해서이다.

개념 마스터하기

촉진과 타진

촉진과 타진은 둘 다 간호사의 손을 이용한다. 촉진은 손바닥 혹은 손가락의 바닥면의 압력을 이용하여 피부 융기, 함몰, 열감, 또는 압통; 림프절; 박동; 그리고 장기와 덩어리의 모양과 크기를 평가하는 방법이다. 타진은 피부를 두드릴 때 나는 소리로 그 내부에 있는 구조의 밀도를 평가하는 기법이다.

TABLE 5-1 기본 검진기법

기법	설명	예시
시진	대상자의 외모, 얼굴 표정, 기분, 신체 구축 및 조절 같은 행동과 움직임, 반상출혈이나 점상출혈 같은 피부 상태, 눈의 움직임, 인두의 색깔, 흉부의 대칭성, 경정맥 박동의 높이, 복부의 형태, 하지 부종, 걸음걸이 등을 면밀하게 관찰한다.	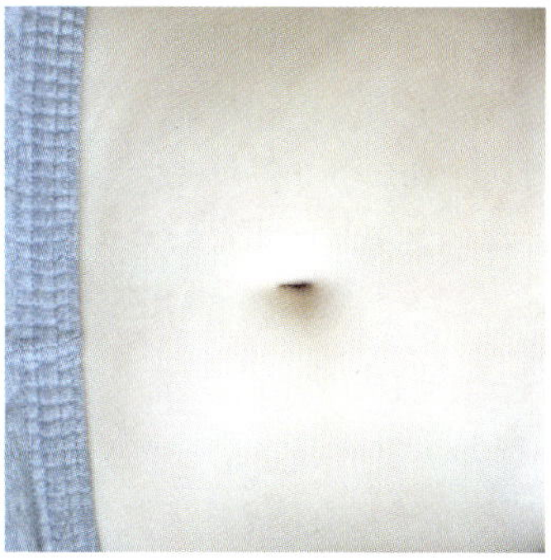
촉진	손바닥 혹은 손가락 바닥면의 접촉압력을 이용하여 피부의 융기, 함몰, 온도 혹은 압통, 림프절, 맥박, 기관이나 덩어리의 모양과 크기, 관절의 마찰음을 평가한다. 진동을 확인할 때에는 중수골/손가락 관절 혹은 손의 척골면을 사용한다.	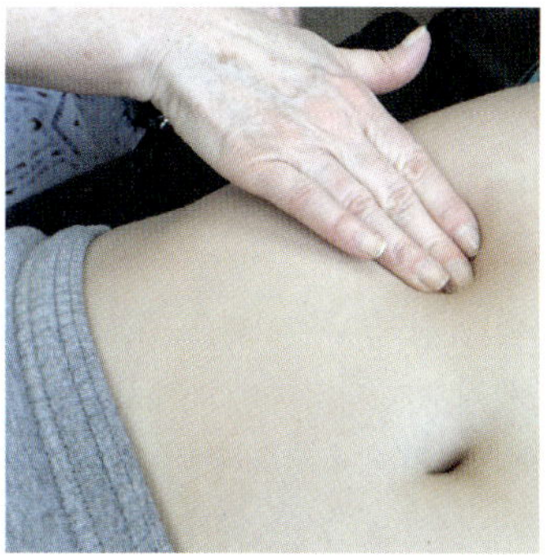
타진	일반적으로 세 번째 손가락을 이용하여 반대편 세 번째 손가락의 타진판(손가락 끝마디)을 두드린다. 타진판이 되는 손가락은 흉부 혹은 복부의 표면에 밀착시켜 내부 조직으로부터 공명음이나 탁음이 유발되게 한다. 이러한 소리 파형은 타진판 손가락에 촉각 진동을 생성하기도 한다.	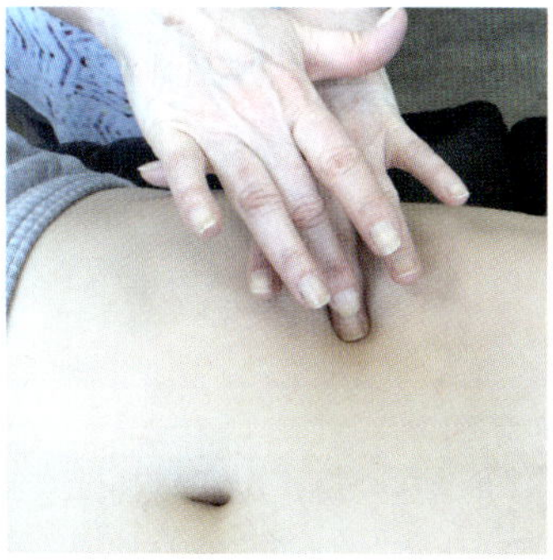

청진	심음, 폐음, 장음의 위치, 시기, 기간, 높이와 강도를 알아내기 위하여 청진기의 종형과 판형을 이용한다. 심장의 경우 청진 시 4개 판막의 폐쇄음, 심방과 심실로 흐르는 혈류로부터의 부가음, 심장잡음을 확인한다. 청진은 또한 동맥혈관에서 발생하는 혈관잡음이나 와류를 찾아내기도 한다. 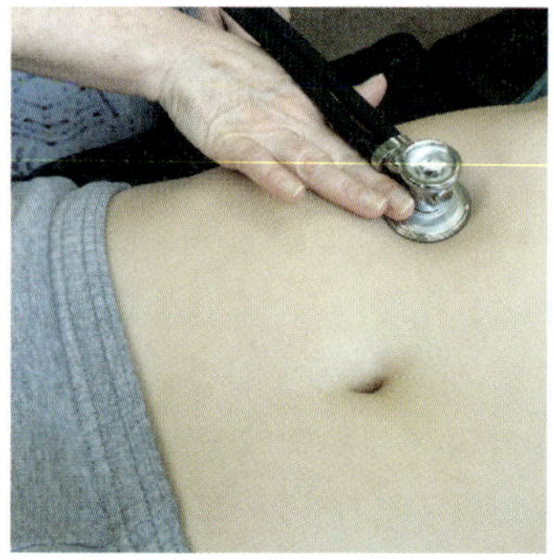

3. 검진 순서

철저하고 정확한 신체검진의 핵심은 검진의 체계적인 순서를 확립하는 것이다. 다음의 네 가지 일반적 목표를 염두에 두고 포괄적 또는 부분적 신체검진을 체계화한다.

- 대상자의 안위를 최대화한다.
- 대상자의 안전을 유지한다.
- 불필요한 체위변경을 피한다.
- 임상적 정확성과 효율성을 강화한다.

대상자는 신체검진 중 검진 자체 혹은 결과에 대한 걱정 때문에 예민해질 수 있다. 신규 간호사 역시 불안할 수 있다. 그러나 경험이 축적되면 자신감이 생기게 될 것이다. 처음에는 실습실에서 동료들을 대상으로 가상 연습을 실시한다. 반복적인 연습은 기술을 향상시키고, 거기에서 오는 자신감은 대상자의 불안을 낮추는 데 도움이 되기도 한다. 덧붙여, 대상자의 사생활을 보호하기 위하여 커튼을 치고 노출을 최소화하고 오한을 예방하기 위하여 적절하게 덮어준다. 통증이나 불편감을 나타내는 대상자의 비언어적 의사소통을 잘 관찰하도록 한다. 대상자의 질문에 답하고 검진결과 및 계획을 알려준다.

대상자의 안전이 무엇보다도 중요하다. 대상자의 안전은 몇 가지 형태로 표현되는데, 손 씻기부터 낙상예방 기법을 준수하며 검진대에 오르내리도록 하는 것 또는 물품과 장비의 철저한 세척 등이 포함된다. 특히 청진기의 종형과 판형은 언제나 사용 전 · 후에 알코올 솜으로 닦는다.

검진은 일반적으로 "머리에서 발끝까지"의 순서로 진행한다. 예를 들어, 얼굴이나 입을 검진한 후에 발을 검진한다. 머리와 목, 흉부와 폐검진 같은 경우는 대상자가 앉아있는 것이 편하지만, 복부검진 같은 다른 부위의 검진에는 바로 누운 자세가 적합하다는 것을 곧 알게 될 것이다. 일부 대상자는 자세변경이 힘들 수 있으므로 한 자세에서 시간을 잘 활용하여 불필요한 자세변경을 피하도록 한다.

임상 팁

호흡곤란 환자의 자세를 자주 변경하면 호흡양상에 영향을 줄 수 있으며, 관절통이 있는 환자의 경우에는 통증이 증가할 수도 있다. 이 두 가지 예로 불필요한 자세변경을 제한하고, 신체검진의 원활한 흐름을 유지하는 것이 중요함을 알 수 있다.

신체검진 시 대상자의 오른쪽에서 검진하고 필요에 따라 반대편이나 혹은 침대나 검진테이블의 발치로 이동하는 것을 권장한다. 이것은 신체검진의 표준적인 자세이고, 왼쪽에 서는 것보다 몇 가지 장점이 있다: 경정맥압을 보다 정확하게 측정할 수 있고, 촉진하는 손을 보다 편안하게 심첨부위에 위치시킬 수 있으며, 보통 왼쪽보다 오른쪽 신장이 잘 만져진다. 또한 검진대는 보통 오른쪽에서 접근하는 것이 쉽도록 설계되어 있다(Figure 5-5).

왼손잡이 검진자는 처음에는 어색할 수 있으나 오른쪽에 서는 것에 익숙해지도록 한다. 오른쪽 접근법이 왼손으로 타진하거나 이경이나 반사망치를 왼손으로 쥐는 것을 더 쉽게 해준다.

앞으로 나오는 장들에서 신체계통에 관하여 학습하고 각 검진에 동반되는 기법들을 검토하게 되면 신체검진의 요소에 대하여 이해할 수 있게 된다. 일단 신체계통의 검진법을 학습한 후, 신체검진의 요소들과 머리에서 발끝까지의 검진 흐름을 조직화할 수 있게 될 것이다. 신체검진 학습의 정점은 대상자의 안전과 안위 및 검진의 정확성을 염두에 두면서 배운 모든 기술들을 통합하여 머리에서 발끝까지의 전신검진을 수행하는 능력이다. 처음에는 무엇을 해야 할지 기억나지 않아 메모가 필요할 수도 있지만, 시간이 지날수록 검진 순서에 익숙해질 것이다.

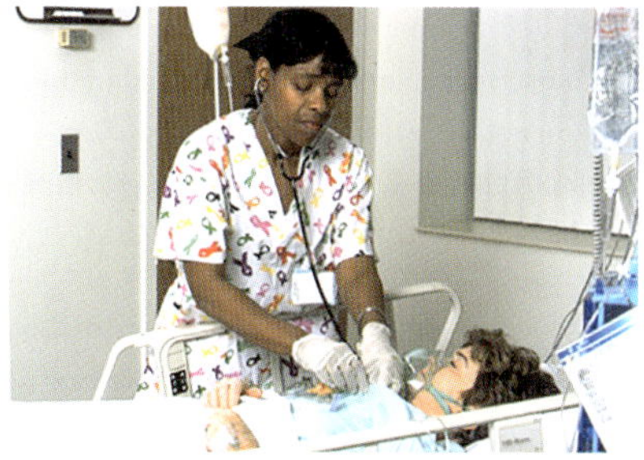

Figure 5-5 대부분의 검사는 여러 가지 생리적 장점 때문에 대상자의 오른쪽에서 수행된다.

참고문헌

인용

Batista, I. R., Prates, A. C. L., Santos, B. S., Araújo, J. C. C., Bonfim, Y. C. O., Pimenta Rodrigues, M. V., Morceli, G., Polettini, J., Cavalleri, A. C., Winkelstroter, L. K., & Pereira, V. C. (2019). Determination of antimicrobial susceptibility and biofilm production in Staphylococcus aureus isolated from white coats of health university students. Annals of Clinical Microbiology and Antimicrobials, 18(1), 37. https://doi.org/10.1186/s12941-019-0337-6

Bearman, G., Bryant, K., Leekha, S., Mayer, J., Munoz-Price, L. S., Murthy, R., Palmore, T., Rupp, M. E., & White, J. (2014). Healthcare personnel attire in non-operating-room settings. Infection Control and Hospital Epidemiology, 35(2), 107–121.

Broussard, I. M., & Kahwaji, C. I. (2021). Universal precautions. [Updated 2020 Dec 20]. In: StatPearls [Internet]. Treasure Island (FL): StatPearls Publishing. https://www.ncbi.nlm.nih.gov/books/NBK470223/

Centers for Disease Control and Prevention. (2018). Core infection prevention and control practices for safe healthcare delivery in all settings—Recommendations of the HICPAC. Retrieved May 22, 2020, from https://www.cdc.gov/hicpac/recommendations/core-practices.html

Centers for Disease Control and Prevention. (2019a). Hand hygiene in healthcare settings. Retrieved May 22, 2020, from http://www.cdc.gov/handhygiene/

Centers for Disease Control and Prevention. (2019b). Information about MRSA for healthcare and patients. Retrieved May 22, 2020, from http://www.cdc.gov/mrsa/healthcare/patient/

Centers for Disease Control and Prevention. (2020a). Hand hygiene recommendations: Guidance for healthcare providers about hand hygiene and COVID-19. Retrieved May 22, 2020, from https://www.cdc.gov/coronavirus/2019-ncov/hcp/hand-hygiene.html

Centers for Disease Control and Prevention. (2020b). Handwashing: Clean hands save lives. Retrieved May 22, 2020, from https://www.cdc.gov/handwashing/index.html

Food and Drug Administration. (2018). Safety and effectiveness for health care antiseptics: Topical antimicrobial drug products for over-the-counter human use. Retrieved May 22, 2020, from https://www.federalregister.gov/documents/2017/12/20/2017-27317/safety-and-effectiveness-ofhealth-care-antiseptics-topical-antimicrobial-drug-productsfor

Sahiledengle, B. (2019). Stethoscope disinfection is rarely done in Ethiopia: What are the associated factors? PloS One, 14(6), e0208365. https://doi.org/10.1371/journal.pone.0208365

추가문헌

Blenkharn, J. I. (2020). Rigid infection prevention and control rules and religious discrimination: An uncomfortable juxtaposition? Journal of Infection Prevention, 21(1), 35–39. https://doi.org/10.1177/1757177419884690

Craft, J., Hudson, P., Plenderleith, M., Wirihana, L., & Gordon, C.

(2013). Commencing nursing students' perceptions and anxiety of bioscience. Nurse Education Today, 33(11), 1399–1405. https://doi.org/10.1016/j.nedt.2012.10.020

Davies, R. H., & Rees, B. (2010). In praise of the physical examination. Include "eyeballing" the patient. BMJ (Clinical Research Ed.), 340, c291.

De Lott, L. B., Panarelli, J. F., Samimi, D., Petrilli, C., Snyder, A., Kuhn, L., Saint, S., Chopra, V., & Whipple, K. M. (2019). Patient preferences for physician attire in ophthalmology practices. Journal of Academic Ophthalmology, 11(1), e36–e42. https://doi.org/10.1055/s-0039-1688913

Douglas, C., Windsor, C., & Lewis, P. (2015). Too much knowledge for a nurse? Use of physical assessment by final-semester nursing students. Nursing & Health Sciences, 17(4), 492–499. https://doi.org/10.1111/nhs.12223

Flinkman, M., Leino-Kilpi, H., Numminen, O., Jeon, Y., Kuokkanen, L., & Meretoja, R. (2017). Nurse competence scale: A systematic and psychometric review. Journal of Advanced Nursing, 73(5), 1035–1050. https://doi.org/10.1111/jan.13183

Haun, N., Hooper-Lane, C., & Safdar, N. (2016). Healthcare personnel attire and devices as fomites: A systematic review. Infection Control and Hospital Epidemiology, 37(11), 1367–1373. https://doi.org/10.1017/ice.2016.192

Herrle, S., Corbett, E., Fagan, M., Moore, C. G., & Elnicki, D. M. (2011). Bayes' theorem and physical examination: Probability assessment and diagnostic decision-making. Academic Medicine, 86(5), 618–627.

Jayarajah, U., Athapathu, A. S., Jayawardane, B., Prasanth, S., & Seneviratne, S. N. (2019). Hygiene practices during clinical training: Knowledge, attitudes and practice among a cohort of South Asian Medical students. BMC Medical Education [Electronic Resource], 19(1), 157. https://doi.org/10.1186/s12909-019-1582-2.

Kampf, G., Todt, D., Pfaender, S., & Steinmann, E. (2020). Persistence of coronaviruses on inanimate surfaces and their inactivation with biocidal agents. The Journal of Hospital Infection, 104(3), 246–251. https://doi.org/10.1016/j.jhin.2020.01.022

Kohtz, C., Brown, S. C., Williams, R., & O'Connor, P. A. (2017). Physical assessment techniques in nursing education: A replicated study. Journal of Nursing Education, 56(5), 287–291. https://doi.org/10.3928/01484834-20170421-06

Kratzel, A., Todt, D., V'kovski, P., Steiner, S., Gultrom, M., Thao, T. T. N., Ebert, N., Holwerda, M., Steinmann, J., Niemeyer, D., Dijkman, R., Kampf, G., Drosten, C., Steinmann, E., Thiel, V., & Pfaender, S. (2020). Inactivation of severe acute respiratory syndrome coronavirus 2 by WHO-recommended hand rub formulations and alcohols. Emerging Infectious Diseases, 26(7), 1592–1595. https://doi.org/10.3201/eid2607.200915external icon

Murdoch, N. L., Bottorff, J. L., & McCullough, D. (2014). Simulation education approaches to enhance collaborative healthcare: A best practices review. International Journal of Nursing Education Scholarship, 10:/j/ijnes.2013.10.issue-1/ijnes-2013-0027/ijnes-2013-0027.xml. https://doi.org/10.1515/ijnes-2013-0027

Murdoch, N. L., Epp, S., & Vinek, J. J. (2017). Teaching and learning activities to educate nursing students for interprofessional collaboration: A scoping review. Interprof Care, 31(6), 744–753. https://doi.org/10.1080/13561820.2017.1356807

Noon, A. (2014). The cognitive processes underpinning clinical decision in triage assessment: a theoretical conundrum? International Emergency Nursing, 22(1), 40–46.

Numminen, O., Leino-Kilpi, H., Isoaho, H., & Meretoja, R. (2016). Newly graduated nurses' occupational commitment and its associations with professional competence and work-related factors. Journal of Clinical Nursing, 25(1–2), 117–126. https://doi.org/10.1111/jocn.13005

Numminen, O., Meretoja, R., Ihoaho, H., & Leino-Kilpi, H. (2013). Professional competence of practicing nurses. Journal of Clinical Nursing, 22(10), 1411–1423.

Padilha, M. J., Machado, P. P., Ribeiro, A., Ramos, J., & Costa, P. (2019). Clinical virtual simulation in nursing education: randomized controlled trial. Journal of Medical Internet Research [Electronic Resource], 21(3), 1–9. https://doi.org/10.2196/11529

Unsworth, J., Tucker, G., & Hindmarsh, Y. (2015). Man versus machine: the importance of manual blood pressure measurement skills amongst registered nurses. Journal of Hospital Administration, 4(6), 61–67.

Vergehese, A., & Horwitz, R. I. (2009). In praise of the physical examination. Bmj (Clinical Research Ed.), 339, b5448.

Vikke, H. S., & Giebner, M. (2016). POSAiDA: presence of Staphylococcus aureus/MRSA and Enterococcus/VRE in Danish ambulances. A cross-sectional study. BMC Research Notes, 9, 194. https://doi.org/10.1186/s13104-016-1982-x

Yamauchi, T. (2001). Correlation between work experiences and physical assessment in Japan. Nursing & Health Sciences, 3(4), 213–224. https://doi.org/10.1046/j.1442-2018.2001.00091.x

Zambas Shelaine, I., Smythe Elizabeth, A., & Jane, K. M. (2016). The consequences of using advanced physical assessment skills in medical and surgical nursing: A hermeneutic pragmatic study. International Journal of Qualitative Studies on Health and Well-being, 11(1), 32090. https://doi.org/10.3402/qhw.v11.32090

6 활력징후, 통증을 포함한 전반적 조사

General survey including vital signs and pain

주요 용어

· 고혈압	· 이완기	· 코로트코프음
· 기립성 저혈압	· 전반적 조사	· 통증
· 수축기	· 청진간격	· 활력징후

학습목표

1. 전반적 조사의 구성요소를 규명한다.
2. 초기 관찰에 근거하여 적절한 주관적 질문을 구성한다.
3. 혈압, 맥박, 호흡, 체온 측정방법을 설명한다.
4. 활력징후의 변화와 가능한 원인에 대해 설명한다.
5. 건강력과 신체검진 결과를 활용하여 통증 사정을 수행하고 기록한다.
6. 통증의 유형을 기술한다.

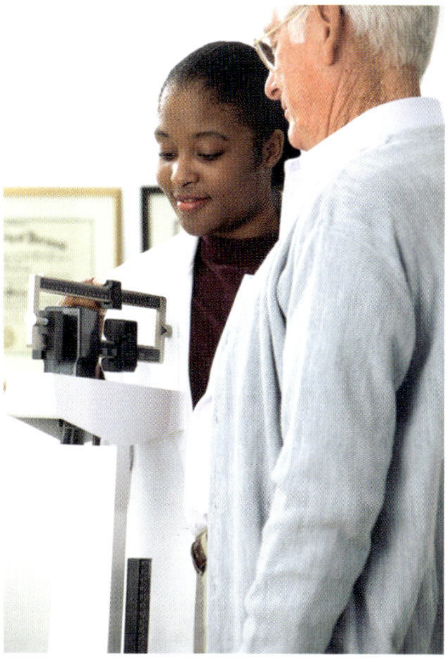

Figure 6-1 간호사는 전반적 조사에서 다양한 요소를 평가한다.

전반적 조사는 각 신체기관에 대한 세부적인 평가 이전에 초기사정에 대한 개요를 제공한다. 대상자에 대한 객관적 관찰은 첫 만남 시부터 시작되어 건강력 사정과 신체검진을 하는 동안 지속된다. **전반적 조사**를 하는 동안 수집된 비언어적 단서는 좀 더 많은 정보를 수집하기 위해 대상자에게 해야 할 적절한 주관적 질문을 선택할 수 있게 한다. 전반적인 외모, 건강상태, 태도, 얼굴 표정, 차림새, 자세, 보행 등의 요소를 사정 한다(Figure 6-1). 전반적 조사에 포함되는 키와 체중 측정에 관해서는 [7장 영양]에서 자세히 다룰 것이다.

간호사의 사정기술이 대상자에게 적절할수록 대상자의 차별화된 특징은 기록에 잘 기술될 것이고, 그 결과 다른 동료들이 대상자를 좀 더 잘 파악할 수 있게 된다.

연령, 유전적 요인, 아동기 질환, 문화, 성(gender) 정체성과 표현 등의 여러 요인들이 대상자의 특성을 파악하는 데 기여한다. 대상자가 근무, 거주, 여가활동, 학습 등을 하는 장소, 즉 건강의 사회적 결정요인 또한 대상자의 건강 특성에 다양하게 영향을 준다. 건강과 관련된 사회적 결정요인 수준이 낮다는 것은 낮은 사회경제적 상태, 열악한 거주 공간, 안전하지 않은 주변 환경을 의미한다. 이러한 문제들은 대상자들이 안전을 이유로 집 밖에서의 운동을 어려워 하거나, 필요한 식료품 및 물품 등을 구매하는 상점, 약국에 접근성을 제한하여 건강에 부정적인 영향을 준다. 이러한 요소들은 대상자의 삶의 질과 건강 증진을 위해 고려되어야 한다. 대상자의 사회경제적 상태는 혈압, 자세, 기분과 각성상태, 안색, 치열, 혀와 잇몸 상태, 손톱과 발톱 색깔, 근육량 등에 영향을 미친다는 것을 기억해야 한다.

첫 만남에서부터 실시했던 관찰을 상기하면서 사정하는 동안 관찰했던 내용들을 정리한다(BOX 6-1). 대상자가 대기실이나 검진실에서 간호사의 인사를 잘 들었는가? 쉽게 일어나는가? 잘 걷는가 아니면 뻣뻣하게 걷는가? 첫 만남에서 대상자가 입원한 상태였다면 무엇을 하고 있었는가 — 앉은 자세로 TV를 재미있게 보고 있었는가? 또는 침대에 누워 있었는가? 침대 옆 테이블에는 무엇이 있었는가(잡지, 먹지 않은 식사, 쾌유를 비는 위문편지, 성경, 구토 용기, 또는 아무 것도 없음)? 이러한 관찰내용을 통해 추후 사정 시 고려해야 할 하나 또는 그 이상의 잠정적인 가설을 세워보아야 한다.

BOX 6-1 전반적 조사 - 초기 관찰

외모와 건강 및 기분 상태
- 전반적인 외모와 나이
- 의식수준
- 얼굴 특징과 표정
- 태도와 감정
- 자세
- 걸음걸이
- 운동능력
- 말하기
- 피부색과 병변
- 복장과 개인위생

활력징후는 객관적 사정 자료로 혈압, 심박수, 호흡수, 체온을 포함하며, 특히 응급상황의 초기 사정단계에서 활용된다. 간호사가 각각의 활력징후 측정치가 의미하는 해부생리학적 특성을 파악하고 결과를 어떻게 해석하는지 아는 것은 중요하다. 이러한 이해는 활력징후의 정상 범위와 비교를 통해 상황의 긴급성을 파악하는 데 도움이 된다. 활력징후는 건강결과(health outcome), 재입원 및 의료자원 이용에 대한 지표이기도 하다.

1. 전반적 조사

1) 외견상 건강상태

대상자 대면시 관찰한 내용에 근거하여 전반적인 판단을 하는데 유의미한 세부사항에 바탕을 두어야 한다. 대상자가 본인의 나이대로 보이는가? 아파 보이는가? 불행해 보이는가? 피곤해 보이는가?

2) 의식수준

대상자가 깨어 있으며, 의식이 명료하고, 간호사나 다른 사람들에게 반응하는가? 만약 아니라면 즉시 의식수준을 사정한다. 지남력은 사람, 장소, 시간, 상황에 대한 질문으로 확인한다([18장 정신상태 및 정신건강 사정] 참조).

3) 얼굴 표정

휴식, 대화, 신체검진 및 다른 사람과의 상호작용 시 얼굴 표정을 관찰하고, 눈 맞춤을 하는지 주의 깊게 관찰한다. 눈 맞춤이 자연스러운가? 눈 맞춤이 지속적이며 눈을 깜빡이지 않는가? 눈 맞춤을 빠르게 피하는가? 눈 맞춤이 없는가?

얼굴 움직임이 대칭적인가? 안검하수가 있는가? 비대칭적인 미소를 짓고 있는가?

갑상선기능항진증의 응시(빤히 쳐다봄); 파킨슨병의 움직임 없는 얼굴, 우울증의 무감정 또는 슬픈 표정을 확인한다. 눈 맞춤의 감소는 문화적 영향이거나 불안, 공포 또는 슬픔 때문일 수 있으며, 비대칭적인 얼굴은 뇌졸중, 마비, 또는 뇌신경 손상 때문일 수 있다.

4) 자세, 걸음걸이, 운동, 언어

대상자가 선호하는 자세는 무엇인가? 대기실에서 이름을 부르기 전에 미리 대상자를 사정한다. 대상자는 어떻게 앉아 있는가? 의료진이 대상자와 같이 있을 때 자세 또는 비언어적 의사소통이 변하는가?

임상 팁

좌심부전이 있는 경우 똑바로 앉아있는 자세를 선호하며 만성폐쇄성폐질환(chronic obstructive pulmonary disease, COPD)이 있는 경우는 팔을 버티고 앞으로 약간 숙이는 자세를 선호한다.

대상자가 안절부절 못하는가? 또는 조용히 있는가? 대상자는 얼마나 자주 자세를 바꾸는가? 얼마나 빠르거나 느리게 움직이는가?

불안한 대상자는 초조한 것처럼 보이고 가만히 있지 못한다. 통증이 있으면 종종 움직임을 피한다.

명확한 불수의적인 운동이 있는가? 움직이지 못하는 신체부위가 있는가? 있다면 어느 부위인가?

진전(떨림, tremor), 다른 불수의적 움직임, 마비가 있는지 확인한다(TABLE 19-11 참조).

대상자가 부드럽고 편안하게 걸으며, 자신 있고 균형감 있게 걷는가? 절뚝거리거나 불편해 보이는가? 넘어질까 두려워하는가? 걷다가 균형을 잃는가? 다른 보행장애가 있는가? 보행 시 지팡이, 보행기, 보조기 등의 보조기구를 사용하는가?

대상자가 명확하게 말을 잘하는가? 알아들을 수 없는가? 말이 빠르거나 느린가?

TABLE 19-4를 참조한다. 보행장애가 있으면 낙상 위험이 증가한다.

피로는 많은 원인을 가지는 비특이적 증상으로 대상자가 다양하게 표현하는 지친 느낌 또는 에너지 상실이다. "아침에 일어날 수 없을 것 같다." 또는 "에너지가 없는 것 같다." 또는 "그냥 몸이 안 좋은 것 같다." 또는 "완전히 지쳤다." 또는 "하루를 지내는 것이 힘들다." 또는 "사무실에 도착했을 때 이미 하루가 다 끝난 것처럼 느껴진다." 등으로 표현된다. 피로는 힘든 일, 지속되는 스트레스, 슬픔에 대한 정상 반응이므로 피로를 느끼게 되는 상황을 파악해야 한다. 이러한 상황과 관련 없는 피로는 추가적인 검사가 필요하다.

피로는 우울과 불안의 흔한 증상이지만 감염(간염, 감염 단핵구증, 결핵), 내분비장애(갑상선기능저하증, 부신기능부전, 당뇨병), 심부전, 폐, 신장, 간의 만성 질환, 전해질 불균형, 체위기립성빈맥증후군, 악성종양, 영양결핍, 약물 등의 원인도 고려해야 한다.

피로를 초래하는 원인을 파악하기 위해 개방형 질문을 사용하고 대상자가 경험한 내용을 모두 표현하도록 격려한다. 원인에 대한 중요한 단서는 잘 시행된 심리사회력 사정, 수면양상 사정, 철저한 계통별 문진에서 찾아볼 수 있다.

허약(weakness)은 피로의 다른 형태로서 명백한 근력소실이 있다. 이에 대해서는 다른 신경증상 등과 함께 다룰 것이다([19장 2. 건강력 3) 허약] 참조).

특히 신경해부학적 형태에 국한된 허약은 신경병증이나 근육병증의 가능성을 나타낸다.

5) 체취와 호흡 냄새

당뇨병에서의 과일향이나 알코올 냄새 같은 체취는 중요한 진단적 단서가 될 수 있다(알코올 냄새의 경우 4장의 AUDIT-C 질문을 활용하여 오용 가능성 판단할 수 있다. **Figure 4-3** 참조).

알코올, 아세톤(당뇨병), 호흡기 감염, 요독증, 간부전의 호흡 냄새

알코올 냄새가 나는 호흡이 대상자의 정신상태나 신경학적 결과의 변화를 설명한다고 단정 지어서는 안 된다.

이러한 변화들은 저혈당, 경막하혈종, 발작 후 상태 등과 같이 심각하지만 치료 가능한 원인에 의한 것일 수 있다.

6) 피부색과 병변

피부색 변화, 흉터, 판(plaque), 모반(nevi)이 있는지 파악한다([8장 피부계] 참조).

창백, 청색증, 황달, 발진, 멍 또는 다른 변화들이 자세히 사정되어야 한다

7) 복장, 차림새와 개인위생

대상자가 옷을 어떻게 입었는가? 옷이 날씨와 온도에 적절한가? 옷이 깨끗하며 단추와 지퍼가 제대로 잠겨 있는가? 옷이 찢어지거나 심한 얼룩은 없는가? 옷이 잘 맞는가? 의복의 상태는 어떤가? 비슷한 나이의 같은 사회계층 사람들과 비교했을 때 어떠한가? 복장은 대상자의 사회적 또는 문화적 배경에 대한 정보를 제공할 수 있다.

과하게 옷을 껴입은 것은 갑상선기능저하증의 추위불내성(cold intolerance)을 나타내거나 자해로 인한 상처나 피부 발진 또는 주삿바늘 자국을 감추기 위한 것이거나 식욕부진을 감추기 위한 것이거나 또는 생활양식상 개인적 취향일 수 있다.

벨트를 늘리거나 줄이기 위해 구멍을 추가로 뚫었는가?

체중 증가나 감소를 시사할 수 있다.

대상자의 신발도 확인한다. 구멍이나 잘린 부분이 있는가? 슬리퍼를 신고 있는가? 신발 끈이 묶여 있는가?

임상 팁

신발에 구멍이 있거나 슬리퍼를 신는 것은 통풍, 엄지건막류(bunion) 또는 다른 발의 통증 상태를 보여준다. 닳은 신발은 발과 허리의 통증, 굳은살, 낙상, 감염을 시사할 수 있다. 신발 끈을 묶지 않았거나 슬리퍼를 신는 것은 발에 부종이 있기 때문일 수 있다.

대상자가 특이한 장신구를 하고 있는가? 피어싱이나 문신을 했는가? 했다면 언제, 어디서 했는가?

임상 팁

구리 팔찌는 관절통을 완화하려고 찰 수 있다. 피어싱이나 문신은 모든 신체 부위에서 볼 수 있다.

대상자의 머리, 손톱, 화장 상태를 확인한다. 이는 대상자의 성격, 문화, 자존감, 생활양식에 대한 단서가 될 수 있다.

임상 팁

너무 길게 자란 머리카락, 손톱의 위생불량 질병의 유병기간이나 환경의 변화를 나타내는 것일 수 있다. 물어뜯은 손톱은 스트레스를 반영하는 것일 수 있다. 집게손가락과 가운뎃손가락이 노란 것은 흡연 습관을 의미할 수 있다.

개인위생과 차림새는 대상자의 나이, 생활양식, 직업, 사회경제적 상태에 적절한가? 각 개인에 따라 매우 다양한 기준이 있음을 유념한다.

신경을 쓰지 않고 아무렇게나 방치된 외모는 우울과 치매에서 나타날 수 있으나, 간호사의 기대치가 아닌 대상자의 개인적 기준과 비교해야 한다.

8) 고통의 징후

- **심장질환 또는 호흡곤란**

  가슴을 움켜잡음, 창백함, 발한, 힘든 호흡, 쌕쌕거림(wheezing), 기침, 숨참(shortness of breath), 삼각자세로 앉아있음이 확인되는가?
- **통증**

  얼굴 찡그림, 울음, 발한, 특정 신체부위 또는 영역을 잡거나 조심히 다루거나 보호하려는 경향이 있는가?
- **불안 또는 우울**

  불안한 얼굴 표정, 가만히 있지 못함, 차갑고 축축한 손바닥, 무표정, 눈 맞춤 부족, 정신운동완서증이 나타나는가? ([18장 정신상태 및 정신건강 사정] 참조)

2. 활력징후

활력징후는 사정의 필수적인 부분으로, 혈압, 심박수, 호흡수, 체온을 포함한다. 신체검진 시작 단계에서 활력징후를 측정한다. 활력징후가 정상범위 내에 있지 않은 경우 심혈관계나 호흡기계 사정 시 신중하게 다시 측정해야 한다.

대상자를 사정하는 동안 혈압과 맥박을 측정한다. 맥박은 손가락으로 요골맥박을 측정하거나 청진기로 심첨부위의 심첨맥박을 측정한다. 맥박을 측정하면서 대상자가 인식하지 못하게 호흡수를 측정한다. 대상자가 호흡수를 측정하는 것을 알게 되면 호흡양상이 무의식적으로 변할 수 있기 때문이다. 체온은 대상자 특성과 사용가능한 도구에 따라 다양한 부위에서 측정할 수 있다. 활력징후를 정확하게 측정하는 방법에 대한 보다 자세한 설명은 이 장의 뒤쪽에 제시되어 있다. 활력징후의 정상범위와 대상자의 평소 활력징후를 알고 있는 것은 사정 시 활력징후의 변화가 나타날 경우 신속한 판독에 도움이 되기 때문에 중요하다.

[13장 심혈관계]의 TABLE 13-5 "심첨박동의 변형과 이상", [12장 호흡기계]의 TABLE 12-5 "호흡수와 리듬이상" 참조

1) 혈압

(1) 혈압 모니터링

1억 명 이상의 미국인 혹은 미국 전체 성인의 약 절반가량이 **고혈압**을 가지고 있으며, 매년 거의 50만 명의 사망 원인이 고혈압과 관련이 있다. 이는 고혈압과 관련하여 하루 평균 약 1,300명이 사망함을 의미한다. 고혈압 발병률은 인구통계학적 그룹에 따라 다르게 나타나지만, 건강의 사회적 결정요인 수준이 낮은 그룹에서 발생 비율이 높으며, 향후 몇 년 동안 지속적으로 증가할 것으로 예상된다. 대상자 간호에서 고혈압의 발견 및 관리가 중요하다. 고혈압은 성별과 인종에 따라 다르게 나타나지만, 조절되지 않은 혈압과 건강의 사회적 결정요인 수준이 낮은 그룹 간에 상관관계가 있으며, 통계분석 결과 향후 몇 년 간 고혈압 발생률이 상승할 것으로 예견되고 있다. 남성(47%)에서 여성(43%)보다 고혈압 발생률이 더 높다. 비히스패닉계 흑인 54%에서 고혈압이 있는 반면, 백인 성인의 46%, 아시아계 성인 39%, 히스패닉 성인 36%에서 고혈압이 보고되고 있다.

미국심장협회(American Heart Association, AHA)에서는 심장 건강 개선을 위한 7가지 목표를 제시했는데 그 중 건강한 혈압이 중요한 목표 중 하나이다. 7가지 목표는 혈압 유지, 혈당 수치를 낮게 유지, 콜레스테롤 수치를 정상 범위로 유지, 규칙적인 운동 참여, 과체중 피하기, 건강한 음식 먹기, 금연을 포함한다.

진료실이나 건강관련 행사에서 시행되는 검사에서 종종 고혈압이 발견된다. 상승된 혈압에 대한 추후관리와 확인은 가정에서 많이 이루어지고 있다. 보고에 따르면 진료실에서의 측정보다 가정 혹은 이동형 혈압 감시가 심혈관계 질환과 종말기관 손상을 더 많이 예측하는 것으로 나타났다([13장 심혈관계] 참조).

측정 장비와 측정 방법의 정확도에 주의를 기울여서 혈압을 판독하는 것이 중요하다. 혈압 측정에 발생하는 오류는 불필요한 치료나 오진의 위험을 증가시킬 수 있다. 혈압 측정 도구에는 아네로이드, 하이브리드, 전자식 방식이 있고, 이 도구를 이용하여 혈압을 정확하게 측정하기 위한 국제 지침이 있다.

> **임상 팁**
> 제대로 교육받은 대상자가 승인된 기구를 사용하여 혈압을 자가감시하는 경우 혈압 조절이 잘 된다. 특히 하루에 두 번씩 상완에서 자동혈압기로 측정한 경우에 더욱 그러하다.

(2) 혈압 커프(혈압계) 선택

대상자의 팔 둘레에 적절한 크기의 커프를 선택한다(Figure 6-2). TABLE 6-1의 지침에 따라 대상자에게 가정에서 사용하는 혈압계의 적절한 커프 선택 방법에 대해 설명해 주고, 정기적인 재조정이 필요함을 알려준다. 대상자에게 가장 적절한 혈압계 선택에 대해 교육하며, 손목과 손가락에서 혈압 측정하는 기구를 많이 사용하지만 정확도는 낮음을 설명한다. 가정에서 혈압을 측정하는 대상자의 경우 정확한 혈압을 파악할 수 있도록 올바른 측정 방법을 교육한다.

혈압계 커프의 너비는 상완 둘레의 약 40%이어야 하고(성인인 경우 평균적으로 약 12~14 cm) 공기주머니가 들어있는 상완 둘레의 약 80%이어야 한다(팔을 감기에 충분한 길이).

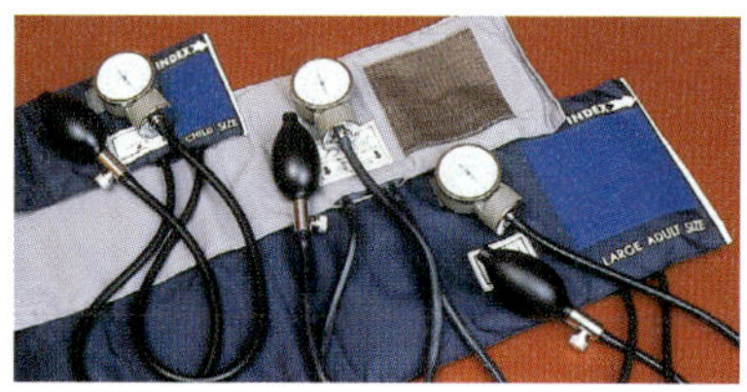

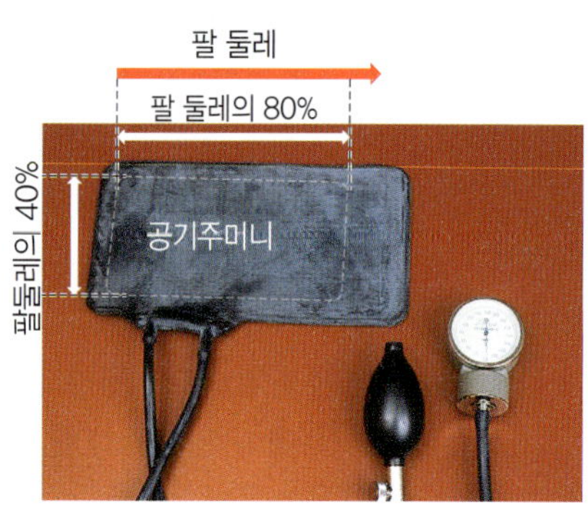

Figure 6-2 다양한 크기의 혈압계 커프

TABLE 6-1 적절한 혈압계 커프 크기

커프 사이즈	상완 둘레(cm)
성인 소형	22–26
성인 중형	27–34
성인 대형	35–44
성인 대퇴용	45–52

임상 팁

커프가 너무 작으면(좁으면) 혈압이 높게 측정된다. 커프가 너무 크면(넓으면), 팔이 가는 대상자는 혈압이 낮게 측정되고 팔이 굵은 대상자는 혈압이 높게 측정된다.

(3) 혈압 측정 방법

혈압을 사정하기 전에 측정의 정확도를 높이기 위해 아래 단계를 따르도록 한다 (BOX 6-2). 올바른 측정 방법을 준수하는 것이 중요하며, 이는 대상자, 검진자, 장비, 측정 과정 그 자체에서 발생하는 변동성을 감소시킨다.

BOX 6-2 정확한 혈압 측정 단계

- 대상자는 혈압 측정 전 30분 동안 흡연, 운동, 카페인 섭취를 피해야 한다.
- 검진실은 조용해야 하고 적절한 온도를 유지한다.
- 대상자는 의자에 최소한 5분 정도 조용히 앉아 있도록 하고, 두 발은 바닥에 똑바로 대며 다리를 꼬지 않아야 한다.
- 측정하려는 팔은 측정하기 편한 상태여야 한다(예: 옷을 걷음). 또한 투석을 위한 동정맥루, 상완동맥(위팔동맥, brachial artery) 상처, 액와림프절 절개나 방사선 치료로 인한 림프부종이 없어야 한다.
- 상완동맥을 촉진하여 맥박을 확인한다.
- 팔꿈치 앞쪽 주름에 있는 상완동맥이 심장 높이(대략 네 번째 늑간강이 흉골과 만나는 위치)에 위치하도록 한다.
- 대상자가 앉아 있는 경우 팔은 대상자의 허리보다 약간 높은 테이블 위에 둔다.

임상 팁

상완동맥이 심장보다 아래에 있으면 혈압이 높게 측정되고, 심장보다 높게 있으면 혈압이 낮게 측정된다.

(4) 혈압 측정

혈압은 혈관벽에 가해지는 압력을 측정하는 것이다. **수축기압**은 좌심실이 수축할 때 동맥에 가해지는 압력이고, **이완기압**(확장기압)은 심장 근육이 휴식하면서 혈액이 채워질 때 동맥에 가해지는 압력이다.

① **커프와 팔의 위치를 정한다.**

- (소매를 걷은) 팔을 심장 높이에 둔다.
- 발을 교차하지 않게 두고 대상자가 앉아 있는 경우 양발이 바닥에 닿게 한다.
- 올바른 크기의 커프를 가진 혈압계를 선택한다.

– 공기 주머니의 중심부를 상완동맥 위에 둔다.
– 커프의 아래쪽은 팔꿈치 앞쪽 주름보다 2.5 cm 정도 위에 둔다.
– 커프를 팔에 잘 맞게 감는다.

임상 팁

커프를 느슨하게 감거나 공기 주머니가 커프의 바깥쪽을 부풀게 하면 혈압이 높게 측정된다.

② **수축기압을 추정하고 30 mmHg을 더한다.**
– 커프 압력을 어느 정도로 높여야 할지 결정하기 위해 촉진하여 수축기압을 추정한다.
– 한 손의 손가락으로 상완동맥을 촉진한 상태에서 상완맥박이 사라질 때까지 커프를 팽창시킨다. 이때, 압력을 읽고 20~30 mmHg을 더 올린다.
– 커프의 공기를 신속하게 완전히 빼고(혈압계에서 1초에 2~3 mmHg 하강), 맥박이 다시 촉진되는 순간을 포착한다. 이때 혈압이 수축기압이다.
– 커프에서 공기를 모두 제거하고 15~30초간 기다린다.

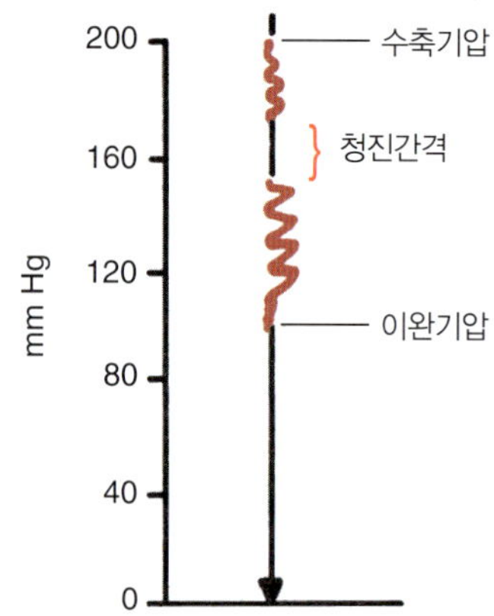

Figure 6-3 수축기압과 이완기압 간에 발생하는 청진간격

③ **상완동맥 위에 청진기를 위치시킨다.**
– 청진기의 대상자 접촉 부위를 알콜솜으로 닦는다.
– 청진기의 판형 또는 종형을 상완동맥 위에 가볍게 밀착시킨다.
– 이전 단계에서 상완동맥을 촉진했던 압력에 30 mmHg를 추가하여 커프를 팽창시킨다. 이러한 계산법을 사용하면 커프 압력을 불필요하게 높임으로써 발생하는 불편감을 예방한다. 이는 또한 수축기압과 이완기압 사이에 있을 수 있는 간격인 **청진간격**(auscultatory gap)으로 인해 가끔씩 발생하는 오류를 피할 수 있게 한다(Figure 6-3).

임상 팁

청진간격은 수축기 혈압을 심각하게 과소평가하거나(Figure 6-3의 경우 200 대신 150으로 측정 가능) 이완기압을 과대평가하게 만들 수 있다. 청진간격을 찾았다면 결과를 모두 기록한다(예: 200/98, 170에서 150까지 청진간격 있음). 청진간격은 동맥경직과 동맥경화성 질환과 관련 있다.

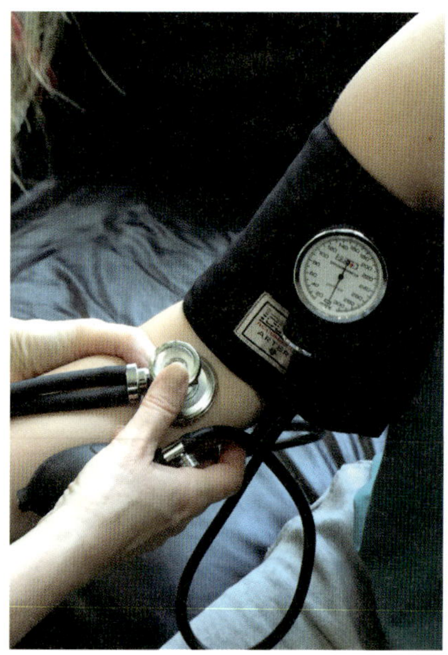

Figure 6-4 청진기가 커프나 옷에 닿으면 측정 결과가 왜곡될 수 있다.

- 혈압 커프에서 동맥을 지나는 혈류의 소리의 변화가 변할 때 **코로트코프음**(Korotkoff sound)이 들리며, 이는 종형이나 판형을 사용해서 들을 수 있다. 청진기의 양쪽 면은 모두 비슷한 결과를 보여주며 둘 다 신뢰할 수 있다. 검진자는 종형이나 판형 중 자신이 선명하게 들을 수 있는 쪽을 선택하여 청진한다.
- 청진기가 옷이나 커프에 닿지 않도록 한다(Figure 6-4).

④ **수축기압을 확인한다.**
– 1초에 약 2~3 mmHg 정도씩 커프의 공기를 뺀다.
– 최소한 2번 이상의 연이은 박동을 들은 지점을 기억한다. 이것이 수축기압이다(Figure 6-5).

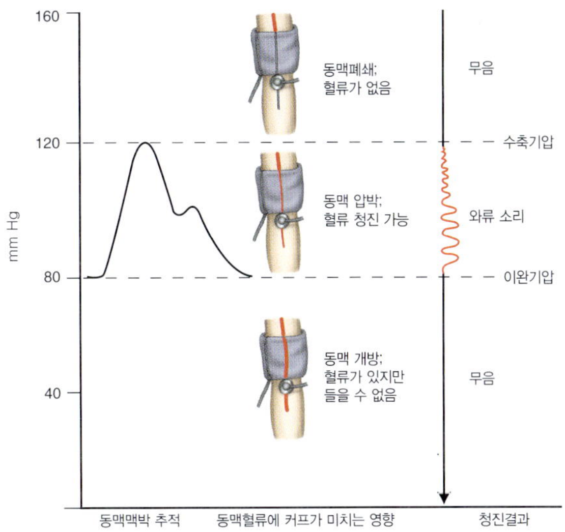

Figure 6-5 처음에 들리는 두 번의 심장 박동이 수축기압을 의미함

⑤ **이완기압을 확인한다.**
- 마지막으로 소리가 들리는 지점을 확인한다.
- 소리가 사라지는 지점을 확인하기 위해 공기를 10~20 mmHg을 추가로 빼면서 청진한다.
- 그런 다음 압력계가 0이 될 때까지 커프의 공기를 빠르게 뺀다.
- 소리가 사라진 지점(일반적으로 소리가 작아진 지점보다 조금 아래에 있음)이 가장 정확한 이완기압이다.

일부 대상자에서 소리가 작아진 지점과 소리가 없어진 지점이 간격이 넓은 경우가 있다. 대동맥판역류(aortic regurgitation)에서는 소리가 사라지지 않는 경우도 있다. 측정된 이완기압의 차이가 10 mmHg 이상인 경우 둘 다 기록한다(예: 154/80/68).

⑥ **두 개 이상 측정 결과의 평균값을 구한다.**
- 2 mmHg 단위로 수축기압과 이완기압을 읽는다.
- 최소 2분 이상 기다린 후 다시 측정한다.
- 측정 결과의 평균값을 구한다.
- 처음 측정한 두 결과값에 6 mmHg 이상의 차이가 있으면 한 번 더 측정한다.

정맥울혈이 있는 경우 소리가 잘 안 들리므로, 수축기압은 낮게 이완기압은 높게 측정될 수 있다.

임상 팁

아네로이드 혈압계를 사용할 때는 다이얼을 직접 바라볼 수 있는 위치에 놓는다. 정맥울혈로 인해 잘못된 혈압이 측정될 수 있으므로 커프를 천천히 팽창시키거나 반복적으로 팽창시키지 않도록 한다.

⑦ **양팔의 혈압을 한 번 이상 측정한다.** 정상적으로 양팔의 혈압에서 4 mmHg 정도의 차이가 있을 수 있고, 경우에 따라 10 mmHg까지 차이가 날 수도 있다. 혈압이 더 높게 측정된 팔의 혈압을 기록한다.

10 mmHg 이상의 혈압 차이는 쇄골하동맥도루증후군(subclavian steal syndrome), 대동맥박리(aortic dissection), 대동맥판상부협착(supravalvular aortic stenosis)에서 나타나므로 확인하도록 한다.

혈압 측정 시 커프의 선택이 중요하다. 측정 오류로 인한 부적절한 치료를 피하기 위해 커프 크기 선택에 주의해야 한다. 적절한 커프가 없는 경우, 대상자의 팔 둘레에 맞는 커프를 따로 주문해야 한다. 잘못된 커프 사용은 실제 혈압보다 너무 높거나 낮은 측정 결과로 나타날 수 있다(TABLE 6-2).

TABLE 6-2 잘못된 측정 결과를 초래하는 오류	
혈압이 높게 측정되는 오류	**혈압이 낮게 측정되는 오류**
• 커프가 너무 작음(짧거나 좁음)	• 커프가 너무 큼(넓음)
• 커프가 너무 느슨하거나 평평하지 않음	• 맥박 부위에 청진기를 너무 꽉 누름
• 팔이 심장 위치보다 아래에 있음	• 팔이 심장 위치보다 높이 있음
• 팔이 지지되지 않음	• 너무 빨리 반복측정을 실시함
• 커프를 팽창시키거나 공기를 빼는 것이 너무 느림(높은 이완기압)	• 팽창 정도가 정확하지 않음
• 커프의 공기를 너무 빠르게 뺌(낮은 수축기압과 높은 이완기압)	

(5) 혈압의 분류

고혈압

미국심장병학회(American College of Cardiology, ACC)와 미국심장협회(AHA)에서는 고혈압 관리 지침을 제공하고 있다. 고혈압은 1단계와 2단계로 구분된다(**TABLE 6-3**). 수축기압 혹은 이완기압 중 어느 하나만 높아도 고혈압이라는 점에 주의한다.

TABLE 6-3 정상 및 비정상 혈압			
범주	**수축기압(mmHg)**		**이완기압(mmHg)**
정상	< 120	그리고	< 80
상승된 혈압	120~129	그리고	< 80
고혈압			
고혈압 1단계	130–139	또는	80–89
고혈압 2단계	≥ 140	또는	≥ 90

혈압은 정상 혹은 상승된 혈압 또는 고혈압 1단계 혹은 2단계로 기록한다. 두 번 이상의 진료 방문 시 앉은 자세에서 정확하게 측정한 두 번 이상의 측정 결과의 평균값으로 고혈압을 진단할 것을 권고하고 있다. 혈압 측정결과는 반대쪽 팔에서 재확인해야 한다.

임상 팁

고혈압 사정에는 고혈압이 눈, 심장, 뇌, 신장 같은 종말기관에 미치는 영향도 포함된다. 고혈압망막병(hypertensive retinopathy), 좌심실비대(left ventricular hypertrophy), 뇌졸중을 암시하는 신경학적 결손이 있는지 확인한다. 신장사정을 위해 소변검사와 신기능을 평가하는 혈액검사가 필요하다.

수축기압과 이완기압이 서로 다른 범주에 있다면 더 높은 범주를 사용한다. 예를 들어 170/84 mmHg는 고혈압 2단계, 126/86 mmHg는 고혈압 1단계이다. 단독 수축기고혈압(isolated systolic hypertension)은 수축기 혈압이 130 mmHg 혹은 그 이상이고 이완기 혈압은 80 mmHg 미만이다.

60세 이상에서 단독 수축기 고혈압의 치료는 사망률과 심혈관계 질환 합병증을 감소시킨다.

저혈압

상대적으로 낮은 혈압은 이전의 측정값과 대상자의 현재 상태를 고려하여 해석한다.

임상 팁

혈압이 106/70 mmHg이면 일반적으로 정상으로 판단하지만, 만약 과거 혈압이 높았던 경우라면 유의미한 저혈압일 수 있다.

필요시 노인에게서 흔한 **기립성 저혈압**(orthostatic hypotension)을 사정한다. 혈압과 심박수를 두 가지 자세에서 측정하는데, 대상자가 3~10분 정도 휴식한 후 바로 누운 자세에서 1번, 일어난 후 3분 이내에 1번 측정한다. 보통 대상자가 수평 상태에서 일어나면 이완기압은 조금 높아지는 반면, 수축기압은 조금 떨어지거나 변화가 없다. 기립성저혈압 시 일어난 후 3분 이내에 수축기압이 최소한 20 mmHg 떨어지거나 또는 이완기압이 최소한 10 mmHg 떨어진다.

임상 팁

기립성저혈압의 원인으로는 약물, 중등도 이상의 혈액 소실, 장기간의 침상 안정, 자율신경계 질환 등이 있다.

(6) 특수 상황

약하거나 들리지 않는 코로트코프음

청진기의 위치 이상, 피부와 청진기 종형 또는 판형이 완전히 피부에 접촉하지 않았거나, 커프를 반복적으로 팽창시킴으로 인한 대상자 팔의 정맥울혈 같은 기술적인 문제가 있는지 확인한다. 쇼크나 혈관질환의 가능성도 고려한다.

코로트코프음이 전혀 들리지 않는다면 수축기압은 촉진으로 측정할 수 있다. 도플러나 직접적인 동맥압 측정 같은 대체 방법이 필요할 수도 있다. 코로트코프음을 더 잘 듣기 위해 다음과 같은 방법이 도움이 될 수 있다.

- 커프를 팽창시키기 전과 팽창시키는 동안 대상자의 팔을 올린다. 그런 다음 팔을 아래로 하고 혈압을 측정한다.
- 커프를 팽창시키고, 대상자에게 여러 번 주먹을 쥐게 한 다음 혈압을 측정한다.

부정맥

불규칙적인 리듬은 혈압의 변이를 초래하여 측정 결과를 신뢰할 수 없게 한다. 가끔씩 나타나는 조기수축(premature contraction)의 영향은 무시한다. 빈번한 조기수축이나 심방세동(atrial fibrillation)이 있는 경우, 여러 번 측정한 결과의 평균값을 기록하고 근사치임을 명시한다. 2~24시간 동안의 지속적 혈압 감시가 권고된다.

임상 팁

불규칙적인 리듬은 심방세동을 암시한다. 불규칙한 양상인 경우는 리듬의 유형을 확인하기 위해 심전도를 시행한다.

백의 고혈압

백의 고혈압(white coat hypertension)은 가정이나 좀 더 편안한 환경에서 측정했을 때보다 진료실에서 측정한 혈압이 더 높은 사람들의 고혈압을 의미한다. 이러한 현상은 10~25%의 대상자에서 나타나며, 특히 여성이나 불안한 대상자에서 많이 나타나고, 여러 번의 방문 동안 지속될 수 있다. 원격검진 방법을 포함하여 대상자가 편하게 이완하도록 도와주고 혈압은 그 후에 재측정한다. 가정에서의 혈압 모니터링은 백의 고혈압을 진단하고 부적절한 치료를 예방하는데 효과적으로 사용되어 왔다.

가정이나 24시간 혈압모니터링에서 측정된 고혈압은 백의 고혈압이나 단독 진료실 고혈압(isolated office hypertension)과 달리 심혈관계 질환의 위험이 높음을 암시한다.

비만이거나 너무 마른 대상자

비만인 대상자인 경우, 너비가 15 cm인 커프를 팔에 사용한다. 만약 이 커프가 너무 짧다면 대퇴용 커프나 길이가 매우 긴 커프를 사용한다. 팔 둘레가 50 cm 이상이고 대퇴용 커프를 사용할 수 없다면 적절한 크기의 커프로 전완을 감싸고 팔을 심장 위치에 둔 후 요골맥박을 촉지한다. 다른 방법으로 요골동맥에서 도플러를 사용하거나 진동기구를 사용할 수 있다. 매우 마른 대상자인 경우는 소아용 커프의 사용을 고려한다.

임상 팁
비만인 대상자에게 작은 커프를 사용하면 수축기압이 높게 나타난다.

다리보다 팔에서 수축기압이 높은 고혈압 환자

어린이나 성인에서 대동맥협착(coarctation of the aorta)이 있으면 일반적으로 수축기 고혈압이 나타나며, 다리보다 팔에서 더 높게 나타난다. 모든 고혈압 환자에서 최소 1회 이상 다리에서 혈압을 측정하고 대퇴맥박 지연(femoral delay)을 확인한다.

팔과 다리에서의 혈압을 비교한다. 요골맥박과 대퇴맥박의 크기와 박동시기를 비교한다. 정상적으로 크기는 동일하며 맥박은 동시에 나타난다.

대동맥협착은 흉부대동맥(thoracic aorta)의 협착으로 발생하며, 보통 왼쪽 쇄골하동맥의 원위부에서 발생한다. 팔과 다리에서의 혈압을 비교한다. 정상인 경우 수축기압은 팔보다 다리에서 5~10 mmHg 정도 높다. 대동맥협착과 폐쇄 대동맥질환은 팔에서의 고혈압과 다리에서의 저혈압 그리고 대퇴맥박의 감소나 지연 등을 통하여 알 수 있다.

2) 심박수와 심장리듬

동맥맥박, 심박수와 심장리듬, 맥박파(pulse wave)의 진폭과 윤곽을 검사한다.

(1) 심박수

요골맥박은 심박수 사정 시 흔히 이용된다. 둘째와 셋째 손가락 패드로 최대 박동이 촉진될 때까지 요골동맥을 누른다(Figure 6-6). 리듬이 규칙적이고 박동수가 정상이면 30초 동안 측정하고 2를 곱한다. 박동수가 비정상적으로 빠르거나 느리면 60초 동안 측정한다. 정상 범위는 분당 60~100회이다.

임상 팁
안정 시 심박수의 상승은 심혈관계 질환 및 사망률의 증가와 관련이 있다.

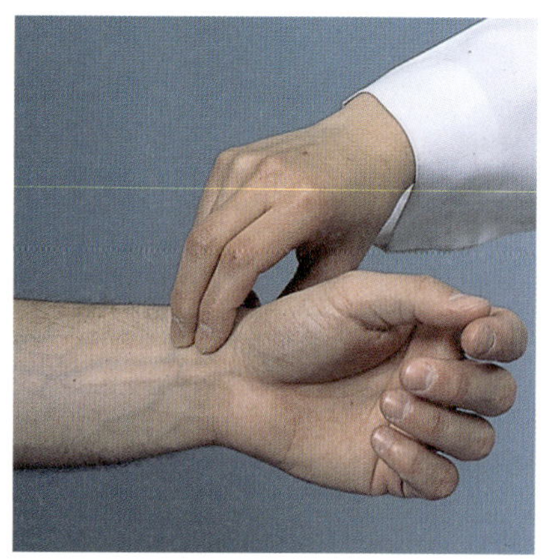

Figure 6-6 맥박은 둘째와 셋째 손가락으로 요골동맥을 촉지하여 측정할 수 있다.

(2) 심장리듬

요골맥박의 촉진에서 시작한다. 불규칙하다면 청진기로 심첨에서 리듬을 사정한다. 적은 진폭을 가진 조기박동(premature beat)은 말초맥박으로 전달되지 않을 수 있어서 심박수가 심각하게 적게 측정될 수 있다. 리듬이 규칙적인가 불규칙적인가? 만약 불규칙하다면 유형을 확인한다. (1) 기본적으로 규칙적인 리듬에 조기 박동이 나타나는가? (2) 호흡에 따라 불규칙성이 지속적으로 달라지는가? (3) 리듬이 전체적으로 불규칙한가?

요골맥박이 불규칙하거나 대상자 상태가 보다 정확한 맥박수 측정을 필요로 하는 경우에는 심첨맥박을 1분 동안 측정한다. 청진기를 심첨 부위(쇄골중간선과 다섯 번째 늑간강이 만나는 위치)에 두고 박동수와 리듬에 유의하면서 S_1과 S_2를 청진한다. 리듬을 확인하기 위해 심전도를 시행한다.

TABLE 13-1 "심박수와 리듬"을 참조한다.

TABLE 14-8 "동맥 맥파와 압력 파형의 이상"을 참조한다.

개념 마스터하기

불규칙한 원위(distal)맥박
신규 간호사는 원위맥박이 불규칙할 때, 반대편 원위백박을 확인해야 한다고 생각할 수 있다. 그러나 최선의 방법은 심첨맥박을 1분간 측정하는 것이다. 청진기를 심첨 부위(쇄골중간선과 다섯 번째 늑간강이 만나는 위치)에 두고 박동수와 리듬에 유의하면서 S_1과 S_2를 청진한다. 리듬을 확인하기 위해 심전도를 시행해야 한다.

3) 호흡수와 리듬

호흡수, 리듬, 깊이, 호흡을 위한 노력을 관찰한다. 머리와 목 또는 흉부를 검진하는 동안 시진을 하거나 청진기를 대상자의 기관 위에 대고 세심한 청진을 통해 1분 동안의 호흡수(1회 호흡은 흡기와 호기를 포함함)를 측정한다. 정상적으로 성인은 조용하고 규칙적으로 분당 12~20회 정도 호흡한다. 가끔 한숨을 쉬는 것은 정상이다. 호기가 지연되는지 확인한다.

TABLE 12-5 "호흡수와 리듬 이상" 참조한다.

임상 팁
호기의 연장은 COPD에서 흔하다.

4) 체온

체온은 다양하고 신체의 내부 및 외부로부터 영향을 받는다. 임상실무에서는 구강, 고막, 직장, 액와, 측두동맥, 비접촉 체온과 같은 비침습적 경로로 체온을 측정한다. 체온측정 장치는 전자 혹은 적외선 기술을 사용한다.

(1) 구강 체온

구강 체온은 쉽고 신뢰 있는 측정방법으로 흔히 사용된다. 구강 체온의 평균은 37℃이나 변동이 상당히 심하다. 이른 오전에는 36.6℃까지 떨어질 수 있으며 늦은 오후나 저녁에는 37.5℃까지 올라갈 수 있다.

측정을 위해 일회용 덮개를 탐색자(probe)에 씌우고 체온계를 혀 아래에 넣는다 (Figure 6-7). 대상자에게 입술을 다물게 하고 디지털 판독기를 주의 깊게 관찰한다. 정확하게 체온을 측정하기 위해서는 10초 정도 소요된다. 뜨겁거나 차가운 액체와 흡연은 체온을 변화시킬 수 있으므로 이런 경우에는 10~15분 정도 후에 체온을 측정하는 것이 좋다. 파손과 수은 노출 때문에 수은 유리 체온계가 전자 체온계로 대체되고 있으나 가정에서는 여전히 사용되고 있다. 수은 유리 체온계로 측정 시 3분 가까이 소요된다.

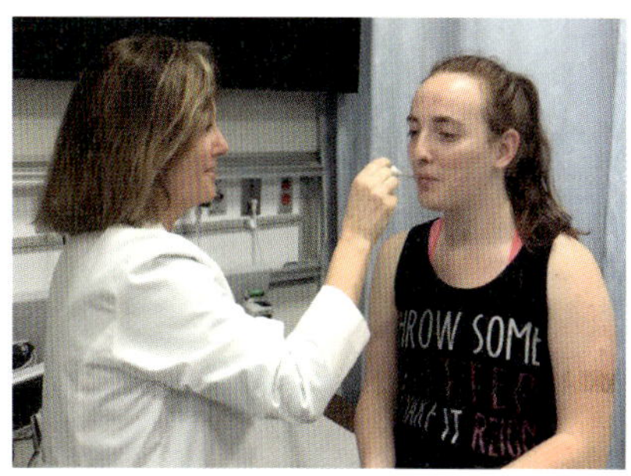

Figure 6-7 구강체온은 혀 아래에 체온계를 삽입하여 측정한다.

구강 체온 측정은 대상자가 의식이 없거나 불안정하거나 입을 다물 수 없는 경우는 권장되지 않는다. 체온 측정이 정확하지 않을 수 있고, 턱의 예상하지 못한 움직임에 의해 체온계가 깨질 수 있다. 대안으로 직장, 고막, 측두동맥, 액와 체온을 측정할 수 있으며, 대상자의 상태와 이용 가능성에 근거하여 선택한다.

임상 팁

호흡이 빠르면 구강 체온과 직장 체온의 불일치 수준이 증가하는 경향이 있다. 이러한 상황에서는 직장, 고막, 측두동맥, 액와 체온이 더 믿을 만하다.

(2) 고막 체온

고막 체온은 구강 체온이나 직장 체온보다 측정치의 변동이 심할 수 있지만 흔히 사용되는 방법이다. 연구에 따르면 성인의 경우 구강 체온과 측두동맥 체온이 폐동맥 온도와 보다 더 밀접하게 관련되어 있으나 평균 0.5℃ 정도 낮았다. 고막은 뇌에서 체온 조절을 담당하는 시상하부와 혈액 공급을 공유한다. 정확한 체온 측정을 위해 고막을 이용하는 것이 필요하다. 고막 체온 측정은 실무에서 사용이 증가하고 있으며, 적절하게 수행한다면 빠르고 안전하며 신뢰할 수 있다. 귀지는 체온을 낮게 측정되게 하므로 외이도에 귀지가 없는지 확인한다. 탐색자에 덮개를 씌워 외이도에서 적외선 광선이 고막을 향하도록 위치시키고, 체온이 측정될 때까지 2~3초 정도 기다린다.

개념 마스터하기

고막 체온 측정 방법은 비침습적으로 심부 체온을 측정할 수 있는 가장 신뢰할 만한 방법이다. 고막은 내경동맥의 지류에 의해 혈액을 공급받는데, 이 지류는 또한 신체의 체온 조절 센터 또는 뇌에서 체온 조절이 이루어지는 부위인 시상하부에도 혈액을 공급한다.

(3) 직장 체온

직장 체온은 가장 불편한 방법이지만 신체 내부 체온을 측정하기 때문에 결과가 가장 정확하다. 직장 체온 탐색자(일반적으로 붉은색)를 선택한다. 일회용 덮개를 탐색자에 씌우고 윤활제를 바른다. 대상자에게 옆으로 누워서 고관절을 굽히게 하고 체온계를 항문관 안으로 3~4 cm 정도 배꼽 쪽을 향해 넣는다. 체온이 측정될 때까지 10초 정도 기다린다.

(4) 액와 체온

액와 체온은 구강 체온보다 0.5℃가량 낮다. 액와 체온 측정은 약 5~10분가량 소요되며, 다른 체온 측정방법보다 부정확하다.

액와 체온 측정을 위해 전자 체온계 탐색자에 덮개를 씌우고 액와 중앙에 체온계를 놓는다. 이 방법은 의식이 없는 대상자에서는 편하게 사용할 수 있다. 심부 체온 변화를 따라가지 못하므로 체온이 빠르게 변하는 대상자에서는 추천되지 않는다.

(5) 측두동맥 체온

측두동맥 체온계는 표재 측두동맥(얕은 관자동맥, superficial temporal artery)을 통한 혈액흐름을 측정한다. 표재 측두동맥은 외경동맥의 지류로 이마와 귓불 뒤쪽의 피부 표면 바로 아래 부분에 놓여 있다. 탐색자를 이마 중앙에 두고 적외선 스캐닝 버튼을 누른다. 버튼을 계속 누른 상태에서 탐색자를 이마 가운데에서 머리카락이 난 언저리까지(얼굴 옆쪽으로 떨어뜨리지 않음) 천천히 움직인다. 탐색자를 이마에서 귓불 뒤쪽으로 움직인다. 버튼에서 손을 떼면 체온이 계기판에 나타난다.

(6) 비접촉 체온

새로운 비접촉 체온은 코로나19 전염병을 계기로 많이 사용되고 있다. 비접촉 적외선 체온계 사용은 감염 및 질병 확산의 위험을 줄인다. 비접촉 체온 측정은 쉽고 빠른 방법이지만 정확한 체온 측정을 위해서는 올바른 절차를 준수해야 한다. 대상자를 움직이지 않게 하고 체온계가 이마에 수직으로 향하게 한다. 태양광, 얼굴용 물티슈와 화장품 사용은 온도 측정을 방해하고, 머리를 가리거나 머리카락으로 인해 이마가 명확하게 보이지 않으면 체온이 실제보다 낮게 측정될 수 있다.

(7) 열, 오한, 야간 발한

열이나 발열(pyrexia)은 비정상적인 체온 상승을 의미한다(**TABLE 6-4**).

TABLE 6-4 체온 측정 방법과 정상 범위

	0~2세	3~10세	11~65세	65세 이상
구강	–	35.5~37.5 ℃	36.4~37.6 ℃	35.8~36.9 ℃
고막	36.4~38 ℃	36.1~37.8 ℃	35.9~37.6 ℃	35.8~37.5 ℃
직장	36.6~38 ℃	36.6~38 ℃	37.0~38.1 ℃	36.2~37.3 ℃
액와	34.7~37.3 ℃	35.9~38.1 ℃	35.2~36.9 ℃	35.6~36.3 ℃
측두 혹은 비접촉	36.6~38.2 ℃	36.6~37.9 ℃	36.6~37.8 ℃	36.6~37.8 ℃
중심(심부)	36.4~37.8 ℃	36.4~37.8 ℃	36.8~37.9 ℃	36.0~37.1 ℃

대상자가 급성 또는 만성 질환이 있는 경우 열이 있는지 질문한다. 열을 측정하기 위해 체온계를 사용했는지 확인한다. 측정 방법이 잘못되면 신뢰할 수 없는 정보를 제공할 수 있음을 기억해야 한다. 대상자가 열이 나는 것 같다거나 비정상적으로 뜨겁다고 느끼거나, 과도하게 땀이 나거나, 춥고 차갑다고 느끼는가? 주관적인 오한과 몸의 떨림, 치아의 맞부딪침을 동반하는 오한전율(shaking chill)을 구분해야 한다.

임상 팁

반복적인 오한전율은 체온의 심각한 변화와 전신 세균혈증(systemic bacteremia)을 시사한다.

춥다는 느낌, 소름, 떨림은 체온 상승을 동반하며, 덥다는 느낌과 발한은 체온 저하를 동반한다. 정상적으로 체온은 낮에 오르며 밤에 떨어진다. 체온의 변화가 일어나면 야간 발한이 나타난다. 나른함, 두통, 근육과 관절의 통증이 종종 열과 함께 나타난다.

열감과 발한은 폐경과 함께 나타나기도 한다. 야간 발한은 결핵과 악성종양에서 나타난다.

열이 나는 원인은 많다. 질환 발생 시기와 관련된 증상에 초점을 두고 질문한다. 대상자에게 영향을 미칠 수 있는 감염질환의 유형에 대해 잘 알고 있어야 한다. 여행, 아픈 사람과 접촉, 다른 비일상적 노출에 대해 질문한다. 약물이 열을 초래할 수 있기 때문에 복용약물에 대해 반드시 확인한다. 반대로, 최근의 아스피린, 아세트아미노펜, 스테로이드, 비스테로이드 항염증제 복용은 열을 가리므로 신체검진 시 체온 측정에 영향을 미칠 수 있다.

임상 팁

열의 원인은 감염, 수술이나 외상, 급성 용혈성 빈혈 같은 혈액 질환, 약물 반응, 아교질혈관병과 같은 면역 질환 등이 있다.

(8) 저체온

저체온증(hypothermia)은 직장 체온이 35℃ 이하인 비정상적으로 낮은 체온을 의미한다. 저체온증의 주요 원인은 차가운 것에 노출되는 것이다. 다른 원인으로는 마비 환자에서 움직임 감소, 패혈증이나 과도한 알코올 섭취로 인한 혈관수축 방해, 굶주림, 갑상선기능저하증, 저혈당 등이 있다. 노인들은 저체온증에 취약하며 열이 날 가능성은 적은 편이다.

3. 급성 및 만성 통증

통증은 주관적 자료이고, 자주 사정해야 한다. 한때 통증은 "5번째 활력징후"로 분류되었으나, 미국의 마약류 오남용 위기로 인해 의의가 퇴색되었다. 통증 사정의 필요에도 불구하고 통증 사정을 하지 않는 경우가 많아 통증이 인지되었을 때 효과적으로 관리되지 못하는 경우가 흔하다. 통증은 건강관리를 필요로 하게 만드는 가장 흔한 증상이다. 매년 1억 명에 가까운 미국인들이 지속적이고 만성적인 통증을 호소하고 있음에도 불구하고, 종종 제대로 사정되지 않고 치료도 되지 않고 있다. 통증은 장애를 초래하는 원인이며 건강관리 비용에 큰 영향을 주므로 신체검진과 관리를 위한 포괄적인 접근이 실무에 적용되어야 한다.

연관통증(referred pain)과 내장통증(visceral pain)은 [15장 위장관계와 신장계]를 참조한다.

1) 급성 및 만성 통증 사정

통증 경험은 주관적이다. 오직 환자만이 통증으로 인해 어떠한 감각과 정서반응이 발생하는지 설명할 수 있다. 통증은 불쾌한 감각 및 정서적 경험이며 조직손상과 관련이 있는 경우도 있고, 없는 경우도 있다. 통증 경험은 복합적이고 다요인적이다. 통증은 감각, 정서, 인지적 과정을 포함하고 있으나 특별한 신체적 원인은 없을 수도 있다.

급성 통증은 일반적으로 신체적 원인과 관련이 있으며, 손상, 질병, 감염에 대해 신체가 각성하도록 신경계에서 유발된다. 급성 통증은 빠르게 발생하며 짧게 나타난다. 이러한 급성 통증의 일시적이고 정상적인 보호적 특징은 추가적인 손상을 예방하며, 치료와 치유가 시작되면 사라진다.

만성 통증은 암이나 다른 의학적 상태와 관련 없이 3~6개월 이상 지속되는 통증으로 급성 질환이나 손상 과정을 지나 1개월 이상 지속되는 통증, 수개월 또는 수년 간격으로 재발하는 통증 등의 다양한 방법으로 정의된다. 만성 통증 환자의 40% 이상이 통증이 잘 조절되지 않고 있다고 보고하고 있다. 암, 심질환, 당뇨병보다 통증이 미국인에게 더 많은 영향을 미치고 있다. 만성적이거나 지속적인 통증은 삶의 모든 면에 영향을 미칠 수 있다.

만성 통증은 정신건강 및 신체상태와 관련된 스펙트럼 장애(spectrum disorder)일 수 있다. [18장 정신상태 및 정신건강 사정]를 참조한다.

대상자의 통증 사정을 위해 다학제적 기반의 접근을 적용하고, 대상자가 표현하는 통증의 다양한 형태와 통증에 기여하는 원인들에 대해 주의 깊게 들어야 한다. 통증은 주관적이며 오직 대상자만이 통증이 얼마나 심각한지를 말해 줄 수 있다. 통증 사정을 위한 다양한 도구들 중 하나를 사용하여 통증을 사정한다.

(1) 발병시기

통증이 언제, 어떻게 시작되었는가? 하루 중 어느 특정 시간에 발생하는가?

(2) 부위

말로 하는 것은 통증 부위를 국한하기에 충분하지 않으므로 대상자에게 통증 부위를 가리키도록 한다. 통증이 다른 부위로 퍼지는지 확인한다.

(3) 기간

통증이 지속적인가? 있다가 없다가 하는가? 급성인가? 만성인가? 지속적인가? 돌발성인가?

(4) 특징적 증상들

통증 정도를 사정하는 것이 특히 중요하다. 환자의 보고는 많은 통증 평가 도구에 포함되는 기본 구성요소이다. 통증 정도 사정을 위해 소속 기관 지침에 따라 일관된 도구를 사용해야 한다. 통증 사정 도구는 타당성, 신뢰도 및 민감도를 갖춰야 한다. 소속 기관의 통증 사정 도구가 감각장애나 인지장애가 있는 대상자에게 사용하기 적절한지, 문화적 관습이나 신념으로 통증을 호소하지 않는 대상자를 사정하기 적절한지, 낮은 교육 수준, 언어 장벽 혹은 기타 의사소통 차이로 인한 통증 사정에 어려움이 없는지 확인한다. 통증 정도 사정을 위해 다음의 3가지 유형의 도구가 흔히 사용된다.

- **시각아날로그척도(visual analog scale, VAS):** 110 mm의 긴 수직선 또는 수평선이 있으며, 이 선은 통증의 정도를 나타내는 것으로 선의 왼쪽 또는 가장 위쪽에서 통증이 없음으로 시작하여 반대 편의 가장 심각한 통증으로 끝이 난다. 대상자에게 통증의 정도를 도구에 표시하게 한다.
- **숫자평가척도(numeric rating scale, NRS):** 통증이 없음은 0, 가장 심한 통증은 10으로 하여 대상자에게 통증의 정도를 표현하게 한다.
- **구두평가척도(verbal pain rating scale):** 통증 표현을 통증 없음(no pain)–약함(mild)–보통(moderate)–심함(severe)–가장 심함(worst)으로 언어화하여 통증을 표현한다.
- **통증 척도의 병합:** Wong–Baker 안면통증척도는 어린이와 언어장애나 인지장애가 있는 환자에게 사용한다. Figure 6-8에 제시된 국방 및 재향군인 통증 평가 척도(Defense & Veterans Pain Rating Scale, DVPRS)는 PASTOR라는 만성 통증 사정 도구의 일부분이다. 이 도구들에서 행복하고 전혀 아프지 않은 사람 얼굴은 0점이고, 점수가 높아질수록 통증이 점점 심해져서 10점은 상상할 수 없는 통증이 있고 매우 아픈 사람 얼굴로, 점수가 높아질수록 통증이 심해짐을 나타낸다. 대상자에게 자신의 통증과 가장 관련 있는 얼굴을 고르게 한다.

국방 및 재향군인 통증 평가 척도
(Defense & Veterans Pain Rating Scale)

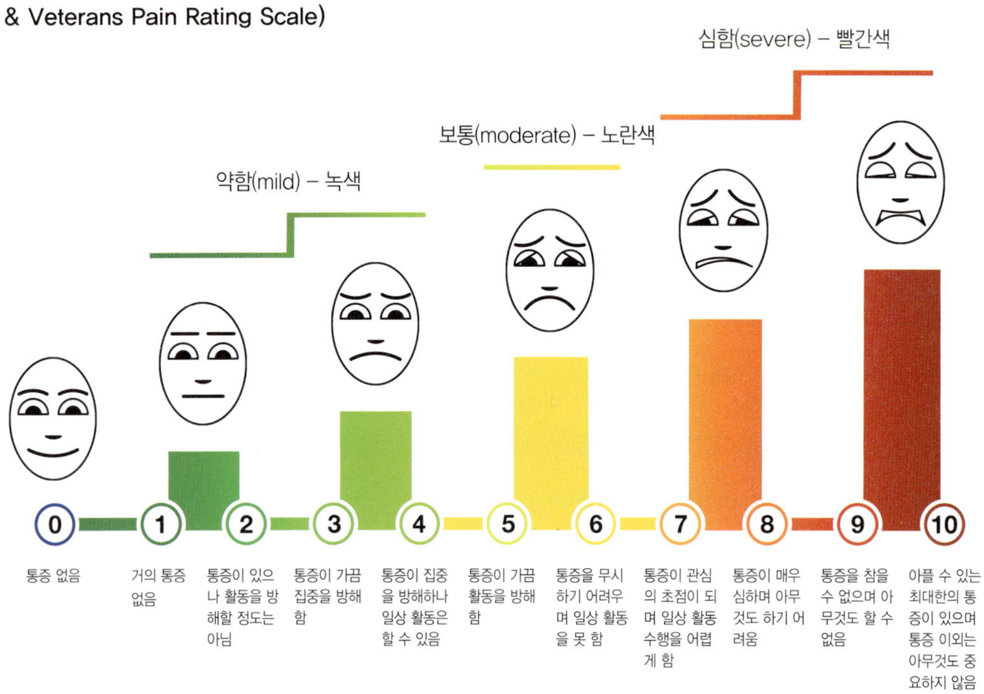

Figure 6-8 국방 및 재향군인 통증 평가 척도는 통증 척도 병합의 일례이다

통증평가설문지(Brief Pain Inventory: BPI)나 맥길통증질문지(McGill Pain Questionnaire) 같은 다차원적인 도구도 사용이 가능한데, 이러한 도구들을 사용하면 시간은 오래 걸리나 대상자의 활동 정도에 따른 통증의 영향을 사정할 수 있다. 대상자에게 아래와 같은 질문을 하도록 한다.

- 통증을 표현하게 한다. 날카로운가? 둔한가? 화끈거리는가?
- 특별한 유형이 있는가?
- 손상이나 특별한 움직임과 관련이 있는가? 스트레스를 받는 일이 있는가?

(5) 동반증상과 징후

통증과 동반되는 증상이 있는가? 구역? 구토? 두통? 화끈거림? 가려움?

(6) 완화요인

통증을 완화시키는 것은? 악화시키는 것은?

[3장 면담과 의사소통]을 참조한다.

(7) 치료

대상자가 시도한 치료법(약물, 물리치료, 대체요법 등)에 대해 확인한다. 포괄적인 약물 복용력은 진통제와 상호작용하거나 효과를 감소시키는 약물을 파악하는 데 도움을 준다.

관절염, 당뇨병, 사람면역결핍바이러스(HIV)/후천면역 결핍증후군(AIDS), 약물 남용, 낫적혈구병(sickle cell disease), 정신질환과 같은 동반질환이 있는지 확인한다. 이러한 질환들은 대상자의 통증에 중요한 영향을 미친다.

만성 통증은 직장에서 업무 수행을 어렵게 하는 주요 원인이다. 대상자의 일상활동, 기분, 수면, 업무, 성생활에 미치는 영향에 대해 파악한다.

2) 건강 불평등

통증 치료에 있어서의 건강 불평등에 대해 인지할 필요가 있다. 응급실에서 아프리카계 미국인과 히스패닉계 환자들에게 진통제를 적게 사용하는 것에서부터 암환자, 수술 후 환자, 요통 환자들을 위한 진통제 사용에서의 차별까지 다양하다. 의사의 고정관념, 언어장벽, 의사결정을 함에 있어서 무의식적인 편견 등이 이러한 불평등에 기여하는 것으로 보고되고 있다. 동일하고 효과적인 통증관리를 위한 첫 번째 단계로 의사소통 방식을 스스로 비판해 보고, 비언어적인 단서를 인식하고, 최선의 실무기준과 정보를 찾고, 대상자 교육 및 힘 복돋우기를 위한 간호사의 기술을 향상시키도록 한다.

임상 팁

통증을 나타내는 비언어적 단서로는 움찔하며 놀람, 발한, 통증 부위를 보호함, 얼굴 찡그림, 한쪽 팔다리나 신체 부위를 보호하려는 특이한 자세 등이 있을 수 있다.

3) 통증 유형

통증 과정에 대한 최신 과학적 지식에 대해 알고 있어야 한다. 통증 환자 간호에 대한 이해를 돕기 위해 BOX 6-3에 제시된 통증 유형에 대한 요약을 살펴보도록 한다.

BOX 6-3 통증 유형

통각수용성(nociceptive) 또는 체성(somatic) 통증	조직손상과 관련된 통증은 통각수용성 또는 체성이다. 통각수용성 통증은 급성으로 나타났다가 없어지기도 하고 만성적으로 지속되기도 한다. 이러한 형태의 통증은 유해한 자극에 반응하는 감각계의 구심성 A-delta와 C-fiber에 의해 전달되며, 신경전달물질과 심리적 과정에 의해 조절된다. 신경전달물질로는 엔돌핀, 히스타민, 아세틸콜린, 및 세로토닌, 노르에피네프린, 도파민 같은 모노아민이 있다. 구심성 통각수용기는 염증 전달물질에 의해 감작될 수 있다.
신경병성(neuropathic) 통증	말초 또는 중추신경계의 직접적인 손상으로 인한 통증은 신경병성이다. 시간이 지나면 신경병성 통증은 손상과는 별개로 화끈거리고, 찌르는 듯하고, 쇼크 같은 특성을 나타내며, 최초의 손상이 치료된 후에도 지속된다. 신경병성 통증을 유발하는 기전에는 뇌졸중이나 중추신경계인 뇌나 척수 손상, 척수신경, 신경총, 말초신경에 대한 압력이나 조임에 의해 초래되는 말초신경계 장애, 자극에 대한 증가 또는 지연된 통증 반응을 지닌 연관통증증후군(referred pain syndrome)이 포함된다. 이상의 유발요인들은 신경 가소성(neuronal plasticity)을 통해 통증 과정의 변화를 유도하며 초기 손상이 치료된 후에도 통증이 지속되도록 한다.
정신성(psychogenic) 또는 원인불명(idiopathic) 통증	정신성 통증은 우울이나 불안 같은 정신상태, 성격과 대처방법, 문화적 규범, 사회적 지지체계 등 대상자의 통증 보고에 영향을 주는 많은 요인들과 관련이 있다. 원인불명 통증은 특별한 원인이 없는 통증이다.

4) 통증 관리

통증 관리는 복잡하고 어려울 수 있다. 통증 치료는 비아편유사제, 아편유사제 그리고 보조적 진통제와 행동치료와 물리치료에 대한 높은 수준의 지식을 요구한다. 최근 건강관리자들은 만성 통증 환자의 치료와 관리에 보다 더 주의를 기울이고 있다. 간호사는 중독에 대한 우려로 마약제 투여를 꺼릴 수도 있다. 통증 환자의 아편유사제 사용 장애 사정 시 승인된 선별도구를 사용하고, 통증 조절과 관련된 자신의 관점과 편견에 대해 인지하도록 한다. 대상자의 결과를 관찰하기 위해 4A에 집중한다.

- 진통(Analgesia)
- 일상생활활동(Activities of daily living)
- 부작용(Adverse effects)
- 약물 관련 이상행동(Aberrant drug-related behaviors)

4. 검진결과 기록

신체검진 결과 기록은 전반적 조사에 근거하여 대상자의 외양에 대한 서술로 시작한다. 아래에 있는 형식은 일반적인 기록에 사용되는 문구를 포함하고 있다.

언어로 그림을 그리는 것처럼 선명하고 생생한 형용사를 선택한다. '잘 발달된', '영양공급이 잘 된', '급성 스트레스 없음' 같은 상투적인 문구는 막연하고 모든 대상자에게 적용할 수 있기 때문에 피한다. 개별 대상자의 특별한 특징을 전달하도록 한다.

검진 시 측정한 활력징후를 기록한다. 다른 검진자에 의해 이미 측정된 결과보다 검진 시 측정한 결과가 더 좋다.

CASE STUDY

신체검진 기록 – 전반적 조사와 활력징후

Mrs. Mary Scott, 36세의 건강해 보이는 여성, 단정한 복장, 건강하고 쾌활함. 키 167.6 cm, 체중 62.5 kg, 체온 37.5℃(구강), 맥박 72회/분 규칙적, 호흡 16회/분(균일), 혈압 120/80 (오른팔, 앉은 자세), 118/76 (왼팔, 앉은 자세)

또는

Mr. Edward Jones, 82세 노인, 창백하고 아파 보임. 의식은 명료하고 눈 맞춤 잘하나 숨이 차 한 번에 2~3개 이상의 단어를 말하지 못함. 호흡 시 늑간근이 함몰되며 침대에 똑바로 앉아 있음. 마르고 근육 소실 있음. 키 182.8 cm, 체중 71.2 kg, 체온 38.4℃ (고막), 맥박 108회/분 불규칙, 호흡 32회/분(얕고 힘들게 숨을 쉼), 혈압 160/95 (오른팔, 앉은 자세)

COPD 악화를 시사함

참고문헌

인용

Aladin, A. I., Whelton, S. P., Al-Mallah, M. H., Blaha, M. J., Keteyian, S. J., Juraschek, S. P., Rubin, J., Brawner, C. A., & Michos, E. D. (2014). Relation of resting heart rate to risk for all-cause mortality by gender after considering exercise capacity (the Henry Ford exercise testing project). American Journal of Cardiology, 114(11), 1701–1706. https://doi.org/10.1016/j.amjcard.2014.08.042

Allred, K., & Healy, P. (2020). R7 perceptions of behavioral pain assessment tools and pain outcomes in non-verbal patients: A pilot survey. Pain Management Nursing, 21(2), 220. https://doi.org/10.1016/j.pmn.2020.02.061

American Heart Association. (2020). My Life Check | Life's Simple 7. Retrieved June 10, 2020, from https://www.heart.org/en/healthy-living/healthy-lifestyle/my-lifecheck–lifes-simple-7

Bateman, B. T., & Carvalho, B. (2019). Addressing racial and ethnic disparities in pain management in the midst of the opioid crisis. Obstetrics and Gynecology, 134(6), 1144–1146. https://doi.org/10.1097/AOG.0000000000003590

Boitor, M., Fiola, J. L., & Gelinas, C. (2016). Validation of the critical-care pain observation tool and vital signs in relation to the sensory and affective components of pain during mediastinal tube removal in postoperative cardiac surgery intensive care unit adults. Journal of Cardiovascular Nursing, 31(5), 425–432. https://doi.org/10.1097/JCN.0000000000000250

Bunkenborg, G., Poulsen, I., Samuelson, K., Ladelund, S., & Akeson, J. (2016). Mandatory early warning scoring– implementation evaluated with a mixed-methods approach. Applied Nursing Research, 29, 168–176. https://doi.org/10.1016/j.apnr.2015.06.012

Cardona-Morrell, M., Prgomet, M., Turner, R. M., Nicholson, M., & Hillman, K. (2016). Effectiveness of continuous or intermittent vital signs monitoring in preventing adverse events on general wards: a systematic review and meta-analysis. International Journal of Clinical Practice, 70(10), 806–824. https://doi.org/10.1111/ijcp.12846

Centers for Disease Control and Prevention (CDC). (2020a). Facts about hypertension. Retrieved June 10, 2020, from https://www.cdc.gov/bloodpressure/facts.htm.

Centers for Disease Control and Prevention (CDC). (2020b). Social determinants of health. Retrieved June 8, 2020, from https://www.cdc.gov/socialdeterminants/index.htm

Dahlhamer, J., Lucas, J., Zelaya, C., Nahin, R., Mackey, S., DeBar, L., Kerns, R., Von Korff, M., Porter, L., & Helmick, C. (2018). Prevalence of chronic pain and high-impact chronic pain among adults—United States, 2016. Morbidity and Mortality Weekly Report, 67(36), 1001–1006. https://doi.org/10.15585/mmwr.mm6736a2

Dehghani, H., Tavangar, H., & Ghandehari, A. (2014). Validity and reliability of behavioral pain scale in patients with low level of consciousness due to head trauma hospitalized in intensive care unit. Archives of Trauma Research, 3(1), e18608. https://doi.org/10.5812/atr.18608

Dowell, D., Haegerich, T. M., & Chou, R. (2016). CDC Guideline for Prescribing Opioids for Chronic Pain–United States, 2016. JAMA, 315(15), 1624–1645. https://doi.org/10.1001/jama.2016.1464

Geerse, C., van Slobbe, C., van Triet, E., & Simonse, L. (2019). Design of a care pathway for preventive blood pressure monitoring: Qualitative study. JMIR Cardio, 3(1), e13048. https://doi.org/10.2196/13048

Givler, A., Bhatt, H., & Maani-Fogelman, P. A. (2020). The importance of cultural competence in pain and palliative care. [Updated 2020 June 1]. In: StatPearls [Internet]. Stat-Pearls Publishing. https://www.ncbi.nlm.nih.gov/books/NBK493154/

Gordon, D. B. (2015). Acute pain assessment tools: Let us move beyond simple pain ratings. Current Opinion Anaesthesiology, 28(5), 565–569. https://doi.org/10.1097/ACO.0000000000000225

Hahn, R., Truman, B., & Williams, D. (2018). Civil rights as determinants of public health and racial and ethnic health equity: Health care, education, employment, and housing in the United States. Population Health, 4, 17–24. https://doi.org/10.1016/j.ssmph.2017.10.006

Holleran, R. (2020). 3D Managing Chronic Pain the ED. Pain Management Nursing, 21(2), 211. https://doi.org/ 10.1016/j.pmn.2020.02.025

Institute of Medicine. (2011). Committee on Advancing Pain Research, Care, and Education. Relieving Pain in America: A Blueprint for Transforming Prevention, Care, Education, and Research. National Academies Press.

Johansson, A. (2019). Core temperature-The intraoperative difference between esophageal versus nasopharyngeal temperatures and the impact of prewarming, age, and weight. Aana Journal, 87(1), 6.

Jordan, J., Ricci, F., Hoffmann, F., Hamrefors, V., & Fedorowski, A. (2020). Orthostatic hypertension: Critical appraisal of an overlooked condition. Hypertension, 75(5), 1151–1158. https://doi.org/10.1161/HYPERTENSIONAHA.120.14340

Kallioinen, N., Hill, A., Horswill, M. S., Ward, H. E., & Watson, M. O. (2017). Sources of inaccuracy in the measurement of adult patients' resting blood pressure in clinical settings: a systematic review. Journal of Hypertension, 35(3), 421–441. https://doi.org/10.1097/HJH.0000000000001197

Kohlman-Trigoboff, D. (2015). The missing vital sign: The significance of bilateral arm blood pressures. Journal of Vascular Nursing, 33(3), 127–130. https://doi.org/10.1016/j.jvn.2015.06.003

Lambe, K., Currey, J., & Considine, J. (2017). Emergency nurses' decisions regarding frequency and nature of vital sign assessment. Journal of Clinical Nursing, 26(13–14), 1949–1959. https://doi.org/10.1111/jocn.13597

Levy, N., Sturgess, J., & Mills, P. (2018). "Pain as the fifth vital sign" and dependence on the "numerical pain scale" is being abandoned in the US: Why? British Journal of Anaesthesia, 120(3), 435–438. https://doi.org/10.1016/j.bja.2017.11.098

Lin, T. T., Wang, C. L., Liao, M. T., & Lai, C. L. (2018). Agreement between automated and human measurements of heart rate in patients with atrial fibrillation. Journal of Cardiovascular Nursing, 33(5), 492–499. https://doi.org/10.1097/JCN.0000000000000486

Liu, C., Griffiths, C., Murray, A., & Zheng, D. (2016). Comparison of stethoscope bell and diaphragm, and of stethoscope tube length, for clinical blood pressure measurement. Blood Pressure Monitoring, 21(3), 178–183. https://doi.org/10.1097/MBP.0000000000000175

Mainka, T., Maier, C., & Enax-Krumova, E. K. (2015). Neuropathic pain assessment: update on laboratory diagnostic tools. Current Opinion Anaesthesiology, 28(5), 537–545. https://doi.org/10.1097/ACO.0000000000000223

McCaffery, M., & Pasero, C. (1999). Pain: Clinical Manual. Mosby; 16. Melzack, R. (2005). The McGill pain questionnaire: from description to measurement. Anesthesiology, 103(1), 199–202. https://doi.org/10.1097/00000542-200507000-00028

Metzler, M., Duerr, S., Granata, R., Krismer, F., Robertson, D., & Wenning, G. K. (2013). Neurogenic orthostatic hypotension: pathophysiology, evaluation, and management. Journal of Neurology, 260(9), 2212–2219. https://doi.org/10.1007/s00415-012-6736-7

Montrivade, S., Chattranukulchai, P., Siwamogsatham, S., Vorasettakarnkij, Y., Naeowong, W., Boonchayaanant, P., Sakulsupsiri, A., Ariyachaipanich, A., Lertsuwunseri, V., Rungpradubvong, V., Satitthummanid, S., Puwanant, S., Prechawat, S., Srimahachota, S., Chaipromprasit, J., Buddhari, W., Boonyaratavej, S., Sitthisook, S., Buranakitjaroen, P., ... Sangwatanaroj, S. (2020). Hypertension subtypes among Thai hypertensives: An analysis of Telehealth-assisted instrument in home blood pressure monitoring Nationwide Pilot Project. International Journal of Hypertension, 2020, 3261408. https://doi.org/10.1155/2020/3261408

Muntner, P., Shimbo, D., Carey, R. M., Charleston, J. B., Gaillard, T., Misra, S., Myers, M. G., Ogedegbe, G., Schwartz, J. E., Townsend, R. R., Urbina, E. M., Viera, A. J., White, W. B., & Wright, J. T., Jr. (2019). Measurement of blood pressure in humans: A scientific statement from the American Heart Association. Hypertension, 73(5), e35–e66. https://doi.org/10.1161/HYP.0000000000000087

Myers, M. G., Asmar, R., & Staessen, J. A. (2018). Office blood pressure measurement in the 21st century. Journal of Clinical Hypertension (Greenwich, Conn.), 20(7), 1104–1107. https://doi.org/10.1111/jch.13276

National Institutes of Health. Pain Management. (2020). Research Portfolio Online Reporting Tools (RePORT). Retrieved March 13, 2021, from https://report.nih.gov/Nuckols, T. K., Anderson, L., Popescu, I., Diamant, A. L., Doyle, B., Capua, P. Di., & Chou, R. (2014). Opioid prescribing: a systematic review and critical appraisal of guidelines for chronic pain. Annals of Internal Medicine, 160(1), 38–47. https://doi.org/10.7326/0003-4819-160-1-201401070-00732

O'Brien, M., & Dodd, P. (2020). 1E Improving the image of pain care through advanced nursing practice. Pain Management Nursing, 21(2), 210. https://doi.org/10.1016/j.pmn.2020.02.017

O'Brien, P., & Marshall, A. C. (2015). Coarctation of the aorta. Circulation, 131(9), e363–e365. https://doi.org/10.1161/CIRCULATIONAHA.114.008821

Pain Assessment Screening Tool and Outcomes Registry (PASTOR). (2020). Defense & veterans center for integrative pain management. Retrieved June 12, 2020, from http://www.dvcipm.org/clinical-resources/pain-assessmentscreening-tool-and-outcomes-registry-pastor

Pan, F., He, P., Liu, C., Li, T., Murray, A., & Zheng, D. (2017). Variation of the Korotkoff stethoscope sounds during blood pressure measurement: analysis using a convolutional neural network. IEEE J Biomed Health Inform, 21(6), 1593–1598. https://doi.org/10.1109/JBHI.2017.2703115

Pappaccogli, M., Di Monaco, S., Perlo, E., Burrello, J., D'Ascenzo, F., Veglio, F., Monticone, S., & Rabbia, F. (2019). Comparison of automated office blood pressure with office and out-off-office measurement techniques. Hypertension, 73(2), 481–490. https://doi.org/10.1161/HYPERTENSIONAHA.118.12079

Peters, M. L., Smeets, E., Feijge, M., van Breukelen, G., Andersson, G., Buhrman, M., & Linton, S. J. (2017). Happy despite pain: A Randomized controlled trial of an 8-week internetdelivered positive psychology intervention for enhancing well-being in patients with chronic pain. Clinical Journal of Pain, 33(11), 962–975. https://doi.org/10.1097/AJP.0000000000000494

Picone, D. S., Deshpande, R. A., Schultz, M. G., Fonseca, R., Campbell, N. R., Delles, C., Hecht Olsen, M., Schutte, A. E., Stergiou, G., Padwal, R., Zhang, X., & Sharman, J. E. (2020). Nonvalidated home blood pressure devices dominate the online marketplace in Australia. Hypertension, 75(6), 1593–1599. https://doi.org/10.1161/HYPERTENSIONAHA.120.14719

Reboussin, D. M., Allen, N. B., Griswold, M. E., Guallar, E., Hong, Y., Lackland, D. T., MillerIII, E. R., Polonsky, T., Thompson-Paul, A. M., & Vupputuri, S. (2018). 2017 ACC/AHA/AAPA/ABC/ACPM/AGS/ APhA/ASH/ASPC/NMA/PCNA Guideline for the Prevention, Detection, Evaluation, and Management of High Blood Pressure in Adults American College of Cardiology Foundation and American Heart Association, Inc. Retrieved June 10, 2020, from https://healthmetrics.heart.org/wp-content/uploads/2017/11/2017-Guideline-for-the-Prevention-Detection-Evaluation-and-Management-of-High-Blood-Pressure-in-Adults-Slide-Set.pdf

Roerecke, M., Kaczorowski, J., & Myers, M. G. (2019). Comparing automated office blood pressure readings with other methods of blood pressure measurement for identifying patients with possible hypertension: A systematic review and meta-analysis. JAMA Internal Medicine, 179(3), 351–362. https://doi.org/10.1001/jamainternmed.2018.6551

Sapra, A., Malik, A., & Bhandari, P. (2020). Vital sign assessment. In: StatPearls. StatPearls Publishing.

Saugel, B., Dueck, R., & Wagner, J. Y. (2014). Measurement of blood pressure. Best Practice & Research. Clinical Anaesthesiology, 28(4), 309–322. https://doi.org/10.1016/j.bpa.2014.08.001

Spangfors, M., Bunkenborg, G., Molt, M., & Samuelson, K. (2019). The National Early Warning Score predicts mortality in hospital ward patients with deviating vital signs: A retrospective medical record review study. Journal of Clinical Nursing, 28(7–8), 1216–1222. https://doi.org/10.1111/jocn.14728

Sullivan, D., Lyons, M., Montgomery, R., & Quinlan-Colwell, A. (2016). Exploring opioid-sparing multimodal analgesia options in trauma:

A Nursing perspective. Journal of Trauma Nursing, 23(6), 361–375. https://doi.org/10.1097/JTN.0000000000000250

Temporal artery thermometer: exergen instructions for use. (2020). Exergen manual. Retrieved June 11, 2020, from www.exergen.com/medical/PDFs/tat2000cmanual.pdf.

Tsao, J. C., Plankey, M. W., & Young, M. A. (2012). Pain, psychological symptoms and prescription drug misuse in HIV: A literature review. Journal of Pain Management, 5(2), 111–118.

Vergeld, V., & Utesch, T. (2020). Pain-related self-efficacy among people with back pain: A systematic review of assessment tools. Clinical Journal of Pain, 36(6), 480–494. https://doi.org/10.1097/AJP.0000000000000818

Vischer, A. S., & Burkard, T. (2017). Principles of blood pressure measurement—Current techniques, office vs ambulatory blood pressure measurement. Advances in Experimental Medicine and Biology, 956, 85–96. https://doi.org/10.1007/5584_2016_49

Wald, A., & Garber, C. E. (2018). A review of current literature on vital sign assessment of physical activity in primary care. Journal of Nursing Scholarship, 50(1), 65–73. https://doi.org/10.1111/jnu.12351

Walk, D., & Poliak-Tunis, M. (2016). Chronic pain management: An overview of taxonomy, conditions commonly encountered, and assessment. Medical Clinics of North America, 100(1), 1–16. https://doi.org/10.1016/j.mcna.2015.09.005

Whelton, P. K., Carey, R. M., Aronow, W. S., Charleston, J. B., Gaillard, T., Misra, S., Myers, M. G., Ogedegbe, G., Schwartz, J. E., Townsend, R. R., Urbina, E. M., Viera, A. J., White, W. B., & Wright, J. T., Jr. (2018). 2017 ACC/AHA/AAPA/ABC/ACPM/AGS/APhA/ASH/ASPC/NMA/PCNAGuideline for the Prevention, Detection, Evaluation, and Management of High Blood Pressure in Adults: A Report of the American College of Cardiology/American Heart Association Task Force on Clinical Practice Guidelines. Journal of the American College of Cardiology, 71(19), e127–e248. https://doi.org/10.1016/j.jacc.2017.11.006

Wohlfahrt, P., Cifkova, R., Krajčoviechova, A., Šulc, P., Bruthans, J., Linhart, A., Filipovsky, J., Mayer, O., & Widimsky, J., Jr. (2020). Comparison of three office blood pressure measurement techniques and their effect on hypertension prevalence in the general population. Journal of Hypertension, 38(4), 656–662. https://doi.org/10.1097/HJH.0000000000002322

Wong, D. L., & Baker, C. M. (1988). Pain in children: comparison of assessment scales. Pediatric Nursing, 14(1), 9–17.

Yano, Y., Stamler, J., Garside, D. B., Daviglus, M. L., Franklin, S. S., Carnethon, M. R., Liu, K., Greenland, P., & Lloyd-Jones, D. M. (2015). Isolated systolic hypertension in young and

middle-aged adults and 31-year risk for cardiovascular mortality: the Chicago Heart Association Detection Project in Industry study. Journal of the American College of Cardiology, 65(4), 327–335. https://doi.org/10.1016/j.jacc.2014.10.060

Zhang, X., & Bao, L. (2006). The development and modulation of nociceptive circuitry. Current Opinion in Neurobiology, 16(4), 460–466. https://doi.org/10.1016/j.conb.2006.06.002

7 영양
Nutrition and Hydration

주요 용어

- 신장 측정계
- 신체질량지수(BMI)
- 영양 상태

학습목표

1. 영양력과 신체검진을 통해 개인의 영양 상태를 사정한다.
2. 영양실조나 영양과다 위험이 있는 대상자를 확인한다.
3. 영양 사정 결과의 정상과 비정상을 구분한다.
4. 탈수와 수분과다가 있는 대상자를 확인한다.

영양 상태는 전반적인 건강의 핵심 요소이다. 좋은 영양은 모든 신체계통에 중요하다. 영양불량은 그 자체로도 문제가 될 수 있고(예: 비타민 D 결핍은 구루병을 유발할 수 있음), 당뇨병이나 심혈관질환과 같은 기저질환을 악화시킬 수도 있다. 단백질 결핍은 상처 회복을 지연시킨다(예: 외과 수술). 아동의 영양불량은 성장을 방해할 수 있고 학습 및 인지 문제를 초래하기도 한다. 수많은 요인들의 결과로 영양 문제가 초래될 수 있다.

체중 증가는 칼로리 섭취가 칼로리 소비를 초과할 때 발생하며, 전형적으로 체지방의 증가로 나타난다. 갑상선기능저하증은 신진대사를 감소함으로써 체중 증가를 유발할 수 있다. 또한, 체중 증가는 체액의 비정상적인 축적을 반영하는 것일 수 있다. 가벼운 체액 정체는 눈에 보이지 않을 수도 있지만, 어느 정도 이상의 체액 정체는 부종으로 나타난다.

체중 감소는 여러 원인들로 나타나는 중요한 증상이다. 음식물 섭취감소에 영향을 미치는 요인에는 식욕부진(음식에 대한 식욕부진 또는 상실), 연하곤란, 구토, 설사, 위장관에서의 영양소 흡수장애, 신진대사 증가, 음식물 알레르기, 저작기능 문제, 음식물 혐오, 심리적 압박 등이 포함된다. 불량한 음식 선택, 요리를 할 수 없거나 불량한 조리 습관, 식료품점에의 낮은 접근성, 혹은 재정 자원의 부족도 영양 문제를 유발할 수 있다. 문제의 가능한 원인을 확인하고 돌봄 계획을 마련하기 위해서 간호사는 대상자가 제공하는 자료를 자세히 살펴봐야 한다. 대상자에게 추가 검사나 심층 상담이 필요한 경우 간호사는 전문간호사, 의사, 또는 영양사에게 의뢰해야 한다. 식욕부진, 신경성거식증, 폭식장애에 대한 설명은 **TABLE 7-1**을 참조한다.

체중 감소의 원인은 위장관질환; 내분비이상(당뇨병, 갑상선기능항진증, 부신기능부전); 만성 감염; 악성종양; 만성적인 심장, 폐, 또는 신장 기능부전; 우울증; 그리고 신경성 식욕부진을 포함한다(TABLE 7-1).

TABLE 7-1 섭식장애의 임상적 특징

섭식장애를 갖고 있는 대상자들 중 치료를 받지 않는 경우가 많기 때문에 섭식장애 유병률을 정확하게 파악하기 어렵다. 심각한 섭식장애라도 헐렁한 옷을 입고 다니거나, 폭식을 한 다음 구토나 배설을 유도하는 경우라면 정확한 상태를 파악하기 어렵다. 최근 연구에 따르면 유전적-환경적 상호작용이 섭식장애 발병에 영향을 줄 수 있다. 신경성 식욕부진, 신경성 폭식, 폭식 장애의 세 가지 주요 섭식장애에 대해 아는 것은 중요하다. 이 섭식장애들은 신체상과 체중에 대한 왜곡된 인식을 갖는 것이 특징이다. 초기 섭식장애 단계에서 치료가 이루어지면 예후가 향상되기 때문에 조기 발견이 중요하다.

신경성 식욕부진	신경성 폭식	폭식 장애
• 낮은 칼로리 섭취와 현저하게 낮은 BMI • 체중 증가에 대한 공포를 느끼며, 날씬함에도 자신을 뚱뚱하다고 생각함 • 자주 배고픔을 느끼지만 부정함; 병식 결여 • 종종 가족에 의한 치료 의뢰 • 초기 증상은 아동기 혹은 청소년기에 적정 체중 도달 실패, 여성의 경우 무월경, 남성의 경우 성욕 또는 성기능 상실 • 그밖에 진단을 돕는 특징: 자가 구토 유도나 지사제 사용, 과도한 운동, 식욕 억제제 및 또는 이뇨제 사용 • 동반 질환: 주요 우울장애, 양극성 장애, 불안장애 및 약물 남용 장애 • 생물학적 또는 의학적 합병증: –피부: 탈모, (장기간 구토 유도로 인한) 러셀 징후, 솜털, 황달 –내분비계: 무월경, 고코르티솔혈증, 저혈당, 골다공증, 갑상선기능저하증(정상갑상선저티록신혈증) • 심혈관장애: 서맥, 빈맥, 저혈압, 부정맥, 심근병증, 심전도 변화 • 체액/전해질: 탈수, 저칼륨혈증, 저염소혈증, 산증/알칼리증, 저마그네슘혈증, 혈액요소질소 증가	• 반복적인 폭식 후 자가 구토유도를 포함하여 체중 증가를 막기 위한 부적절한 보상 행동: 하제, 이뇨제 등의 약물 남용; 금식; 과도한 운동 • 중증도는 부적절한 보상 행동의 빈도를 기반으로 판단 • 종종 정상 체중에서 발생 • 3개월 동안 최소 1회/주 과식; 단기간(약 2시간) 내 많은 양의 음식물 섭취 • 먹는 것에 대한 집착; 먹고자 하는 갈망과 강박; 먹는 것에 대한 통제력 부족; 굶주림과 번갈아 가며 나타남 • 비만이 되는 것을 두려워하지만 비만인 경우도 있음 • 동반 질환으로 주요 우울장애, 양극성 장애 및 약물 남용 장애를 포함 • 폭식 유발 요인으로 스트레스, 나쁜 자아상, 제한된 식이요법 등 포함 • 생물학적 합병증: –피부: 탈모, 러셀 징후 –내분비계: 보고된 바 없음 –심혈관장애: 저혈압, 빈맥, 부정맥, 심전도 변화, 심근병증 –체액/전해질: 탈수, 저칼륨혈증, 저염소혈증, 산증/알칼리증	• 폭식 장애는 가장 흔한 섭식장애 • 먹는 것에 대한 통제력 상실과 현저한 고충을 느끼며 폭식을 반복함 • 신경성 폭식과 달리 폭식 후에 토하거나 과도한 운동을 하거나 금식 하지 않음 • 일반적으로 과체중 또는 비만 • 특정 시간(예: 2시간) 내 비정상적으로 많은 양의 음식 섭취 • 배부르거나 배고프지 않은 상태에서도 음식 섭취 • 급하게 음식 섭취 • 불편할 정도로 배부르게 먹기 • 부끄러움을 피하기 위해 혼자 또는 비밀리에 음식 섭취 • 섭식 패턴에 대해 괴로움, 수치심, 죄책감을 느낌 • 체중 감소 효과 없이 자주 다이어트 시행 • 위장관계 합병증: –변비 –위경련 –위산 역류 –위 파열

• 근골격계: 근육 소모, 골다공증, 골감소증, 골절 위험 • 위장관계: 변비, 설사, 치아 법랑질 침식, 위 팽창 또는 파열, 식도 파열 • 기타: 허약, 악액질	• 근골격계: 골감소증 • 위장관계: 위산 역류성 질환, 췌장염, 이하선 종창, 치아 법랑질 침식, 충치 증가를 동반한 민감성 치아, 염증성 인후염, 하제 남용으로 인한 장 고충 • 기타: 허약, 피로	

심각한 비타민 결핍이나 무기질 결핍 또는 단백질, 탄수화물, 지방의 부족은 특징적인 징후와 증상을 초래한다. 그러나 징후와 증상이 발생하기 전에 대상자의 식이에서 잠재적인 결핍을 알아낼 필요가 있다. 예를 들어, 대상자가 유당불내성(젖당불내성, 젖당못넘김증, lactose intolerance)을 보고할 때, 간호사는 구루병의 징후들이 나타나기 전에 식이를 평가하여 유제품이 아닌 식품들과 보조제들을 통한 칼슘과 비타민 D의 섭취가 충분한지 평가해야 한다.

임상 팁

많은 음식을 섭취했는데도 나타나는 체중 감소는 당뇨병, 갑상선기능항진증, 또는 흡수장애를 시사한다. 또한 엄청나게 먹고 몰래 구토하는 것(신경성 폭식)일 수 있음도 고려한다.

영양 상태는 대부분의 간호사–대상자 만남에서 평가된다. 전반적인 선별사정은 포괄적 건강 사정을 하는 동안에 이루어진다. 만약 대상자의 주요호소증상에 영양이 포함되거나 전반적인 선별사정에서 특이한 결과가 발견되면, 심층적인 영양 사정을 수행하여야 한다. 장기요양시설 입원 환자들이나 욕창과 같은 문제가 있어 회복을 위해 양호한 영양 상태가 요구되는 대상자들은 보다 철저하게 평가되어야 한다. 미국 농무부의 'Choose My Plate' 웹사이트(http://www.choosemyplate.gov/)는 개인이 자신의 식이를 분석하고 더 건강한 식이 목표들을 정하는 데 도움이 된다. 간호사는 식이 분석방법을 시범 보이고 결과를 추적하기 위하여 대상자와 함께 이 웹사이트를 이용할 수 있다. 이 웹사이트는 또한 영양 팁, 다양한 집단을 위한 영양 정보, 인쇄물, 대화형 도구, 기타 영양소 및 신체활동 관련 정보를 제공하고 있다. 영양 결핍 위험이 있는 대상자를 확인하는 검사 도구로 **Figure 7-1**과 **Figure 7-2**를 참고한다.

빈곤, 노령, 사회적 고립, 신체장애, 정서적이거나 정신적인 손상, 치아 상실, 잘 맞지 않는 틀니, 알코올 중독 및 약물 남용은 영양실조의 위험을 높인다.

고령자를 평가하는 도구는 Figure 7-1, 7-2와 21장의 간이 영양 사정(Mini Nutritional Assessment, MNA)을 참조한다.

영양 선별검사 항목

나는 섭취하는 음식의 종류나 양을 바꾸어야만 하는 상태이거나 질병이 있다.	예 (2점)	
나는 하루에 두 끼 이하로 먹는다.	예 (3점)	
나는 과일이나 야채 또는 유제품을 거의 먹지 않는다.	예 (2점)	
나는 거의 매일 3잔 이상의 맥주, 소주 또는 와인을 마신다.	예 (2점)	
나는 치아나 구강 문제로 인해 음식 섭취가 불편하다.	예 (2점)	
나는 필요한 음식을 살 만한 충분한 돈이 없다.	예 (4점)	
나는 대부분 혼자 식사한다.	예 (1점)	

나는 매일 3가지 또는 그 이상의 약을 먹는다.	예 (1점)	
나는 지난 6개월간 의도하지 않은 5 kg의 체중 감소 또는 체중 증가가 있었다.	예 (2점)	
나는 항상 혼자서 장을 보고, 요리하고, 밥을 먹을 수 있는 신체 상태가 아니다.	예 (2점)	
	총 점수	
지침: 각 항목에 해당되면 "예"에 표시하고, 총 영양 점수를 계산한다. 총 점수가 3~5점이면 중등도 위험이고, 6점 이상이면 고위험이므로 좀 더 자세한 평가가 필요하다(특히 고령자인 경우).		

Figure 7-1 미국가정의학회 영양 선별 체크리스트

식이 섭취 선별검사		
	섭취량	하루 권장량
채소류		2 ½ cup
과일류		2 cup
곡물, 시리얼, 빵류		170 g
유제품		3 cup
고기/고기 대체류(단백질 식품)		156 g
설탕, 지방, 과자류		–
탄산음료		–
주류		남성 ≤ 2, 여성 ≤ 1
지침: 대상자에게 이 양식을 작성하기 전 24시간(또는 2일) 동안 식이 섭취를 회상하게 한다.		

Figure 7-2 식이 섭취 선별 도구

수분공급 상태(hydration status)는 모든 환자의 건강에 매우 중요하다. 탈수 또는 수분과다는 질병, 의학적 치료와 동반되기도 한다. 수분공급 상태의 변화들을 즉각 알아차리지 못할 경우, 사망하거나 심각한 합병증이 생길 수 있다. 대상자의 수분공급 상태를 가장 면밀히 관찰하는 사람은 간호사이다. 탈수에 기여하는 조건은 과도한 열에 노출, 더운 곳에서 운동, 기동성 저하, 마실 수 없는 상태(예: 혼수 상태 환자), 이뇨제와 같은 약물, 구토, 설사, 화상 및 출혈을 포함한다. 수분과다에 영향을 미치는 요인에는 심장마비, 신부전, 간질환, 나트륨 섭취 증가 및 과량의 정맥 주사액이 포함된다.

수분공급과 영양 문제의 징후와 증상은 피부, 호흡기, 심혈관, 말초 혈관, 위장 및 근골격계를 포함한 여러 신체계통에 나타난다. [UNIT 2 신체계통]의 각 장들을 읽으면서 영양 결핍이나 과다 혹은 탈수와 수분과다의 징후 및 증상들에 주목한다. 영양 및 수분공급 장애의 증상 및 징후에 대한 요약은 "영양장애 평가" 및 "탈수와

수분과다 평가(BOX 7-1)"를 참조한다.

BOX 7-1 탈수와 수분과다 평가

탈수: 불충분한 수분량

- 증상
  - 갈증
  - 발한
  - 구토/설사
- 징후
  - 단기 체중 감소
  - 건조한 점막/눈
  - 움푹 들어간 눈
  - 피부 탄력 감소
  - 발열
  - 혈압 및 맥압 저하
  - 맥박 수 증가와 맥박 폭 감소
  - 소변 배출량 감소 및 요비중 증가
  - 정맥 충만의 감소
  - 정신상태의 변화
  - 허약
- 위험 요인
  - 과도한 열에 노출
  - 더운 곳에서 운동하기
  - 기동성 저하
  - 마실 수 없음
  - 고령자
  - 약물 치료(이뇨제)
  - 화상
  - 출혈
  - 구토/설사
  - 발열

수분과다: 과다한 수분량

- 징후
  - 단기 체중 증가
  - 부종
  - 혈압상승
  - 느린맥박 혹은 도약맥박
  - 경정맥 팽만
  - 제3심음(S_3) 심음
  - 폐의 미세한 수포음
  - 호흡곤란
  - 정신상태의 변화
  - 소변 배출 및 소변 비중은 진단에 따라 감소 또는 증가
- 위험 요인
  - 심부전
  - 신부전
  - 간질환
  - 나트륨 섭취 증가
  - 정맥 수액 과다 주입

1. 영양장애 평가

TABLE 7-2는 영양 평가 결과를 해석하는 데 도움이 된다. 신체계통 별 영양관련 징후 및 증상과 예상 결과가 아래에 열거되어 있다.

TABLE 7-2 신체계통별 영양 문제

신체계통 또는 부위	징후 및 증상	예상 결과
전반적	· 허약과 피로 · 체중 감소	· 빈혈 또는 전해질 불균형 · 칼로리 섭취 감소, 칼로리 소모 증가, 부적절한 영양소 섭취 또는 흡수
피부, 모발 및 손발톱	· 건조하고 푸석한 피부 · 증가된 피부 긴장도 · 울퉁불퉁하고 고르지 못한 벗겨지는 피부 · 점상출혈 또는 반상출혈 · 치유되지 않는 궤양 · 가늘고 건조한 모발 · 구부러지거나 잘 부서지거나 세로줄이 생긴 손 · 발톱	· 비타민 A, 비타민 B 복합체, 또는 레놀레산 결핍 · 탈수 · 비타민 A 결핍 · 비타민 C 또는 K 결핍 · 단백질, 비타민 C 또는 아연 결핍 · 단백질 결핍 · 철분 결핍
눈	· 야맹증, 각막의 부종이나 연화 혹은 건조, 비토반점(Bitot's spot, 결막의 회색 삼각형 모양의 반점이 있는 결막) · 붉은 결막	· 비타민 A 결핍 · 리보플라빈 결핍
목과 입	· 입 가장자리 갈라짐 · 부종이 있고 뾰족한 유두가 평평해지면서 자줏빛을 띤 붉은 색의 혀 · 비대하고 붉은 혀 · 부드러운 해면상의 출혈성 잇몸 · 목의 부종(갑상선종)	· 리보플라빈 또는 나이아신 결핍 · 리보플라빈 결핍 · 비타민 B_{12} 결핍 · 비타민 C 결핍 · 요오드 결핍
심혈관계	· 부종 · 빈맥, 저혈압	· 단백질 결핍 · 체액부족
위장관계	· 복수	· 단백질 결핍
근골격계	· 뼈의 통증과 휘어진 다리 · 근육 소모	· 비타민 D 또는 칼슘 결핍 · 단백질, 탄수화물, 지방 결핍
신경계	· 정신상태 변화 · 감각이상	· 탈수와 티아민 또는 비타민 B_{12} 결핍 · 비타민 B_{12}, 피리독신 또는 티아민 결핍

2. 건강력

간호사는 "계통별 문진(review of systems, ROS)"과 "건강패턴(health patterns)" 부분에서 영양 상태를 사정한다. 계통별 문진 시 간호사는 영양 문제를 나타낼 수 있는 체중 변화, 피로, 알레르기, 위장관계 문제들에 대한 질문을 한다. 건강패턴에서 대상자의 영양과 운동습관에 관해 논의한다. 이들은 간호사가 대상자의 영양 문제를 확인하는 데 도움이 될 수 있다([4장 건강력] 참조).

1) 일반적 증상

영양 상태에 대하여 즉각적으로 우려해야 하는 증상들은 다음과 같다:

- 의도하지 않은 체중 변화
- 식욕부진
- 미각 또는 후각 변화
- 저작 또는 연하곤란

2) 체중 변화

체중 변화는 신체 조직이나 체액의 변화로부터 기인한다.

임상 팁

수일 내에 발생한 급격한 체중 변화는 조직이 아니라 체액의 증가나 감소를 시사한다.

"당신의 체중 증가(감소)에 대해서 말씀해 주십시오."와 같은 폭넓은 개방형 질문들로 시작한다. 추후 질문들을 묻기 위해 "OLD CART"를 이용한다.

발병시기(O)

- 체중 변화를 언제 알았습니까?
- 언제 시작되었다고 생각합니까?

부위(L)

- 체중 증가(또는 감소)가 신체 전반에 걸쳐 있습니까? 아니면 특정 부위에 분포되어 있습니까?

임상 팁

하지의 체중 증가 또는 부종은 영양 문제가 아닌 심질환 또는 말초혈관질환으로 인한 수분 정체를 시사할 수 있다.

기간(D)

- 체중 증가(또는 감소)가 지속되고 있습니까?
- 체중변화가 갑작스럽게 발생했습니까?
- 체중 증가와 감소가 번갈아가며 발생했습니까?

특성(C)

- 얼마나 체중이 증가(감소)했습니까?
- 1년(6개월) 전에 비해 현재 체중은 어떻습니까?
- 이 기간 동안 식욕 증가(또는 식욕부진)를 경험했습니까?
- 씹는 데 문제가 있습니까?
- 후각이 변화했습니까?
- 미각은 어떻습니까?

동반증상과 징후(A)

- 쉽게 피로해집니까?

- 자주 추위를 느끼십니까?
- 피부가 평소보다 더 건조합니까?
- 발목이 부었습니까?
- 옷이 잘 맞지 않습니까?
- 이 시기 동안 식생활에 변화가 있었습니까?
- 운동 또는 생활 패턴에 변화가 있었습니까?
- 누가 대신 요리를 해줍니까?
- 누가 대신 쇼핑을 해줍니까?
- 치아에 변화가 있습니까?
- 틀니는 어떻습니까?

완화요인(R)

- 당신의 체중 감소(또는 증가) 완화에 도움이 된 것이 있습니까?

치료(T)

- 체중 감소(또는 증가)를 위해 식이요법이나 보조제 섭취를 시도한 적이 있습니까?

기타 다른 증상들도 유사한 방식으로 조사한다.

음식 알레르기나 유당불내성과 같은 불내성에 대해서 대상자에게 반드시 질문한다. 만성 질환이 영양 문제와 관련이 있을 수도 있으므로 대상자와 가족들에게 이에 대해 질문한다.

심층적인 영양 평가가 필요한 경우, 영양력 조사 양식이 도움이 된다. 영양력에 관한 질문들은 TABLE 7-3에 요약되어 있다.

TABLE 7-3 영양력

사정 영역	예시 질문
식습관	하루에 몇 번의 식사/간식을 섭취하는가?
	몇 번째 끼니를 가장 많이 먹는가?
	몇 끼를 외식하는가? 어디에서 외식하는가?
	특별한 식이나 유행식이를 하고 있는가?
	단백질 쉐이크 같은 식품 보조제를 사용하는가? 그렇다면 어떤 종류인가?
	단시간 내 많은 양의 음식을 먹거나 혹은 먹는 양을 조절할 수 없다고 느낀 적이 있는가?
개인적인 음식 선호도	특별히 좋아하거나 싫어하는 음식이 있는가?
	해롭거나 유익하다고 느끼는 음식이 있는가?
	문화적 또는 종교적 선호도가 있는가?
음식 준비	누가 요리를 하는가?
	음식은 어떻게 준비되는가?
	튀김을 만들 때 어떤 기름(포화 또는 불포화지방)을 사용하는가?
	어떤 향신료들이나 양념들을 사용하는가?

재정	음식에 쓸 충분한 돈이 있는가?
	음식에 더 많은 돈을 쓸 수 있다면 다르게 먹을 것인가?
	재정 보조 프로그램 중 이용하는 것이 있는가?
접근성	쇼핑은 누가, 언제, 어디에서 하는가?
	선호하는 식료품점은 어느 정도 거리에 위치하는가?
	시장이나 마트에 오갈 운송수단이 있는가?
대상자 건강	씹거나 소화하는 데 문제가 있는가?
	얼마나 자주 배변을 하는가?
	영양 보조제나 비타민을 복용하는가? 어떤 종류를, 얼마나 복용하는가?
	음식 알레르기나 음식불내증이 있는가?
	어떤 약을 복용하는가? 용량은? 얼마나 자주 복용하는가?
	술을 마시는가? 어떤 종류? 얼마나? 하루에? 한 주에?
	담배를 피우는가? 하루에 몇 갑을 피우는가?
	스트레스 수준을 1~10의 척도(1은 스트레스가 낮은 것이고, 10은 극심한 스트레스를 받는 것임)로 평가하시오.
	스트레스가 식욕에 영향을 미치는가?
	빈혈 검사를 받았거나 콜레스테롤 수치를 검사한 적이 있는가? 있다면 그 결과는?
	본인의 건강에 만족하는가?
	섭식장애가 있는가? 심장질환? 골다공증? 당뇨병? 비만? 또는 위장장애가 있는가?
운동 패턴	본인이 일상적으로 하는 하루 또는 한 주 동안의 운동에 대해 설명하시오.
신체상	본인의 체중에 만족하는가?
	만약 가능하다면 당신의 신체에서 무엇을 바꾸겠는가?
가족건강	가족 중에 심질환, 골다공증, 당뇨병, 비만 또는 위장장애가 있는가?
가족 식이 패턴	가족 중에 특별한 식이를 하는 사람이 있는가?
	가족이 함께 식사를 하는가? 얼마나 자주 함께 식사하는가?
	식사 시간은 화목한가?

영양력 작성 이외에도 간호사는 음식 섭취 일지 작성을 위한 사료를 수집해야 한다. 대상자에게 24시간 동안의 음식물 및 음료 섭취에 대해 회상해 줄 것을 요청한다. 이 방법은 대상자가 섭취한 음식물과 음료의 양과 유형을 정확히 기억할 경우에 효과적이다. 시간이 허락된다면 대상자에게 2일 동안의 음식 섭취 또는 일주일 동안의 일지를 기록할 수 있는 기록지를 제공한다. 다음 방문 시 간호사는 대상자가 그 기록을 분석할 수 있게 도울 수 있다. 대상자가 병원이나 장기요양시설에 입원한 경우, 간호사는 대상자의 음식 섭취 기록을 통해 정보를 파악할 수 있다.

3. 신체검진

불량한 영양 상태의 징후들은 여러 신체 계통에서 나타날 수 있다. 대개 어떤 한 징후가 겉으로 나타날 때에는 상태가 매우 심각할 수 있다. TABLE 7-2의 신체계통별 영양 문제를 참조한다.

간호사는 머리에서 발끝까지 전반적인 신체검진을 하는 동안에 영양 문제와 수분공급 문제의 징후를 살핀다. 예를 들어, 영양 결핍이 있는지에 대한 피부 사정은 전반적 조사로 시작하여 머리에서 발끝으로 신체검진 동안 계속된다. 전체적인 검진이 필요하지 않을 경우, 간호사는 영양 문제나 수분공급 문제의 징후를 계통별로 살핀다.

1) 전반적 조사

대상자의 키와 체중 그리고 활력징후를 측정함으로써 신체검진을 시작한다. 대상자의 체격이 작은가, 중간인가 또는 큰가? 대상자의 **신체질량지수**(body mass index, BMI)는 키와 체중으로 계산된다.

키 대비 체중의 비율은 대상자가 저체중인지 또는 과체중인지를 보여줄 수 있다. 근육량이 많은 사람들은 BMI가 잘못 계산되어 높게 나올 수 있으므로 주의한다. 대상자가 비만 또는 과체중이라고 추정하기 전에 이 점이 고려되어야 한다.

2) 키 측정

대상자의 키를 측정하기 위해

1. 대상자에게 신발과 모자를 벗도록 한다.
2. 벽에 고정된 **신장 측정계**를 이용한다.
3. 대상자는 등과 발뒤꿈치, 엉덩이, 어깨 그리고 후두부를 일직선으로 맞추고 벽에서 돌아선 채로 서야 한다(Figure 7-3).
4. 대상자의 머리, 등, 엉덩이 및 발뒤꿈치는 벽에 닿아야 한다.
5. 대상자의 키를 기록한다.
6. 2세 미만의 어린이들은 신장 측정 보드에 위를 향해 누운 자세로 측정한다. 신장 측정계를 이용한 신장 측정은 혼자 서 있을 수 있는 3세 이상의 경우에 사용할 수 있다.

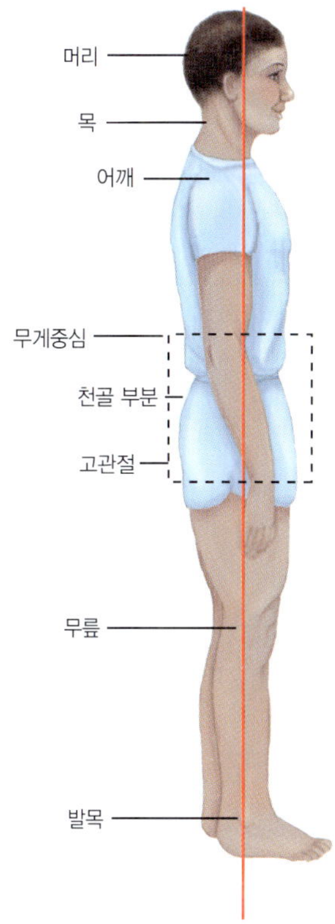

Figure 7-3 올바른 신체 선열을 유지하면 가장 정확한 키 측정이 가능하다.

가능하다면 키 측정에 영향을 줄 수 있는 부분가발, 헤어스타일, 장신구를 제거하도록 한다.

3) 체중 측정

일어설 수 있는 대상자의 경우, 의료기관에서는 평균대 저울을 자주 이용한다(Figure 7-4). 영아들이나 기립이 어려운 대상자의 경우 디지털로된 의자형 또는 침대형 저울을 사용한다. 이러한 유형의 저울을 사용하기 전에 설명서를 읽어야 한다.

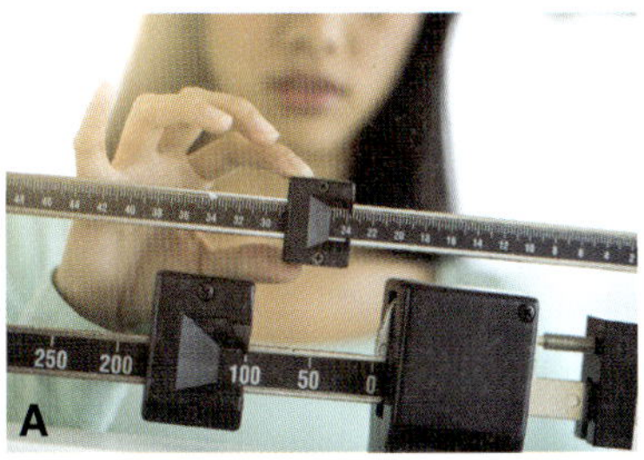

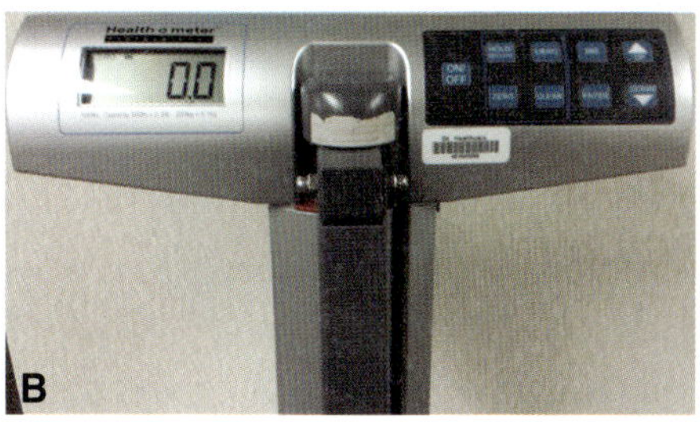

Figure 7-4 A. 평균대 저울. B. 입식 전자 저울.

체중은 하루 동안에도 달라질 수 있다. 만약 계속하여 체중 측정이 필요할 경우, 오전의 같은 시간에, 같은 저울로 같은 옷을 입고 체중을 측정한다.

평균대 저울 사용법:

1. 우선 저울을 0에 맞춘다. 이동 추가 0에 위치하도록 하는데 필요할 경우, 저울의 바늘이 0에서 균형을 이룰 때까지 균형추를 이동시킨다.
2. 대상자에게 신발과 겉옷을 벗도록 한다.
3. 대상자는 평균대를 향한 상태로 저울에 올라가도록 한다.
4. 먼저 큰 추를 앞쪽으로 민다. 저울의 바늘이 아래쪽으로 균형을 잃었을 경우, 큰 추를 이전 눈금 쪽으로 다시 이동시킨다.
5. 평균대가 균형을 이룰 때까지 작은 추를 앞쪽으로 이동시킨다.
6. 체중을 읽고 기록한다.

섭식장애와 같이 체중에 문제가 있는 사람은 체중측정기를 보지 않으려 할 수도 있다.

4) 피부, 모발 및 손발톱

건조함, 벗겨짐, 갈라짐 또는 치유되지 않는 상처들이 있는지 철저하게 시진한다. 피부색과 긴장도를 사정한다. 모발의 질감, 숱이 적은지 그리고 색상의 소실이 있는지 확인한다. 손발톱의 모양과 깨지기 쉬운 정도를 사정한다.

[TABLE 7-2 신체계통별 영양 문제]를 참조한다.

임상 팁

피부가 흰 대상자의 창백함과 피부가 검은 대상자에서 창백한 손바닥과 점막은 빈혈을 시사할 수 있다. 피부탄력성 회복이 3초 이상이면 탈수를 의미할 수 있다. 비타민 결핍은 피부, 모발 및 손발톱의 변화를 초래할 수도 있다.

5) 머리, 귀, 눈, 코, 목구멍(HEENT)

눈 밑의 다크써클을 관찰한다.

임상 팁

알레르기는 눈 밑의 다크써클을 유발할 수도 있다.

점막의 건조함, 색, 손상 여부를 시진한다. 입 가장자리의 갈라짐, 잇몸 출혈, 혀의 색깔 변화를 주의 깊게 살핀다. 갑상선이 비대해져 있는지 확인한다.

임상 팁

건조한 점막과 꺼진 눈은 탈수를 시사한다. 창백한 점막은 빈혈을 시사한다. 잇몸 출혈, 갈라짐 및 색 변화는 비타민 결핍을 의미할 수 있다. 갑상선 비대는 요오드 결핍이나 갑상선기능부전의 징후일 수 있다.

6) 호흡계

폐음을 사정하여 우발음이 있는지 확인한다. 미세 수포음은 심부전이나 폐부종으로 인한 체액 과다를 의미할 수 있다.

7) 심혈관계와 말초혈관계

혈압과 맥박의 수와 강도를 측정한다. 말초정맥 충만을 사정한다. 빈맥과 약한 맥박, 혈압의 감소는 탈수를 의미할 수 있고, 반면에 경정맥 팽만 및 혈압상승은 과다한 수분공급을 의미할 수 있다. 손 또는 발의 편평한 정맥은 탈수를 시사한다. 손과 발을 높게 올렸을 때 가득 찬 정맥은 과도한 수분 상태를 보여주는 징후이다.

팔과 다리에 부종, 점상출혈, 그리고 반상출혈이 있는지 시진한다. 점상출혈과 반상출혈은 비타민 C나 K가 부족하기 때문일 수 있다. 말초혈관질환의 정맥 정체 혹은 심부전의 수분 정체와 단백질 부족은 이차적으로 부종을 초래할 수 있다.

피부의 점상출혈과 미세한 출혈성 반점은 피부에 압력을 가해도 하얗게 되지 않는다. 이들은 피부 밑 모세혈관에서 혈액이 누출되는 징후이다. 반상출혈은 편평한 형태이며, 청색 혹은 보라색을 띠는 직경 1 cm 혹은 그 이상의 크기의 반점형태로 피부로 혈액 누출이 되어 나타난다.

8) 위장관계

팽만과 복수가 있는지 관찰한다. 복부 팽만과 복수는 단백질 결핍, 간질환과 낮은 알부민 수준 때문일 수 있다.

복수는 복강 내 체액이 축적되는 것으로 복부 팽만을 유발한다.

허리둘레를 측정한다. 골반 뼈 바로 위의 맨 피부에 줄자를 대고 측정한다(Figure 7-5). 대상자에게 편하게 숨을 내쉬라고 한 후 허리둘레를 측정한다.

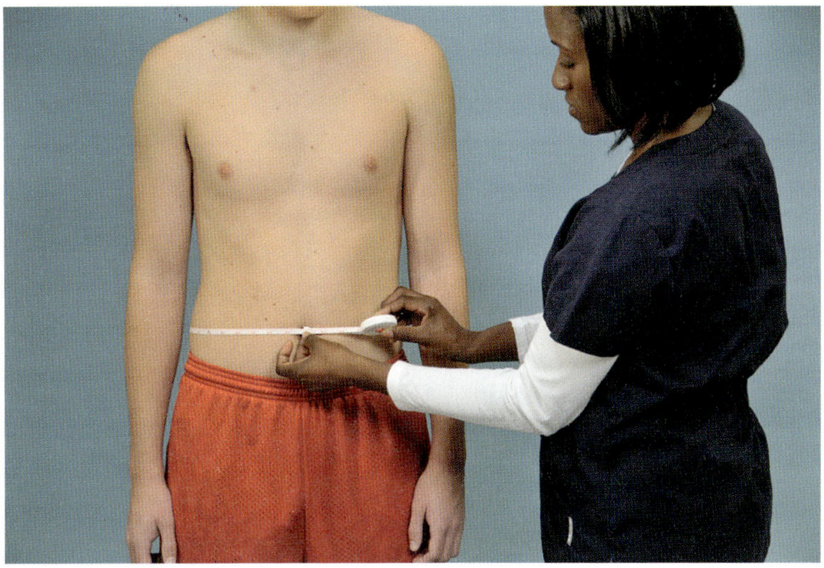

Figure 7-5 허리둘레 측정

임상 팁

허리둘레는 중심 체지방을 나타낸다. 남성의 경우 101.6 cm (40 inch) 이상, 여성의 경우 88.9 cm (35 inch) 이상의 허리둘레는 심혈관질환과 제2형 당뇨병 위험 증가와 관련이 있다.

9) 근골격계

근육 허약 또는 근육 이완, 뼈 통증 그리고 경골의 휨이 있는지 관찰한다. 팔둘레를 측정한다. 근육 쇠약이나 근육 이완은 단백질 결핍으로 생길 수 있다. 비타민 D 결핍은 뼈의 통증과 다리 휨을 유발할 수 있다.

10) 신경계

정신상태의 변화, 과민성, 집중력장애, 감각이상이 있는지 주목한다. 탈수와 비타민 결핍은 이러한 증상들을 유발할 수 있다.

감각 이상은 따끔거림, 간지러움, 작열감 또는 마비와 같은 피부 감각이다.

11) BMI 계산하기

대상자의 키와 체중 측정값을 이용하여 BMI를 계산할 수 있다. 체지방은 주로 중성지방 형태의 동물성 지방으로 구성되어 있으며, 직접 측정하기 어려운 장소인 피하, 복부 그리고 근육 내 지방의 형태로 축적되어 있다. BMI는 어림값이지만 체중 단독보다는 더 정확하게 체지방을 측정하는 방법이다. BMI로 과체중이나 비만을 정확하게 구분 지을 수는 없지만, 과체중이나 저체중으로 인해 대상자의 건강과 안녕에 대한 위험 증가를 예측할 수 있는 지침이 된다. 노인의 경우 특히 영양 부족의 위험이 크다.

임상 팁

보다 직접적이고 정확한 체지방량은 피하지방 두께, 생체전기저항분석, 수중 체중 측정, 이중 에너지 X선 흡수 측정법(DEXA) 등을 통해 측정할 수 있다. 그러나 이러한 방법을 이용하기 위해서는 특정 장비 및 사용 훈련이 필요하다. BMI는 이러한 방법으로 측정된 수치와 중간 정도의 상관관계가 있다.

BMI보다 더 정확한 지방 측정이 필요한 경우 전문가에게 의뢰해야 한다. 허리-엉덩이둘레 비율은 비만을 간접적으로 나타내는 지표이다. 허리둘레를 엉덩이둘레로 나누어 비율을 구한다. 여성의 경우 0.80 이하, 남성의 경우 0.95 이하인 경우 위험도가 낮다.

BMI와 체지방 간의 상관성은 높은 편이지만, 두 사람이 같은 BMI를 가지고 있어도 체지방 수준은 다를 수 있다. 동일한 BMI일지라도

- 여성은 남성보다 체지방이 많은 경향이 있다.
- 흑인은 백인보다 체지방이 적은 경향이 있다.
- 아시아인은 백인보다 체지방이 많은 경향이 있다.
- 평균적으로 노인은 젊은 성인보다 체지방이 더 많은 경향이 있다.
- 운동선수는 운동선수가 아닌 사람보다 체지방이 적다.

BMI 기준은 1960년에서 1970년까지 세 차례 시행된 미국 국가건강검진조사(the National Health Examination Survey)와 1970년에서 1990년대 사이에 세 차례 시행된 미국 국가건강 및 영양실태조사(the National Health and Nutrition Examination Survey) 등 2개의 연구로부터 도출되었다.

다음 **TABLE 7-4**에서 볼 수 있듯이, BMI를 계산하는 여러 방법이 있으므로 원하는 방식을 선택하도록 한다. 미국 국립보건원(National Institutes of Health)과 미국 국립 심장, 폐, 혈액 연구소(National Heart, Lung, and Blood Institute)에 따르면 근육질인 사람(예: 보디빌더)은 건강한 상태에서도 BMI가 높을 수 있다고 하였다. 마찬가지로 근육량이 적고 영양이 부족한 사람들의 BMI는 건강한 상태가 아님에도 "건강한" BMI를 가진 것처럼 보일 수도 있다.

TABLE 7-4 신체질량지수(Body Mass Index, BMI) 계산

BMI 계산 방법

1. 아래 BMI 표를 사용한다.
    a. 첫 번째 열에서 대상자의 키(cm)를 찾는다.
    b. 대상자의 체중이 kg으로 표시되는 행까지 가로질러 이동한다.
    c. 체중에서 상단의 BMI 수치로 이동한다.
2. https://www.nhlbi.nih.gov/health/educational/lose_wt/BMI/bmicalc.htm에서 NIH의 "BMI 계산기"를 사용한다.
3. 다음 공식 중 하나를 사용하여 BMI를 계산한다.

측정 단위	계산 방법
체중(lbs), 키(inches)	BMI = 체중(Pound)/키^2(inch^2) x 703 예시: 체중 = 150 lbs, 키 = 5′5″(65″) 계산: [150 ÷ (65)^2] × 703 = 24.96
체중(kg), 키(m)	BMI = 체중(kg)/키^2(m^2) 예시: 체중 = 68 kg, 키 = 165 cm(1.65 m) 계산: 68 ÷ (1.65)^2 = 24.98

수식전환: 2.2 lbs=1 kg, 1.0 inch = 2.54 cm, 100 cm=1 m

BMI 표

BMI	정상							과체중							비만						
	19	20	21	22	23	24	25	26	27	28	29	30	31	32	33	34	35	36	37	38	39
키(cm)	체중(kg)																				
147	41	43	45	47	50	52	54	56	58	60	62	64	67	69	71	73	75	77	80	81	84
150	42	45	47	49	51	54	56	58	60	62	64	67	69	71	73	76	78	80	82	85	87
152	44	46	48	50	53	55	58	60	62	64	67	69	71	73	76	78	81	83	85	87	90
155	45	48	50	52	55	57	59	62	64	67	69	71	74	76	78	81	83	86	88	90	93
157	47	49	52	54	57	59	61	64	66	69	71	74	76	79	81	84	86	88	91	93	96
160	48	51	53	56	59	61	63	66	68	71	73	76	79	81	84	86	89	91	94	96	99
163	50	52	55	58	60	63	65	68	71	73	76	78	81	84	86	89	92	94	97	99	102
165	51	54	57	59	62	65	68	70	73	76	78	81	84	86	89	92	95	97	100	103	105
168	53	56	59	61	64	67	70	72	75	78	81	84	86	89	92	95	97	100	103	106	108
170	54	57	60	63	66	69	72	75	77	80	83	86	89	92	95	98	100	104	106	109	112
173	56	59	62	65	68	71	74	77	80	83	86	89	91	95	97	100	104	106	109	112	115
175	58	61	64	67	70	73	76	79	82	85	88	91	94	97	100	104	106	109	113	116	118
178	59	63	66	69	72	75	78	81	85	88	91	94	97	100	103	106	109	113	116	119	122
180	61	64	68	71	74	77	81	84	87	90	94	97	100	103	106	109	113	116	119	122	126
183	63	66	69	73	76	80	83	86	90	93	96	99	103	106	109	113	116	119	122	126	129
185	65	68	72	75	78	82	85	89	92	95	99	102	106	109	113	116	119	122	126	130	133
188	67	70	73	77	81	84	87	91	95	98	101	105	108	112	115	119	122	126	129	133	136
191	68	72	76	79	83	86	90	94	97	101	104	108	112	115	119	122	126	129	133	136	140
193	70	74	77	81	85	89	92	96	99	104	107	111	114	118	122	126	129	133	137	140	144

BMI가 35 이상일 경우, 대상자의 허리둘레를 측정한다. 대상자가 서 있는 상태에서 골반 뼈 바로 윗부분의 허리를 측정한다. 허리둘레의 측정값이 다음과 같을 경우 체지방이 과다한 것일 수 있다.

- 여성의 경우 88.9 cm (35 inch) 이상
- 남성의 경우 101.6 cm (40 inch) 이상

참고문헌

인용

American Heart Association. (2020). How much sodium should I eat per day? Retrieved July 2, 2020, from https://www.heart.org/en/healthy-living/healthy-eating/eat-smart/sodium/how-much-sodium-should-i-eat-per-day

Armstrong, L. E., & Johnson, E. C. (2018). Water intake, water balance, and the elusive daily water requirement. Nutrients, 10(12), 1928.

CDC. (2019). Overweight and obesity. Data and statistics. https://www.cdc.gov/obesity/data/index.html

CDC. (2020a). Healthy weight. How good is BMI as an indicator of body fatness? https://www.cdc.gov/healthyweight/assessing/bmi/adult_bmi/index.html

CDC. (2020b). Healthy weight. Losing weight: What is a healthy weight loss? https://www.cdc.gov/healthyweight/losing_weight/index.html

CDC. (2020c). National Diabetes Statistics Report 2020. https://www.cdc.gov/diabetes/pdfs/data/statistics/national-diabetesstatistics-report.pdf

CDC. (2021). Water and nutrition. https://cdc.gov/healthywater/drinking/nutrition/index.html

Cogswell, M. E., Mugavero, K., Bowman, B. A., & Frieden, T. R. (2016). Dietary sodium and cardiovascular disease risk—Measurement matters. New England Journal of Medicine, 375(6), 580–586.

Fryar, C. D., Carroll, M. D., & Afful, J. (2021a, January 29). Prevalence of overweight, obesity, and severe obesity among adults aged 20 and over: United States, 1960–1962 through 2017–2018. NCHS Health E-Stats. https://www.cdc.gov/nchs/data/hestat/obesity-adult-17-18/obesity-adult.htm

Fryar, C. D., Carroll, M. D., & Afful, J. (2021b, January 29). Prevalence of Overweight, Obesity, and Severe Obesity Among Children and Adolescents Aged 2–19 Years: United States, 1963–1965 through 2017–2018. https://www.cdc.gov/nchs/data/hestat/obesity-child-17-18/obesity-child.htm

Fulgoni, V. L. 3rd, Agarwal, S., Spence, L., & Samuel, P. (2014). Sodium intake in US ethnic subgroups and potential impact of a new sodium reduction technology: NHANES dietary modeling. Nutrition Journal, 13(1), 120. https://doi.org/10.1186/1475-2891-13-120

Hew-Butler, T., Rosner, M. H., Fowkes-Godek, S., Dugas, J. P., Hoffman, M. D., Lewis, D. P., Maughan, R. J., Miller, K. C., Montain, S. J., Rehrer, N. J., Roberts, W. O., Rogers, I. R. A., Siegel, J., Stuempfle, K. J., Winger, J. M., & Verbalis, J. G. (2015). Statement of the Third International Exercise associated Hyponatremia Consensus Development Conference Carlsbad, California, 2015. Clinical Journal of Sport Medicine, 25, 303–320.

National Heart Lung, and Blood Institute. (2013, November). Managing overweight and obesity in adults: Systematic evidence review from the obesity expert panel: the evidence report. https://www.nhlbi.nih.gov/health-topics/managingoverweight-obesity-in-adults

National Heart, Lung and Blood Institute. (2013, February 13). Calculate body mass index. http://www.nhlbi.nih.gov/health/educational/wecan/healthy-weight-basics/body-mass-index.htm

National Institute of Diabetes and Digestive and Kidney Diseases. (2016, December). Risk factors for type 2 diabetes. https://www.niddk.nih.gov/health-information/diabetes/overview/risk-factors-type-2-diabetes

National Institute of Diabetes and Digestive and Kidney Disorders. (2016, June). Binge eating disorder. https://www.niddk.nih.gov/health-information/weight-management/binge-eatingdisorder/definition-facts

Ng, M., Fleming, T., Robinson, M., Thomson, B., Graetz, N., Margono, C., Mullany, E. C., Biryukov, S., Abbafati, C., Abera, S. F., Abraham, J. P., Abu-Rmeileh, N. M. E., Achoki, T., AlBuhairan, F. S., Alemu, Z. A., Alfonso, R., Ali, M. K., Ali, R., Guzman, N. A., ... Gakidou, E. (2014). Global, regional, and national prevalence of overweight and obesity in children and adults during 1980–2013: a systematic analysis for the Global Burden of Disease Study 2013. Lancet, 384(9945), 766–781.

Shanks, L. J. (2010, March 23). 60 minutes of exercise per day needed for middle-aged women to maintain weight. Harvard Gazette: Health & Medicine. https://news.harvard.edu/gazette/story/2010/03/60-minutes-of-exercise-per-dayneeded-for-middle-aged-women-to-maintain-weight/

U.S. Department of Agriculture and U.S. Department of Health and Human Services. (2020, December). Dietary Guidelines for Americans, 2020–2025 (9th ed.). https://www.dietaryguidelines.gov/

추가문헌

Budd, G. M., & Peterson, J. A. (2014). The obesity epidemic, Part 1: Understanding the origins. American Journal of Nursing, 114(12), 40–45.

Budd, G. M., & Peterson, J. A. (2015). The obesity epidemic, Part 2: Nursing assessment and intervention. American Journal of Nursing, 115(1), 38–46.

UNIT 2

신체계통

8 피부계
The Integumentary System

주요 용어

- 땀샘
- 말단
- 병변
- 부종
- 비함요부종
- 욕창
- 지방조직
- 진피
- 표피
- 피부계통
- 피부긴장도
- 피지선
- 피하조직
- 함요부종
- 황달

학습목표

1. 피부계의 기능을 설명한다.
2. 피부, 손발톱과 모발의 구조를 기술한다.
3. 피부계의 정확한 건강력을 수집한다.
4. 피부계를 검진하는데 필요한 준비물품을 준비한다.
5. 피부계 검진을 위해 대상자를 준비하고 자세를 정한다.
6. 피부계의 검진을 정확하게 수행한다.
7. 피부의 일차 병변, 이차 병변 및 혈관 병변에 대해 정확하게 기술한다.
8. 욕창의 위험요인을 기술한다.
9. Braden 척도를 사용하여 욕창 위험 평가를 올바르게 수행한다.

건강한 피부는 대상자의 삶과 건강에 매우 중요하다. 피부는 신체에서 가장 큰 단일 기관이며 체중의 약 16%로, 1.2~2.3 m^2의 면적을 차지한다.

피부계에 대한 사정은 대상자가 3도 화상 같은 문제를 가지고 있지 않는 한, 피상적으로 자주 시행된다. 피부계에 대한 철저한 사정은 시간이 요구되므로, 바쁜 근무 중에 피부를 사정하기 위해 무겁고 의식이 없거나 협조가 어려운 대상자를 움직여 피부를 사정하는 것은 쉽지 않을 수 있다. 간호사에게 피부사정은 피부병변이나 질병을 발견하는 것 이상의 의미가 있다. 피부검진을 통해 전신질환, 약물 부작용, 탈수, 수분 과잉공급이나 신체적인 학대 등의 징후를 발견할 수 있다. 또한 잠재적인 악성종양 병변과 욕창 발생의 위험요인을 조기 발견할 수 있고, 개인위생과 건강증진 교육의 필요성을 확인할 수 있다.

1. 구조와 기능

1) 피부

피부는 표피, 진피, 피하조직의 세 개 층으로 구성되어 있다(Figure 8-1).

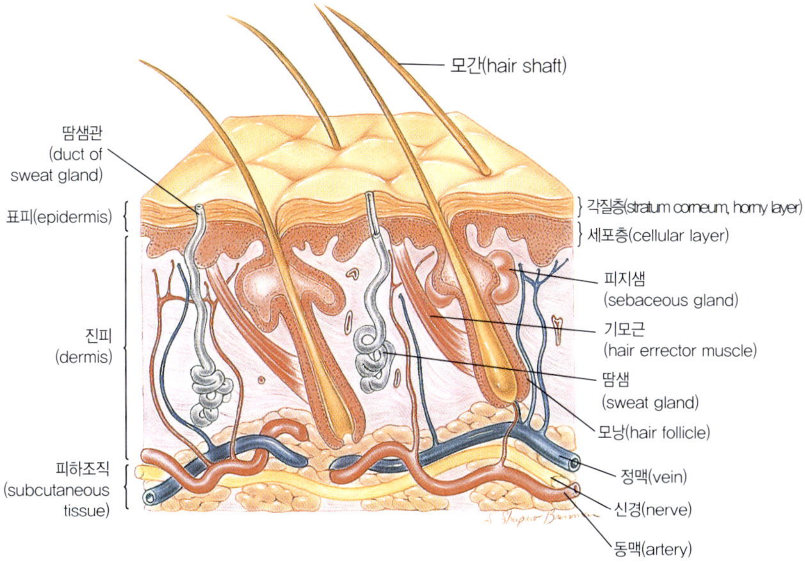

Figure 8-1 피부의 구조

표피(epidermis)는 가장 바깥층에 존재하는 층으로 재생과 탈락을 반복하는 중층 편평상피층(stratified squamous epithelium)이며, 주로 각질세포(keratinocytes)로 구성되어 있다.

표피는 죽은 케라틴 세포의 바깥쪽 각질층(stratum corneum, horny layer)과 멜라닌과 케라틴이 형성되는 안쪽 세포층(cellular layer)으로 구성되어 있고, 안쪽의 세포층에서 바깥층으로 이동하는 데 대략 한 달 정도 소요된다. 표피는 혈관이 없기 때문에 아래쪽의 진피로부터 영양을 공급받는다.

진피(dermis)는 혈관이 풍부한 결합조직으로 표피 아래에 위치하며 피하조직과 접하고 있다. 진피는 주로 교원질섬유와 탄력섬유로 되어 있는데, 장력을 제공하는 교원질 섬유는 피부가 파열되지 않도록 하고, 탄력을 유지하는 탄력섬유는 신체가 움직일 수 있도록 한다. 진피에는 신경, 감각수용체, 혈관, 림프조직이 포함되어 있으며, 표피에서 기원한 부속조직인 모낭, 피지샘, 땀샘 등도 있다.

피하조직(subcutaneous tissue)은 지방조직(adipose tissue)과 결합조직으로 구성되어 있고, 혈관과 림프관 및 신경말단부를 포함하고 있다. 피하조직은 지방을 저장하고 있다가 에너지를 내어 체온을 조절한다.

정상적인 피부색은 멜라닌, 카로틴, 산화혈색소(산화헤모글로빈, oxyhemoglobin), 탈산소혈색소(deoxyhemoglobin)의 네 가지 색소에 의해 결정된다. 피부에서 갈색을 띠는 멜라닌 색소의 양은 유전적으로 결정되며, 태양광선에 노출되면 증가한다. 카로틴 색소는 황금색이며 피하지방층과 손·발바닥 같은 두꺼운 각질층에 존재한다.

피부가 노란색을 띠는 경우에는 피부에 빌리루빈이 침착되어 생기는 황달일 수 있다. 간질환, 담도폐쇄나 적혈구 파괴의 증가 등은 혈청 빌리루빈을 상승시키고, 이에 따라 빌리루빈이 피부에 침착될 수 있다. 가장 먼저 발견되는 곳은 공막, 손발톱, 손바닥과 발바닥이다. 황달과 관련해서는 15장 "위장관계와 신장계"를 참조한다.

혈색소(hemoglobin)는 적혈구 내에 존재하며, 혈액 속 산소의 대부분을 운반하는 혈색소는 두 가지 형태로 구분된다. 산화혈색소는 선명한 붉은색을 띠는 색소로, 주로 동맥과 모세혈관에 존재한다. 동맥을 통해 모세혈관으로 이동하는 혈류량이 증가하면 피부가 붉어지며(예: 홍조), 혈류량이 감소하면 피부는 창백하게 보인다. 백인의 손·발바닥, 얼굴, 목, 가슴 상부는 보통 다른 부위보다 붉게 보인다.

혈액이 모세혈관을 통과하면 산화혈색소는 조직에 산소를 공급하고 어두운 푸른색을 띠는 탈산소혈색소로 변한다. 피부의 말초혈관에 탈산소혈색소가 증가하게 되면 피부가 푸른색을 띠게 되는데, 이를 청색증이라고 한다.

청색증(cyanosis)은 동맥혈의 산소량에 따라 두 종류로 구분한다. 동맥혈 내 산소량이 낮으면 중심 청색증이며, 이는 대상자의 산소량 감소를 나타낸다. 동맥혈 내 산소량이 정상인 말초 청색증은 피부의 혈류량이 감소하거나 혈류속도가 느려져, 이로 인해 혈액으로부터 평소보다 많은 양의 산소가 조직으로 빠져나감으로써 발생한다. 말초 청색증은 대상자가 불안하거나 주위 환경이 추울 때도 이에 대한 반응으로 나타날 수 있다.

피부색은 색소뿐만 아니라 피부나 혈관벽의 표재층에서 반사된 빛의 산란에도 영향을 받을 수 있다. 이러한 빛의 산란은 색을 더 푸르게 보이도록 하고 덜 붉게 보이도록 한다. 이와 같은 이유로 정맥천자를 통해 얻은 정맥혈보다 피하정맥이 더 푸르게 보인다.

2) 모발

성인의 모발은 두 가지 유형이 있다. 연모(vellus hair)는 짧고 가늘어 눈에 띄지 않고, 종모(terminal hair)는 거칠고, 두꺼워서 눈에 잘 띈다. 모발과 눈썹은 종모에 속한다.

3) 손발톱

손발톱은 손가락과 발가락의 말단부를 보호한다. 단단하고 직사각형이며 보통 구부러진 손발톱판(nail plate)은 손발톱바닥(nail bed)에 단단하게 붙어 있고 손발톱바닥의 혈관분포에 의해 분홍색을 띤다. 손발톱반월(lunula)과 손발톱판에서 벗어난 가장자리는 Figure 8-2를 참조한다. 손발톱판(손발톱뿌리)의 1/4은 근위손발톱주름(proximal nail fold)으로 덮여 있다. 근위손발톱주름으로부터 확장된 손발톱껍질은 주름과 손발톱판 사이의 공간을 막아 외부 습기로부터 보호해준다. 외측손발톱주름은 손발톱판의 양쪽 옆을 덮고 있다. 근위손발톱주름과 손발톱판이 이루는 각은 정상적으로 180°보다 작다. 손톱은 1일 약 0.1 mm 정도 자라며, 발톱은 이보다 더 느리게 자란다.

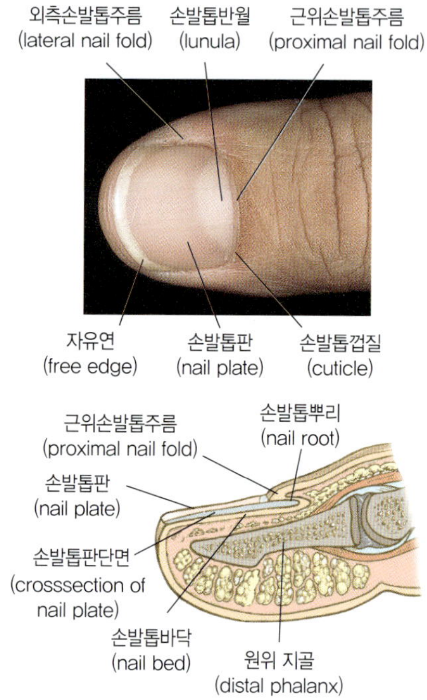

Figure 8-2 손발톱의 구조

4) 피지샘과 땀샘

피지샘(sebaceous glands)은 모낭을 통해 피부 표면으로 지방물질을 배출한다. 피지샘은 손바닥과 발바닥을 제외한 모든 피부 표면에 분포한다. 피지는 털과 피부를 매끄럽게 하고, 피부로부터 수분의 손실을 감소시킨다.

땀샘(한선, sweat glands)은 두 개의 유형으로 에크린샘과 아포크린샘이 있다. 에크린샘(eccrine glands)은 전신에 넓게 분포되어 있고 피부 표면으로 열려있다. 이 통로를 통해 땀이 분비되면서 체온이 조절된다. 반면에 아포크린샘(apocrine glands)은 액와부, 생식기 부위에 주로 분포하고 모낭으로 분비되어 정서적 자극에 의해 분비가 조절된다. 아포크린샘의 분비물은 박테리아에 의해 분해되는데, 이는 성인의 몸에서 냄새가 나는 원인이 된다.

피부는 매일 환경으로부터 공격에도 불구하고 신체의 항상성을 유지한다. 주요 기능의 상세 내용은 다음과 같다.

- 다음으로부터 신체를 보호하는 장벽을 제공한다.
  - 기계적 자극, 화학적 자극, 열, 자외선(UV)으로 인한 손상
  - 미생물의 침입
  - 탈수로 인한 물과 전해질의 소실
- 땀샘을 통한 열의 소실과 피하조직층의 단열역할로 열을 저장하여 체온을 조절한다.
- 자외선 작용으로 콜레스테롤로부터 비타민 D를 합성한다.
- 접촉, 통증, 온도와 압력에 대한 말단 감각기관으로 감각을 지각할 수 있다.
- 자세, 얼굴의 움직임, 홍조 같은 혈관운동 반응으로 비언어적 의사소통을 한다.
- 피부색과 얼굴 모양으로 정체성을 나타낼 수 있다.
- 손상된 표피세포 재생을 통해 상처를 회복한다.
- 전해질, 무기질, 당분이나 요산과 같은 대사산물을 배출한다.
- 피부 부속기관으로는 털, 손발톱, 피지샘, 땀샘이 있다. 피부와 피부 부속기관은 나이가 들어감에 따라 많은 변화가 발생한다. 연령에 따른 피부의 정상적, 비정상적 변화에 대해서는 [21장 노인 사정]을 참조한다.

2. 건강력

피부 건강력 사정의 목적은 다음을 확인하는 것이다.

- 피부질환
- 피부 증상이 나타나는 전신질환(TABLE 8-1)
- 신체적 학대
- 욕창 발생 위험
- 피부암 위험
- 피부와 관련된 건강증진교육 요구도

TABLE 8-1 질환과 관련된 피부상태

에디슨병(Addison disease)	피부와 점막의 과색소침착
만성 신질환(chronic renal disease)	창백, 건조증, 가려움, 과색소침착, 요독 서리(uremic frost), 피부의 전이성 석회화, 칼시필락시스(calciphylaxis), 반-반손톱(half and half nails), 투석 관련 피부질환
쿠싱병(Cushing disease)	선, 피부 위축, 자반, 반상출혈, 모세혈관확장증, 여드름, 월상안, 들소형 비대(buffalo hump), 다모증
당뇨병(diabetes)	당뇨병 피부병증, 흑색 극세포종, 신경병증성 궤양, 말초혈관질환
파종혈관내 응고(disseminated intravascular coagulation)	피부 괴사, 점상출혈, 반상출혈, 출혈성 수포, 전격자색반병
이상지질혈증(dyslipidemias)	황색종(건, 발진, 결절), 안검 황색종(건강한 사람에서도 발생 가능함)
갑상선기능저하증(hypothyroidism)	건조하고 거칠며 창백한 피부, 거칠고 부서지는 모발, 점액부종, 탈모(눈썹 바깥쪽 1/3에서 전반적 탈모까지), 차가운 피부, 얇고 잘 부서지는 손톱
갑상선기능항진증(hyperthyroidism)	따뜻하고 축축하며 벨벳 같이 부드러운 피부, 얇고 가는 모발, 탈모, 백반증, 경골앞 점액부종(그레이브스병), 과색소침착(국소적 또는 전신적)
가와사키병(Kawasaki disease)	점막의 홍반(입술, 혀, 인두), 딸기 혀, 버찌 색 입술, 다형발진(일차적으로 몸통에 발생함), 손발바닥의 홍반 발생 후 손가락 끝 표피 탈락
간질환(liver disease)	황달, 거미혈관종, 모세혈관확장증, 손바닥 홍반, 테리 손발톱, 가려움, 자반, 메두사머리
수막구균혈증(Meningococcemia)	분홍색 반과 구진, 점상출혈, 출혈성 점상출혈, 출혈성 수포, 전격자색반병
말초혈관질환(peripheral vascular disease)	건조하고 각질이 많으며 반짝거리는 위축성 피부, 잘 부서지는 손발톱이상증, 차가운 피부, 무모성의 정강이, 궤양, 창백, 청색증, 괴저
임신(생리적 변화)(pregnancy)	기미, 유두의 색소침착 증가, 흑선, 손바닥 홍반, 정맥류, 선조, 거미 혈관종, 다모증, 화농 육아종
전신성홍반성낭창(systemic lupus erythematosus)	광감수성, 나비 모양의 뺨 발진, 원판상 발진, 탈모, 혈관염, 구강 궤양, 레이노 현상
혈소판 감소 자색반(thrombocytopenic purpura)	점상출혈, 반상출혈
바이러스성 발진	
수족구병(Coxachie A)	구강 궤양, 손, 발, 엉덩이 부위의 반, 구진, 수포
전염성홍반(erythema infectiosum)	뺨 맞은 모양의 홍반이 발생한 후에 몸통과 근위부 사지에 가려움을 동반한 그물 모양의 발진이 나타남(발진은 햇빛, 열, 온도 변화에 의해 악화됨)
돌발성발진(roseola infantum)	홍반성의 반구진 및 뚜렷한 발진이 머리에서 시작하여 몸통과 사지로 퍼짐(종종 열을 동반함), 연구개의 점상출혈
풍진(rubella, German measles)	홍반성의 반구진 및 뚜렷한 발진이 머리에서 시작하여 몸통과 사지로 퍼짐(종종 열을 동반함), 연구개의 점상출혈
홍역(measles)	홍반성 반구진이 머리에서 시작하여 몸통과 사지로 퍼짐(머리와 몸통 부위의 발진은 융합되는 양상인 데 비해 사지에는 산재해 있음), 볼점막의 코플릭 반점(Koplik spots)
수두(varicella, chickenpox)	전신적으로 가려움을 동반한 수포성 발진(홍반성 발진 위의 수포, 장미 꽃잎에 이슬이 맺힌 모양)이 몸통에서 시작되어 사지로 퍼짐. 병변은 다양한 치유단계를 보임
대상포진(herpes zoster, shingles)	가려움을 동반한 수포성 발진이 신경절을 따라 분포(홍반상 발진 위의 수포)

피부계에 관련된 주증상은 BOX 8-1에 나열되어 있다.

BOX 8-1 주증상

- 발진
- 치유되지 않은 병변
- 점(모반)
- 성장
- 멍(반상출혈)
- 탈모
- 손발톱 변화

피부문제를 가진 대상자에게 방문 목적을 질문하여 문제를 파악한다. 그리고 간호사는 대상자의 상태를 충분히 파악하기 위해 "OLD CART"를 이용한다. 예를 들어, 대상자가 발진을 호소할 시 다음과 같이 질문한다.

발병시기(O)

- 언제부터 나타났습니까?
- 새로운 약물투여를 시작하였거나 기존의 약물을 변경했습니까?
- 최근에 외국을 방문한 적이 있습니까?
- 과거에 비슷한 증상이 나타난 적이 있습니까?

부위(L)

- 발진이 어디에 있습니까?
- 크기가 변하거나 신체의 한 부위에서 다른 부위로 퍼집니까?

기간(D)

- 발진이 언제부터 있었습니까?
- 발진이 나타났다가 사라졌다가 합니까?

특성(C)

- 발진 증상이 어떻습니까?
- 발진이 처음에는 어떠했습니까?
- 변화가 있습니까?

홍역, 풍진, 수두와 같은 많은 전염성 질병이 피부 발진과 함께 나타난다.

동반증상과 징후(A)

- 가렵습니까?
- 분비물이 있습니까?

완화요인/악화요인(R)

- 발진 증상을 완화시킨 약물이나 행위가 있습니까?
- 악화요인이 있습니까?

치료(T)

- 치료를 위해 발진에 무엇을 적용한 적이 있습니까?

대상자가 어떠한 증상도 호소하지 않을 때에는 상기 증상 각각에 대하여 개방형 질문으로 반드시 물어본다.

"피부에 어떤 변화가 있었습니까? 털에는? 손발톱에는?"

"발진이 있었습니까? 궤양은? 덩어리는? 가려움증은?"

점이나 피부병변의 작은 변화라도 악성종양의 변화일 수 있기 때문에 다음 질문을 계속한다. “걱정이 되는 점을 발견하였거나 변한 점이 있습니까? 새로 생긴 점들이 있습니까?” 대상자가 점을 가지고 있다면 변화를 확인하고, 흑색종이나 피부암의 개인력과 가족력을 확인한다.

1) 과거력

- 흑색종, 습진이나 건선과 같은 피부질환을 앓은 적이 있습니까?
- 당뇨병이나 말초혈관질환을 앓은 적이 있습니까?
- 알레르기나 음식에 대한 과민반응이 있습니까?
- 심한 일광 화상을 경험한 적이 있습니까?
- 얼마나 자주 2도 일광 화상을 경험하였습니까?
- 2주 이상 스테로이드 제제를 복용한 적이 있습니까?
- 처방받은 약이나 일반 약물을 복용하고 있습니까?
- 어떤 종류의 예방접종을 했습니까?

2) 가족력

- 같거나 유사한 증상을 가진 가족이 있습니까?
- 가족 중에 흑색종, 습진이나 건선이 있거나 피부 생검을 받은 사람이 있습니까?
- 가족 중에 알레르기가 있는 사람이 있습니까?

3) 생활양식과 개인적 습관

- 목욕이나 샴푸는 어떻게 합니까? 최근 제품을 바꾼 적이 있습니까?
- 인조손톱, 인조속눈썹, 가발을 착용하십니까?
- 네일숍이나 헬스클럽에 다닙니까?
- 하루에 얼마나 많이 햇빛에 노출됩니까?
- 얼마나 자주 자외선차단제를 사용합니까? 사용하는 자외선차단제의 자외선차단지수(sun protective factor, SPF)는 얼마입니까?
- 피부검진을 합니까? 한다면 얼마나 자주 합니까?
- 직장이나 집에서 화학 물질이나 방사능에 노출된 적이 있습니까?
- 취미가 무엇입니까?
- 일상적인 식이는 어떻습니까?

3. 신체검진

피부계통의 신체검진에 필요한 물품은 다음과 같다.

- 밝은 조명
- 자 또는 줄자
- 장갑
- 돋보기

피부, 털, 손발톱에 대한 신체검진은 전체적으로 시작하여 세밀한 부분까지 지속한다. 대상자 신체의 앞과 뒤의 피부 표면에 대한 세심한 검사를 시행하기 위해 가운을 착용하게 한다. 시트를 사용하여 개인을 보호하고 검사하지 않는 신체 부위를 덮는다. 검진자의 손을 씻고 대상자에게 검사에 대해 설명한다.

임상 팁

피부암에 걸릴 위험이 있는 대상자들도 평소에 피부검진을 잘 하지 않는다. 특히 등이나 다리 뒷부분은 관찰하기 어려운 경우가 많은데, 일반 신체검진은 악성종양과 다른 피부암을 확인할 수 있는 중요한 기회이다.

전체 피부의 시진은 밝은 조명, 즉 자연채광이나 자연채광과 유사한 인공조명 아래에서 시행한다. 특히 피부색을 사정할 때 시진 결과는 점막 관찰 소견과 함께 판단하도록 하며, 이는 질환이 피부와 점막에서 함께 나타날 수 있기 때문이다. 점막의 검진 방법은 [10장 눈], 그리고 [11장 귀, 코, 구강과 인후]에서 기술한다.

인공조명은 색을 왜곡하거나 황달을 가릴 수 있다.

1) 피부

피부를 시진하고 촉진한다. 아래의 특성을 파악한다.

(1) 피부색

유전적 배경에 따라 달라질 수 있으며, 창백하거나 황갈색 또는 황금색을 띨 수 있다. 피부색의 변화는 일반적으로 전신적 또는 국소적으로 영향을 미치는데, 예를 들어 우측 전완부 영역에 국한될 수 있다(**TABLE 8-2**). 대상자는 의료진보다 먼저 자신의 피부색에 변화가 있다는 사실을 알고 있는 경우가 많다. 이 점에 대해서 대상자에게 질문한다.

색소침착의 증가(갈색)와 소실, 발적에 대해 확인한다. 증상이 전신적인가? 국소적인가? 국소적이라면 위치는 어디인지 확인한다.

창백 또는 청색증을 사정한다. 산화혈색소에 의한 붉은색과 산화혈색소 부족 시의 창백함을 감별할 수 있다. 각질층이 가장 얇은 손톱, 입술, 구강점막이나 안검결막 등의 점막이 여기에 해당된다. 피부가 검은 사람은 손바닥, 발바닥을 시진하는 것도 도움이 된다.

임상 팁

피부의 붉은 기가 감소되어 생기는 창백은 빈혈과 실신 또는 동맥부전 같은 혈류 감소가 있을 때 나타난다. 중심 청색증은 병기가 진행된 폐질환, 선천성 심질환, 혈색소병증 등이 있을 때 나타난다. 헤모글로빈(혈색소)과 관련된 유전 질환에는 낫적혈구병과 지중해빈혈이 포함된다.

TABLE 8-2 피부색의 변화

일반적 변화

청색증(cyanosis)

청색증은 사진의 발가락과 발톱에서 보이는 듯 다소 푸른색이다. 사진에서 대상자의 정상 분홍색을 띠는 손가락과 비교해야 한다. 다리에서 정맥순환이 원활하지 않으면 이와 같은 말초 청색증이 나타난다. 청색증이 약하게 있으면 정상 피부색과 구분이 어렵다.

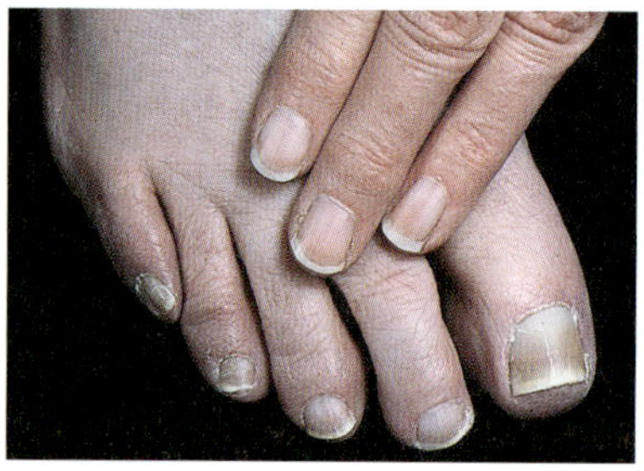

홍반(erythema)

혈류 증가로 인해 붉은색이다. 사진과 같이 감염성 홍반(erythema infectiosum)에서 "손바닥으로 맞은 뺨" 모양으로 보인다.

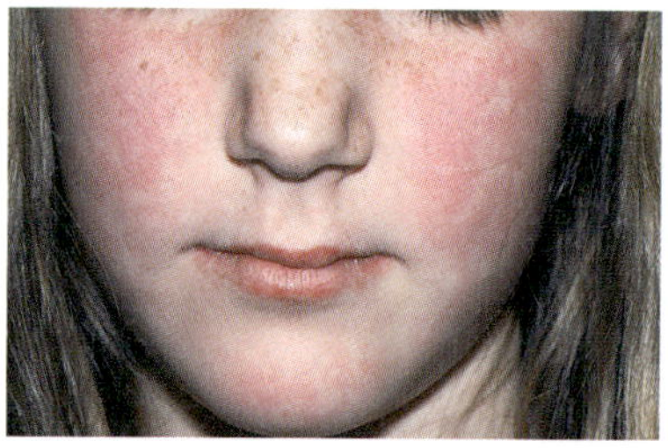

카로틴혈증(carotenemia)

사진을 보면 정상 분홍색의 오른쪽 손바닥과 달리 왼쪽 손바닥은 카로틴혈증에 의해 노란색을 띠고 있다. 황달과 달리 카로틴혈증은 공막에 영향을 주지 않으므로 공막은 희다. 당근 등의 황색 채소나 과일을 많이 섭취한 후에 발생한다. 카로틴혈증이 해롭지는 않으나 식이 섭취에 대한 사정이 필요하다.

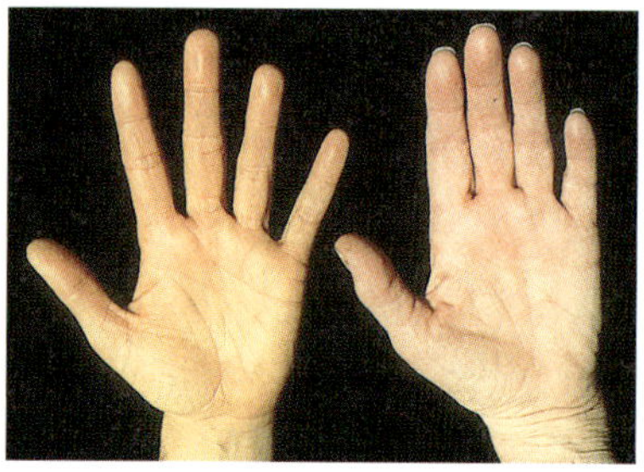

황달(jaundice)

황달의 피부색은 전반적으로 노랗게 나타난다. 대상자의 손과 검진자의 손의 피부색을 대조해 본다. 사진에서처럼 황달은 공막에서 쉽게 관찰할 수 있으며, 점막에서도 황달을 관찰할 수 있다. 원인은 간질환과 적혈구 용혈 등이다.

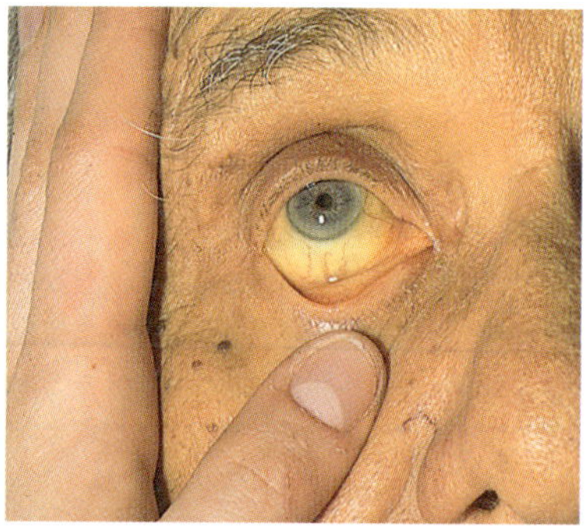

국소적 변화

담갈색 반점(café-au-lait spot)

다소 경계가 불규칙하고, 옅지만 일정하게 색소침착이 된 반점이나 반이다. 대개 0.5-1.5 cm의 크기이며 큰 의미는 없다. 그러나 1.5 cm 이상 반점이 6개 이상 존재하다면 신경 섬유종증의 가능성이 있다(짙은 색 작은 반점은 관련이 없음).

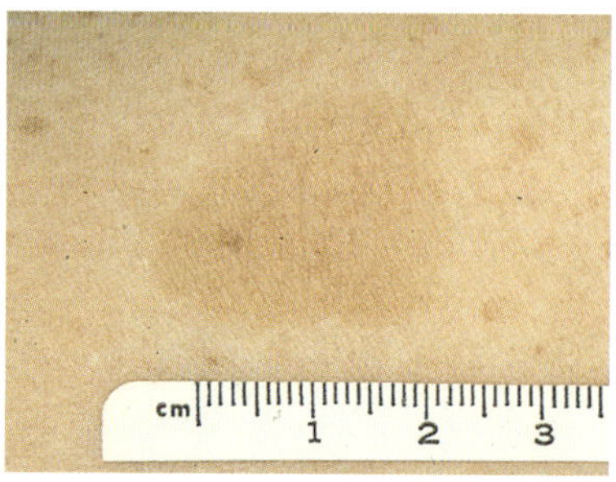

백반증(vitiligo)

탈색된 반점이 얼굴, 손, 발, 신전근 표면 및 다른 신체 부위에 존재하며 멜라닌 색소가 부족한 넓은 부위로 합쳐질 수 있다. 다리에서 갈색으로 보이는 부분이 정상 피부색이며 창백하게 보이는 곳은 백반증 병변 부위이다. 백반증은 유전으로 나타날 수 있으며 대상자는 심한 스트레스를 받기도 한다.

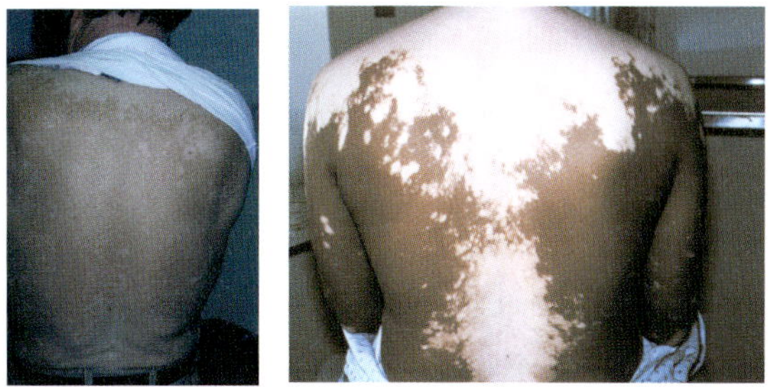

어루러기(전풍, 영운, tinea versicolor)

몸통, 목, 위팔에 탈색과 인설이 있는 반점으로 나타나는 피부의 흔한 표재성 진균 감염이다. 검은 피부에서 더 쉽게 관찰되며 햇빛에 노출된 후에 선명하게 보인다. 피부가 흰 사람은 반점이 희게 보이기보다는 붉거나 햇볕에 그을린 것처럼 관찰된다.

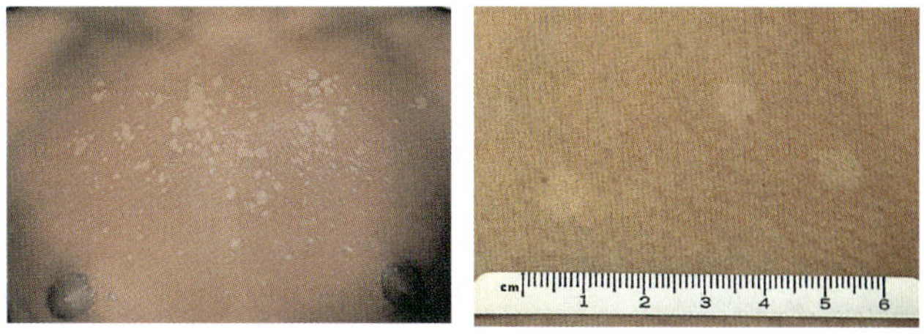

흑색가시세포증(acanthosis nigricans)

피부 주름이 있는 부위의 어두운 변색 부위로 관찰된다. 대부분은 액와, 서혜부, 목에서 볼 수 있다. 비만과 당뇨병이 있을 때 나타난다.

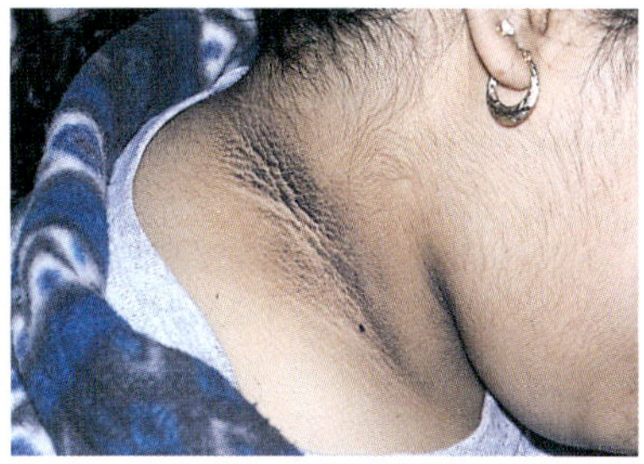

중심 청색증은 입술, 구강점막, 그리고 혀에서 잘 관찰된다. 그러나 추운 경우 입술은 파랗게 되고, 피부가 검은 사람은 입술에 존재하는 멜라닌 색소에 의해 청색증으로 보일 수 있다.

손발톱, 손, 발에 나타나는 청색증의 원인은 중심성일 수도 있고 말초성일 수도 있다. 대상자가 불안하거나 진료실의 온도가 낮으면 말초 청색증이 유발될 수 있다.

임상 팁

울혈성심부전에서의 청색증은 혈류 감소에 의한 말초성인 경우가 흔하다. 폐부종에서는 중심 청색증일 수 있다. 정맥폐쇄는 말초 청색증을 초래할 수 있다.

대상자의 공막을 시진하면서 황달의 유무를 확인한다. 피부색이 어두운 경우, 공막의 정상 황색 색소 침착과 황달을 혼동하지 않도록 한다. 밝은 조명 아래 황달로 인한 입천장의 딱딱한 변화를 관찰한다. 황달은 안검결막, 입술, 경구개, 혀 밑, 고막 그리고 피부 등에 나타난다. 뼈가 돌출된 부분을 누르고 손가락을 뗀 후 피부를 관찰한다.

임상 팁

황달은 간질환이나 적혈구의 심한 용혈 등을 나타낸다.

카로틴이 증가하여 피부색이 노랗게 변하면 손바닥, 발바닥, 그리고 얼굴 등을 관찰한다.

(2) 습도

피부가 건조한지, 땀이 나고 있는지, 기름기가 있는지 살펴본다. 각질이나 균열 없이 피부를 만지기 위해서는 피부가 건조해야 한다. 더운 환경이나 열, 운동 같은 대사 활동의 증가, 불안이나 통증 등으로 얼굴, 손, 액와나 피부가 겹쳐진 부분에 땀이 날 수 있다. 균열이나 과도한 땀을 동반한 지나친 건조는 문제를 나타낼 수 있다. 수분이 피부에 침투할 수 있는 경우 피부 주름을 세심하게 검사한다.

갑상선기능저하증의 경우 피부가 건조하며, 여드름이 있는 경우 피부에 기름기가 존재한다. 바짝 마른 입술과 건조한 피부와 점막, 눈물의 부족은 탈수를 의미한다.

(3) 온도

검진자는 손가락의 손등으로 대상자의 피부 온도를 확인한다(Figure 8-3). 전반적으로 피부가 따뜻한지 또는 차가운지 사정한다. 색소침착이 증가되어 있거나 발적이 있는 부위의 온도를 확인한다.

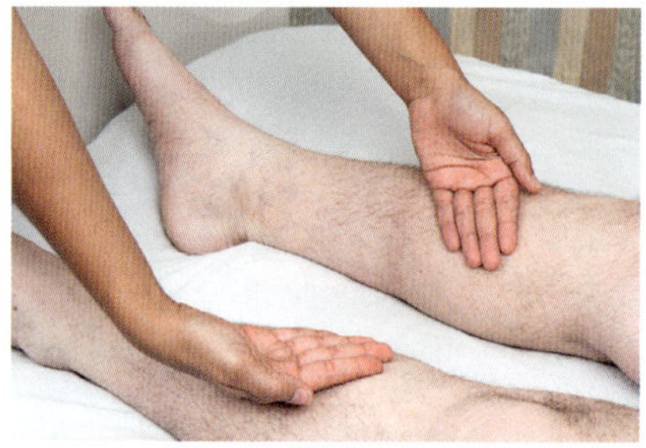

Figure 8-3 손등을 사용하여 피부 온도를 확인한다.

임상 팁

일반적으로 발열 또는 갑상선기능항진증의 경우 피부 온도가 올라가고, 갑상선기능저하증의 경우 피부 온도가 낮아진다. 염증이나 연조직염이 있으면 국소적 열감이 나타난다.

(4) 감촉

피부가 거친지 또는 부드러운지 사정한다. 정상 피부는 균등한 표면에 매끄럽고 단단하다.

갑상선기능저하증에서는 피부감촉이 거칠고, 갑상선기능항진증에서는 벨벳 같은 감촉이 느껴진다.

(5) 이동성과 탄력성

이동성은 피부를 들어올리기 쉬운 정도로, 쇄골, 전완 또는 복부 아래쪽의 피부를 살짝 잡아당겨 피부의 이동성을 살펴보고, 당긴 후 놓았을 때 회복되는 속도로 피부의 탄력성을 확인한다. 정상적으로 피부는 즉시 회복된다.

노인의 경우 손등의 피부로 피부 탄력성을 확인하지 않는다. 이는 노인의 피하조직의 손실로 인해 잘못된 검사결과를 얻을 수 있다. 부종 또는 피부경화증이 있으면 피부의 이동성이 감소되고 탈수상태에서는 긴장도가 떨어진다.

(6) 부종

간질에 과도한 수분이 있는 것을 부종이라고 한다. 부종은 상해나 전신적 문제(예: 심부전)로 인해 나타날 수 있다. 전신 부종은 신체의 의존 부위인 다리와 발, 음낭부위의 피부가 부풀거나 혹은 꽉 조이는 느낌을 받는다. 피부의 이동성이 감소하고, 청색증이나 황달이 명확하지 않다.

부종의 보다 상세한 내용은 [14장 말초혈관계와 림프계]를 참조한다.

부종은 함요부종(pitting edema)이나 비함요부종(nonpitting edema)이 있는데, 함요부종인 경우 손가락으로 압력을 가할 경우 간질의 수분이 이동하여 "오목"하거나 눌림이 5~30초간 남아 있는다(Figure 8-4). 함요부종의 정도는 1~4 등급으로 측정한다(TABLE 8-3).

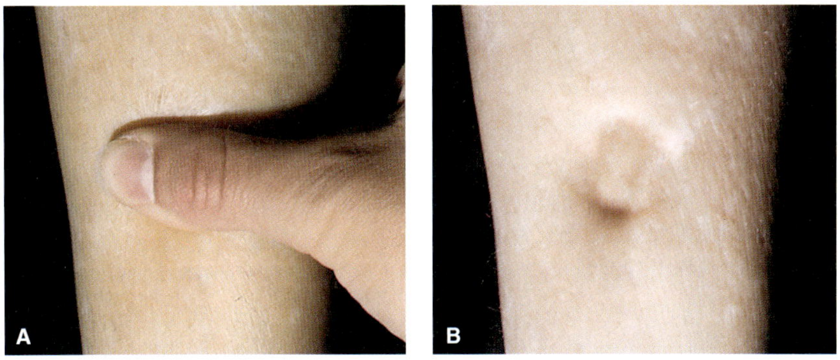

Figure 8-4 A.간호사는 손가락으로 압력을 가하여 부종 부위의 체액을 전위시킬 수 있다. B.'함요'는 손가락으로 누른 압력으로 인해 간질액이 그 주위로 밀려난 것을 의미한다.

비함요부종은 간질에 수분과 혈청 단백질이 축적되고 응고되어 있는 상태를 나타낸다. 이는 국소 감염이나 사고로 인해 흔히 발생하며, 비대부종(brawny edema)이라 부른다.

TABLE 8-3 함요부종척도

등급	눌림 정도	돌아오는 기간
1+	2 mm	즉시
2+	4 mm	15초 미만
3+	6 mm	최대 30초
4+	8 mm	30초 초과

(7) 병변

피부에 병변이 있는지 관찰하고 특징을 기록한다. 병변은 피부의 제한된 병리학적 변화이다. 병변은 일차 병변(원발성 병변), 이차 병변(속발성 병변)으로 분류하는데, 이차 병변은 일차 병변의 과잉치료, 과다 자극 및 감염이 있을 때 나타난다 (TABLE 8-4~6). 병변의 특성은 다음과 같다.

TABLE 8-4 일차 병변(원발성 병변)

편평하여 촉진되지 않고 피부색에 변화가 있는 병변

반점(macule)
작고 납작한 점, 1.0 cm 이하의 크기이다.

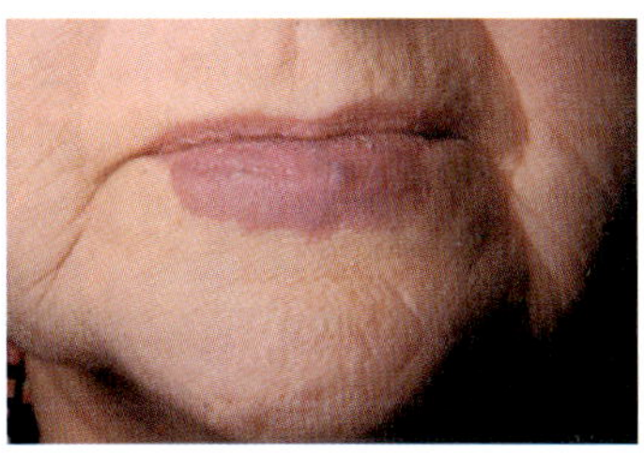

혈관종(hemangioma)

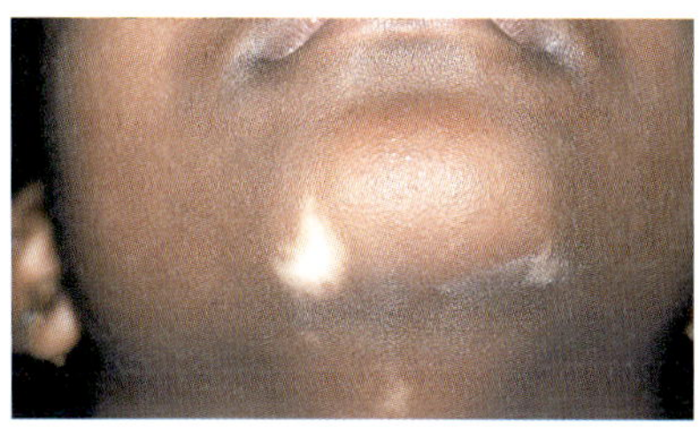

백반증(vitiligo)

반(patch)

납작한 점, 1.0 cm 이상의 크기이다.

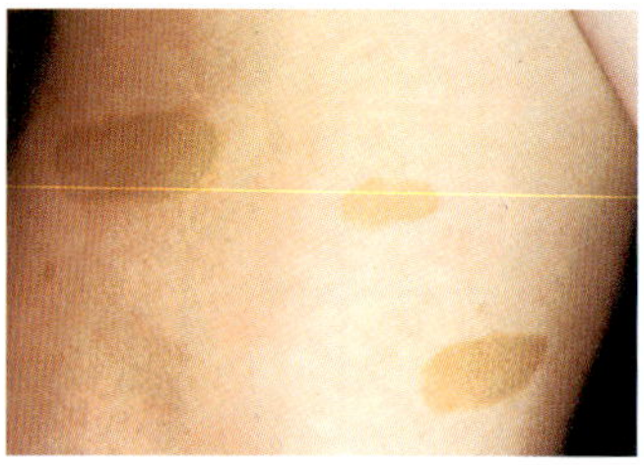

담갈색 반점(café-au-lait spot)

융기되어 촉진되고 딱딱한 덩어리인 병변

판(plaque)

융기된 표재성 병변, 1.0 cm 이상의 크기이며 종종 구진이 모여서 형성된다.

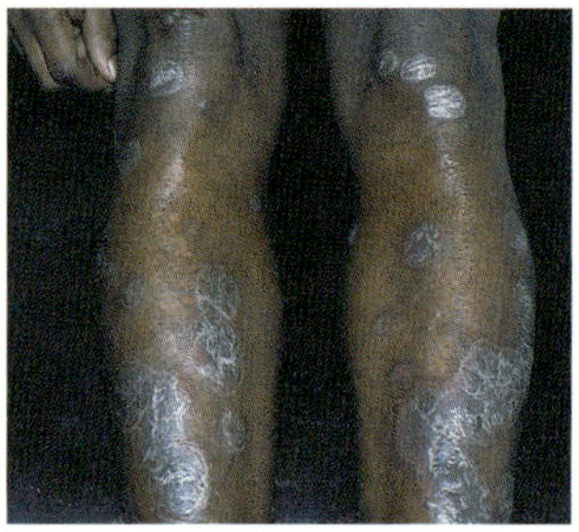
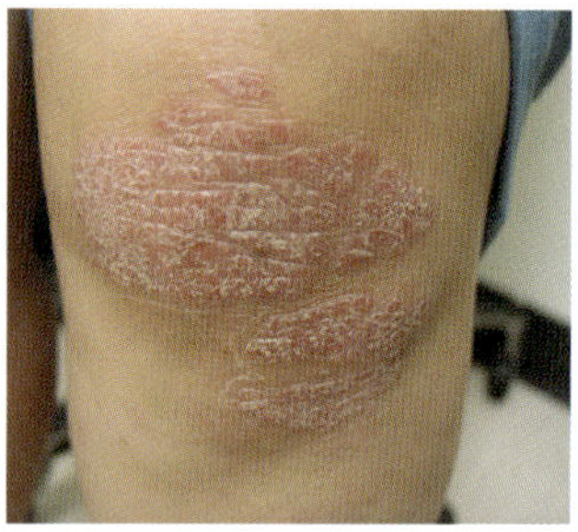

건선(psoriasis)

구진(papule)

1.0 cm까지 해당된다.

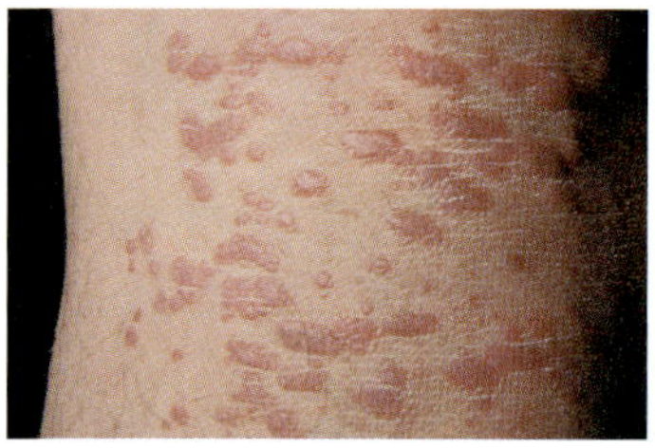

건선(psoriasis)

결절(nodule)

0.5 cm 이상의 대리석 빛이 나는 병변으로, 구진에 비하여 병변이 깊고 단단하다.

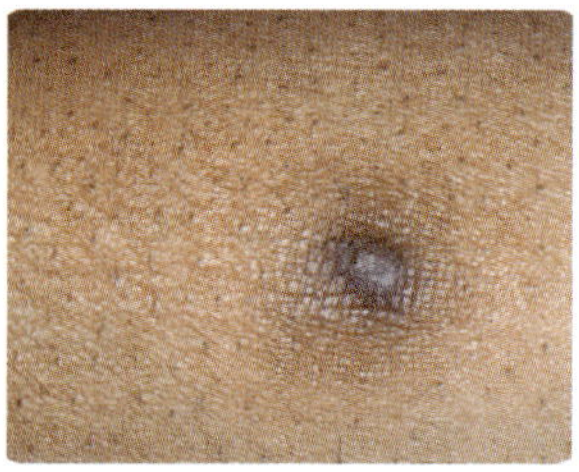

피부섬유종(dermatofibroma)

낭종(cyst)

짜낼 수 있는 액체 또는 반고체의 물질이 차 있는 결절이다.

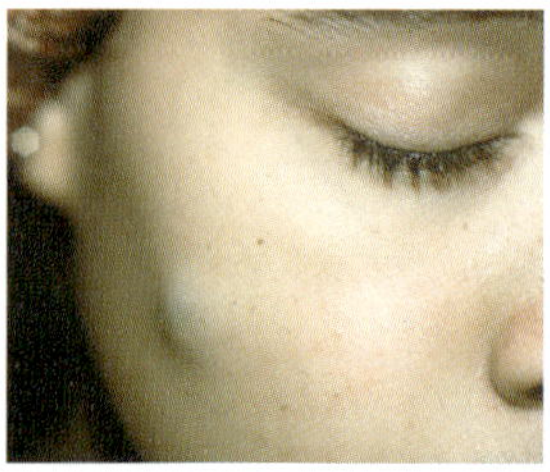

표피낭종(epidermal inclusion cyst)

두드러기(팽진, wheal)
약간 불규칙하고 상대적으로 병변이 일시적이며 국소적 피부 부종이 있는 표재성 병변이다.

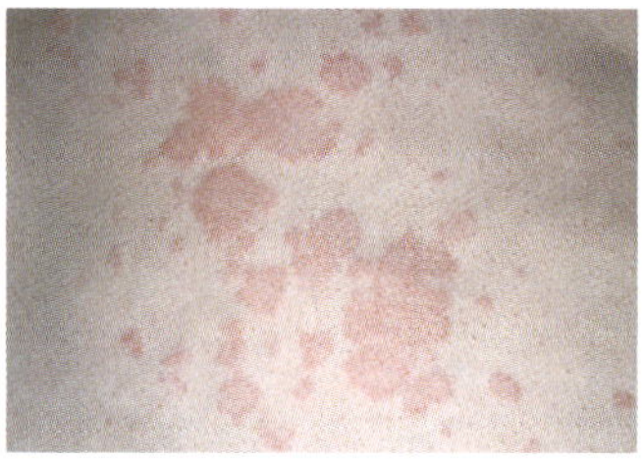
두드러기(urticaria)

피부층 내에 액체가 고여 동그랗게 표면이 융기된 병변

소수포(vesicle)
크기가 1.0 cm 이하이고 장액성 액체가 차 있다.

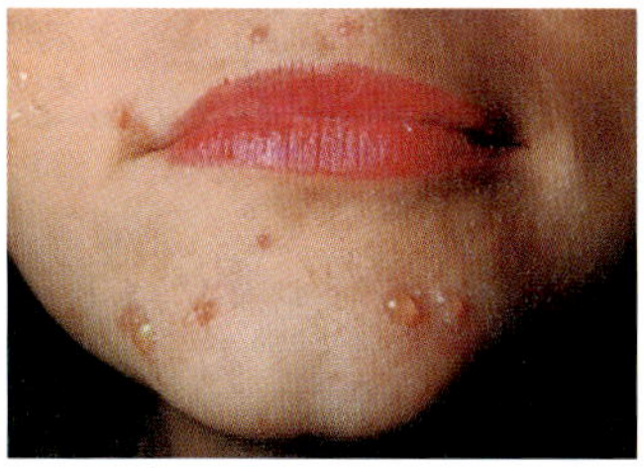
단순포진(herpes simplex)

대수포(bulla)
크기가 1.0 cm 이상이고 장액이 차 있다.

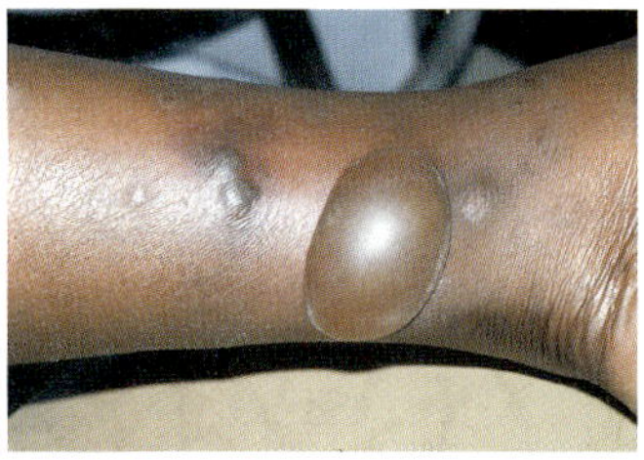
곤충물림

농포(pustule)
고름이 차 있다.

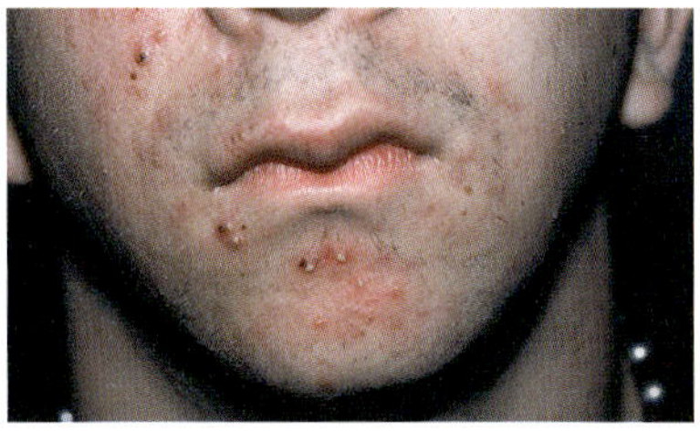
여드름(acne)

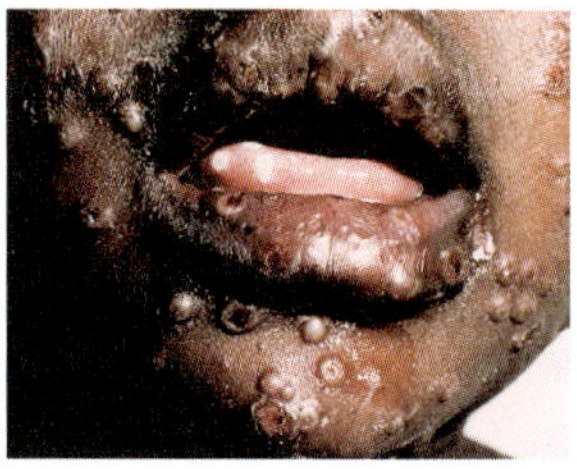
천연두(smallpox)

누(burrow)
매우 작고 표피에 약간 융기된 통로이며 손가락 사이나 손가락 측면에서 잘 관찰된다. 누는 5~15 mm로 작고, 선상 또는 휘어진 회색 선으로 나타나고, 끝에 작은 수포가 있을 수 있다. 작은 구진, 농포, 태선화, 찰상 등의 피부병변이 있다. 확대경으로 옴의 원인이 되는 옴진드기의 누를 찾아야 한다.

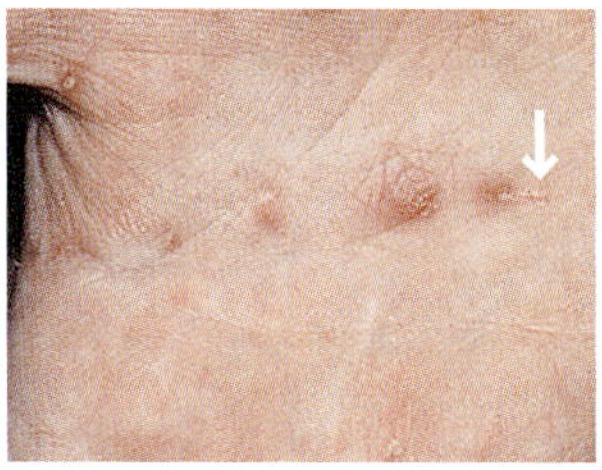
옴(scabies)

TABLE 8-5 이차 병변(속발성 병변)

인설(scale)
죽어 벗겨진 표피의 얇은 조각이다. 색은 흰색, 회색 또는 은색을 띤다. 촉감은 얇고 딱딱하다.

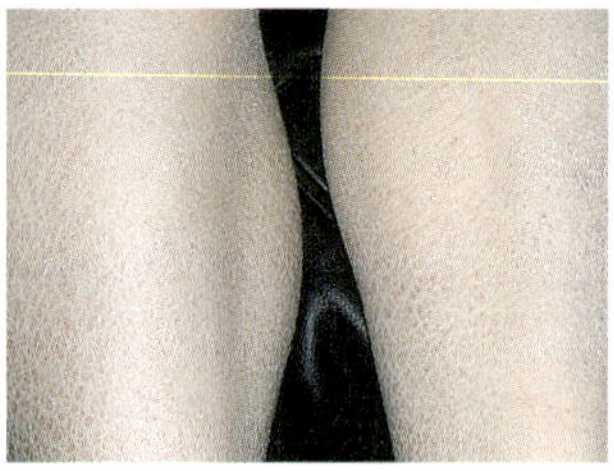

보통비늘증(ichthyosis vulgaris)

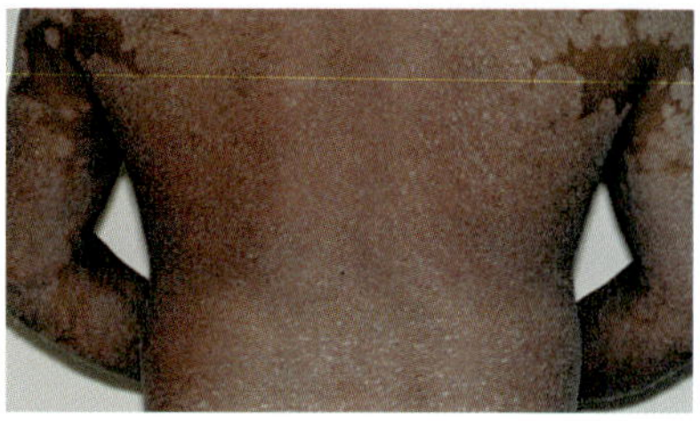

건조 피부

가피(딱지, crust)
장액, 농, 또는 혈액이 말라붙은 상태이다. 적갈색, 다홍색, 노란색을 띤다.

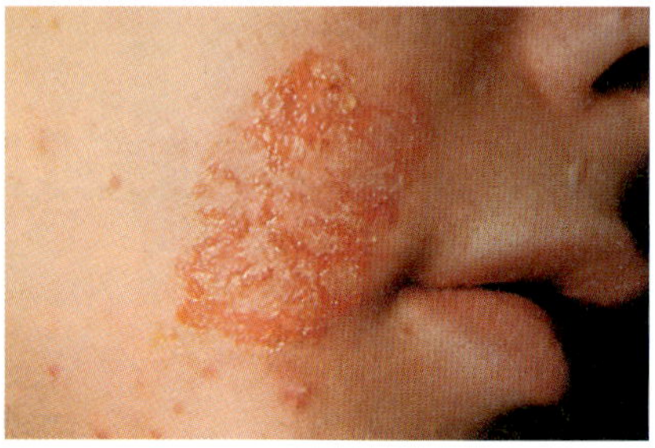

농가진(impetigo)

태선화(lichenification)
피부가 두꺼워지고 거칠어져 정상보다 피부의 주름이 잘 보이는 상태이다(만성적으로 긁어 발생함).

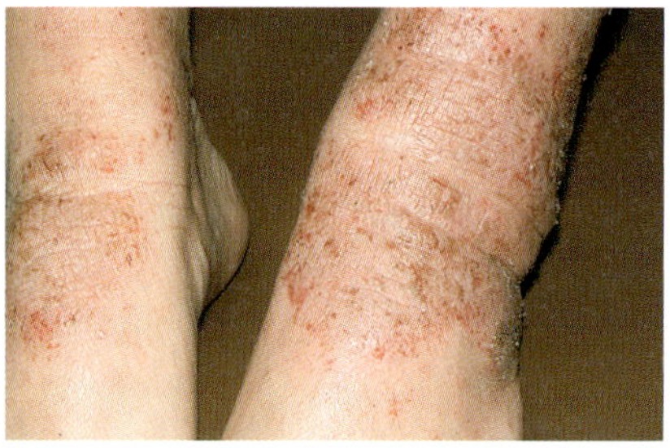

신경피부염(neurodermatitis)

반흔(흉터, scar)
질병 또는 손상으로 인해 생긴 결합조직이다. 초기에는 붉은색 또는 보라색을 띠지만, 시간이 지나면 은색 또는 흰색으로 변한다.

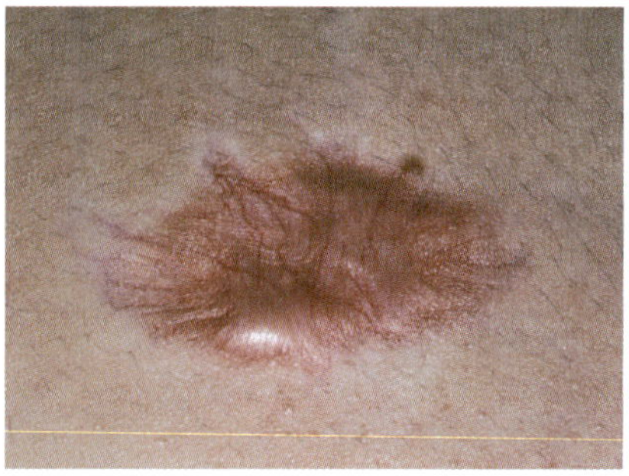

스테로이드 주입 부위에 발생한 비후성 반흔

켈로이드(흉터종, keloid)
초기의 손상 부위 경계보다 확장된 비후성 반흔이다.

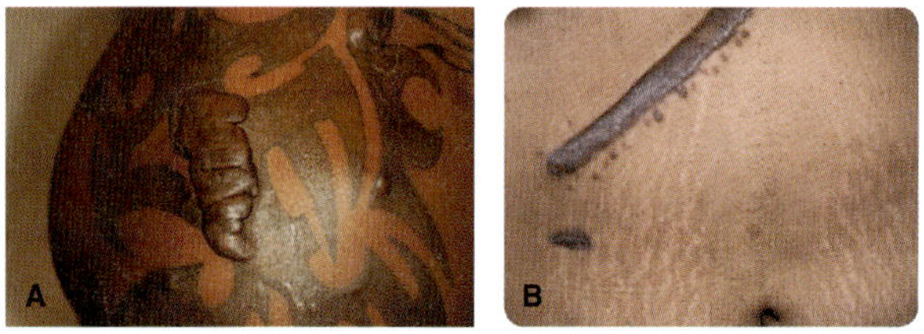

A. 이차적인 병변으로 문신의 켈로이드. B. 복부의 켈로이드.

미란(erosion)
표재성으로 표피가 손실된 상태로서 표면에는 습기가 있지만 출혈은 없다.

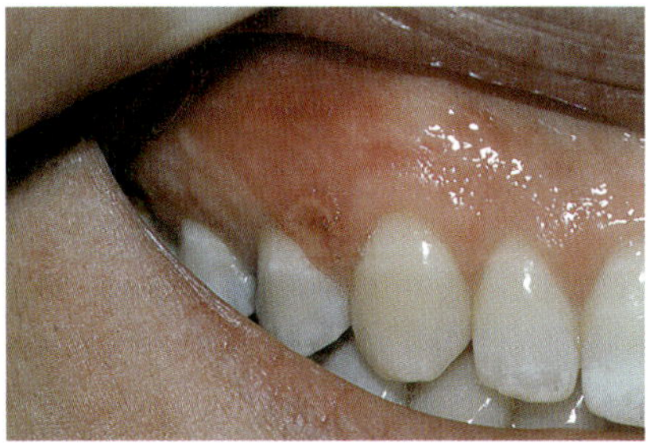

수두에서와 같이, 수포가 파열된 습한 상태의 아프타성 구내염 병변

찰과상(excoriation)
긁어서 생긴 선형 또는 점 형태의 미란이다.

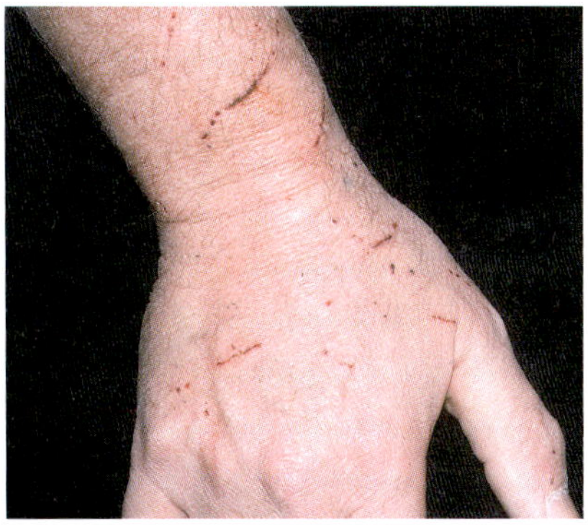

고양이가 할퀸 찰과상

열(틈새, fissure)
피부에 생기는 선상의 틈으로 피부가 매우 건조할 때 생긴다.

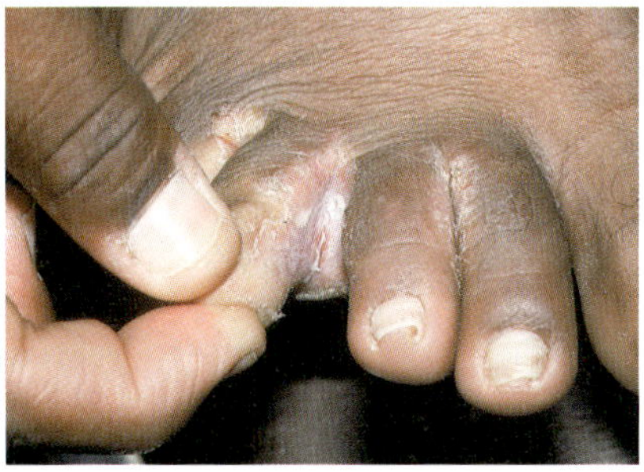

운동선수의 발에 생긴 무좀

궤양(ulcer)
표피와 진피가 소실된 상태로서 출혈이 되거나 반흔이 남을 수 있다.

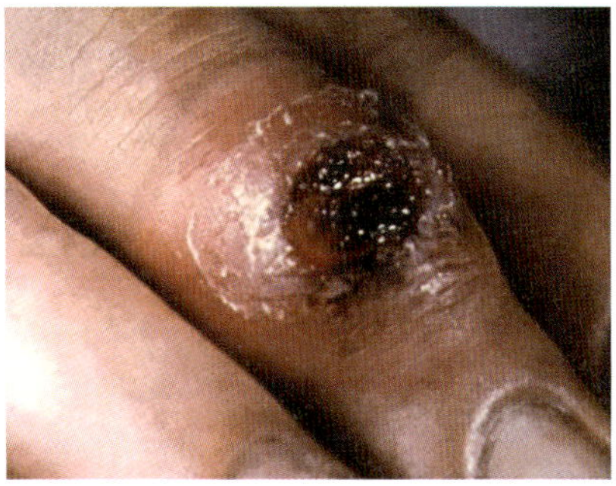

정맥 부전의 정체성 궤양, 매독 하감

TABLE 8-6 피부의 혈관성 및 자반성 병변

혈관성 병변(vascular lesion)

	거미혈관종(spider angioma)[a]	거미양 정맥(spider vein)[a]	버찌혈관종(cherry angioma)
예	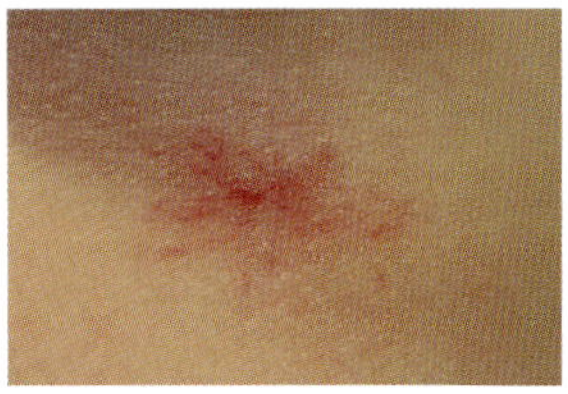	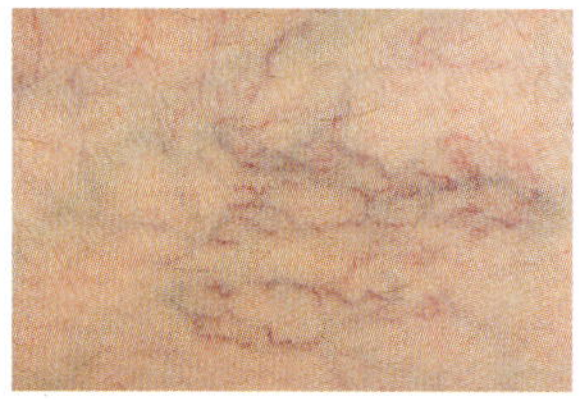	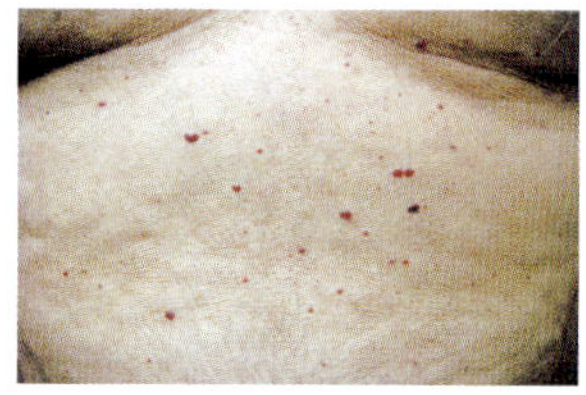
색과 크기	진한 붉은색이며, 크기는 아주 작은 병변에서 2 cm 정도이다.	푸른색이며, 크기는 아주 작은 병변부터 큰 병변까지 다양하다.	선명한 붉은색이며, 노인의 병변은 갈색으로 보이기도 한다. 크기는 1–3 mm 내외이다.
모양	중심부는 때때로 융기되기도 하며 주변에는 홍반이 있고 거미 다리처럼 퍼져 있다.	거미 모양, 선형, 폭포 모양, 불규칙한 형태까지 다양하다.	둥글고, 편평하나 종종 융기되어 있다. 주변에 원형으로 창백한 테두리가 생긴다.
박동, 압박 시 변화	박동: 투명판으로 누르면 거미몸체 해당 부위의 중심에서 확인할 수 있다. 압박 시 변화: 거미 몸체에 해당하는 부위를 압박하면 하얗게 변한다.	박동: 없다. 압박 시 변화: 중심부를 압박하면 하얗게 변하지 않으나, 넓게 누르면 정맥들이 하얗게 변한다.	박동: 없다. 압박 시 변화: 누르면 부분적으로 하얗게 되는데, 특히 핀 끝으로 가장자리를 압박할 때 잘 나타난다.
분포	얼굴, 목, 팔, 상체에 호발하고, 허리 아래에는 거의 생기지 않는다.	주로 다리의 정맥 주위에 생긴다. 전흉부에서도 볼 수 있다.	몸통, 사지에서도 생길 수 있다.
임상적 의의	간질환, 임신, 비타민 B 결핍 또는 일부 사람에게는 정상적으로 생길 수 있다.	정맥류 등 표재성 정맥에 압력이 증가된 경우에 나타난다.	큰 의미는 없으나 나이가 들수록 크기가 커지고 숫자가 증가할 수 있다.

자반성 병변(purpuric lesion)

	점상출혈(petechia)/자색반(purpura)	**반상출혈(ecchymosis)**
예	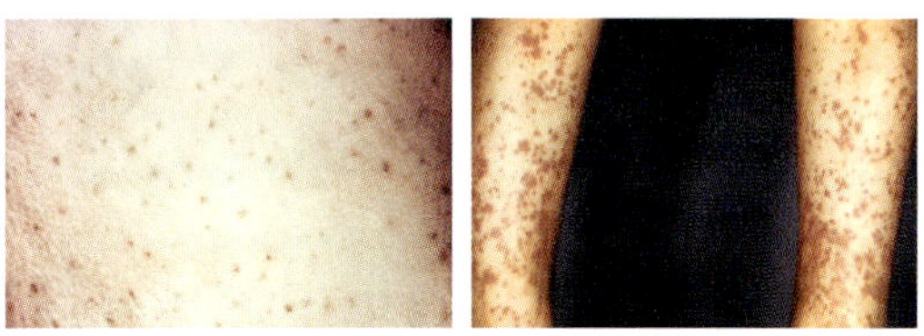	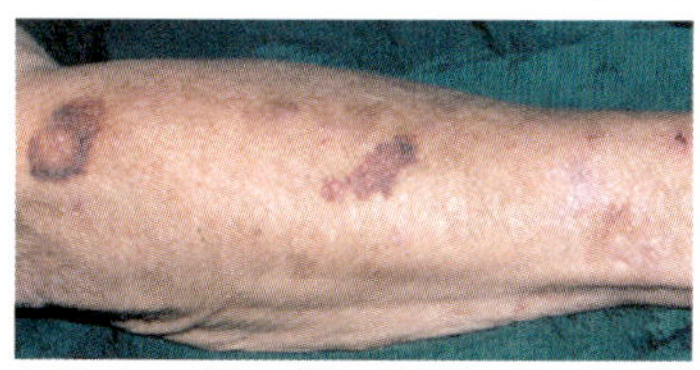
색과 크기	짙은 적색이나 자주색이며, 시간이 경과하면 흐려진다. 점상출혈은 1–3 mm이고 자색반은 이보다 크다.	자주색, 자줏빛이 혼합된 청색의 형태이나 시간이 경과할수록 녹색, 황색, 갈색으로 변한다. 크기는 다양하며 점출혈보다 크다(3 mm 이상).
모양	둥글고 때때로 불규칙하며 납작하다.	둥글거나 타원형 또는 불규칙한 모양이다. 중심부에 편평한 피하결절이 있을 수 있다(혈관종).
박동, 압박 시 변화	박동: 없다. 압박 시 변화: 없다.	박동: 없다. 압박 시 변화: 없다.
분포	다양하다.	다양하다.
임상적 의의	혈액이 혈관 밖으로 유출된 상태로서, 출혈성 질환 또는 점상출혈은 피부색전을 의심할 수 있다. 혈관염이 있을 때 자색반이 만져진다. 팔의 등부분에 나타난다면 만성 햇빛 노출과 관련된 광선 자색반일 확률이 높다.	혈액이 혈관 밖으로 유출된 상태로서, 타박이나 외상에 의해 이차적으로 발생하며 출혈성 질환에서도 나타날 수 있다.

[a] 이것은 모세혈관 확장증이거나 빨갛거나 푸른빛을 띠는 확장된 작은 혈관들이다.

색깔

색깔이 균일합니까? 다양합니까? "Skin-colored"를 사용하여 대상자의 피부와 동일한 음영이 있는 병변을 설명한다. 발적이나 발진이 있는 경우, 손가락이나 투명판, 유리 슬라이드로 강하게 눌러 창백해진 병변이 잠시 후에 재충혈되어 돌아오는지 확인한다.

창백성 병변(blanching lesion)은 홍반성이며, 염증을 의미할 수 있다.

크기

mm 또는 cm 단위의 자로 잰다. 타원형 병변의 경우, 짧은 축을 측정한다.

높이

평평하다는 것은 눈을 감고 병변을 촉진할 수 없음을 의미한다. 융기된 또는 목있는(줄기에 부착됨, 예: 쥐젖) 병변은 눈을 감아도 느낄 수 있다.

개수

한 개일 수도 있고, 여러 개일 수도 있다. 여러 개일 경우, 총 개수를 확인한다. 또한 설명하는 병변 유형의 총 개수를 추정한다.

촉감

병변이 부드럽고, 두툼한지, 사마귀가 많은지, 또는 각질화되었는지 확인한다.

벗겨지는 인설(비늘, scale)은 지루성피부염(seborrheic dermatitis)이나 지루성각화증과 같이 기름지거나, 무좀과 같이 건조하거나, 광선각화증(actinic keratoses) 또는 편평세포암종의 각질과 같이 딱딱할 수 있다.

피부 병변의 유형

- 반점: 편평하고 유색인 피부반점(예: 주근깨)
- 구진: 작은 돌출 또는 여드름
- 소수포: 장액을 함유한 작은 물집
- 모반: 점 또는 출생점

배열양상과 모양

병변이 원형, 타원형, 선형, 군집형, 사행형, 환형, 지도형, 융합형인가?(TABLE 8-7). 병변이 감각신경근을 따라 피부에 분포되어 있는지를 살펴본다[19장 신경계 참조].

TABLE 8-7 피부병변 – 배열양상과 모양

선형 병변이 길게 긁힌 모양이다.	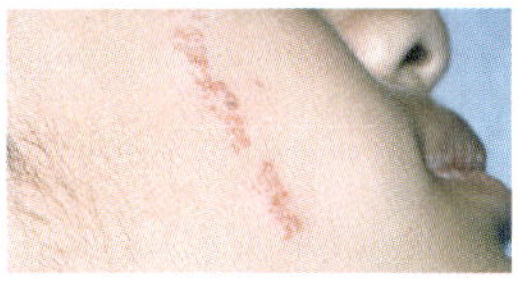 선형 표피 모반
지도형 다른 색상으로 구분된 테두리가 있어 지리적 영역을 나눈 것 같은 모양이다.	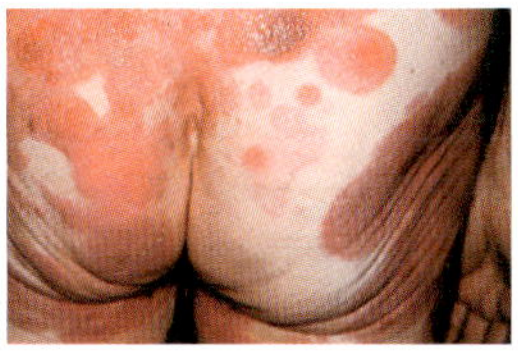 균상식육종(mycosis fungoides)

군집형

변병이 집단으로 나타난다.

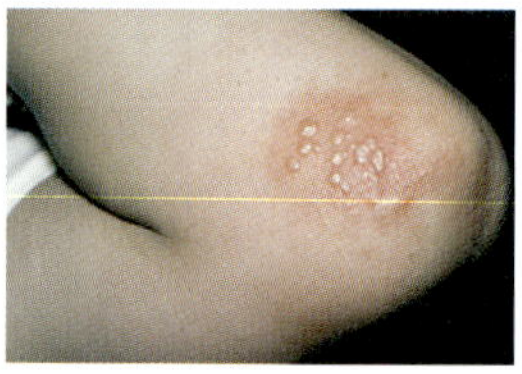

단순포진

사행(serpiginous)형

병변이 한쪽에서 다른 쪽으로 이동하는 것처럼 보인다. 가장자리에 물결무늬가 있거나 경사진 테두리가 있다.

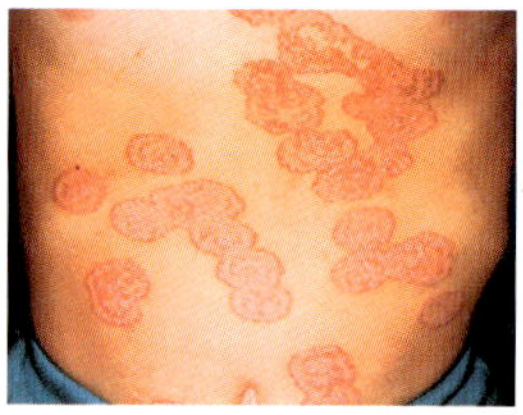

체부 백선

환형

원형 병변이 중심부에서 바깥쪽으로 퍼져간다.

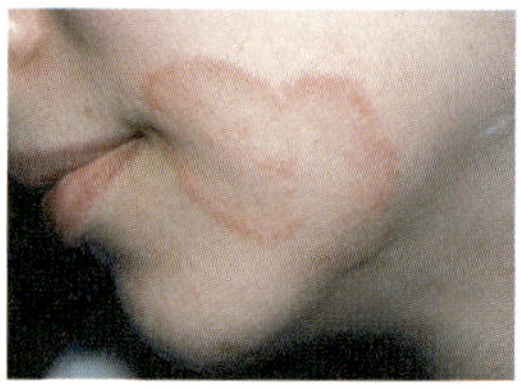

안면 백선의 환형 병변(백선, ringworm)

융합형

기질 표면을 덮은 병변이 서로 뭉쳐져 있다.

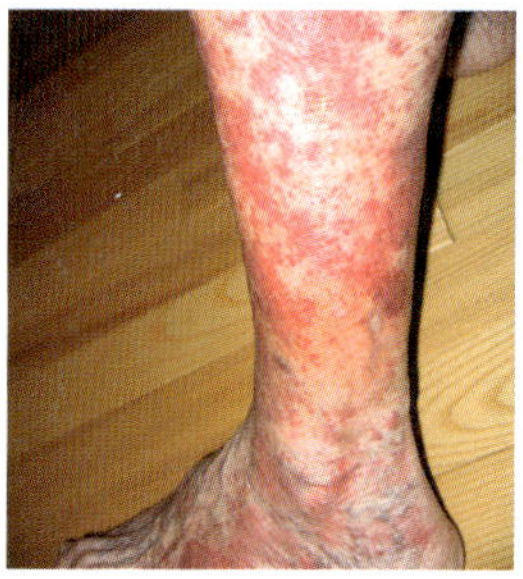

소혈관혈관염(Small-vessel vasculitis)

과녁형(target)

병변이 과녁판 모양이다.

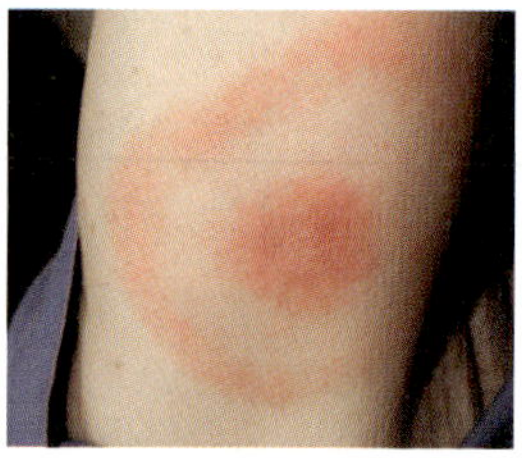

라임병(Lyme disease)

대상포진형

병변이 신경분절을 따라 나타난다. [19장. 신경계]를 참조한다.

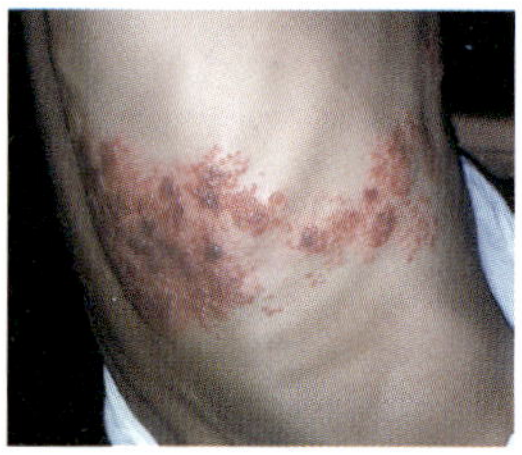

대상포진(Herpes zoster, shingles)

임상 팁

편측성 피부분절 패턴의 소포는 대상포진의 전형적인 양상이다.

해부학적 위치와 분포

간호사는 신체의 해부학적 위치와 분포를 기록해야 한다(TABLE 8-8).

병변이 전신적인가? 또는 국소적인가? 예를 들어, 병변이 외부에 노출되는 부위, 관찰 부위 또는 주름이 접히는 부위, 신전 또는 굴곡 부위 또는 말단 부위에 있는가? 이러한 병변이 고무줄, 반지 또는 화학물질 등과 같은 알레르기 원인 물질이나 자극 물질에 노출된 부위에서 발생하는가?

대부분의 피부질환은 특징적인 분포를 나타낸다. 여드름은 얼굴, 가슴 위쪽, 등에 발생한다(TABLE 8-9). 건선은 다른 부위에서도 볼 수 있으나 주로 무릎과 팔꿈치에 생기며, 칸디다증은 피부가 접히는 부위에 호발한다.

(8) 기동성이 감소된 대상자의 평가

기동성이 감소되거나 입원한 대상자의 경우, 특히 매우 마른 경우나 노인 혹은 신경학적 문제가 있는 대상자는 피부손상과 욕창이 발생하기 쉽다. 욕창(pressure injury, PI)은 뼈 돌출부위 또는 의료기기에 지속적인 압력(pressure)이나 전단력(shearing force), 압력과 마찰력의 합이 작용하여 피부 및 피부아래 조직이 국소적으로 손상된 상태로, 피부의 동맥과 모세혈관이 폐쇄될 때 발생한다(TABLE 8-10). 대상자가 침대에서 앉아 있는 자세에서 아래로 미끌어지거나 앙와위에서 위로 끌어 올려진 경우에는 둔부의 부드러운 조직이 비틀어져서 동맥과 세동맥이 폐쇄될 수 있으며, 마찰력과 습기는 욕창 발생 위험을 증가시킨다.

대상자의 천골, 둔부, 대전자 부위, 무릎과 발꿈치 부위의 피부를 꼼꼼히 관찰해야 한다. 천골과 엉덩이는 대상자를 옆쪽으로 돌아눕게 한 후 관찰하여야 한다. 주름 부위는 습기로 인한 짓무름 발생 위험이 높으므로 주의 깊게 관찰한다.

> **개념 마스터하기**
>
> **Evaluating Pressure Injury Care (욕창간호평가)**
>
> 욕창 관련하여 개선된 대상자의 결과는 중요하다. 욕창이 발생하였거나 치유의 징후가 나타나지 않는 경우, 간호사는 우선 대상자의 현재 결과를 평가하고, 어떤 것이 효과적이고 비효과적인 방법인지 확인해야 한다. 간호사는 대상자의 욕구 충족과 결과 개선을 위해 비효과적인 방법들을 변경하거나 조정하고 간호계획을 수정할 필요가 있다.

임상 팁

일부 심부 욕창(심부조직욕창)은 사전에 발적 없이 발생하기도 하는데, 이러한 피부의 국소 발적은 조직의 괴사가 임박했다는 경고이다.

욕창은 치료보다 예방이 더 쉽다. 기동성이 감소된 모든 대상자와 입원환자에게 욕창을 발생시킬 수 있는 위험요인을 사정하고, 욕창 예방을 위해 위험요인을 줄이도록 노력한다. Braden 척도는 욕창 발생 위험에 대한 단계를 평가하는 단순하고 효과적인 도구이다(Figure 8-5). 신뢰도와 예측타당도가 높고 쉽게 사용할 수 있어서 Braden 척도는 필요시 매 근무조마다 대상자를 사정하는 데 사용할 수 있다. 여섯 개의 요인들(감각인지, 습기, 활동 정도, 기동성 정도, 영양, 마찰과 전단력)에 대한 점수로 평가하는데, 점수가 낮을수록 대상자의 욕창 발생 위험이 높다. 욕창 발생 위험 단계는 다음과 같다.

- 19–23: 위험하지 않음
- 15–18: 경증 위험
- 13–14: 중등도 위험
- 10–12: 고위험
- 9 이하: 심각한 고위험

TABLE 8-8 피부병변 – 해부학적 위치와 분포

병변의 해부학적 위치과 그 분포를 분류한다.

분류	위치와 분포	예
붉은 타원형 반점이 앞뒤 흉부에 걸쳐 나타남	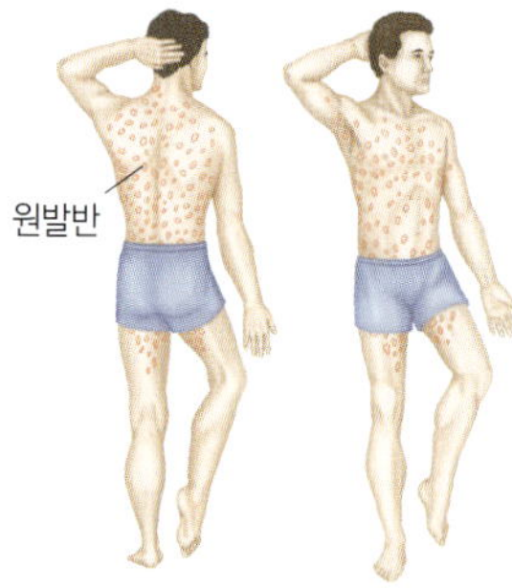	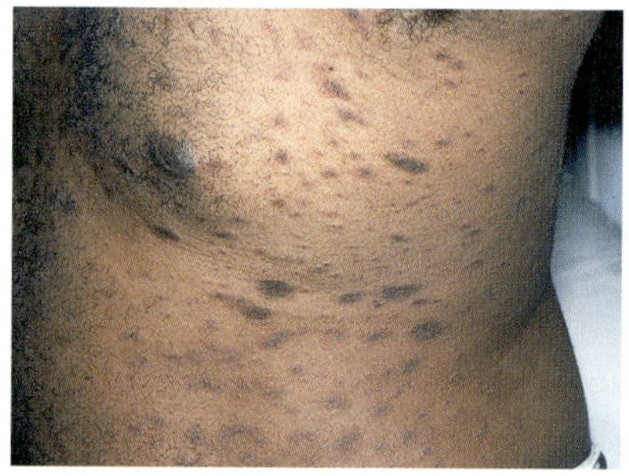 장미색 잔비늘증(pityriasis rosea)
은백색의 각질성 병변이 주로 신전근 표면에 분포함	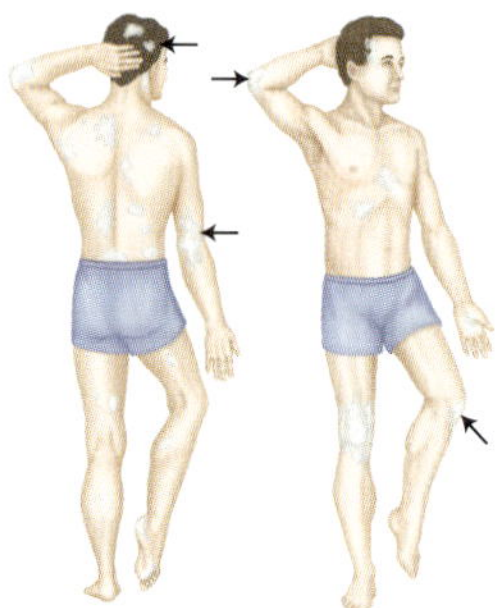	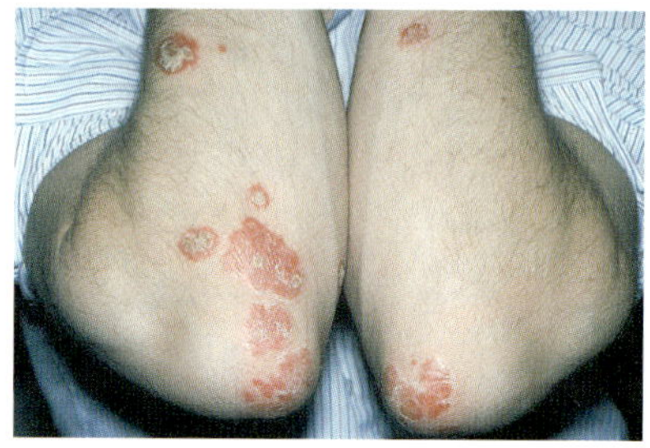 건선(psoriasis)
햇볕에 탄 색깔의 편평한 각질성 병변	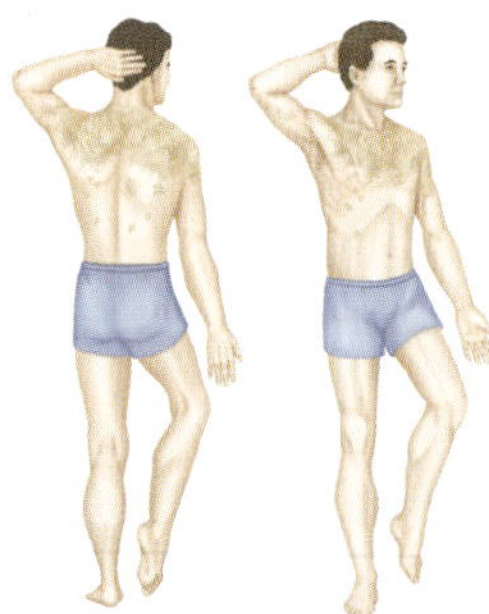	 어루러기(tinea versicolor)
주로 굴곡근 표면에 분포함	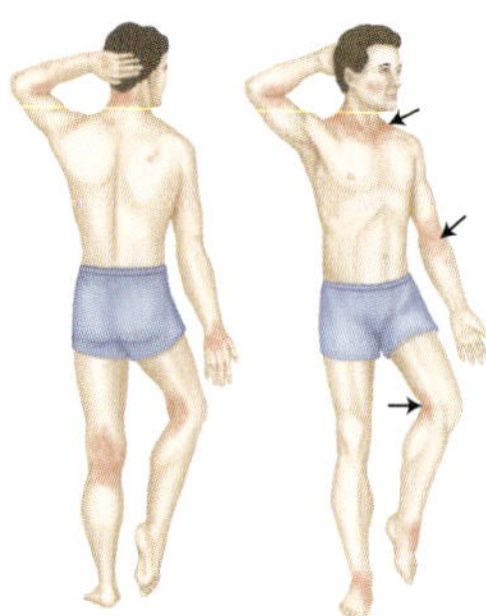	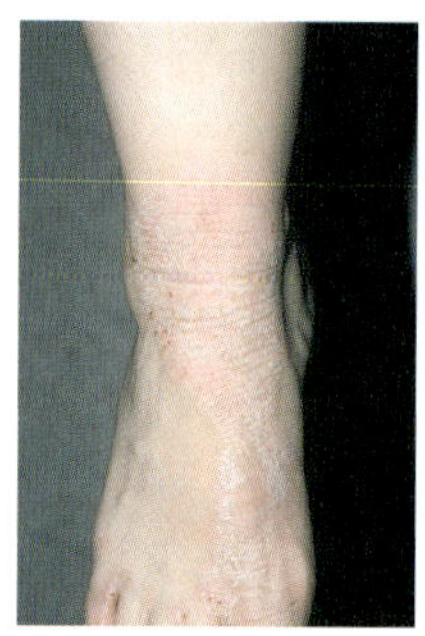 아토피 습진(atopic eczema)

TABLE 8-9 여드름 – 일차 및 이차 병변

여드름(acne vulgaris)은 미국에서 청소년의 85% 이상에서 나타나는 가장 흔한 피부장애이다.

여드름은 모낭 개구부의 각질세포의 증식과 관련된 모발피지샘의 모낭장애이다. 모낭 개구부를 막는 각질세포와 동반된 피지 분비의 증가, 남성호르몬에 의한 자극, 프로피오니박테륨 *아크네(propionibacterium acnes)*의 성장, 정상적으로 피부에서 발견되는 혐기성 디프테로이드, 박테리아로 인한 염증 및 활성화된 호중구로부터 방출된 유리지방산과 효소로 인해 발생한다. 화장품, 습도, 과도한 땀, 스트레스도 여드름에 영향을 미치는 요인이다.

여드름은 피지샘이 가장 많이 분포하는 얼굴, 목, 흉부, 등의 위쪽 그리고 위팔에 흔히 나타난다. 여드름은 일차, 이차 또는 혼합형 병변으로 나타난다.

일차 병변

경한 여드름

개방된 또는 막힌 면포(comedones), 간헐성 구진

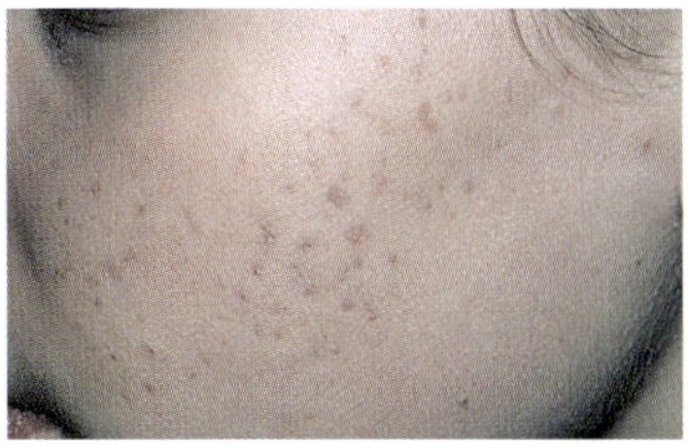

중등도 여드름

면포, 구진, 농포

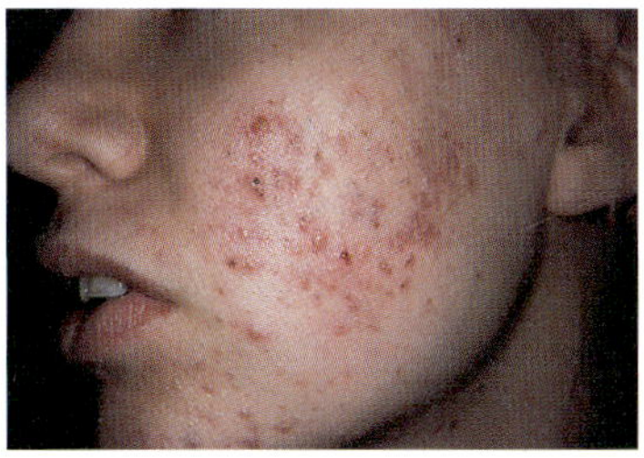

심한 낭성 여드름

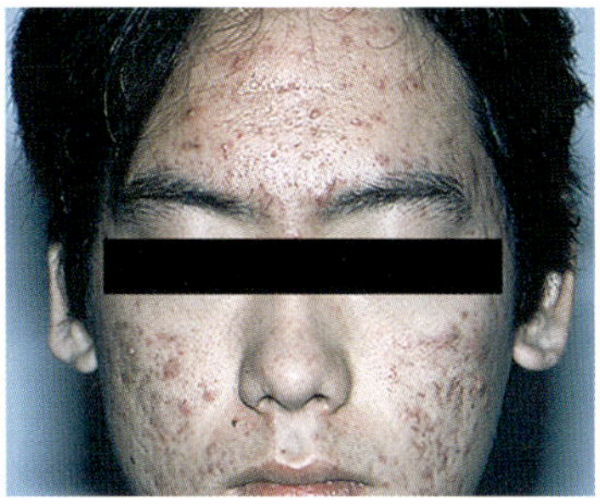

이차 병변

패이고 반흔이 있는 여드름

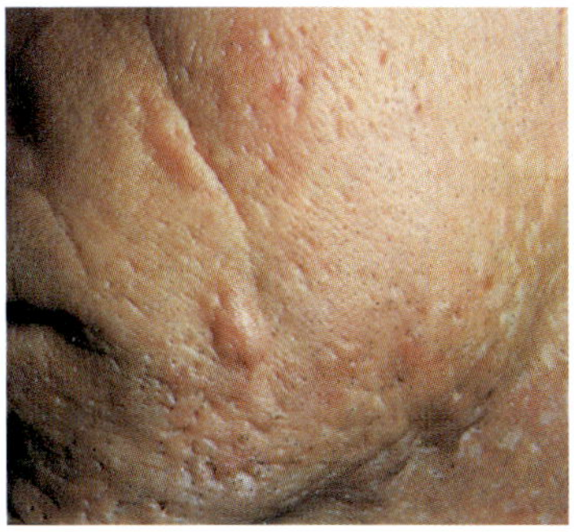

TABLE 8-10 욕창

욕창(pressure injury)은 뼈 돌출부위 또는 의료기기에 지속적인 압력(pressure)이나 전단력(shearing force)이 작용하여 피부 및 피부아래 조직이 경색되어 국소적으로 손상된 상태이고, 육안으로는 표피의 손상은 있을 수 있고 없을 수 있다. 욕창 예방은 발견과 치료만큼이나 중요하다. 가장 먼저 나타나는 위험 신호, 즉 압력을 가하여 발적이 소실되는지를 살펴보아야 한다.

욕창은 천골부, 좌골 융기부, 대퇴골 상부, 발꿈치에 호발한다. 조직의 파괴 정도에 따른 단계는 사진을 참조한다. 1단계의 피부는 손상되지 않으며 궤양도 생기지 않는다. 궤양이나 괴사 딱지는 제거한 후에 단계를 평가해야 한다. 가피나 딱지조직로 덮힌 욕창은 "미분류(unstageable)"라고 한다. 욕창은 단계가 순차적으로 진행되는 것은 아니다.

배액 유무, 냄새 유무, 연조직염이나 괴사 등 감염의 징후를 조사해야 한다. 발열, 오한, 통증은 골수염의 가능성을 시사한다. 대상자를 평가하는데 있어서 혈관 질환, 당뇨병, 면역 억제 상태, 콜라겐혈관병, 악성종양, 정신질환, 또는 우울증 등 전반적인 육체적, 정신적 건강 상태, 영양 상태, 통증 유무 및 진통제의 사용량, 재발의 가능성, 그리고 지식 습득 능력, 사회적 신분 및 생활 습관 등의 정신 사회적 요인, 약물의 오남용과 술, 담배 및 불법 약물의 복용 여부 등을 종합적으로 고려해야 한다.

욕창의 위험요인

- 기동성이 감소되어 있는 경우, 특히 압력의 증가 및 전단력이나 마찰력이 생기는 환경
- 뇌, 척수에 병변이 있거나 말초신경장애로 감각이 떨어져 있는 경우
- 저혈압으로 혈류량이 감소되거나 동맥경화증 등의 말초혈관질환이 있는 경우
- 대/소변 실금
- 골절이 있는 경우
- 영양 상태가 좋지 않거나 알부민 수치가 낮은 경우

1단계(stage 1) 욕창: 피부손상이 없는 비창백성 홍반

검게 착색된 피부에서 보여지는 것과는 다른 피부손상이 없는 비창백성 홍반이다. 창백한 홍반이나 감각, 온도, 경도의 변화가 시각적 변화보다 먼저 나타나기도 한다. 자주색 또는 적갈색의 피부색의 변색은 심부조직 압박손상을 시사한다.

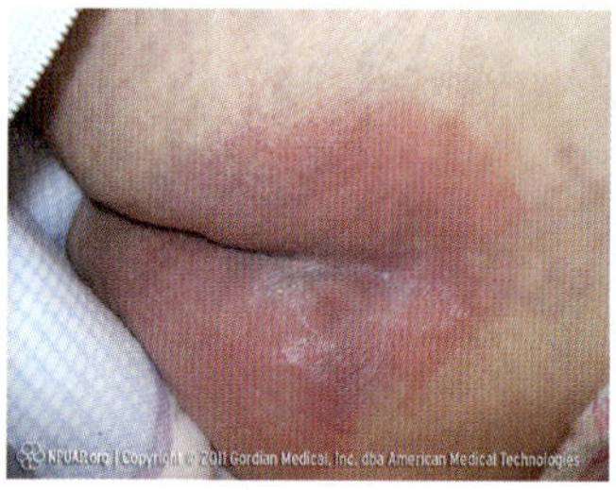

2단계(stage 2) 욕창: 진피가 노출된 부분층 피부 소실

진피가 노출된 피부의 부분층 소실. 상처 부위는 살아있고, 분홍색 또는 빨간색으로 촉촉하며, 혈청으로 채워진 물집이 온전하거나 파열되기도 한다. 지방과 심부조직은 보이지 않고, 육아조직, 딱지, 가피도 없다. 이러한 손상은 일반적으로 피부 표면의 온도가 높고 습도가 건조할 때 골반 위 및 발뒤꿈치 응전으로 인해 발생한다. 이 단계는 요실금 관련 피부염(incontinence-associated dermatitis, IAD), 간찰성 피부염(intertriginous dermatitis, ITD), 의료용 접착제 관련 피부 손상(medical adhesive-related skin injury, MARSI) 또는 외상성 상처(피부 열상, 화상, 찰과상)을 포함하는 습기관련 피부손상과는 구분되어야 한다.

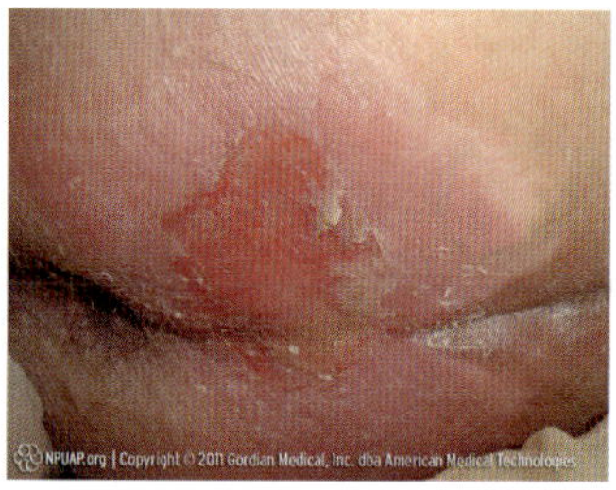

3단계(stage 3) 욕창: 전층 피부 소실

피부의 전층 소실. 궤양 부위에서 지방이 보이고 육아 조직과 말린 상처 가장자리(epibole)가 종종 존재하며, 딱지 및 가피가 보인다. 조직 손상의 깊이는 해부학적 위치에 따라 다르다. 지방이 많은 부위는 깊은 상처로 발전할 수 있고, 훼손 및 터널링이 발생할 수 있다. 근막, 근육, 힘줄, 인대, 연골 및 뼈는 노출되지 않는다. 딱지나 가피가 조직 소실의 정도를 가리는 경우 욕창 단계를 분류할 수 없다.

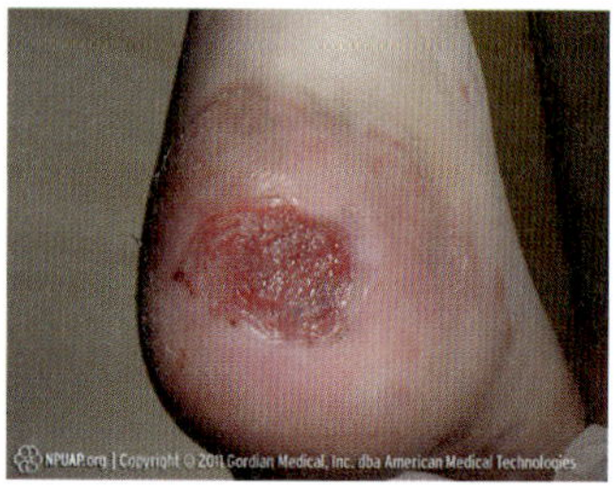

4단계(stage 4) 욕창: 전층 피부 및 조직 소실

피부의 전층 및 조직 손실. 궤양부위에 근막, 근육, 힘줄, 인대, 연골 또는 뼈가 노출되거나 직접 만질 수 있다. 딱지 및 가피가 보이고, 말린 가장자리(Epibole), 훼손 및 터널링이 있다. 깊이는 해부학적 위치에 따라 다르다. 딱지나 가피가 조직 소실의 정도를 가리는 경우 욕창 단계를 분류할 수 없다.

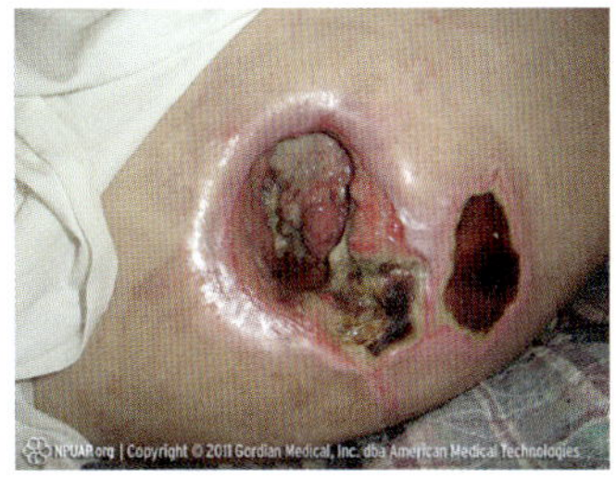

미분류(unstageable) 욕창: 가려진 전층 피부 및 조직 손실

피부의 전층 및 조직 소실로 궤양 내 조직 손상 정도가 딱지나 가피에 가려져 확인할 수 없다. 딱지나 가피가 제거되면 3단계 또는 4단계 욕창이 나타난다. 발뒤꿈치 또는 허혈성 사지의 안정적인 가피(즉, 홍반이나 변동없이 건조하고 부착력이 있으며 손상되지 않은 상태)는 연화되거나 제거되어서는 안 된다.

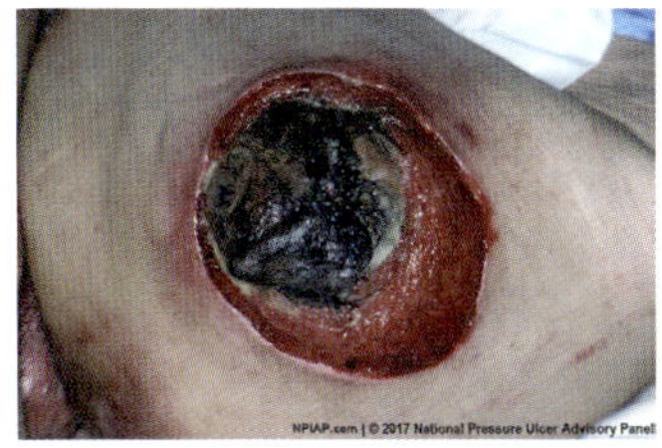

심부조직(deep tissue) 욕창: 지속적인 비창백성의 진한 빨간색, 적갈색 또는 보라색 변색

지속적인 비창백성의 짙은 적색, 적갈색, 자주색 변색 또는 표피 분리로 어두운 상처 바닥 또는 혈액으로 찬 수포를 가진 국소화된 온전하거나 온전하지 않은 피부이다. 통증과 온도 변화는 종종 피부색 변화보다 먼저 나타난다. 색소 침착이 짙은 피부에서는 변색이 다르게 나타날 수 있다. 이 손상은 뼈-근육 경계면의 강하고/또는 장기간의 압력과 전단력으로 인해 발생한다.

상처는 조직 손상의 정도를 드러내면서 빠르게 발전하거나 조직 손실 없이 치유될 수 있다. 괴사조직, 피하조직, 육아조직, 근막, 근육 또는 다른 기저 구조가 보이는 경우 이는 전층 압박손상(미분류단계, 3단계 또는 4단계)을 나타낸다.

심부조직 욕창(Deep Tissue Pressure Injury, DTPI)을 혈관, 외상, 신경병 또는 피부 상태를 설명하기 위한 용어로 사용하지 않는다.

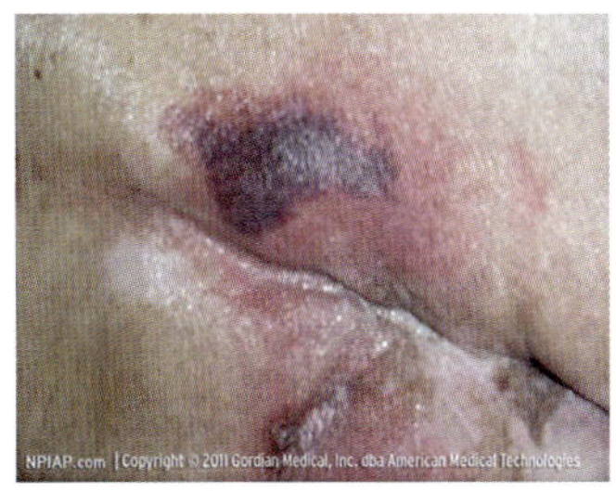

의료기기 관련 욕창: 병인

의료기기 관련 욕창은 진단 또는 치료 목적으로 고안되어 적용된 기기의 사용으로 인해 발생한다. 이 욕창은 일반적으로 기기의 패턴이나 모양대로 형성된다. 손상은 단계시스템을 사용하여 분류한다.

점막 압박 손상

점막 압박 손상은 손상된 점막부위에서 사용했던 의료기기로 발생된다. 조직의 해부학적 구조로 인해 이러한 궤양은 단계를 구분할 수 없다.

욕창 위험 예측을 위한 Braden 척도©

대상자 : ___ 평가자: ___ 평가일: ___					점수
감각인지 욕창 관련 불편감에 의미 있게 반응하는 능력	**1. 완전히 제한됨** 의식수준의 감소나 진정된 상태로 인해 통증자극에 반응이 없음. **또는** 신체 대부분에 통증감각이 제한되어 있음	**2. 매우 제한됨** 통증자극에만 반응함. 신음 등의 반응 이외에 의사소통이 불가능함. **또는** 신체의 반 이상에 통증을 느끼는 능력이 제한된 감각장애가 있음	**3. 약간 제한됨** 구두 지시에 반응하나 돌아눕고 싶다는 표현을 항상 하지는 못함. **또는** 1-2개의 사지에 통증을 느끼는 능력이 제한됨	**4. 장애가 없음** 구두 지시에 반응을 함. 통증이나 불편감을 느끼지 못하는 감각장애가 없음	
습기 습기에 노출된 정도	**1. 항상 습기가 있음** 땀이나 소변으로 인해 피부에 거의 항상 습기가 있음. 대상자가 움직일 때면 항상 젖어있음	**2. 매우 습기가 있음** 피부에 자주 습기가 있음. 근무조에 1번 이상 홑이불을 갈아야 함	**3. 가끔 습기가 있음** 하루에 1번 이상 홑이불을 갈 정도로 피부에 습기가 있음	**4. 거의 습기가 없음** 피부가 항상 마른 상태임. 홑이불은 정규 교환 시간에 갈면 됨	
활동 정도 신체활동 정도	**1. 꼼짝 못함** 침상에 누워있어야 함	**2. 의자에 앉을 수 있음** 걷는 능력이 매우 제한되어 있음. 자신의 체중을 감당하지 못하고 의자나 휠체어에 앉힐 때 도움이 필요함	**3. 가끔 걸을 수 있음** 낮 동안에 가끔 짧은 거리를 걸을 수 있음. 대부분의 시간을 의자나 침대에서 보냄	**4. 자주 걸을 수 있음** 하루에 2번 이상 병실 밖에서 걷거나 깨어있는 동안 2시간에 1번 정도 병실에서 걸음	
기동성 신체의 자세를 바꾸고 조정할 수 있는 능력	**1. 완전히 움직일 수 없음** 도움 없이는 신체나 사지를 전혀 움직이지 못함	**2. 매우 제한됨** 신체나 사지의 자세를 약간 바꿀 수 있으나 독자적으로 완전히 바꾸지 못함	**3. 약간 제한됨** 독립적으로 신체나 사지의 자세를 자주 바꿀 수 있으나 약간 제한 있음	**4. 제한이 없음** 도움 없이 자주 돌아누울 수 있음	
영양 일상적 음식 섭취상태	**1. 매우 나쁨** 식사의 1/2 이상을 먹은 적이 거의 없음. 수분섭취가 부족함. 액체성분의 식이보조제도 섭취하지 않음. **또는** 5일 이상 금식상태이거나 정맥수액을 투여하고 있음	**2. 부족한 섭취** 완전히 다 먹은 적이 없고 1/2 정도 먹음. 단백질 섭취가 부족함. 보충식이를 간간이 먹음. **또는** 적정수준보다 적은 양의 미음을 섭취함	**3. 적당한 섭취** 식사의 1/2 이상을 먹음. 하루 1-2회 단백질 섭취 또는 장관영양이나 총정맥영양을 통해 대부분의 영양요구가 채워짐	**4. 매우 좋음** 식사를 거절하는 경우가 없고 대부분의 식사를 먹음. 가끔 간식도 먹음. 다른 보충식이가 필요 없음	
피부마찰과 전단력	**1. 문제 있음** 움직이는 데 도움이 필요함. 홑이불에 쓸리지 않고 완전히 대상자를 들기가 불가능함. 자주 침대나 의자에서 밀려내려가고 다시 자세를 잡는 데 많은 도움이 필요함. 경련, 경직 등에 의해 계속적인 마찰이 있음	**2. 약간 문제 있음** 힘없이 움직이거나 약간의 보조가 필요함. 움직일 때 피부가 약간 쓸리게 됨. 대부분 의자나 침대에서 좋은 체위를 유지하나 가끔 밀려 내려감	**3. 문제 없음** 침대나 의자에서 혼자 움직이고 움직일 때 홑이불에 쓸리지 않을 만큼 충분한 힘이 있음. 침대나 의자에서 항상 좋은 체위를 유지함		
				총점	

Figure 8-5 Braden 척도.

(9) 피부종양의 평가

간호사는 의심스러운 점의 조기 발견, 피부관리를 위한 보호방법과 과도한 햇빛 노출의 위험 등을 대상자들에게 교육하는 데 중요한 역할을 한다. 피부암은 미국에서 가장 흔한 암으로, 유전적인 경향과 자외선 노출의 조합에 의해 발생한다.

유형

- 기저세포암종 표피의 기저층에서 생기며 피부암의 대부분을 차지한다. 햇빛에 노출되는 머리와 목 부분에 주로 생긴다. 진주색으로 희고 반투명하며 천천히 자라는 경향이 있으며, 전이가 거의 안 된다.
- 편평세포암종 표피의 윗부분에 생긴다. 딱지와 인설이 생기며 빨간색이 되거나 궤양의 형태를 보이기도 한다. 전이될 수 있다.

- 흑색종 표피에서 색을 생성하는 멜라닌세포에서 발생하며, 치사율이 가장 높고 전이율 또한 높기 때문에 피부암 환자 사망률의 70%를 차지한다. 흑색종 발병률은 지난 30년 동안 두 배 이상 증가했는데, 이는 가장 빠른 증가율이다. 흑색종은 남성들이 가장 자주 진단받는 다섯 번째 암이며, 여성이 가장 자주 진단받는 일곱 번째 암이다.

피부종양의 유형은 **TABLE 8-11**에 설명한다.

TABLE 8-11 피부종양

광선각화증(actinic keratosis)

건조한 인설로 덮여 있는 표재성의 편평한 구진이다. 다발성으로 나타나며 모양은 둥글거나 불규칙할 수도 있고 분홍색, 황갈색, 회색을 띤다. 피부가 희고, 태양에 장기간 노출된 노인의 피부에서 호발한다. 양성 병변이지만 편평세포암종으로 진행할 수 있다(빠른 속도로 병변이 커지거나 딱딱해지거나 기저부에 홍반 및 궤양이 생기면 의심할 수 있음). 사진은 얼굴과 손등의 전형적인 부위에 나타나는 광선각화증 병변을 보여준다.

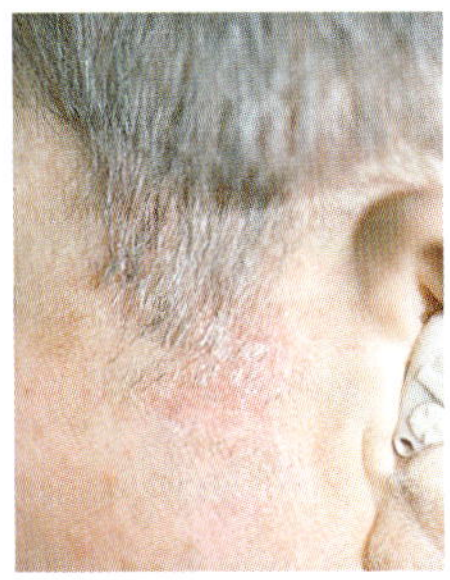
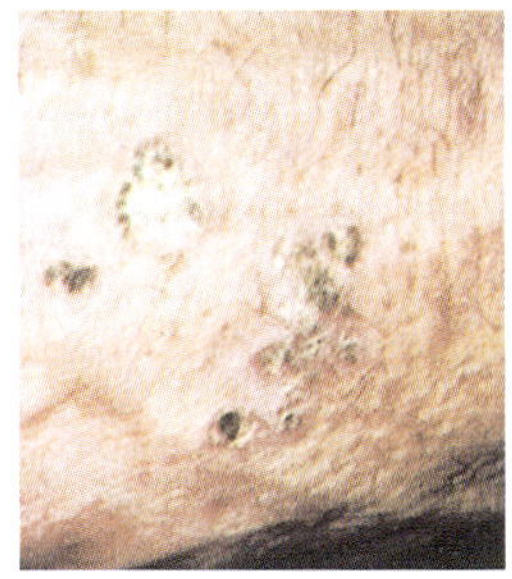

지루성각화증(seborrheic keratosis)

노란색이나 갈색을 띠며 약간 융기되어 부드럽고 매끄러우며 사마귀 형태인 양성 병변이다. 전형적으로 노인들의 몸통에 대칭적으로 분포하며 얼굴이나 그 밖의 부위에 도 생길 수 있다. 흑인, 젊은 여성은 뺨과 관자놀이에 작고 짙게 착색된 구진이 나타나기도 한다(흑색 구진성 피부병).

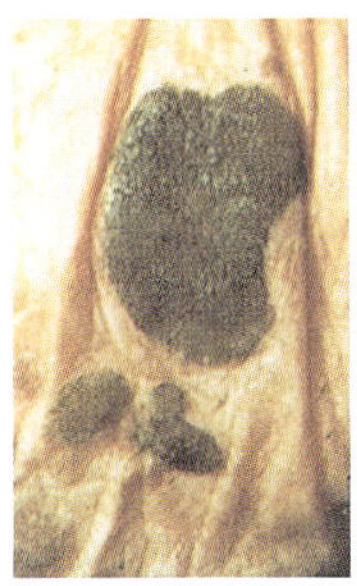
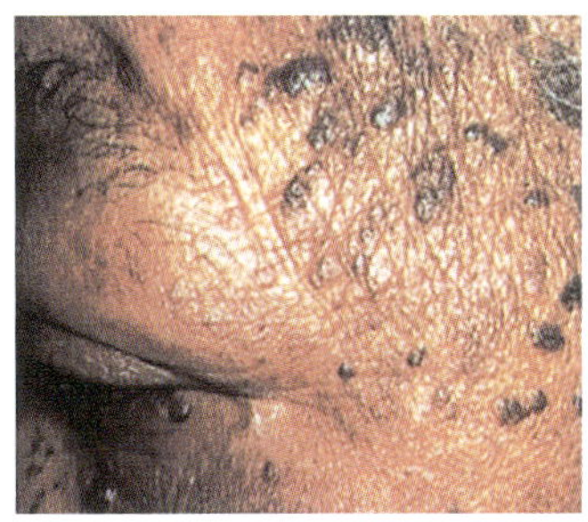

기저세포암종(basal cell carcinoma)

악성종양이지만 천천히 성장하며 전이가 드물다. 40세 이상의 백인에게 가장 흔하며 얼굴에 호발한다. 초기 병변은 반투명성의 결절이 나타나며 중심부는 함몰되며 주변부는 단단하게 융기된 형태로 변한다. 확장된 모세혈관이 동반될 수 있다.

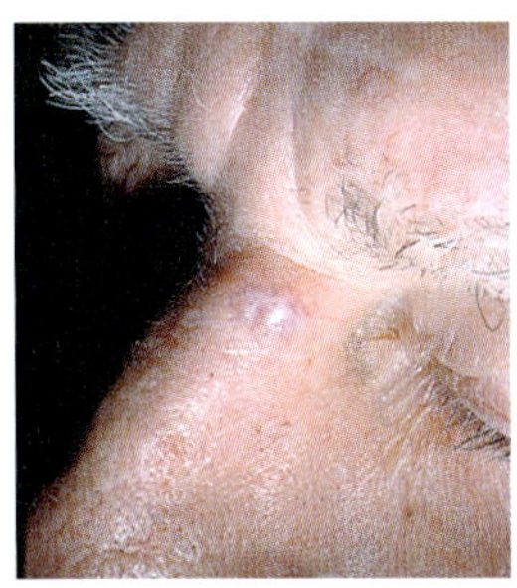

편평세포암종(squamous cell carcinoma)

60세 이상의 백인에서 호발하며 햇빛에 노출된 피부에 흔히 발생한다. 광선각화증이 있을 때 발생할 수 있다. 기저세포암종보다 빨리 성장하고 단단하며 적색을 띤다. 사진에서처럼 얼굴과 손등에 잘 생긴다.

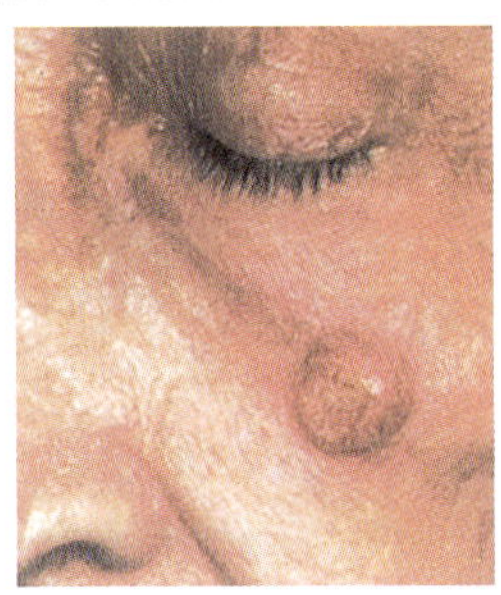
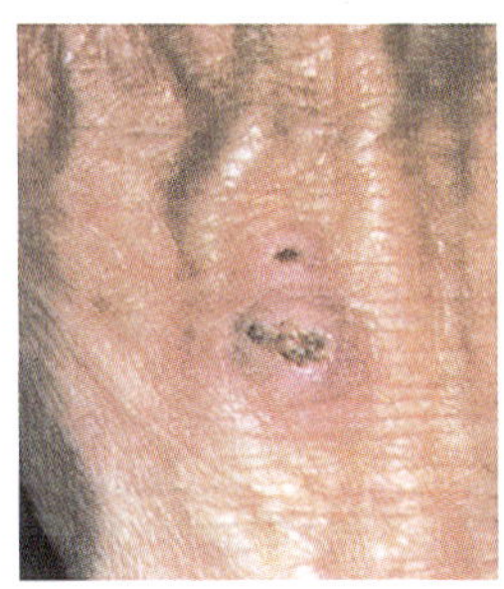

2) 모발

모발을 시진하고 촉진한다. 양, 분포 및 질감을 기록한다.

머리카락의 색은 멜라닌의 양에 따라 결정되며 검은색에서 옅은 금발까지 다양하다. 노화와 함께 흰머리가 나타나며, 흰머리는 20대부터 나타난다. 질감은 부드럽거나 거칠고 두껍거나, 곧음 정도도 곱슬머리 등 다양하게 나타난다. 노화에 따라 머리카락이 거칠어지고 건조해진다. 그러나 이러한 변화가 몇 주나 몇 달 사이에 갑자기 발생한 경우 전신질환이나 영양불량을 의심할 수 있다.

성별에 관계없이 노화에 따라 머리카락의 수가 감소한다. 남성의 경우 대머리는 정상적인 변화로 생각한다(TABLE 8-12).

병변 확인을 위해 두피를 관찰하고, 2~5 cm 간격으로 머리카락을 넘기면서 기생충이 있는지 확인한다.

신체, 액와 및 생식기 털의 양과 분포, 기생충이 있는지 확인한다. 다리털의 소실은 말초동맥질환을, 액와 및 생식기 털의 소실은 호르몬 문제를 의심할 수 있다.

탈모는 국소적 또는 전신적으로 나타날 수 있다. 갑상선기능저하증이 있으면 머리카락 수가 감소하고, 갑상선기능항진증이 있으면 머리카락이 가늘어지고 부드러워진다.

3) 손발톱

손톱과 발톱을 시진하고 촉진한다. 색깔, 모양 및 병변을 기록한다. 손발톱은 분홍색이며, 흰 손발톱반월이 있다. 감촉이 부드럽고 단단하다. 손톱과 피부 사이가 160° 정도이다(Figure 8-6). 피부가 검은 경우, 정상적으로 손톱에 수직의 띠 모양의 색소침착이 있을 수 있다(Figure 8-7). 손톱과 손톱 주변의 병변은 TABLE 8-13에 설명한다. 손톱에 이상이 있는지 시진하고, 손톱의 각도를 기록한다.

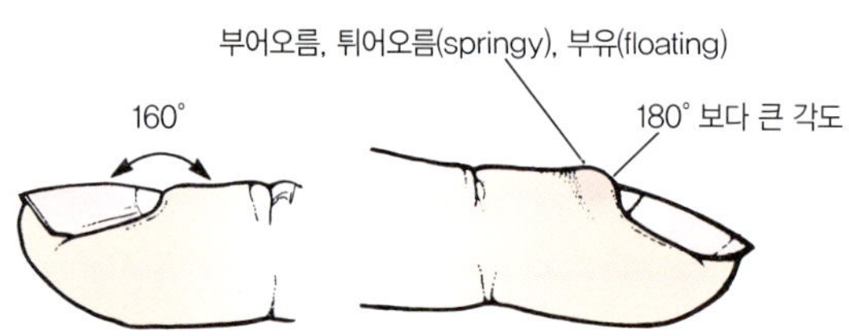

Figure 8-6 손톱과 피부 사이의 각도는 160°이어야 한다.

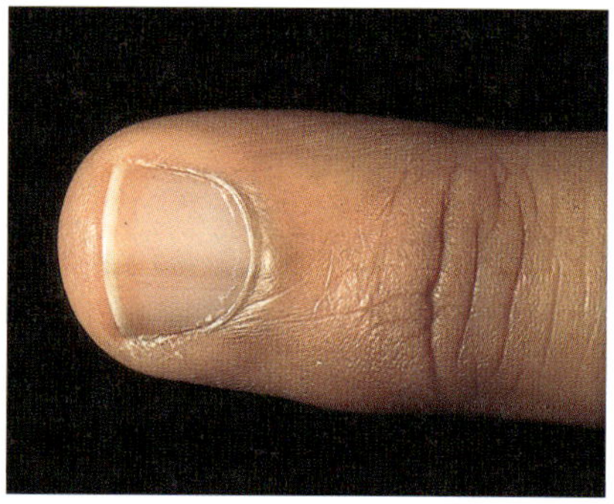

Figure 8-7 피부가 검은 사람의 손톱에 수직 띠 모양의 색소침착이 보인다.

TABLE 8-12 탈모

원형탈모증(alopecia areata)

경계가 뚜렷한 원형 또는 타원형의 탈모반으로서, 소아나 젊은 층에서 호발한다. 눈에 띄는 반흔이나 염증은 없다.

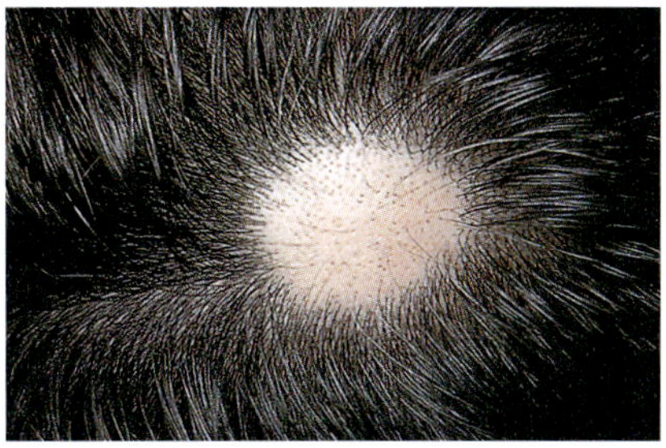

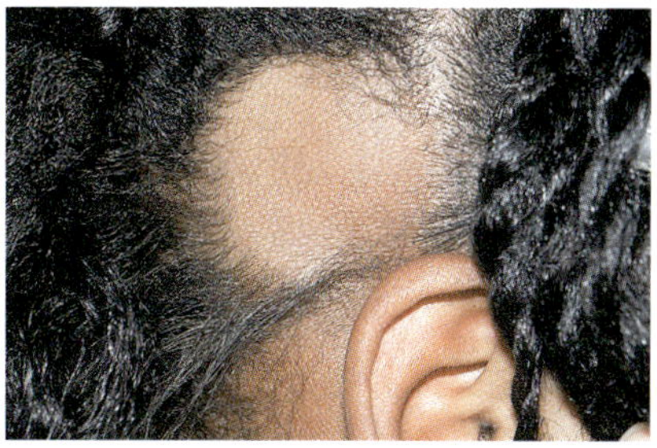

발모광(trichotillomania)

모발을 당기거나, 잡아 뽑거나, 비비 꼬는 행위에 의해 탈모가 발생한다. 모간이 부러져 있거나 다양한 길이로 관찰된다. 어린이에서 흔하며, 스트레스(가족, 정신 및 사회생활)와 연관되어 있다.

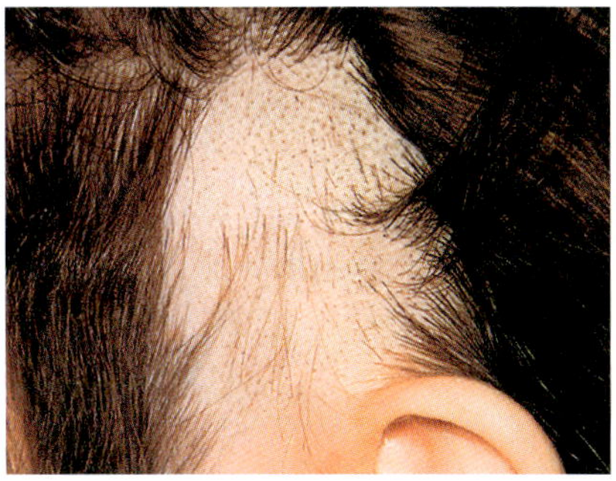

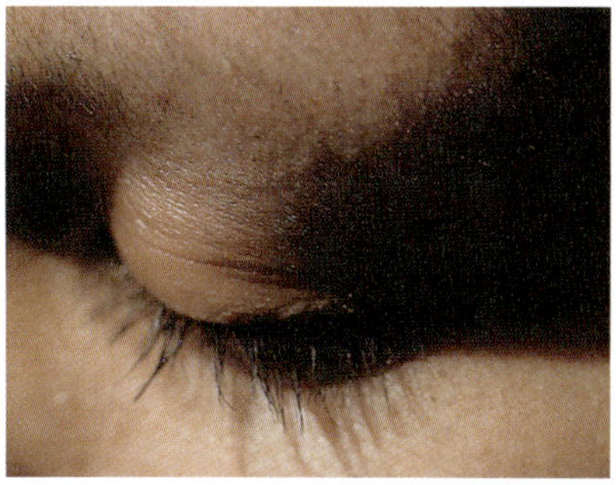

두부 백선(버짐, 도장부스럼, ringworm)

원형의 인설을 동반한 탈모가 생긴다. 모발은 두피의 표면 가까이에서 부러져 있다. 대개 *tinea tonsurans*로 인한 진균 감염이 원인이다. 지루성피부염과 감별해야 한다.

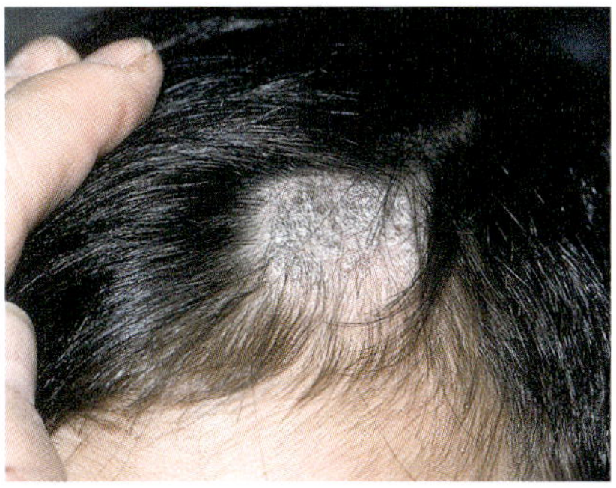

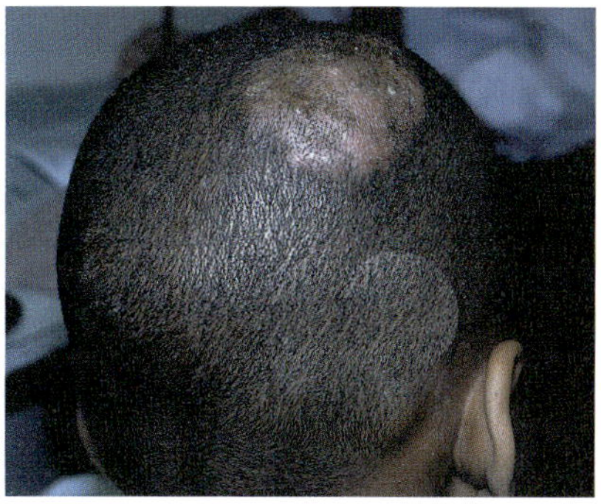

TABLE 8-13 손톱과 손톱 주변의 소견

손발톱주위염(paronychia)

근위 손발톱주름과 측위 손발톱주름의 염증에 의해 발생한다. 손발톱주름이 발적되고 붓게 되며 물러진다. 일반적으로 황색포도구균 또는 연쇄구균에 의해 발생되며 염증이 퍼져서 손톱판 주변을 완전히 침범할 수 있다. 손가락의 속질공간으로 퍼지면 손가락의 골수를 침범하는 화농성 감염이 발생한다. 손톱 물어뜯기와 잘못된 손발톱 손질에 의한 국소적 손상 및 손에 물을 자주 접하는 경우에 발생한다.

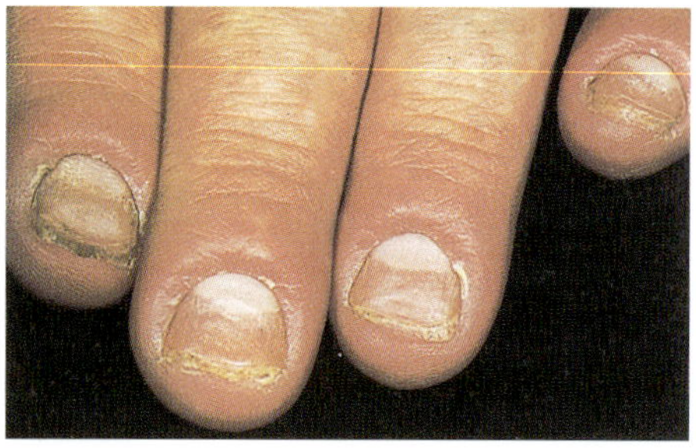

곤봉지(clubbing of the fingers)

각 손가락의 지골 말단부가 둥글고 구상 형태를 띤다. 손발톱판은 볼록하며 손발톱판과 근위 손발톱주름 사이의 각은 180° 이상이다. 근위 손발톱주름을 만져보면 스폰지 같거나 혹은 위로 떠있는 것처럼 느껴진다. 아직까지 정확한 발생기전은 알려지지 않았지만, 저산소증, 신경분포의 변화, 유전적 소인 및 혈소판 유래 성장인자 등으로 손가락 말단부위에 혈류가 증가되어 이로 인한 혈관확장과 결합조직의 변화와 관련이 있다. 선천성 심질환, 간질성 폐질환과 폐암, 염증성 장질환 및 악성종양이 있을 때 나타난다.

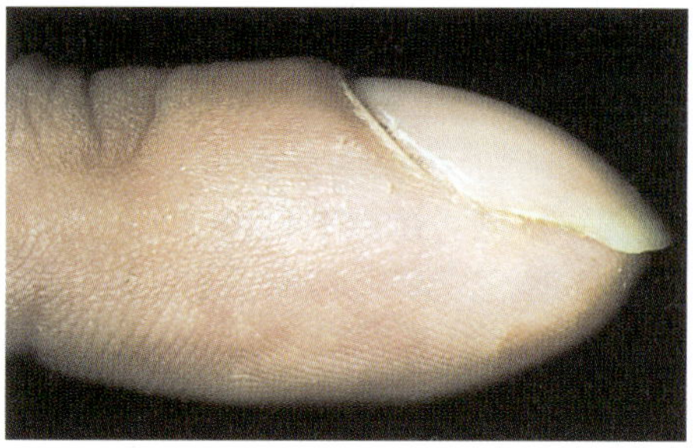

손발톱박리증(onycholysis)

통증 없이 손발톱바닥으로부터 손발톱판이 분리되는 질환이다. 말단부위에서 발생하며 손톱의 자유연이 다양한 크기로 커진다. 손톱 일부 또는 여러 개에서 생길 수 있으며 원인은 다양하다. 국소적 원인은 과도한 손톱 손질, 건선, 진균감염 및 손톱 미용제에 대한 알레르기 반응 등이다. 전신적 원인은 당뇨병, 빈혈, 광감수성 약물반응, 갑상선기능항진증, 말초허혈, 기관지확장증 및 매독 등이다.

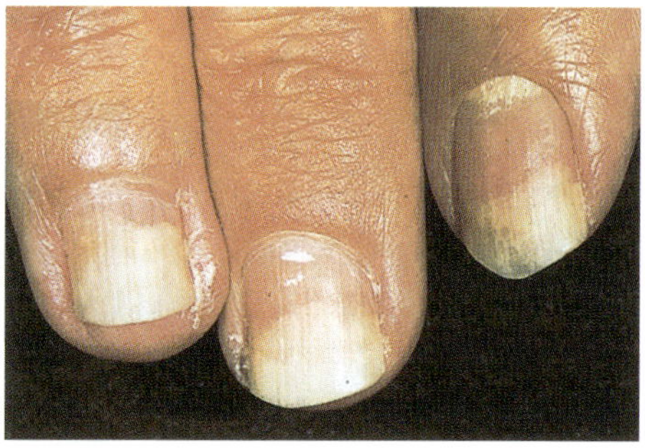

테리 손발톱(Terry nails)

손톱의 끝 쪽으로 적갈색의 띠가 생기고 대부분은 하얗게 보인다. 손발톱의 반월이 소실된다. 한 개의 손가락에 나타날 수도 있지만, 일반적으로 모든 손가락의 손톱을 침범한다. 테리 손발톱은 간경변, 울혈성심부전, 당뇨병과 같은 만성 질환이 있는 사람에게 호발한다. 테리 손발톱은 손발톱바닥에 혈관분포의 감소와 결합조직의 증가로 발생한다.

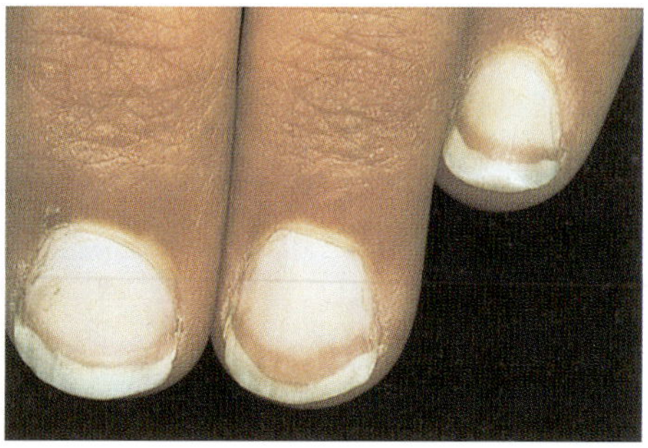

백색손발톱(leukonychia)

손톱에 손상이 생기면 하얀 점이 생겨서 손톱과 함께 천천히 자라 올라오게 된다. 이러한 형태의 반점은 전반적으로 매니큐어를 두껍게 여러 번 칠한 것처럼 보인다. 사진의 곡선은 표피 및 근위 손발톱주름의 곡선과 유사하다.

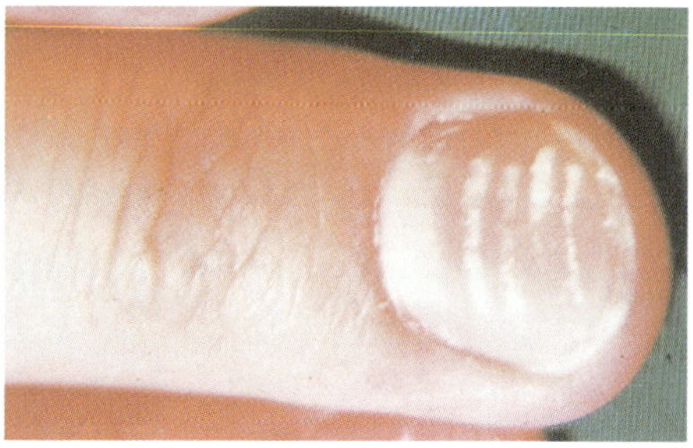

미즈선(Mees lines)
손발톱 반달과 평행을 이루며 횡단으로 나타나는 백색 띠이다. 손톱 근위부의 바탕질이 파괴되어 발생하는데, 횡단선의 너비는 다양하고 손톱이 자라면서 손톱의 말단부로 이동한다. 비소중독, 심부전, 호지킨병, 항암요법, 일산화탄소 중독 및 나병 등이 있을 때 나타난다.

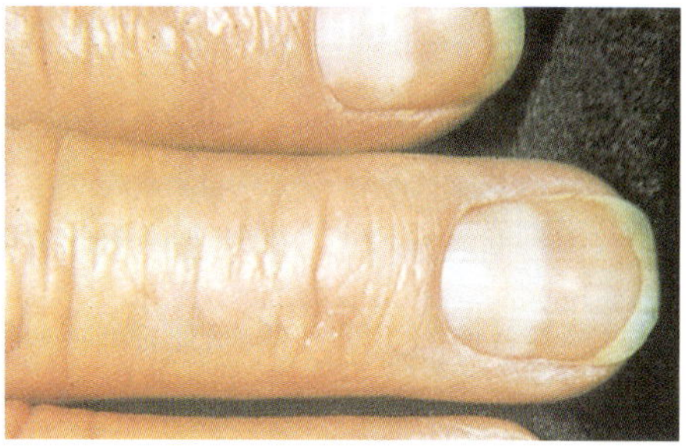

보우선(Beau lines)
급성의 중증 질환 시 나타나며, 손톱의 움푹 파인 횡단선이다. 이러한 선은 질환 이환 수주 후에 근위손발톱주름에서부터 생겨 점진적으로 손톱 쪽으로 이동한다. 이를 통해 미즈선과 더불어 원인 질환의 시기를 추정할 수 있다(손톱은 6~10일에 약 1 mm 정도씩 자람). 중증 질환 또는 사고가 있을 때, 레이노병 환자가 추운 환경에 노출될 때 나타난다.

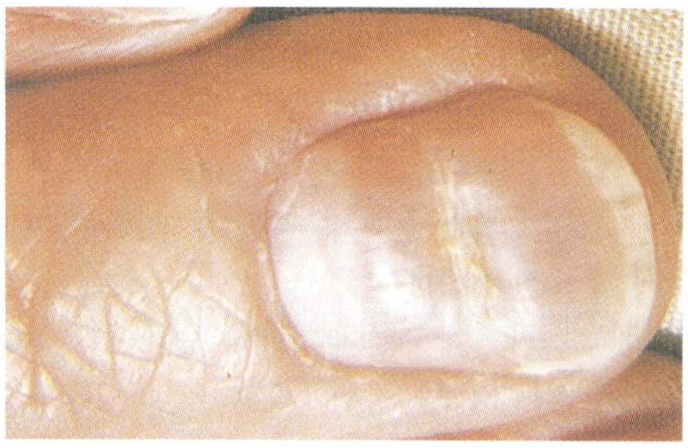

함요손톱(pitting)
손톱판의 점상함요는 근위부 손톱바탕질에 의한 손톱판 표면의 결함이다. 일반적으로 건선과 관련되어 나타나지만, 라이터증후군(Reiter syndrome), 사르코이드증, 원형 탈모증, 국소적 아토피피부염 또는 화학물질에 의한 자극성 접촉피부염 등이 있을 때 나타난다.

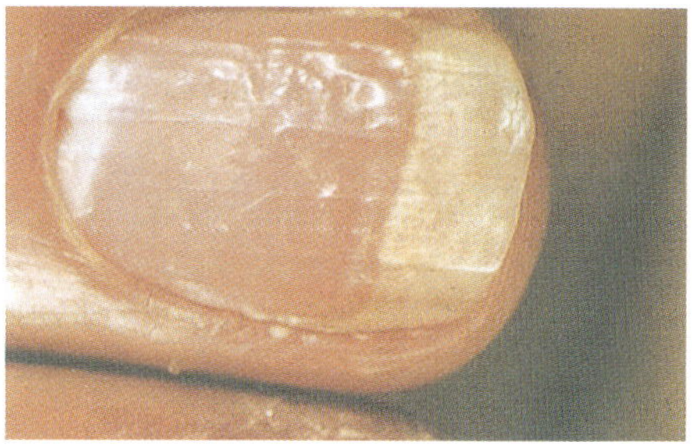

4. 검진결과 기록

검진결과를 표현하기 위해 처음에는 문장으로 기록하지만, 나중에는 간결한 문구로 기록하도록 한다. 다음 BOX 8-2는 간결한 문구로 기록한 예이다.

BOX 8-2 피부 검진결과의 기록 예

피부는 분홍색이고, 따뜻하고 촉촉함. 손발톱은 곤봉형이거나 청색증이 없음. 의심스러운 점(모반)은 없음. 발진, 점상출혈 및 반상출혈은 없음

또는

얼굴이 창백하고 입술 주위에 청색증이 있음. 손바닥은 차갑고 축축함. 손발가락의 청색증이 있음. 오른쪽 아래팔에 1 × 2 cm 크기의 융기된 경계가 불규칙한 흑청색의 점이 1개 있음. 발진은 없음

중심 청색증 또는 흑색종의 가능성을 시사한다.

또는

얼굴이 붉고, 황달이 있음. 몸의 앞면에 거미 혈관종이 있음. 손바닥에 홍반이 관찰됨. 셔츠 칼라 위쪽의 목 뒷부분에 1 × 1 cm 크기의 중앙이 함몰되어 있는 진주색의 구진과 모세혈관확장증이 있음. 의심할 만한 점은 없음. 손발톱은 곤봉형 또는 청색증이 없음

간 질환 또는 기저세포암종의 가능성을 시사한다.

참고문헌

인용

American Heart Association. (2020). How much sodium should I eat per day? Retrieved July 2, 2020, from https://www.heart.org/en/healthy-living/healthy-eating/eat-smart/sodium/how-much-sodium-should-i-eat-per-day

Armstrong, L. E., & Johnson, E. C. (2018). Water intake, water balance, and the elusive daily water requirement. Nutrients, 10(12), 1928.

CDC. (2019). Overweight and obesity. Data and statistics. https://www.cdc.gov/obesity/data/index.html

CDC. (2020a). Healthy weight. How good is BMI as an indicator of body fatness? https://www.cdc.gov/healthyweight/assessing/bmi/adult_bmi/index.html

CDC. (2020b). Healthy weight. Losing weight: What is a healthy weight loss? https://www.cdc.gov/healthyweight/losing_weight/index.html

CDC. (2020c). National Diabetes Statistics Report 2020. https://www.cdc.gov/diabetes/pdfs/data/statistics/national-diabetesstatistics-report.pdf

CDC. (2021). Water and nutrition. https://cdc.gov/healthywater/drinking/nutrition/index.html

Cogswell, M. E., Mugavero, K., Bowman, B. A., & Frieden, T. R. (2016). Dietary sodium and cardiovascular disease risk—Measurement matters. New England Journal of Medicine, 375(6), 580–586.

Fryar, C. D., Carroll, M. D., & Afful, J. (2021a, January 29). Prevalence of overweight, obesity, and severe obesity among adults aged 20 and over: United States, 1960–1962 through 2017–2018. NCHS Health E-Stats. https://www.cdc.gov/nchs/data/hestat/obesity-adult-17-18/obesity-adult.htm

Fryar, C. D., Carroll, M. D., & Afful, J. (2021b, January 29). Prevalence of Overweight, Obesity, and Severe Obesity Among Children and Adolescents Aged 2–19 Years: United States, 1963–1965 through 2017–2018. https://www.cdc.gov/nchs/data/hestat/obesity-child-17-18/obesity-child.htm

Fulgoni, V. L. 3rd, Agarwal, S., Spence, L., & Samuel, P. (2014). Sodium intake in US ethnic subgroups and potential impact of a new sodium reduction technology: NHANES dietary modeling. Nutrition Journal, 13(1), 120. https://doi.org/10.1186/1475-2891-13-120

Hew-Butler, T., Rosner, M. H., Fowkes-Godek, S., Dugas, J. P., Hoffman, M. D., Lewis, D. P., Maughan, R. J., Miller, K. C., Montain, S. J., Rehrer, N. J., Roberts, W. O., Rogers, I. R. A., Siegel, J., Stuempfle, K. J., Winger, J. M., & Verbalis, J. G. (2015). Statement of the Third International Exercise associated Hyponatremia Consensus Development Conference Carlsbad, California, 2015. Clinical Journal of Sport Medicine, 25, 303–320.

National Heart Lung, and Blood Institute. (2013, November). Managing overweight and obesity in adults: Systematic evidence review from the obesity expert panel: the evidence report. https://www.nhlbi.nih.gov/health-topics/managingoverweight-obesity-in-adults

National Heart, Lung and Blood Institute. (2013, February 13). Calculate body mass index. http://www.nhlbi.nih.gov/health/educational/wecan/healthy-weight-basics/body-mass-index.htm

National Institute of Diabetes and Digestive and Kidney Diseases. (2016, December). Risk factors for type 2 diabetes. https://www.niddk.nih.gov/health-information/diabetes/overview/risk-factors-type-2-diabetes

National Institute of Diabetes and Digestive and Kidney Disorders. (2016, June). Binge eating disorder. https://www.niddk.nih.gov/health-information/weight-management/binge-eatingdisorder/definition-facts

Ng, M., Fleming, T., Robinson, M., Thomson, B., Graetz, N., Margono, C., Mullany, E. C., Biryukov, S., Abbafati, C., Abera, S. F., Abraham, J. P., Abu-Rmeileh, N. M. E., Achoki, T., AlBuhairan, F. S., Alemu, Z. A., Alfonso, R., Ali, M. K., Ali, R., Guzman, N. A., ... Gakidou, E. (2014). Global, regional, and national prevalence of overweight and obesity in children and adults during 1980–2013: a systematic analysis for the Global Burden of Disease Study 2013. Lancet, 384(9945), 766–781.

Shanks, L. J. (2010, March 23). 60 minutes of exercise per day needed for middle-aged women to maintain weight. Harvard Gazette: Health & Medicine. https://news.harvard.edu/gazette/story/2010/03/60-minutes-of-exercise-per-dayneeded-for-middle-aged-women-to-maintain-weight/

U.S. Department of Agriculture and U.S. Department of Health and Human Services. (2020, December). Dietary Guidelines for Americans, 2020–2025 (9th ed.). https://www.dietaryguidelines.gov/

추가문헌

Budd, G. M., & Peterson, J. A. (2014). The obesity epidemic, Part 1: Understanding the origins. American Journal of Nursing, 114(12), 40–45.

Budd, G. M., & Peterson, J. A. (2015). The obesity epidemic, Part 2: Nursing assessment and intervention. American Journal of Nursing, 115(1), 38–46.

9 머리와 목
The Head and Neck

주요 용어

- 뇌진탕
- 두통
- 림프절병
- 샘병증
- 얼굴
- 외상성뇌손상
- 이상행복감
- 전구증상

학습목표

1. 머리와 목의 구조 및 기능을 기술한다.
2. 머리와 목에 대한 건강력을 정확하게 수집한다.
3. 두통이 있는 대상자를 사정하기 위해 적합한 주요 질문을 사용한다.
4. 머리와 목을 사정하기 위한 신체검진 기법을 수행한다.
5. 신체검진 결과를 기록한다.
6. 외상성뇌손상 예방 방법에 대해 확인한다.

머리와 목은 두개골, 얼굴, 감각 기관, 목, 갑상선, 림프절을 포함한다. 이번 장에서는 두개골이라고도 알려진 머리에 대한 전반에 대한 내용을 다룰 것이다. 이러한 각 순차적 영역은 주관적 건강력 질문 및 객관적 신체검사 기법의 예를 포함하여 추가적인 해부학적 세부 사항을 함께 학습할 것이다.

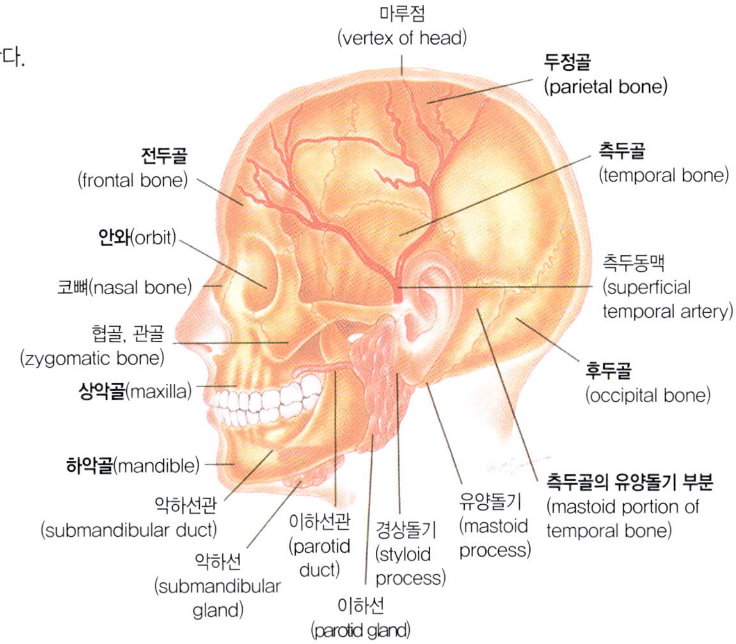

Figure 9-1 두개골의 구조

머리 The Head

1. 구조와 기능

머리는 두개골(머리뼈, skull)과 얼굴로 구성되어 있다. 머리의 각 부위는 해당하는 기저 두개골[전두골(이마뼈, frontal bone), 두정골(마루뼈, parietal bone), 측두골(관자뼈, temporal bone), 후두골(뒤통수뼈, occipital bone) 등]의 명칭에 따라 이름을 붙인다(Figure 9-1). 얼굴은 머리의 앞부분으로 눈 등의 일부 감각기관을 포함하며, 상세한 내용은 [10장 눈]과 [11장 귀, 코, 구강과 인후]를 참조한다. 또한 머리와 목의 혈액 공급은 [19장 신경계에서 두개골 신경], [17장 근골격계에서 경추], [14장 말초혈관계와 림프계]에서 다루고 있다.

2. 건강력

머리의 건강력과 관련된 주증상은 BOX 9-1에 기술되어 있다.

BOX 9-1 주증상

- 두통
- 두부 손상
- 두부 또는 경부 수술
- 외상성뇌손상

1) 두통

두통(headache)은 임상에서 가장 흔히 볼 수 있는 증상 중의 하나이며, 성인 인구의 50%가 증상을 경험한다. 두통의 발생에는 다양한 요소가 포함된다. 대표적인 요소로는 의학적인 요소(편두통, 고혈압, 약물 부작용), 정서적 요소(스트레스, 불안), 신체적 요소(외상) 또는 환경적 요소(날씨)가 있다. 두통의 유형, 정도, 원인은 다양하지만, 두통은 모든 연령, 인종, 사회 경제적 지위 및 위치에 있어서 경계가 없이 영향을 미치는 전 세계적인 문제이다.

긴장성 두통(tension headache)은 많은 사람들이 경험하는 가장 흔한 두통이다. 편두통(migraine)은 일반 사무 환경에서 발생하는 흔한 두통이고, 가장 쇠약하게 만들기도 하며, 4시간부터 최대 3일까지 지속된다. 하지만 혹시라도 두통이 수막염(meningitis), 경막하출혈(경막밑출혈, subdural hemorrhage) 또는 뇌내출혈(뇌속출혈, intracranial hemorrhage), 종양(tumor)과 같이 생명에 위협적인 원인에 기인한 것이 아닌지 주의 깊게 사정해야 한다. 두통과 통증의 7가지 속성에 대한 설명을 모두 이끌어내는 것이 중요하다. 두통이 편측인지 혹은 양측인지? 갑자기 발생한 심각한 것인지? 통증의 강도가 일정한지 혹은 심해지는지? 지속적인지 혹은 간헐적인지?

일차성 두통(primary headaches)은 뚜렷한 근본 원인이 없다(TABLE 9-1). 이차성 두통(secondary headaches)은 다른 조건에서 발생하며, 일부는 환자의 생명을 위태롭게 할 수 있다(TABLE 9-2).

TABLE 9-1 일차성 두통

두통은 근본적인 병리가 없는 일차성 두통 또는 긴급한 주의를 요하는 심각한 근본 원인이 있는 이차성 두통으로 분류된다.
이차성 두통은 50세 이후에 갑자기 심각하게 발병할 가능성이 높으므로 일차성 두통으로 진단하기 전에 배제해야 한다. 두통의 약 90%는 일차성 두통이며 긴장성, 편두통, 군발성 두통, 만성 두통의 네 가지 범주로 나뉜다. 긴장성, 편두통, 군집성 두통의 특징은 아래에 강조 표시되어 있다. 만성두통은 진단명이라기보다는 기존에 있던 두통이 편두통의 형태로 변형되어 편두통, 만성 긴장성 두통, 약물과용으로 인한 두통 등을 포함하는 범주로, 한 달에 15일 이상 3개월 이상 지속된다. 위험 요인에는 비만; 일주일에 한 번 이상의 두통; 카페인 섭취; 진통제, 에르고 및 트립탄과 같은 두통약을 한 달에 10일 이상 사용; 및 수면 및 기분 장애가 포함된다.

	긴장성 두통(tension headache)	편두통(migraine)	군발성 두통(cluster headache)
기전	불명확–중추신경계 통증(CNS pain) 민감성이 높음 두개골막 근육(pericranial muscle) 압통 병인이 불명확함	일차적 신경학적 기능이상, 뇌간(뇌줄기, brainstem)에서 기원했을 가능성 있음, 신경전달 물질의 자극과 억제 간 불균형을 초래하고 두개혈관의 조절기전에 영향을 미침 유형: 전조증상이 있을 수도 있고 없을 수도 있음, 다양성	불명확–시상하부(hypothalamic)와 삼차신경 활성화 가능성 (trigeminoautonomic activation)
유병률	가장 흔한 두통(40%) 유병률 약 50%	두통의 10%	1% 미만, 남성에서 더 흔함
부위	일반적으로 양측 머리 전체적으로 발생함. 또는 머리 뒤편과 목 윗부분이나 전측두(frontotemporal) 부위에 국소적으로 발생하기도 함	편측성(~70%) 양측 전두부 또는 머리 전체(~30%)	편측, 일반적으로 안구 뒷부위 또는 주변
양상과 강도	지속적인 통증 누르거나 조이는 통증 욱신거리지 않는 통증 경도에서 중등도의 강도	욱신거리거나 쑤시는 듯한 통증 중등도에서 중증의 강도 30%의 사람들에서 전조증상이 선행됨	날카로운, 지속적인, 강한 통증 심한 강도
시간			
시작	점진적	빠르게 시작하여 1~2시간 이내 최고조에 이름	갑자기 발생하며 수 분 내에 최고에 이름
기간	30분~7일	4~72시간	15분~3시간
경과	가끔씩 발생, 만성이 될 가능성 있음	재발–보통 수개월 간격으로 재발하나, 10% 이내에서는 수 주간의 간격으로 재발하기도 함, 청소년 초중기에서 발생빈도 높음	가끔씩 발생하지만 어느 시간 동안 집중적으로 발생, 4~8주 내에서 수일간 발생하고 6~12개월 동안 완화됨
동반증상	가끔씩 광과민증, 소리과민증 두피 압통 구역은 없음	전구증상: 구역, 구토, 광과민증, 소리과민증; 30%에서 전조 발생 시각 전조(번쩍이는 지그재그형의 선), 또는 운동전조(손, 팔, 또는 얼굴의 마비감, 또는 언어장애)	편측 자율신경(unilateral autonomic) 증상: 눈물, 콧물, 동공수축(miosis), 안검하수(눈꺼풀처짐, ptosis), 안검부종(eyelid edema), 결막염(conjunctival infection)
악화요인 또는 유발요인	운전이나 타이핑 같은 지속적인 근육 긴장 스트레스 수면 부족	술이나 특정 음식, 또는 스트레스로 유발함. 또한 월경, 높은 고도 소음이나 밝은 빛에 악화됨	발작 기간 동안은 알코올 과민성이 증가함
완화요인	마사지, 이완요법	조용하고 어두운 방 수면 두통이 발생하는 단계에서 유발혈관을 눌러주면 일시적으로 완화되기도 함	

TABLE 9-2 이차성 두통; 뇌신경통

분류	기전	위치	양상과 강도
이차성 두통(secondary headaches)			
진통제 반동성 **(analgesic rebound)**	약물 중단	이전의 두통양상	다양함
눈질환과 관련된 두통 **(headaches from eye disorders)** **– 굴절이상** **(원시와 난시, 근시는 해당 없음)**	외안근(extraocular muscles)의 지속적인 수축, 그리고 전두근(frontal muscles), 측두근(temporal muscles), 후두근(occipital muscles)의 수축으로 인한 가능성	눈 주위와 눈 윗부분, 후두부로 방사되기도 함	지속적이며 쑤시는 듯한 둔한 통증
급성 녹내장 **(acute glaucoma)**	안압의 급격한 상승	한쪽 눈 안쪽과 주위의 통증	지속적임, 쑤시는 듯하고 심한 경우가 많음
부비동염에 의한 두통 **(headaches from sinusitis)**	부비동점막의 염증반응	보통 눈 윗부분(전두동, frontal sinus) 또는 광대뼈(maxillary sinus)	쑤시는 듯하고 박동성임, 강도는 다양함, 편두통의 가능성을 염두에 두어야 함
수막염 **(meningitis)**	뇌를 둘러싼 뇌수막의 감염	전체적	지속적이고 욱신거리는 심한 통증
지주막하출혈–천둥소리(우뢰소리) 두통	두개내 동맥류(aneurysm) 파열에 의한 출혈이 가장 흔함, 동정맥 기형(AV malformation), 감염성 동맥염에서 드물게 발생함	전체적	매우 심함, "생애 최악의 통증"으로 표현됨
뇌종양 **(brain tumor)**	혈관이나 신경이 눌리거나 밀리고 당겨져서 발생함	종괴의 위치에 따라 다양함	쑤시고 지속적이며 둔한 통증이 있는데, 기상 시 심하고 수 시간 후에 호전됨
거대세포(측두부) 동맥염 **(giant cell arteritis)**	세포매개성 면역반응으로 인한 동맥 탄력판의 혈관염	침범된 동맥부위에 국소적으로 나타나며, 측두부와 후두부가 가장 흔함, 50세 이상, 남성보다 여성(1:2 비율)에서 호발함	광범위하게 쑤시는 듯하고 지속적임, 가끔 심함
뇌진탕 후 두통 **(postconcussion headache)**	경증의 가속–감속에 따른 외상성 뇌손상, 축삭(axonal), 뇌혈관 자기 조절, 신경화학적 손상 등이 포함된 경우	손상부위에 국한되나 반드시 그런 것은 아님	둔하고 쑤시며 지속적임; 긴장성 두통과 편두통의 특징을 가짐
뇌신경통(cranial neuralgias)			
삼차신경통(CN V) **(trigeminal neuralgia)**	뇌교 입구 근처의 CN V의 혈관 압박은 일반적으로 초점 탈수초, 이상 분비물을 초래함, 10%에서 원인이 되는 두개내 병변이 있음	볼, 턱, 입술, 잇몸, 삼차신경 2, 3번 분지가 1번보다 흔함	쇼크와 같은 찌르는 듯하고 타는 듯한 심한 통증

시간			동반증상	악화요인 또는 유발요인	완화요인
시작	기간	경과			
다양함	이전의 두통양상에 따라 다름	약물 중단의 빈도에 따라 다름	이전의 두통양상에 따라 다름	발열, 일산화탄소, 저산소증, 카페인 금단(withdrawal), 기타 두통 유발인자	원인에 따라 다름
서서히 발생함	다양함	다양함	눈의 피로(eye fatigue), 눈에 모래가 들어간 듯한 느낌, 결막충혈(redness of conjunctiva)	장기간 눈 사용, 특히 근거리 작업	눈의 휴식
흔히 급속히 발생함	치료에 따라 다양함	치료에 따라 다양함	시력감소, 구역, 구토; 빛 주변의 후광, 안구충혈	때때로 산동제로 인해 악화됨	
다양함	한 번에 수 시간씩 수일간에 걸쳐서 재발함	매일 반복적인 형태로 발생함	국소적인 압통, 비충혈(nasal congestion), 비루(discharge), 발열	기침이나 재채기, 머리 움직임에 의해 악화	비점막 수축제, 항생제
매우 빠름, 보통 24시간 이내, 갑자기 발생함	다양함, 보통 수일간	바이러스성: 보통 1주 이내 세균성: 치료가 될 때까지 지속됨	발열, 경부강직(stiff neck), 광과민성, 의식변화		세균성 수막염에 대한 즉각적인 치료와 항생제 투여
1분 이내 갑자기 발생	다양함, 보통 수일간	중증도와 의식상태가 다양하게 나타남; 초기에 혼수상태인 경우 경과가 가장 나쁨	구역, 구토, 의식소실, 경부 통증.	재출혈, 두개내압 상승, 뇌부종(cerebral edema)	분야별 전문치료
다양함	짧은 경우가 흔함	간헐적이나 점진적임	발작, 편측 마비, 시야 결손, 성격변화. 또한 구역, 구토, 시력 변화, 걸음걸이 변화	기침이나 재채기, 급작스런 머리 움직임에 의해 악화됨	분야별 전문치료
서서히 또는 급격히	다양함	수 주나 수개월간 지속적으로 재발함	주변 두피의 압통; 발열(50%), 권태감, 체중 감소, 새로운 두통(60%), 턱관절의 파행(50%), 시력소실 또는 실명(15~20%), 류마티스성 다발 근육통(50%)	목과 어깨의 움직임	종종 스테로이드
손상 후 7일 이내에서 최대 3개월까지	수 주에서 1년까지	시간에 따라 감소하는 양상을 보임	기면(drowsiness), 집중력 감소, 혼돈(confusion), 기억력장애, 흐려보임, 어지럼, 흥분성, 안절부절, 피로	심리적/신체적 과로, 긴장, 웅크린 자세, 감정적 흥분, 알코올	휴식; 약물
갑작스럽고 발작적임	일시적이나 수 초나 수 분의 시간을 두고 재발함	해결되고 난 뒤 수 주에서 수개월 동안 매일 재발될 수 있음, 만성화로 진전될 수 있음	반복된 통증으로 인한 소진	아래턱이나 구강의 한 부위를 건드릴 때, 씹거나 말하거나 칫솔질할 때 유발됨	약물; 신경혈관 감압(decompression)

심각한 속발성 원인을 의심할 만한 "경고"신호를 "SNOOP"를 사용하여 사정한다.

- **전신증상(Systemic signs, symptoms or illness):** "내 생애 최악의 두통", 현저한 혈압상승, 목강직 또는 감염증후; 악성종양, HIV, 임신, 구토
- **신경학적 결손(Neurologic deficits):** 의식저하, 경련, 유두부종
- **발병시기(Onset):** 50세 이후에 발병; "청천벽력"으로 표현되는 갑작스런 발병
- **기타 관련조건(Other associated conditions):** 최근 두부외상, 발살바조작(Valsalva maneuver) 또는 체위변경시 증가되는 두통, 운동시 또는 수면에서 깨었을 때 촉발되는 두통
- **이전 병력(Prior history):** 이전에 발생했던 두통의 진행양상, 유형, 빈도 그리고 심각성의 차이점

신체검진을 수행함에 있어 주관적 자료는 객관적 검진의 내용을 결정하는 중요한 단서가 된다. "OLD CART"를 이용하여, 두통과 관련된 증상에 대해 환자에게 구체적으로 질문한다.

개방 질문에는 "비정상적으로 심한 두통을 경험한 적이 있습니까?" 또는 "비정상적으로 자주 두통을 경험했습니까?"가 포함될 수 있다.

환자가 비정상적으로 심하고 빈번한 두통을 느낀다고 하면 "OLD CART"를 사용한 추가 사정이 도움이 된다.

임상 팁

통증의 속성 중 가장 중요한 것은 두통의 강도(severity)와 발병시간유형(chronologic pattern)이다. 갑자기 발생하고 강도가 심한 두통이라면, 두부 손상과 관련된 지주막하출혈(거미막밑출혈, subarachnoid hemorrhage), 수막염(meningitis), 뇌졸중(stroke) 등을 고려해야 한다.

발병시기(O)

- 언제 처음으로 두통이 발생하였습니까?

임상 팁

편두통과 긴장성 두통(tension headache)은 일시적이면서 수 시간에 걸쳐 최고치에 이르는 경향을 보인다. 새로이 발생하여 지속적으로 점점 심해지는 두통인 경우에는 종양이나 농양(mass) 등을 의심해 볼 수 있다.

부위(L)

- 두통이 느껴지는 부위는 어디입니까? 손으로 가리켜볼 수 있습니까?

임상 팁

편측성 두통은 편두통과 군발성 두통(떼두통, cluster headache)에서 나타난다. 긴장성 두통은 종종 측두(temporal) 부위에서 발생하며, 군발성 두통은 안와 후방 부위에서 발생한다.

기간(D)

- 두통을 겪은지 얼마나 되셨습니까?
- 두통이 갑자기(수 분 이내 또는 한 시간 이내) 시작되었습니까?
- 아니면 점진적으로(수 시간 또는 며칠에 걸쳐) 시작되었습니까?
- 두통이 일시적입니까? 아니면 지속적입니까?
- 두통은 언제 시작됩니까?(아침 또는 저녁) 두통으로 밤에 잠에서 깬 적이 있습니까?
- 두통은 얼마 동안 지속됩니까?
- 두통이 재발합니까?
- 두통에 특징적인 규칙(패턴)이 있습니까?

특성(C)

- 두통이 어떤 양상(요동치는 듯, 망치로 내려치는 듯, 쥐어짜는 듯)입니까?
- 최소 1에서 최대 10의 통증척도 중에서 통증의 강도가 어느 정도입니까?

동반증상과 징후(A)

- 두통 발생 시 경험하는 다른 증상이 있습니까? 흐려보임? 구역? 구토? 어지럼증?

임상 팁

구역과 구토는 편두통의 가장 일반적인 증상일 뿐 아니라, 뇌종양과 지주막하출혈에서도 흔히 나타나는 증상이다.

- 두통 발생 전에 일어나는 어떤 증상이 있습니까? 통증을 예측할 만한 어떤 것이 있습니까?
- **이상행복감**(상황에 맞지 않는 부적한 들뜬 감정), 탐식, 피로나 어지럼증과 같은 비정상적 느낌의 전조증상(조기징후 또는 증상)이 있습니까?
- 시력 변화 또는 팔다리의 무감각이나 허약과 같은 신경학적 전조증상이 있습니까?
- 두통을 촉발하는 요인(특정 음식이나 음료, 운동, 스트레스, 환경, 월경)은 무엇입니까?
- 진통제[예: 이부프로펜(ibuprofen), 에르고타민(ergotamine), 트립탄스(triptans)] 등을 남용한 적이 있습니까?

편두통 환자의 60~70% 정도는 전조증상을 가지고 있는데; 20% 정도가 광선기피증(photophobia), 섬광암점(scintillating scotomata), 가역적인 시각 및 감각 증상과 같은 전조를 경험한다.

임상 팁

만성적인 두통으로 인해 1주일에 2일 이상 약물을 복용하고 있는 대상자들에 대해서는 약물의 과용(overuse) 여부를 고려해야 한다.

- 두통에 대한 가족력이 있습니까?
- 과거에 두부 외상이나 뇌손상을 경험한 적이 있습니까? 있다면 언제였습니까?

편두통은 가족력이 있을 수 있다.

완화요인(R)

- 두통을 완화하기 위해 시도해온 방법은 무엇입니까? (예: 수면, 어두운 방, 냉찜질, 이완요법)
- 두통을 완화하는 데 가장 효과적인 방법은 무엇입니까? 전혀 도움이 되지 않은 방법은 무엇입니까?

기침, 재채기, 머리 자세의 변경 등이 두통(완화, 악화, 영향 없음)에 어떤 영향을 미치는지 질문해 보도록 한다. 뇌종양이나 급성 부비동염(급성 굴염, acute sinusitis)에서는 이러한 요인들이 통증을 악화시킬 수 있다.

- 두통을 더 악화시키는 것은 무엇입니까?
- 두통이 일상생활과 활동에는 어떤 영향을 미쳤습니까?

치료(T)
- 누구에게 두통을 치료받았습니까? (예: 의사, 간호사, 대체요법 치료사–침술사, 약초학자, 마사지 치료사)
- "예"라고 답했다면, 어떤 유형의 두통을 진단받았습니까?
- 복용하고 있는 약물이 있습니까? 있다면 약물이름은 무엇이며 용량은 얼마입니까? 그리고 약의 효과는 어떻습니까?

2) 외상성뇌손상

외상성뇌손상(traumatic brain injury, TBI)이란 뇌에 가해진 타격이나 뇌 관통상 중 뇌기능을 저해하는 것을 말한다. 뇌에 가해진 모든 손상이 외상성뇌손상을 일으키지는 않으며, 뇌손상의 정도도 경미한 것에서부터 심각한 것까지 다양하게 발생한다. **뇌진탕**과 같은 경미한 뇌 손상의 경우에는 약간의 의식변화를 포함되며, 심각한 경우에는 외상 이후의 변화까지 확장된다. 외상성뇌손상은 기억, 사고과정, 움직임, 인격, 시청각에 영향을 준다. 짧게는 수일에서 수년까지 지속될 수 있으며, 경우에 따라서는 사망까지 초래할 수 있다.

이전에 두부외상이나 뇌 손상을 경험한 적이 있는 환자에게는 "OLD CART"를 활용하여 추가 정보를 확인해야 한다.

발병시기(O)
- 언제 발생하였습니까? 발생 당시 상황을 설명해줄 수 있습니까?
- 머리를 다쳤던 시간을 기억하고 있습니까?
- 예측인자: 외상성뇌손상의 원인은 무엇입니까? 보호 장비, 헬멧이 없거나 주변 환경의 문제였습니까?

부위(L)
- 머리의 어느 부위를 다쳤는지 보여줄 수 있습니까?

기간(D)
- 의식이 소실되었습니까? 만약 그렇다면 얼마 동안 의식이 소실되었습니까?
- 쓰러진 것과 의식을 잃은 것 중 어느 것이 먼저였습니까?

특성(C)
- 뇌손상이 발생하기 전에 두통, 호흡곤란, 흉통, 무감각 또는 저림감과 같은 증상을 경험했습니까?
- 어떤 다른 내과적 질병(심혈관질환, 당뇨병, 발작 등)을 가지고 있습니까?

동반증상과 징후(A)
- 시력 변화, 구역 또는 구토, 주의력 감퇴, 현기증, 혼동을 경험하였습니까?
- 귀, 코, 눈 또는 입에서 분비물이 나왔습니까?
- 떨림, 발작, 보행 변화를 경험하였습니까?

완화요인(R)
- 손상부위의 확대 예방

치료(T)
- 손상에 대한 어떠한 치료를 받아본 적 있습니까?

3. 신체검진

머리와 목의 신체검진에 필요한 물품은 다음과 같습니다.

- 접선방향광원
- 물컵
- 청진기

머리카락에 가려진 특이사항은 놓치기 쉬우므로 환자가 두피나 모발에 다른 점이나 변화가 있는지 확인한다. 환자에게 부분가발, 머리 장식품, 스카프 또는 고무 밴드를 제거하도록 요청한다. 환자를 검사할 때는 개인의 문화적 관습과 개인적 선호도를 고려해야 한다.

1) 두발

머리카락의 양, 분포, 질감, 손실양상 등을 살펴본다. 두발 관찰 시 머리 비듬을 발견할 수도 있다. 가는 머리카락은 갑상선기능항진증에서 동반되며, 거친 머리카락은 갑상선기능저하증에서 발견된다.

머리카락에 붙어 있는 작고 하얀 알 모양의 과립은 서캐(이의 알)일 수 있다.

2) 두피

머리카락을 몇 군데로 나눠 모아 놓은 뒤에, 두피에 인설, 종괴, 반점, 기타 병변 등이 있는지를 살펴본다. 지루성피부염이나 건선에서 발적과 인설이 나타날 수 있다.

3) 두개골

전체적인 크기와 윤곽을 살핀다. 어떤 기형(deformity)이나 함몰(depression), 덩어리(lumps), 압통(tenderness) 등이 있는지 살펴본다. 정상적인 두개골이라도 두정골과 후두골의 봉합선(suture line) 주변과 같이 불규칙한 부위가 있음을 알고 있어야 한다.

대두증(큰머리증, macrocephaly)은 신체에 비해 비정상적으로 머리가 큰 경우이며 소두증(작은머리증, microcephaly)은 신체에 비해 비정상적으로 머리가 작은 경우로 둘 다 뇌가 미성숙한 상태를 말한다.

4) 얼굴

대상자의 표정과 윤곽을 관찰한다. 얼굴의 대칭성, 불수의적 움직임, 부종, 종괴 등을 살펴본다(**TABLE 9-3**).

TABLE 9-3은 얼굴의 비정상(특정 질환에서 특정 외모 및 표정)을 요약한 것이다.

TABLE 9-3 얼굴의 비정상

안면부종

쿠싱증후군(Cushing syndrome)

부신호르몬 생산의 증가로 인해 볼이 빨갛고 둥근 "보름달" 같은 얼굴이 된다.
콧수염, 구레나룻, 턱수염이 과도하게 증가한다.

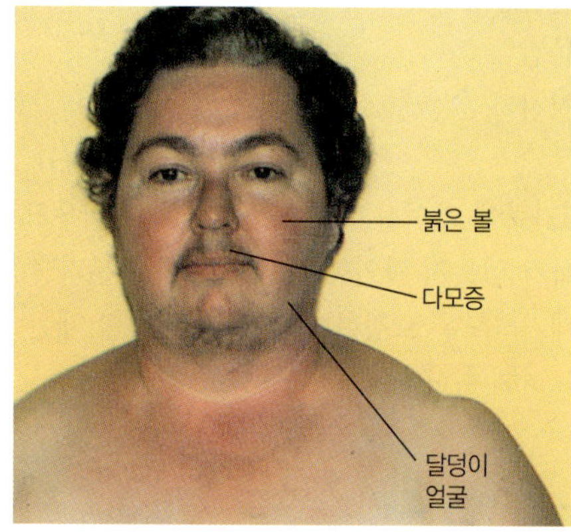

신증후군(nephrotic syndrome)

얼굴은 창백하고 부어있다.
부종은 아침에 자고 일어나면 눈 주위에서 먼저 생긴다.
부종이 심해지면 눈이 가늘게 떠진다.

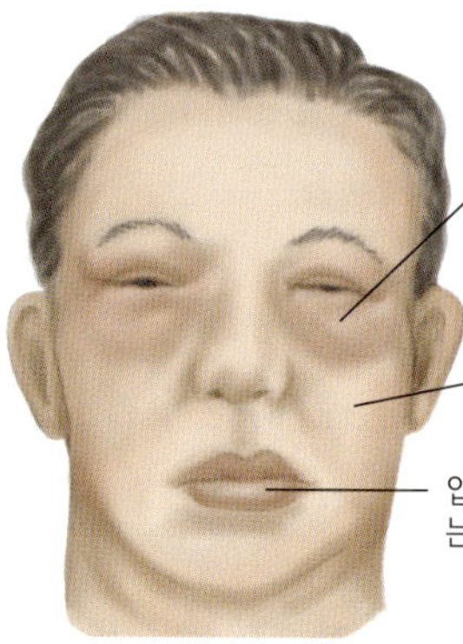

점액부종(myxedema)

심한 갑상선기능저하증(점액부종, myxedema) 환자는 흐릿하고 푸석푸석한 얼굴을 가지게 된다.
눈 주위에 심한 부종이 자주 나타나는데 눌러도 자국이 남지 않는다.
모발과 눈썹은 마르고 거칠며 얇다.
피부는 건조하다.

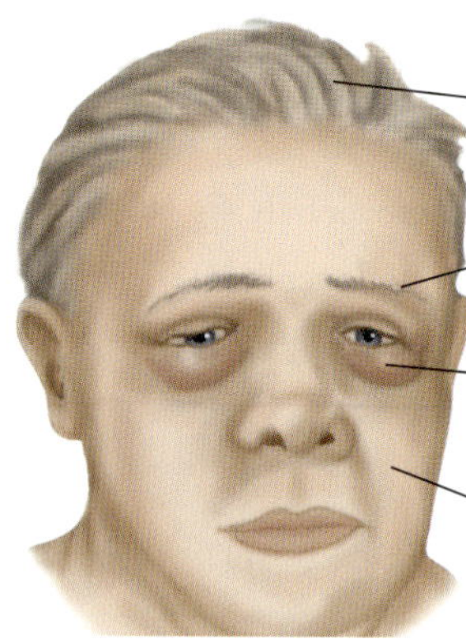

기타 안면 이상(other facies)

이하선종대(parotid gland enlargement)

무증상의 만성 양측성 이하선종대(parotid gland enlargement)는 비만(obesity), 당뇨병(diabetes), 간경변(cirrhosis) 등과 동반될 수 있다.
귓불 앞쪽과 턱 뒤쪽에 종창이 있다.
점진적인 편측성 비대는 종양을 암시한다.
갑작스런 비대는 볼거리(유행귀밑샘염, mumps)에서 볼 수 있다.

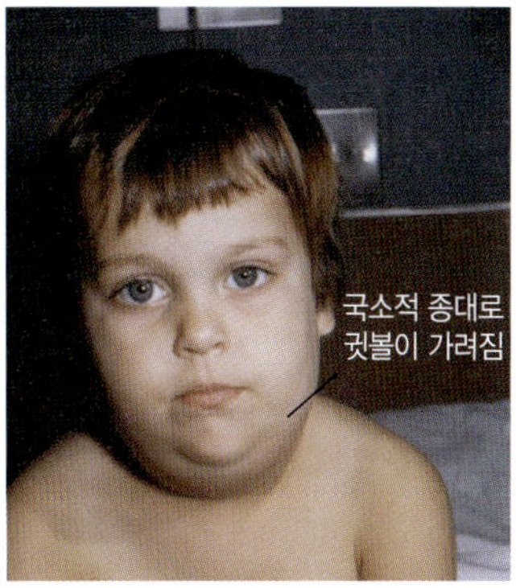

말단비대증(acromegaly)

성장호르몬의 과다 분비는 뼈와 연조직의 과다 증식을 유발한다.
얼굴은 이마, 코, 턱의 뼈가 튀어나오면서 길어지고, 코, 입술, 귀와 같은 연조직 또한 커진다.
전반적으로 얼굴이 투박한 느낌이다.

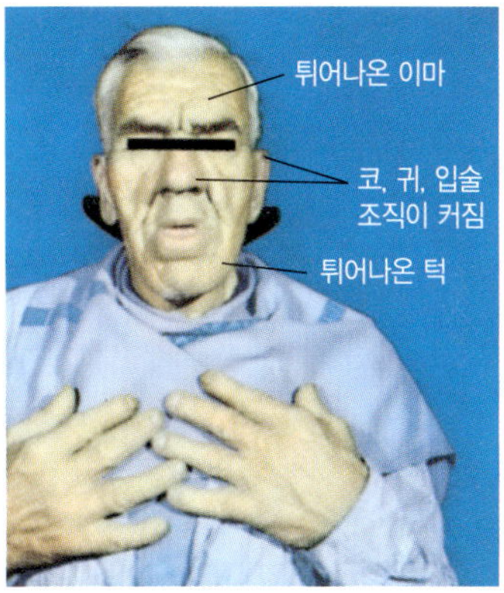

파킨슨병(Parkinson disease)

얼굴 움직임의 감소로 인해 표정이 없어진다.
눈깜박임이 줄고 한 곳을 응시하는 특징적인 모습을 보여 가면을 쓴 것 같은 얼굴이 된다.
목과 상체를 앞으로 숙인 모습으로, 마치 검진자를 아래에서 위로 응시하는 모습처럼 보인다.
얼굴 피부는 지성이고 침을 흘릴 수도 있다.

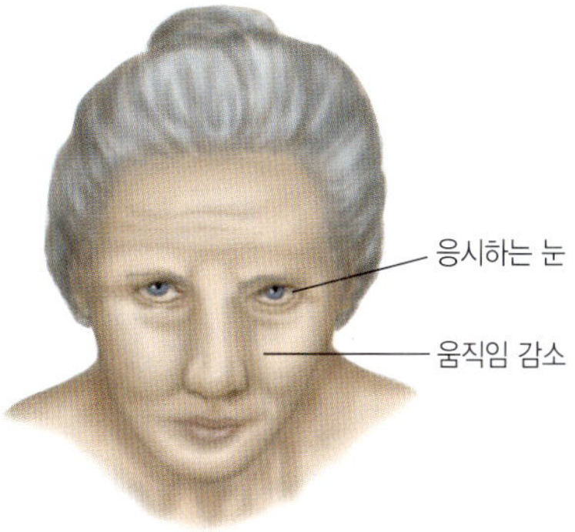

5) 피부

피부의 색, 반점, 질감, 두께, 털의 분포, 기타 다른 병변 유무 등에 대해 관찰한다.

임상 팁

여드름은 많은 청소년들에게서 발견된다. 다낭성 난소 증후군을 가진 일부 여성들에게 조모증(과다모증)이 발생한다.

목 The Neck

1. 구조와 기능

목의 측면은 흉쇄유돌근(목빗근, sternocleido-mastoid muscle)을 경계로 2개의 삼각형으로 나누어 기술할 수 있다(Figure 9-2).

- **전삼각형(anterior triangle)**: 상측은 하악골, 외측은 흉쇄유돌근, 내측은 경부의 중심선으로 이루어진다.
- **후삼각형(posterior triangle)**: 세 변의 각 경계는 흉쇄유돌근, 승모근(등세모근, trapezius muscle), 쇄골(빗장뼈, clavicle)로 이루어진다. 후삼각형의 하부를 지나가는 견갑설골근(어깨목뿔근, omohyoid muscle)은 종종 림프절이나 종괴(mass)로 오인할 수 있으므로 주의해야 한다.

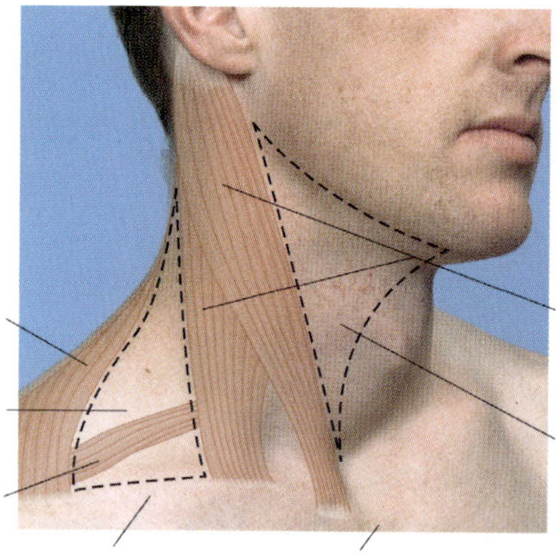

Figure 9-2 목은 흉쇄유돌근에 의해 분리된 삼각형의 전방과 후방으로 나누어 검사한다.

1) 대혈관

경동맥(목동맥, carotid artery)이나 내경정맥(속목정맥, internal jugular vein)과 같은 대혈관은 흉쇄유돌근의 아랫부분으로 지나간다(Figure 9-3). 외경정맥(바깥목정맥, external jugular vein)은 흉쇄유돌근의 바깥쪽 부분을 비스듬하게 지나가므로, 경정맥압(목정맥압, jugular venus pressure) 확인 시 도움이 되는 혈관이다.

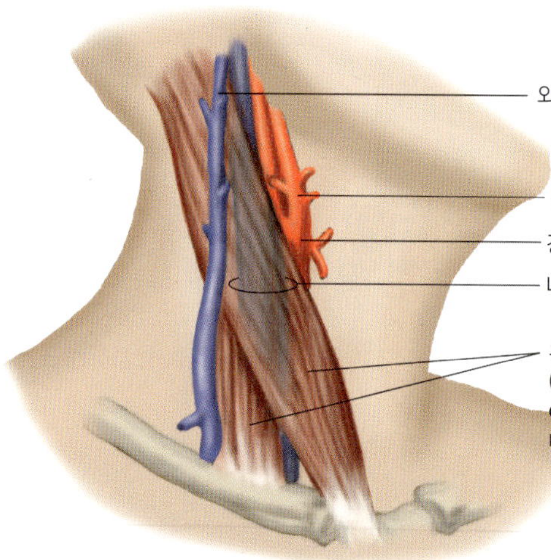

Figure 9-3 목의 대혈관

2) 목 중앙부 구조와 갑상선

목 중앙 부위에 있는 구조들은 다음과 같다(Figure 9-4). (1) 설골(목뿔뼈, hyoid bone)은 하악골(아랫턱뼈, mandibular bone) 바로 아랫부분에 위치하며 이동성이 있다. (2) 갑상연골(방패연골, thyroid cartilage)은 위쪽 가장자리 경계가 쉽게 인지된다. (3) 윤상연골(반지연골, cricoid cartilage), (4), 기관륜(기관연결고리, tracheal rings), (5) 갑상선(갑상샘, thyroid gland)이다.

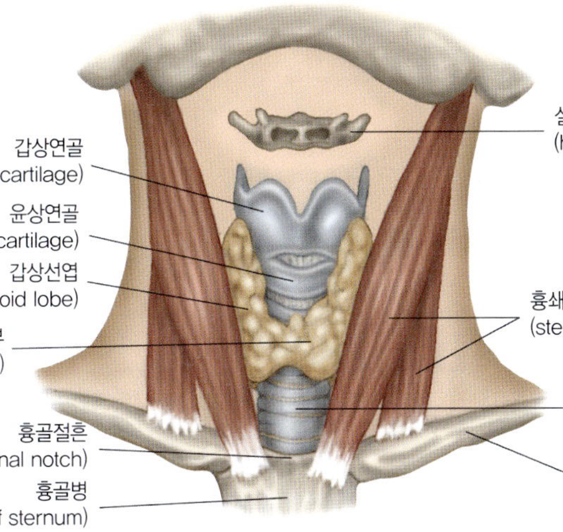

Figure 9-4 목의 중앙부 구조

갑상선협부(갑상샘잘룩, thyroid isthmus)는 기관(trachea)을 가로질러 놓여 있으며, 윤상연골 아래에 위치해 있다. 갑상선의 측엽은 기관과 식도(esophagus)의 옆면을 둘러싸며 후방으로 감겨져 있다. 갑상선은 중심부를 제외하고는 얇은 띠 모양의 근육들로 가려져 있으며, 그중에 흉쇄유돌근만이 외부에서 볼 수 있는 근육이다. 여성의 갑상선은 남성에 비해 좀 더 크며 더 쉽게 만져진다.

3) 림프절

확대된 압통 림프절은 일반적으로 인두염을 동반한다.

림프계는 체액균형유지, 소화기관으로부터 지방흡수, 노폐물제거 그리고 면역기능에 기여하는 중요한 기능을 하고 있다. 그 기능은 외부물질을 방어하고 제거하는 것이다. 림프계의 일부분이 머리와 목 부위에 위치해 있으며, 간호사는 림프배액체계를 잘 알고 있을 필요가 있다 (Figure 9-5).

정확한 신체검진을 위해서는 림프계를 잘 이해하는 것이 중요하다. 악성종양이나 염증성 병변이 관찰된다면, 주변 국소림프절의 침범 여부를 살펴보아야 한다. 림프절의 비대가 있거나 압통(tenderness)이 있다면, 림프절 주변에 감염이 있는지 살펴보아야 한다.

확대된 압통 림프절은 일반적으로 인두염을 동반한다.

대상자는 "림프절"보다 일반 용어에 더 익숙하기 때문에, "목에 부어오른 '선(glands)'이나 종괴가 보이십니까?"라고 질문한다.

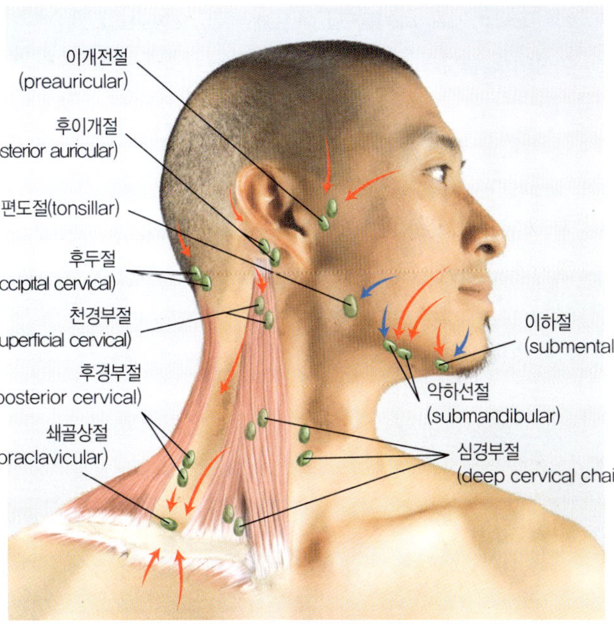

Figure 9-5 머리와 목의 림프절 및 림프 배액 양상

2. 건강력

목과 관련된 주증상은 BOX 9-2에 나열되어 있다.

BOX 9-2 주증상

- 림프절 부종이나 경부 종괴(neck lumps)
- 갑상선비대
- 쉰목소리

목에 덩어리가 만져지는 경우에는 추가적으로 "OLD CART"을 활용하여 질문해야 한다.

발병시기(O)
- 종괴를 처음 발견한 때는 언제였습니까?

부위(L)
- 종괴가 있는 부위는 어디였습니까? 한 개였습니까? 아니면 여러 개였습니까?

기간(D)
- 종괴가 발견된지는 얼마나 되었습니까?

특성(C)
- 종괴가 변하고 있습니까? (크기, 압통, 배액, 모양, 지속성 등)

동반증상과 징후(A)
- 삼키는 데 어려움이 있습니까? 최근 감염, 외상, 방사선, 수술 등을 경험한 적이 있습니까?
- 흡연이나 음주를 하거나 씹는 담배를 사용합니까?

완화요인(R)
- 종괴를 작아지게 하거나 덜 아프게 하는 요인이 있습니까? 종괴부위를 압박해 본 적이 있습니까?

치료(T)
- 의료기관을 방문해 본 적이 있습니까?

갑상선 기능을 검사하고 갑상선비대(enlarged thyroid gland)나 갑상선종(갑상샘종, goiter)과 관련된 증상이 있었는지 질문한다. 갑상선 기능을 사정하기 위해, 체온 불내성(temperature intolerance)이나 발한(sweating) 등에 대해 다음과 같이 질문해 볼 수 있다.

갑상선종에서 갑상선 기능 수치는 상승 또는 감소하거나 정상일 수도 있다.

- 덥거나 추운 날씨 중 어떤 날씨를 더 좋아합니까?

임상 팁

추위를 참지 못하거나, 따뜻한 옷과 담요 착용을 선호하고 발한 감소는 갑상선기능저하증(갑상샘저하증, hypothyroidism)을 암시한다. 이와 반대되는 증상들, 심계항진(두근거림, palpitation), 의도하지 않은 체중 감소는 갑상선기능항진증(갑상샘 항진증, hyperthyroidism)을 암시한다.

- 평소 다른 사람들보다 옷을 더 많이 입는 편입니까? 덜 입는 편입니까?
- 다른 사람보다 땀을 더 많이 흘리는 편입니까? 덜 흘리는 편입니까?
- 최근 가슴이 두근두근 뛰거나 체중변화가 있었습니까?

일반적으로 사람들은 노화가 진행됨에 따라 땀과 추위에 민감해져서 더 따뜻한 환경을 선호하는 경향이 있다.

쉰목소리(hoarseness)는 후두(laryngeal)의 문제로 가장 빈번히 발생하기는 하지만, 갑상선기능저하증이 만성적인 쉰목소리의 원인이 될 수 있다([11장. 귀, 코, 구강과 인후] 참조).

3. 신체검진

1) 목

목의 피부색, 색소 침착, 질감, 두께, 모발이나 털의 분포 및 병변에 주의하면서 목의 피부를 관찰한다. 목의 대칭과 종괴 또는 흉터를 확인하면서 목을 시진한다. 특히 이하선과 악하선의 비대나 림프절의 비대가 있는지 관찰한다.

과거 갑상선 수술의 흉터가 종종 예측치 못한 갑상선질환에 대한 단서가 된다.

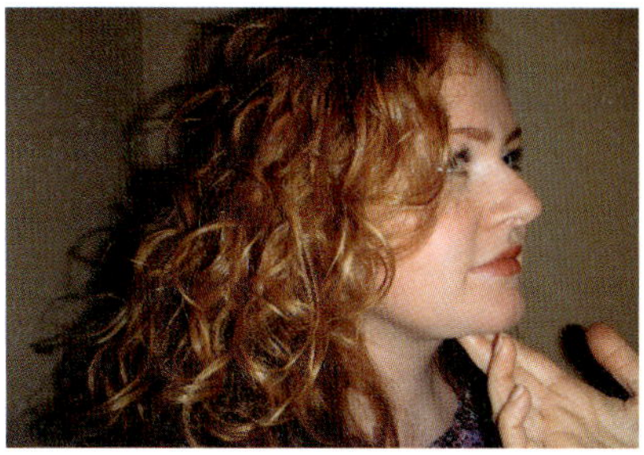

Figure 9-6 이하림프절의 촉진.

2) 림프절

림프절을 촉진한다. 두 번째와 세 번째 손가락의 앞면을 이용하여 림프절 위에 있는 피부에 원을 그리며 촉진한다(Figure 9-6). 대상자는 이완된 상태이어야 하며, 목을 약간 앞으로 숙이게 하고 필요하다면 검사 부위 방향 앞쪽을 보고 있도록 한다. 보통은 양측을 동시에 검사하게 된다. 그러나 이하림프절 검진 시에는, 한 손으로는 머리를 지지하면서 다른 한 손으로 촉진하는 것이 도움이 된다.

"편도절"이라고 생각되는 부위에서 맥박이 느껴진다면, 편도절이 아니라 경동맥(carotid artery)일것이다. 하악골과 흉쇄유돌근 사이의 높고 깊은 작고 단단하며 압통이 있는 "편도절"은 아마도 측두골의 경상돌기(styloid process)일 것이다.

다음과 같은 순서로 촉진한다(Figure 9-7).

1. **전이개절(귓바퀴앞림프절, preauricular)**: 귀의 앞부분
2. **후이개절(뒤귓바퀴림프절, posterior auricular)**: 유양돌기의 표면
3. **후두절(뒤통수뼈림프절, occipital)**: 두개골 후면의 기저부
4. **편도절(tonsillar node)**: 하악골의 각진 부분
5. **악하선절(턱밑림프절, submandibular)**: 하악골의 각과 첨부(tip of the mandible) 사이의 가운데 부분. 이 절은 소엽상인 악하선보다 작고 부드러운 표면을 가지고 있다.
6. **이하절(턱끝밑림프절, submental)**: 하악골 첨부의 가운데로 수 cm 뒤
7. **천경부절(표재경부절, superficial cervical)**: 흉쇄유돌근의 표면
8. **후경부절(posterior cervical)**: 승모근의 앞쪽 경계면
9. **심경부절(깊은목림프절, deep cervical chain)**: 흉쇄유돌근의 심부에 있어서 종종 촉진이 힘든 부위로, 촉진을 위해서는 엄지와 나머지 손가락으로 흉쇄유돌근 주위를 감싸 쥐어야 한다.
10. **쇄골상절(빗장위림프절, supraclavicular)**: 쇄골과 흉쇄유돌근이 이루는 각의 심부

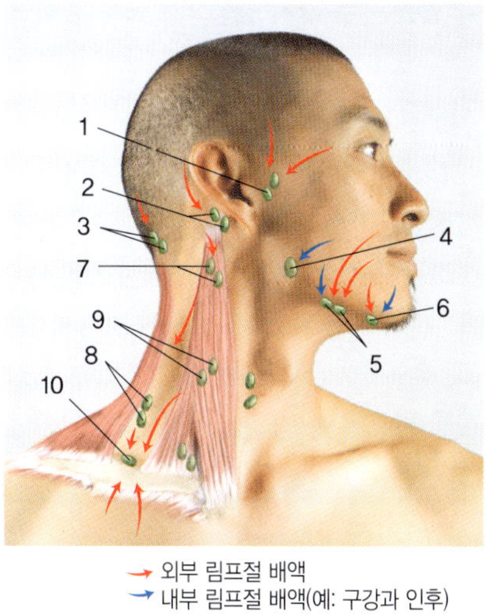

Figure 9-7 림프절 촉진 순서.

임상 팁

쇄골상절의 비대는, 특히 왼쪽의 경우, 흉부나 복부의 악성종양으로부터의 전이(metastasis) 가능성을 암시한다.

두 번째와 세 번째 손가락의 앞면을 이용하여 촉진을 시작하며, 전이개절을 살살 돌리면서 만져본다(Figure 9-8). 이후에 후이개절, 후두절, 편도절, 악하선절을 차례로 촉진하고 이하절은 한 손으로 촉진한다.

목에서 촉진이 가능한 마지막 림프절은 흉쇄유돌근의 앞쪽 표면에 위치한 천경부절과 흉쇄유돌근 심부에 위치한 심경부절이다. 이 림프절들을 촉진한 이후, 승모근(trapezius)의 앞부분 가장자리와 흉쇄유돌근의 후방연에 위치한 후경부절을 촉진한다. 대상자의 목을 약간 숙이고 검사하는 방향으로 고개를 돌리게 한 다음, 쇄골과 흉쇄유돌근이 이루는 각 사이에 있는 쇄골상절을 검사한다(Figure 9-9).

간혹 림프절이 촉진되지 않을 수도 있다. 일단 림프절이 촉진된다면, 크기, 모양, 경계 결정(각각 분리되어 있는지 또는 여러 개 뭉쳐져 있는지), 이동성, 경도, 압통 여부 등을 살펴본다. 아동에서는 "엽총(shotty)"이라는 용어로 표현되는 림프절이 매우 자주 발견될 수 있는데, 이 림프절은 특징이 크기가 작고 이동성이 있으며 경계가 분리되어 있고 압통이 없는 것이다.

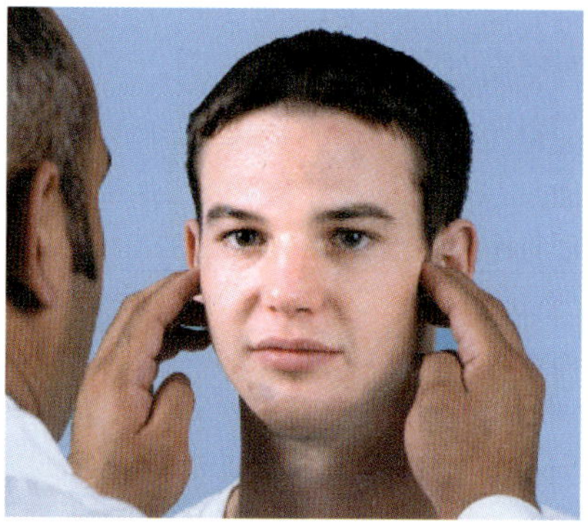

Figure 9-8 검지와 중지를 이용하여 원형으로 살살 돌리며 전이개절을 촉진한다.

임상 팁

압통이 있는 림프절은 염증이 있음을 암시하고, 단단하고 고정된 림프절은 악성종양을 암시한다.

림프절이 비대해져 있거나 압통이 있으면, (1) 림프액의 배액 부위를 다시 검진하고, (2) 그 외 다른 부위에 있는 림프절도 세밀히 검사하여, 림프절비대가 국소적인 것인지 **샘병증**(adenopathy)/**림프절병**(lymphadenopathy) (샘의 염증 또는 질병)인지를 감별하도록 한다.

근육이나 림프절로 가는 혈관을 가끔은 림프절로 오인할 수도 있다. 이때에는 림프절을 위아래 및 왼쪽, 오른쪽, 두 가지 방향으로 움직여 본다. 일반적으로 근육이나 혈관은 두 가지 방향으로 모두 움직여지지 않는다.

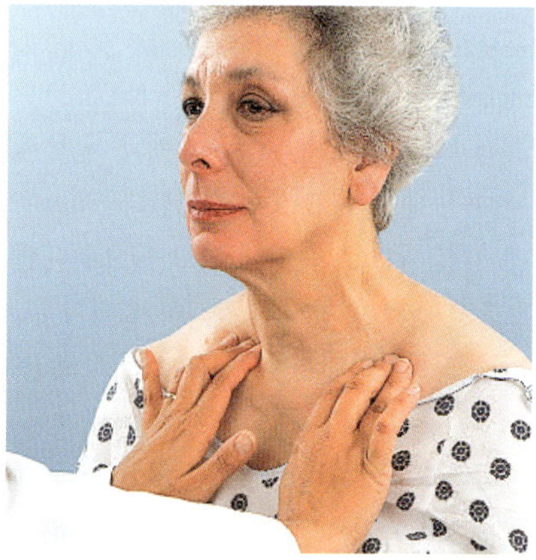

Figure 9-9 쇄골상절의 촉진.

전신 림프절병(lymphadenopathy)이 있으면 HIV나 후천면역결핍증후군(acquired immune deficiency syndrome, AIDS)의 가능성이 높아진다.

3) 기관과 갑상선

갑상선, 윤상연골, 그리고 윤상연골 아래 위치한 기관(trachea)을 각각 구분하여 검진한다(Figure 9-10).

기관이 정상적인 중심부에서 벗어나 한쪽으로 치우쳐 있는지를 먼저 시진한 다음, 편위(deviation)가 있으면 만져서 확인해 본다. 기관의 한쪽 측면에 손가락을 대고, 흉쇄유돌근과 기관 사이에 있는 공간을 확인한다. 반대쪽에서 똑같이 시행한 후 서로 비교해 본다. 이 공간은 양측이 대칭이어야 한다.

임상 팁

목에 생긴 종괴로 인해 기관이 한쪽으로 밀려날 수 있다. 또한, 기관 편위는 종격동종양(mediastinal mass), 무기폐(폐확장부전, atelectasis), 광범위기흉(공기가슴증, pneumothorax)과 같은 흉곽(가슴, thorax)의 심각한 질환을 암시하기도 한다.

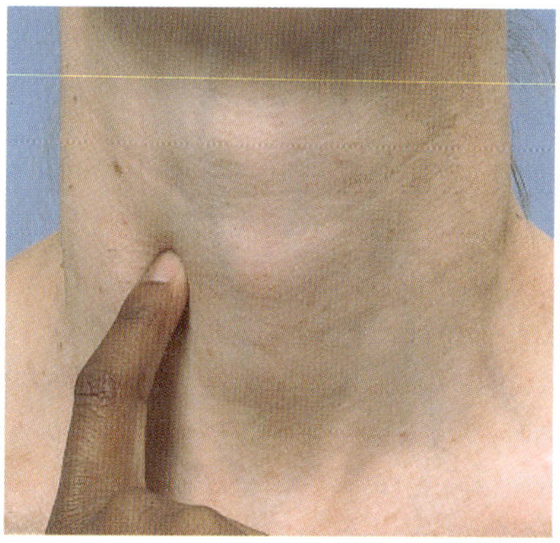

Figure 9-10 갑상선, 윤상연골과 기관을 확인한다.

목에 위치한 갑상선을 시진한다. 대상자의 머리를 약간 뒤로 젖힌 채, 접선광(비스듬한 광원, tangential light)을 이용하여 턱 끝에서 아래 방향으로 비추어 윤상연골 아래에 위치한 갑상선을 시진한다. 갑상선 하부 경계 음영이 화살표로 표시되어 있다(Figure 9-11).

갑상선종이란 비대해진 갑상선을 뜻하는 일반적인 용어이다.

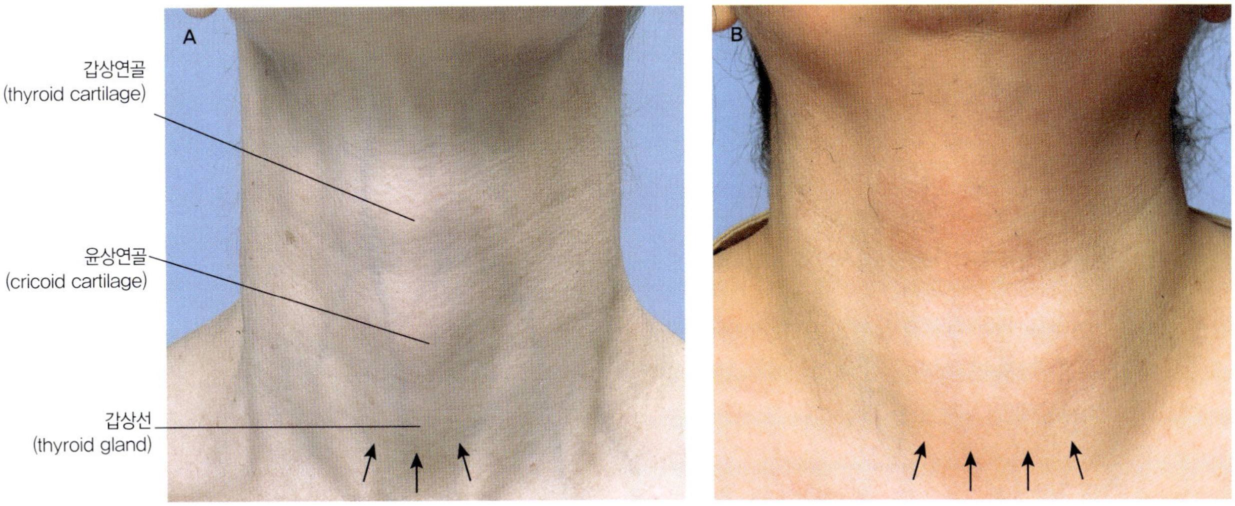

Figure 9-11 환자의 턱 끝에서 환자의 갑상선 아래쪽 경계까지 아래쪽으로 향하는 접선 조명을 사용한다. A. 휴식시 정상 갑상선. B. 휴식시 확대된 갑상선.

대상자에게 물 한 모금을 머금은 채 목을 다시 편 다음 삼키도록 요청한다. 이때, 갑상선의 상향 운동, 갑상선 모양 및 대칭성 등을 관찰한다(Figure 9-12). 갑상연골, 윤상연골, 갑상선 모두 연하 시에는 위로 올라갔다가 원위치로 내려온다.

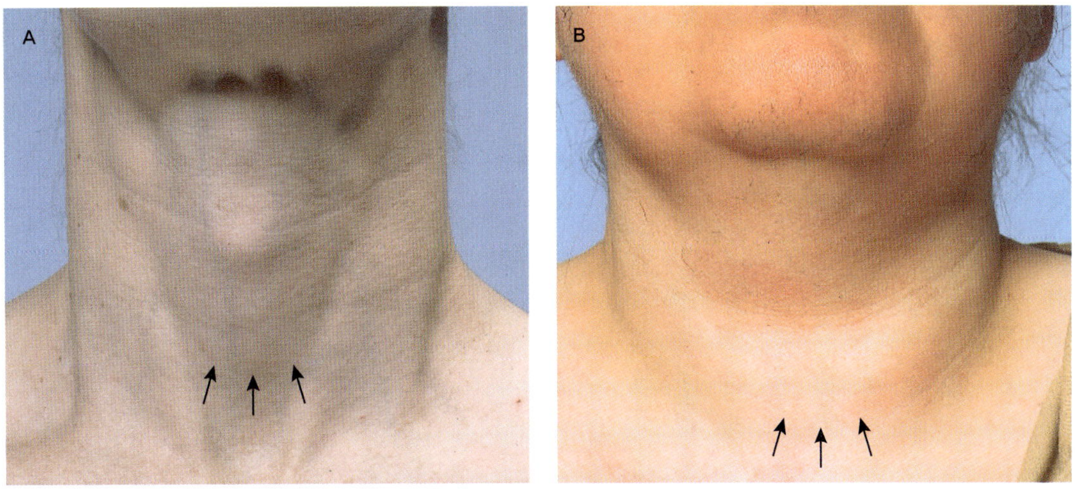

Figure 9-12 환자가 삼킬 때 갑상선의 운동과 모양, 대칭성을 확인한다. 일반 갑상샘(A)과 비교하면 삼킬 때 비대해진 갑상샘(B)을 볼 수 있다.

갑상선 검진은 전방 또는 후방 접근법으로 수행할 수 있으나 검진자가 검진기법에 익숙해지기 전에는 대상자 앞에서 손가락으로 시각적 관찰을 한 후에 후방에서 촉진하도록 한다(Figure 9-13).

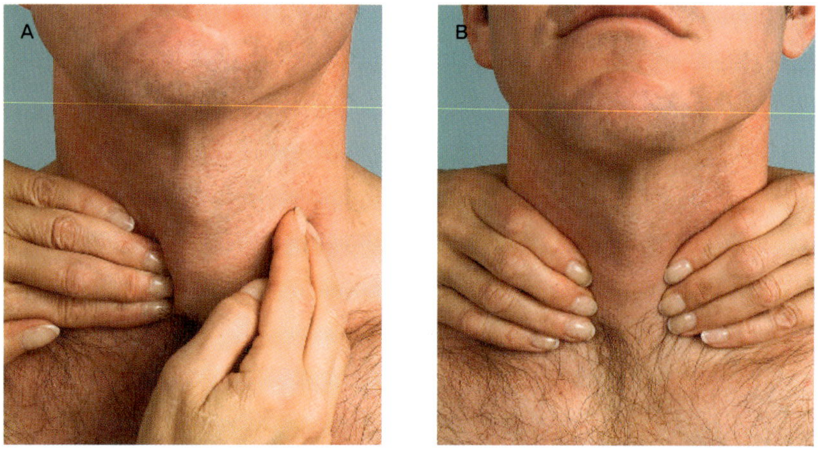

Figure 9-13 A. 전방 접근으로 갑상선 촉진. B. 후방 접근으로 갑상선 촉진.

갑상선의 촉진이 처음에는 어렵게 느껴질 수 있다. 시진에서 얻은 실마리를 이용하도록 한다. 기준점이 되는 갑상연골과 그 아래 위치한 윤상연골을 찾는다. 그리고 대개 제2, 3, 4 기관륜에 걸쳐져 있는 갑상선협부(갑상샘잘룩, thyroid isthmus)의 위치를 확인한다.

전방 및 후방 접근법에 대해 BOX 9-3의 단계를 따른다. 경험이 축적되면 더욱 능숙해질 것이다. 갑상선은 짧고 두꺼운 목보다 길고 가는 목에서 쉽게 만져진다. 대상자의 목이 짧은 경우, 대상자가 목을 좀 더 펴주는 것이 촉진에 도움이 될 수는 있으나, 일부 대상자에서는 갑상선의 부분 혹은 전체가 흉골 아래(substernal)로 들어가 있어서 촉진하기가 어렵다.

개념 마스터하기

후방 접근법을 사용하여 갑상선을 평가할 때, 간호사는 촉진을 쉽게 하기 위하여 흉쇄유돌근을 이완시킬수 있도록 대상자에게 목을 앞으로 구부리도록 요청한다. 이것이 갑상선의 전방 및 후방 사정법 모두에서 선호되는 방법이다.

BOX 9-3 갑상선 촉진 단계(후방 접근법)

- 흉쇄유돌근을 이완시킬 수 있도록 목을 약간 앞으로 숙이도록 한다.
- 검지가 윤상연골의 바로 아래에 가도록 양손을 목 위에 놓는다.
- 앞에서 언급한 것처럼, 대상자에게 물 한 모금을 삼키도록 한다. 이때 갑상선협부가 올라가는 것이 손가락 아래에서 느껴질 것이다. 그러나 이것은 항상 감지되는 것은 아니다.
- 갑상선엽은 협부보다 만지기 어렵기 때문에 훈련이 필요하다. 외측엽의 앞부분은 크기가 엄지의 끝 마디와 비슷하고 약간 고무 같은 촉감이 있다.
- 갑상선의 크기, 모양, 경도, 결절, 압통을 확인한다.
- 갑상선이 비대해져 있으면, 청진기를 외측엽 위에 놓고 잡음(bruit)이 있는지 들어본다. 이 잡음은 심장잡음(cardiac murmur)과 유사한 소리이지만 심장에서 기인한 것은 아니다.

갑상선기능항진증에서는 국소적으로 수축성 또는 지속성 잡음이 들릴 수 있다.

갑상선의 크기, 모양, 경도와 같은 신체적 특징이 진단에 중요한 요소이기는 하지만, 갑상선 기능의 평가는 신체 각 기관에 나타나는 증상이나 징후 그리고 임상검사 결과에 따라 달라질 수 있다. TABLE 9-4는 갑상선의 비대와 기능을 보여주고, 개요를 설명한다. TABLE 9-5는 갑상선기능장애의 증상과 징후를 요약하고, TABLE 9-6은 갑상선의 경도와 관련 질환을 보여준다.

TABLE 9-4 갑상선 비대

미만성 비대(diffuse enlargement)

협부와 양측엽에서 발생하나, 명백히 만져지는 결절(palpable nodules)은 없다. 원인으로는 그레이브스병, 하시모토 갑상선염, 풍토병 갑상선종(endemic goiter) 등이 포함된다.

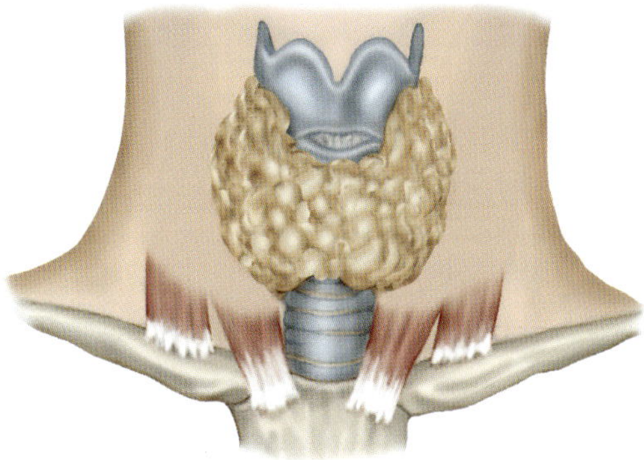

단일 결절(single nodule)

단일 결절은 낭종, 양성종양 또는 다결절성 갑상선 내의 단일 결절일 수 있다. 그러나 악성종양일 가능성도 배제할 수 없다. 악성종양의 위험인자는 방사선 조사 과거력, 딱딱한 종괴, 급속한 성장, 주변 조직으로의 유착, 경부 림프절 종대, 남성 등이 있다.

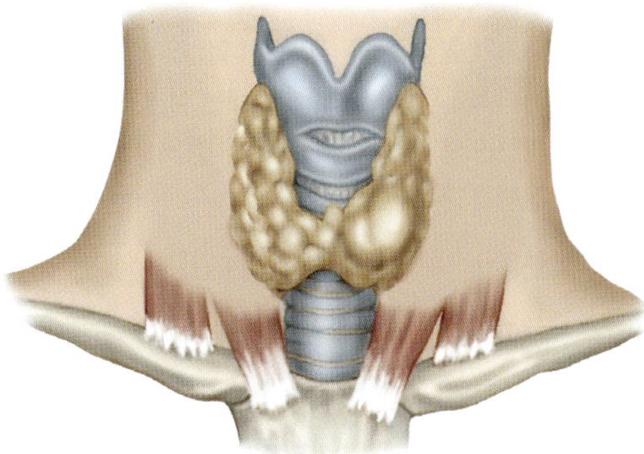

다결절성 갑상선종(multinodular goiter)

두 개 이상의 결절과 함께 갑상선이 커져 있으면 종양성이기보다는 대사성 이상이 있음을 암시한다. 가족력이 있는 경우나 결절이 지속적으로 커질 경우는 악성종양의 위험요인이 된다.

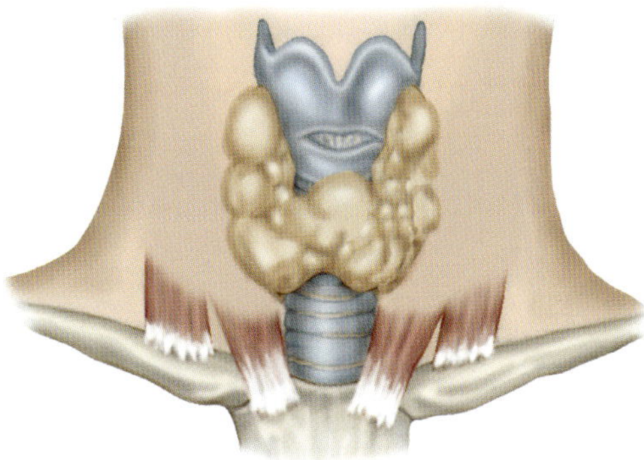

TABLE 9-5 갑상선기능장애의 증상과 징후

	갑상선항진증(hyperthyroidism)	갑상선저하증(hypothyroidism)
증상	• 신경과민(nervousness) • 식욕은 증가되나 체중은 감소함 • 과다 발한, 더위를 못 참음 • 심계항진(palpitations) • 장운동 항진 • 근위부(proximal muscle) 근육약화, 진전(tremor)	• 피로(fatigue), 기면(lethargy) • 식욕부진(anorexia)과 함께 중등도의 체중 증가 • 건조하고 거친 피부, 추위를 못 참음 • 안면 및 손발의 부종 • 변비(constipation) • 허약(weakness), 근육 경련(muscle cramps), 관절통(arthralgias), 감각이상(paresthesias), 기억과 청력의 감퇴
징후	• 따뜻하고 부드러우며 촉촉한 피부 • 그레이브스병의 경우, 눈의 응시, 눈깜박임 지연, 안구돌출(눈알 돌출, exophthalmos)과 같은 안구관련 징후가 나타남 • 수축기 혈압의 증가, 이완기 혈압의 감소 • 빈맥(빠른맥, tachycardia) 또는 심방세동(atrial fibrillation) • 항진된 S_1 심음을 가진 심장 박동의 과역동(hyperdynamic) 상태 • 진전과 근위부 근육약화	• 마르고 거칠면서 찬 피부, 때로는 카로틴(carotene)으로 인한 황색 피부, 비함요부종(nonpitting edema), 모발 손실 • 안와주위부종(periorbital puffiness) • 수축기 혈압의 감소와 이완기 혈압의 증가 • 서맥(느린맥, bradycardia), 말기에는 저체온증(hypothermia) • 가끔 심음(heart sounds) 강도 감소 • 기억력 감퇴, 혼합성 난청, 기면증, 말초 신경병증(peripheral neuropathy), 수근터널증후군(손목굴증후군, carpal tunnel syndrome)

TABLE 9-6 갑상선 경도와 관련질환

경도	관련질환
부드러운(soft)	그레이브스 병(Graves disease)
단단한(firm)	하시모토 갑상선염(Hashimoto thyroiditis), 결절(양성과 악성)
압통(tender)	갑상선염(thyroiditis)

4) 경동맥과 경정맥

정밀한 순환기계 검진을 위해 침대에 누운 자세를 취하기 전까지는 이 혈관에 대한 검진은 미뤄두어도 무방하다. 그러나 경정맥 팽대(목정맥 팽창, jugular venous distention)는 앉은 자세에서도 관찰될 수 있으므로 간과해서는 안 된다. 또한, 비정상적인 동맥박동(arterial pulsation)에도 항상 주의를 기울여야 한다. 이에 대한 자세한 내용은 [13장 심혈관계]를 참조한다.

검진결과 기록 Recording your Findings

머리와 목의 검진결과의 기록 예시는 **BOX 9-4**와 같다.

BOX 9-4 머리와 목의 검진결과 기록

- 머리: 두개골은 정상두/무외상(NC/AT)임. 머리카락은 곧고 갈색이며 부드러움.
- 목: 기관(trachea)은 중앙에 위치함. 목 부속기관, 갑상선협부는 만져지고 갑상선엽은 촉진되지 않음
- 림프절: 머리와 목의 림프절병 없음.

또는

- 목: 기관은 중앙에 위치함. 목 부속기관, 갑상선협부 중앙에 위치함, 갑상선엽이 만져지나 커져 있지는 않음
- 림프절: 우측 악하선절과 우측 후두절, 압통, 1 × 1 cm 크기, 고무 같고 부드럽지 않으며, 이동성 있음

참고문헌

인용

Baldwin, G., Breiding, M., & Sleet, D. (2016). Using the public health model to address unintentional injuries and TBI: A perspective from the Centers for Disease Control and Prevention (CDC). Neurorehabilitation, 39(3), 345–349. https://doi.org/10.3233/NRE-161366

Buse, D. C., Greisman, J. D., Baigi, K., & Lipton, R. B. (2019). Migraine progression: a systematic review. Headache, 59(3), 306–338. https://doi.org/10.1111/head.13459

Castro, M. R., & Gharib, H. (2005). Controversies in the management of thyroid nodules. Annals of Internal Medicine, 142(11), 926–931.

Centers for Disease Control and Prevention. (2019). Surveillance report of traumatic brain Injury-related emergency department visits, hospitalizations, and deaths—United States, 2014. Centers for Disease Control and Prevention, U.S. Department of Health and Human Services. Chu, H. T., Liang, C. S., Lee, J. T., Yeh, T. C., Lee, M. S., Sung, Y. F, & Yang, F. C. (2018). Associations between depression/anxiety and headache frequency in Migraineurs: a cross-sectionalstudy. Headache, 58(3), 407–415. https://doi.org/10.1111/head.13215

Collaborators GBDH. (2018). Global, regional, and national burden of migraine and tension-type headache, 1990–2016: a systematic analysis for the global burden of disease study 2016. Lancet Neurology, 17(11), 954–976. https://doi.org/10.1016/S1474-4422(18)30322-3

Coronado, V. G., Thomas, K. E., Sattin, R. W., Johnson, R. L. (2005). The CDC traumatic brain injury surveillance system:

Characteristics of persons aged 65 years and older hospitalized with a TBI. Journal of Head Trauma Rehabilitation, 20(3), 215–228. https://doi.org/10.1097/00001199-200505000-00005

D'Amico, D., Sansone, E., Grazzi, L., Giovannetti, A. M., Leonardi, M., Schiavolin, S., & Raggi, A. (2018). Multimorbidity in patients with chronic migraine and medication overuse headache. Acta Neurologica Scandinavica, 138(6), 515–522. https://doi.org/10.1111/ane.13014

Hegedus, L. (2004). The thyroid nodule. New England Journal of Medicine, 351(17), 1764–1771.

Huh, K. R., Kim, J. Y., Choi, S. H., Yoon, Y. H., Park, S. J.,& Lee, E. S. (2020). Comparison of traumatic brain injury patients with brain computed tomography in the emergency department by age group. Clinical and Experimental Emergency Medicine, 7(2), 81–86. https://doi.org/10.15441/ceem.19.076

International Headache Society. (2018). The international classification of headache disorders. Cephalalgia, 38, 1–211.

Khokhar, B., Simoni-Wastila, L., Slejko, J. F., Perfetto, E., Zhan, M., & Smith, G. S. (2017). In-hospital mortality following traumatic brain injury among older medicare beneficiaries, comparing statin users with nonusers. Journal of Pharmacy Technology, 33(6), 225–236. https://doi.org/10.1177/8755122517735656

Kumar, R. G., Ketchum, J. M., Corrigan, J. D., Hammond, F. M., Sevigny, M., & Dams-O'Connor, K. (2020). The longitudinal effects of comorbid health burden on functional outcomes for adults with moderate to severe traumatic brain injury. Journal of Head Trauma Rehabilitation, 35(4), E372–E381. https://doi.org/10.1097/HTR.0000000000000572 McCrory, P., Feddermann-Demont, N., Dvořák, J., Cassidy, J. D.,

McIntosh, A., Vos, P. E., Echemendia, R. J., Meeuwisse, W.,& Tarnutzer, A. A. (2017). What is the definition of sportsrelated concussion: a systematic review. British Journal of Sports Medicine, 51(11), 877–887. https://doi.org/10.1136/bjsports-2016-097393

Smith, J. H. (2018). Ruling out secondary headache. Practical neurology. A careful history and high degree of suspicion are needed for accurate diagnosis. https://practicalneurology.com/articles/2018-mar-apr/ruling-out-secondary-headache

Syrenicz, A., Koziołek, M., Ciechanowicz, K., Sieradzka, A., Bińczak-Kuleta, A., & Parczewski, M. (2014). New insights into the diagnosis of nodular goiter. Thyroid Research, 7, 6.

Taylor, C. A., Bell, J. M., Breiding, M. J., & Xu, L. (2017). Traumatic brain injury-related emergency department visits, hospitalizations, and deaths—United States, 2007 and 2013. Mmwr Surveillance Summaries, 66(9), 1–16. https://doi.org/10.15585/mmwr.ss6609a1

Winkler, E. A., Yue, J. K., Burke, J. F., Chan, A. K., Dhall, S. S., Berger, M. S., Manley, G. T., & Tarapore, P. E. (2016). Adult sports-related traumatic brain injury in United States trauma centers. Neurosurgical Focus, 40(4), E4. https://doi.org/10.3171/2016.1.FOCUS15613

World Health Organization. (2011). Atlas of headache disorders and resources in the world 2011. Retrieved August 29, 2020, from https://www.who.int/mental_health/management/ atlas_headache_disorders/en/World Health Organization. (2016). Headache disorders. Retrieved March 14, 2021, from https://www.who.int/news-room/fact-sheets/detail/headache-disorders

10 눈
The Eyes

주요 용어

· 검안경	· 사시	· 안검열
· 공감반응(맞반응)	· 시력	· 약시
· 광선수용체	· 시신경유두부종	· 유리체액
· 눈모음(수렴)	· 시야	· 이향
· 대면법	· 안각	· 조절
· 동공부등	· 안구진탕	· 직접 반응

학습목표

1. 눈의 구조와 기능을 확인한다.
2. 눈의 건강력을 정확하게 수집한다.
3. 눈을 사정하기 위한 신체검진기법을 기술한다.
4. 검안경 사용법을 설명한다.
5. 건강력과 신체검진을 통하여 얻은 정보를 활용하여 완전한 눈의 사정을 기록한다.

1. 구조와 기능

눈은 시각적 감각기관으로, 뇌신경 등 많은 중요한 구성요소로 이루어져 있다. 눈을 사정할 때 나타나는 다양한 징후와 증상은 눈 상태에 변화가 있음을 의미한다. 간호사의 역할은 이러한 변화를 감지하고 보건의료팀과 협력하여 눈의 손상 혹은 시력상실을 방지하는 것이다.

1) 눈의 구조

상안검(윗눈꺼풀, upper eyelid)은 홍채(iris)의 일부를 덮고 있지만 동공(pupil)은 가리지 않는다(Figure 10-1). 위, 아래 눈꺼풀 사이의 공간을 안검열(눈꺼풀틈새, palpebral fissure)이라고 한다. 공막(흰자위막, sclera)은 하얀 막이며 각막(cornea)과의 경계에서 다소 어두워 보일 수 있다. 결막(conjunctiva)은 투명한 점막층으로 육안으로 쉽게 식별되는 두 부분으로 구성되어 있다. 안구결막(bulbar conjunctiva)은 안구의 앞쪽 대부분을 덮고 있는 공막의 일부분으로 하부조직에 느슨하게 결합되어 있다. 안검결막(눈꺼풀결막, palpebral conjunctiva)은 안검의 윤곽을 만든다. 안구결막과 안검결막은 그 사이에 접힌 오목(recess) 부위에서 결합하여 안구 움직임을 가능하게 한다.

안검 안쪽에는 안검판(눈꺼풀판, tarsal plate)으로 불리는 단단한 끈 같은 구조의 결체조직이 있다. 각판에는 안검판선(눈꺼풀판샘, meibomian glands)이 평행하게 줄지어 있으며 안검 가장자리에서 개구한다. 안검거근(눈꺼풀올림근, levator palpebrae)은 상안검을 들어 올리며, 제3뇌신경인 동안신경의 지배를 받는다. 교감신경의 지배를 받는 평활근 또한 안검을 올리는 데 관여한다(Figure 10-2).

눈물은 결막과 각막의 건조를 막으며, 미생물의 성장을 억제하고, 각막의 표면을 부드럽게 만들어준다. 눈물은 마이봄선(meibomian gland), 결막선(conjunctival gland), 그리고 누선(눈물샘, lacrimal gland)에서 나온다. 누선은 대개 안구의 상외측 안와(눈확, orbit)라고 하는 뼈 안에 위치한다. 눈물은 눈을 적신 다음, 내측의 누점(눈물점, lacrimal puncta)이라 불리는 두 개의 작은 구멍에 모아진다. 이후 누낭(눈물주머니, lacrimal sac)을 거쳐 누관(눈물관, lacrimal duct)을 통해 비루관(코눈물관, nasolacrimal duct)으로 배출되게 된다. 하안검 내측의 작은 융기부 꼭대기에 있는 구멍은 쉽게 관찰되나, 누낭은 안와뼈 안의 작은 함몰부에 있으므로 보이지는 않는다(Figure 10-3).

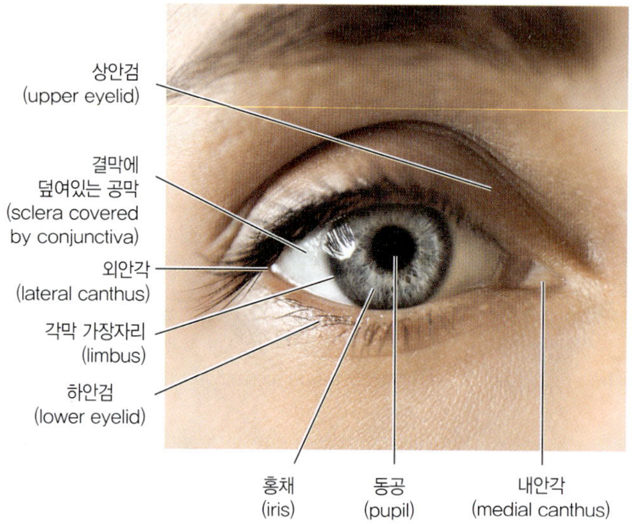

Figure 10-1 눈의 구조

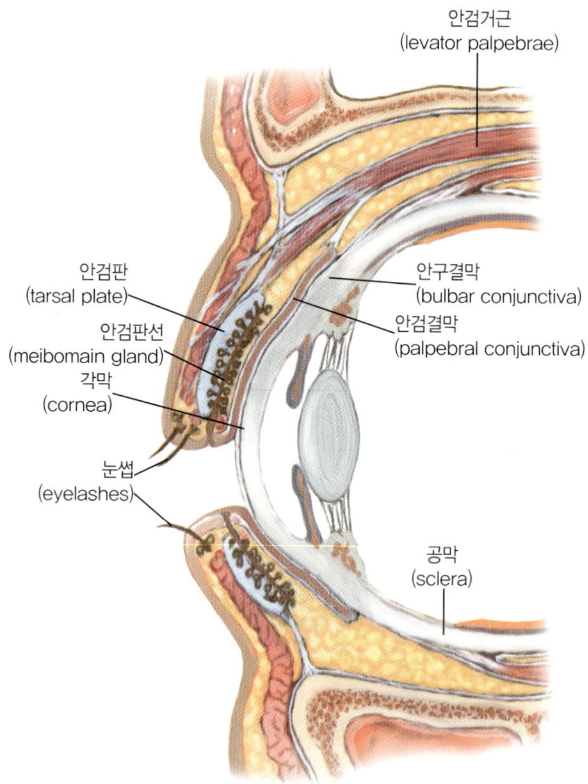

Figure 10-2 안구 앞부분의 시상절단면(눈을 감은 모습)

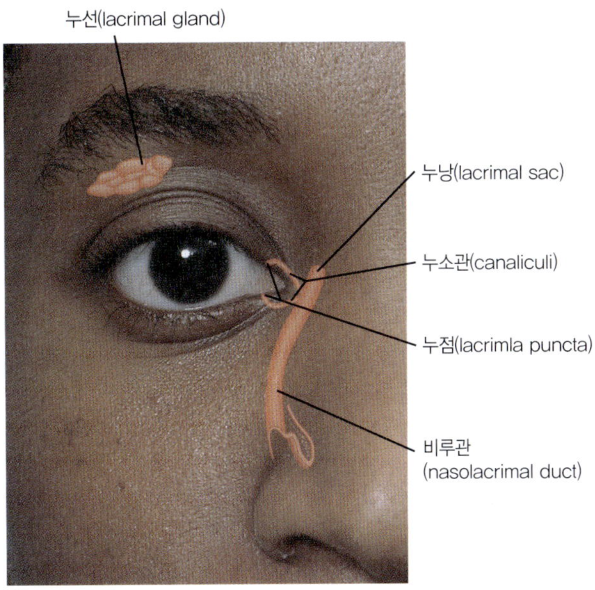

Figure 10-3 누선과 누관

안구는 둥근 구조로, 빛이 망막에 있는 감각신경 세포에 모이도록 초점을 맞추는 역할을 한다. 홍채 근육은 동공의 크기를 조절하게 되는데, 밝은 곳에서는 동공이 작아지고, 어두운 곳에서는 동공이 커진다. 모양체(ciliary body) 근육은 수정체(lens)의 두께를 조절하여 가깝거나 먼 곳의 물체에 초점을 맞추도록 한다.

유리체액(vitreous humor)은 수정체와 망막 사이의 공간을 채우고 있는 맑은 젤리 같은 물질이다. 방수(aqueous humor)는 눈의 전방(anterior chamber)과 후방(posterior chamber)을 채우고 있는 맑고 투명한 액체로, 각막과 수정체 사이를 순환한다. 방수는 모양체에서 생성되어 동공을 통해 후방에서 전방으로 이동하며 쉴렘관(canal of Schlemm)을 통해 배액된다(Figure 10-4). 이러한 순환구조는 안구 내부의 압력을 조절하는 데 도움을 준다.

검안경을 통해 보이는 눈의 후방을 안저(눈바닥, fundus)라고 한다. 안저에는 망막(retina), 맥락막(choroid), 망막중심오목(fovea), 황반(macula), 시신경유두(optic disc), 망막혈관 등이 있다(Figure 10-5). 안저는 한 번에 보이지는 않고 검안경으로 조정하면서 안저의 각 부분들을 볼 수 있다. 망막혈관을 포함한 시신경은 안구의 뒤쪽으로 들어간다. 검진자는 검안경을 이용하여 시신경유두에서 망막혈관과 시신경을 확인할 수 있다. 검안경으로 안저를 관찰할 때에는 시신경유두를 찾아 이를 내측에 위치하도록 하고 표지(landmark)로 활용하는 것이 가장 좋다. 유두의 가장자리를 확인한 다음 동맥과 정맥을 확인한다. 시신경유두의 바깥쪽에서 약간 아랫부분을 보면 망막 표면에 중심 시력을 나타내는 작은 함몰이 있다. 이 주위의 어두운 원형을 망막중심오목이라고 부른다. 망막중심오목을 둘러싸고 있는 둥근 황반(현미경적 노란색 점을 지칭함)은 가장자리를 명백히 구분하기는 어렵다. 수정체 뒤의 안구를 채우는 투명한 젤리 같은 물질인 정상 유리체는 잘 보이지는 않는다. 유리체는 안구의 형태를 유지하는 데 필요하다.

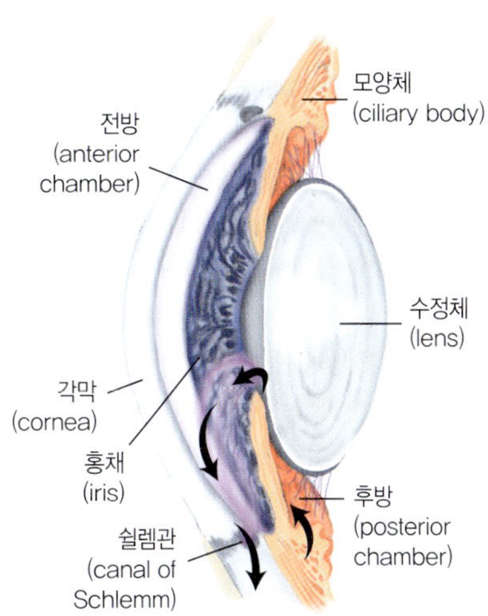

Figure 10-4 방수의 순환

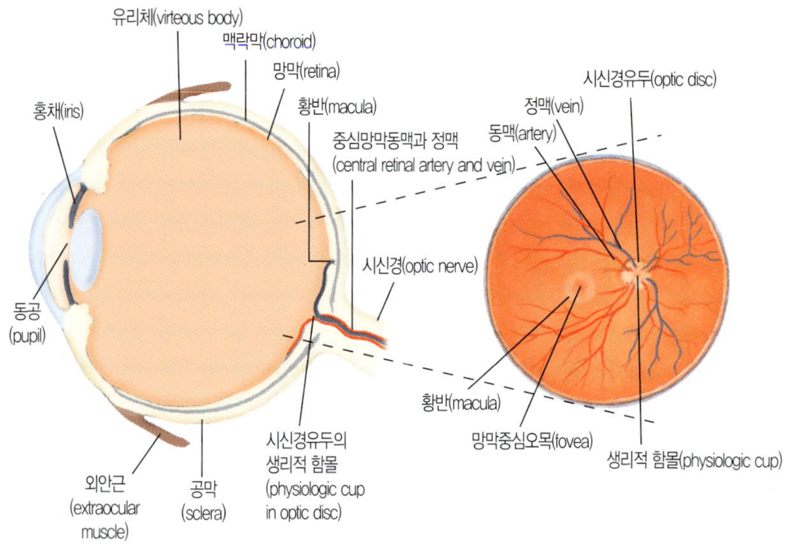

Figure 10-5 우측 안구의 횡단면과 검안경으로 흔히 관찰되는 안저

(1) 시야

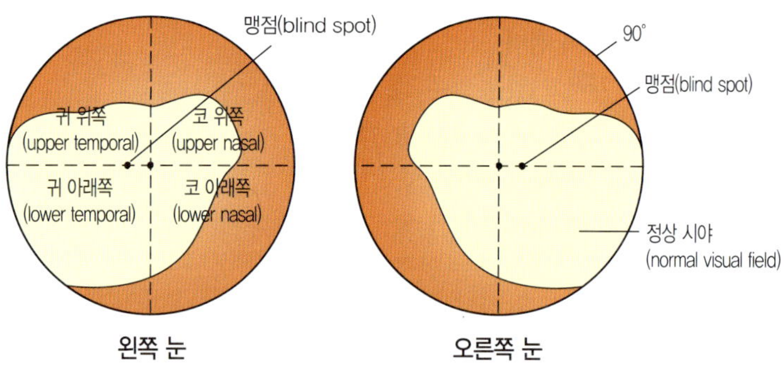

Figure 10-6 시야

시야(visual fields)는 눈을 한가운데에 고정하고 볼 수 있는 전체 범위를 말한다. 시야는 일반적으로 대상자의 관점에서 원으로 다이어그램으로 표시할 수 있다. 원의 중심은 주시 초점을 의미하며 원주의 둘레는 주시선(line of gaze)에서 90°이다. 시야는 네 부분으로 나뉘며, 그림에서 연노란색으로 표시하였다(Figure 10-6). 시야는 귀 쪽에서 가장 멀리 확장되며 정상적으로 위쪽으로는 눈썹에 의해, 아래쪽으로는 아랫볼에 의해, 안쪽으로는 코에 의해 제한된다. 시신경유두에는 망막 수용체가 분포되어 있지 않아 이 부분을 생리적 맹점(blind spot)이라고 하며 주시선인 중앙점에서 관자 부위 쪽으로 15° 정도 꺾어진 쪽에 위치한다.

양눈으로 볼 경우, 두 개의 시야는 양안시(binocular vision)에 의해 겹쳐진다. 측면은 단안시(monocular vision)이다(Figure 10-7).

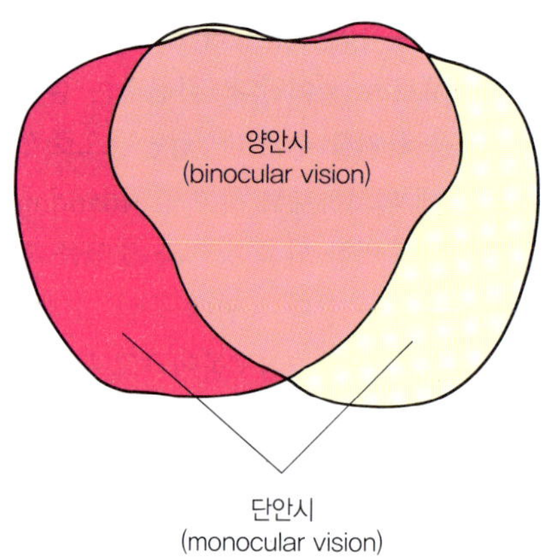

Figure 10-7 단안시와 양안시

2) 시각경로

상(image)을 보기 위해서는, 빛은 상으로부터 반사되어 동공을 통과하고 망막 안에 있는 광수용체에 맺힌다. 망막에 투영되는 상은 거꾸로 뒤집히게 되고 좌우가 바뀌게 된다(**Figure 10-8**). 코 위쪽 시야의 상은 망막의 사분원 중 아래 귀쪽에 상이 맺히게 된다.

빛에 의해 흥분되는 신경 자극은 양측에서 망막, 시신경(제2뇌신경), 시삭(시각로, optic tract)을 통해 전달되고, 시방사(시각로부챗살, optic radiation)라는 휘어진 경로를 통해 후두엽의 시각피질까지 이어진다.

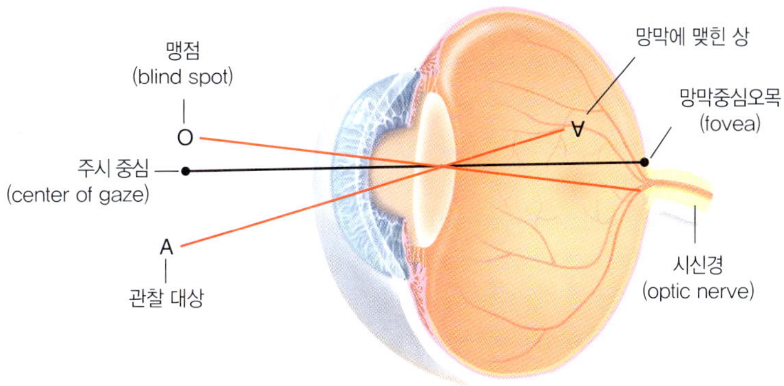

Figure 10-8 시각경로

3) 동공반응

동공의 크기는 빛에 반응할 때이거나, 가까운 물체에 초점을 맞출 때에 변한다.

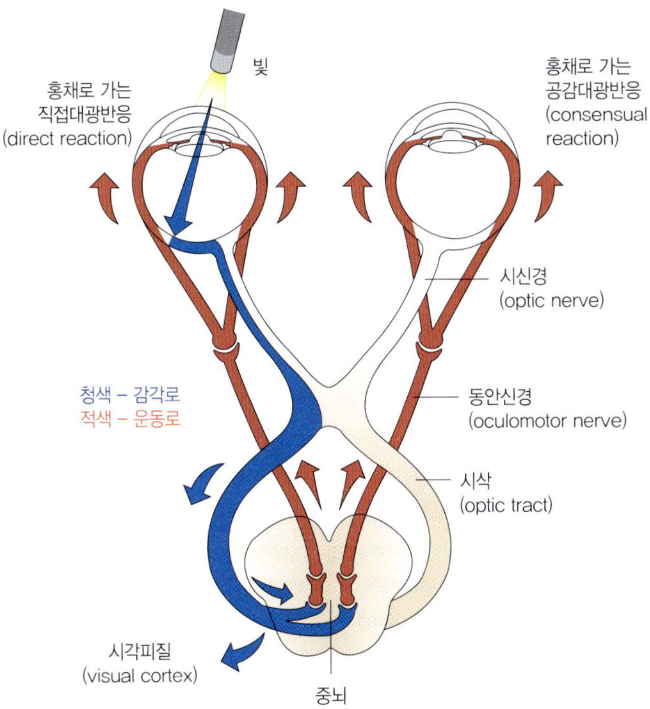

Figure 10-9 빛반응의 경로

(1) 빛반응

한쪽 눈에만 빛을 비추어도 양쪽 눈의 동공이 동시에 수축하는데, 이를 직접대광반사(빛을 비춘 눈), 그리고 공감대광반사(맞동공빛반사, consensual light reflex, 반대측 눈)라고 한다(**Figure 10-9**). 시각경로에서 기술한 바와 같이 반응 초기에는 망막, 시신경과 시삭을 거치지만 중뇌에서 경로를 바꾼다(diverge). 자극이 제3뇌신경인 동안신경을 거쳐 각 눈의 홍채 수축근으로 전달된다.

(2) 근접반응

시선을 먼 곳에서 가까운 곳으로 이동하면 동공은 수축한다. 이 반응은 빛반응과 마찬가지로 동안신경(제3뇌신경)에 의해서 조절된다(Figure 10-10). 동공수축과 동시에(동공반사의 일부는 아님) 첫째, 내직근(medial rectus muscle)의 운동에 의한 **눈모음**(convergence), 둘째, 모양체근의 수축에 의해 수정체가 볼록해짐으로써 원근조절이 이루어진다. **원근조절**(accommodation)은 수정체 모양의 변화로 가까운 물체에 초점을 맞출 수 있는데, 이 현상을 검진자가 눈으로 확인할 수는 없다.

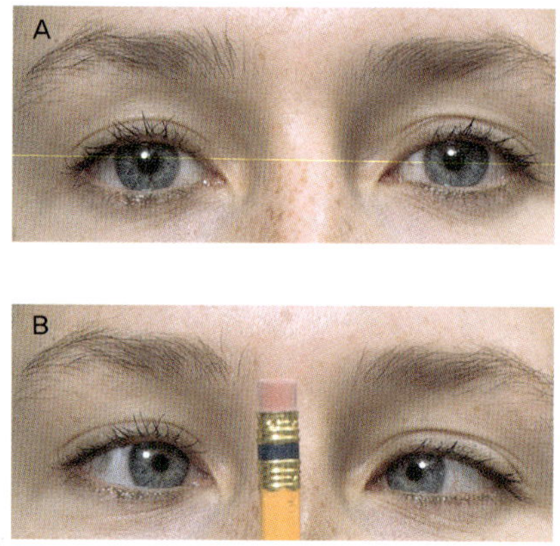

Figure 10-10 A. 정면을 바라보는 눈. B. 근접 반응시 동공수축

4) 눈의 자율신경

동안신경(제3뇌신경)을 따라가며 동공수축을 일으키는 신경섬유는 부교감 신경계의 일부이다. 그리고 홍채는 교감 신경섬유에 의해 지배를 받는다. 교감 신경섬유가 자극을 받으면 마치 공포에 놀란 것처럼 동공은 확장되고 위 눈꺼풀은 약간 올라가게 된다. 교감신경경로는 시상하부에서 시작하여 뇌간을 통해 경부척수로 내려가서 경동맥(목동맥, carotid artery)이나 그 분지를 타고 안구로 들어가게 된다(Figure 10-11). 이 경로에 병변이 발생하면 동공이 교감신경에 반응하여 확장하는 데 문제가 생길 수 있다.

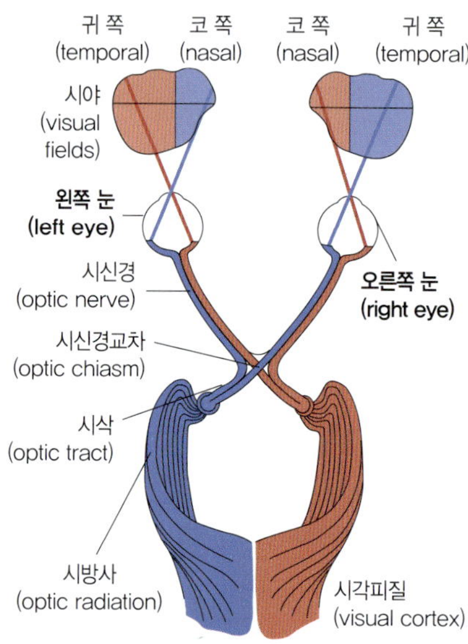

Figure 10-11 망막에서 시각피질까지 이어지는 시각경로(visual pathways)

5) 외안근 운동

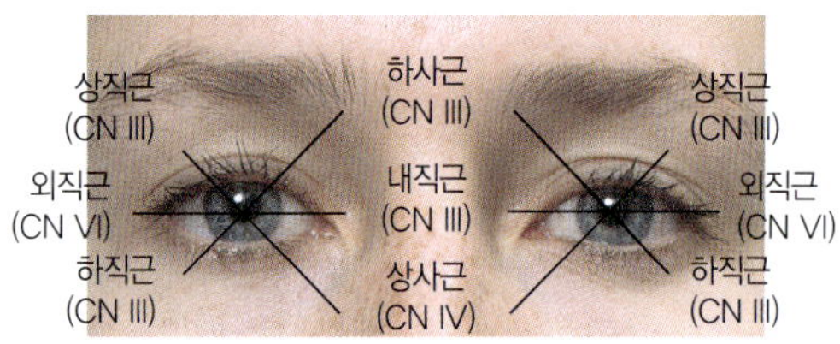

Figure 10-12 주시방향(6가지)

각 안구의 운동은 4개의 직근(위쪽, 가쪽, 중앙, 그리고 아래쪽)과 2개의 사근(아래쪽, 위쪽)의 6개 근육의 조화로 조절된다. 대상자에게 안구를 움직이게 해서 각 근육과 근육에 분포하는 신경의 기능을 검사할 수 있다. 해당 그림의 선들은 6가지 주시방향을 나타낸다(Figure 10-12). 예를 들어, 우측 아래를 볼 경우 우하직근(제3뇌신경)이 우측 안구의 움직임을 담당하며, 좌상사근(제4뇌신경)은 좌측 안구의 움직임을 담당하게 된다. 만약 이 근육들 중에 하나가 마비되면 안구는 정상적인 배열 위치에서 벗어나 한쪽으로 치우치게 되며, 동측 주시나 평행 주시가 되지 않는다.

2. 건강력

눈의 건강력을 사정하기 위한 일반적이고 주의 깊게 보아야 할 증상은 BOX 10-1에 나열되어 있다.

BOX 10-1 주증상

- 시력의 변화
  - 원시
  - 노안
  - 근시
  - 암점
- 복시(겹보임, double vision)
- 사시
- 흐림
- 발적
- 소양감

암점(scotoma)은 시야 내에 있는 보이지 않는 부위를 말하며, 정상 시야에 의해 둘러싸여 있다.

- 분비물
- 통증
- 눈물흘림
- 부종
- 병변
- 시각장애
- 수명(눈부심, photophobia)
- 교정용 렌즈 사용여부(안경, 콘택트렌즈)
- 인공삽입물

수명 혹은 광과민성(light sensitivity)은 강렬한 빛을 보았을 때, 망막의 광선수용체가 지나치게 흥분하여 발생한다.

건강력 사정의 목적은 눈의 변화를 확인하는 것이다. 눈과 **시력**에 대해 질문할 때에는 "눈에 어떤 변화가 있었습니까?"와 같은 개방형 질문으로 시작하는 것이 좋다. 증상이 점진적으로 나타나, 대상자가 이러한 변화에 적응했을 수 있다. 노인 대상자는 시력 변화가 노화의 일부라고 생각할 수 있으며, 더 잘 볼 수 있다는 사실을 인식하지 못하거나 객관적인 사정과 관련된 건강력에 대한 질문에 답하지 못할 수 있다. 따라서 추가적인 조사는 매우 중요하며, "시력이 이전보다 나아졌습니까?"와 같이 보다 심도 깊은 질문을 할 필요가 있다. 시력에 변화가 생겼다고 말한다면, 다음과 같이 관련된 사항에 대하여 자세히 물어본다.

- 가까운 곳에서 물체를 볼 때, 또는 멀리 볼 때 어려움이 있습니까?

임상 팁

가까운 물체를 보는 데 어려움이 있다면 원시(hyperopia, farsightedness) 또는 노안(presbyopia, aging vision)을 시사하고, 멀리 있는 물체를 보는 데 어려움이 있으면 근시(myopia, nearsightedness)를 시사한다.

- 시야가 흐려졌습니까? 갑자기 발생했습니까? 혹은 점차적으로 발생했습니까?
  - 갑작스럽게 편측에 발생한 시각장애의 경우 통증이 있습니까? 없습니까?
  - 그렇다면 시야가 모두 흐려졌습니까? 혹은 일부분만 흐려졌습니까?

임상 팁

갑작스럽게 편측성 시야상실이 있을 때 통증이 없다면 당뇨병, 외상, 황반변성, 망막박리, 망막정맥폐쇄나 중심망막동맥폐쇄로 인한 유리체 출혈을 생각해 볼 수 있다.

만약 통증이 있다면 보통 각막궤양, 포도막염, 외상성 전방출혈과 급성 녹내장과 같이 각막과 전방의 문제가 원인이다. 다발성경화증으로 인한 시신경염도 통증이 있을 수 있으며, 이러한 경우 안과의사에게 즉각적으로 의뢰해야 한다.

양측성이고 통증이 없다면 콜린성제제, 항콜린성제제와 스테로이드와 같은 굴절을 변화시키는 약물이 도움이 될 수 있다. 양측성이고 통증이 있다면, 화학약품이나 방사선에 노출을 고려할 수 있다. 양측성 시야결손이 점진적으로 나타난다면, 이것은 보통 백내장이나 황반변성에서 볼 수 있다.

- 시야결손이 부분적이라면 중심성입니까, 주변부입니까? 또는 편측성입니까?

임상 팁

서서히 진행되는 중심성 상실은 핵백내장 또는 황반 변성을 의미한다. 주변성 상실은 진행된 개방각 녹내장에서 나타난다. 한쪽 손실은 반맹 또는 사분면 결함을 나타낸다.

- 눈앞에서 번쩍이는 불빛(light flash)이 보입니까?

임상 팁

번쩍이는 불빛이나 새로 생긴 유리체 부유물이 있다면 망막박리를 의심할 수 있다. 즉각적으로 안과 자문이 필요하다.

- 이 증상이 부유물과 동반된 증상입니까?
- 커튼이 내려진 것과 같은 느낌입니까?
- 시각을 방해하는 작은 반점이나 안 보이는 부위(암점)가 있습니까? 만약 그렇다면 그것이 주시에 따라 시야 안에서 시선방향에 따라 움직입니까? 아니면 고정되어 있습니까?
- 복시(diplopia)가 있습니까? 이미지가 나란히 있거나(horizontal diplopia) 위에 있습니까(vertical diplopia)? 한쪽 눈을 감아도 복시가 지속됩니까? 어느 쪽 눈이 복시입니까?

움직이는 얼룩이나 섬유는 유리체의 부유물을 나타낸다. 고정된 결함(암점)은 망막이나 시각경로의 장애를 암시한다.

임상 팁

수평복시라면 생리적 현상일 수 있다. 한 손가락을 세워 얼굴 앞 15 cm 위치에 놓고, 팔은 쭉 뻗는다. 어느 한쪽 손가락에 초점을 맞추면 다른 쪽은 두 개로 보이게 된다. 이런 현상은 정상적인 반응이다. 성인에서 복시는 뇌간이나 소뇌의 병변 또는 외안근의 약화나 마비로 인해 생길 수 있다. 수평복시는 제3뇌신경과 제6뇌신경의 마비, 수직복시는 제3뇌신경과 제4뇌신경의 마비로 올 수 있다. 한쪽 눈의 복시(다른 쪽 눈을 감았을 때)는 각막이나 수정체의 문제를 암시한다.

- 아래의 증상을 경험하고 있습니까?
  - 과도한 눈물흘림
  - 분비물
  - 딱지
  - 발적**(TABLE 10-1)**

임상 팁

통증이 없이 충혈된 눈은 알레르기, 결막하출혈에서 나타난다. 바이러스성 결막염인 경우 이물감과 함께 붉어진다. 통증이 동반된 붉은 눈은 전방출혈, 상공막염, 급성 폐쇄각 녹내장, 헤르페스 각막염, 이물, 진균성 각막염, 사르코이드 포도막염에서 관찰된다.

- 눈꺼풀이나 눈에 병변 또는 증식이 있거나 있었던 적이 있습니까?
- 태양 또는 조명이 밝은 곳에 있을 때 눈이 아프거나 불편합니까(눈부심)?

TABLE 10-1 안구충혈

	충혈양상	통증	시력	안구 분비물	동공	각막	임상적 의의	그림
결막염 (conjunctivitis)	결막충혈(conjuctival injection): 결막혈관들이 붉은 빛을 띠고 굵어져 있으며 주변부로 갈수록 심한 양상을 보임	통증보다는 경미한 불편함	분비물로 일시적으로 약간 흐릴 수 있으나 그 외 영향은 없음	물 같음(watery), 점액성, 점액화농성	영향 없음	깨끗함	세균, 바이러스, 기타 감염, 알레르기, 자극	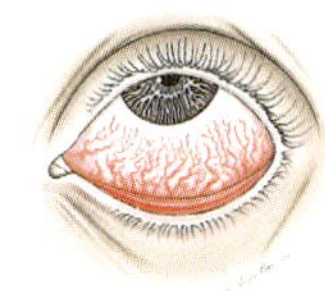
결막하출혈 (subconjunctival hemorrhage)	혈관 밖으로 혈액이 새어나오는 경우 균일하고 테두리가 분명한 붉은 부위가 생기며 시간이 지나면 노랗게 변하다가 없어짐	없음	영향 없음	없음	영향 없음	깨끗함	주로 없음, 외상, 출혈성 질환, 기침과 같은 정맥압의 갑작스런 증가	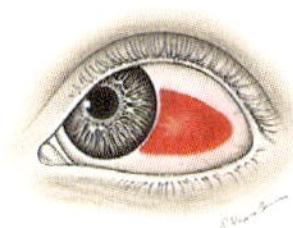
각막손상 또는 감염 (corneal injury or infection)	모양체 충혈(ciliary injection): 확장된 심부혈관은 마치 방사하는 혈관처럼 보이거나 또는 각막 가장자리(limbus) 주위에서 붉은 보랏빛으로 보임. 모양체 충혈은 이들 세 가지 질환의 중요한 증상이지만 확정적이지는 않음. 대신에 눈이 전반적으로 붉어질 수 있음. 이런 질환들의 다른 증상으로는 통증, 시력 저하, 비대칭 동공, 각막의 투명성 저하 등이 있음	중등도 내지는 심함, 표재성 통증	일반적으로 감소	물 같음, 화농성	홍채염으로 진행되지 않는 한 정상	원인에 따라 다름	찰과상, 바이러스와 세균 감염	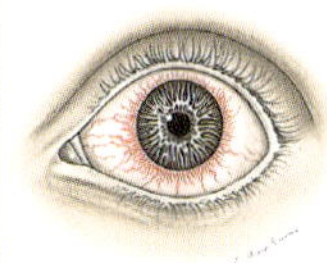
급성 홍채염 (acute iritis)	홍채의 염증	중등도, 쑤시는 통증, 심부통증	감소	없음	시간이 지나면서 작아지고 불규칙해질 수 있음	정상 혹은 약간 혼탁	다양한 눈질환 및 전신질환과 관련됨	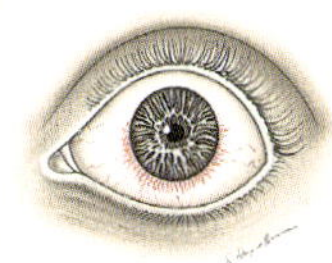
녹내장 (glaucoma)	각막 가장자리에 혈관 확장	심함, 쑤시는 통증, 심부통증	감소	없음	확장됨, 고정됨	수증기가 찬 것 같이 보임, 혼탁	안압의 갑작스런 증가 – 응급상황	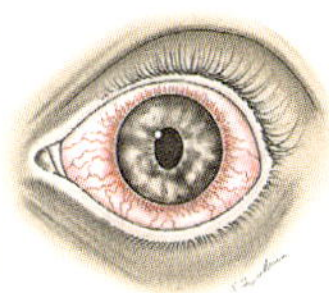

1) 눈 건강력

- 눈에 문제가 있거나 눈질환의 과거력이 있습니까?
- 아래의 건강력이 있습니까?
  - 조산
  - 눈의 외상이나 손상
  - 손상, 선천적 원인 또는 미용상의 이유와 관련된 눈 수술
  - 눈의 감염
  - 사시
  - 약시
  - 백내장
  - 녹내장
  - 당뇨병
  - 망막박리
  - 황반변성
  - 실명
- 눈검진은 언제 마지막으로 했습니까?
- 색맹검사를 받았습니까?
- 안경이나 콘택트렌즈를 착용합니까?
  - 하드렌즈 혹은 소프트렌즈 중 어느 것입니까?
  - 언제부터 안경이나 콘택트렌즈를 착용하기 시작했습니까?
  - 착용 목적이 시력 교정입니까, 미용입니까?
  - 콘택트렌즈를 어떻게 관리합니까?
  - 콘택트렌즈를 다른 사람과 공유합니까?
  - 콘택트렌즈를 얼마 동안 착용하고 있습니까? 낮 동안? 밤 동안?

2) 가족력

가족력과 관련된 정보를 얻기 위해 선천적인 눈질환, 백내장, 녹내장, 황반변성, 혹은 당뇨병의 병력이 있는지 질문한다.

3) 생활습관

- 담배를 피웁니까?
- 선글라스를 착용합니까?
- 고글 혹은 보호안경을 사용합니까? 언제 사용합니까?
- 눈을 건조하게 하는 약물을 사용합니까?

3. 신체검진

눈 검진에 필요한 준비물품은 다음과 같다.

- 시력표 (예: Snellen 또는 "E" 차트)
- 근거리 시력 카드(예: Rosenbaum 또는 Jaeger)
- 색인 카드 또는 불투명 덮개
- 펜라이트
- 검안경

1) 대상자 준비

눈을 검진할 때 대상자와 환경을 준비하는 것은 정확한 결과를 얻기 위해 매우 중요하다. 스넬렌 시력표(Snellen chart)가 검진실 밖에 있다면, 대상자를 검진복으로 갈아입히기 전에 이 부분에 대한 검진을 먼저 수행한다. 검진실은 조명이 밝고 산만하지 않게 유지해야 한다. 검진의 나머지 부분은 필요한 모든 장비를 갖춘 조용하고 환한 검진실에서 시행되도록 한다.

눈검진은 다음 사항을 포함한다.

- 시력검사: 원거리, 근접 및 주변
- 눈, 눈썹, 안검, 결막 및 공막, 각막, 수정체, 홍채 및 동공의 시진
- 눈물기관의 시진과 촉진
- 외안근 운동: 안구운동 범위, 눈모음, 각막빛반사, 교대가림검사
- 시신경유두와 시신경유두 함몰, 망막 및 망막혈관을 포함한 안저검사

2) 시력검사

(1) 시력검사

시력은 시력검사를 통해 평가되며, 스넬렌 시력표, "E" 시력표 및 근거리시력표와 같은 다양한 검사 도구를 사용할 수 있다.

스넬렌 검사

중심시력과 원거리시력은 스넬렌 시력표를 이용하여 검사한다. 시력표의 가장 위 줄에는 가장 큰 글씨와 가장 아래 줄에는 가장 작은 글씨가 적혀있다(Figure 10-13). 대상자에게 시력표에서 6 m 떨어지도록 지시한 뒤, 안경이나 콘택트렌즈를 착용한 경우에는 이를 착용하고 검사한다. 카드를 이용하여 한쪽 눈을 가리도록 하고(손가락 사이로 엿보는 것을 방지하기 위해서), 인쇄된 글씨에서 가능하면 가장 글씨가 작은 줄을 읽도록 한다. 다음 줄을 읽도록 격려하면 좀 더 나은 시력이 나올 수 있다. 가장 큰 글씨를 읽지 못한다면 대상자를 시력표에 가까이 가도록 하여 시력표를 읽으면 그 거리를 측정한다. 대상자가 문자의 반 이상을 정확히 해독할 수 있는 가장 작은 글씨의 줄을 확인하고 그 줄의 옆에 적혀있는 시력과 잘못 읽은 글자의 수를 기록한다. 이때 안경이나 콘택트렌즈를 착용하였다면 같이 기록한다. 각각의 눈을 한쪽씩 따로 검사하고, 잘못 읽은 글자, 눈을 가늘게 뜨는 것, 또는 걱정하는 것을 주의해야 한다. 두 번째 눈을 검사하는 동안, 대상자가 글씨의 배열을 암기할 수 없도록 뒤로 또는 오른쪽에서 왼쪽으로 읽도록 요청할 수 있다.

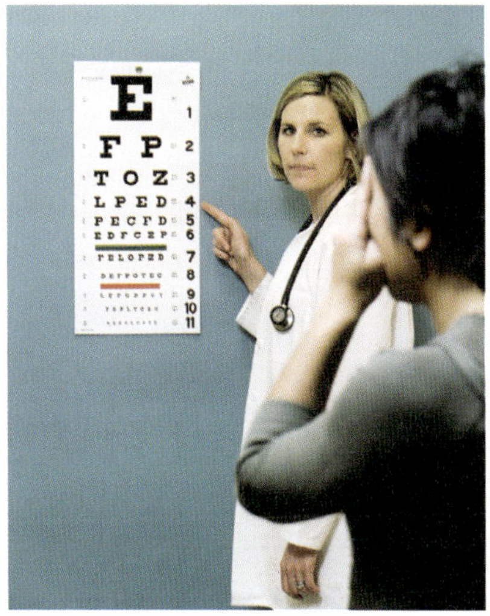

Figure 10-13 Snellen 눈 차트로 시력 평가

시력은 두 개의 숫자로 표현하는데(예: 20/30), 분자는 대상자가 시력표에서 떨어진 거리(ft)를 의미하며 분모는 정상적인 눈으로 라인의 글자를 읽을 수 있는 거리(ft)를 의미한다. 정상 시력은 20/20이며, 정상 시력보다 좋은 시력은 분모 또는 두 번째 숫자가 분자 또는 맨 위의 숫자보다 작은 경우이다. 예를 들어, 20/15 시력은 정상적인 눈으로 4.5 m (15 ft)에서 읽을 수 있는 것을 6 m (20 ft)에서 읽을 수 있다는 것을 말한다.

법적 시각상실은 20/200을 말한다. 20/200 시력은 정상적인 눈으로 60 m (200 ft)에서 읽을 수 있는 것을 6 m (20 ft)에서 읽을 수 있다는 것을 의미한다.

기록의 예시: 콘텍트렌즈 착용, 오른쪽 눈 20/30, 왼쪽 눈 20/30(−2)

시력이 20/30보다 좋지 않은 경우에는 안과의사에게 의뢰한다.

분모의 숫자가 크면 클수록 시력은 더 나쁘다. "20/40 교정"은 정상 시력을 가진 사람이 40 ft (12 m)에서 읽을 수 있는 것을 안경을 끼고(교정) 20 ft (6 m)에서 읽을 수 있다는 의미이다.

"E" 시력표

“E” 시력표는 소아의 시력을 검사하거나 글씨를 읽는 것이 불가능한 사람에게 사용한다. 스넬렌 시력표와 비슷하며, 문자로 된 줄들이 있고 E가 다른 곳에 있다. 가장 위 줄이 가장 크고, 가장 아래 줄이 가장 작다. 검사를 받는 사람에게 E가 있는 방향을 지적하도록 요청한다. 문자 “C” 또는 그림이 있는 시력검사표도 검사에 활용할 수 있다.

근시는 원거리 물체에 초점을 맞추지 못한다.

근거리 시력검사

눈으로부터 약 35 cm (14 inch) 떨어진 곳에 특수한 휴대용 카드(예: Jaegar)로 근거리 시력을 검사한다. 이 검사를 통해 안경 또는 이중 초점 안경의 필요성을 확인한다. 카드에 문장의 단락이 있고, 인쇄물이 서서히 작아진다. 대상자에게는 가능한 한 가장 작은 단락을 읽도록 요청한다. 양 눈은 교정렌즈 없이 동시에 검사한다. 일반적으로 이 검사는 근거리 시력이 감소하기 시작하는 40세 이후에 시행한다.

근거리 시력을 숫자화할 때, 눈에서 약 35 cm (14 inch) 떨어진 곳에 카드가 있기 때문에, 분자는 14이다. 정상 근거리 시력은 14/14이다. 근거리 시력 감소는 분모 또는 두 번째 숫자가 14보다 큰 경우이다. 예를 들어, 시력이 14/20인 사람은 정상적인 근거리 시력을 가진 사람이 약 51 cm (20 inch)에서 읽을 수 있는 카드를 약 35 cm (14 inch)에서 읽는다는 것이다.

Jaegar 숫자는 근거리 시력을 평가할 수 있는 또 다른 방법이다. J 번호는 읽은 글자 크기를 의미한다. Jaegar(J) 번호는 인쇄 크기가 커짐에 따라 숫자가 올라간다. 높은 수치는 시력 감소와 관련이 있다.

- J1은 검사표에서 가장 작은 선 = 20/15
- J2 − 20/20
- J12 = 20/100

노안(presbyopia)은 중년과 노인에게서 발견되는 것으로, 가까운 것에 대한 시력이 손상된 것을 말하며, 수정체의 탄력성이 손실되어 나타난다. 노안을 가진 사람은 카드가 멀리 있을 때 더 잘 볼 수 있다.

시력표가 없다면 약 35 cm (14 inch) 정도 떨어진 거리에서 인쇄물(예: 신문)을 사용하여 시력을 검사한다. 대상자가 가장 큰 글씨도 읽을 수 없다면 손가락 수를 세도록 하거나 어두운 곳에서 손전등과 같은 불빛을 식별할 수 있는지에 대해 검사한다.

(2) 주변시력

선별검사 시야는 주변시야를 평가하기 위해 검사한다. **대면법**은 간호사와 대상자가 주변시야를 그대로 유지하면서 결손이 있는 부위를 알아내기 위해 대상자와 간호사의 시야를 비교하는 방법이다. 시야가 겹치므로 한번에 하나씩 테스트해야 한다. 시야는 수평으로는 180도, 수직으로는 135도이다. 대부분의 시야결손이 귀 쪽부터 시작하므로 선별검사는 이 부위에서 시작한다. 대상자의 얼굴 앞에 커다란 대접(bowl)처럼 생긴 시야를 상상한다(Figure 10-14).

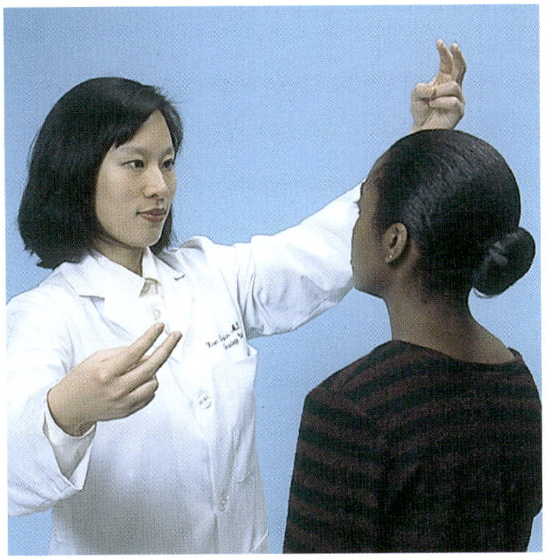

Figure 10-14 대면법으로 주변 시야 검사

전체 또는 부분적으로 일시적인 주변시야 결손은 Figure 10-15에 설명되어 있다.
대면법으로 시야 결손을 선별하는 방법:

1. 대상자로부터 약 60 cm 떨어진 곳에 서거나 앉는다.
2. 대상자에게 양 눈으로 검진자의 눈을 주시하도록 한다.
3. 팔을 대상자의 머리 바로 뒤쪽과 옆으로 벌린다.
4. 대상자에게 손가락이 보이면 바로 말하도록 지시한다.
5. 양측에서 손가락을 흔들면서 서서히 움직여 가상의 시야접시 안쪽으로 이동하면서 대상자가 보인다고 할 때까지 움직인다.
6. 이런 검사 방법을 위, 아래 사분면에서도 시행한다. 정상인 경우에는 동시에 양측의 손가락을 보게 되고 이러한 경우 시야는 대부분 정상이다.

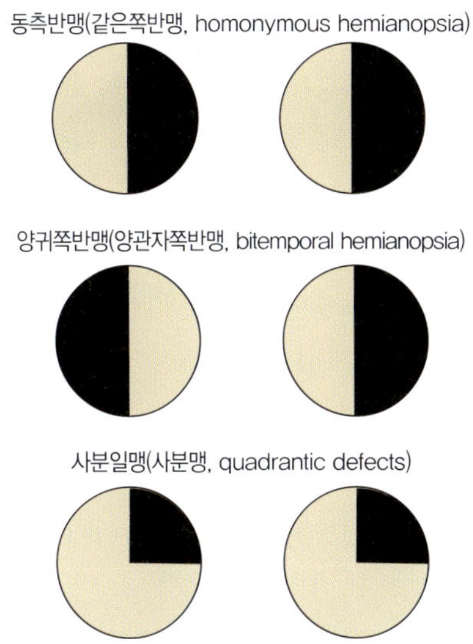

Figure 10-15 일시적인 시야 결손

시야 손상은 **TABLE 10-2**에 설명되어 있다.

TABLE 10-2 시야손상

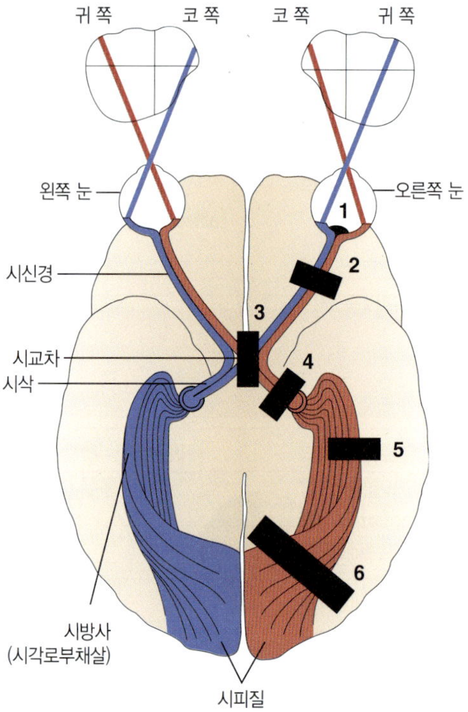

1. 수평손실(horizontal defect)
중심망막동맥의 분지가 막히면 수평(고도)으로 시야 손실이 생긴다. 또한, 시신경 허혈도 유사한 증상을 일으킬 수 있다.

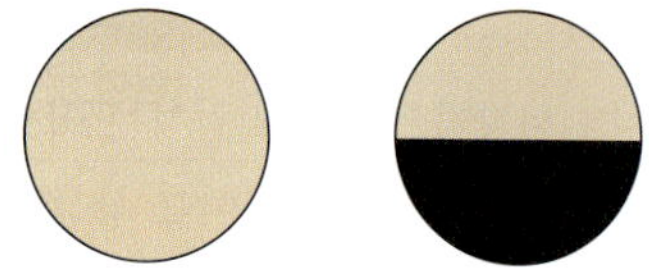

2. 오른쪽 눈 실명(blind right eye): 오른쪽 시신경(right optic nerve)
시신경 또는 눈 자체에 병변이 있으면 편측성 실명이 온다.

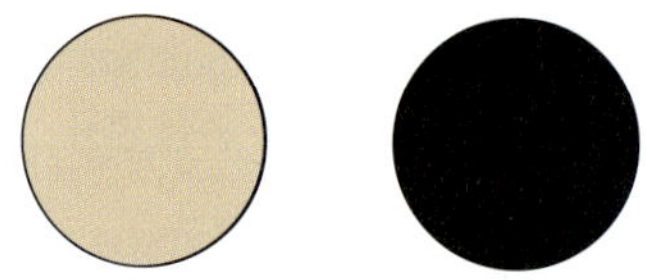

3. 양귀쪽 반맹(bitemporal hemianopsia): 시신경교차(optic chiasm)
시신경교차 부위에 병변이 있으면 반대편으로 교차되는 시신경섬유만 침범할 수 있다. 이 섬유들은 망막의 코 쪽 1/2에서 기원하므로 시야 손실은 각 시야의 귀 쪽 1/2에서 나타난다.

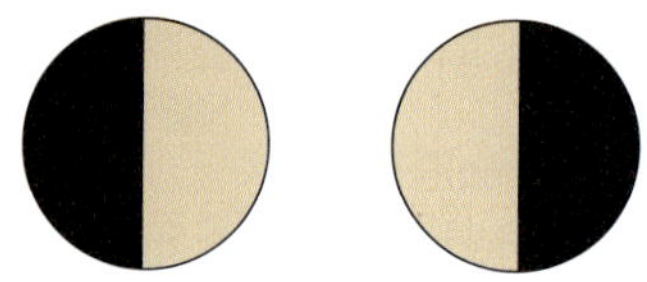

4. 왼쪽 동측반맹(left homonymous hemianopsia): 오른쪽 시삭(right optic tract)
시삭에 병변이 있으면 양쪽 눈의 같은 쪽에서 오는 섬유들이 차단된다. 그러므로 시야 손실은 같은 쪽 각 시야의 반쪽에서 나타난다(반맹).

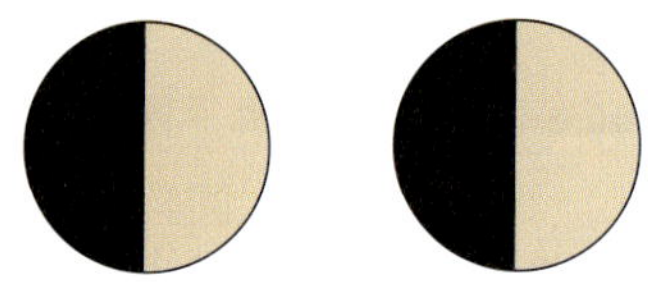

5. 왼쪽 동측 사분일맹(hemonymous left superior quadrantic defect): 오른쪽 시방사, 일부(right optic radiation, partial)
측두엽에 있는 시방사에 부분적 병변이 있으면 시신경섬유의 일부분이 침범되어 같은 쪽 좌측 사분맹이 생긴다.

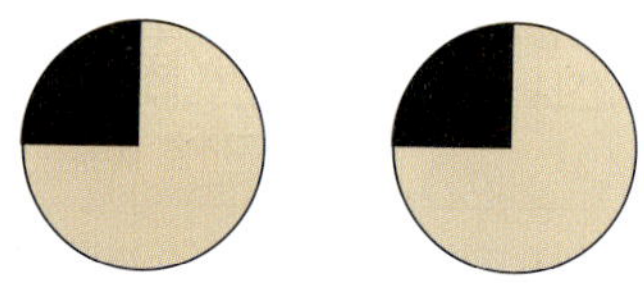

6. 왼쪽 동측반맹(left homonymous hemianopsia): 오른쪽 시방사(right optic radiation)
시빙사에 완전한 손상이 있으면 시삭로의 병변에서 발생하는 시야 손실과 유사한 상태가 된다.

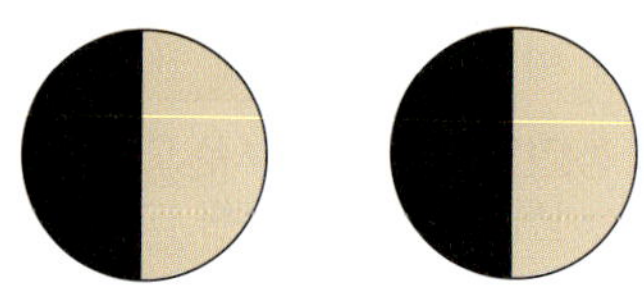

추가검사 시야결손이 있다면 그 경계 부위를 결정해야 한다(Figure 10-16). 한 번에 한쪽 눈씩 검사해야 하며, 여러 곳에서 반복하면서 시야의 경계를 결정한다.

1. 대상자로부터 약 60 cm 떨어진 눈높이에 서거나 앉는다.
2. 한 번에 한 눈씩 검사하고, 대상자에게 한 눈을 카드로 가리도록 지시한다.
3. 다른 눈으로 대상자는 검진자를 응시한다.
4. 검진자는 자신의 눈을 가리는데, 대상자가 가린 눈과 마주하는 눈을 가린다.
5. 머리 위 중앙선에서 시작하여, 손가락을 천천히 움직인다. 손가락이 보일 때 "지금"이라고 말함으로써, 대상자가 처음으로 볼 수 있는 지점을 지시하도록 한다.
6. 여러 가지 방향으로 반복하여 경계를 알아낸다. 대상자는 검진자가 검사를 시행하는 동안 움직이는 손가락을 보아야 한다.
7. 반대쪽 눈으로 위의 단계를 반복한다.

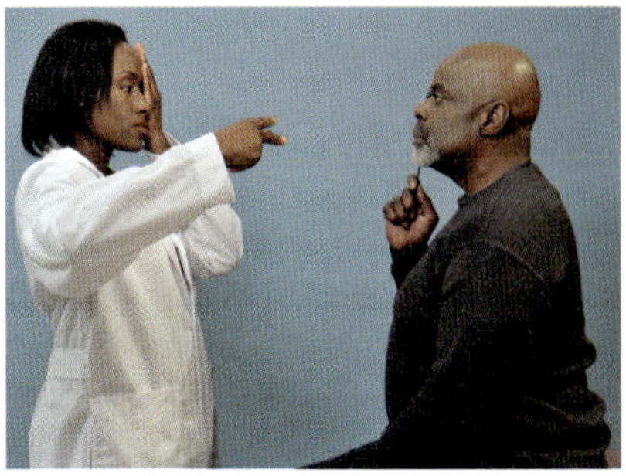

Figure 10-16 주변시야 추가검사

반맹(hemianopsia)은 뇌혈관 사고(cerebrovascular accident)나 뇌졸중(stroke) 후에 발생할 수 있으며, 환자는 시야의 절반을 볼 수 없고 일반적으로 한쪽에서 나타나며(Figure 10-17A), 시각적 정중선 측면에 있는 물체를 구별할 수 없다. 소실은 뇌 병변의 반대편에 대측성으로, 왼쪽 동형 반맹이 나타난다(Figure 10-17B).

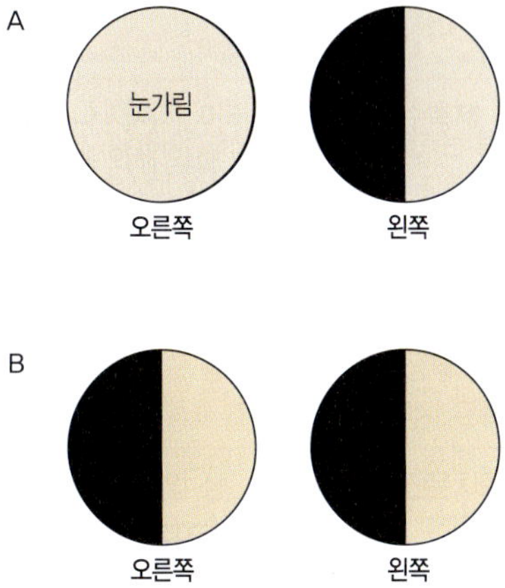

Figure 10-17 A. 왼쪽 눈의 편측 반맹. B. 양쪽 눈의 동측의 반맹.

주변시야검사는 귀쪽을 제외한 모든 부분에서 테스트한다. 귀쪽은 환자 뒤에서 손가락을 흔들면서 검사를 시작한다. 이 경우, 검진자는 항상 손가락이 보인다.

한쪽 눈의 귀 쪽 시야의 결손은 반대 측의 코 쪽 시야결손을 의미한다. 이러한 가정을 알아보려면, 반대 측 눈의 결손이 의심되는 부위에서 더 좋은 쪽으로 이동하며 비슷한 방법으로 검사한다.

작은 시야결손과 큰 맹점(blind spot)을 알기 위해서는 좀 더 세밀한 검사가 요구된다. 성냥개비의 머리나 연필 꼭지의 붉은 지우개와 같은 작고 붉은 물체를 이용하여 한 번에 한쪽 눈씩 검사한다. 대상자가 검진자의 눈을 똑바로 보고 있도록 하고 시야 내에서 붉은 물체를 이동한다. 황반의 위치로 인해 정상적인 맹점은 주시선에서 측두엽 15도 부위에 위치하며, 작고 붉은 물체가 사라진다. 검진자는 자신의 맹점을 찾는 연습을 한다.

임상 팁

녹내장, 시신경염, 시신경유두부종과 같이 시신경에 영향을 주는 질환에서 맹점이 확대된다.[2]

3) 외안

(1) 눈의 위치와 정렬

대상자의 정면에 서서 각 눈의 위치와 정렬을 살핀다. 만약 한쪽이나 양쪽의 눈이 돌출되었다면 위쪽 부위에서부터 그 원인을 찾아본다.

임상 팁

눈의 내사시 또는 외사시, 눈의 안쪽이나 바깥쪽의 비정상적인 돌출은 그레이브스병 또는 안구 종양을 나타낸다.

(2) 눈썹

눈썹을 보아서 눈썹 양과 분포, 눈썹 아래 피부의 인설(비늘) 등을 살핀다.

임상 팁

인설은 지루성피부염에서 발생; 갑상선기능저하증에서 바깥쪽 눈썹이 적다.

(3) 안검(눈꺼풀)

안구와 눈꺼풀의 위치를 비교한다. 다음과 같은 사항을 관찰한다.

- 안검열의 너비: 상안검과 하안검 사이의 빈 공간
- 안검의 부종
- 안검의 색깔
- 병변
- 속눈썹의 상태와 방향
- 안검이 완전하게 닫히는 정도. 눈이 비정상적으로 돌출되었거나 안면신경마비가 있는 경우, 대상자의 의식이 없을 경우에 자세히 관찰해야 한다.

위쪽으로 기울어진 눈꺼풀 틈새는 다운 증후군에서 볼 수 있다.

염증으로 붉어진 눈꺼풀 가장자리는 딱지와 함께 안검염에서 자주 발생한다.

안검이 감기지 않으면 각막이 심각하게 손상된다.

안검의 변형 및 이상에 대해서는 **TABLE 10-3**을 참조한다.

(4) 눈물기관

누선과 누낭의 종창이 있는지 관찰한다**(TABLE 10-4)**.

눈물이 과다하게 나오는지 안구건조가 있는지 눈에 딱지가 있는지 살핀다. 안구건조 검사는 안과의사에 의한 전문적인 검사가 필요할 수 있다. 비루관폐쇄(코눈물관폐쇄, nasolacrimal duct obstruction) 검사는 4. 특수검진기법 1) 비루관폐쇄 확인을 참조한다.

임상 팁

과도한 눈물은 눈물생산의 증가나 눈물의 배출장애 때문에 올 수 있다. 첫째, 눈물생산의 증가를 가져오는 것은 결막염과 각막자극이 있다. 둘째, 배출장애로는 안검외반(TABLE 10-3 참조)과 비루관폐쇄가 있다.

TABLE 10-3 안검의 변이와 비정상

안검하수(ptosis)

상안검이 늘어진 상태이다. 원인으로는 중증근무력증, 동안신경손상과 교감신경손상이 있다(호너증후군). 근육의 약화, 조직의 이완, 지방조직의 탈장 등이 노인성 안검하수를 일으킬 수 있다. 또한 선천적으로 안검하수가 발생할 수도 있다.

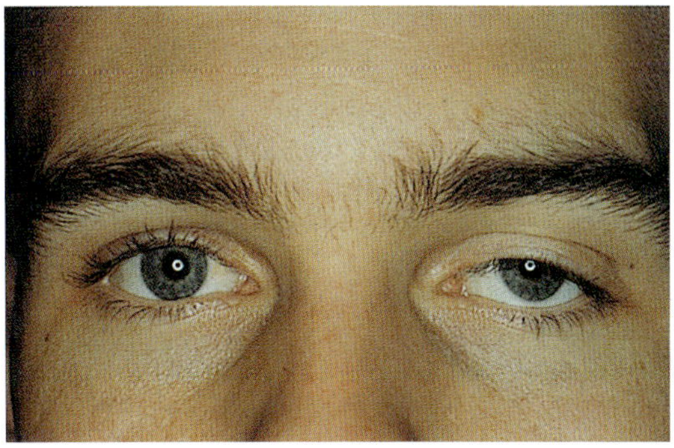

안검내반(entropion)

안검 경계부가 안으로 말려 있는 상태로 노인층에서 흔하다. 안으로 말려들어가 있어 보이지 않는 아래 속눈썹이 결막과 각막에 자극을 준다. 눈을 꼭 감은 뒤에 눈을 뜨도록 해보면 안검내반이 분명하게 드러날 수 있다.

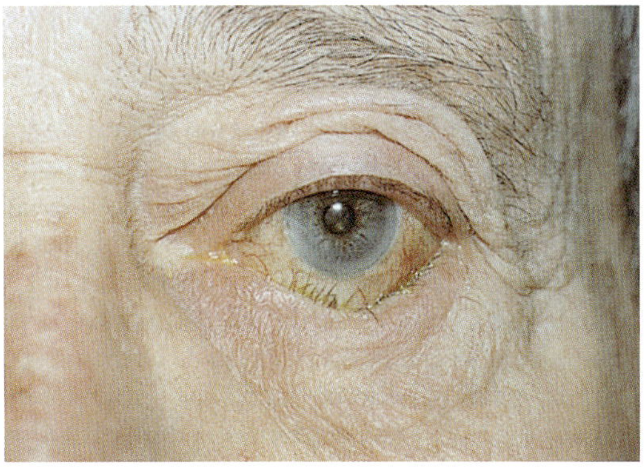

안검외반(ectropion)

하안검 경계부가 밖으로 돌출되어 안검결막이 노출된 상태이다. 하안검의 누점이 밖으로 나와 있어 눈물이 잘 흡수되지 않아 눈물이 밖으로 흘러내린다. 안검외반은 노인층에서 흔한 편이다.

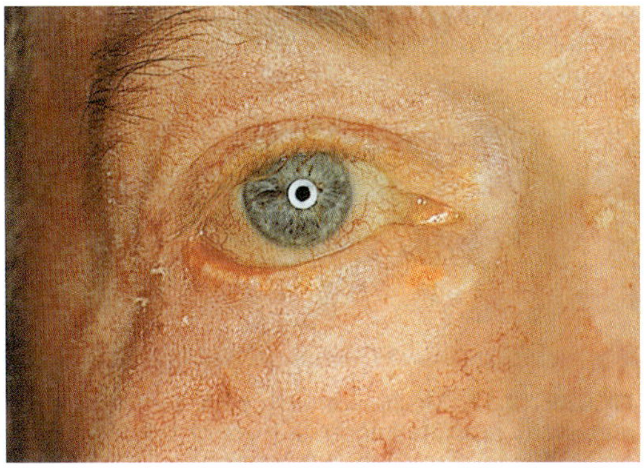

안검수축(lid retraction)과 안구돌출(exophthalmos)

크게 뜬 눈의 모양은 안검의 수축(retracted eyelid)을 암시한다. 상안검과 홍채 사이의 공막륜(rim of sclera)이 보인다. 안검수축과 안검하향지연은 갑상선기능항진증에서 종종 발생한다.

안구돌출에서는 안구가 앞으로 돌출되어 있다. 양쪽 눈 모두 안구돌출일 경우 갑상선기능항진증의 일종인 그레이브스병의 안구질환을 의심하게 하는데, 이때 안검부종과 결막충혈이 동반되기도 한다. 편측성 안구돌출은 그레이브스병에서도 나타나기도 하지만 안와의 종양이나 염증에 의한 것일 수도 있다.

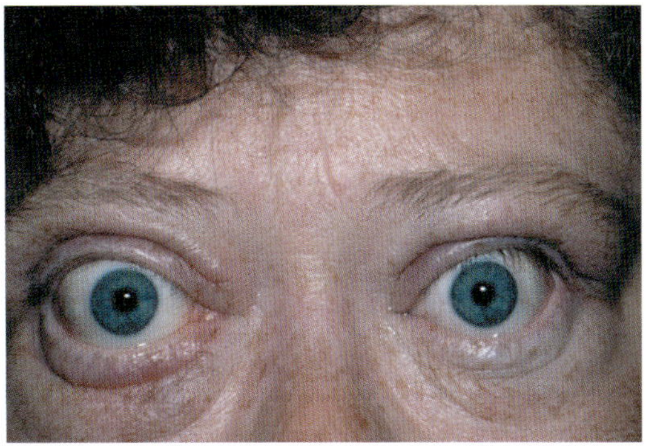

TABLE 10-4 안구 주변의 종괴와 종창

결막황반(pinguecula)

안구결막에 발생하는 약간 볼록하게 솟은 삼각형 모양의 노란색 무해성 결절이다. 노화 과정에서 흔히 나타나며, 대개 처음에는 양쪽 눈의 코 쪽에서 생기기 시작한다.

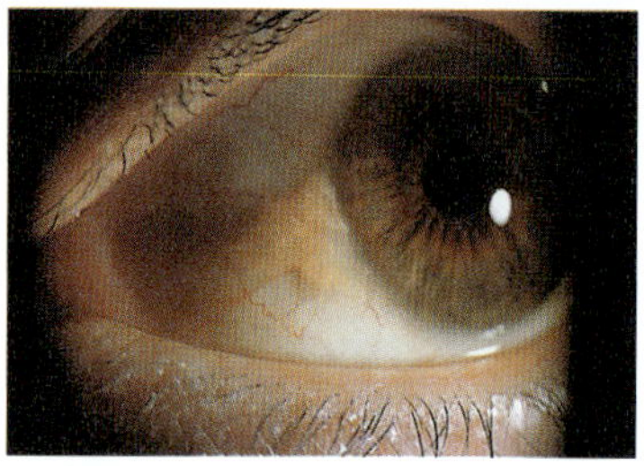

상공막염(episcleritis)

상공막 혈관의 염증으로 국소적 안구충혈이 있다. 혈관들은 분홍색을 띠며 공막 위에서 움직이는 것처럼 보인다. 상공막염은 결절을 이룰 수도 있으나, 대부분은 충혈과 혈관확장 소견만을 나타낸다.

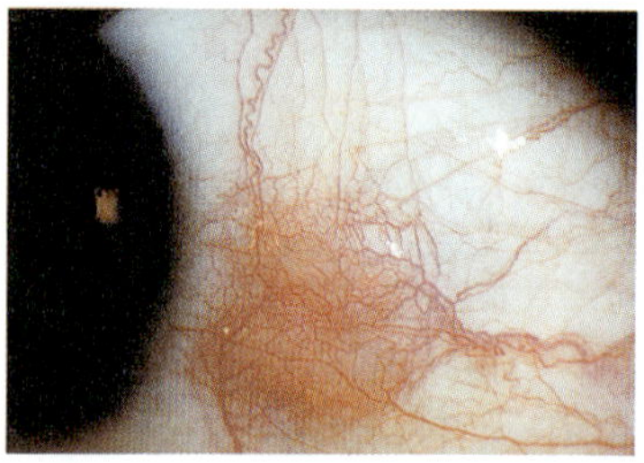

맥립종[sty (hordeolum)]

안검경계 부위의 선이 붉게 감염된 상태로 통증을 동반한다.

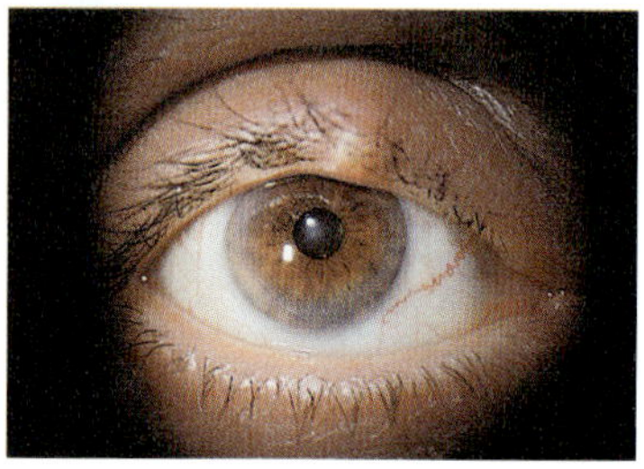

산립종(chalazion)

마이봄선을 침범하는 아급성 무통결절이다. 종종 급성으로도 염증이 발생하기는 하지만 다래끼와는 달리 안검 경계부위의 더 안쪽에서 주로 생긴다.

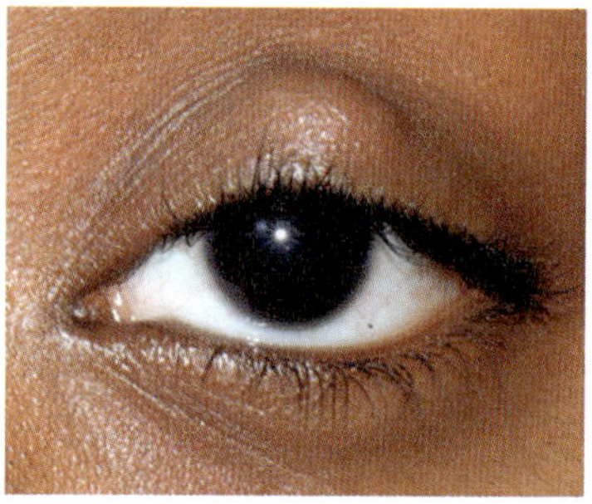

황색판종(xanthelasma)

안검의 코 쪽 피부 위에 생기는 경계가 분명하면서 다소 융기된 듯한 노란색 플라그이다. 한쪽 또는 양쪽에서 발생하기도 한다. 고지혈증과 같은 지질이상이 동반될 수 있다.

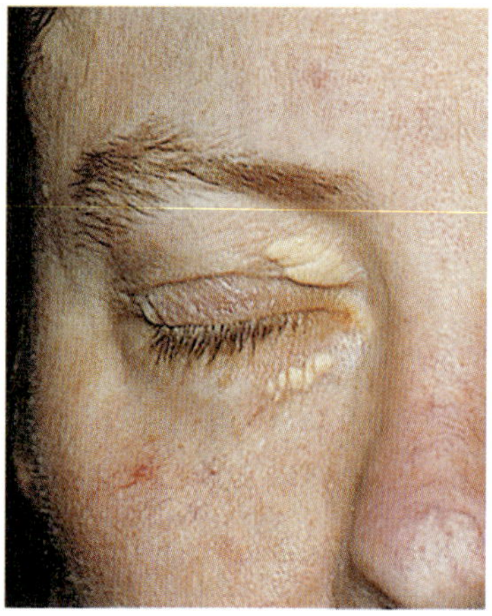

누낭염(dycryocystitis)

하안검과 코 사이의 부종이 나타난다. 통증, 발적, 압통의 급성 염증증상이 나타난다. 만성 염증은 비루관의 폐쇄와 관련이 있다. 눈물이 많이 흘러내리며, 누낭 위를 누르면 안검의 누점에서 염증성 물질이 역류한다.

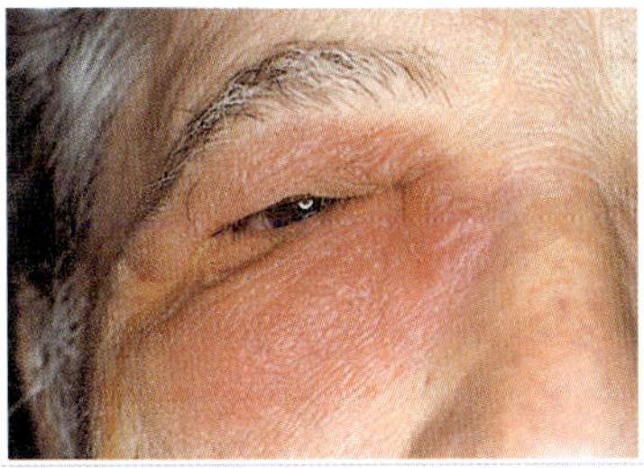

(5) 결막과 공막

대상자에게 위를 쳐다보라고 하고 검진자가 엄지로 하안검을 내리면서 공막과 결막을 노출한다(Figure 10-18). 공막과 안검결막의 색을 관찰하고(Figure 10-19), 흰색 공막의 혈관의 형태를 확인하고 결절이나 종창이 있는지도 확인한다.

눈 전체를 보려면 볼과 눈썹 부위에 각각 엄지와 검지를 놓고 안검을 벌린다(Figure 10-20).

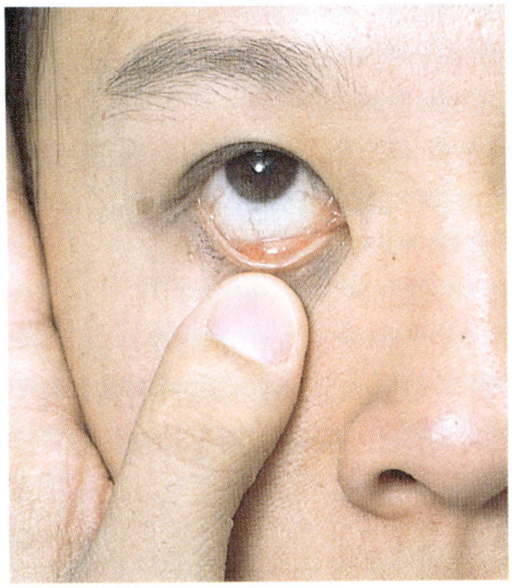

Figure 10-18 결막과 공막 사정

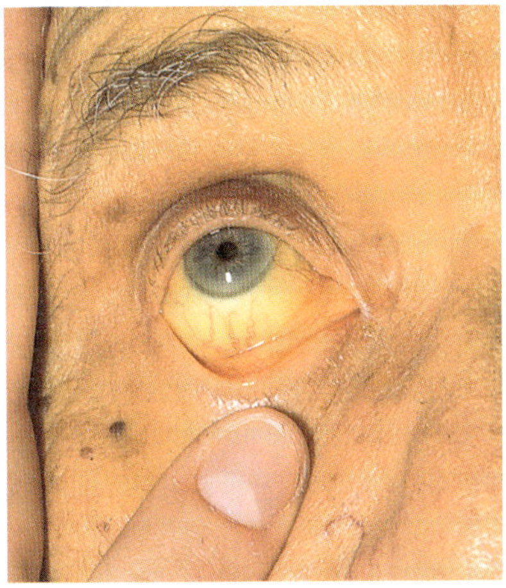

Figure 10-19 노란색 공막은 황달을 나타낸다.

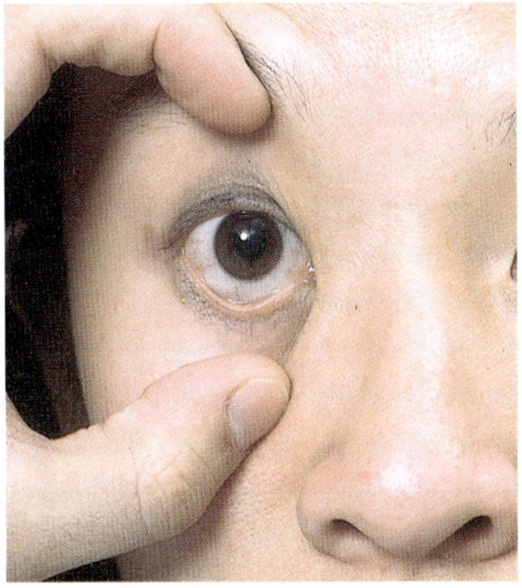

Figure 10-20 눈 전체 사정

대상자에게 양측과 아래쪽을 보도록 한다. 이러한 방법으로 공막과 안구결막을 확실하게 볼 수 있다. 그러나 상안검의 안검결막은 이러한 방법으로 볼 수 없고, 보기 위해서는 안검을 뒤집어야 한다(4. 특수검진기법 2) 상안검결막 시진 참조). (Figure 10-21)

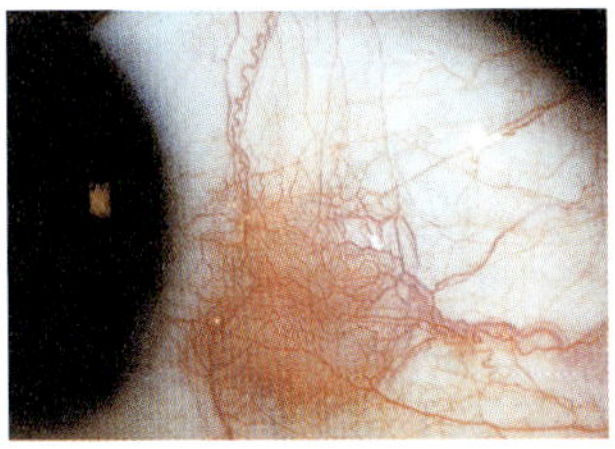

Figure 10-21 결절성 상공막염으로 인한 국소 발적은 젊은 성인에서 보통 저절로 치유되며 류마티스 관절염 및 전신홍반루푸스에서 볼 수 있다.

(6) 각막과 수정체

비스듬하게 불빛을 비추어서 양 눈의 각막의 혼탁 여부를 살핀다. 동공을 통하여 수정체의 혼탁을 관찰할 수도 있다(TABLE 10-5).

비교를 위해 TABLE 10-1을 참조한다.

TABLE 10-5 각막과 수정체의 혼탁

각막환(corneal arcus)

각막 주변부에 가늘고 회색빛이 도는 흰색 활 모양이나 원을 말한다. 노화의 과정에서 동반될 수 있으나 젊은 사람에게도 나타날 수 있으며, 특히 미국 흑인들에게서 흔하다. 젊은 사람들에게서 나타날 경우 고지단백혈증을 암시한다. 주로 양성이다.

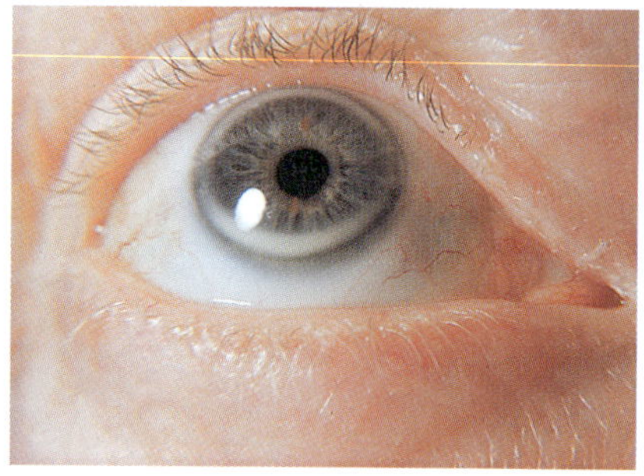

각막반흔(corneal scar)

각막 표층의 회백색 혼탁이다. 이는 오래된 손상이나 염증에 의해 이차적으로 생기는데, 그 크기나 모양은 다양하다. 백내장의 수정체 혼탁과는 감별할 수 있어야 하는데, 수정체 혼탁은 더 깊은 곳에 위치하며 동공을 통해서만 보인다.

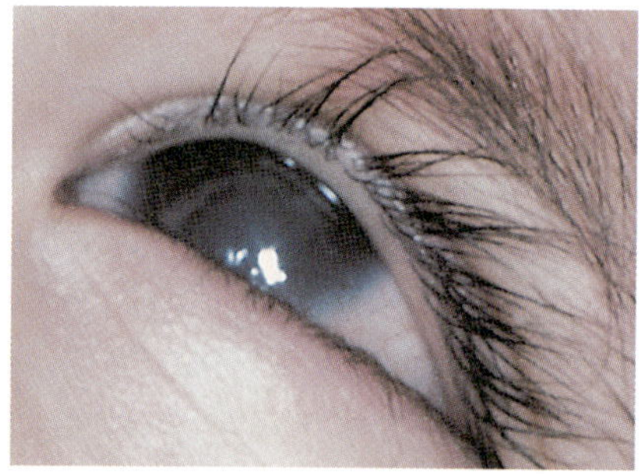

익상편(pterygium)

안구결막이 삼각형으로 두꺼워지는 것으로 각막의 겉표면을 가로질러 서서히 자라게 되는데 주로 코 쪽에서부터 자라 나온다. 종종 붉게 변할 수 있으며 익상편이 동공 위를 덮게 되면 시력장애를 가져올 수 있다.

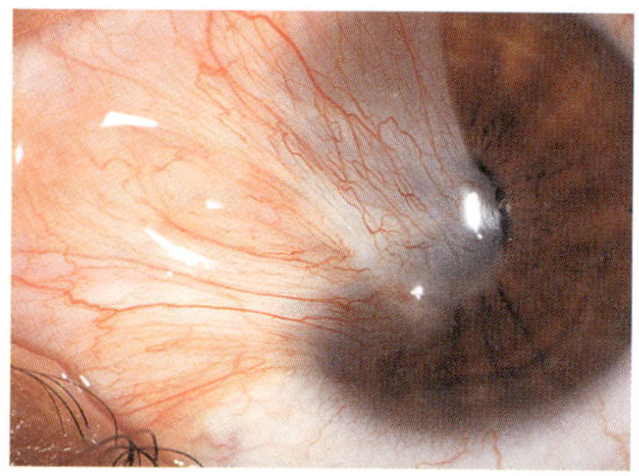

백내장(cataracts)

동공을 통하여 수정체의 혼탁도를 볼 수 있다. 노인에게서 흔하다.

핵백내장(nuclear cataracts)

불빛을 비출 때 회색으로 보인다. 동공이 크게 확대되어 있을 때, 회색의 혼탁은 검은 테두리에 둘러싸여 있다.

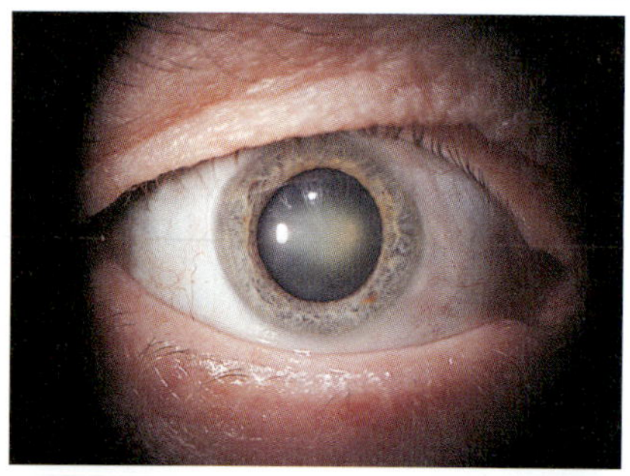

주변백내장(peripheral cataracts)

가운데로 향하는 방사상 모양을 띤다. 산동을 해야 잘 보이며, 불빛을 비출 때 회색의 혼탁으로 보이고, 김인경으로 보았을 때 붉은 반사에 대비되어 검은색으로 보인다.

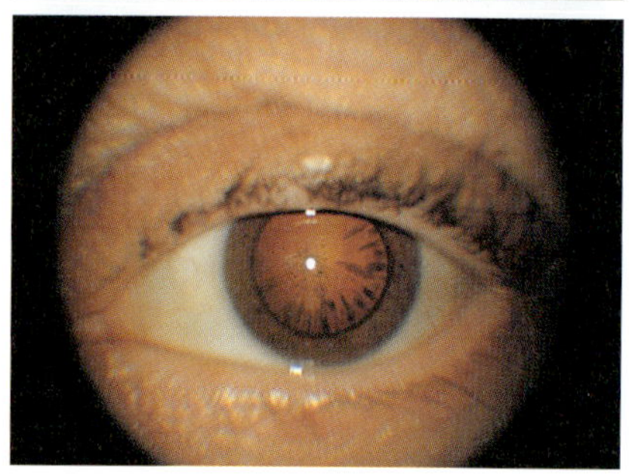

(7) 홍채

때때로 홍채가 각막과 좁은 각도를 형성하면서 비정상적으로 앞으로 구부러지면, 불빛에 의해 초승달 모양의 음영이 생긴다.

동시에 각 눈의 홍채를 검사하고 특징을 확실하게 파악한다. 귀 쪽에서 불빛을 비추어 홍채의 내측에서 초승달 모양의 음영이 보이는지 관찰한다(Figure 10-22). 홍채는 정상적으로 평면이며 각막과 개방각을 이루기 때문에 이러한 불빛에 의해 그늘이 생기지 않는다. 홍채의 색상에는 차이가 있다. 많은 아시아인, 히스패닉, 또는 아프리카계 미국인은 갈색 눈을 가지며, 유럽 또는 스칸디나비아 출신의 많은 사람들은 밝은 색의 눈을 가진다.

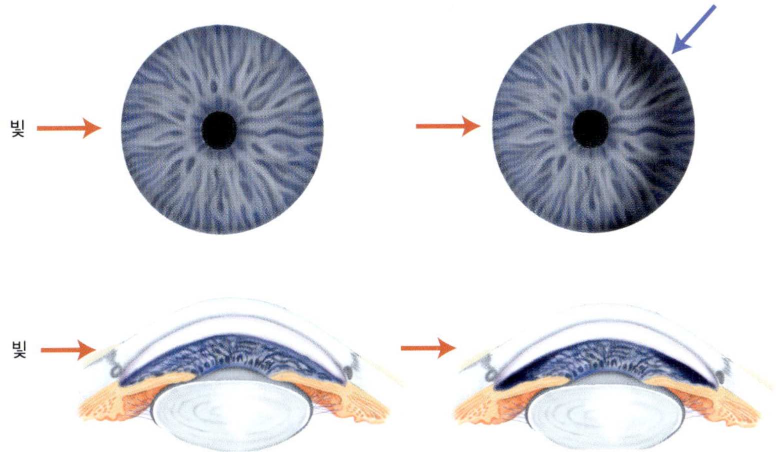

Figure 10-22 A. 협우각은 급성 협우각 녹내장(방수의 배수가 막힐 때 안압이 갑자기 증가하는 현상)의 위험을 증가시킨다. B. 녹내장의 일반적인 형태인 개방각 녹내장에서는 홍채와 각막 사이의 정상적인 공간 관계가 보존되어 홍채가 잘 비춰진다.

(8) 동공

축동(miosis)은 동공의 수축, 산동(mydriasis)은 동공의 확장을 의미한다.

약한 조명에서 동공의 크기, 모양, 그리고 대칭성에 대해 관찰한다. 다양한 크기의 검은 원이 있는 카드나 불빛을 사용하면 쉽게 측정할 수 있다(Figure 10-23). 동공의 크기를 기록하고 동공이 큰지(> 5 mm), 작은지(< 3 mm), 양쪽 동공의 크기가 다른지에 주의한다.

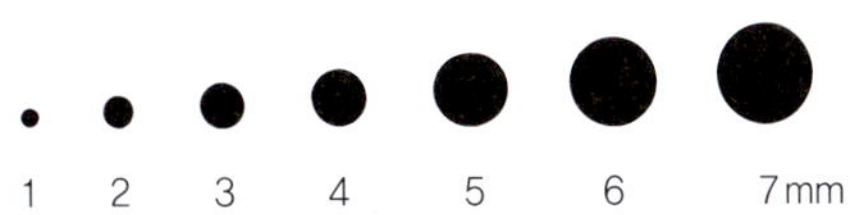

Figure 10-23 동공 크기 사정

호너증후군, 동안신경(제3뇌신경) 마비, 긴장동공과 동공부동을 비교한다.

동공부등(anisocoria)이란 동공 크기에 차이가 있는 것이다. 정상인 5명 중 1명에서 볼 수 있다. 일반적으로 동공 지름의 차이가 0.5 mm 미만이지만, 최대 1 mm까지 차이가 날 수 있다. 동공반사가 정상이라면 동공부등은 양성(benign)으로 간주한다. 동공 크기의 변화가 갑작스럽고 해결되지 않거나 부가적인 증상이 동반되면 의료진의 추가 관찰이 필요하다(TABLE 10-6).

TABLE 10-6 동공이상

동공부등(anisocoria)

동공의 크기가 서로 다른 두 동공이 어두운 빛보다 밝은 빛에서 그 차이가 더 난다면, 이는 큰 쪽 동공에서의 수축이 제대로 되지 않음을 의미한다. 이러한 현상은 눈의 무딘 상처(blunt trauma), 개방각녹내장(TABLE 10-1 참조)이 원인이 되어 발생하며, 그 외에도 동안신경마비, 뇌종양, 뇌손상, 긴장동공 등으로 홍채로 가는 부교감신경의 손상이 원인이 되어 발생하기도 한다. 한편 밝은 빛보다 어두운 빛에서 두 동공 크기의 차이가 더 나면, 이는 작은 쪽 동공이 제대로 산동되지 않음을 의미하는 것이다. 이는 호너증후군과 같이 교감신경지배의 차단으로 인해 발생한다(TABLE 19-17 참조).

긴장동공(에이디동공, Adie pupil)

긴장동공에서 동공은 크고 고른 모양이며, 보통은 편측성으로 나타난다. 빛에 대한 반응이 현저히 감소되어 느리게 나타나며 심지어 없는 경우도 있다. 근접 반응은 느리긴 하지만 존재한다. 느려진 조절(accommodation)이 시야 흐림의 원인이 된다. 심부건반사도 종종 저하되어 있다.

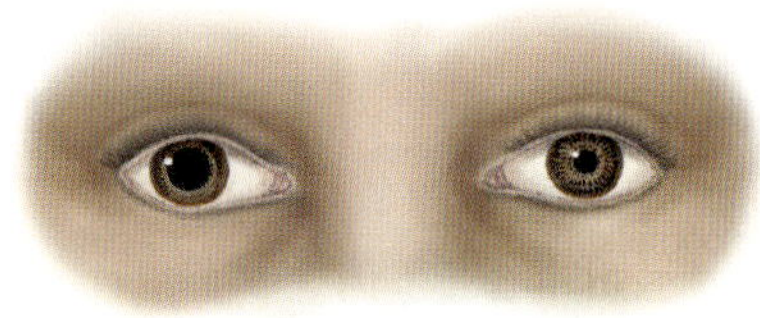

동안신경(제3뇌신경) 마비

빛반응 검사와 근접 검사에서 동공은 산동된 채 고정되어 있다. 상안검 하수와 외측편위가 거의 항상 동반된다.

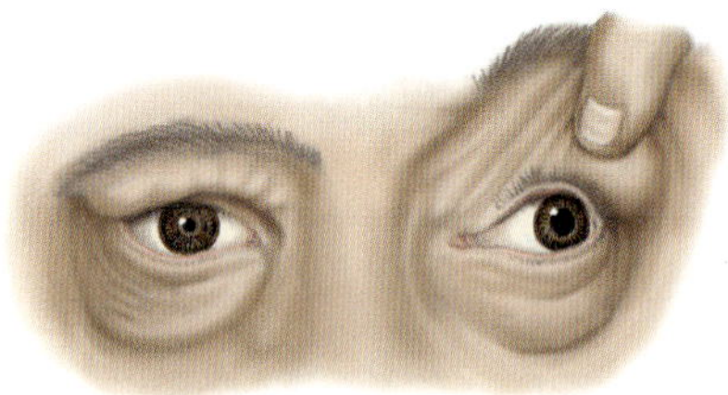

호너증후군(Horner syndrome)

침범된 동공은 빛반응 검사와 근접 검사에서 비록 작기는 하지만 신속하게 반응을 보인다. 안검하수가 있으며, 이마의 땀 소실도 있을 수 있다. 선천성 호너증후군(Horner syndrome)에서는 침범된 홍채가 반대쪽에 비해 더 밝은색을 띤다(홍채얼룩증, hete-rochromia).

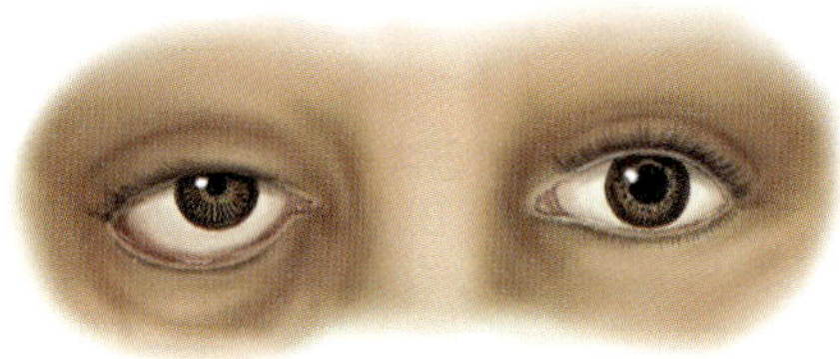

작고 불규칙한 동공(small, regular pupils)

작고 불규칙한 동공으로, 크기 조절은 가능하나 빛에는 반응하지 않는다. 아가일 로버트슨 동공(Argyll Robertson pupil)이라고도 한다. 대개 중추신경계 매독에서 발생한다.

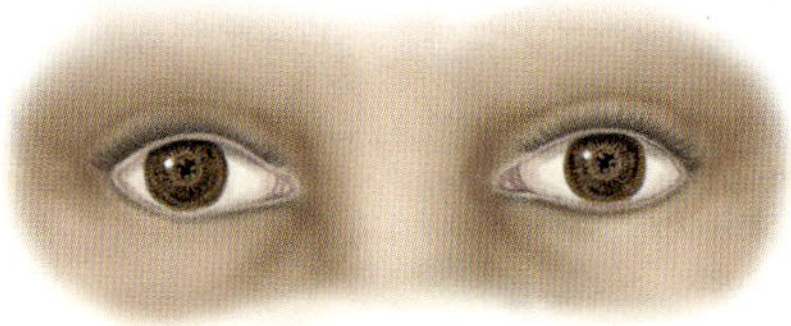

대칭 동공(equal pupils)과 편측 실명(one blind eye)

홍채에 대한 교감신경 및 부교감신경 지배가 정상이면, 편측 실명이 동공부등(anisocoria)을 일으키지는 않는다. 정상 눈에 빛을 비추면 정상 눈에서는 직접대광반사 반응이 일어나며, 실명한 눈에서는 공감대광반사가 일어난다. 그러나 실명한 눈에 빛을 비추면 양쪽 어느 눈에서도 반사 반응이 없다.

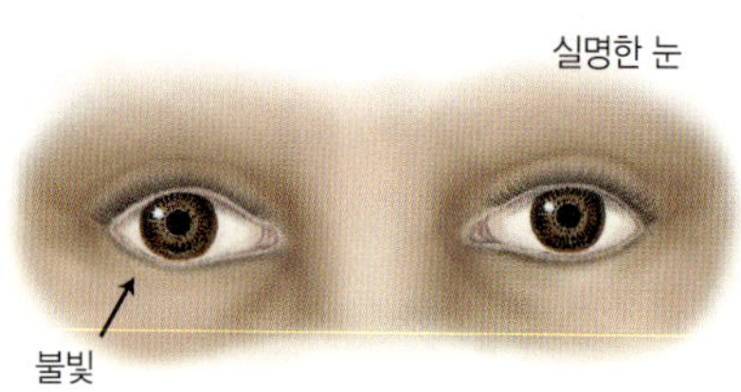

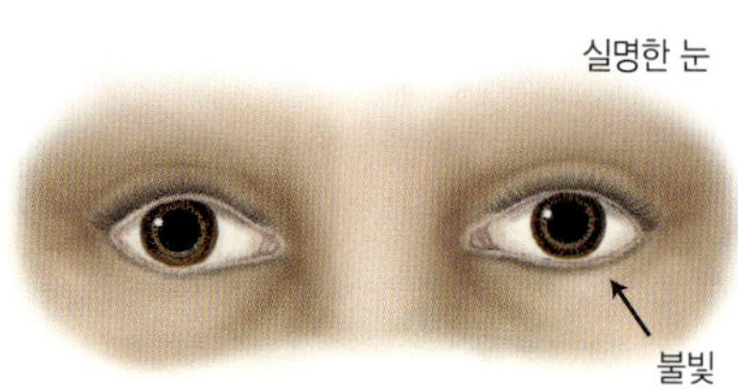

빛반응

동공의 빛에 대한 반응을 검진한다. 대상자에게 먼 곳을 보게 하고 밝은 빛을 각 동공에 차례대로 비스듬히 비추고(대상자에게 먼 곳을 보는 것과 빛을 옆으로 비스듬히 비추는 것은 근접 반응을 방지하기 위함) 다음 사항을 관찰한다.

- 직접대광반사(빛을 비춘 눈에서 동공수축)
- 공감대광반사(반대쪽 눈에서 동공수축)

동공이 빛에 반응하지 않는다고 단정하기 전에, 먼저 방을 어둡게 하고 밝은 빛을 사용했는지 확인한다.

근접반응

빛반응이 손상되었거나 의심스럽다면 정상 실내조명하에서 근접반응을 확인한다. 한 번에 한쪽씩 눈을 검사하는 것이 외안근 운동에 의한 동공의 움직임을 배제하고 동공반사에 집중하는 데 도움이 된다. 손가락이나 연필을 대상자의 눈에서 10 cm 떨어진 곳에 위치하고 대상자에게 교대로 먼 곳과 가까운 곳의 물체를 보도록 하고, 가까운 곳의 물체를 볼 때 동공수축이 일어나는지를 확인한다.

근접반응 사정은 아가일 로버트슨 동공(Argyll Robertson) 및 긴장동공(Adie)을 진단하는 데 도움이 된다.

(9) 외안근

첫 번째, 6가지 방향으로의 움직임을 검사한다. 대상자에게 검진자의 손가락이나 연필을 따라 주요 6가지 방향을 응시하도록 한다. 눈앞에서 큰 H 모양을 그리면서 대상자의 주시를 유도한다**(BOX 10-2)**.

안구 움직임이 한쪽으로 치우치는 것은 뇌종양 혹은 손상의 신호일 수 있다. 변화는 병소나 손상의 위치에 따라 달라진다. 제6뇌신경 마비는 아래 그림과 같이 눈이 우측 방향을 쳐다볼 때는 한꺼번에 움직이지만 좌측 방향을 쳐다볼 때는 이러한 현상이 나타나지 않는다.

BOX 10-2 외안근 운동 검사

외안근 운동을 검사하기 위해 환자의 시선을 6가지 방향으로 유도한다.

대상자의 최대 우측 방향

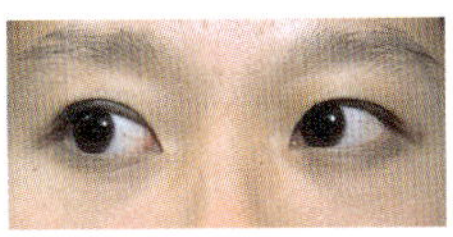

중간에서 쉬지 말고 최대 좌측 방향

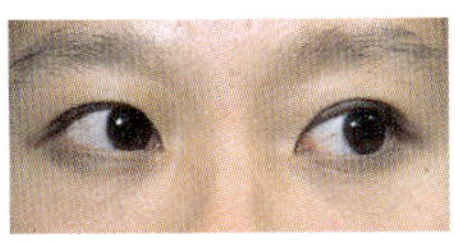

우상방

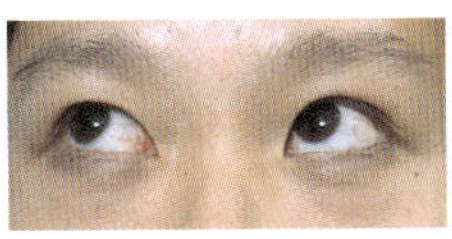

좌상방

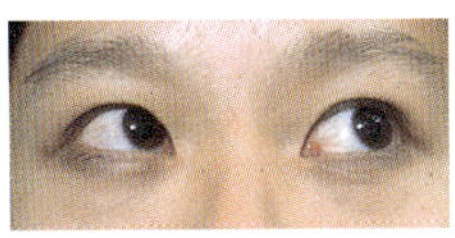

우하방

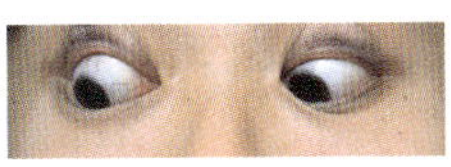

좌하방

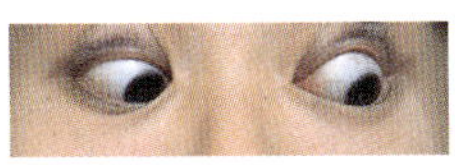

상외측 주시 시에는 **안구진탕**(nystagmus)을 관찰하기 위해 잠시 멈춘다. 검진자의 손가락이나 연필을 대상자로부터 30~45 cm 정도 이동한다. 중년층이나 노년층에서는 젊은 층보다 가까운 곳에 초점을 맞추는 것이 어려울 수도 있으므로 거리를

좀 더 멀리 한다. 그러나 대상자가 머리를 움직여서는 안 된다. 일부 대상자는 주시와 함께 머리를 돌리므로 필요하다면 가운데에 머리를 고정할 수도 있다.

안구운동에서 사시는 뇌종양이나 뇌손상의 신호이고, 안구운동의 변화는 병변이나 손상의 위치에 따라 다르다. 제6뇌신경(CN VI)의 마비에서(Figure 10-24), 눈은 오른쪽 측면 주시에서는 동향주시이지만 왼쪽 측면 주시에서는 동향주시가 안 된다.

제6뇌신경 마비시 오른쪽 방향을 볼 때 안구가 같은 방향으로 움직이지만, 왼쪽 방향을 볼 때는 안구가 같은 방향으로 움직이지 않는다.

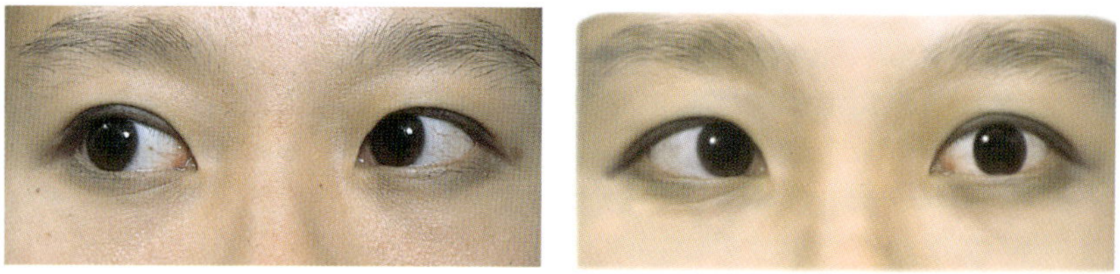

오른쪽으로 보기 / 왼쪽으로 보기

Figure 10-24 제6뇌신경 마비로 인한 안구운동의 차이

만약 안검하향지연(눈꺼풀내림지연, lid lag)이나 갑상선기능항진증이 의심된다면 다시 가운데에서 손가락을 위아래로 서서히 움직이며 따라오도록 한다. 이렇게 움직이는 동안 그림과 같이 안검이 홍채와 살짝 겹쳐야 정상이고(Figure 10-25), 갑상선기능항진증에서는 안구의 비정상적 돌출로 안검이 홍채를 덮지 않아 공막 가장자리를 관찰할 수 있다(Figure 10-26).

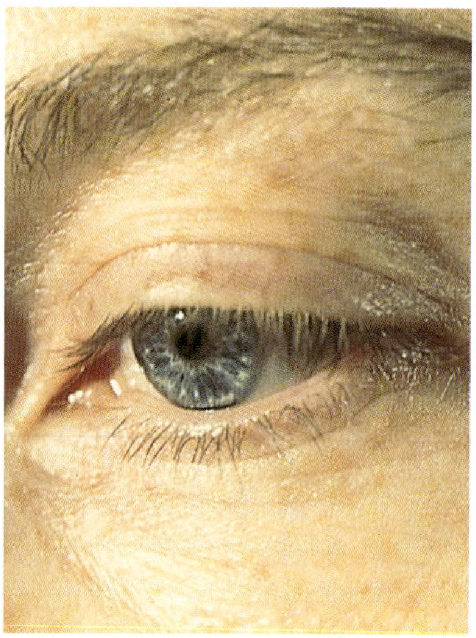

Figure 10-25 홍채를 살짝 덮은 안검

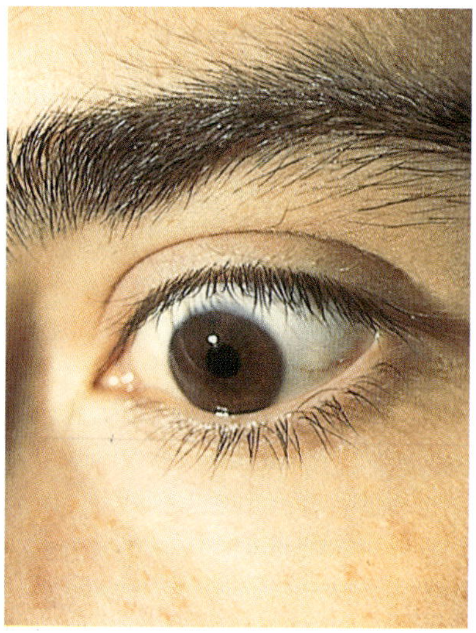

Figure 10-26 전방을 주시하면 특징적인 "뚫어지게 보기"가 나타나는 안구돌출(갑상선기능항진증)로 공막 가장자리를 관찰.

두 번째, 외안근 운동을 평가하기 위해서 다음의 사항을 확인한다.

- 각각의 방향에서 정상적인 동향운동(conjugate movement)을 확인한다. 각 방향에서 눈이 정상적으로 같은 방향으로 움직이는지 아니면 편위가 있는지 관찰한다(TABLE 10-7).

TABLE 10-7 동향주시장애

눈의 시선 장애는 발달성 장애와 뇌신경 장애에 대한 단서를 제공한다.

발달성 장애

발달성 장애로 인한 사시는 눈근육 힘의 불균형으로 인해 발생한다. 이는 여러 원인에 의해 생기는데, 유전이 원인인 경우에는 주로 어린 연령에서 나타난다. 편위의 방향에 따라 다음과 같이 분류된다.

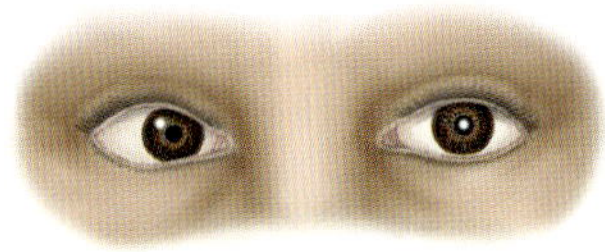

내사시
(esotropia, inward deviation)

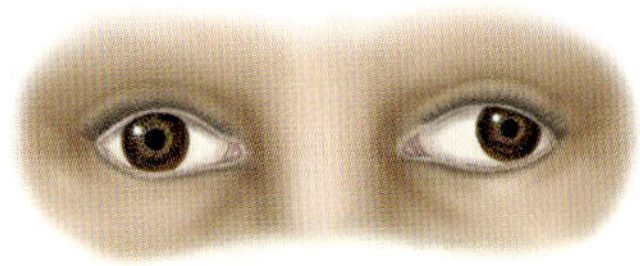

외사시
(exotropia, outward deviation)

교대가림검사(cover-uncover test)
교대가림검사가 도움이 될 수 있다.
제시된 그림은 위에서 설명한 오른쪽 내사시의 경우이다.

각막반사는 비대칭이다.

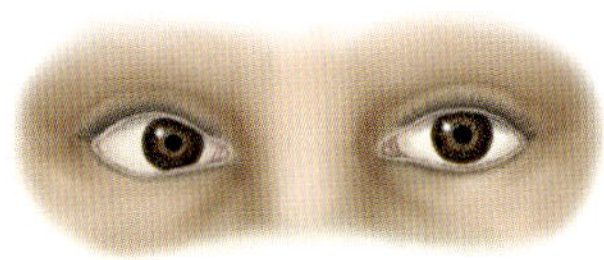

가릴 때(cover) 오른쪽 눈은 빛에 고정하기 위해 바깥쪽으로 움직인다(왼쪽 눈은 보이지는 않지만, 같은 정도로 안쪽으로 이동한다).

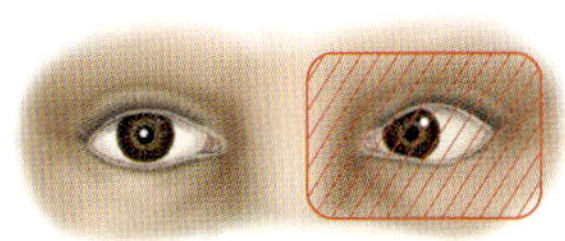

안 가릴 때(uncover) 왼쪽 눈이 빛에 고정하기 위해 바깥쪽으로 이동한다. 오른쪽 눈은 다시 안쪽으로 편위된다.

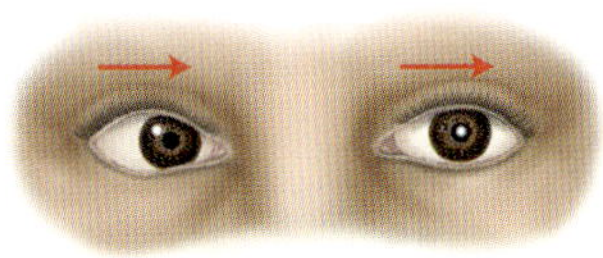

뇌신경 장애

성인기에 발병된 사시는 주로 외상, 다발성경화증, 매독 및 기타 질환이 원인이 되어 발생한 뇌신경의 손상과 병변에 의한 것이다.

왼쪽 제6뇌신경 마비
오른쪽을 볼 때 같은 방향을 바라본다.

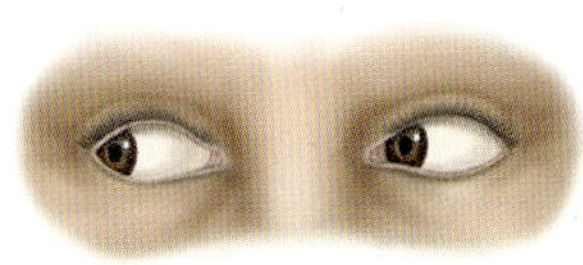

정면을 볼 때 내사시가 나타난다.	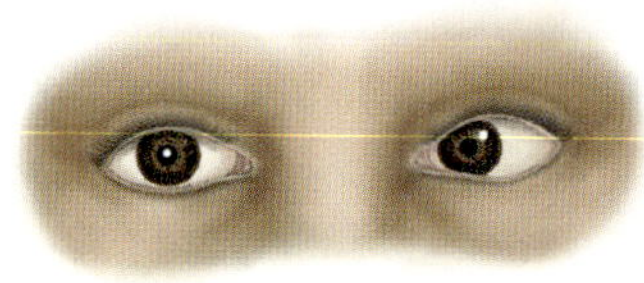
왼쪽을 볼 때 내사시가 최대가 된다.	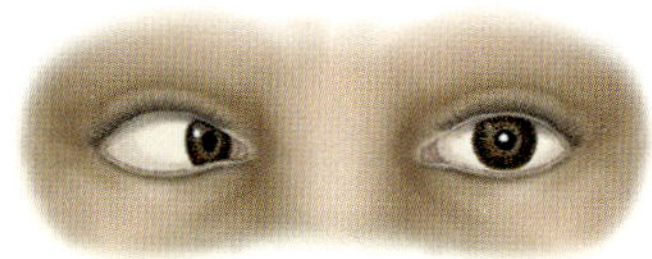
왼쪽 제4뇌신경 마비 오른쪽 아래를 볼 때 왼쪽 눈은 안쪽으로 돌아가서 아래를 볼 수 없다. 편위가 이 방향에서 최대이다.	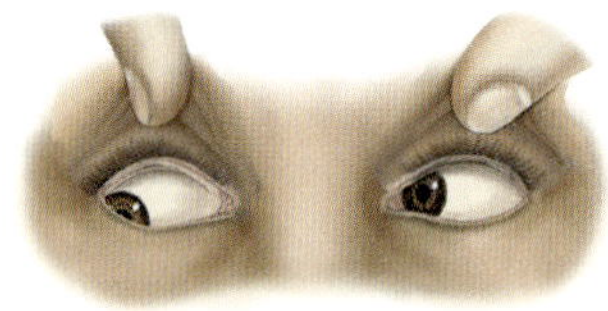
왼쪽 제3뇌신경 마비 정면을 볼 때 눈은 제6뇌신경의 작용에 의해 바깥으로 당겨진다. 위쪽, 아래쪽, 안쪽으로의 운동이 손상되거나 소실된다. 안검하수와 동공확대가 동반된다.	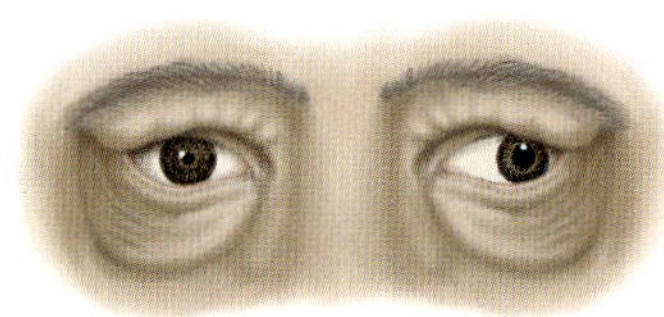

- 안구진탕은 안구의 규칙적인 진동이다. 외측을 완전히 최대로 볼 때 나타나는 약간의 안구가 떨리는 것은 정상이다. 만약 이런 안구진탕을 본다면 손가락을 양안시의 범위 내로 두고 다시 관찰한다. 안구진탕은 빨리 달리는 기차처럼 재빠르게 움직이는 물체를 볼 때 정상적으로 나타날 수 있다.

임상 팁

양안 시야에서 안구진탕이 지속되는 것은 젊은 시절의 시력 손상, 미로(labyrinth)와 소뇌장애, 약물독성과 같은 다양한 신경학적 상태에서 볼 수 있다. TABLE 19-6을 참조한다.

- 안구가 위에서 아래로 움직일 때 나타나는 안검하향지연

세 번째, 눈모음(convergence) 검사를 시행한다. 손가락이나 연필을 대상자의 콧등으로 움직이면서 따라오도록 한다(Figure 10-27). 정상적으로는 5–8 cm의 거리에 있는 물체까지 눈모음이 가능하다.

갑상선기능항진증에서 눈모음이 잘 안 된다.

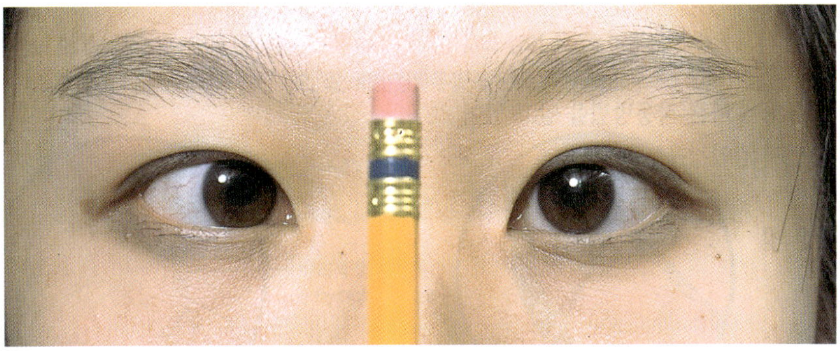

Figure 10-27 눈모음 검사

네 번째, 각막빛반사(corneal light reflex)를 확인한다. 대상자의 눈앞 60 cm에서 빛을 비추고 대상자에게 빛을 주시하도록 한다. 각막반사를 관찰하고 동공의 코 쪽에서 빛반사가 보이는지 확인한다(Figure 10-28).

각막반사의 비대칭은 안구정렬의 편위를 의미한다. 예를 들면, 한쪽 각막의 빛반사는 눈이 코 쪽으로 치우침을 의미한다. TABLE 10-7을 참조한다.

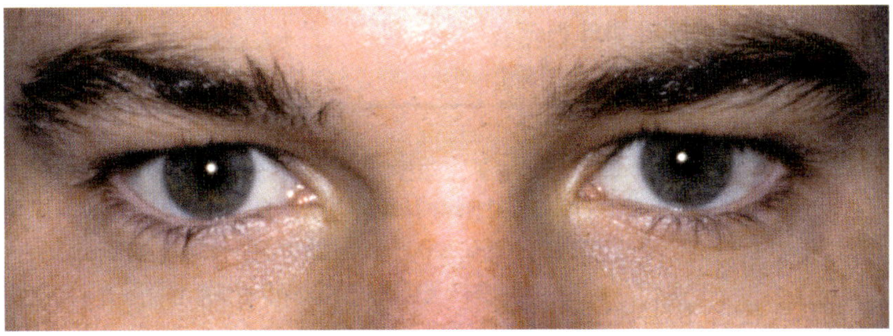

Figure 10-28 각막빛반사

다섯 번째, 교대가림검사(cover–uncover test)로 다른 방법으로는 보기 힘든 경도의 혹은 안근육의 잠재적인 비대칭을 확인할 수 있다(TABLE 10-7 참조).

산동제 금기 대상은 첫째, 동공반사의 지속적인 관찰이 필요한 머리손상과 혼수(coma)상태의 대상자, 둘째, 협우각녹내장이 의심되는 대상자이다.

4) 검안경검사

동공확대가 안 된 상태에서 대상자의 눈검진을 하게 되면, 망막의 후방에 있는 구조들을 보는 데는 한계가 있다. 좀 더 말초의 구조들을 들여다보거나, 황반을 검사하거나, 원인불명의 시력감소를 확인할 때, 금기가 아니라면 산동제를 이용하여 동공을 확장한다.

처음에는 검안경을 사용하여 안저를 관찰하기 어려울 수 있다(Figure 10-29). 그러나 인내를 가지고 올바른 방법으로 연습한다면 안저를 관찰할 수 있고, 시신경유두나 망막혈관과 같은 중요한 구조물을 확인할 수 있을 것이다.

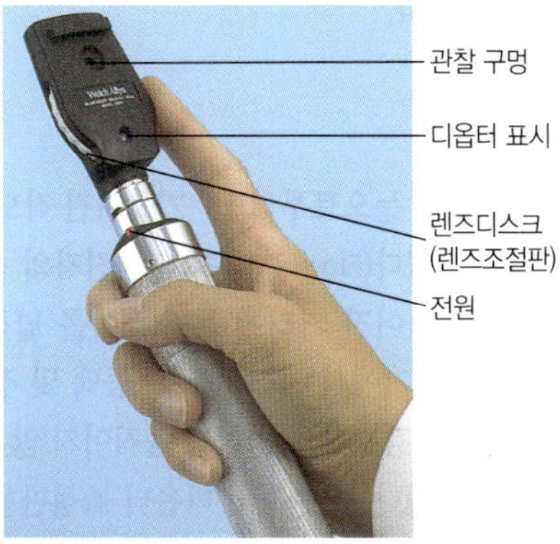

Figure 10-29 검안경

유두부종의 관찰

유두부종(papilledema)은 시신경유두의 부종과 생리적 함몰의 전방돌출을 의미한다. 두개내압 상승은 시신경으로 전달되어 시신경의 부종을 일으킨다. 유두부종은 뇌막염, 지주막하출혈, 외상, 종양병변과 같은 뇌병변을 의미하는 경우가 많으므로 안저 검사 시 반드시 우선적으로 확인해야 한다.

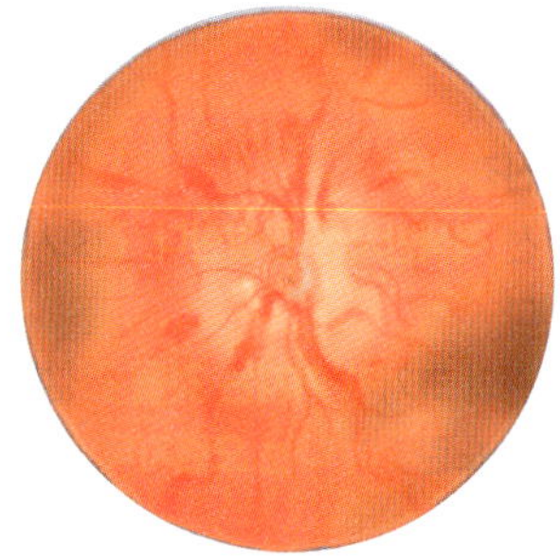

유두부종

망막–동맥, 정맥, 망막중심오목 및 황반

- 망막검사: 망막 시진에는 말초로 확장된 동맥과 정맥, 동정맥교차, 망막중심오목 및 황반 등이 포함된다. 아래 나열된 그림을 참고하여 동맥과 정맥을 구별한다. 어두운 망막은 어두운 홍채와 관련이 있다. 밝은 망막을 가진 사람들은 밝은 빛에 더 민감하지만 약간 시력이 좋은 경향이 있다.
- 혈관들을 따라서 각각 4방향으로 가장자리까지 따라간다. 그들의 상대적인 크기와 동정맥교차 부위의 특징 등을 기록한다.
- 망막의 병변을 확인하고 그것의 크기와 모양, 색상 그리고 분포에 대해서 기록한다. 망막을 검사할 때는 검진자의 머리와 기구가 한 단위로 움직여야 하며 대상자의 동공을 가상의 지점으로 사용한다. 처음에는 동공 내로 빛을 잘 넣지 못해 망막검사에 실패할 수 있지만 연습을 통해서 익숙해지도록 한다.

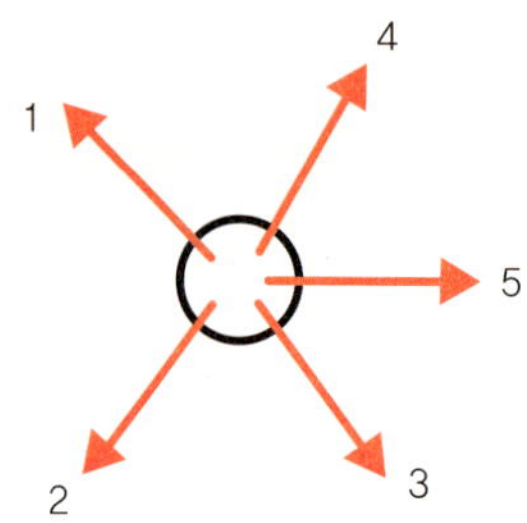

왼쪽 눈의 시신경유두에서 망막까지의 관찰순서

- 망막병변의 크기는 시신경유두에서 "시신경유두의 직경"을 이용하여 표시한다.
- TABLE 10–10~12에는 정상 및 비정상 안저 및 망막 소견이 요약되어 있다.
- 망막중심오목과 황반을 점검한다. 검안경의 빛을 외측으로 움직이거나 대상자에게 직접 빛을 보도록 요청한다. 노인을 제외하고는 망막중심오목의 중앙에서 작고 밝은 빛반사를 볼 수 있다. 황반 부위의 빛반사 보정(shimmering)은 보통 젊은 사람에게서 관찰된다.

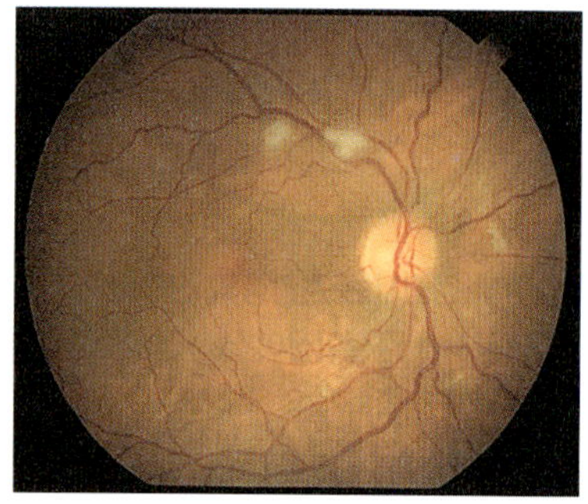

11시와 12시 시계 방향에서 시신경유두로부터 시신경유두 직경의 1–2배 거리에 있는 불규칙한 솜덩어리 같은 점(면화반, cotton–wool patches)들을 볼 수 있다. 그림에서 면화반의 크기는 약 1/2 × 1/2 시신경유두 직경이다.

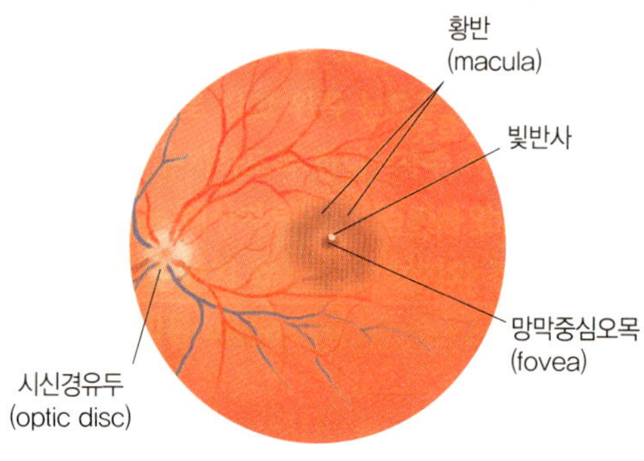

- 전방구조를 점검한다. 점진적으로 검안경의 수정체를 약 +10에서 +12 디옵터까지 돌려서 수정체와 유리체의 혼탁을 관찰한다. 이 기법으로 눈의 전방구조를 관찰하는 데 초점을 맞출 수 있다. 유리체 부유물은 안저와 수정체 사이의 어두운 반점이나 가닥으로 보일 수 있다. 백내장은 수정체가 혼탁해지는 것이다(TABLE 10–5 참조).

	동맥	정맥
색상	밝은 빨강색	어두운 빨강색
크기	더 작다(정맥 직경의 2/3–3/4).	더 크다.
빛반사(대광반사)	밝다.	뚜렷하지 않거나 없다.

황반변성은 노인의 중심 시야를 나쁘게 하는 중요한 원인이다. 보편적이지만 덜 심각한 건성(dry atrophic), 습성(wet exudative), 신생혈관성의 세 가지 종류가 있다. 결정체(drusen)라고 불리는 흡수되지 않은 세포로 된 조직 파편은 아래에서 보듯이 딱딱하고 경계가 날카롭거나 또는 부드럽고 색소침착이 있을 수 있다.

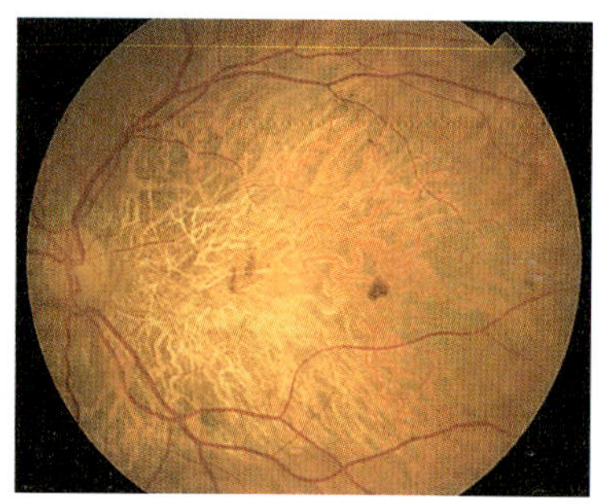

TABLE 10-8 시신경유두의 정상 변이

생리적 함몰(physiologic cupping)

시신경유두에서 작고 하얗게 보이는 함몰부위로, 이곳에서 망막혈관들이 나온다. 가끔은 안 보이는 경우도 있지만, 보통 함몰은 시신경유두의 중심부나 측두부에서 보인다. 기저부에 회색 반점이 보이는 경우도 종종 있다.

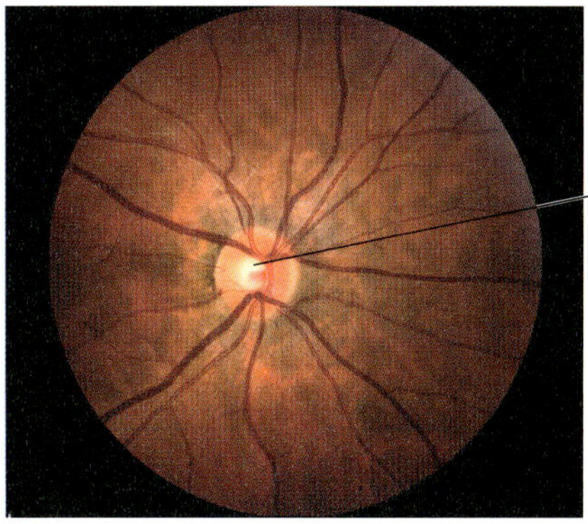

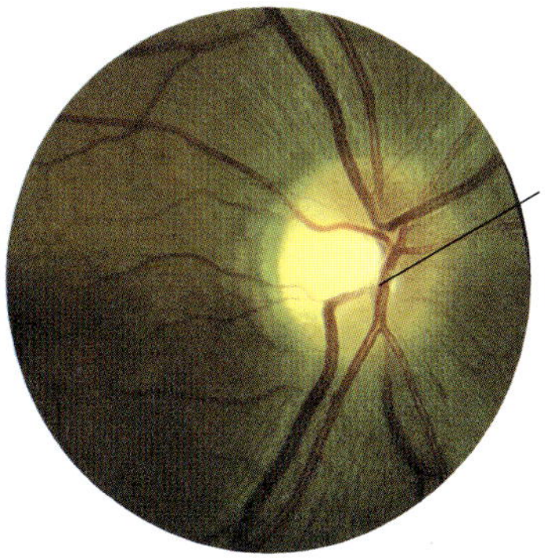

고리 및 코누스(rings and crescents)

시신경유두 주위에서 고리모양과 초승달 모양이 자주 보인다. 이것은 발달 과정에서 생기는 차이로 간주되며, 하얀 공막이나 검은 망막색소 또는 두 개 모두를 시신경유두 가장자리 부위에서 어렴풋이 볼 수 있다. 고리와 코누스는 유두의 한 부분이 아니기 때문에 유두의 직경에 포함되어서는 안 된다.

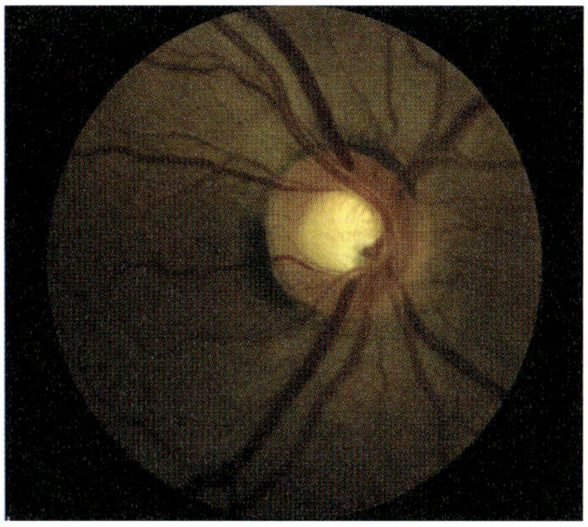

유수신경섬유(medullated nerve fibers)

훨씬 덜 흔하지만 인상적인 결과를 보인다. 모양은 경계면이 깃털 같고, 백색의 불규칙한 조각처럼 보이고, 시신경유두 가장자리와 망막혈관들을 가린다. 이 변이는 병리적으로는 의미가 없다.

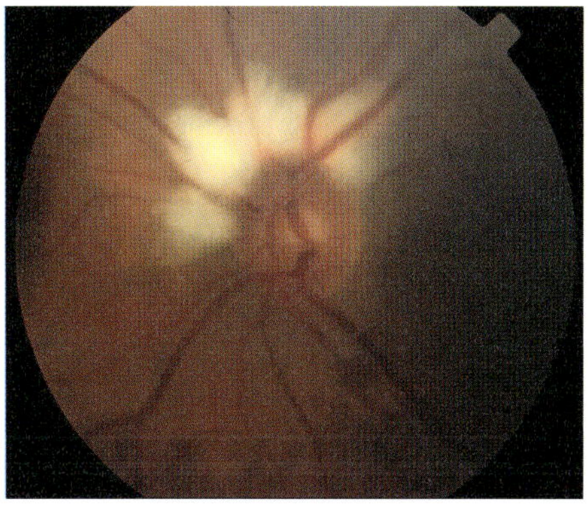

TABLE 10-9 시신경유두의 비정상 소견

	경과	외양	예
정상(normal)	미세한 혈관이 유두에서 정상적인 색을 나타냄	노란 오렌지색에서 밝은 분홍색임 유두혈관은 작음 유두주변부는 선명함(아마도 코 쪽은 예외) 생리적 함몰은 중앙부나 약간 귀 쪽 부위에 위치하며(윗줄에서부터 이어서), 뚜렷할 수도 있고 안 보일 수도 있음 생리적 함몰의 직경은 보통 유두 직경의 절반보다 작음	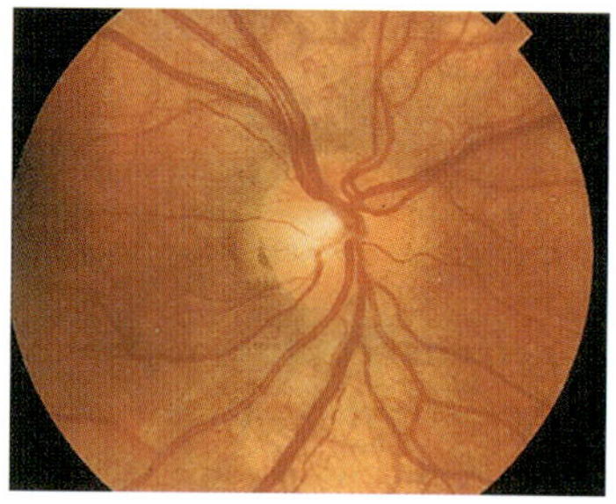
시신경유두부종 (Papilledema)	정맥정체는 울혈과 부종을 유발함	충혈된 분홍색임 종종 정맥 파동이 소실됨 유두혈관은 더 잘 보이고, 더 많아지며, 유두주변부에서 더 휘어져 있음 유두 가장자리가 부어서 흐릿함 생리적 함몰이 보이지 않음	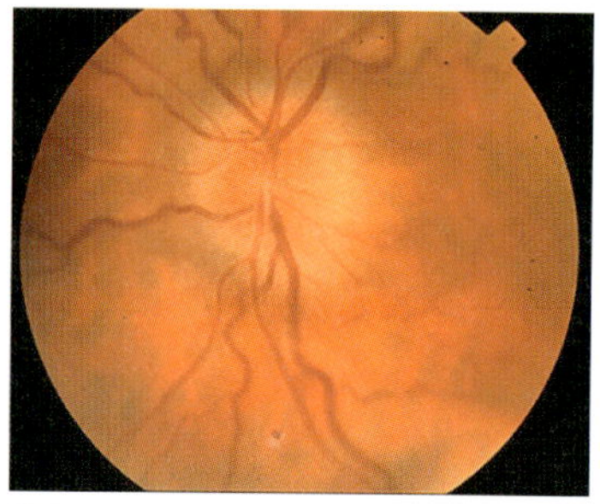
녹내장유두함몰 (galucomatous cupping)	상승된 안압이 유두의 함몰과 위축을 증가시킴	생리적 함몰의 직경은 유두 직경의 반 이상을 차지할 정도이며, 간혹 유두 가장자리까지 커져 있기도 함 망막혈관은 함몰되어 코 쪽으로 밀려나 있기도 함 확장된 생리적 함몰의 기저부는 창백함	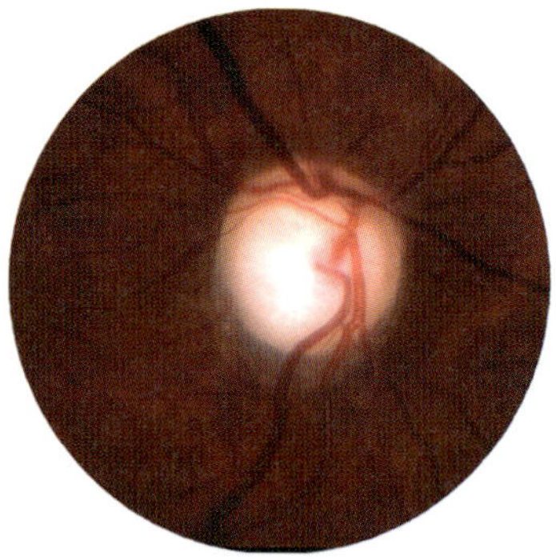
시신경위축(optic atrophy)	시신경섬유의 괴사는 작은 유두혈관의 손실을 가져옴	흰색임 작은 유두혈관이 없음	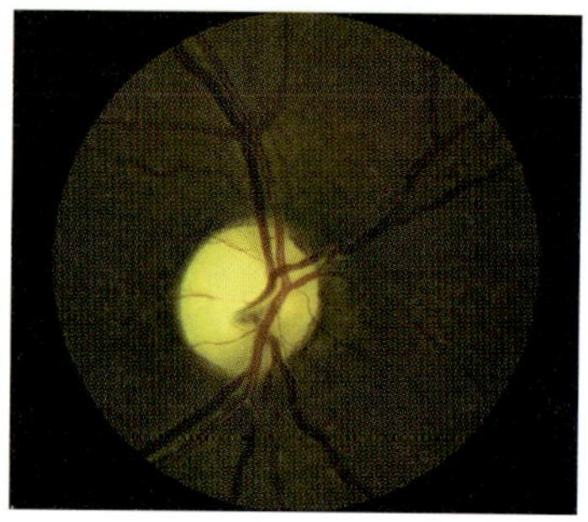

TABLE 10-10 안저: 정상과 고혈압망막병

피부색이 밝은 사람에서의 정상 안저

시신경유두를 관찰한다. 시신경유두의 위, 아래, 양쪽에 있는 주요 혈관을 확인하면서 상대적인 크기와 동정맥교차의 특성을 파악한다. 다음 그림은 혈관 크기와 동정맥교차 모두 정상인 소견이다. 황반 부위를 관찰한다. 약간 어두운 망막중심오목을 식별할 수 있다. 이 부위에서는 빛반사가 보이지 않는다. 망막에 병변이 있는지 관찰한다. 특히 아래쪽 부분에서 안저의 줄무늬 또는 격자무늬 특성을 확인한다. 이러한 안저 특성은 정상적인 기저 맥락막 혈관에서 기인한 것이다.

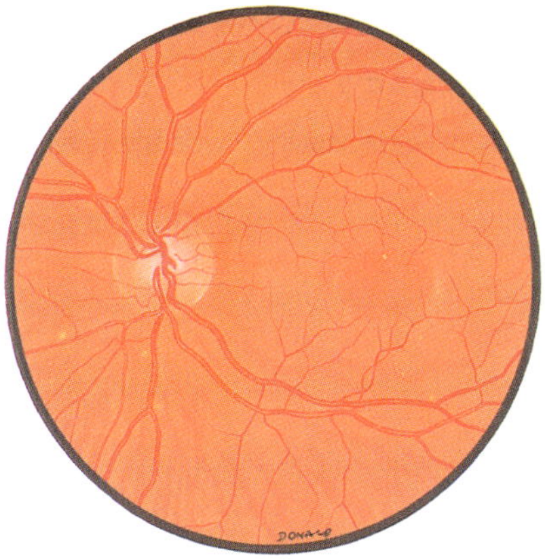

피부색이 어두운 사람에서의 정상 안저

유두, 혈관, 황반, 그리고 망막을 관찰한다. 망막중심오목 주위의 고리 모양은 정상적인 빛반사이다. 안저의 색깔은 회색빛을 띈 갈색으로 거의 보랏빛 특색을 보이는데, 이는 망막과 맥락막의 색소 때문이다. 거무스름한 눈을 가진 피부색이 밝은 사람의 안저는 더 붉은색을 띈다.

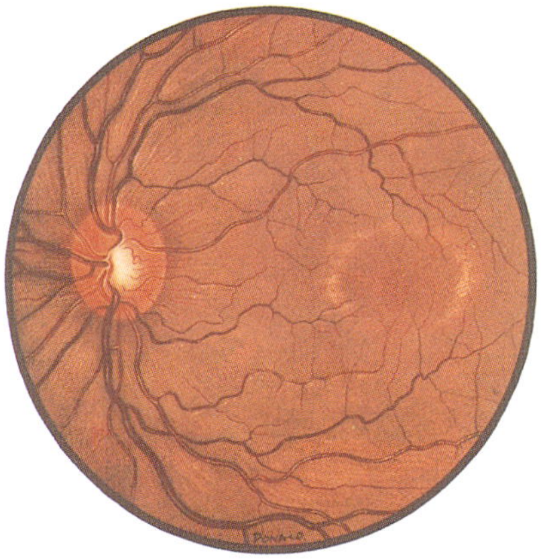

고혈압망막병(hypertensive retinopathy)

시신경유두 아래쪽 혈관에서 특히 동정맥교차 변화가 현저하게 관찰된다. 구리선 세동맥이 보인다. 시신경유두 바로 윗부분에서 면화반(cotton-wool spot)이 보인다. 일시적인 유두 결정체가 보이기는 하나 고혈압과는 관련이 없다.

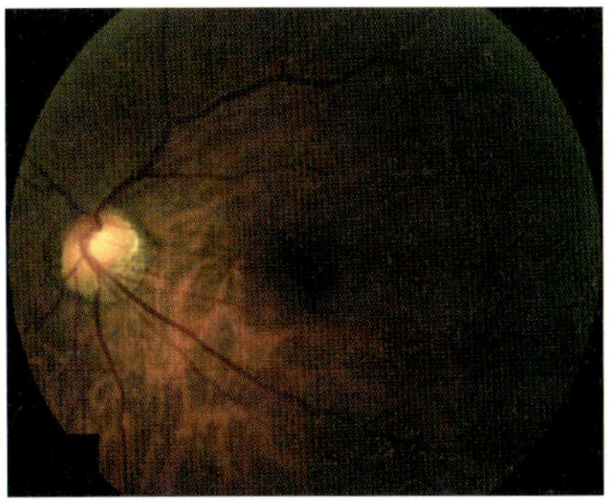

별 모양 황반삼출물을 가진 고혈압망막병 (hypertensive retinopathy with macular star)

반점 같은 삼출물이 쉽게 관찰되는데, 황반삼출물은 일부는 흩어져 있고 나머지는 망막오목중심부터 방사상으로 퍼져있어 마치 별과 같은 모양을 형성한다. 유두로부터 약 1유두 직경 떨어져 있는 2개의 작은 연성 삼출물을 확인한다. 7시와 8시 방향으로 휘몰아치는 화염상 출혈을 관찰한다. 10시 방향에서 더 많이 보인다. 이 안저 사진은 유두부종이 동반된 악성고혈압의 전형적인 변화를 보여주고 있다(BOX 10-1 참조).

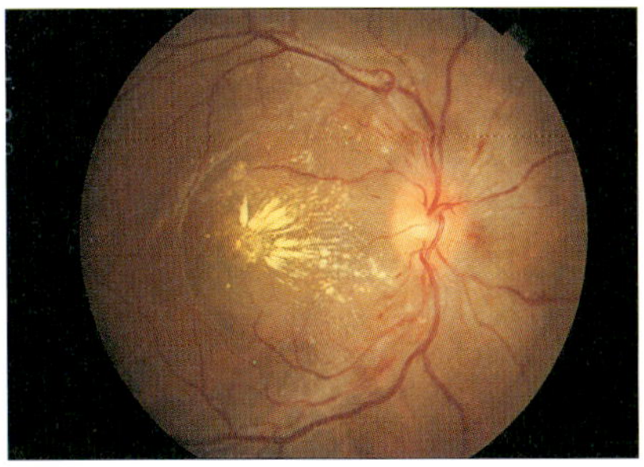

TABLE 10-11 안저: 당뇨병성 망막증

아래 일련의 사진들을 통해 안저를 정확하게 익혀둔다. 다음 내용들은 안과의가 사용하는 당뇨망막병 국제 평가 기준을 제시해 주고 있다.

비증식망막병, 중등도로 심함
(nonproliferative retinopathy, moderate severe)

작은 붉은 반점이나 미세동맥류를 확인한다. 또한 위쪽 측두부에 위치한 경성삼출물의 고리 모양(백색반점)을 확인한다. 경성삼출물 부위에서의 망막비후나 부종이 황반의 중심까지 확장되는 경우에는 시력 장애가 야기될 수 있다(이를 발견하기 위해서는 전문적인 검사가 필요함).

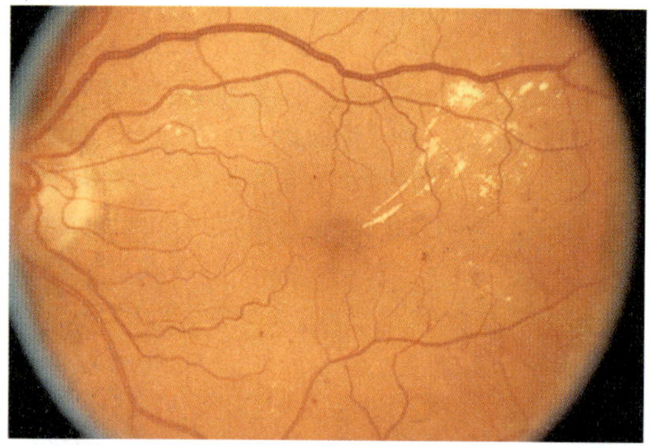

비증식망막병, 심함(nonproliferative retinopathy, severe)

위쪽 측두부 사분영역에서 2개의 면화반 사이에 있는 큰 망막출혈, 망막출혈 바로 위에 있는 염주모양의 망막정맥, 그리고 상측두동맥 위의 작고 구불구불한 망막혈관 등을 확인할 수 있다.

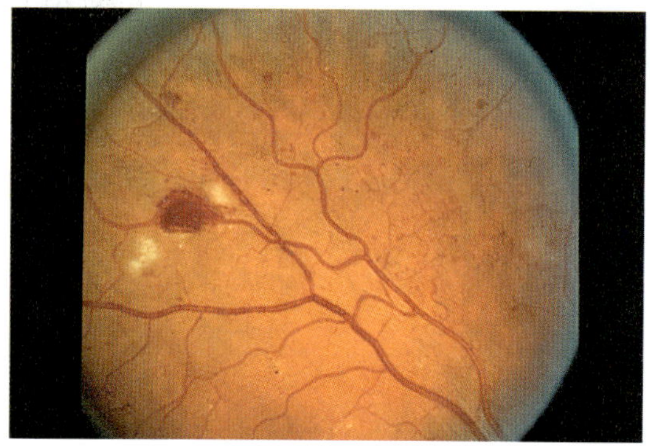

증식망막병, 신생혈관 동반
(proliferative retinopathy, with neovascularization)

유두 앞으로 올라 나오면서 유두 가장자리를 가로질러 확장하는 신생망막전혈관을 확인한다. 시력이 현재는 정상이라 하더라도, 시력소실의 위험성이 높은 편이다(광응고술이 위험도를 약 50% 이상 낮춤).

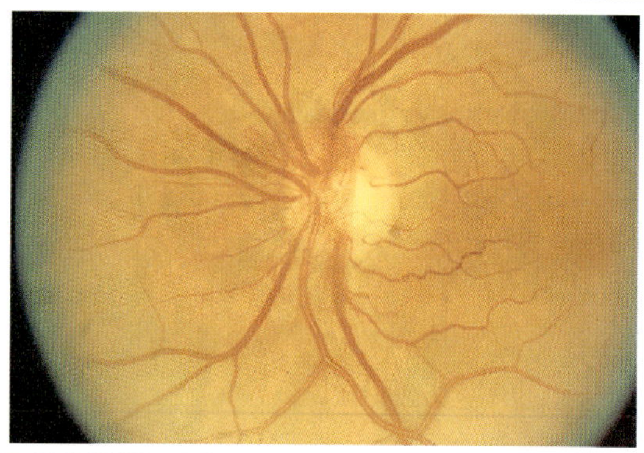

증식망막병, 진행성(proliferative retinopathy, advanced)

이것은 바로 위 사진에서 제시된 눈에서 별다른 치료 없이 2년이 경과한 상태로, 신생혈관이 증식하여 섬유성 비후화가 진행되고 있고 황반의 뒤틀림과 시력 감소가 나타난 상태다.

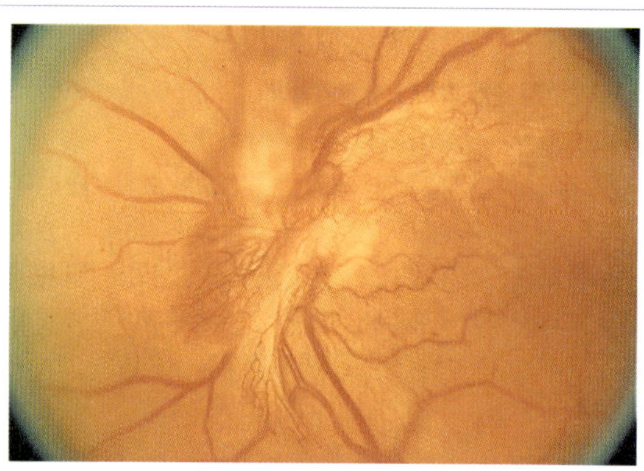

TABLE 10-12 망막동맥과 동정맥교차: 정상과 고혈압

정상 망막동맥과 동정맥교차[normal retinal artery and arteriovenous (A-V) crossing]

정상적인 동맥의 벽은 투명하기 때문에, 혈관 내에 있는 혈액기둥만 보일 수 있다. 정상적인 빛반사는 좁게 나타나는데, 이는 혈액기둥 직경의 약 1/4 정도에 해당한다. 동맥벽이 투명하므로 동맥 아래 부위에서 교차하는 정맥은 각 동맥벽 측면의 혈액기둥과 바로 접한 것처럼 보인다.

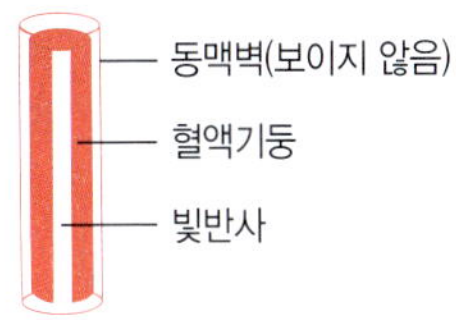

정상의 투명한 동맥벽

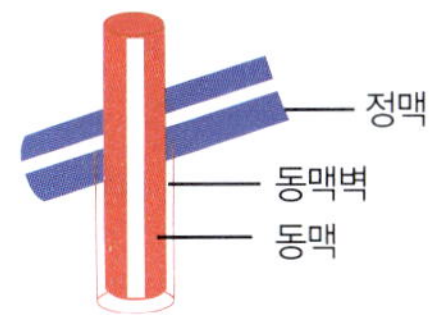

동맥 아래를 가로지르는 정맥

고혈압에서 망막동맥(retinal arteries in hypertension)

고혈압에서의 동맥은 전체적으로 혹은 국소적으로 좁아져 있으며, 빛반사 또한 좁아져 있다. 동맥벽은 두꺼워지고 투명성도 저하되어 있다.

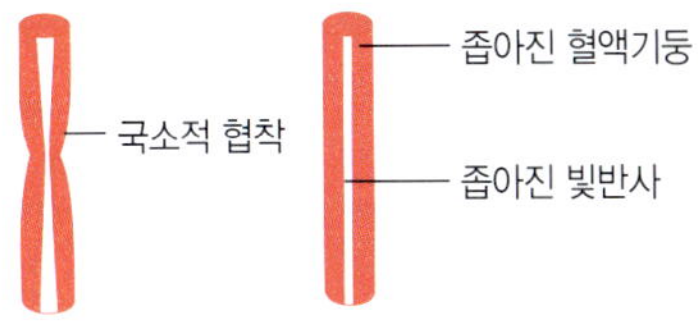

구리선 동맥(copper wiring)

간혹 유두 주변 가까이에 있는 동맥들은 꽉 차고 다소 꼬불꼬불하면서 밝은 구리빛 광택을 보이면서 빛반사도 증가되어 있다. 이런 혈관을 구리선 동맥이라고 한다.

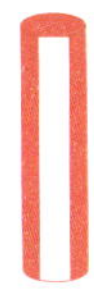

은선 동맥(silver wiring)

가끔 동맥벽이 플라그로 완전히 덮여 불투명해져서 그 내부의 혈류가 보이지 않게 된다. 이를 은선 동맥이라 한다.

동정맥교차(arteriovenous crossing)

동맥벽이 투명성을 소실했을 때, 동정맥교차에 변화가 나타난다. 또한 망막의 투명성 감소도 아래에 보이는 처음 두 가지의 변화에 기여하기도 한다.

은폐 또는 동정맥혈관 협착(concealment or A-V nicking)

정맥이 동맥의 측면에서 갑자기 끊어진 것처럼 보인다.

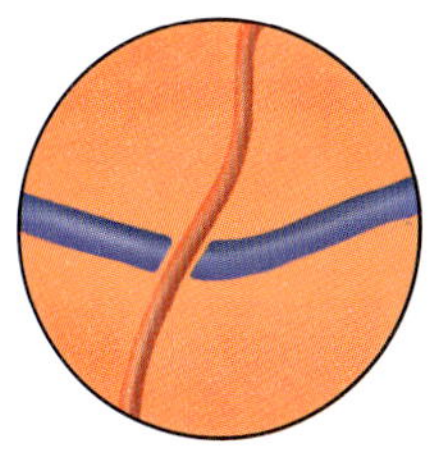

끝이 가늘어지면서 뾰족해짐(tapering)

정맥이 동맥의 양 측면에서 끝이 가늘어지고 뾰족해진다.

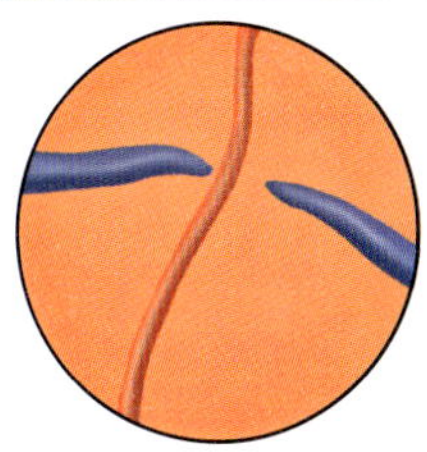

비틀어짐(banking)

정맥이 동맥의 원위부에서 꼬여서, 어둡고 넓은 주먹결절(knuckle)을 형성한다.

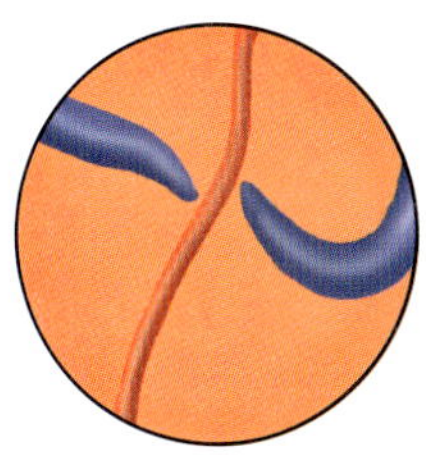

4. 특수검진기법

1) 비루관폐쇄 확인

이 검진기법은 눈물 과다의 원인을 알아내는 데 유용하다. 대상자에게 위를 쳐다보게 한다. 아래 안검을 내안각 쪽(안와뼈의 내측)으로 눌러 주어 누낭을 누른다(Figure 10-31). 누점을 통해 눈으로 역류하는 액체가 있는지를 관찰한다. 그러나 이 부위에 염증이나 압통이 있는 경우에는 이 방법을 시행해서는 안 된다.

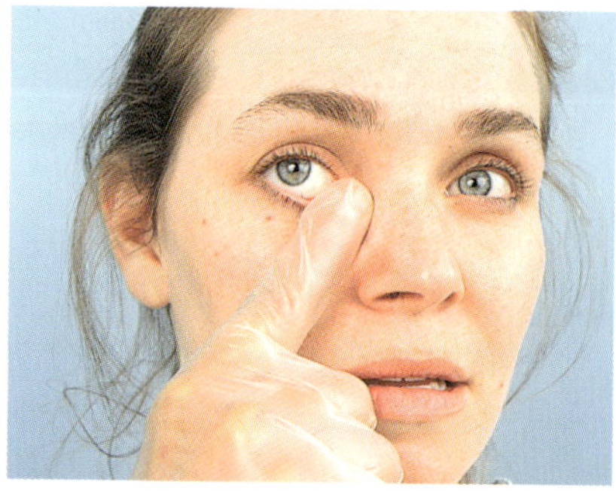

Figure 10-31 비루관 사정

임상 팁

누점에서 나오는 점액농성의 분비물은 비루관폐쇄를 의심할 수 있다.

2) 상안검결막 시진

안구의 이물질을 찾기 위해서는 상안검을 젖힌 후 아래와 같이 단계별로 살펴봐야 한다.

- 대상자에게 아래를 보도록 한다. 부드럽고 차분하게 다루어 눈의 긴장을 풀게 한다. 상안검을 살짝 들어 올려 속눈썹이 앞으로 나오게 한 뒤, 위 속눈썹을 잡고 부드럽게 전하방으로 당겨준다(Figure 10-32).
- 면봉과 같은 작은 막대기를 눈꺼풀 끝에서 적어도 1 cm 위(안검판의 상부경계가 됨)에 놓고, 안검을 잡아 올리면서 막대기를 아래로 민다(Figure 10-33). 이 방법은 안검을 뒤집어 안쪽을 드러나게 한다. 이때 안구 자체를 건드리면 안 된다.
- 엄지로 위 속눈썹을 눈썹에 대고 안검결막을 관찰한다(Figure 10-34). 검진이 끝난 다음에 속눈썹을 잡고 앞으로 부드럽게 당긴 후 대상자에게 위를 보게 하면서 안검을 제자리로 돌려놓는다.

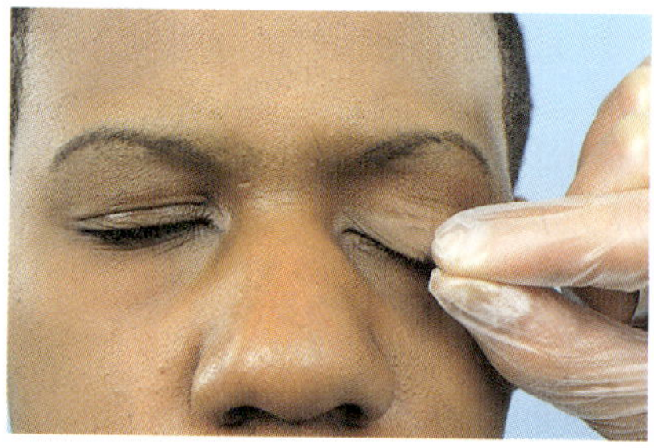

Figure 10-32 속눈썹을 잡고 전하방으로 당긴다.

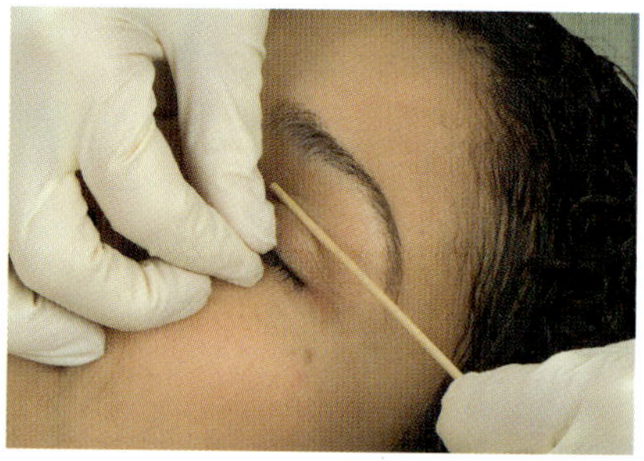

Figure 10-33 안검판의 상부경계에 작은 막대기를 놓는다.

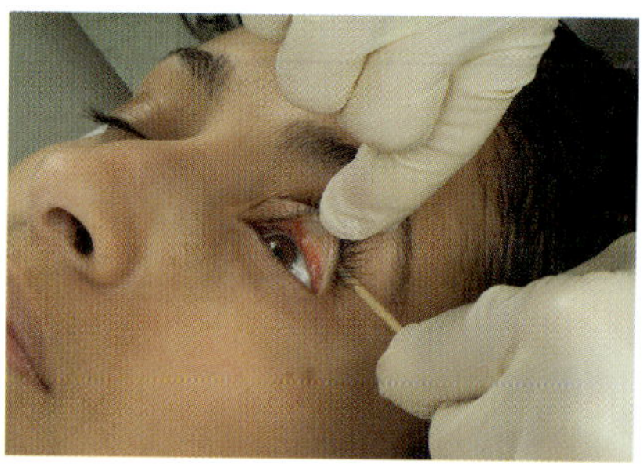

Figure 10-34 상안검결막 시진을 통해 상안검결막과 거기에 박혀 있을 수 있는 이물질을 살펴볼 수 있다.

5. 검진결과 기록

BOX 10-4에는 눈 사정 결과 기록의 예시가 나열되어 있다.

BOX 10-4 검진결과 기록 – 눈

- 눈: 근거리시력 14/14, 원거리시력 20/20 양측, 말초시력은 대면법상 시야 완전함. 외안근 운동 정상임. 안구진탕 없음. 교대가림검사상 편위 없음. 눈모음 7 cm까지 가능함.
  - 눈썹과 안검은 두껍고 양쪽 비슷하게 분포됨
  - 안검은 황갈색이며 병변 없음. 안검열은 양측 대칭적임. 부종이나 안검하수 없음
  - 눈물기관은 압통 없으며, 눈물 없이 촉촉하며 결석 없음
  - 공막은 흰색이며 결막은 분홍색임
  - 각막과 수정체는 불투명하지 않음
  - 동공은 양측 동일하고 둥글며, 빛반사 및 조절반사에 양성임(PERRLA)
  - 시신경유두 주변 명료함. 출혈이나 삼출액 없음. 세동맥 축소 없음

또는

- 눈: 근거리시력 14/14, 원거리시력 20/50 우측, 안경 쓴 상태로 20/40 좌측, 말초시력은 대면법상 시야 완전함. 외안근 운동 정상임. 안구진탕 없음. 교대가림검사상 편위 없음. 눈모음 7 cm까지 가능함.

- 눈썹과 안검은 얇은 모발이 분포됨
- 안검은 밝은 녹색의 끈적한 물질이 감싸고 있음
- 눈물기관에서는 연한 녹색의 배액물이 양측에 관찰됨. 병변 없음
- 안검열은 양측 대칭적임. 양측에 경미한 부종이 있으며 좌측에 안검하수 있음
- 결막은 붉은색이며 공막은 흰색이고 양측이 뿌옇게 보임
- 각막과 수정체는 불투명하지 않음
- 동공은 빛반사 및 조절반사에 양성임(PERRLA)
- 시신경 유두 주변 명료함. 출혈이나 삼출액 없음. 세동맥 축소 없음

PERRLA(Pupils Equal Round React to Light Accomodation)는 동공크기 양측 동일하고 둥글며, 빛반사 및 조절반사에 양성임을 의미한다.

참고문헌

인용

Blair, K., Cibis, G., & Gulani, A. C. (2020). Amblyopia. [Updated 2020 August 10.] In: StatPearls [Internet]. StatPearls Publishing. https://www-ncbi-nlm-nih-gov.proxy.library.upenn.edu/books/NBK430890/

Boyd, K. (2019). Visual field testing. American Academy of Ophthalmology. Retrieved September 4, 2020, from https://www.aao.org/eye-health/tips-prevention/visual-field-testing

Chang, S. (2017). Biomedicine: An improved gel for detached retinas. Nature (London), 543(7645), 319–320.

Doshi, R., & Noohani, T. (2020). Subconjunctival hemorrhage. In: StatPearls. StatPearls Publishing.

Dua, H. S., Ting, D. S. J., Al Saadi, A., & Said, D. G. (2020). Chemical eye injury: Pathophysiology, assessment and management. Eye (Lond), 34(11), 2001–2019. https://doi.org/10.1038/s41433-020-1026-6

Flint, B., & Tadi, P. (2020). Physiology, aging. [Updated 2020 March 21]. In: StatPearls [Internet]. StatPearls Publishing. https://www-ncbi-nlm-nih-gov.proxy.library.upenn.edu/books/NBK556106/

Gunton, K. B., Wasserman, B. N., & DeBenedictis, C. (2015). Strabismus. Primary Care, 42(3), 393–407. https://doi.org/10.1016/j.pop.2015.05.006

Holden, B. A., Fricke, T. R., Wilson, D. A., Jong, M., Naidoo,K. S., Sankaridurg, P., Wong, T. Y., Naduvilath, T. J., & Resnikoff, S. (2016). Global prevalence of myopia and high myopia and temporal trends from 2000 through 2050. Ophthalmology, 123(5), 1036–1042. https://doi.org/10.1016/j.ophtha.2016.01.006

Holmes, J. M., & Levi, D. M. (2018). Treatment of amblyopia as a function of age. Visual Neuroscience, 35, E015. https://doi.org/10.1017/S0952523817000220

Jonas, D. E., Amick, H. R., Wallace, I. F., Feltner, C., Schaaf, E. B. V., Brown, C. L., & Baker, C. (2017). Vision Screening in Children Ages 6 Months to 5 Years: A Systematic Review for the U.S. Preventive Services Task Force [Internet]. Agency for Healthcare Research and Quality (US); (Evidence Synthesis, No.153). https://www.ncbi.nlm.nih.gov/books/NBK487841/

Mandai, M., Watanabe, A., Kurimoto, Y., Hirami, Y., Morinaga, C., Daimon, T., Fujihara, M., Akimaru, H., Sakai, N., Shibata, Y., Terada, M., Nomiya, Y., Tanishima, S., Nakamura, M., Kamao, H., Sugita, S., Onishi, A., Ito, T., Fujita, K., ... Takahashi, M. (2017). Autologous induced stem-cell–derived retinal cells for macular degeneration. The New England Journal of Medicine, 376(11), 1038–1046.

Modi, P., & Arsiwalla, T. (2020). Hypertensive retinopathy. In: StatPearls. StatPearls Publishing.

Narayana, S., & McGee, S. (2015). Bedside diagnosis of the 'Red Eye': A systematic review. American Journal of Medicine, 128(11), 1220–1224.e1.

National Academies of Sciences, Engineering, and Medicine; Health and Medicine Division. (2016). Board on Population Health and Public Health Practice; Committee on Public Health Approaches to Reduce Vision Impairment and Promote Eye Health; Welp, A., Woodbury, R. B., & McCoy, M. A, et al. (Eds.). Making Eye Health a Population Health Imperative: Vision for Tomorrow. National Academies Press (US); Understanding the Epidemiology of Vision Loss and Impairment in the United States. https://www-ncbi-nlmnih-gov.proxy.library.upenn.edu/books/NBK402366/

Petsas, A., Chapman, G., & Stewart, R. (2017). Acute angle closure glaucoma – A potential blind spot in critical care. Journal of the Intensive Care Society, 18(3), 244–246.

Pohl, H., & Tarnutzer, A. A. (2018). Acute angle-closure glaucoma. The New England Journal of Medicine, 378(10), e14.

Preziosa, P., Comi, G., & Filippi, M. (2016). Optic neuritis in multiple sclerosis: Looking from a patient's. Neurology, 87(3), 338–339.

Ryder, E. C., & Benson, S. (2020). Conjunctivitis. In: StatPearls. StatPearls Publishing.

Swain, T., & McGwin, G., Jr. (2020). The Prevalence of eye injury in the United States, estimates from a meta-analysis. Ophthalmic Epidemiol, 27(3), 186–193. https://doi.org/10.1080/09286586.2019.1704794

Toldi, J. P., & Thomas, J. L. (2020). Evaluation and management of sports-related eye injuries. Current Sports Medicine Reports, 19(1), 29–34. https://doi.org/10.1249/JSR.0000000000000677

11 귀, 코, 구강과 인후
Ears, Nose, Mouth and Throat

주요 용어

• 객혈	• 비출혈	• 이통
• 고막	• 아프타성	• 종기
• 노인성 난청	• 연하곤란	• 청각
• 미로	• 이루	• 토혈
• 비갑개	• 이륜	• 현기증
• 비전정	• 이명	

학습목표

1. 귀, 코, 구강과 인후의 구조와 기능을 확인한다.
2. 귀, 코, 구강과 인후의 건강력을 정확하게 수집한다.
3. 귀, 코, 구강과 인후를 사정하기 위한 신체검진법을 설명한다.
4. 이경검진법을 수행한다.
5. 건강기록과 신체검사의 정보를 이용하여 귀, 코, 구강과 인후의 사정 결과를 빠짐없이 기록한다.

귀는 소리를 감지하는 감각기관이다. 귀의 중요한 기능은 **청각**과 평형감각이다. 귀를 검진하는 동안 귀의 변화를 나타내는 다양한 증상과 징후를 파악하여 감염, 난청, 균형상실을 예방한다.

코는 냄새를 감지하는 감각기관이다. 간호사는 후각뿐 아니라 호흡양상의 변화와 부비동 감염 증상을 사정한다.

구강과 인후는 소화기관이 시작되는 부위이다. 간호사는 미각, 식습관, 구강위생의 변화와 함께 목소리의 상태를 사정한다.

간호사는 귀, 코, 구강과 인후에서 환자의 이상소견을 사정하고, 이러한 감각기관의 기능을 유지하기 위한 예방 조치를 교육한다.

귀 The Ear

1. 구조와 기능

귀는 외이, 중이, 내이의 3개 부분으로 이루어져 있다.

1) 외이

외이(바깥귀, external ear)는 이개(귓바퀴, auricle)와 외이도(바깥귀길, ear canal)로 구성되어 있다(Figure 11-1). 이개는 피부로 덮여있는 연골(cartilage)로 이루어져 있어 단단하면서도 탄성적인 성질을 갖는다. 이개 외측에 휘어져 있는 융기된 부위가 **이륜**(귀둘레, helix)이며, 이륜의 앞쪽에 있는 또 하나의 융기를 대이륜(맞둘레, antihelix)이라고 한다. 아래쪽으로는 연골이 없는 이수(귓불, lobule)가 있다. 삼각형 모양으로 돌출한 부위가 이주(귀구슬, tragus)이며 뒤쪽으로 외이도가 이어진다.

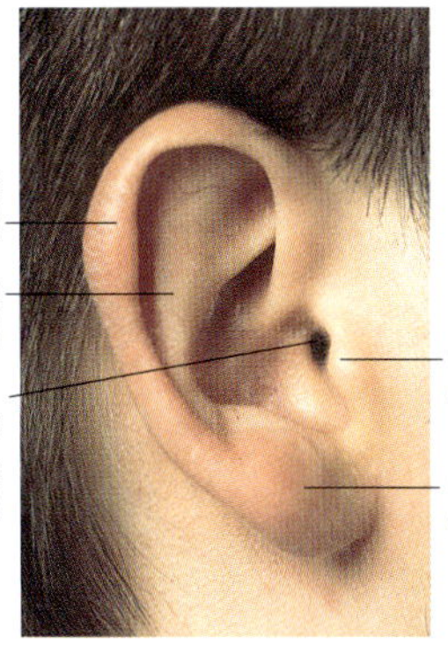

Figure 11-1 외이

귓바퀴의 기능은 음파를 모아서 소리를 외이도로 잘 전달하는 것이다.

외이도는 안쪽으로 휘어져 있고, 연골과 뼈로 이루어져 있다. 외이도의 바깥쪽 2/3는 연골로 둘러싸고 있고, 피부에는 털이 나있고 귀지를 분비하는 분비선이 있다. 외이도의 안쪽 1/3은 뼈로 둘러싸여 있고, 털이 없는 얇은 피부로 덮여 있다. 외이도의 안쪽 부분에 압력을 가하면 통증이 있으므로 검진 시 주의한다.

외이도 뒤의 아래쪽 뼈는 측두골(관자뼈, temporal bone)의 유양돌기 부분이다. 가장 아래쪽 부위가 유양돌기(꼭지돌기, mastoid process)로 귓불 뒤에서 만져진다.

외이도의 끝에 있는 **고막**(tympanic membrane)은 외이와 중이를 구분하는 얇고 반투명한 막이다.

2) 중이

중이(가운데귀, middle ear)는 고막에서 난원창(타원창, oval window)까지 이어져 있다(Figure 11-2). 중이는 공기가 차 있는 공간으로 3개의 작은 뼈인 이소골(귀속뼈, ossicles)을 통해 소리를 전달한다. 3개의 작은 뼈는 추골(망치뼈, malleus), 침골(모루뼈, incus), 등골(등자뼈, stapes)이다. 이소골은 소리 진동을 기계적 파동으로 변형시켜 내이로 전달한다. 중이는 이관(귀관, Eustachian tube)을 통해 비인두와 연결된다.

첫 번째 이소골인 추골은 고막의 중앙에 붙어 있다. 추골병(망치뼈자루, handle of malleus)과 추골 단돌기(망치뼈의 짧은 돌기, short process of malleus)는 고막의 주된 지표이다. 광추라고 하는 이경의 불빛 반사가 앞 사선 방향에 있다. 추골 단돌기 위쪽에 고막의 작고 주름진 부분인 고막이완부가 있고 아래쪽에 고막긴장부가 있다. 고막이 위축되지 않았다면 고막이완부와 고막긴장부를 잇는 사선 방향의 주름을 종종 관찰할 수 있다. 두 번째 이소골인 침골은 간혹 고막을 통해 볼 수 있다. 세 번째 이소골인 등골은 보이지 않는다.

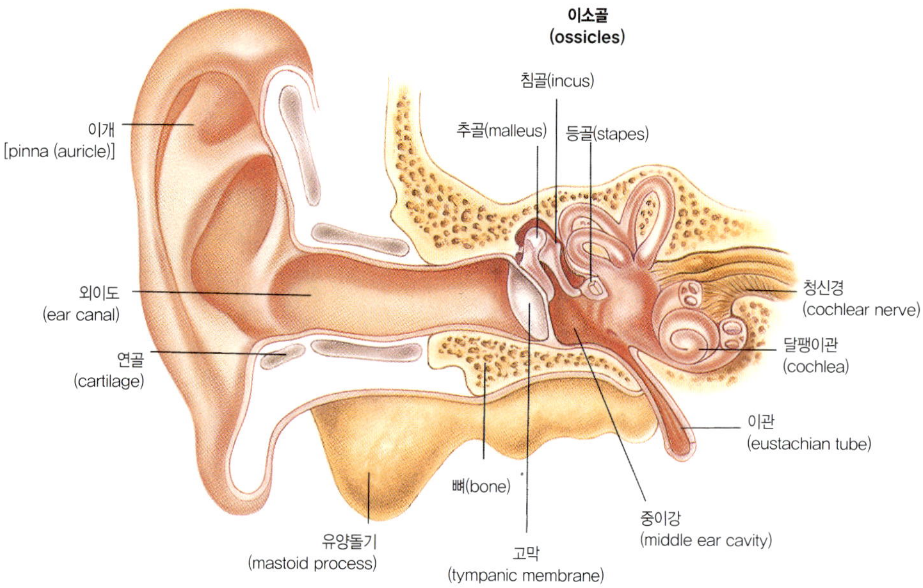

Figure 11-2 중이와 내이

3) 내이

내이(속귀, inner ear)는 와우(달팽이, cochlea), 골반규관(반고리뼈관, semicircular canals), 전정와우신경(안뜰달팽이신경, vestibulocochlear nerve) 또는 제8 뇌신경으로 알려진 청각신경의 말단을 포함한다. 등골의 움직임이 골반규관에 있는 외림프와 와우관에 있는 내림프와 털세포를 진동시켜서 전기적 신경흥분을 발생시키고 청각신경을 통해 뇌로 전달한다. 내이의 기능은 소리를 중추신경계로 전달하고 균형을 유지하도록 돕는 것이다.

중이의 대부분과 내이의 전체 부위는 직접 관찰할 수 없고 청력검사를 통해 상태를 짐작할 수 있다.

4) 청각경로

청각경로의 첫번째 단계는 외이에서 중이까지의 전도기(conductive pahse)이고 두번째 단계는 와우, 와우신경을 포함한 감각신경기(sensorineural phase)이다.

외이도 및 중이의 청각질환으로 전도성 난청(conductive hearing loss)이 발생한다. 외이의 문제는 귀지떡 매복, 외이도염, 외상, 편평상피암 및 외골증과 같은 양성 골성장이 있다. 중이의 문제는 중이염, 선천성 질환, 진주종, 이경화증, 종양 및 고막의 천공 등이 있다. 내이의 문제는 선천성 유전병, 노년난청, 풍진과 같은 바이러스성 감염, 메니에르병(Meniere's disease), 소음과 이독성 약물, 청신경종 같은 원인으로 인한 감각신경성 난청(sensorineural hearing loss) 등이 있다.

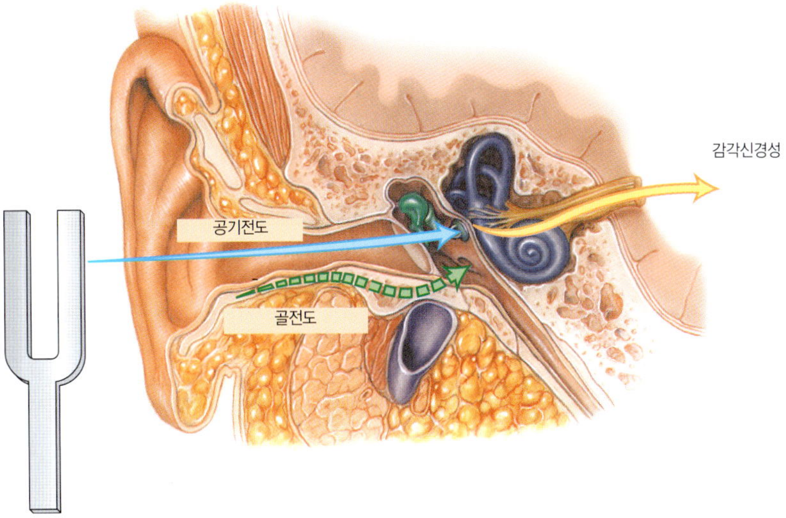

Figure 11-3 공기전도

공기전도(air conduction)는 청각경로의 일차적인 단계이고 또 다른 경로인 골전도(bone conduction)는 외이와 중이를 거치지 않고 내이로 바로 이어지므로, 난청의 원인을 감별하기 위한 검사로 사용된다(Figure 11-3). 음차를 진동시켜 두개골에 대면 진동이 내이의 와우로 직접 전달된다. 정상에서는 골전도보다 공기전도가 더 잘 들린다.

5) 평형

내이에 위치하는 **미로**는 머리의 위치와 움직임을 감지하여 신체 균형을 유지한다.

2. 건강력

귀의 건강력을 사정하는 목적은 환자의 청력과 귀와 귀의 문제로 발생하는 신체 균형의 변화를 파악하는 것이다. 귀에 대한 질문을 시작할 때에는 "들리는 것이 어떤가요?", "귀에 어떤 문제가 있나요?"와 같은 형식으로 한다.

귀와 관련된 주증상은 BOX 11-1에 나열되어 있다.

BOX 11-1 주증상

- 난청
- 이통
- 이루
- 이명
- 현기증

1) 난청

환자가 난청을 보고하는 경우 "OLD CART"를 이용하여 추가 사정한다.

발병시기(O)
- 언제 처음으로 귀 또는 청력이 변했다고 느꼈나요?

부위(L)
- 청력의 변화가 왼쪽, 오른쪽 또는 양쪽 귀 모두에 나타났나요?

기간(D)
- 얼마나 지속되었나요?
- 갑자기 또는 서서히 나타났나요?
- 일시적 또는 지속적인가요?

특성(C)
- 다른 증상이 동반되었나요?
- 귀에 어떤 물질(예: 음식, 지우개 가루)을 넣은 적이 있나요?
- 귀에 어떤 물질(예: 벌레)이 들어간 적이 있나요?
- 귀에 면봉을 사용한 적이 있나요?
- 귀 안쪽이 간지러운 적이 있나요? 이때 무엇을 했나요?
- 귀의 안쪽을 긁은 적이 있나요? 이때 무엇을 사용했나요?

동반증상과 징후(A)
- 구역, 어지러움과 같은 다른 증상이 동시에 나타났나요?
- 난청이 발생하기 전에 어떤 일이 있었나요? 난청을 유발한 사건이 있었나요?

완화요인(R)
- 무엇이 증상을 완화하나요?

치료(T)
- 이와 관련하여 의료진과 상담한 적이 있나요?
- 과거에 난청을 경험한 적이 있나요?

난청은 단일 유전자 돌연변이로 인한 선천성 장애일 수 있다.

난청의 원인이 전도성인지, 감각신경성인지 감별한다. 전도성 난청은 외이와 중이에 문제가 있을 때 발생하며, 감각신경성 난청은 내이, 청신경과 뇌까지 연결되는 중추신경에 문제가 있을 때 발생한다. 감각신경성 난청을 가진 사람들은 특히 다른 사람들이 중얼거리면서 불평할 때 말을 이해하는 데 어려움을 겪으며, 시끄러운 환경일 경우 청력이 더 떨어진다. 전도성 난청에서는 시끄러운 환경이 도움이 될 수 있다. 이를 구별하는 데 다음의 두 가지 질문이 도움이 될 수 있다. 첫째, 다른 사람이 말하는 것을 알아듣는데 어려움이 있는가? 둘째, 시끄러운 곳에서 더 어려움이 있는가?

난청과 함께 **이통**(earache, otalgia)과 **현기증**(vertigo)이 동반되는 경우 원인을 감별하는 데 도움이 된다. 부가적으로 청력에 변화를 주는 약물 복용의 과거력이나 소음에 노출된 과거력을 물어본다.

청력에 영향을 미치는 약물에는 아미노글리코사이드계, 아스피린, 비스테로이드소염제(NSAIDs), 퀴닌, 푸로세마이드 등이 있다.

2) 이통

이통은 매우 흔한 증상이다. 발열이나 인후통, 기침이 동반된 상기도 감염을 확인한다. 이러한 증상은 귀 감염의 기회를 증가시키기 때문이다.

이통에는 두 가지 유형이 있다. 일차적 통증은 외이도염, 중이염, 유양돌기염과 같은 외이의 주변과 관련하여 발생한다. 이차적 통증은 구강, 인후, 목의 구조적인 문제로 인해 발생할 수 있다.

환자가 귀통증을 보고하면 다음과 같이 질문한다.

발병시기(O)

- 가장 최근에 이통을 경험한 것이 언제인가요? 얼마나 자주 발생했나요?

부위(L)

- 어느 쪽 귀에 통증이 있나요?

기간(D)

- 얼마나 지속되었나요?

특성(C)

- 다른 증상이 있었나요?

동반증상과 징후(A)

- 동반된 증상이 있나요? 이통이 나타나기 전에 어떤 증상이 있었나요?
- 당신이나 당신 주위에 감기에 걸리거나 발열, 오한이 있는 사람이 있나요?
- 최근에 수영을 한 적이 있나요? 통목욕은? 뜨거운 물에 들어갔나요? 잠수하였나요?

완화요인(R)

- 무엇이 통증을 완화시켜주나요?

치료(T)

- 이전에 치료를 받은 적이 있나요? 현재 치료를 받고 있나요?

3) 이루

귀에 분비물(이루, discharge)이 있다면 이통이나 외상과 관련이 있는지 물어본다.

귀지(wax)는 귀에서 일반적으로 볼 수 있다. 귀지는 황갈색에서 진한 갈색이며 끈적이는 경향이 있다. 일반적으로 귀지는 자연적으로 떨어져 나오거나 씻으면 제거되지만, 쌓이면 외이도를 막을 수 있다. 귀지 봉쇄는 청력 상실의 흔한 원인 중 하나이다.

환자가 분비물을 보고하면 다음과 같이 질문한다.

- 언제 분비물을 처음 발견하였나요?
- 어느 쪽 귀에서 나오나요?
- 분비물에 대한 기술: 색? 출혈? 경도? 양? 지속적 혹은 간헐적으로 분비되는지?
- **분비물을 멈추게 하는 것이 있나요? 분비물의 악화요인이나 완화요인은 무엇인가요?**
- **동반된 다른 증상이 있나요?**
  - 인후통, 기침, 호흡기 감염, 발열, 어지러움, 두통

임상 팁

귀의 분비물이 통증이나 외상과 관련이 있는 경우 추가적인 사정이 필요하다. 급성 외이도염 및 급성 또는 만성 중이염이 있다면 대개 황록색 또는 화농성 분비물이 나타난다. 일반적으로, "펑"하고 아프고 뚫리는 느낌이 있으면, 배액이 발생하고 통증이 사라진다.

4) 이명

이명(귀울림, tinnitus)은 외부 자극이 없는데도 들리는 소리로 흔히 피리 소리, 시냇물 소리, 파도 소리 등의 잡음으로 나타나며, 편측 혹은 양측 귀에서 나타난다. 이명은 종종 원인을 알 수 없는 난청을 수반하지만 일부 원인에는 시끄러운 소음이나 약물의 부작용이 포함된다. 때로는 턱관절에서 발생하는 소리나 목에서 나는 혈관성 잡음(vascular noise)을 듣는 경우도 있다.

이명은 노화에 따라 빈도가 증가하는 일반적인 증상이다. 난청과 현기증이 동반될 때는 메니에르병을 의심할 수 있다.

환자가 이명을 호소하면 다음과 같이 질문한다.

- 언제 시작되었나요?
- 왼쪽 귀, 오른쪽 귀 혹은 양쪽 귀에서 모두 나타나나요?
- 일시적인가요? 혹은 지속적인가요?
- 다른 동반증상이 있나요?

5) 현기증

현기증(vertigo)은 환자 자신이나 주변 환경이 빙글빙글 도는 듯이 느끼는 증상이다(**TABLE 11-1**). 이러한 느낌은 내이의 미로, 제8뇌신경의 말초 부위나 중추경로, 대뇌의 핵의 문제를 의미한다.

현기증은 어려운 증상이다. 환자가 "어지럽다."라고 하는 의미는 무척이나 다양하다. "어지러움을 느낀 적이 있나요?"라는 질문만으로는 환자가 증상을 구체적으로 설명하지 못할 수 있다. "걸을 때 쓰러지거나 눈앞이 깜깜해지는 것처럼 불안정했던 적이 있었나요?" 또는 "방이 빙글빙글 도는 것처럼 느낀 적이 있나요?"라는 질문을 추가적으로 하는 것이 좋다. 환자의 이야기를 들을 때는 검진자의 주관을 넣지 말고 있는 그대로 이해해야 하며, 환자가 답할 수 있도록 여러 개의 예시를 제시해야 한다. 땅이 꺼지는 듯 느끼거나 몸이 한쪽으로 쏠리는지, 어지럼증이 몸의 위치 변화와 관련이 있는지, 식은땀이 나는지, 얼굴이 달아오르는지, 구역과 구토가 있는지에 대해 물어본다. 약물과 관련이 있는지에 대한 질문도 필요하다.

임상 팁

불안정하고 약간의 어지러움이나 "다리 저림"은 종종 심혈관계 문제를 암시할 수 있다. 당겨지는 것 같은 느낌은 내이의 문제나 제8뇌신경의 병변으로 인한 진성 현기증일 수 있다.

환자가 현기증(vertigo, dizziness)을 호소하면 다음과 같이 질문한다.

- 언제부터 시작되었나요?
- 일시적인가요? 지속적인가요?
- 얼마나 오래 지속되나요?
- 이때 동반되는 다른 증상이 있나요?
- 현기증이 일상생활에 어떤 영향을 주나요? 현기증으로 인해 일상생활의 어떤 활동이 영향을 받나요?(예: 계단 오르기를 피함, 운전을 피함)
- 증상을 완화하는 것은 무엇인가요?
- 최근에 귀검진을 받은 것은 언제인가요? 결과가 어땠나요? 추가적인 검사가 필요했다면 어떤 것이었나요?

6) 과거력

TABLE 11-1 어지러움과 현기증

"어지러움"은 대상자들이 사용하는 비특이적인 용어로서 여러 가지 증상을 포함하고 있으므로, 임상의들은 주의 깊게 분류해야 한다. 자세한 과거력이 일반적으로 일차적인 원인을 구별하는 데 도움이 된다. 아래에 설명되는 용어나 상태의 의미를 익히는 것이 중요하다.

- 현기증(vertigo): 회전감각으로서 안구진탕과 조화운동불능(ataxia)이 동반된다. 일반적으로 말초전정이상에 의한다(어지럼증 환자의 40%). 그러나 중추뇌간병변에 의한 가능성도 있다[10% 정도로 동맥경화, 다발성경화증, 측두기저순환장애, 일과성허혈발작(TIA) 등의 예가 있음)].
- 실신감(presyncope): 기절할 듯한 기분이나 머릿속이 텅 빈 듯한 기분. 원인은 기립성저혈압, 약물로 인하거나 부정맥, 혈관미주신경 실신발작 등이다(~5%).
- 불균형(disequilibrium): 걸을 때 특히 노인에서 보이는 불안보행이나 평형장애이다. 원인으로는 보행에 대한 불안, 시각장애, 근골격계의 문제로 인한 약화, 말초신경병증이 있다(15%).
- 정신과적 이상: 원인으로는 불안, 공황장애, 과다호흡, 우울증, 신체화장애, 알코올 및 약물 남용 등이 있다(10%).
- 다중 요인성 또는 특발성(20%)

	시작	기간과 경과	청력	이명	다른 특징
말초성 현기증(peripheral vertigo)					
양성 체위성 현기증	환측으로 돌아눕거나 머리를 움직일 때 갑자기 발생함	일 분 이내 수 초간 짧게 지속되며 증상이 계속됨. 재발 가능함	영향 없음	없음	때때로 구역과 구토, 안구 진탕
전정신경염 (급성미로염)	갑자기	수 시간에서 2주까지 지속되며, 12~18개월에 재발 가능함	영향 없음	없음	구역, 구토, 안구진탕
메니에르병 (Meniere disease)	갑자기	수 시간에서 하루 이상까지 지속됨. 반복적임	변동성의 감각신경성 • 난청 재발하면서 결국 진행성 난청으로 나타남	있음, 변동성	환측 귀의 압박감, 구역, 구토, 안구진탕
약물 중독	잠행성 또는 급성 – 루프이뇨제, 아미노글리코사이드, 살리실산, 알코올	가역적이거나 비가역적임. 부분적 순응 가능	손상 가능	가능함	구역, 구토
청신경종양	제8뇌신경의 전정가지를 압박하여 잠행성	다양함	편측 손상	있음	제5, 7뇌신경 압박 가능
중추성 현기증(central vertigo)					
	갑자기 생기는 경우가 흔함 (위의 원인 참고)	다양하나 지속적인 경우는 드묾	영향 없음	없음	다른 뇌간실조증상과 동반함 • 구음장애, 보행장애, 반대측의 감각, 운동장애

과거력과 관련된 사정내용은 다음과 같다.

- 선천성 난청
- 귀지 제거
- "수영자 외이염(swimmer's ear)"
- 귀 수술
- 귀의 외상이나 부상
- 감염
- 직장, 집, 전쟁 등에서 위험한 소음 수준에 노출
- 매독, 풍진, 수막염

7) 가족력

가족력과 관련된 사정내용은 다음과 같다.

- 난청
- 알레르기
- 흡연 혹은 간접흡연

8) 생활습관

가족력 관련 생활양식 질문은 다음과 같다.

- 시끄러운 소리에 노출된 적이 있나요?
- 직업이 무엇인가요? 취미(예: 사냥)는 무엇인가요?
- 콘서트, 술집, 시끄러운 장소에 가나요?
- 음악을 들을 때 헤드폰이나 이어폰을 사용하나요? 얼마나 자주? 어느 정도의 음량?
- 잔디 깎는 기계, 전동공구, 총기를 사용하나요?
- 통행량이 많은 도로나 철로 근처에 살고 있나요?
- 귀마개를 사용한 적이 있나요? 현재도 사용하나요?
- 보청기를 사용한 적이 있나요? 어느 쪽 귀? 현재 사용하고 있나요? 항상 사용하나요?
- 청력장애나 어지러움을 유발할 수 있는 약물을 사용한 적이 있나요? 이독성(ototoxicity)을 일으키는 약물(예: 다량의 항생제 급속 투여)을 사용한 적이 있나요?

3. 신체검진

귀 신체검진에 필요한 물품은 다음과 같다.

- 음차(tuning fork): 청력 사정을 위해서 512 Hz가 선호됨
- 이경(otoscope)
- 귀벌리개
- 설압자
- 장갑
- 펜라이트

개념 마스터하기

귀의 통증은 외이염과 중이염의 일반적 증상이다. 증상이 비슷하지만 두 가지 중요한 차이가 있다. 첫째, 간호사는 이개와 이주의 움직임에서 오는 통증을 평가해야 한다. 양성인 경우 외이염과 밀접한 관련이 있다. 둘째, 간호사는 물에 노출된 과거력을 평가해야 한다. 외이염의 전형적인 원인은 해변으로의 휴가나 수영으로 인해 귀가 물에 잠기는 경우이다.

1) 이개

이개(귓바퀴)와 주변 조직의 기형이나 종괴, 피부 병변에 대하여 살펴본다(TABLE 11-2). 이통이나 분비물, 염증 소견이 있다면 이개를 위 아래로 당기거나, 이주를 눌러보고, 귀의 뒷부분을 강하게 눌러본다.

임상 팁

급성 외이도염 환자는 이개와 이주를 움직이면 아프지만, 중이염의 경우에는 아프지 않다. 귀 뒤의 압통은 중이염의 증상일 수 있다.

TABLE 11–2 귀 주위의 종괴

켈로이드(keloid)

상처 위에 생기는 단단하고 결절성이며 과증식성인 흉터조직의 종괴이다. 흉터가 있는 어디나 생길 수 있으나 어깨와 상체에 가장 흔하다. 귀걸이 구멍을 뚫은 뒤에 생기는 켈로이드가 특히 미용적으로 문제가 된다. 백인보다 흑인에게서 더 호발하며, 치료 후에도 재발하여 증식할 수 있다.

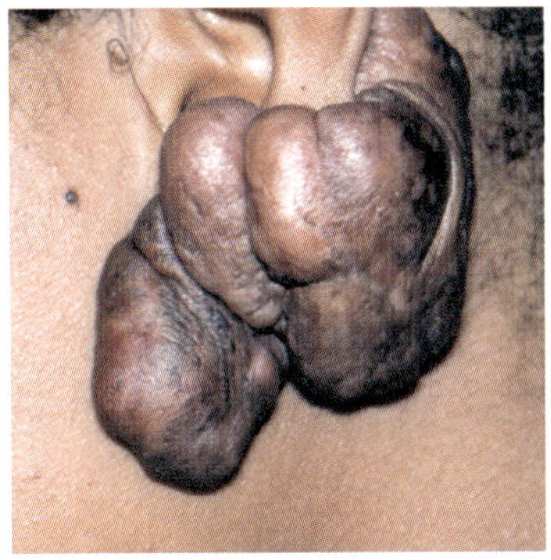

이륜 연골피부염(chondrodermatitis helicis)

만성 염증성 병변은 이륜이나 간혹 대이륜에 통증과 압통이 있는 구진으로 시작한다. 위쪽 병변은 궤양과 딱지가 생긴 후기 병변이다. 발적이 있을 수 있고 암종과의 감별을 위해 조직검사가 필요하다.

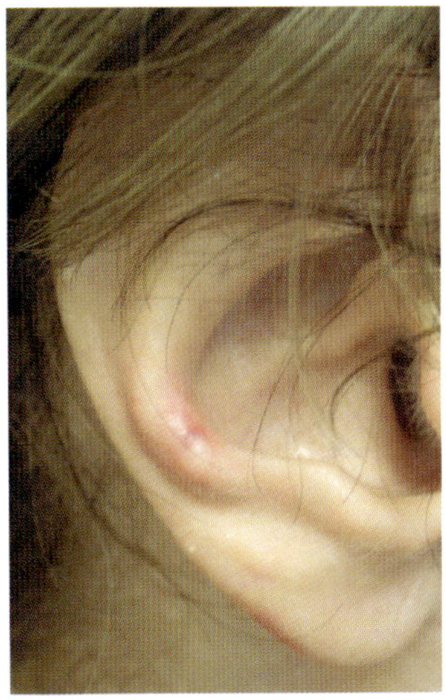

통풍결절(tophi)

만성 통풍의 특징인 요산 결정의 침착이다. 이륜이나 대이륜에 딱딱한 결절로 나타나며 피부를 통해 백악질의 흰색 결정이 배출되기도 한다. 통풍결절은 손, 발 등의 관절 부위에도 나타날 수 있다(TABLE 17–3 참조). 고요산혈증이 만성적으로 지속된 결과로 나타나며 고요산혈증을 약물 치료하면 감소한다.

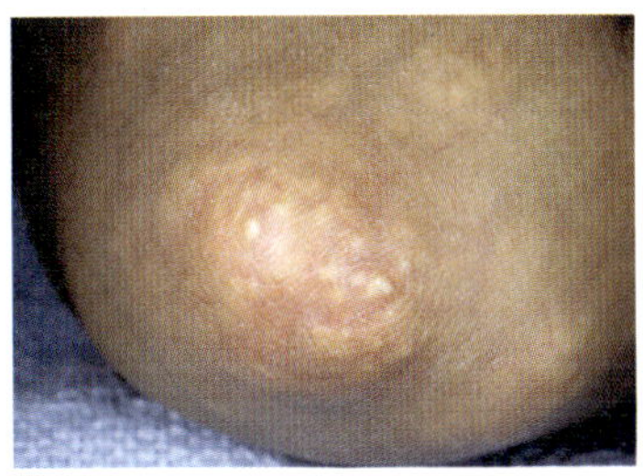

기저세포암종(basal cell carcinoma)

재발성 기저세포암종. 귀 뒤의 융기된 결절은 표면에 광택이 있고 모세혈관확장이 있는 기저세포암종(basal cell carcinoma)의 소견을 보인다. 천천히 자라고 전이를 잘 하지 않는 흔한 악성종양이다. 커지거나 궤양이 생길 수 있다. 편평세포암종과 같이 기저세포암종도 태양 광선에 자주 노출된 피부색이 밝은 사람에서 더 흔하게 발생한다.

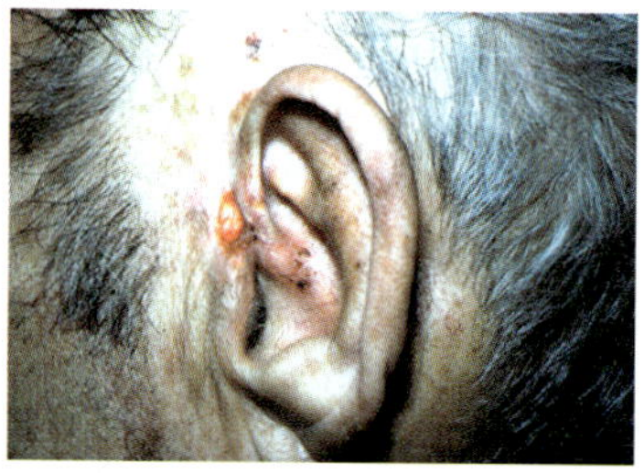

피부낭종(cutaneous cyst)

이전에는 피지낭이라고 불렸으며, 진피하에 돔 형태의 종괴는 표피에 부착된 양성의 폐쇄성 단단한 주머니를 형성한다. 검은 점이 표면에서 보일 수 있다. 조직학적으로는 다음과 같은 두 가지 중 하나의 진단이 가능하다. 첫째, 표피낭종, 얼굴과 목에 흔하다. 둘째, 모낭낭종, 두피에 흔하다. 두 가지 모두 염증이 생길 수 있다.

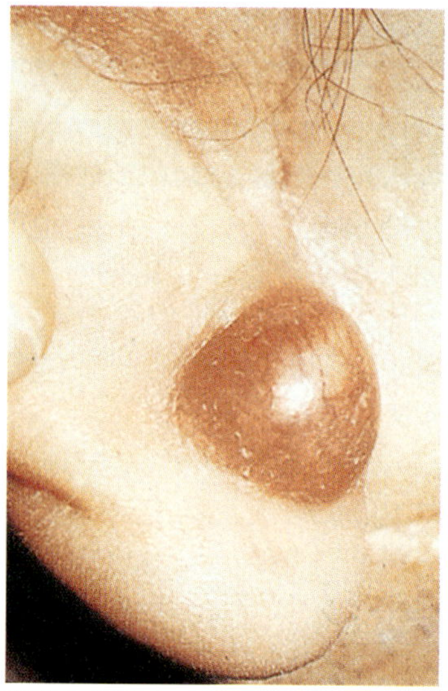

류마티스결절(rheumatoid nodules)

만성 류마티스관절염 환자의 경우 이륜이나 대이륜에서의 작은 종괴들을 관찰한다. 그리고 손이나 척골면, 팔꿈치, 무릎이나 발꿈치에 또 다른 결절이 있는지 확인한다. 반복된 작은 상처로 궤양이 생길 수 있다. 류마티스결절(rheumatoid nodules)은 관절염보다 선행하는 경우가 많다.

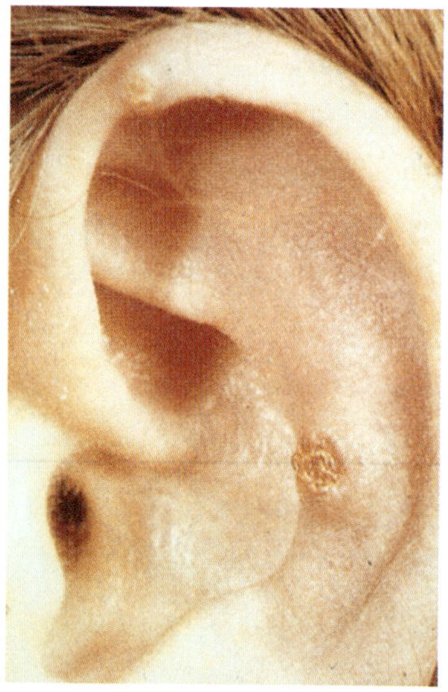

2) 외이도와 고막

외이도와 고막을 관찰하려면 외이도에 쉽게 삽입할 수 있는 가장 크고 밝은 이경이 있는 검이경을 사용한다. 이경을 통해 편히 볼 수 있도록 환자의 머리 위치를 조절한다. 굽어 있는 외이도를 곧바로 펴게 하려면 이개를 단단히, 그러나 아프지 않도록 잡고, 후상방으로 당긴다(Figure 11-4).

검이경을 삽입하기 전에 (Figure 11-5), 손잡이를 잡고 귓바퀴를 위와 뒤로 당긴다(Figure 11-6). 이경을 외이도에 부드럽게 삽입하고, 약간 아래쪽과 전방으로 진입하여 고막을 향하게 한다.

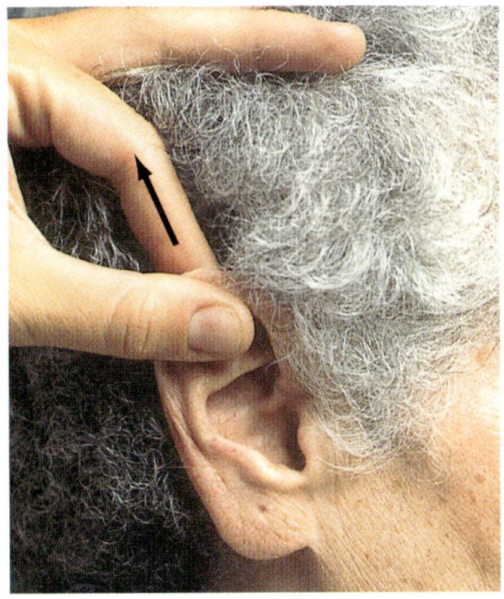

Figure 11-4 굽어있는 이도를 펴기 위해 후상방으로 당긴다.

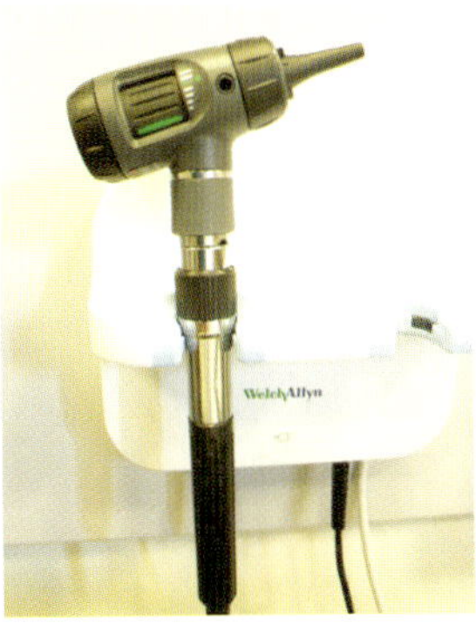

Figure 11-5 검이경

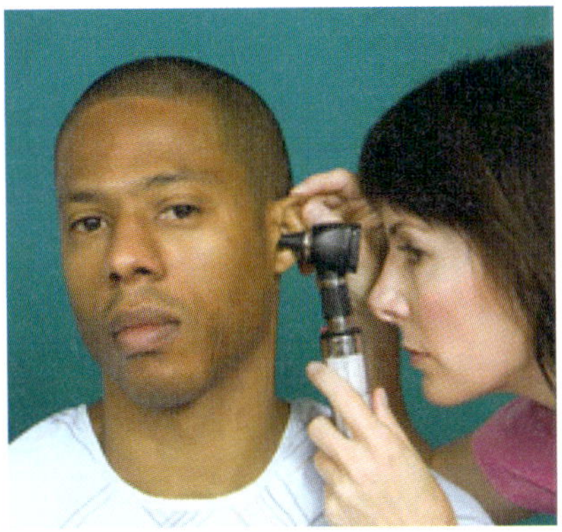

Figure 11-6 검이경 사용

외이도 깊숙한 곳에 부드럽지 않은 소결절성의 종창이 있으면 뼈돌출증을 의심할 수 있다(Figure 11-7). 이것은 비악성의 과도증식으로 고막을 막을 수 있다.

외이도에 분비물이나 이물질, 피부 발적, 종창 등이 있는지 살핀다(Figure 11-8). 귀지는 노랗고 얇으며 벗겨지기 쉬운 것부터 갈색으로 찐득한 것, 심지어 검고 단단한 것까지 그 색과 경도가 다양하며, 검진자의 시야를 부분적으로 혹은 전체적으로 방해할 수 있다.

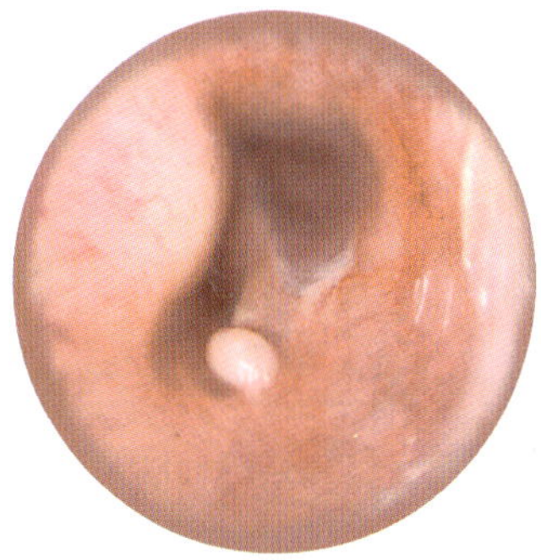

Figure 11-7 뼈돌출증(외골종)

급성 외이도염이 있는 경우 외이도가 부풀어 좁고 축축하며 창백하고 부드럽다. 그리고 붉은색일 수 있다. 만성 외이도염은 외이도의 피부가 두껍고 빨개지며 가려움증이 발생한다.

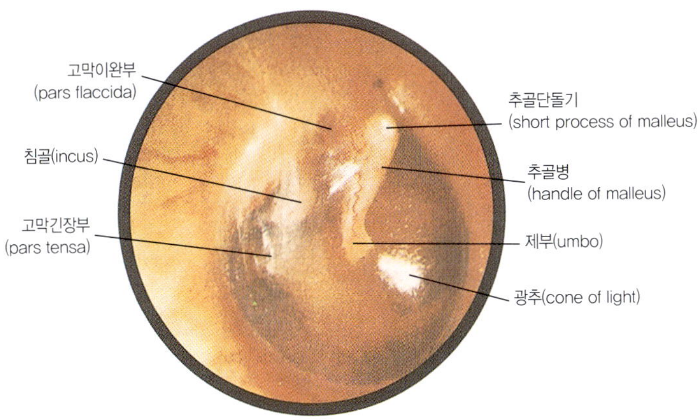

Figure 11-8 우측 귀의 급성 중이염

고막의 색과 모양을 관찰한다. 한 번에 고막 전체를 볼 수는 없지만, 광추와 같은 기준점을 찾은 후 위쪽을 보며 추골병을 관찰할 수 있다. 고막에서 관찰될 수 있는 이상 징후는 **TABLE 11-3**에 요약되어 있다.

붉게 융기된 고막은 급성 화농성 중이염을 나타내고, 황색 고막은 장액 삼출을 나타낸다.

TABLE 11-3 고막의 비정상

정상 고막(우측)

분홍빛이 도는 회색이다. 추골병은 고막 상부에 비스듬히 놓여 있으며 추골단돌기는 고막을 외측으로 밀어서 작고 하얀 융기를 만든다. 추골단돌기 위의 작은 고막 부분은 고막이완부라고 하고, 나머지 부분은 고막긴장부라고 한다. 전 · 후 추골추벽은 추골단돌기에서 비스듬하게 위로 올라가며 고막이완부와 고막긴장부의 경계를 나눈다. 그러나 추골추벽은 고막이 함몰되어 있지 않으면 잘 보이지 않을 때가 많다. 제부에서 밝은 광추가 전하방으로 보인다. 추골 뒷부분에 침골의 일부가 고막 뒤로 보인다. 추골병을 따라 있는 작은 혈관은 정상 범위이다.

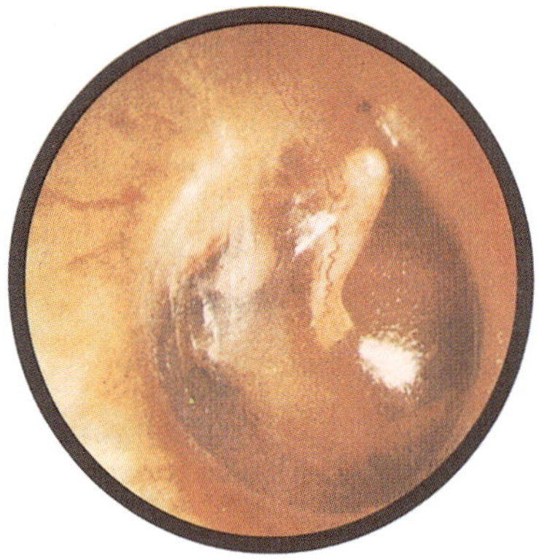

고막천공(Perforation of the Drum)

중이의 화농성 감염의 결과로 생기는 고막의 구멍이다. 천공의 고막 가장자리 침범 유무에 따라 중심성 천공과 변연성 천공으로 나뉜다. 사진은 가장 흔한 형태의 중심성 천공이고 이 경우에 천공을 둘러싸고 있는 발적된 육아종의 고리가 만성 감염의 경과를 나타내고 있다. 천공을 덮는 막은 얇고 투명할 수 있다.

고막자체의 반흔이 관찰되고 기준점을 구별하기가 힘들다. 천공을 통해 감염된 중이의 이루가 배출될 수 있으나 여기서는 보이지 않는다. 다음 사진에서처럼 고막천공은 치유과정에서 저절로 막히기도 하며, 구멍을 메우는 막은 매우 얇고 투명하다. 특히 천공이 큰 경우, 이통이나 청력손실이 있을 수 있다.

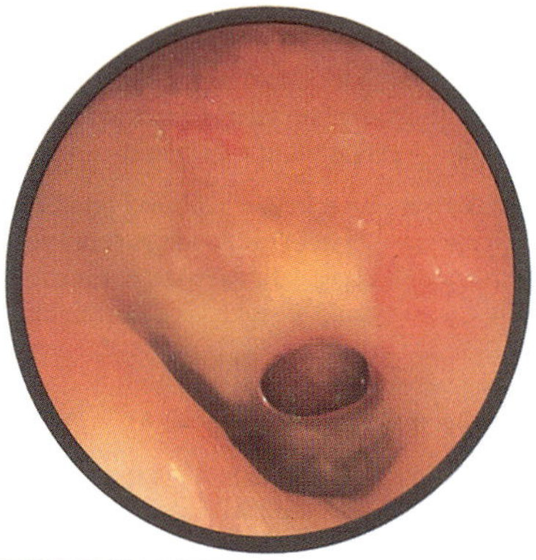

고실경화증(tympanosclerosis)

고막 및 중이 안에 유리질과 칼슘 및 인산염 결정이 침착되어 발생하는 중이염에서 중이에 흉터가 형성되는 과정이다. 심한 경우에는 작은 뼈를 싸서 전도성 난청을 유발한다.

좌측 고막의 하부에 크고 백악질인 흰색 반이 불규칙한 경계를 갖는다. 이는 고실경화증의 전형적인 소견이다. 심한 중이염을 앓은 뒤에 고막층 내에 유리질의 물질이 침착된 것으로 일반적으로 청력에는 영향이 없고 임상적으로 중요하지 않다. 이 고막에서 보이는 다른 이상 소견은 치유된 천공(고막 후상부의 큰 난형의 부위)과 고막 함몰의 소견이다. 함몰된 고막은 검진자의 눈에서 멀어져서 안으로 당겨진다. 추골추벽은 당겨져서 날카롭게 형태가 드러나게 된다. 추골단돌기는 외측으로 튀어 나오게 되며 추골병은 제부 위에서 안으로 당겨져서 좀 더 평행한 위치에 놓이게 된다.

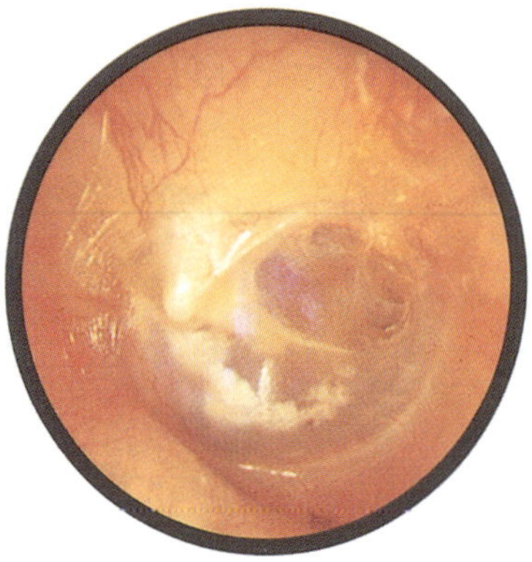

장액성 삼출액(serous effusion)

바이러스성 상기도 감염(삼출성 중이염)이나 비행이나 잠수와 같은 급격한 기압변화(기압성 중이염)로 인해 발생한다. 이관(귀인두관)은 중이와 외부의 압력을 같게 조절하지 못하고, 중이 내의 공기 일부는 혈액 내로 흡수되며 대신 장액성 액체가 중이에 차게 된다. 증상으로 귀가 멍멍하고 막힌 듯하며, 경도의 전음성 난청이 생기고 가끔씩 약간의 통증을 동반하기도 한다.

기압성 중이염으로 인해 이 환자의 좌측 고막에서 보이는 것처럼 암갈색의 액체가 고막 뒤에 보이는 것이 특징적이다. 공기와 암갈색 액체의 사이에 생기는 액체선이 추골의 양측에 보이며, 항상 보이는 것은 아니지만 액체 내에 공기방울이 보일 수도 있다.

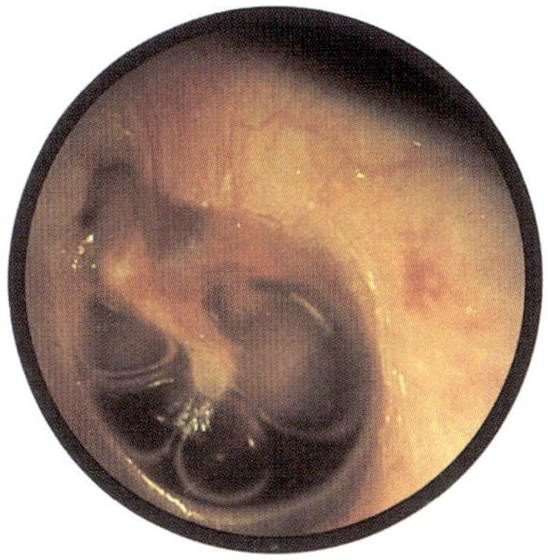

화농성 삼출액이 있는 급성 중이염(acute otitis media with purulent effusion)

세균 감염(*S. pneumoniae*나 *H. influenzae*)에 의하고 증상은 이통, 발열, 난청 등이 있다. 고막은 발적되어 기준점을 소실하고 외측으로(검진자 쪽으로) 팽창된다.

위의 좌측 고막에서 보듯이 고막은 팽창되고 대부분의 기준점은 불분명하게 된다. 발적은 제부(umbo)에서 가장 선명하고 고막 전체에서 확장된 혈관을 볼 수 있고 고막의 전반적인 발적을 나타낼 수도 있다. 고막의 자연적인 천공이 뒤따르게 되어 화농성 이루가 나오게 된다.

난청은 전도성 유형이다. 급성 화농성 중이염은 대부분 성인보다 소아에서 발생한다.

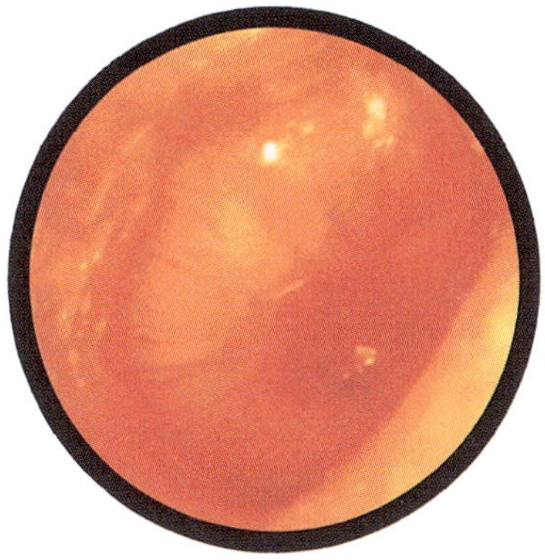

수포성 고막염(bullous myringitis)

바이러스 감염으로 인해 통증이 있는 출혈성 수포가 고막이나 외이도 또는 두 군데 모두에 발생하는 것을 말한다. 증상으로는 이통, 혈액성 이루, 전도성 난청이 있다.

사진의 우측 고막은 적어도 두 개의 큰 수포가 있는 소견을 나타낸다. 고막은 발적되어 있고 기준점은 소실되었다.

이 상태는 마이코플라스마, 바이러스성 및 세균성 중이염으로 인해 발생한다.

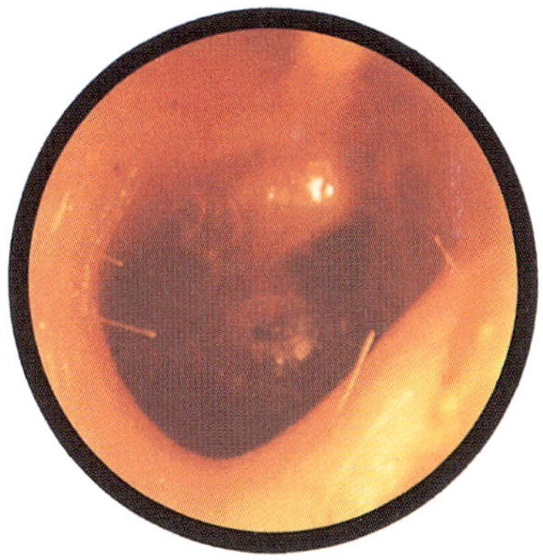

추골병을 확인하여 그 위치를 기록하고 추골단돌기를 시진한다.

귀벌리개를 살살 움직이면 위쪽으로 고막이완부와 고막긴장부의 주변부를 포함한 고막의 대부분을 볼 수 있다. 고막천공이 있는지 관찰한다. 고막의 전하방 경계는 외이도의 굽은 벽에 의해 가려질 수 있다.

숙련된 전문의료인은 공기이경검사를 통해 고막의 운동성을 평가할 수 있다.

비정상적으로 튀어나온 추골단돌기와 수평으로 보이는 추골병은 수축 고막을 시사한다. 장액성 삼출액, 두꺼워진 고막, 화농성 중이염은 고막의 운동성을 감소시키고, 천공이 있으면 운동성이 없다.

3) 청력검사

주관식 질문을 했을 때 듣는 데 어려움을 호소하는 환자들은 난청일 가능성이 두 배나 높다. 정상 환자의 경우에는 중등도에서 중증의 청력 장애일 가능성이 0.13배에 불과하다. 난청이 있는데 보청기가 없는 입원 환자의 경우 낙상률이 증가한다.

속삭임 음성검사(whispered voice test)는 난청에 대한 신뢰할 수 있는 선별검사이다(BOX 11-2). 민감도는 90~100%이며, 특이도는 70~87%이다. 이 검사는 30 dB 이상의 난청을 선별한다. 청력검사는 최적의 표준이다.

BOX 11-2 청력에 대한 속삭임 음성검사

- 대상자를 앉히고 대상자가 검진자의 입술을 읽을 수 없도록 약 50 cm 뒤에 선다.
- 청력이 좋은 귀부터 한 번에 한쪽의 귀를 검사한다.
- 검진을 받지 않는 귀로 소리가 전달되는 것을 막기 위해 손가락으로 귀를 막고 이주를 문지른다.
- 조용한 음성을 내기 위해 속삭이기 전에 숨을 힘껏 내쉰다.
- 2-K-5와 같이 3개의 숫자/문자를 순서대로 속삭인다. 반대쪽 귀를 검사할 때는 다른 조합을 사용한다.
- 해석
  - 정상: 대상자가 속삭인 숫자/문자를 순서대로 정확히 따라한다.
  - 정상: 대상자가 정확히 따라하지 못하면, 두 번째 검사 시에는 다른 숫자/문자 조합을 사용한다. 적어도 6개의 숫자/문자 중에서 3개는 정확히 따라한다.
  - 비정상: 6개의 숫자/문자 중 4개가 올바르지 않다. 청력 측정 검사를 실시한다(웨버와 린네검사는 정확성이 덜함).

4) 전도성 난청 vs 감각신경성 난청 검사: 음차검사

청력이 감소되어 있거나 속삭임 음성검사를 통과하지 못한 경우 전도성 난청과 감각신경성 난청을 구분한다. 조용한 방에서 512 Hz의 음차가 주로 사용되는데 이 주파수가 회화영역(500~3,000 Hz)에 속하며, 기능적으로 중요한 범위이다. 저음의 음차는 골전도를 평가할 수 있고 진동을 느끼기 쉽다. 음차를 엄지와 검지로 살짝 튕겨서 가벼운 진동을 만든다.

편측성 전도성 난청은 손상된 귀에서 잘 들린다. 전도성 난청의 원인으로는 급성 중이염, 이경화증(중이 뼈의 비정상적인 성장) 고막천공, 귀지에 의한 이도의 폐쇄 등이 있다. TABLE 11-4를 참조한다.

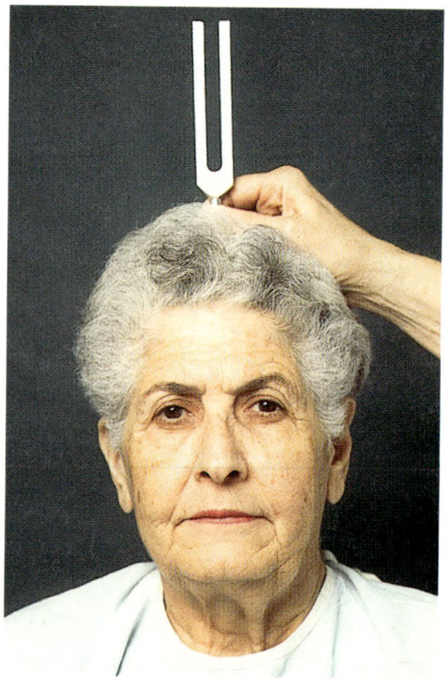

Figure 11-9 웨버검사

편측성 감각신경성 난청은 정상 귀에서 잘 들린다.

음차 검사(tuning forks)는 웨버검사와 린네검사에 사용된다.

- **편위검사(웨버검사, Weber test)** 가볍게 진동시킨 음차의 바닥 부위를 환자의 정수리나 이마의 중간 부위에 단단히 댄다(Figure 11-9).
  - 환자에게 소리가 한쪽에서 들리는지 양쪽에서 들리는지 질문한다. 소리가 가운데서 들리거나 양쪽 귀에서 동일하게 들리면 정상이다. 아무 소리도 들리지 않으면 음차를 머리에 더 세게 누르면서 다시 시도한다.
  - 정상 청력을 가진 대상자에서도 편위된 결과가 나올 수 있기 때문에, 이 검사는 난청이 있는 환자에게만 실시한다.

- **공기전도(AC)와 골전도(BC)의 비교(린네검사, Rinne test)** 가볍게 진동시킨 음차를 귀 뒤에 있는 유양돌기에 댄다(**Figure 11-10A**). 환자가 소리가 더 이상 들리지 않는다고 하면, 재빨리 음차를 외이도에 가까이 대고 소리가 다시 들리는지 확인한다(**Figure 11-10B**). 이때 음차의 "U" 모양이 앞으로 향하게 해야 환자에게 전달되는 소리가 최대일 수 있다. 공기를 통해 전달되는 소리가 골전도를 통해 전달된 소리보다 길게 들리면 정상이다(AC 〉 BC).

전도성 난청 시 소리가 뼈를 통해 들리므로 골전도가 공기전도와 비슷하거나 길게 들린다(BC = AC 또는 BC 〉 AC). 감각신경성 난청 시 공기전도가 더 길게 들린다(AC 〉 BC).

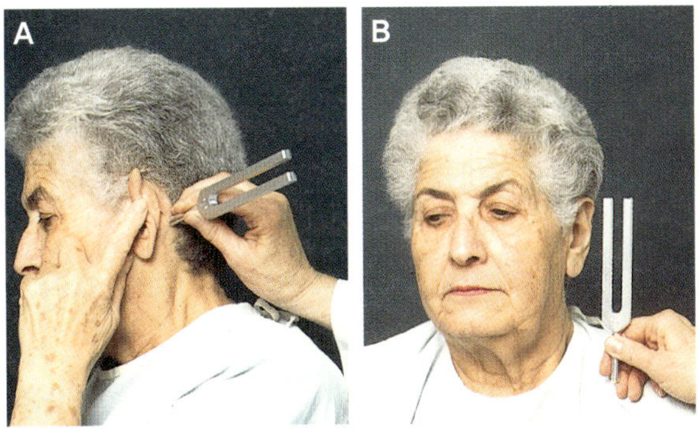

Figure 11-10 린네검사 A. 골전도, B. 공기전도

TABLE 11-4 난청의 유형

	전도성 난청	감각신경성 난청
	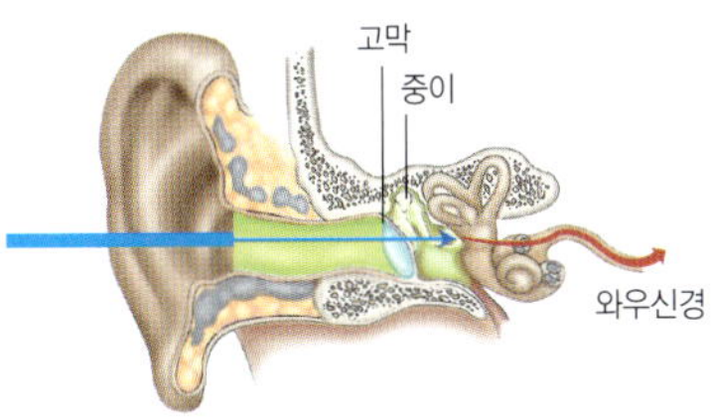	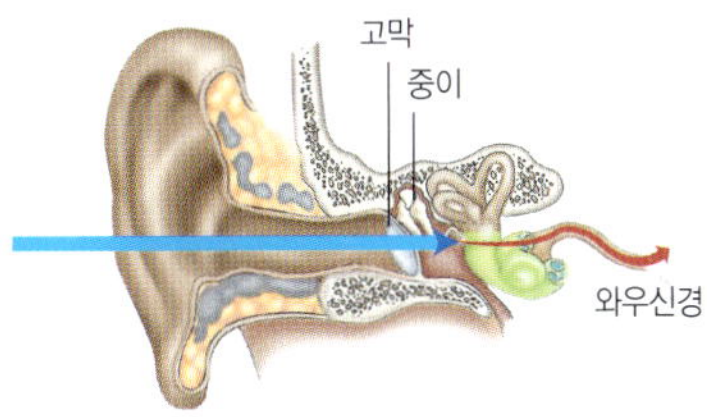
병태생리	외이나 중이의 장애가 내이로의 소리전달을 방해한다. 원인으로는 외이도 이물, 중이염, 고막천공, 이소골의 경화 등이 있다.	청신경과 대뇌까지 이어지는 신경전달의 이상으로 인한 내이 장애. 원인으로는 소음 노출, 내이 감염, 외상, 종양, 가족적 선천성 장애, 노화 등이 있다.
발병시기	소아와 40세까지의 젊은 성인에서 흔하다.	중년 이후에 흔하다.
외이도와 고막 영향	이경화증을 제외하고는 이상 소견을 볼 수 있는 경우가 많다. • 소리 자체에는 조금 영향을 미친다. • 소음이 있는 환경에서 청력이 향상된다. • 내이와 와우신경(혹은 달팽이신경)이 정상이므로 말소리는 작다.	이상 없다. • 소리 자체의 변형이 있다. 고음역의 손실이 있다. • 소음이 있는 환경에서 청력이 악화된다. • 청력이 떨어지므로 말소리가 커진다.
웨버검사 (Weber test) (편측 난청에서)	• 음차를 정수리에 댄다. • 소리가 병변으로 편위된다. – 주변 소음이 잘 들리지 않아 진동의 감지가 증가된다.	• 음차를 정수리에 댄다. • 소리가 정상 쪽으로 편위된다. – 내이나 청신경의 장애가 병변으로의 소리전도를 막는다.
린네검사 (Rinne test)	• 음차를 외이도에 댄 후에 유양돌기에 댄다. • 골전도는 공기전도보다 오래 지속되거나 동등하다(BC ≥ AC). 외이와 중이를 통한 공기전도가 손상되지만 뼈를 통한 진동은 이를 건너뛰고 달팽이관에 전달되기 때문이다.	• 음차를 외이도에 댄 후에 유양돌기에 댄다. • 공기전도가 골전도보다 오래 지속된다(AC 〉 BC). 달팽이관에 도달하는 진동의 크기에 관계없이 내이나 청신경은 전달에 장애가 생긴다. 정상 형태가 주로 나타난다.

코와 부비동 The Nose and Paranasal Sinuses

1. 구조와 기능

코는 기본적으로 다음의 4가지 기능을 한다.

1. 흡기와 호기가 이루어지는 부위이다.
2. 이물질을 거르고, 공기를 따뜻하게 하며, 교환된 공기를 가습한다.
3. 냄새를 감지한다.
4. 목소리를 공명시킨다.

코의 외부 구조들을 기술하는 용어들을 알아보면 다음과 같다(Figure 11-11).

코 상부의 1/3은 뼈에 의해 지지되고, 하부의 2/3는 연골에 의해 지지된다. 공기는 양측의 전비공(앞콧구멍, anterior naris)을 통하여 비강(코안, nasal cavity)으로 들어와서 **비전정**(코안뜰, vestibule)이라고 부르는 넓은 부위를 통과한 후 좁은 비강로를 지나서 비인두로 이동한다.

각 비강의 내측벽은 외비와 같이 뼈와 연골로 이루어진 비중격(코사이막, nasal septum)으로 혈액공급이 풍부한 점막이 덮고 있다(Figure 11-12). 비강의 다른 부분과는 달리 비전정은 점막이 아닌 털이 나 있는 피부로 덮여 있다.

비강의 외측 구조는 더 복잡하다(Figure 11-13). **비갑개**(코선반, turbinate)는 구부러진 골성구조로 혈관이 잘 발달되어 있는 점막으로 덮여 있고, 비강 내로 튀어나와 있다. 각 비갑개의 아래로 홈이 만들어진 것을 비도(콧길, nasal meatus)라고 하며 각각 위에 위치한 비갑개에 따라 이름을 붙인다(Figure 11-14). 하비도(아래코길, inferior meatus)에는 비루관(코눈물뼈관, nasolacrimal duct)이 개구하며, 중비도(중간코길, middle meatus)에는 대부분의 부비동(코곁굴, paranasal sinus)이 개구한다. 개구부는 일반적으로 보이지 않는다.

비갑개와 비갑개를 덮고 있는 점막에 의해 형성되는 추가적인 공간들은 공기정화, 가습, 가온 기능을 담당한다.

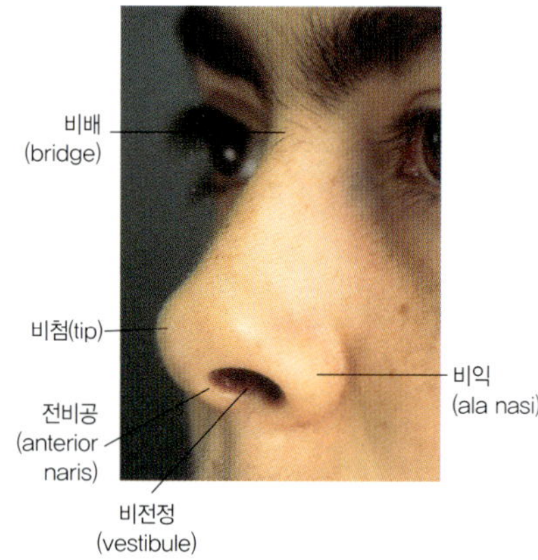

Figure 11-11 코

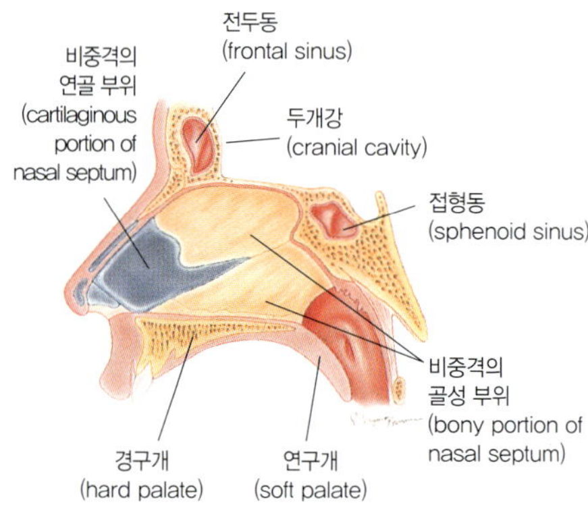

Figure 11-12 왼쪽 비강의 내측벽(점막이 제거된 상태)

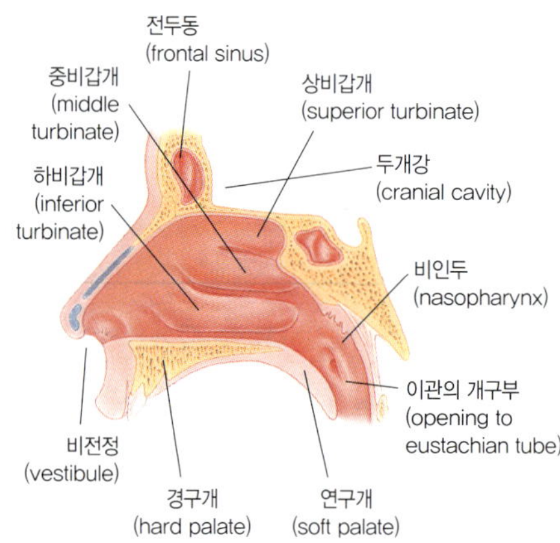

Figure 11-13 왼쪽 비강의 외측벽

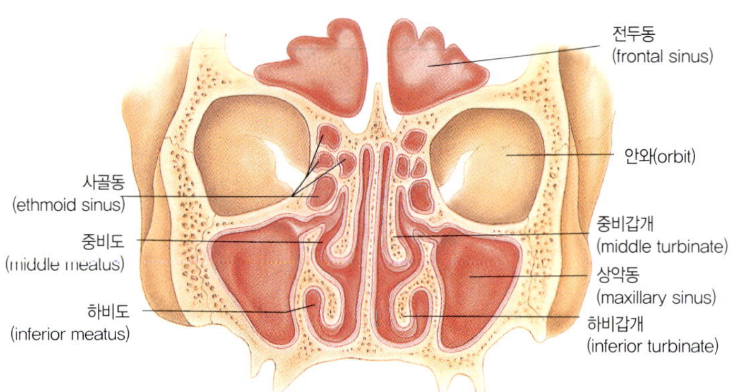

Figure 11-14 앞에서 본 비강의 단면

부비동은 공기로 차 있어 머리뼈의 무게를 줄이고 발성하는 동안 소리가 잘 울리도록 한다. 부비동은 점막으로 덮여 있으며 분비물이 배출된다. 각각의 위치는 Figure 11-15에서 볼 수 있다. 전두동(이마굴, frontal sinus)과 상악동(위턱굴, maxillary sinus)만이 임상검사로 쉽게 관찰할 수 있다.

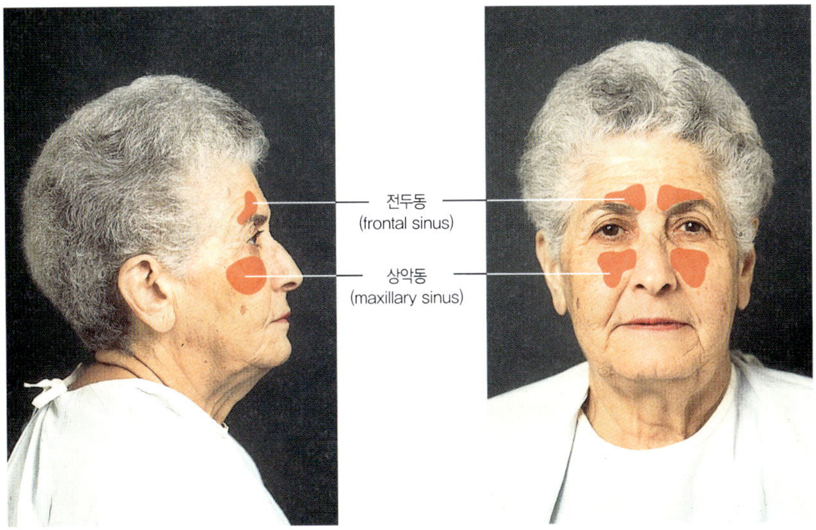

Figure 11-15 부비동.

2. 건강력

코와 부비동의 사정을 통해 환자의 호흡양상, 후각, 코와 부비동의 변화를 확인할 수 있다. 코와 부비동에 대한 질문을 시작할 때에는 "숨 쉬는 것은 어떤가요?", "코와 부비동에 변화가 있나요?"와 같은 질문으로 시작한다.

코와 부비동에 관련된 주증상은 BOX 11-3에 나열되어 있다.

BOX 11-3 주증상

- 콧물
- 충혈: 코로 숨쉬기 어려움
- 비출혈: 출혈
- 후각의 변화
- 통증

콧물은 코에서 배액되는 것을 말하며 비충혈이나 코막힘과 관련이 있다. 이러한 증상은 재채기, 눈물, 인후 이물감, 눈가 및 코, 목의 가려움이 동반되는 경우가 많다.

임상 팁

콧물과 코막힘의 원인은 바이러스 감염, 알레르기성 비염(건초열), 혈관운동성 비염 등이 있고, 가려움은 알레르기가 원인이 될 수 있다.

과거 병력을 조사한다. 과거에 질병에 걸린 적이 있다면, 일주일 정도 지속되었는지, 감기나 그와 관련된 증상이 특히 언제 나타나는지, 주로 꽃가루가 많은 특정 계절에 증상이 있는지, 특별한 환경과 관련이 있는지, 어떤 치료를 얼마나 오랫동안 해왔는지, 그 치료방법이 효과적이었는지를 질문한다.

알레르기성 비염은 계절이나 환경과 관계가 있다. 비충혈제거제의 과도한 사용은 증상을 악화시켜 약물성 비염을 야기한다.

1) 콧물

환자가 콧물을 보고하는 경우 "OLD CART"를 이용하여 추가사정한다.

발병시기(O)

- 언제부터 콧물이 나왔나요?
- 콧물이 꽃가루가 날릴 때 또는 감기에 걸린 사람과 접촉 후에 나오나요?
- 어떤 이유로, 어떤 장소에서, 어떤 시간에 콧물이 나오나요?

부위(L)

- 콧물이 나오는 쪽이 어느 쪽인가요? 양쪽 모두인가요?

기간(D)

- 얼마나 지속되나요? 하루? 일주일? 한 계절?
- 수면, 일 등 일상생활에 지장이 있나요?

특성(C)

- 콧물에 대한 기술: 분비물의 색깔? 농도? 양? 지속적 혹은 간헐적?

동반증상과 징후(A)

- 다른 동반하는 증상이 있나요? 인후통, 기침, 감기, 발열, 두통, 부비동의 압통

완화요인(R)

- 콧물을 악화시키거나 완화하는 것은 무엇인가요?

치료(T)

- 어떤 치료가 효과적이었나요?
- 그 효과가 얼마나 지속되었나요? 얼마나 효과적이었나요?

2) 충혈

충혈이 상기도 감염 이후에 나타났는지, 허리를 앞으로 숙일 때 통증이 있는지, 윗니가 아픈지(상악골 치통), 열이나 국소적인 두통이 있는지, 부비동을 눌렀을 때 통증이 있는지 확인한다.

임상 팁

이와 같은 증상은 모두 급성 세균성 부비동염을 암시한다. 검사를 하면 적어도 하나의 박테리아 병원체가 발견되고, 종종 약 90% 이상 발견된다.

코막힘을 일으키는 약물에 대해 조사한다. 약물의 예로 경구피임약, 코카인, 알코올이 있다.

환자의 코막힘이 한쪽에 국한되어 있다면, 다른 문제가 있을 수 있기 때문에 더 세밀히 검진한다.

비중격만곡, 이물질이나 종양을 고려해 볼 수 있다.

- 한쪽 코막힘이 발생한 지 얼마나 되었나요?
- 코를 다친 적이 있나요?
- 코안에 무엇인가를 넣은 적이 있나요?
- 코 수술을 받은 적이 있나요?
- 폴립(용종)에 대한 과거력이나 가족력이 있나요?

비출혈(코피, epistaxis)은 주로 비강에서 발생하나 부비동이나 비인두에서 기인할 수도 있다. 코피는 대부분 겉으로 드러나기 때문에 쉽게 알 수 있으나, 환자가 누워 있거나 비강의 후방 구조에서 출혈이 있을 경우에는 출혈이 인두 쪽으로 흐를 수 있다. 비강에서 출혈이 있는지 또는 기침 시 출혈이 있는지, 구토물에 출혈의 흔적이 있는지를 살펴서 출혈의 근원을 파악한다. 출혈 부위 외에도 출혈의 정도, 동반된 증상을 확인한다. **객혈**, **토혈**과 코피는 원인이 다르기 때문에 면밀히 구별해야 한다. 최근에 일어난 일인지, 쉽게 멍이 들거나 신체 다른 부위의 출혈이 없는지도 조사한다.

임상 팁

비출혈의 국소적 원인으로는 외상(특히 코파기), 코 점막 염증, 건조 및 각질 형성, 종양, 이물질 등이 있다. 출혈 장애 또한 비출혈의 원인이 될 수 있다.

환자가 비출혈을 보고하면 다음과 같이 질문한다.

발병시기(O)

- 언제 처음으로 비출혈이 있었나요?
- 비출혈의 원인(예: 손상, 건조한 실내, 특정 물질)은 무엇인가요?

부위(L)

- 어느 쪽에서 발생했나요? 코 양쪽 모두에서 나타났나요?

기간(D)

- 얼마나 오래 지속되었나요?
- 비출혈이 자주 발생하나요?

특성(C)

- 비출혈에 대한 기술: 비출혈의 색깔은 어떤가요? 밝은 붉은색? 검정색? 어두운 붉은 갈색? 농도? 비출혈의 양? 지속적 혹은 간헐적?

동반증상과 징후(A)

- 다른 동반하는 증상이 있나요?
- 코의 손상, 최근 코 혹은 아데노이드 수술, 염증, 점막의 건조?

완화요인(R)

- 출혈을 멈추게 하는 방법은 무엇인가요? 출혈을 악화시키는 것은 무엇인가요?

치료(T)

- 비강스테로이드약(예: Flonase)을 복용하고 있나요?

환자가 항응고요법을 받고 있거나 아스피린을 복용하고 있는지 조사한다. 비강 분무액(nasal spray)을 과다사용하면, 염증과 충혈이 반동효과(rebound effect)로 나타날 수 있다.

3) 후각의 변화

발병시기(O)
- 언제 후각의 변화를 처음으로 발견하였나요?
- 어떤 것이 계기가 되었나요?
- 후각의 변화가 나타나기 전에 질병이나 손상이 있었나요?

후각 및 미각 소실은 COVID-19 감염과 관련이 있다.

부위(L)
- 후각의 변화가 발생한 코는? 양쪽 모두 발생하였나요?

기간(D)
- 지속적인가요? 혹은 간헐적인가요?

특성(C)
- 감지할 수 있는 다른 냄새가 있나요? 어떤 것인가요?

동반증상과 징후(A)
- 다른 동반하는 증상이 있나요?

완화요인(R)
- 이것을 완화시키는 것은 무엇인가요?

치료(T)
- 어떤 치료를 하셨나요?

4) 과거력

코 및 부비동과 관련된 환자의 과거력에서 확인할 주제는 다음과 같다.
- 부비동 감염
- 상기도 감염
- 알레르기
- 외상 및 손상
- 비강 및 부비동 수술
- 폴립(용종)
- 치과력

5) 가족력

코 및 부비동과 관련된 환자의 가족력에서 확인할 주제는 다음과 같다.
- 알레르기
- 천식

6) 생활습관

확인해야 할 생활습관의 주제는 다음과 같다.
- **공기의 질:** 집과 직장 혹은 학교의 필터 교환주기, 건물 연한, 카펫 사용 여부, 청소 빈도
- **애완동물:** 어떤 종류의 애완동물? 몇 마리? 집안에 같이 생활하는지? 대상자와 함께 잠을 자는지?
- **알코올:** 어떤 종류의 알코올? 얼마나 많은 양을 섭취하는지?
- **흡연:** 어떤 종류의 담배? 얼마나 자주? 얼마나 많은 양을 피우는지? 흡연 기간은?
- **전자담배(Vape/e-cigarette) 사용:** 어떤 종류를 사용하나요? 얼마나 자주? 이 제품들을 사용한 기간은?
- **치료용이 아닌 마약:** 어떤 종류의 마약? 어떤 경로? 얼마나 자주 사용하는지?

코카인을 코로 흡입하면 코점막에 천공을 일으킬 수 있으며, 자주 사용하면 만성 비염의 원인이 될 수 있다.

3. 신체검진

코의 신체검사에 필요한 물품은 다음과 같다.

- 펜라이트
- 검이경
- 비경
- 장갑

비강의 앞면과 아랫면을 관찰한다. 코의 끝을 엄지로 살짝 밀어 올리면 이경(otoscope)의 불빛으로 각 비전정의 일부를 볼 수 있다(Figure 11-16). 코에 압통이 있다면 부드럽게 만진다.

코끝이나 비익의 압통은 종기와 같은 국소 감염을 의미한다.

비강의 비대칭 및 기형 여부를 관찰한다.

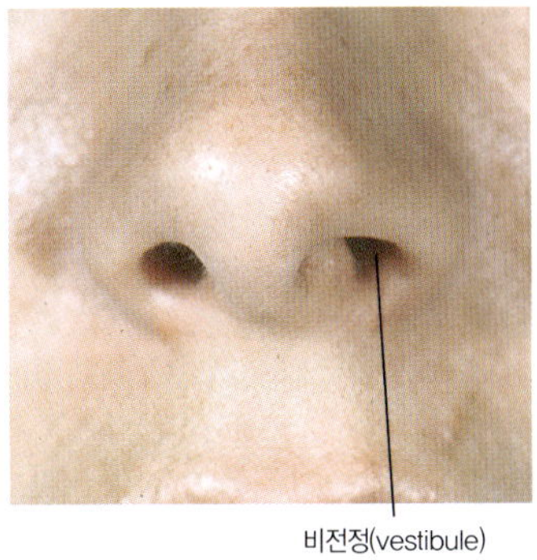

Figure 11-16 비전정

각 비익(콧방울, wings of nose)을 차례로 막고서 환자에게 숨을 쉬도록 하여 비폐색을 검사한다.

비경이나 검이경으로 코의 안쪽을 시진한다(Figure 11-17). 환자의 머리를 약간 뒤로 젖히고 민감한 비중격과의 접촉을 피하면서 비경을 각 콧구멍의 비전정에 부드럽게 삽입한다. 환자의 턱을 피하고 비경을 쉽게 움직일 수 있도록 검이경 핸들을 한쪽으로 잡는다. 비경을 뒤쪽으로 넣으면서 약간씩 위로 들어 올리면 하비갑개와 중비갑개, 비중격, 그것들 사이의 좁은 통로를 관찰한다(Figure 11-18). 양측에서 약간의 비대칭은 정상소견이다.

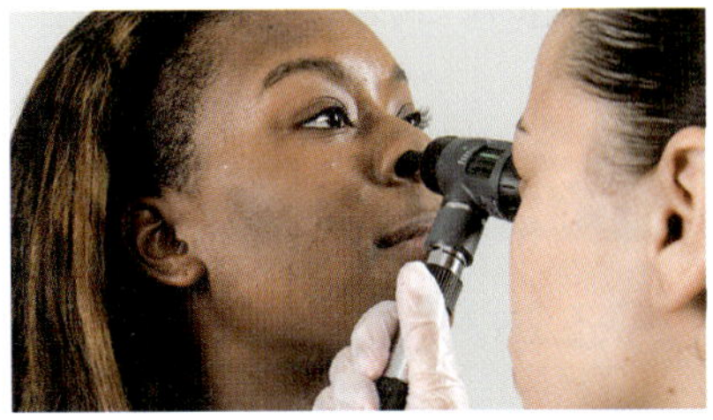

Figure 11-17 코 안쪽을 검사합니다.

아래쪽 비중격의 편위는 일반적으로 쉽게 볼 수 있다. 편위는 공기의 흐름을 막지 않는다.

코점막, 비중격 및 비정상 여부를 관찰한다.

- 코점막의 색과 종창, 출혈, 삼출물을 관찰한다. 콧물이 있다면 맑은지, 점액농성인지, 농성인지 확인한다. 코점막은 정상적으로 구강점막보다 약간 붉다.
- 비중격만곡이나 염증, 천공을 관찰한다. 비중격의 전하방(환자의 손가락이 닿는 곳)은 비출혈의 흔한 부위이다.
- 궤양이나 폴립(용종)과 같은 이상소견을 관찰한다.

바이러스성 비염 시 점막이 빨개지고 팽창된다. 알레르기성 비염 시 점막은 창백하고, 푸른빛을 띠거나 빨갛다.

선명한 피나 딱지가 보일 수 있다. 비중격 천공의 원인은 외상, 수술, 비중격 궤양을 유발하는 코카인이나 암페타민을 비강으로 흡입하는 것이다.

비용종은 기도를 막을 수 있는 염증 조직의 창백하고 반투명한 낭(sacs)이다.

전비강을 통한 비강검진은 일반적으로 전정, 비중격의 전방 부분, 하비갑개 및 중비갑개에 국한된다. 이비인후과 전문의는 비중격 후방 부분의 이상을 사정하기 위해 비인두 거울을 이용하여 검진한다.

사용한 비경은 따로 모아서 적절히 소독해야 한다(병원의 지침을 확인).

부비동의 압통을 검사하기 위해서는 촉진이 필요하다. 눈에 압력이 가해지는 것을 피하면서 눈썹 부위의 뼈를 밑에서 위로 밀어 올려서 전두동을 압박한다(Figure 11-19A). 이후에는 상악동을 밀어 올리면서 검진한다(Figure 11-19B).

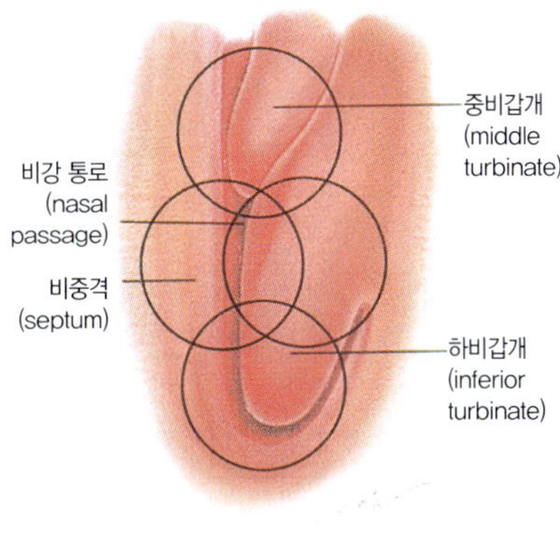

Figure 11-18 비갑개

임상 팁

안면 통증, 코의 압박감 또는 팽만감, 화농성 콧물, 코막힘과 같은 증상을 동반하는 국소 압통과 특히 7일 이상 지속되는 후각 장애는 전두동 또는 상악동을 침범하는 급성 세균성 비부비동염을 시사한다.

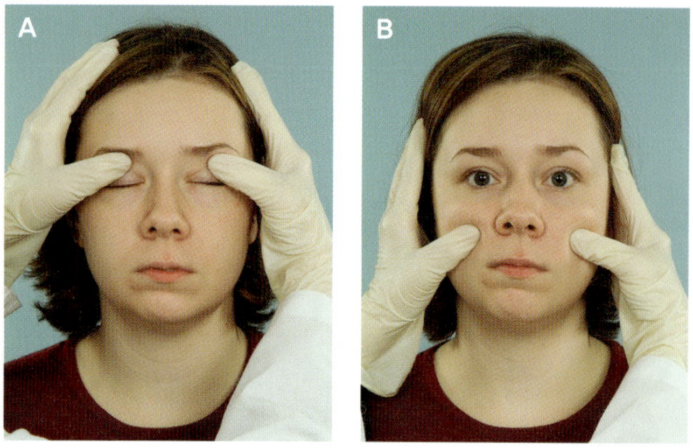

Figure 11-19 A. 전두동 촉진 B. 상악동 촉진

구강과 인후 Mouth and Pharynx

1. 구조와 기능

입술은 구강으로 들어가는 입구를 둘러싸고 있는 근육 주름이다. 입술을 벌리면 잇몸(gingiva)과 치아를 볼 수 있다. 부챗살 모양의 잇몸경계와 잇몸유두(interdental papillae)에 주목한다(Figure 11-20).

잇몸은 치아, 상악골, 하악골에 단단히 붙어있다. 피부가 흰 사람들의 잇몸은 분홍색이며(Figure 11-21A), 피부가 검은 사람들은 그림과 같이 갈색일 수 있다(Figure 11-21B). 순소대(입술주름띠, labial frenulum)라고 하는 가운데 점막주름은 입술을 잇몸과 연결한다. 잇몸의 얇은 경계와 각 치아 사이의 얕은 잇몸고랑은 잘 보이지 않는다. 잇몸의 근처에 있는 치조점막(alveola mucosa)은 입술의 입술점막과 합쳐진다.

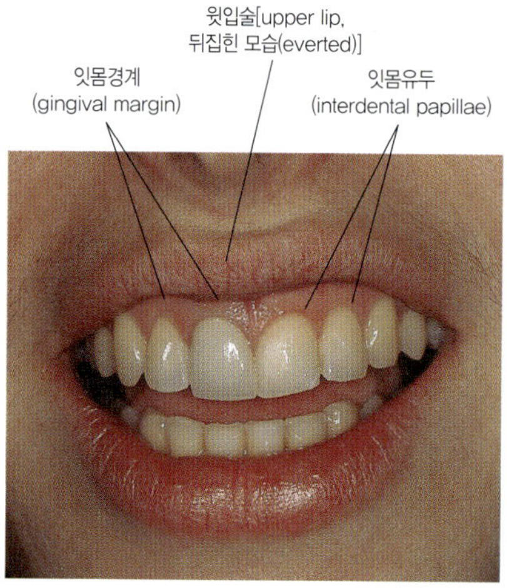

Figure 11-20 입술, 잇몸, 치아

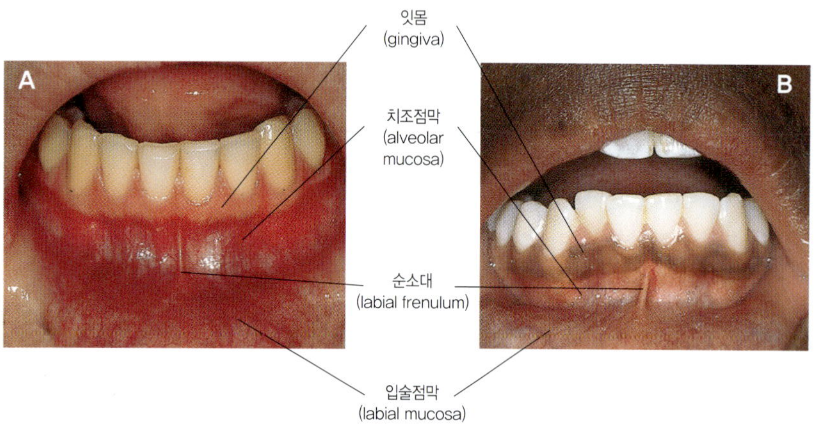

Figure 11-21 A. 백인환자의 잇몸 B. 흑인 환자의 잇몸

치아는 대부분 상아질로 구성되어 있으며, 골성 치틀에 뿌리를 박고 에나멜로 덮인 치관(crown)만이 밖으로 노출되어 있다(Figure 11-22). 작은 혈관과 신경이 치아의 꼭지를 통해 치수관(pulp canal)과 치수강(pulp chamber)으로 뻗어 있다.

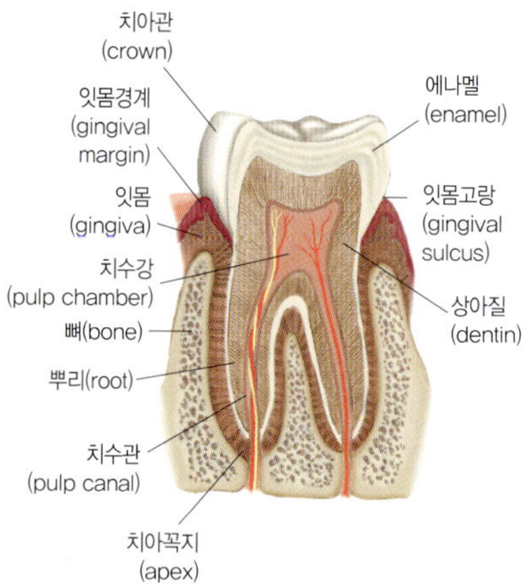

Figure 11-22 치아의 구조

성인 치아는 32개(위, 아래 턱에 16개씩)이며 Figure 11-23과 같다.

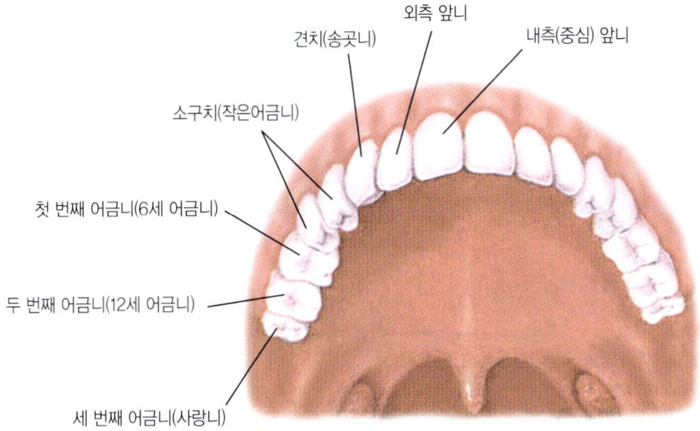

Figure 11-23 성인의 치아

혀의 윗부분은 유두로 덮여 있는 거친 표면이다(Figure 11-24). 유두 중의 일부는 붉은 점으로 보여 혀를 덮고 있는 얇고 하얀 막과 대비를 이룬다. 혀의 아래쪽에는 유두가 없다. 가운데에는 혀와 구강저를 연결하는 설소대(혀주름띠, lingual frenulum)가 있고 혀의 기저부에는 전내측으로 지나가는 악하선관(턱밑샘관, ducts of the submandibular gland)이 있다(Figure 11-25). 구강저부 점막 아래에는 한쌍의 설하선(혀밑샘, sublingual gland)이 있다.

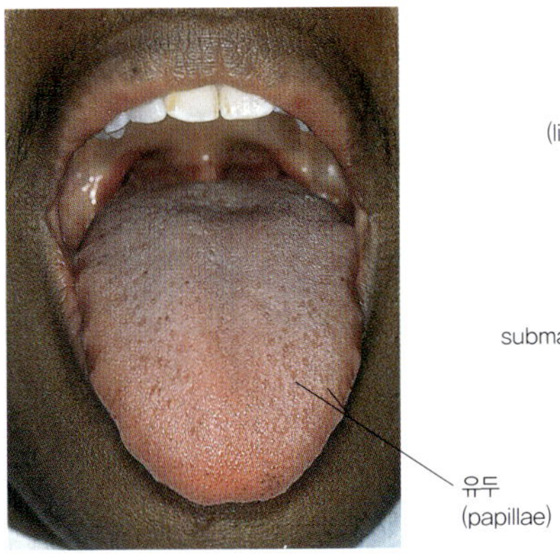

Figure 11-24 설유두

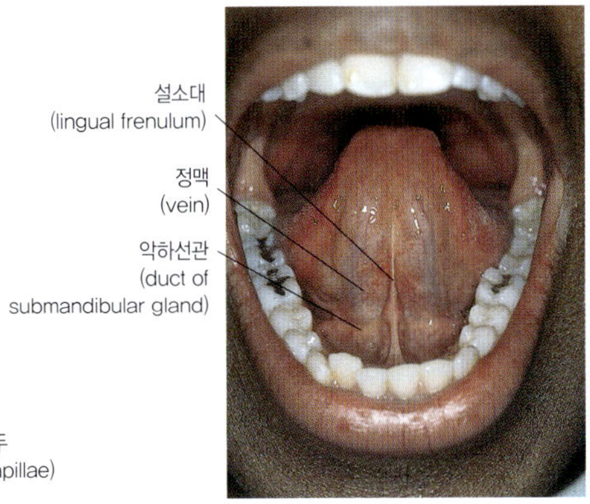

Figure 11-25 혀의 하부

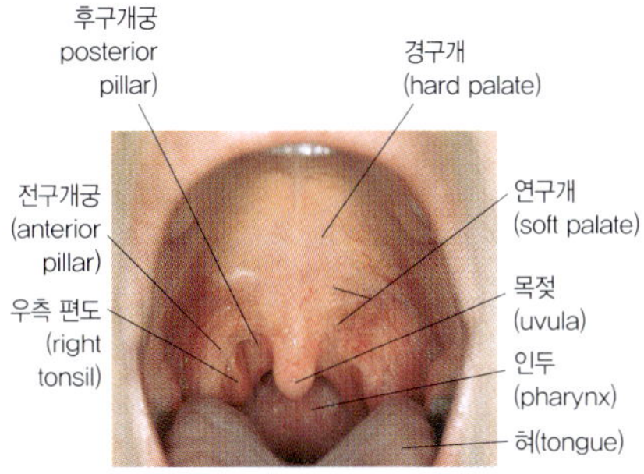

Figure 11-26 구강

혀의 뒤쪽으로 전구개궁(anterior pillar), 후구개궁(posterior pillar), 연구개(물렁입천장, soft palate), 목젖(uvula)이 활 모양을 이루고 있다(Figure 11-26). 연구개는 작은 혈관들이 그물처럼 얽혀 있으며 연구개와 혀 뒤의 오목한 곳에는 인두가 있다.

Figure 11-26에서와 같이 우측 편도가 전구개궁과 후구개궁 사이의 빈공간인 편도오목에서 돌출되어 있다. 성인에서는 여기 비어 있는 왼쪽 편도오목에서와 같이 편도(tonsil)가 작거나 보이지 않는다.

볼 안쪽은 점막으로 덮고 있다(Figure 11-27). 위쪽 두 번째 어금니 근처에서 각각의 이하선관(귀밑샘관, parotid duct)이 개구하며, 그 위치는 작은 유두로 나타나 있는 경우가 많다.

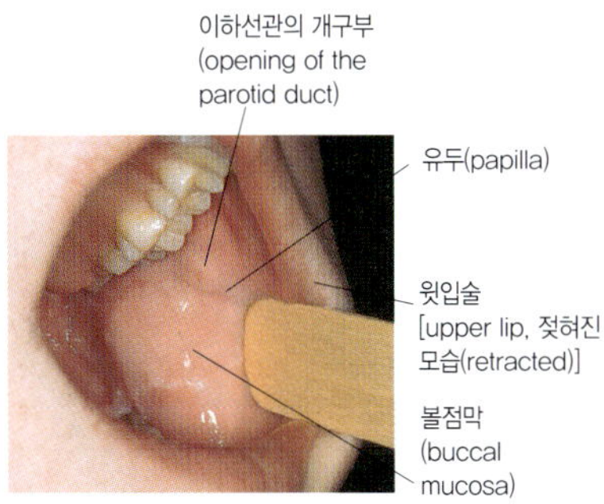

Figure 11-27 볼점막 검사

2. 건강력

구강과 인후를 사정하여 피부의 통합성과 언어 및 연하의 변화, 감염이나 질병을 파악할 수 있다. 구강과 인후에 대한 질문을 시작할 때에는 "구강이나 인후에 변화가 있나요?", "음식을 먹거나 삼키는 것에 어려움이 있나요?"와 같은 형식으로 한다.

구강 및 인후와 관련된 주증상은 **BOX 11-4**에 나열되어 있다.

BOX 11-4 주증상

- 인후통
- 쉰목소리
- 병변
- 혀의 통증
- 잇몸출혈
- 치통
- 연하곤란

인후통(sore throat)은 흔한 증상으로 주로 급성 상기도 감염에서 나타난다.

임상 팁

특히 기침 없이 열, 인두의 삼출물과 앞쪽의 림프절 병증이 있다면 연쇄구균성 인두염이나 연쇄구균성 인후염을 의심할 수 있다.

쉰목소리(hoarseness)는 목소리에 변화가 생기는 것으로, 목소리가 탁하거나 거칠고 쉰목소리가 난다고 표현하며 음성이 전보다 낮아진다. 보통 후두의 감염이나 염증으로 인해 발생하지만, 후두신경을 압박하는 후두병변으로 인해 발생하기도 한다.

흡연, 알코올 섭취, 자극적인 물질의 흡입, 위산역류, 목소리의 사용, 환경 알레르기 및 동반된 증상을 확인한다. 급성 증상인지 만성 증상인지도 감별한다.

급성 쉰목소리는 목소리의 과다사용과 급성 바이러스성 후두염이 원인일 수 있다.

쉰목소리가 2주 이상 만성적으로 지속되는지, 흡연이나 음주, 기침이나 객혈, 체중 감소 또는 일측성 목 통증이 장기간 지속되었는지 확인한다.

임상 팁

쉰목소리가 2주 이상 지속되는 경우 후두경으로 검사한다. 갑상선기능저하증, 역류, 성대결절, 두경부암, 갑상선암, 신경계 장애(파킨슨병, 근위축성축삭경화증, 중증근무력증)와 같은 원인을 고려해야 한다.

대상자가 쉰목소리가 난다고 하면 다음의 평가를 계속한다.

발병시기(O)
- 쉰목소리가 언제부터 나왔나요? 얼마나 자주 쉰목소리가 나오나요?

부위(L)
- 인후 어디에서 느껴지나요?

기간(D)
- 얼마나 지속되었나요?

특성(C)
- 동반된 증상은 무엇인가요?

동반증상과 징후(A)

- 추가로 나타난 증상은 무엇인가요? 쉰목소리가 나타나기 전에 다른 증상이 있었나요?
- 당신이나 당신 주위에 감기에 걸리거나 기침하는 사람이 있나요?
- 목소리를 과도하게 사용했나요?
- 목소리를 높이거나(예: 콘서트, 붐비는 지역, 공사현장) 비명을 지른 적이 있나요?
- 담배를 피우나요? 전자담배? 어떤 담배를, 하루에 얼마나, 그리고 언제부터 피웠나요?
- 주위에 담배를 피우는 사람이 있나요?

완화요인(R)

- 쉰목소리를 완화시키는 것은 무엇인가요?

치료(T)

- 이전에 치료받은 적이 있나요? 현재 치료를 받고 있나요?

아픈 혀(sore tongue)병변과 전신질환으로 인해 발생할 수 있고, 환자가 혀가 아프다고 호소하면 기간과 양상을 얘기하도록 한다.

아프타궤양(aphthous ulcers) 또는 위축설염(atrophic glossitis)과 같은 혀 아래 소견을 기록한다(TABLE 11-8 참고).

잇몸출혈은 주로 양치질할 때 생기는 흔한 증상이다. 딱딱한 혹은 부드러운 형태의 칫솔을 사용하는지, 국소적 병변이 있는지, 출혈이나 멍드는 경향이 있는지 물어보아야 한다.

잇몸출혈은 대부분 치은염 때문에 생긴다.

입과 목에 관한 추가 질문은 다음과 같다.

- **잇몸출혈이 있었나요?**
  - 출혈이 언제부터? 어느 부위에? 일시적 혹은 지속적? 동반하는 증상이 있나요?
- **치통에 대해 이야기해 주십시오.**
  - 가장 최근 치과진료를 받은 것은 언제인가요?
  - 결과가 어떠했나요?
  - 추가적인 진료가 필요했나요?
- **연하곤란(삼키기 어려움)이 있나요?**
  - 언제부터 시작되었나요?
  - 무엇 때문인가요?
  - 일시적인가요? 혹은 지속적인가요?
  - 다른 어떤 증상이 동시에 발생했나요?
  - 일상생활에 어떤 영향을 주나요?
  - 연하곤란을 완화시키거나 사라지게 하는 것은 무엇인가요?
  - 연하곤란으로 먹는 것에 어떤 변화가 생겼나요?
- **구강 병변이 있었나요?**
  - 언제 처음으로 병변을 발견했나요?
  - 병변은 어디에 있나요? 다른 것도 있나요?
  - 병변에 대한 기술: 크기, 모양, 색, 분비물, 통증, 다른 병변의 연관성

- 다른 동반하는 증상이 있나요?
  - 가려움, 기침, 감기(호흡기 감염), 발열, 어지럼증, 두통
- 증상을 완화하는 것이 있나요?

1) 과거력

구강 및 인후의 과거력과 관련된 주제는 다음과 같다.

- 인후통
- 음성의 소실
- 치아, 구강 혹은 인후 수술
- 치아, 구강 혹은 인후의 외상이나 손상
- 감염의 과거력
- 구강암
- 성매개감염(STI)

2) 가족력

구강 및 인후의 가족력과 관련된 주제는 다음과 같다.

- 알레르기
- 흡연 또는 간접흡연
- 뇌졸중
- 결핵

3) 생활습관

구강 및 인후의 생활습관과 관련된 주제는 다음과 같다.

- 하루에 몇 번 양치질을 하나요?
- 치실을 사용하나요? 얼마나 자주 사용하나요?
- 담배를 피우나요? 담배, 궐련형 담배, 전자담배(e-cigarettes, vapes), 시가(cigars), 파이프 또는 씹는 담배?
  - 하루에 어느 정도 피우나요? 언제부터 피우기 시작했나요?
- 마리화나, 코카인 등의 마약을 투약하시나요?
- 술을 마시나요? 어떤 종류? 하루에 얼마나 마시나요?
- 직업은 무엇인가요?
- 구강 성교 중에 덴탈 댐(dental dam)을 사용하나요?

3. 신체검진

구강과 인후를 검진하기 위한 물품은 다음과 같다.

- 펜라이트
- 설압자
- 장갑
- 거즈패드

구강 및 치아 위생을 사정한다. 치아가 틀니인지 본인의 치아인지를 기록한다. 틀니를 빼고 점막을 확인하며, 의심되는 궤양이나 결절이 있다면 장갑을 끼고 직접 만져본다. 특히 조직의 비후나 침윤 등의 악성이 의심되는 소견이 있는지 확인한다.

임상 팁

의치 아래의 선홍색 부종성 점막은 의치구내염(denture stomatitis)을 시사하고 궤양이나 유두 육아조직이 있을 수 있으므로 치과의사 진료가 필요하다.

1) 입술

색과 촉촉한 정도, 종괴나 궤양, 갈라지거나 비늘이 생겼는지 관찰한다(**TABLE 11-5**).

빈혈로 인한 중심청색증 또는 창백을 사정한다.

TABLE 11-5 입술의 비정상

구각구순염(angular cheilitis)

구각 부위의 피부연화로 시작하여 피부균열로 진행된다. 영양결핍이나 치아가 없거나 잘 맞지 않는 틀니를 사용하는 사람에게서 입술이 심하게 겹쳐질 때 발생한다. 침은 접혀진 피부를 적시고 짓무르게 하며, 이 예와 같이 칸디다(*candida*)에 의한 이차 감염이 발생하기도 한다.

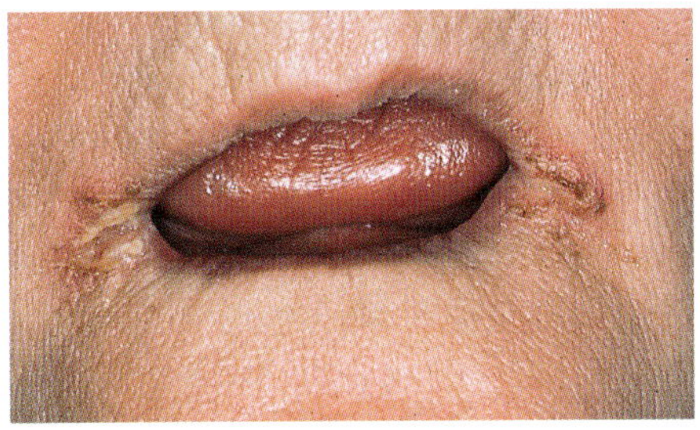

광선구순염(actinic cheilitis)

전암성 질환으로 주로 아랫입술이 햇볕에 과도하게 노출되어 발생한다. 야외에서 일하는 백인들에게 주로 발생한다. 입술은 정상적인 붉은색을 소실하고 비늘처럼 두꺼워지며 약간 뒤집어지게 된다. 햇볕은 구순암의 원인도 될 수 있기 때문에 주의하여야 한다.

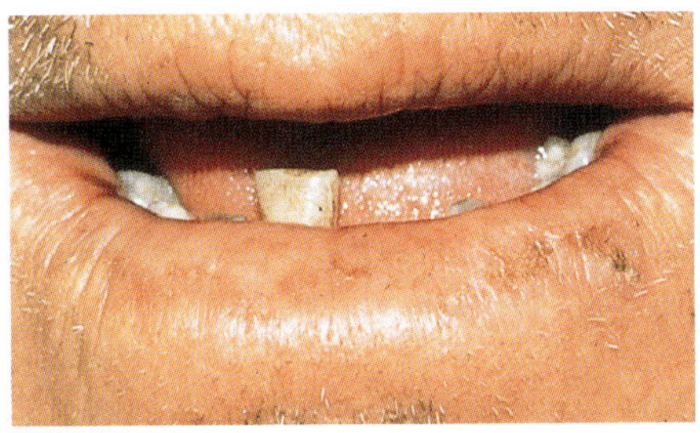

단순헤르페스 바이러스(*herpes simplex virus, HSV*)

입술과 주변 조직에 반복적으로 통증성 수포 발진을 일으킨다. 작은 수포의 집락이 먼저 생기고 이것들이 터지면서 황갈색의 딱지가 만들어진다. 치유에는 10~14일이 소요되며 두 가지의 증상 단계를 사진에서 동시에 볼 수 있다[단순포진(구순포진, 열성 수포)].

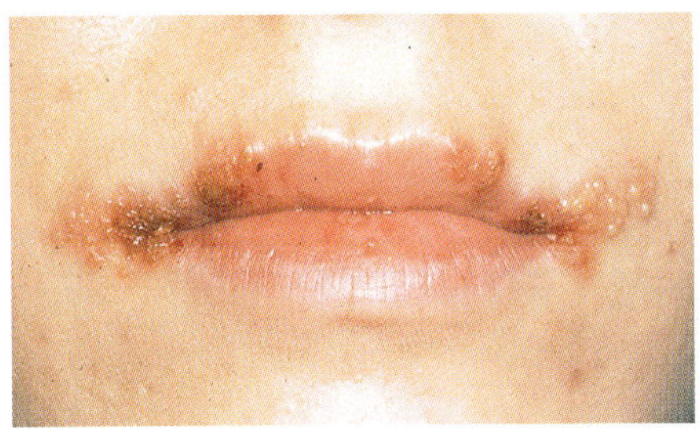

혈관부종(angioedema)

간질 조직 내로 혈관내액이 누출되어 발생하는 국소적인 피부밑 또는 점막 밑 팽창이다. 두 가지 유형이 일반적이다. 알레르기 및 비스테로이드소염제(NSAIDs) 반응에서 비만 세포에 의해 혈관투과성이 촉진되고, 두드러기 및 가려움증이 발생한다. 이는 브라디키닌과 보체 유래 매개물질, ACE 억제제 반응 기전으로 발생한 혈관부종에서는 드물다. 혈관부종은 보통 양성이며 24~48시간 이내에 해결된다. 후두, 혀, 상부기도 또는 아나필락시스로 진행 시 생명을 위협할 수 있다.

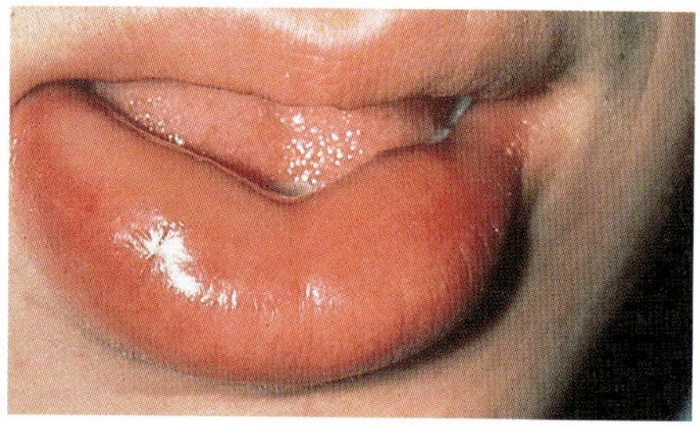

유전성 출혈모세혈관확장증
(오슬러-웨버-랑뒤증후군, hereditary hemorrhagic telangiectasia)

수많은 작고 붉은 점이 입술에 있는 것은 유전성 출혈모세혈관확장증을 강하게 시사한다. 혈관의 취약성 및 동맥혈관기형(AVM)을 유발하는 보통염색체우성질환 내피장애이다. 점은 얼굴이나 손, 입에서 보일 수 있는 확장된 모세혈관이며, 건드리면 피가 날 수 있다. 환자들은 비출혈이나 소화관 출혈이 있는 경우가 많다. 폐와 뇌의 AVM은 생명을 위협하는 출혈 및 색전증을 유발할 수 있다.

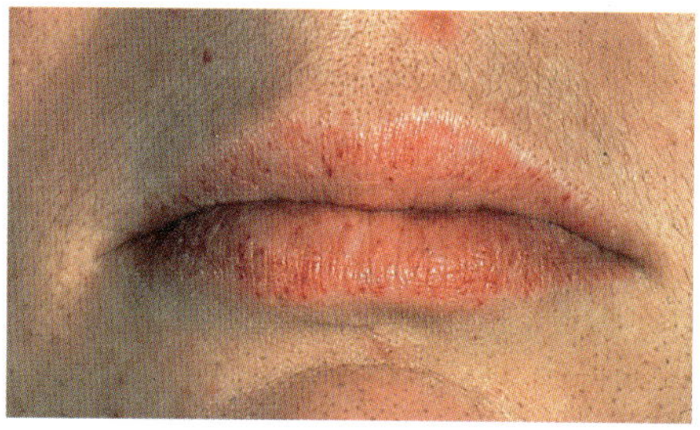

포이즈-제거스 증후군(Peutz-Jeghers syndrome)

입술, 볼점막, 입주위 진피층과 손과 발에 눈에 띄는 작은 갈색 점이 있다면 의심할 수 있다. 염색체우성 증후군에서 이런 특징적 피부 변화는 수많은 장 폴립을 동반하므로, 위장관 암 및 기타 암 발생 위험은 40-90%이다. 특이점은 코와 입 주위에 거의 나타나지 않는 것이다.

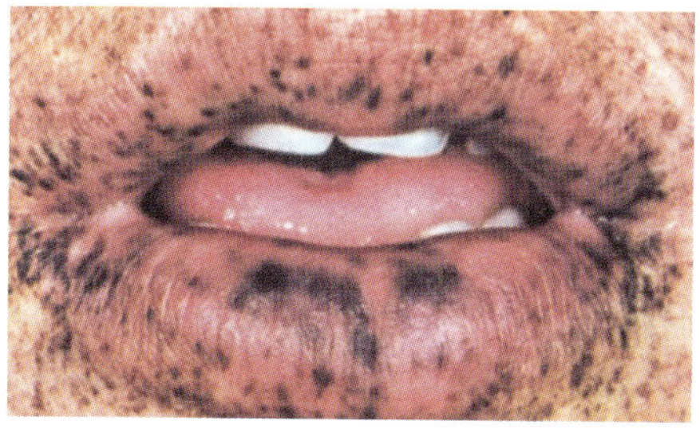

매독성 하감(chancre of syphilis)

스피로헤타 매독균 감염 후 3-6주의 잠복기가 지나 일차성 매독이 생식기가 아닌 입술에 나타난 것이고 단단하고 단추 같은 병변으로 궤양이 생기거나 딱지가 앉을 수 있다. 비슷한 원발병변은 인두, 항문 및 질에서 흔하지만, 통증과 발열이 없고, 대개는 3-6주 후에 자연적으로 치유된다. 매독성 하감은 암종이나 입술 헤르페스와 유사하며 감염의 위험성이 있으므로 의심 부위를 만질 때는 장갑을 사용해야 한다.

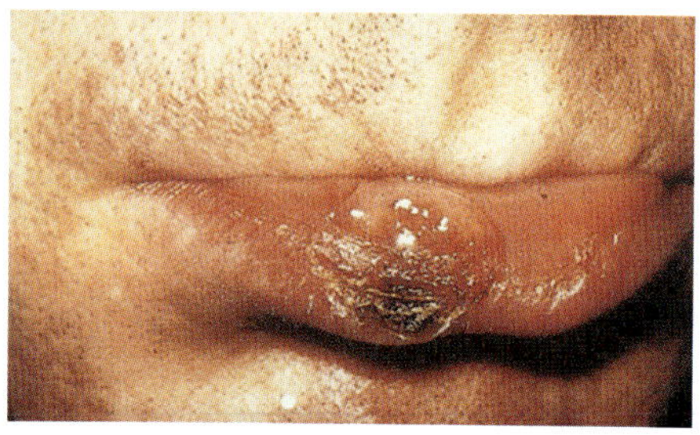

구순암종(carcinoma of the lip)

광선구순염처럼 편평세포암종은 아랫입술에 주로 생기고 사진에서 보이듯이 낙설상의 판이나 딱지가 있거나 없는 궤양 또는 결절성 병변으로 나타난다. 백인과 햇볕 노출이 흔한 위험요인이다.

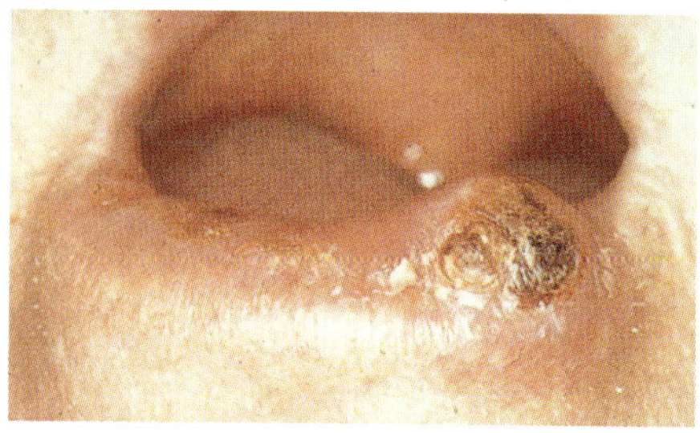

2) 구강점막

환자의 입을 벌린 후 설압자로 혀를 누르고 밝은 빛 아래에서 구강점막의 색과 궤양, 흰색 반점, 결절을 관찰한다.

백색부종은 볼 점막이 회백색이거나 청백색을 띤다(Figure 11-28). 이 질환은 일반적으로 흑인에게 더 자주 발생한다. 이는 윗니와 아랫니가 만나는 부위에 발생할 수 있으며, 빨거나 씹는 것으로부터 자극을 받을 수 있으며, 흡연자에게서 더 잘 나타난다. 또한 Figure 11-29의 화살표처럼 아프타궤양을 볼 수 있다. TABLE 11-6은 인두, 구개, 구강점막에서 발견되는 다양한 질환을 보여준다.

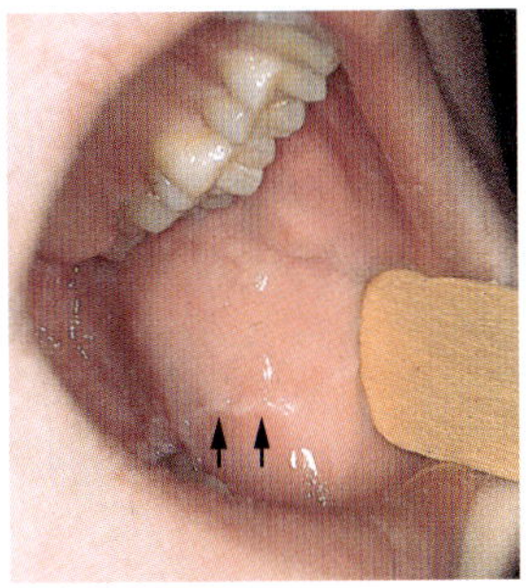

Figure 11-28 백색부종

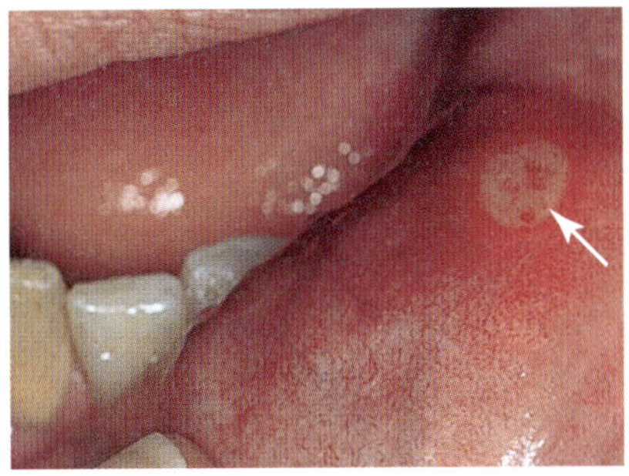

Figure 11-29 아프타궤양

TABLE 11-6 인두, 구개, 구강점막의 비정상

정상 편도비대(large normal tonils)
감염이 없는 정상 편도도 특히 소아에서는 비대될 수 있다. 내측으로 구개궁을 넘어 돌출되며 심지어 중앙선에서 맞닿을 수도 있다. 여기서는 편도가 목젖의 양측에 닿아 있어 인두가 가려져 있다. 색은 정상 범위이며 흰색은 불빛 반사이고 삼출물이 아니다.

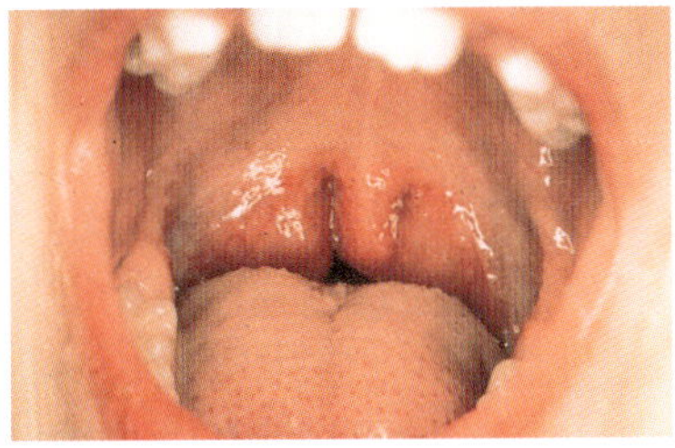

삼출편도염(exudative tonsilitis)
붉게 발적된 인후의 양쪽 편도에 흰색의 삼출물이 보인다. 발열과 경부림프절 종대가 있다면 그룹 A 연쇄상구균이나 전염성 단핵세포증의 가능성이 높다. 일반적으로 전자에서는 전경부림프절이, 후자에서는 후경부림프절이 종대된다.

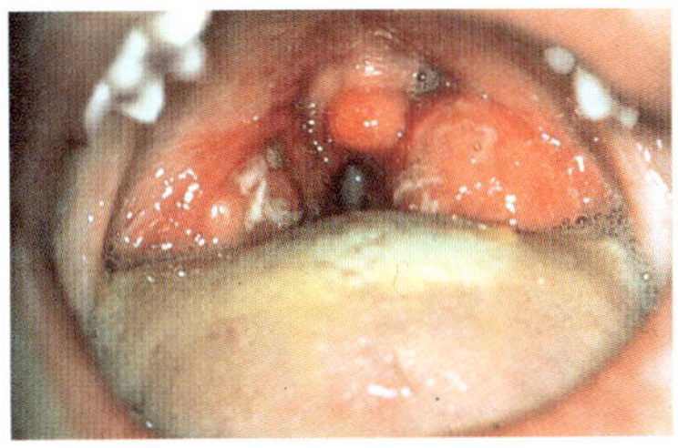

인두염(pharyngitis)
A, B 두 사진은 삼출물 없이 발적된 인두를 보여주고 있다.
A. 구개궁의 발적과 혈관분포정도가 경도에서 중등도이다.

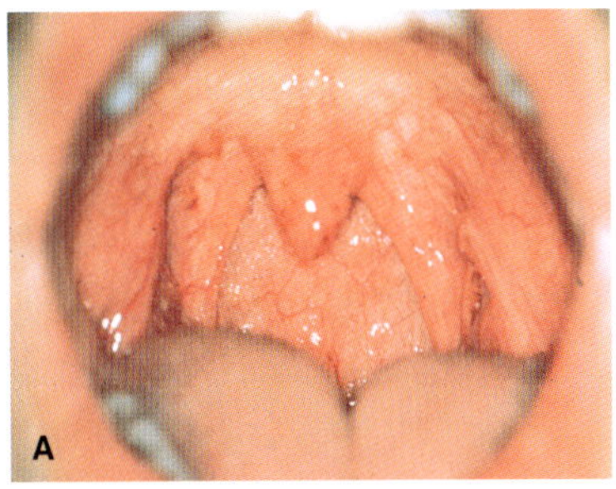

A

B. 발적이 전반적으로 심하다. 각 환자는 인후통과 적어도 인후 이물감이 있을 것이다. 가능한 원인은 여러 종류의 바이러스, 세균 감염이다. 대상자에게 발열, 삼출물, 경부림프절 종대 등의 소견이 없다면 두 가지 흔하고 중요한 원인, 즉 그룹 A 연쇄상구균, 엡스타인-바 바이러스(*Epstein–Barr virus*, 전염성 단핵세포증)의 가능성은 적다.

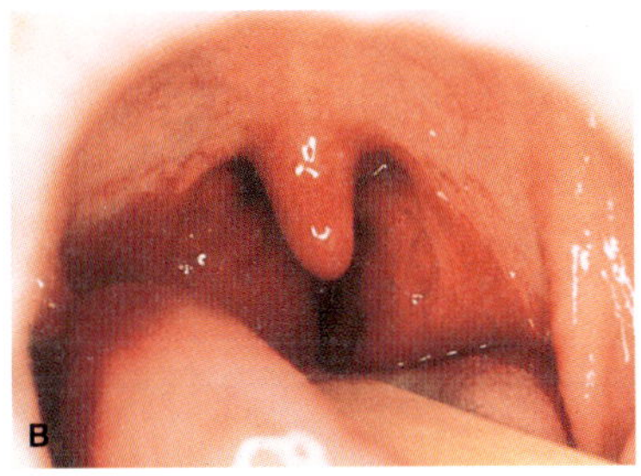

B

디프테리아(diphtheria)

빠른 진단과 치료로 생명을 구할 수 있다. 인후는 흐린 적색이며 회색빛 삼출물(녹농균)이 목젖, 인두, 혀에 있고 기도폐쇄가 올 수 있다. 디프테리아(코리네박테리움 디프테리아 감염)는 이제 드물지만 여전히 중요한 임상적 의의를 가진다.

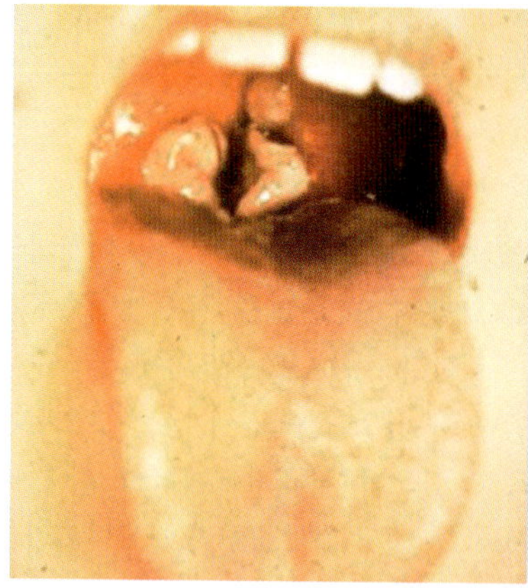

구개 아구창(칸디다증, candidiasis)

칸디다증은 칸디다에 의한 효모균 감염이다. 위의 구개에서 보이듯이 구강 내 어느 곳에서나 생길 수 있다. 두꺼운 흰 판이 기저 점막에 달라 붙어있다. 유발요인은 (1) 지속적인 항생제나 스테로이드 치료, (2) 후천면역결핍증후군(acquired immune deficiency syndrome, AIDS)이다.

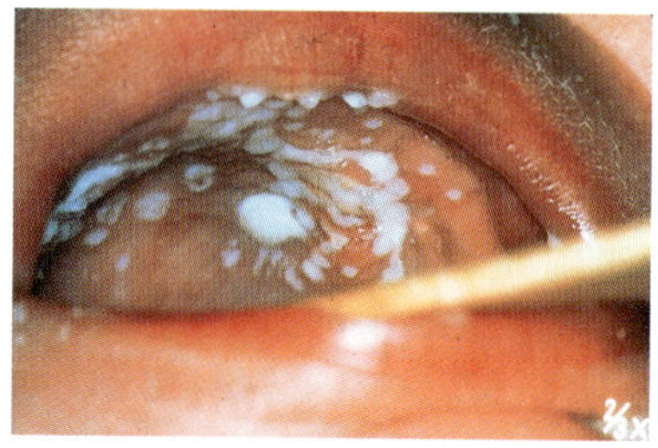

AIDS 카포시육종(kaposi sarcoma)

이러한 짙은 보라색의 병변은 인간 헤르페스바이러스 8(human herpesvirus 8)과 관련된 낮은 병기의 혈관종양인 카포시육종(Kaposi sarcoma)을 시사하며, 병변은 융기되거나 편평하다. 카포시육종 환자의 약 1/3은 구강에 병변이 있으며, 다른 침범 부위는 위장관과 폐이다. 항레트로바이러스 요법(antiretroviral therapy)은 이 질병의 유병률을 현저히 감소시켰다.

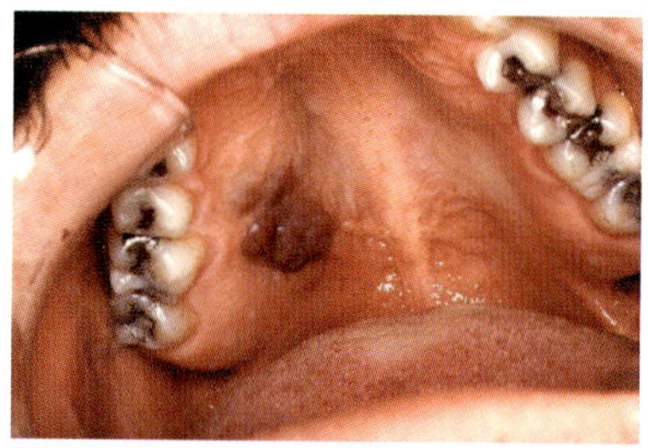

구개융기(torus palatinus)

성인에서 자주 볼 수 있는 경구개 중앙 부위의 골성 증식이다. 다양한 크기와 엽상 모양을 가진다. 초진 시 이상 소견으로 보이지만 크게 문제가 되지 않는다. 위와 같은 경우 위쪽 틀니가 구개융기에 끼워져 있다.

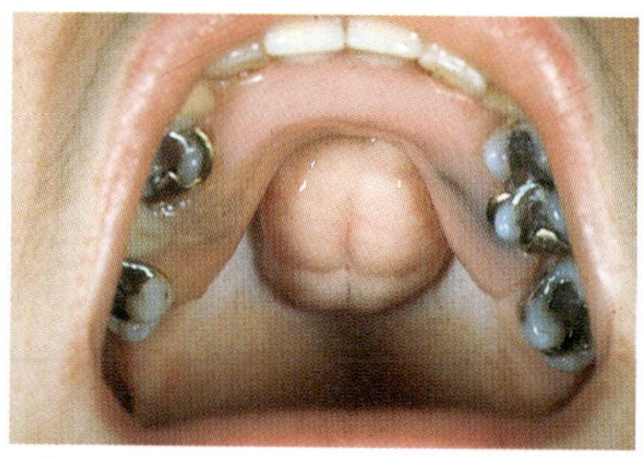

포다이스반점[포다이스과립, fordyce spots (fordyce granules)]

볼점막이나 입술에 생기는 작고 노란색의 반점으로 보이는 정상 피지선이다. 우연히 발견하여 걱정하는 대상자들을 안심시키도록 한다. 사진에서는 혀 앞쪽과 아래턱 부위에서 잘 보이는데, 이 병변은 일반적으로 그렇게 많지는 않다.

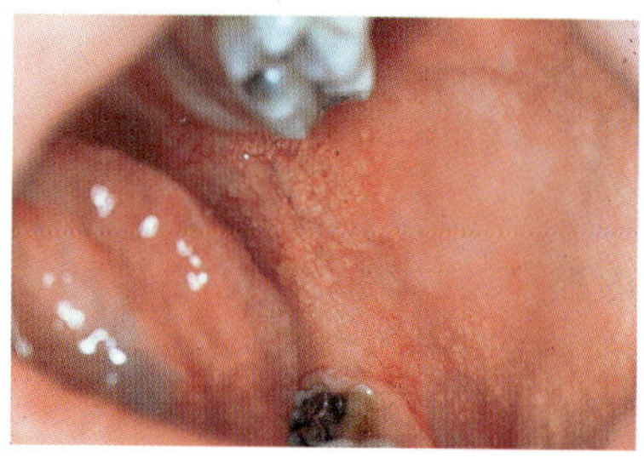

코플릭반점(koplik spots)
홍역의 초기 징후이다. 소금을 닮은 하얗고 작은 반점이 붉은 배경으로 보이는 것을 찾는다. 병변은 일반적으로 첫 번째, 두 번째 어금니 근처의 볼점막에 생긴다. 이 사진에서는 위쪽 세 번째 어금니 주위의 점막에 생기고 홍역 발진이 하루 내로 발생한다.

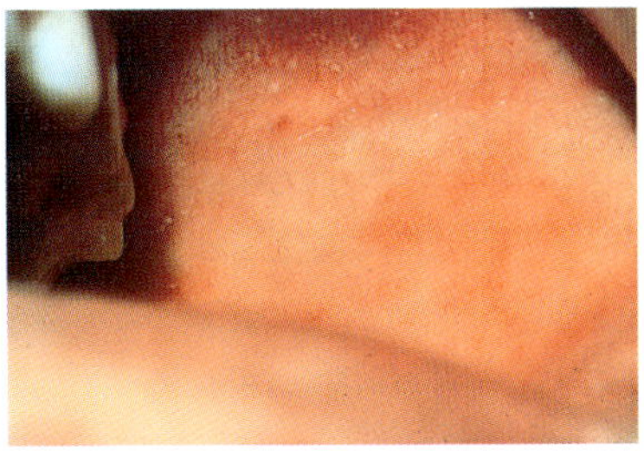

점상출혈(petechia)
모세혈관에서 조직으로 혈액이 새어 나와 생긴 작고 붉은 반점이다. 여기에서 보이는 볼점막의 점상출혈은 우연히 볼을 씹게 되어서 생긴 것이다. 구강 점상출혈은 감염이나 혈소판 감소, 외상 등에 기인한다.

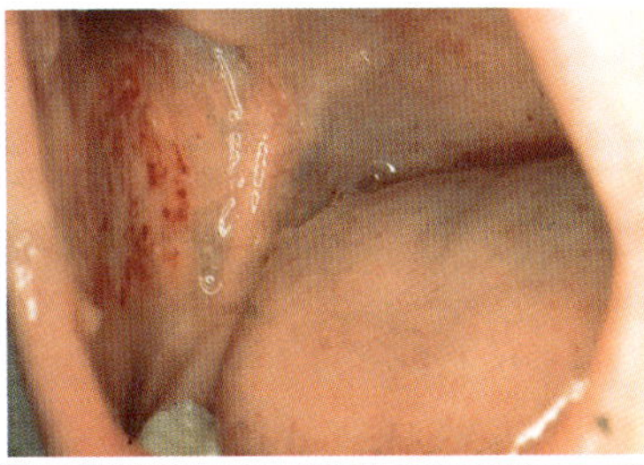

백반증(leukoplakia)
비후된 백색판(백반증)은 구강점막의 어느 곳에든 생길 수 있다. 백반증이 볼점막에 과도하게 있는 경우 씹는 담배나 국소적 자극에 의한 것이며, 이러한 병변은 암으로 이어질 수 있다. 이러한 편평상피의 양성 반응성 진행은 암으로 이어질 수 있으므로 생검이 필요하다. 또 다른 위험요소는 사람유두종바이러스(*human papilloma virus, HPV*) 감염이다.

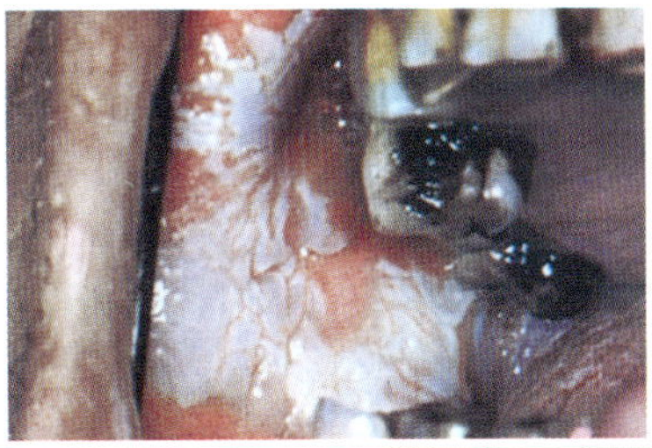

3) 잇몸과 치아

잇몸의 색은 정상적으로 분홍색이다. 흑인의 경우 군데군데 갈색을 띨 수 있다.

잇몸의 경계부위와 잇몸유두의 부종이나 궤양이 있는지 관찰한다. **TABLE 11-7**은 잇몸과 치아와 관련된 질환을 보여준다.

치아는 발달, 위생, 영양결핍, 문화적 차이를 나타내므로 치아를 시진한다. 더 큰 치아를 가진 사람들은 턱이 돌출되어 있을 수 있지만, 이것이 문제가 되지는 않는다.

치아의 결손이 있는지, 변색된 부위가 있는지, 모양이 변하거나 위치가 잘못된 것이 있는지 확인한다. 치아의 부정교합, 얼굴이나 턱의 통증을 기록한다. 장갑을 끼고 엄지와 검지를 이용하여 흔들리는 치아가 있는지 확인한다. 느슨한 틀니는 입안에 궤양이나 충치를 발생시키고 결과적으로 구취를 유발한다.

치은염 시에는 발적이, 납중독 시에는 검은 선이 나타난다.

치은염은 치간의 유두가 붓는다.

임상 팁
구취는 당뇨병케톤산증, 신부전증, 코 및 구강, 인후의 감염과 같은 많은 문제를 암시한다.

TABLE 11-7 잇몸과 치아의 비정상

변연치은염(marginal gingivitis)

십대나 젊은 성인과 임산부에게서 흔히 발생한다. 잇몸 주위가 붓고 발적된다. 잇몸 유두도 붓고 발적되며 무뎌지게 된다. 칫솔질이 잇몸출혈을 일으킬 수도 있다. 플라크[치아를 덮는 타액염(salivary salt), 단백질, 세균의 부드럽고 흰 막으로 치은염(잇몸염)을 일으킴]는 잘 보이지 않는다.

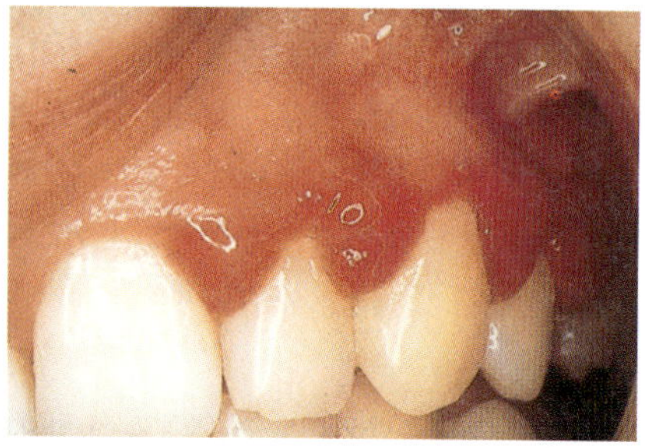

급성 괴사궤양치은염(acute necrotizing ulcerative gingivitis)

흔하지 않으며, 청소년기나 젊은 성인에서 발열, 권태, 림프절 종대를 동반하여 갑자기 발생한다. 잇몸유두에 궤양이 생기며, 이후에 잇몸 주위로 괴사성 변화가 퍼져나가고 그곳에 회색의 위점막이 생기게 된다. 발적되고 통증이 있는 잇몸은 쉽게 출혈하며 구취가 생기게 된다.

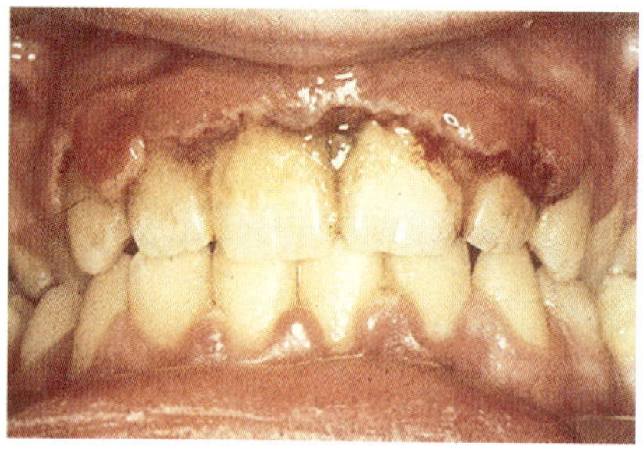

잇몸증식(gingival hyperplasia)

잇몸이 과증식되어 붓고 덩어리를 이루며 치아를 덮게 된다. 여기에서와 같이 염증 발적이 동반될 수 있으며 원인으로 딜란틴 치료(우측 사진), 사춘기, 임신, 백혈병이 있다.

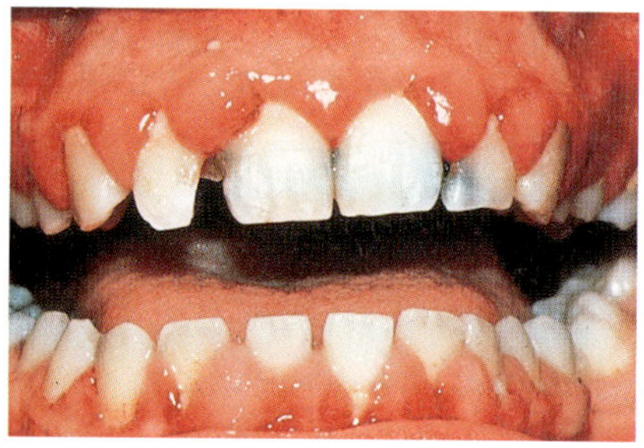

임신종양(치은종, 화농육아종, pregnancy tumor)

주로 잇몸유두, 비강과 때때로 손가락에서 잇몸의 국소적인 증대가 일어나서 종양과 같은 모양을 형성하기도 한다. 붉고 부드러우며 쉽게 출혈하게 된다. 임신 중 임신종양이 발생할 확률은 1% 정도이다. 임신 1–5%에서 발생하고 분만 후에 사라진다. 우측 사진은 치은염이 동반된 것이다.

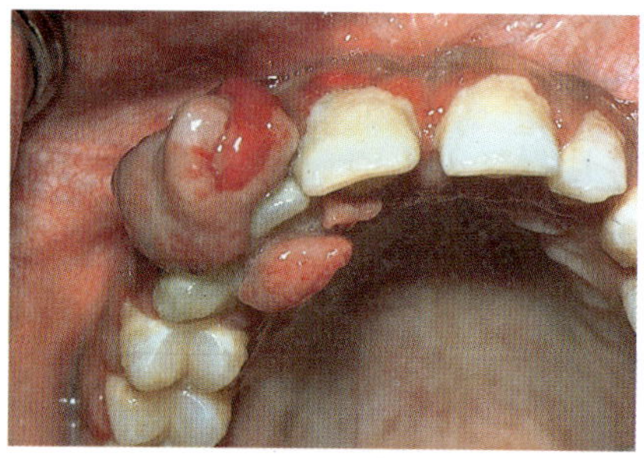

치아마모(attrition of teeth), 치은퇴축(recession of gums)

많은 노인에서 치아의 저작면이 반복된 사용으로 마모되어 황갈색의 상아질이 노출된다. 이 경과를 치아마모라 한다. 또한 치아의 뿌리가 노출되어 치아가 길어 보이는 형상이 되는 치은퇴축도 볼 수 있다.

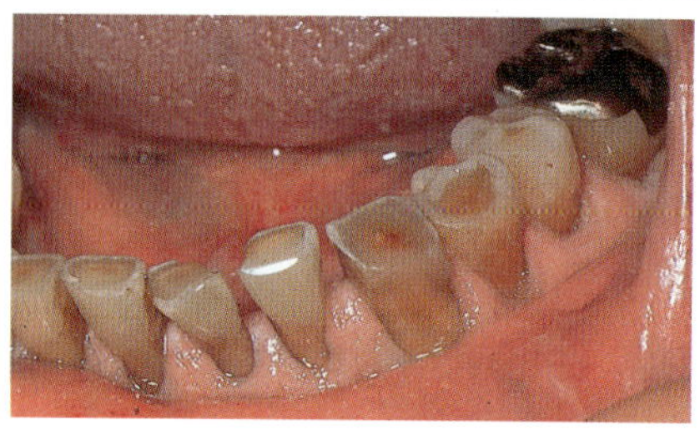

치아침식증(erosion of teeth)

치아는 화학적 작용으로 인해 침식(erosion)될 수 있다. 사진에서는 위 송곳니의 혀측면에서 에나멜의 미란이 관찰된다. 대식증(병적과식)과 같이 위 내용물이 자주 역류하면 이런 결과를 낳을 수 있다.

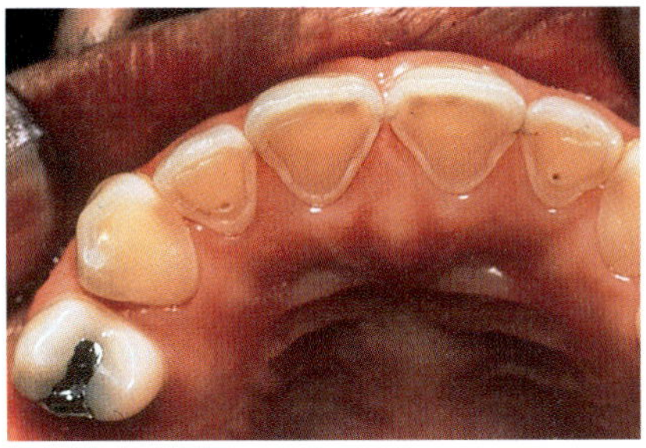

치아마모와 함요(패임) (abrasion of teeth with notching)

치아의 저작면은 손톱을 깨물거나 머리핀을 치아로 무는 것 같은 반복된 외상으로 인해 마모되거나 함요가 생길 수 있다. 허친슨치아와는 달리 치아의 크기와 공간은 침범되지 않으므로 치아면은 정상 형태이다.

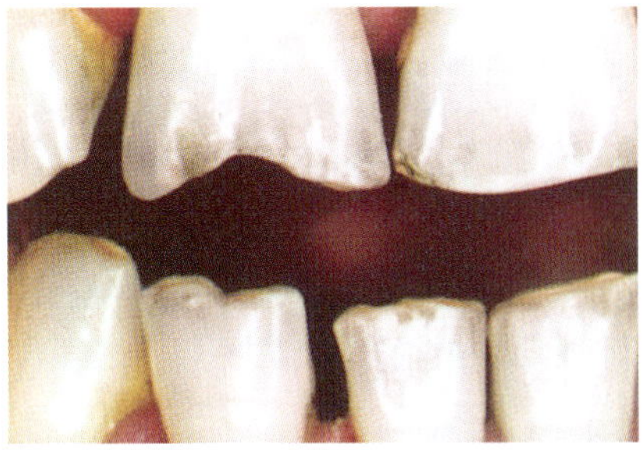

허친슨치아(Hutchinson teeth)

허친슨치아는 크기가 정상보다 작고 이 사이의 간격이 넓어지며 저작면에 패임이 생긴다. 치아는 저작면을 향해 얇아져 있으며, 가운데 위 송곳니 영구치(젖니는 아님)가 가장 흔하게 침범되는 치아이다. 이러한 치아는 선천성 매독을 시사한다.

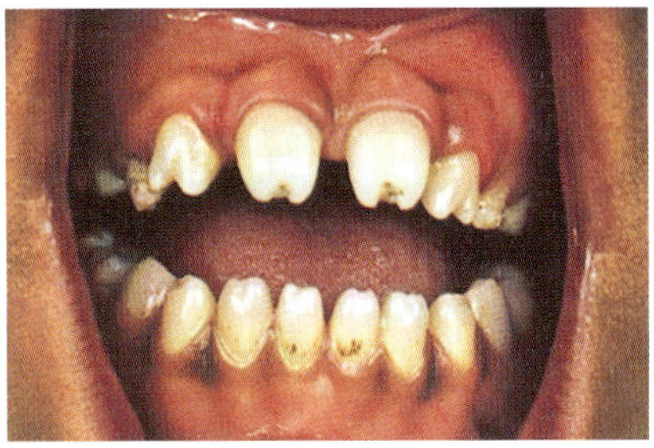

4) 입천장

경구개의 색과 구조 및 연속성을 살핀다.

구순열(입술갈림증, cleft lip)은 코의 기저부에서 아래로 뻗어 있는 윗입술의 분리된 것이다. 구개열(입천장틈새, cleft palate)은 경구개 또는 연구개를 포함하는 입천장의 분리 또는 입천장이 열려 있는 것이다(Figure 11-30).

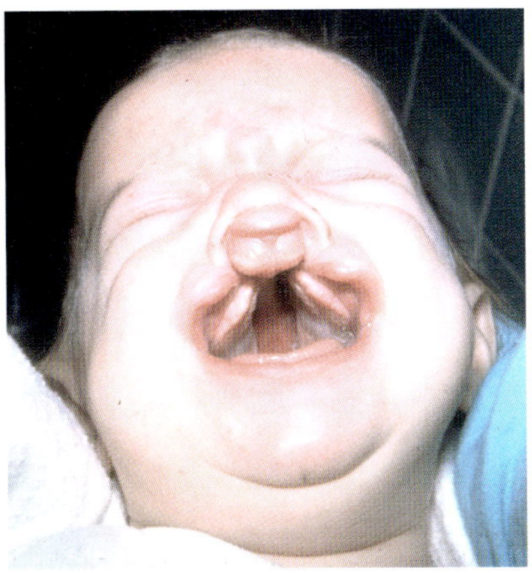

Figure 11-30 양측 구순열과 구개열

5) 혀와 구강저

혀를 내밀게 하고 대칭성을 살핀다[설하신경(제12번 뇌신경) 검사](Figure 11-31).

하악골 돌출(하악융기, Torus mandibularis)은 혀에 가까운 표면 근처에 있는 하악골 안쪽에서 뼈가 튀어나온 것이다. 구개융기(Torus palatinus)는 단단한 입천장 한가운데에 있는 뼈의 돌출이다.

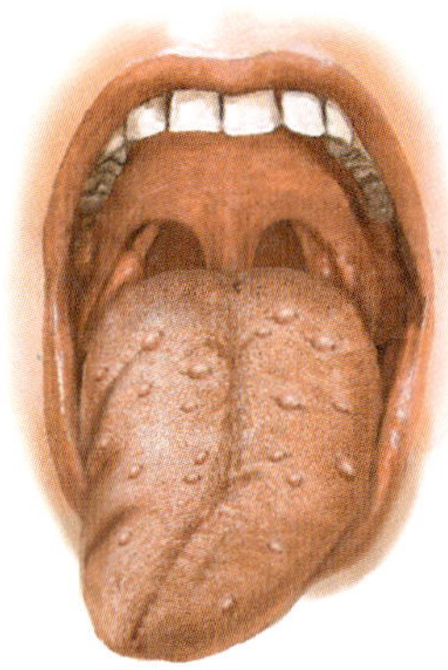

Figure 11-31 제12뇌신경 병변을 암시하는 비대칭적인 혀의 환측 편위

혀 윗부분(설배부)의 색과 감촉을 관찰한다. 구강 전체, 특히 혀의 측면과 아랫면, 구강저를 관찰한다(Figure 11-32). 이 부위는 암이 자주 발생하는 부위이다. 희거나 붉게 변한 부위가 있는지, 결절이나 궤양이 있는지 살펴본다.

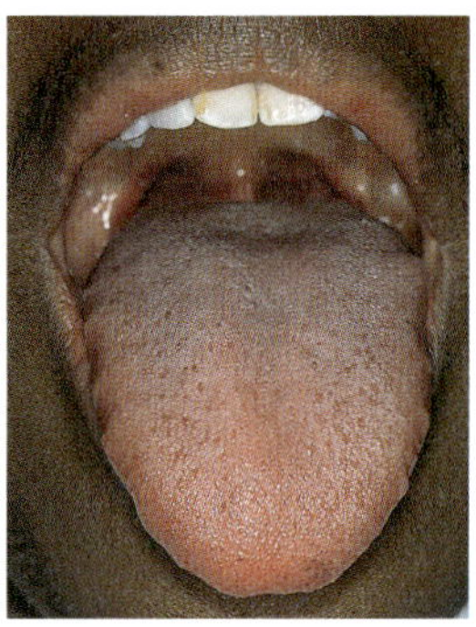

Figure 11-32 구강 시진

위생장갑을 착용하고 모든 병변을 촉진한다. 환자에게 혀를 내밀도록 요청한다. 오른손에 사각형 거즈로 혀끝을 잡고 부드럽게 환자의 왼쪽으로 당긴다(Figure 11-33). 혀의 측면 시진한 다음, 왼손으로 촉진한다. 오른쪽은 이와 반대로 시행한다. TABLE 11-8은 혀 위나 아래에서 발견할 수 있는 소견을 요약한 것이다.

50세 이상의 남성, 흡연과 음주를 많이 하는 경우 설암과 구강암, 특히 혀의 측면이나 아래에 발생하는 편평세포암의 위험이 높다. 붉은색이나 흰색의 결절이나 궤양은 홍반증과 백반증을 나타내며 생검이 요구된다.

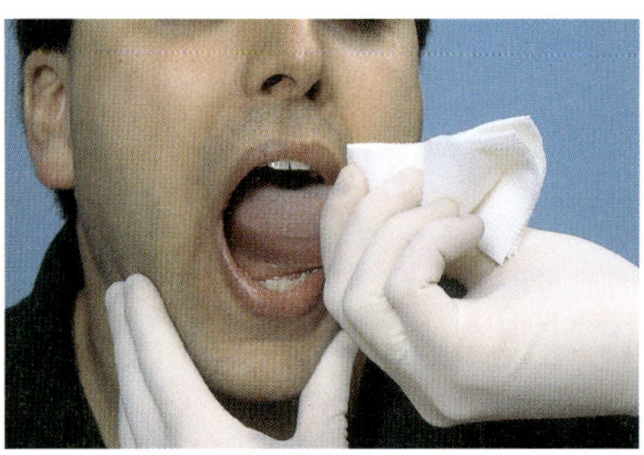

Figure 11-33 혀 시진

TABLE 11-8 혀 위나 아래의 소견

지도상설(geographic tongue)

혀 표면의 유두가 군데군데 벗겨지고 매끈하고 붉어져서 거칠고 막이 덮인 정상적인 부위와 함께 지도 같은 모양을 보이는 것이다. 원인 불명이며 양성 질환이다.

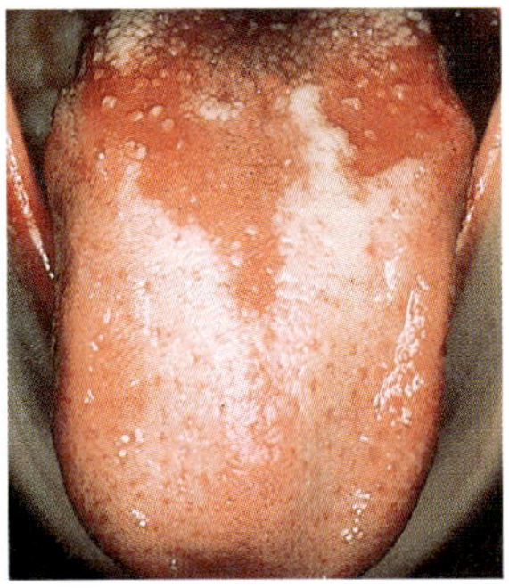

모설(hairy tongue)

모설의 털은 혀 유두가 길어진 것으로 노란색에서 갈색이나 검은색을 띈다. 칸디다와 세균의 과성장, 불량한 구강 위생과 관련되어 있고, 항생제 치료의 결과로 생길 수도 있으나 우연히 발생하기도 한다.

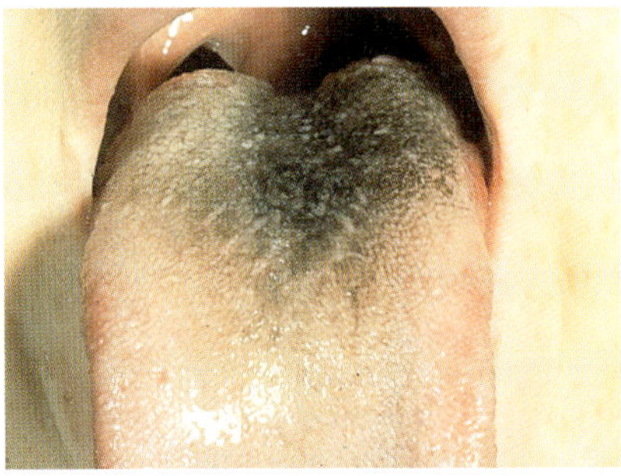

균열설(fissured tongue)

나이가 들어가면서 혀에 균열이 생긴다. 혀의 모양을 따라 고환설이라는 명칭으로도 불린다. 음식 찌꺼기가 사이에 끼어서 자극을 줄 수 있다. 양성 질환이다.

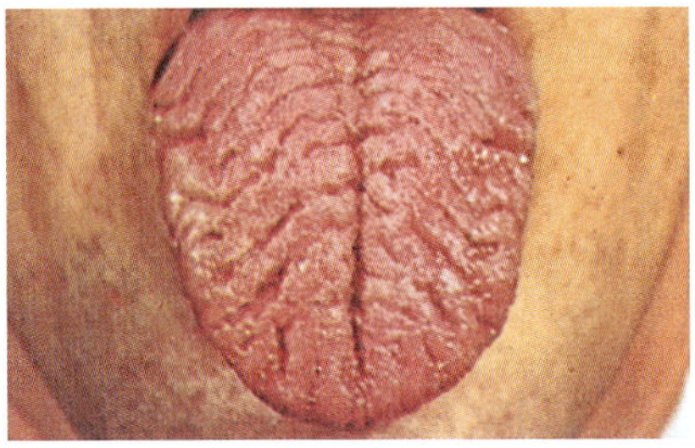

위축설염(atrophic glossitis)

혀 유두가 소실되어 매끈하고 때로 통증이 있는 혀로 리보플라빈, 니아신, 엽산, 비타민 B_{12}, 피리독신 또는 철의 부족으로 인한다. 특별한 진단방법은 없다. 항암화학요법이 원인이 될 수 있다.

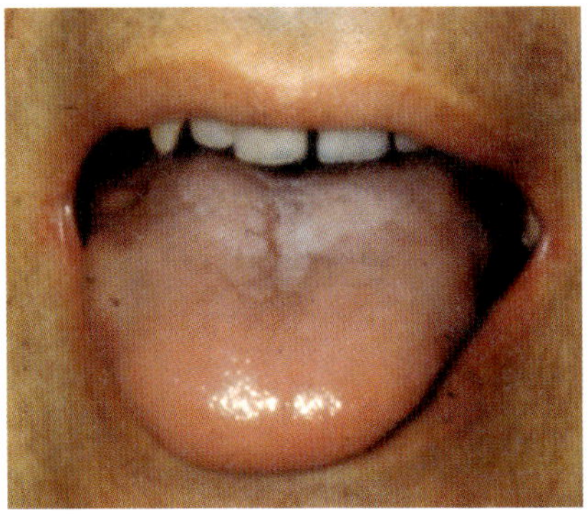

칸디다증(candidiasis)

혀에 생긴 두꺼운 백색의 막은 칸디다 감염에 의한다. 막이 벗겨진 부위는 붉게 남는다. 이 감염은 백색의 막 없이도 나타난다. 주로 항암화학요법이나 프레드니존 치료로 인한 면역력이 저하된 상태에서 나타난다.

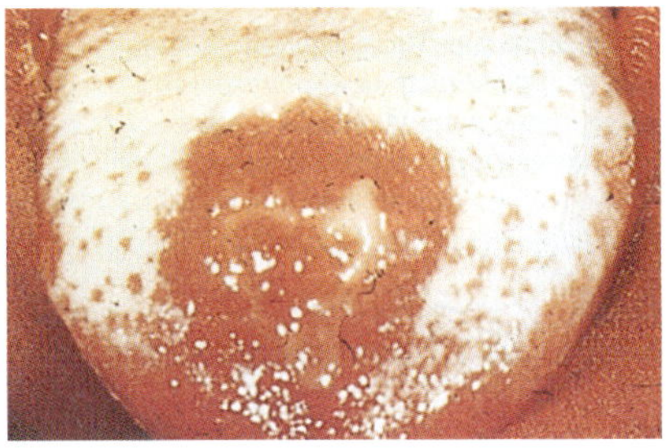

유모백반(hairy leukoplakia)

깃털 모양 또는 주름진 패턴을 가진 이러한 흰색의 융기된 무증상 판(plaques)은 일반적으로 혀의 측면에서 발생한다. 칸디다증과 달리 이러한 부위는 긁어낼 수 없고, Epstein-Barr 바이러스 감염으로 인해 발생하며 HIV 및 AIDS에서 보여진다.

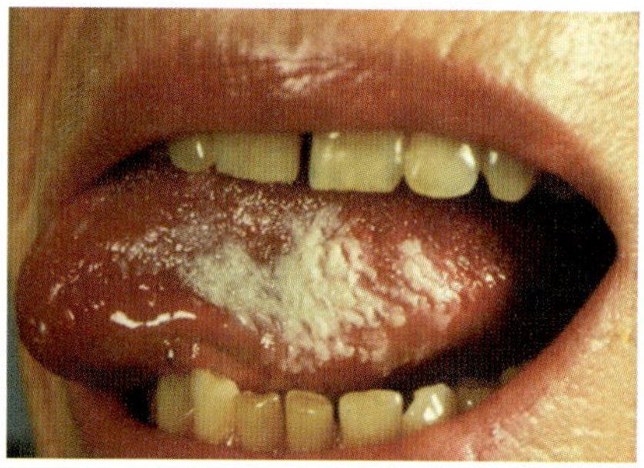

정맥류(varicose veins)

나이가 들면서 혀 밑에 작은 보랏빛이나 청흑색의 둥근 종창이 생길 수 있다. 이것은 설정맥의 확장 때문이며 임상적인 의미는 없으므로 대상자를 안심시켜준다.

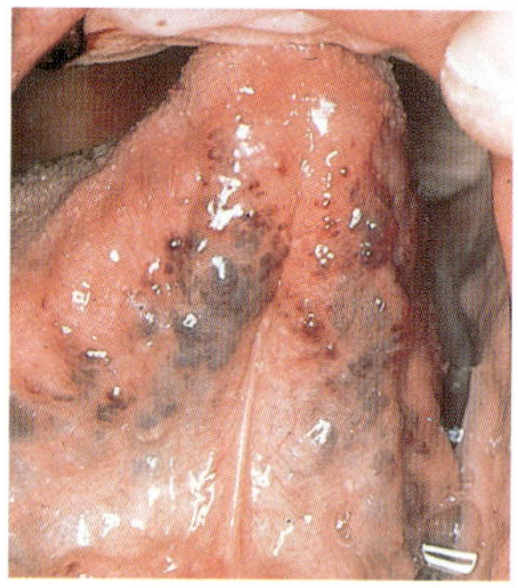

아프타궤양(구강궤양)[aphthous ulcer (canker sore)]

주위가 적색의 점막환으로 둘러싸여 있으며, 백색이나 황회색이고 둥글거나 난형의 통증이 있는 궤양이 아프타궤양의 전형적인 모습이다. 이러한 궤양은 잇몸과 구강점막에서 발생하며, 단일성이거나 다발성이며 7~10일 정도면 사라지나 베제트병에서는 재발할 수 있다.

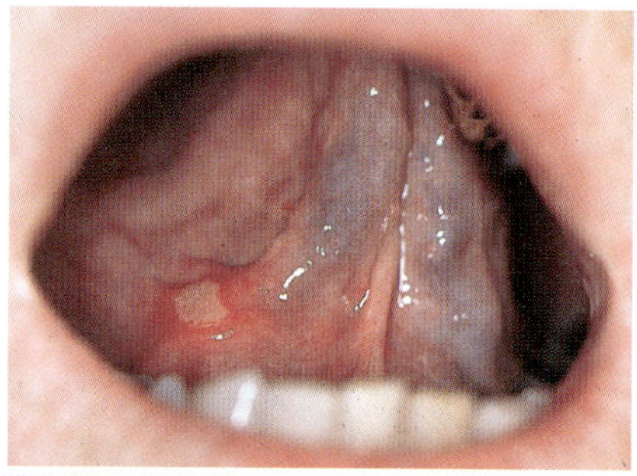

매독의 점막반(mucous patch of syphilis)

매독의 2차 시기에 생기는 무통성의 병변으로 매우 전염성이 높다. 약간 융기되고 타원형이며 회색의 막으로 덮여있다. 점막반(mucous patch of syphilis)은 다발성일 수 있으며 구강의 어느 곳에서나 생길 수 있다.

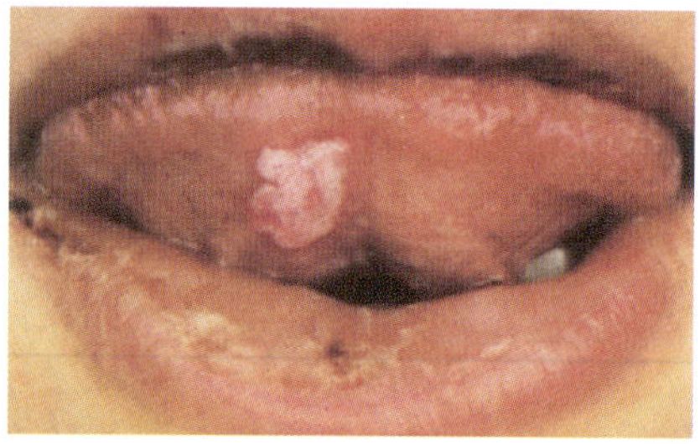

백반증(leukoplakia)

구강점막의 지속적인 무통성의 백색판은 조직검사로 진단되기 전까지는 백반증이라고 부른다. 여기서는 혀의 아랫면이 페인트칠을 한 것처럼 하얗게 보인다. 편평상피암종으로 진전될 수 있으므로 크기에 상관없이 생검을 실시해야 한다.

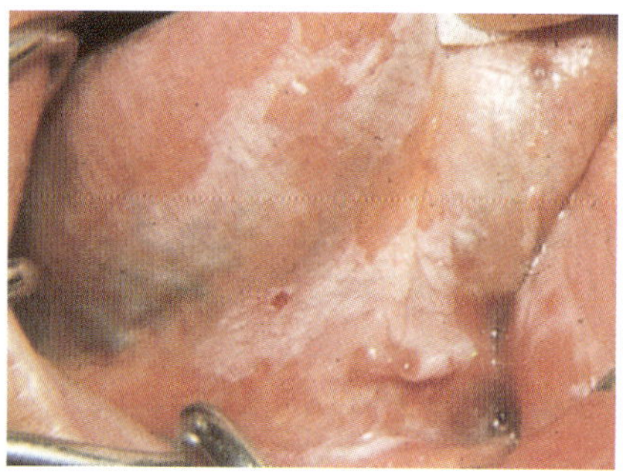

하악융기(tori mandibulares)
하악골의 내측에서 자란 뼈가 둥글게 돌출하는 것이다. 전형적으로 양측성이고 무증상이며 무해하다.

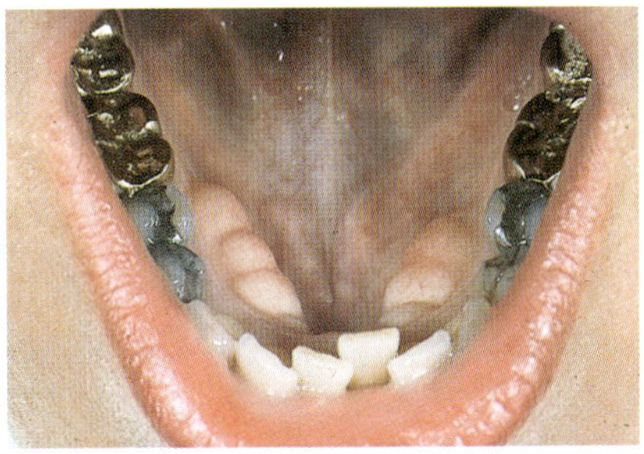

구강저부의 암종(carcinoma, floor of the mouth)
이와 같은 궤양성 병변은 혀 측면과 함께 암의 흔한 발병부위이다. 중앙의 붉은 점막은 적색반이라고 불리며 악성 암의 가능성을 시사한다.

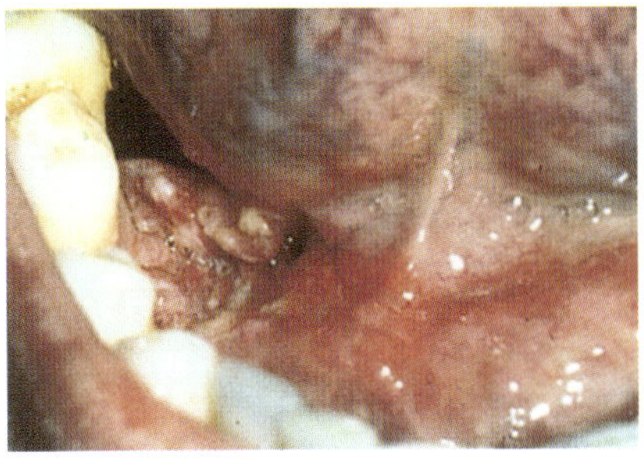

6) 인두

환자에게 입은 벌리고 혀는 내밀지 않은 상태로 "아" 소리를 내게 하면 인두를 관찰하기가 용이해진다. 그래도 잘 보이지 않으면 설압자를 사용하여 혀 가운데의 뒷부분을 누르면서 소리를 내게 하고, 연구개가 올라가는 것을 관찰한다. 이때 너무 뒤쪽을 누르면 구역반사를 일으킬 수 있다. 이는 제10뇌신경인 미주신경에 대한 검사이다(Figure 11-34). 제10뇌신경이 마비되면 연구개가 처지고, 마비가 없는 쪽으로 목젖이 편위된다.

연구개와 전구개궁, 후구개궁, 목젖, 편도, 인두를 관찰한다. 색과 대칭성, 삼출물, 부종, 궤양, 편도 비대를 확인한다. 편도에는 선와(crypt) 또는 깊은 편평상피의 주름이 있으며, 정상적인 박리상피의 흰색 반점이 종종 보인다.

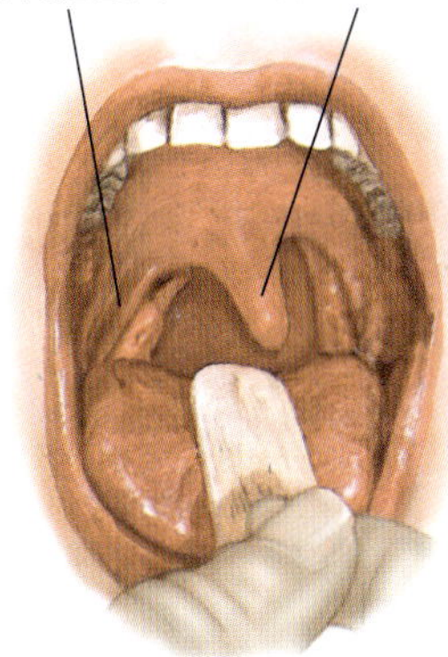

Figure 11-34 제10뇌신경 마비를 암시하는 목젖 편위

편도는 크기에 따라 등급을 매긴다(Figure 11-35).

- +1: 편도가 보인다.
- +2: 편도가 편도기둥과 목젖 사이에 위치한다.
- +3: 편도가 목젖에 닿아있다.
- +4: 편도가 서로 닿아있다.

경화되거나 압통이 있을 것으로 의심되는 부위는 가능하다면 직접 만져보는 것이 좋다. 사용한 설압자와 장갑은 버리고 손을 씻는다.

TABLE 11-6 인두, 구개, 구강점막의 비정상을 참고한다.

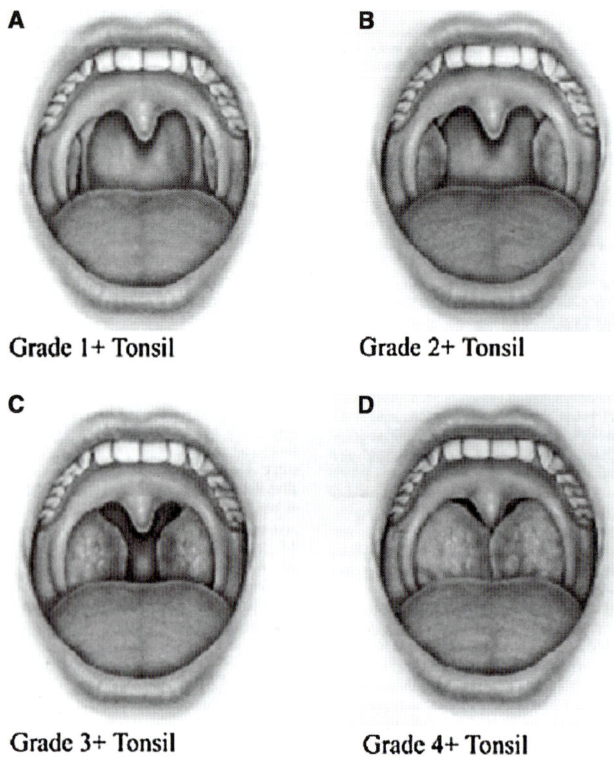

Figure 11-35 편도의 크기 등급

총정리

검진결과 기록

BOX 11-5에는 귀, 코, 구강과 인후에 대한 검진결과 기록의 예를 보여준다.

BOX 11-5 검진결과 기록 – 귀, 코, 구강과 인후

- 귀: 속삭이는 소리에 청력반응 정상: 왼쪽 "4–P–9", 오른쪽 "2–K–6". 고막: 양호하며 광추 있음, 왼쪽 귀; 7시 방향, 오른쪽 귀; 5시 방향. 웨버검사: 편위 없음. 공기전도 〉 골전도(AC 〉 BC)
- 코: 코점막 분홍, 비중격 편위 없음; 부비동 압통 없음
- 인후(혹은 구강): 분홍색 구강점막, 32개 치아 흰색이며 충치 있음, 인두 삼출액 없음

또는

- 귀: 속삭이는 소리에 청력반응 저하; 말소리에 정상, 왼쪽 속삭이는 소리 "4–P–9"에 반응 감소, 고막 양호, 진주빛 회색
- 코: 홍반과 맑은 배액을 동반한 코점막 부종 있음. 비중격 편위 없음. 상악동은 부드러움
- 인후: 분홍색 구강점막, 아래어금니 충치, 인두 발적, 삼출액 없음

참고문헌

Alford, R. L., & Sutton, V. R. (2011). Medical genetics in the clinical practice of ORL. Karger.

Andrews, M. A., & Boyle, J. S. (2015). Transcultural concepts in nursing care (7th ed.). Lippincott Williams & Wilkins.

Babu, S., Schutt, C. A., & Bojrab, D. I. (2019). Diagnosis and treatment of vestibular disorders. Springer International Publishing.

Bagai, A., Thavendiranathan, P., & Detsky, A. S. (2006). Does this patient have hearing impairment? JAMA, 295(4), 416–428.

Blackwell, D. L., Lucas, J. W., & Clarke, T. C. (2014). Summary Health Statistics for US adults: National Health Interview Survey, 2012. Vital and Health Statistics. Series 10, Data from the National Health Survey, (260), 1–161.

Carrillo Muñoz, R., Ballve Moreno, J. L., Villar Balboa, I., Rando Matos, Y., Cunillera Puertolas, O., Almeda Ortega, J., Perez, E. R., Curto, X. M., Ripollès, C. R., Farres, N. M., Mendez, A. M., Nova, J. C. G., Santos, M. B., Miñano, J. J. V., Erazo, D. L. P., Sánchez, A. M. H., & Grupo de estudio del vértigo en atención primaria Florida. (2019). Disability perceived by primary care patients with posterior canal benign paroxysmal positional vertigo. BMC Family Practice, 20(1), 156. https://doi.org/10.1186/s12875-019-1035-3

Centers for Disease Control and Prevention (CDC). (2016). Pharyngitis (strep throat). Retrieved September 14, 2020, fromhttps://www.cdc.gov/groupastrep/diseases-hcp/strepthroat.html

Centers for Disease Control and Prevention. (2020a). Children's Oral Health. Retrieved September 14, 2020, from https://www.cdc.gov/oralhealth/basics/childrens-oral-health/index.html

Centers for Disease Control and Prevention. (2020b). Statistics about the Public Health Burden of Noise-Induced Hearing Loss. Retrieved September 14, 2020, from https://www.cdc.gov/nceh/hearing_loss/public_health_scientific_info.html

Cottrell, J., Yip, J., Chan, Y., Chin, C. J., Damji, A., de Almeida, J. R., Desrosiers, M., Eskander, A., Janjua, A., Kilty, S., Lee, J. M., Macdonald, K. I., Meen, E. K., Rudmik, L., Sommer, D. D., Sowerby, L., Tewfik, M. A., Thamboo, A., Vescan, A. D., ... Monteiro, E. (2020). Quality indicators for the diagnosis and management of acute bacterial rhinosinusitis. American Journal of Rhinology & Allergy, 34(4), 519–531. https://doi.org/10.1177/1945892420912158 DeMuri, G. P., Gern, J. E., Eickhoff, J., Lynch, S. V., & Wald, E. R. (2018). Dynamics of bacterial colonization with Streptococcus pneumoniae, Haemophilus influenzae and Moraxella catarrhalis during symptomatic and asymptomatic viral upper respiratory infection. Clinical Infectious Diseases, 66(7), 1045–1053.

Eggermont, J. J. (2017). Hearing loss: Causes, prevention, and treatment. Elsevier.

Finnegan, D. A., Rainchuso, L., Jenkins, S., Kierce, E., & Rothman, A. (2016). Immigrant caregivers of young children: oral health beliefs, attitudes, and early childhood caries knowledge. Journal of Community Health, 41(2), 250–257. Retrieved September 14, 2020, from http://www.ncbi.nlm.nih.gov/pubmed/26370378

Harrison, E., & Cronin, M. (2016). Otalgia. Australian Family Physician, 45(7), 493–497.

Huang, B., Lin, C., Lee, Y., & Chiang, C. (2020). Differential diagnosis between leukoedema and white spongy nevus. Journal of Dental Sciences, 15(4), 554–555. https://doi.org/10.1016/j.jds.2020.05.018

Kim, S. H., Kim, T. H., Byun, J. Y., Park, M. S., & Yeo, S. G. (2015). Clinical differences in types of otalgia. Journal of Audiology Otology, 19(1), 34–38.

Kovacs, E., Wang, X., & Grill, E. (2019). Economic burden of vertigo: A systematic review. Health Economics Review, 9(1), 37–14. https://doi.org/10.1186/s13561-019-0258-2

Kumbargere Nagraj, S., Eachempati, P., Uma, E., Singh, V. P., Ismail, N. M., Varghese, E., & Kumbargere Nagraj, S. (2019). Interventions for managing halitosis. Cochrane Database of Systematic Reviews, 12(12), CD012213. https://doi.org/10.1002/14651858.CD012213.pub2

Liu, C., Tong, Z., Tan, J., & Xin, Z. (2019). Analysis of Treg/Th17 cells in patients with tongue squamous cell carcinoma. Experimental and Therapeutic Medicine, 18(3), 2187–2193.

Luo, R., Sickler, J., Vahidnia, F., Lee, Y.-C., Frogner, B., & Thompson, M. (2019). Diagnosis and Management of Group a Streptococcal Pharyngitis in the United States, 2011–2015. BMC Infectious Diseases, 19(1), 193.

McShefferty, D., Whitmer, W. M., Swan, I. R. C., & Akeroyd, M. A. (2013). The effect of experience on the sensitivity and specificity of the whispered voice test: a diagnostic accuracy study. BMJ Open, 3(4), e002394.

Murray, L. L. A. (2019). Vertigo. Australasian Journal on Ageing, 38(4), 291. https://doi.org/10.1111/ajag.12727

Myers, D., Allen, E., Essa, A., & Gbadamosi-Akindele, M. (2020). Rapidly growing squamous cell carcinoma of the tongue. Cureus, 12(3), e7164. https://doi.org/10.7759/cureus.7164

Prokop-Prigge, K. A., Mansfield, C. J., Parker, M. R., Thaler, E., Grice, E. A., Wysocki, C. J., & Preti, G. (2015). Ethnic/racial and genetic influences on cerumen odorant profiles. Journal of Chemical Ecology, 41(1), 67–74.

Shirai, N., & Preciado, D. (2019). Otitis media: What is new? Current Opinion in Otolaryngology & Head and Neck Surgery, 27(6), 495–498. https://doi.org/10.1097/MOO.0000000000000591

Stachler, R. J., Francis, D. O., Schwartz, S. R., Damask, C. C., Digoy, G. P., Krouse, H. J., McCoy, S. J., Ouellette, D. R.,Patel, R. R., Reavis, C. C. W., Smith, L. J., Smith, M., Strode, S. W., Woo, P., & Nnacheta, L. C. (2018). Clinical practice guideline: Hoarseness (dysphonia) (update). Otolaryngology Head and Neck Surgery, 158(1_suppl), S1–S42. Tiase, V. L., Tang, K., Vawdrey, D. K., Raso, R., Adelman, J. S., Yu, S. P., Applebaum, J. R., & Lalwani, A. K. (2020). Impact of hearing loss on patient falls in the inpatient setting. American Journal of Preventive Medicine, 58(6), 839–844. https://doi.org/10.1016/j.amepre.2020.01.019

Vos, B., Noll, D., Pigeon, M., Bagatto, M., & Fitzpatrick, E. M.(2019). Risk factors for hearing loss in children: A systematic literature review and meta-analysis protocol. Systematic Reviews, 8(1), 172–177. https://doi.org/10.1186/s13643-019-1073-x

Wald, E. R., & DeMuri, G. P. (2018). Antibiotic recommendations for acute otitis media and acute bacterial sinusitis: Conundrum no more. Pediatric Infectious Disease Journal, 37(12), 1255–1257. https://doi.org/10.1097/INF.0000000000002009

Wheatley, L. M., & Togias, A. (2015). Clinical practice. Allergic rhinitis. New England Journal of Medicine, 372(5), 456–463.

World Health Organization. (2020). Deafness and hearing loss. Retrieved September 14, 2020, from https://www.who.int/health-topics/hearing-loss#tab=tab_1

Zelaya, C. E., Lucas, J. W., & Hoffman, H. J. (2015). MAR Quick Stats: Percentage of adults with selected hearing problems, by type of problem and age group—National Health Interview Survey, United States, 2014. MAR, 64(37), 1058. https://www.cdc.gov/mmwr/preview/mmwrhtml/mm6437a8.htm

Zhang, M., Bi, Z., Fu, X., Wang, J., Ruan, Q., Zhao, C., Duan, J., Zeng, X., Zhou, D., Chen, J., & Bao, Z. (2019). A parsimonious approach for screening moderate-to-profound hearing loss in a community-dwelling geriatric population based on a decision tree analysis. BMC Geriatrics, 19(1), 214.

12 호흡기계
The Respiratory System

주요 용어

- 객혈
- 과환기
- 기관지소리
- 기침
- 기흉
- 비정상음
- 산소포화도측정기
- 쌕쌕거림
- 속삭임 가슴소리
- 염소울음소리
- 진동감
- 폐색전증
- 헤모글로빈혈증
- 호흡곤란

학습목표

1. 기도, 폐포, 폐 및 흉막의 구조와 기능을 기술한다.
2. 흉곽의 지표를 이용하여 각 폐엽의 위치를 확인한다.
3. 호흡기전을 기술한다.
4. 호흡기계의 정확한 건강력을 수집한다.
5. 호흡기계 검진을 위해 대상자를 적절하게 자세를 취해주고 준비시킨다.
6. 폐를 사정하기 위해 타진과 청진 위치를 확인한다.
7. 흉부를 정확하게 시진, 촉진, 타진 및 청진한다.
8. 정상 폐음과 그 위치를 기술한다.
9. 비정상음과 목소리, 그 원인(origin)을 기술한다.
10. 호흡기계 검진 수행에 필요한 기구를 기술한다.

1. 구조와 기능

Figure 12-1의 구조들을 확인하면서 흉벽의 구조를 파악한다. 늑골과 늑골 사이의 늑간강(intercostal space)은 늑간강 바로 위 늑골의 번호와 같다.

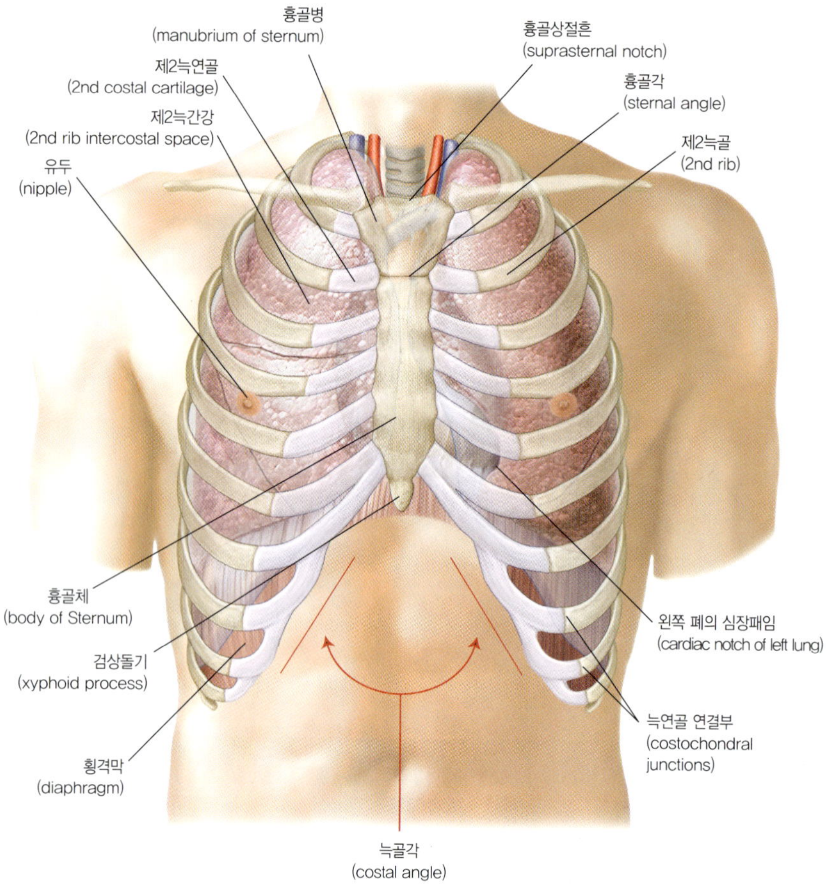

Figure 12-1 흉벽의 구조

1) 흉부 소견의 위치

(1) 수직 축

흉부 소견은 흉부의 수직 축과 가슴둘레를 따른 두 가지 차원으로 기술된다.

수직적 위치를 확인하기 위해서는 늑골(갈비뼈, ribs)과 늑간강(갈비사이공간, intercostal spaces)을 세도록 한다. 먼저 흉골각(복장뼈각, 일명 루이스 각, angle of Louis, sternal angle)을 찾는다. 흉골각을 찾기 위해서는 흉골상절흔(목아래패임, suprasternal notch)의 움푹 꺼진 만곡부를 손가락으로 확인한 다음 손가락을 약 5 cm 아래로 움직이면 흉골병(복장뼈자루, manubrium)과 흉골체(body of sternum)가 만나는 수평의 골능선을 감지할 수 있다. 그다음에 손가락을 옆으로 움직이면 인접한 두 번째 늑골을 찾을 수 있다. 여기에서부터 손가락 두 개를 사용하여 Figure 12-2의 빨간 번호들로 표시된 것처럼 사선으로 늑간강을 한 번에 하나씩 짚어 내려온다. 바로 누운 자세에서는 유방이 옆으로 옮겨지기 때문에 여성에게서 늑간강을 확인하려면 누운 자세에서 확인하는 것이 쉽다. 유방조직은 누르면 아프기 쉬우므로 너무 강하게 누르지 않도록 한다.

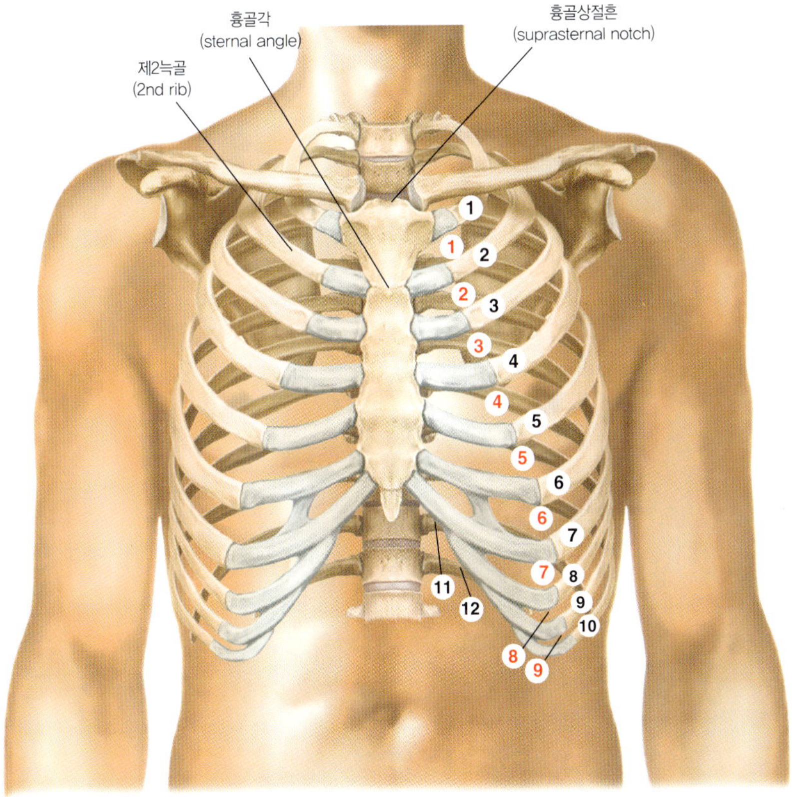

Figure 12-2 늑골과 늑간강에 대한 수직적 검진

처음 일곱 개 늑골들의 늑연골(갈비연골, costal cartilage)은 흉골에 붙어 있고, 여덟 번째, 아홉 번째, 열 번째 늑골들의 연골은 바로 위의 늑연골에 붙어 있다. 열한 번째와 열두 번째 늑골들은 부유늑골(뜬갈비뼈, floating ribs)이라고 하며, 앞쪽 끝이 아무 곳에도 붙어 있지 않다. 열한 번째 늑골의 연골 끝은 일반적으로 옆에서 그리고 열두 번째 늑골은 뒤쪽에서 만질 수 있다. 촉진 시 늑연골과 늑골들은 동일하게 느껴진다.

등 쪽에서 열두 번째 늑골은 늑골과 늑간강을 셀 수 있는 또 다른 기준점이 될 수 있다. 이것은 등 쪽 흉부의 아래 부분에 있는 이상 소견의 위치를 확인하는 데 유용하며, 앞면 검진이 만족스럽지 못할 때 사용할 수 있다. 한쪽 손의 손가락들을 사용하여 열두 번째 늑골의 아래 가장자리를 안쪽과 위쪽으로 눌러본 다음, **Figure 12-3**의 빨간 숫자로 표시된 늑간강들을 만져 올라가거나 또는 흉부 앞쪽으로 비스듬하게 아래에서 위쪽으로 따라가면서 늑간강을 짚어본다.

견갑골(어깨뼈, scapula)의 아래 끝은 또 다른 유용한 기준점이 된다. 이것은 일반적으로 일곱 번째 늑골 혹은 늑간강 높이에 위치한다.

기관내관의 아래 끝은 보통 T4 높이에 둔다.

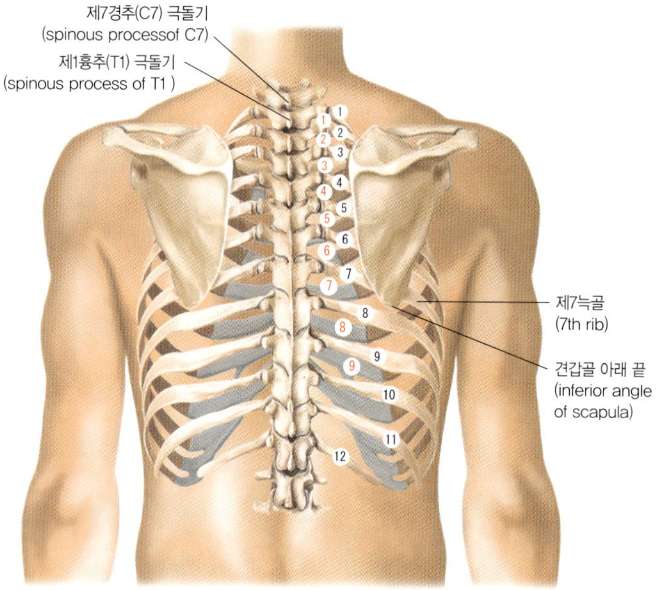

Figure 12-3 흉부 뒷면에서의 늑골과 늑간강

척추뼈의 극돌기(가시돌기, spinous process) 또한 유용한 해부학적 기준점이 된다. 목을 앞쪽으로 구부렸을 때 가장 돌출된 부위는 대개 제7경추(C7) 극돌기이다. 만약 두 개의 돌기들이 동일하게 돌출되어 있다면, 각각 제7경추(C7)와 제1흉추(T1)이다. 이보다 아래에 있는 돌기들은 특히 척추를 앞으로 구부릴 때 종종 촉진하면서 셀 수 있다.

(2) 흉부 둘레

흉부 둘레 주위의 이상 소견들의 위치를 확인하기 위해서는 다음 그림들에서 보이는 것 같은 일련의 수직선들을 사용한다. 앞정중선(midsternal line)과 척주선(vertebral line)은 쉽게 찾을 수 있고, 다른 선들은 추정해야 한다. 쇄골중간선(빗장뼈중간선, midclavicular line)은 쇄골의 중간에서 수직으로 내려온다(Figure 12-4). 이 선을 찾기 위해서는 쇄골의 양쪽 끝 부분을 정확하게 확인해야 한다([17장. 근골격계의 검진] 참조).

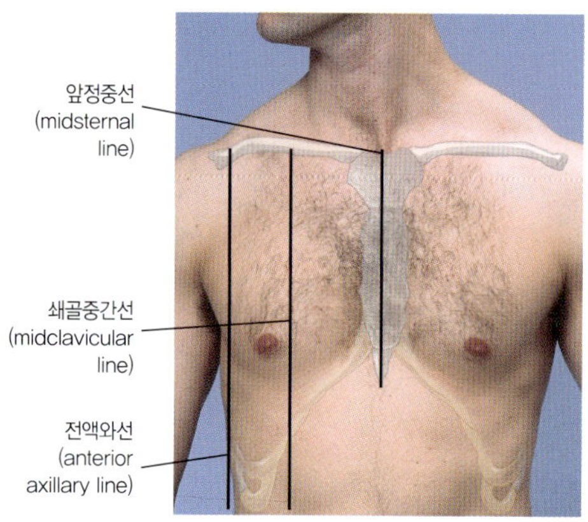

Figure 12-4 앞면 가슴선

전후 액와선(겨드랑선, axillary lines)은 겨드랑의 경계를 이루는 근육덩어리인 전후 액와주름(axillary fold)으로부터 수직으로 내려온다. 중간액와선(midaxillary line)은 겨드랑의 첨부에서 내려온다(Figure 12-5).

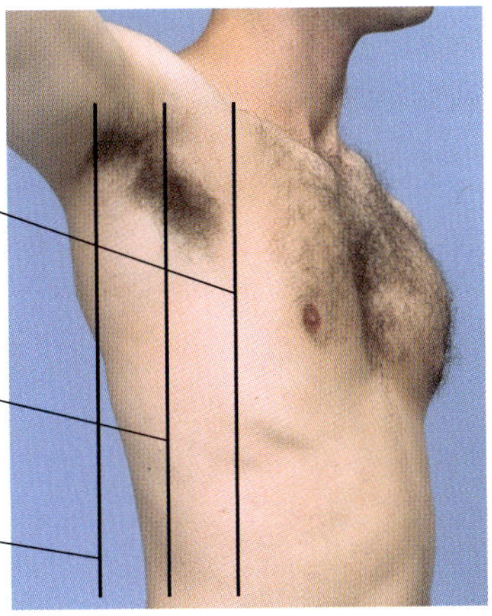

Figure 12-5 액와선

뒤쪽으로 척주선은 척추의 극돌기 위를 따라 내려간다. 견갑선(어깨뼈선, scapular line)은 견갑골의 아래 각에서 내려온다(Figure 12-6).

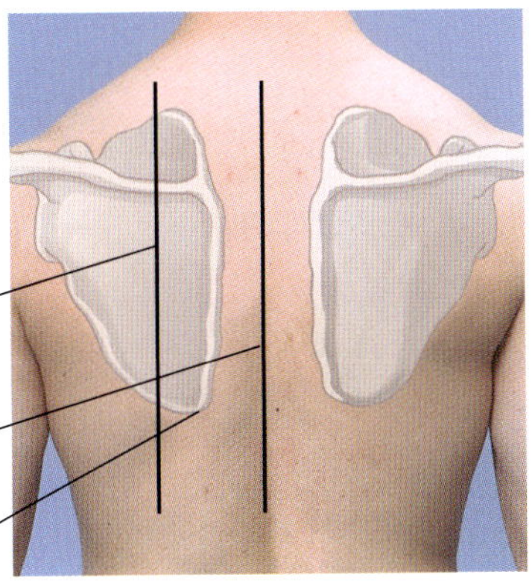

Figure 12-6 등쪽 가슴 선

2) 폐, 열, 엽

외부의 기준점을 이용하여 흉부에 폐, 폐의 열(틈새, fissures) 및 엽(lobes)을 그려보도록 한다(Figure 12-7A). 앞쪽에서 각 폐의 첨부는 쇄골의 안쪽 1/3 부위에서 약 2~4 cm 올라가 있다. 폐의 아래쪽 가장 자리는 쇄골중간선 상의 여섯 번째 늑골과 중간액와선 상의 여덟 번째 늑골 높이에 위치한다. 뒤쪽에서 폐의 아래쪽 가장자리는 약 열 번째 흉추(T10) 극돌기의 높이에 위치하며, 흡기 시 더 아래로 내려간다(Figure 12-7B).

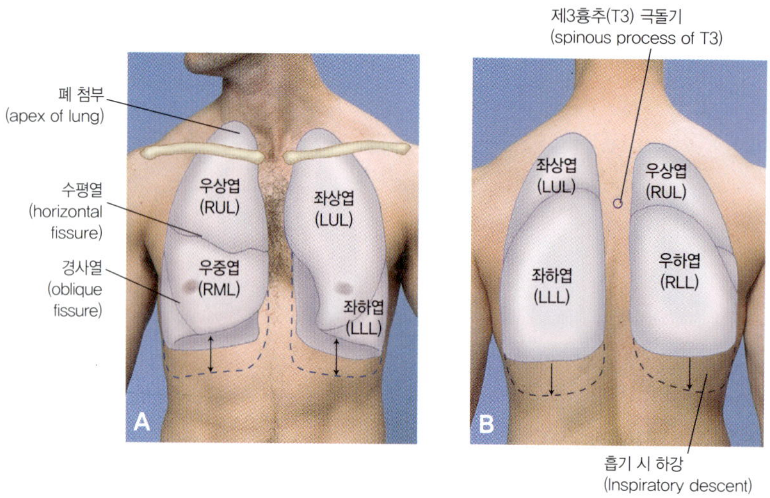

Figure 12-7 흉부 앞면(A)과 뒷면(B)에서 본 폐엽

각 폐는 경사열[빗틈새, oblique (major) fissure]에 의해 대략 절반으로 나뉜다. 이 열은 제3흉추(T3) 극돌기로부터 흉부 둘레를 따라 쇄골중간선 상 여섯 번째 늑골까지 비스듬하게 내려가는 선으로 그려볼 수 있다. 오른쪽 폐는 수평열[수평틈새, horizontal (minor) fissure]에 의해 다시 나뉘진다. 앞쪽에서 이 열은 네 번째 늑골 가까이 지나가며, 다섯 번째 늑골 근처의 중간액와선에서 경사열과 만난다. 오른쪽 폐는 결과적으로 상엽, 중엽, 하엽으로 나눠진다. 왼쪽 폐는 상엽과 하엽, 두 개의 엽으로만 구성된다(Figure 12-8A, B).

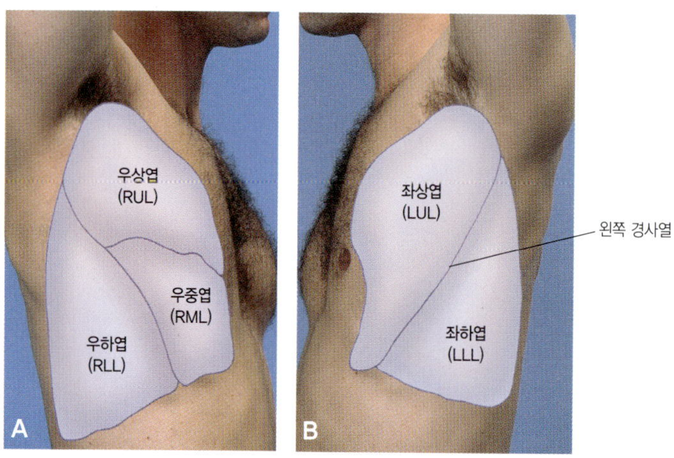

Figure 12-8 오른쪽(A)과 왼쪽(B) 폐엽들

3) 흉부에서의 위치

흉부 소견들의 위치를 확인하기 위해서 다음과 같은 일반적인 해부학적 용어들을 학습하도록 한다.

- 쇄골상(빗장위, supraclavicular): 쇄골 위
- 쇄골하(빗장아래, infraclavicular): 쇄골 아래
- 견갑간(어깨뼈사이, interscapular): 견갑골 사이
- 견갑하(어깨뼈아래, infrascapula): 견갑골 아래
- 폐 기저(base): 폐의 가장 아랫부분
- 상, 중, 하 폐영역(lung fields)

일반적으로 신체검진 소견은 밑에 있는 엽과 관련이 있다. 예를 들어, 오른쪽 상폐야에서 나타나는 징후들은 거의 확실하게 오른쪽 상엽에서 기인한다. 그러나 오른쪽 중간 폐영역 옆쪽에서의 징후들은 다른 세 엽 중 어느 부위에서라도 기인할 수 있다.

4) 기관과 주기관지

기관(trachea)과 기관지(bronchi) 위에서 들리는 호흡음들은 폐 실질에서 들리는 호흡음들보다 더 거칠다. 그러므로 이러한 구조들의 위치를 알아야 한다(Figure 12-9). 기관은 앞쪽에서는 흉골각 높이에서 그리고 뒤쪽으로는 제4흉추(T4) 극돌기 높이에서 주기관지로 갈라진다.

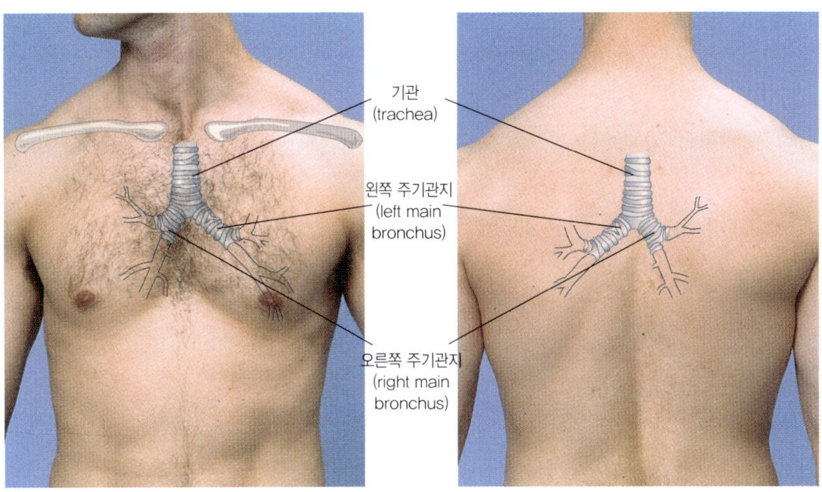

Figure 12-9 흉부 앞면과 뒷면에서 본 기관과 주기관지

5) 흉막

흉막(가슴막, pleurae)은 각 폐의 외부 표면을 덮고 있는 두 개의 장액성 막이다. 내장측흉막(허파쪽가슴막, visceral pleura)은 폐를 싸고 있고, 벽측흉막(parietal pleura)은 횡격막의 상부 표면과 흉곽의 내부 표면을 싸고 있다. 서로 접하고 있는 매끄러운 이들 두 개의 막은 흉막액으로 미끄럽게 되어 호기와 흡기 동안 흉곽 내에

흉막 사이에 액체가 고인 것을 흉막삼출(pleural effusion)이라고 부른다.

내장측흉막은 감각신경이 없으나 벽측흉막은 늑간신경(costal nerve)과 횡격막신경(phrenic nerve)이 풍부하게 분포되어 있다. 흉막염, 폐렴 및 폐색전증 같은 벽측흉막의 염증은 숨을 깊게 들이쉬면 흉막 통증을 유발한다.

서 폐가 쉽게 움직일 수 있게 한다(Figure 12-10). 흉막강(pleural space)은 내장측 흉막과 벽측흉막 사이의 공간을 말한다.

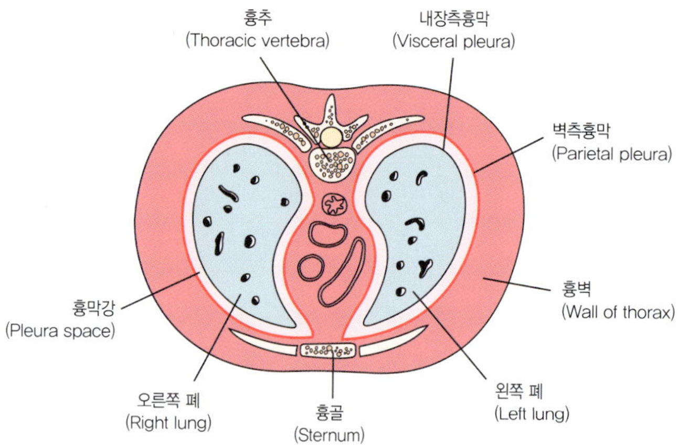

Figure 12-10 **흉막을 보여주는 흉곽의 횡단면**

6) 호흡

호흡은 뇌간(brainstem)에 있는 호흡중추에서 조절되고 호흡근에 의해 이루어지는 자율적 움직임이다. 횡격막(가로막, diaphragm)이 흡기를 위한 주요 근육으로 흡기 동안 횡격막이 수축하면 흉부에서 횡격막이 내려가면서 흉강이 커지게 된다. 동시에 횡격막은 복부 장기들을 눌러 복벽을 바깥쪽으로 밀게 만든다. 흉곽과 목의 근육들, 특히 늑간근(intercostal muscle)과 경추로부터 처음 두 개의 늑골 쪽으로 진행하는 사각근(scalenes)은 흡기 동안 흉곽을 확장시킨다.

흡기 동안, 이런 근육들이 수축하기 때문에 흉부가 커진다. 흉강내압이 낮아지면 기관-기관지경로를 통해 폐포(허파꽈리, alveoli) 또는 말단 공기주머니로 공기가 들어와서 폐가 팽창하게 된다(Figure 12-11). 산소는 인접한 폐모세혈관의 혈액 속으로 확산되고, 이산화탄소는 혈액으로부터 폐포로 확산된다.

흡기가 중단된 후 호기 단계가 시작된다. 흉벽과 폐는 다시 움츠러들고 횡격막은 이완되면서 수동적으로 올라가 공기는 바깥쪽으로 흐르게 되며, 흉부와 복부는 원래 위치로 되돌아간다.

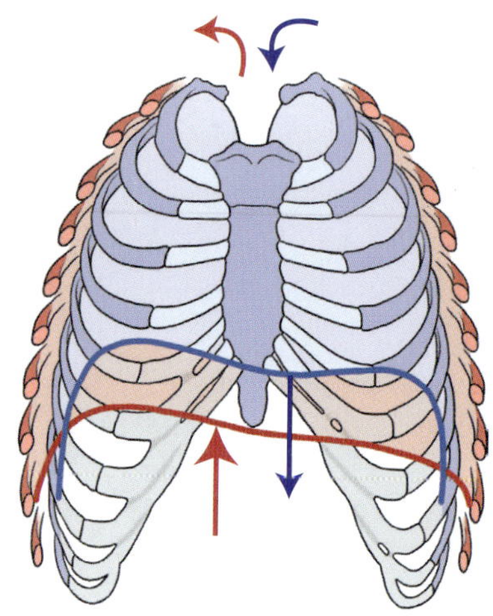

Figure 12-11 **횡격막 확장**

정상적인 호흡은 조용하고 편안하게 이루어지며, 벌린 입 가까이에서 겨우 미약한 숨소리를 들을 수 있다. 건강한 사람이 누워있을 때 흉부의 호흡 움직임은 비교적 약한 반면, 복부의 움직임은 일반적으로 쉽게 볼 수 있다. 앉은 자세에서는 흉부의 움직임이 더욱 두드러지게 보이게 된다.

운동을 하거나 질병이 있을 때에는 숨쉬는 데 추가적인 노력이 필요하게 되어, 흡기 시 보조근육들이 사용된다. 이 중 흉쇄유돌근(목빗근, sternocleidomastoids)이 가장 중요하며, 사각근의 움직임을 볼 수도 있다(Figure 12-12). 복근(배근육, abdominal muscle)들은 호기를 돕는다.

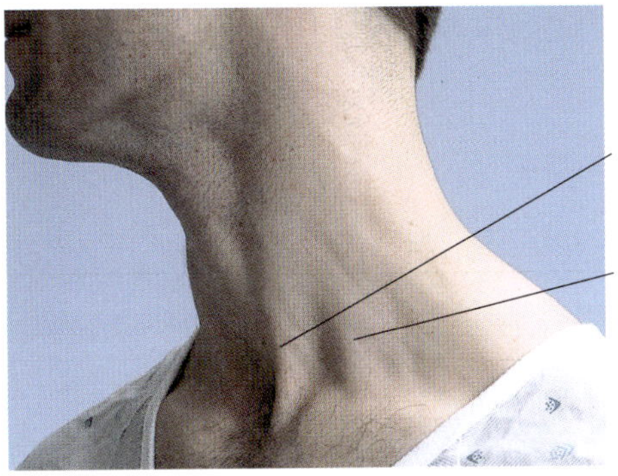

Figure 12-12 **흉쇄유돌근**

2. 건강력

BOX 12-1 주증상

- 숨참(호흡곤란)
- 쌕쌕거림(천명)
- 기침
- 혈액 섞인 가래(객혈) 또는 고름가래
- 흉통

객담은 타액과 점액의 혼합물로 기침을 통해 기도로부터 나온다.

흉곽은 여러 기관과 구조를 가지고 있으므로 간호사는 대상자의 문제를 파악하기 위해 꼼꼼하게 질문해야 한다. 호흡곤란, 쌕쌕거림, 기침 그리고 객혈은 보통 호흡기 문제를 암시한다. 그러나 이런 증상들은 또한 심장의 상태를 보여주기도 한다. 흉통은 심장, 호흡기계, 위장관계 또는 근골격계의 병인들로 인해 발생하기도 한다.

건강력에 대한 첫 질문은 가능한 한 광범위하게 해야 한다.

호흡곤란은 공기 부족이며, 통증은 없으나 호흡이 활동 정도를 따라가지 못해 호흡에 불편함을 인식하는 것으로, 일반적으로 숨참(shortness of breath)이라고 한다 (TABLE 12-1). 호흡곤란은 정확한 사정과 설명이 필요한 심각한 증상이며, 호흡기질환 또는 심질환으로 인해 초래될 수 있다. 호흡곤란을 사정하기 위해 "OLD CART"를 이용해서 다음과 같이 질문한다.

발병시기(O)
- 처음으로 숨참을 느낀 것은 언제입니까?
- 숨참이 나타난 것은 무엇 때문입니까(예: 알레르기항원에의 노출)?

부위(L)
- 목구멍, 목 또는 흉부에 문제가 있습니까?

기간(D)
- 하루 중 특정한 시간에 발생합니까?

임상 팁

갑작스런 호흡곤란은 아나필락시스 또는 폐색전증(둘 다 응급상태임), 자발기흉 또는 불안을 시사한다.

- 갑자기 또는 서서히 발생합니까?
- 지속적 또는 간헐적입니까?
- 쉬고 있는 동안 또는 운동이나 활동 시 발생합니까?

특성(C)

- 대상자는 문장 전체 혹은 짧은 문장만 말할 수 있습니까?

대상자의 말하는 능력과 일상활동 수행능력에 근거하여 호흡곤란 정도를 결정한다.

TABLE 12-1 호흡곤란

문제	진행과정	시기	악화요인	완화요인	동반증상	상황
천식 (asthma)	염증성 매개체들이 방출되어 발생하는 기관지 과민반응, 증가된 기도 분비물 그리고 기관지 수축	급성 발작, 중간에 증상이 없는 기간이 있음. 야간 발작이 흔하다.	알레르기항원, 자극물질, 호흡기 감염, 추위, 운동 그리고 감정 등	악화요인들로부터의 분리	쌕쌕거림, 기침, 흉부 압박감	환경 상태
폐렴 (pneumonia)	호흡 세기관지로부터 폐포까지 폐실질의 염증	급성 질환, 원인 물질에 따라 발병시기가 다양하다.	운동, 흡연	휴식(그러나 호흡곤란이 지속될 수 있다)	흉막 통증, 기침, 가래, 열(항상 나타나지는 않는다)	다양하다.
자발기흉 (spontaneous pneumothorax)	내장측흉막에 있는 기포들을 통해 흉막강 내에 공기가 유출되어 부분적 또는 전체적으로 폐의 허탈 초래	갑자기 호흡곤란이 생긴다.			흉막 통증, 기침	종종 이전에 건강했던 젊은 성인 또는 기흉이 있는 성인
급성폐색전증 (acute pulmonary embolism)	일반적으로 다리나 골반의 깊은 정맥에서 기원하는 혈전에 의한 폐동맥 일부분의 갑작스러운 폐쇄	갑자기 빈맥, 호흡곤란이 생긴다.	운동	휴식(그러나 호흡곤란이 지속될 수 있다)	종종 없음. 만약 폐쇄가 크면 흉골 뒤 압박 통증, 흉막 통증, 기침, 실신, 객혈 및 심부정맥혈전증으로 인한 한쪽 다리 부종과 통증, 불안(아래 참조)	분만 후 또는 수술 후 기간; 장기간의 침상안정; 울혈성 심부전, 만성 폐질환, 엉덩이 또는 다리의 골절; 심부정맥혈전증(종종 임상적으로 분명하지 않다)
만성 기관지염* (chronic bronchitis)	기관지에 과도한 점액 생성으로 인해 기도의 만성 폐쇄가 발생한다.	만성적인 가래를 동반한 기침 후에 천천히 호흡곤란으로 진행된다.	운동, 흡입된 자극물질들, 호흡기 감염	가래 배출; 휴식(그러나 호흡곤란이 지속될 수 있다)	만성적인 가래가 생성되는 기침, 재발성 호흡기 감염; 쌕쌕거림이 생길 수 있다.	흡연력, 공기 오염, 재발성 호흡기 감염
만성폐쇄폐질환* (chronic obstructive pulmonary disease, COPD)	폐포 중격의 손상과 기도의 만성 폐쇄로 종말 세기관지의 원위부 공간의 과팽창	서서히 진행하는 호흡곤란. 나중에 비교적 경미한 기침	운동	휴식(그러나 호흡곤란이 지속될 수 있다)	기침, 소량의 점성 가래	흡연력, 공기 오염, 때때로 가족성 α_1-항트립신 결핍

광범위 간질성 폐질환 (diffuse interstitial lung diseases) **(사르코이드증, 광범위한 악성종양, 석면증, 특발성폐섬유증)**	폐포들 사이의 간질 공간 속으로 세포들, 체액 그리고 아교질(콜라겐)의 비정상적이고 광범위한 침윤. 많은 원인들이 있다.	진행성 호흡곤란, 원인에 따라 진행 속도가 다양하다.	운동	가래 배출: 휴식(그러나 호흡곤란이 지속될 수 있다)	종종 허약, 피로. 다른 질환들보다 기침은 덜 흔하다.	다양함. 많은 물질 중 하나에 노출되는 것이 원인일 수 있다.
좌심부전 (left-sided heart failure) **(좌심실부전 또는 승모판협착)**	액체가 간질 공간과 폐포로 누출되면서 폐모세혈관 압력의 증가, 폐의 유순도 감소(뻣뻣함 증가), 호흡부담 증가	호흡곤란은 급성폐부종에서처럼 천천히 서서히 진행하거나 갑자기 진행될 수 있다.	운동, 눕기	휴식, 앉기(그러나 호흡곤란이 지속될 수 있다)	종종 기침, 좌위호흡, 발작야간호흡곤란, 때때로 쌕쌕거림	심질환 혹은 심질환 요인들
과다호흡을 동반한 불안 (anxiety with hyperventilation)	과호흡, 과호흡으로 발생한 호흡성 알칼리증과 혈액내 이산화탄소 분압 감소	간혹 발생. 종종 재발한다.	운동 후보다 휴식 시에 더 자주 발생함. 불안한 일이 항상 분명하지는 않다.	종이나 비닐 주머니에 대고 호흡하는 것이 때로 동반된 증상에 도움이 된다.	한숨, 가벼운 현기증, 손발의 저린 감 또는 저림, 두근거림, 흉통	불안의 다른 증상들이 있을 수 있다.

*만성 기관지염과 만성폐쇄폐질환이 함께 있을 수 있다.

- 누워 있거나 서 있을 때 중 언제 숨차는 것이 더 심해집니까?
- 호흡곤란 때문에 생활양식이나 일상활동이 바뀌었습니까?
- 한숨 돌리기 전에 몇 계단을 오르거나 혹은 한 번에 오를 수 있습니까?
- 호흡곤란 없이 장바구니를 들거나, 청소를 하거나, 또는 침상정리를 할 수 있습니까?

동반증상과 징후(A)

- 쌕쌕거림이나 기침 같은 관련된 증상이 있습니까? 흉통? 구역?

완화요인(R)

- 증상을 완화시키는 것이 있습니까?

치료(T)

- 병원을 방문했거나 약물 투여 또는 치료를 받은 적이 있습니까?

불안한 대상자들은 다른 모습을 보인다. 이런 대상자들은 깊게 충분히 숨을 들이마시기 어렵거나 충분한 공기가 들어오지 못해서 질식할 것 같은 느낌 등을 표현하기도 한다. 만약 대상자가 과호흡(hyperventilation)을 하면 입술 주위나 손발에 따끔거리거나 저린 느낌의 감각이상(paresthesias)이 있음을 말할 수도 있다.

불안한 대상자는 안정 시와 운동 시 모두 일시적인 호흡곤란과 과호흡 또는 빠르고 얕은 호흡이 있을 수 있다. 어떤 경우에는 한숨을 자주 쉴 수 있다.

쌕쌕거림은 대상자와 다른 사람들도 모두 들을 수 있는 음악적인 호흡음이다. 쌕쌕거림은 하부 기도의 부분 폐쇄에 의해 발생하며, 기도는 기관지 수축, 부종, 분비물에 의해 좁아질 수 있다.

쌕쌕거림이 있는지 물어보고, 있다면 "OLD CART"를 이용해서 다음과 같이 질문한다.

발병시기(O)
- 언제 처음으로 쌕쌕거림이 있었습니까?
- 쌕쌕거림은 무엇 때문에 생겼습니까(예: 알레르기항원에의 노출, 기침 등)?

부위(L)
- 목구멍 또는 흉부에서 발생합니까?

기간(D)
- 쌕쌕거림이 하루 중 특정한 시간에 발생합니까?
- 갑자기 또는 서서히 발생합니까?
- 지속적 또는 간헐적입니까?
- 휴식 시 또는 운동하거나 활동할 때 발생합니까?

특성(C)
- 흡기 시, 호기 시 또는 둘 다에서 쌕쌕거림이 발생합니까?

동반증상과 징후(A)
- 호흡곤란이나 기침 같은 관련된 증상이 있습니까?

완화요인(R)
- 증상을 완화시키는 것이 있습니까?

치료(T)
- 병원을 방문했거나 약물 투여 또는 치료를 받은 적이 있습니까?

기침은 전형적으로 후두, 기관 또는 큰 기관지에 있는 수용체를 자극하는 자극들에 대한 반사 반응이다(TABLE 12-2). 이러한 자극들로는 점액, 고름, 혈액, 먼지, 이물질 그리고 아주 뜨겁거나 찬 공기가 있다. 또한, 기침은 호흡기점막의 염증, 종양이나 커진 기관지 주위 림프절 때문에 기도에 가해지는 긴장으로 인해 발생할 수 있다. 천식이 있는 대상자에게는 쌕쌕거림이 없는 기침이 있을 수 있다. 좁아진 기도는 대상자가 안에 들어온 공기를 전부 내쉬려고 하는 호기 때 기침을 유발한다. 기침하는 기간을 기록하는 것이 중요하다. 기침이 지속되는 기간이 3주 이내면 급성 기침, 3주에서 8주는 아급성, 8주 이상이면 만성 기침이다.

TABLE 12-2 기침과 객혈

문제	기침과 가래	동반증상과 상황
급성 염증		
후두염 (laryngitis)	마른 기침(가래가 없음), 다양한 양의 가래가 생길 수 있다.	쉰 목소리를 동반한 급성 경증 질환. 바이러스 코인두염과 관련되기도 한다.
급성 기관지염 (acute bronchitis)	마른 기침 또는 가래가 생기는 기침	화끈거리는 흉골 뒤의 불쾌감이 있는 급성 또는 바이러스성 질환, 대개 열이나 호흡곤란은 없다.
마이코플라즈마 / 바이러스 폐렴 (mycoplasma and viral pneumonia)	잦은 마른 기침 또는 점액성 가래가 생기기도 한다.	급성 열성 질환, 권태감, 두통, 경우에 따라 호흡곤란 동반

세균성 폐렴 (bacterial pneumonias)	점액성 또는 고름 가래; 피가 섞이고, 광범위하게 분홍색이거나 또는 녹슨 것 같다.	오한, 고열, 호흡곤란, 흉통이 있는 급성 질환. 일반적으로 폐렴연쇄구균(Streptococcus pneumoniae), 인플루엔자균(Haemophilus influenza), 모락셀라 카타랄리스(Moraxella catarrhalis)에 의해 발생함; 흡연, 만성 기관지염, 만성 기관지염과 만성폐쇄폐질환, 심혈관질환, 당뇨병이 있는 경우 클레브시엘라(Klebsiella)에 의해 발생하기도 한다.
백일해 (pertussis)	발작적인 기침 후에 갑작스런 강한 들숨(inhalation)이 따른다(아동에서는 쌕쌕거리는 소리가 만들어진다).	코감기, 재채기, 미열로 시작한다.
만성 염증		
후비루 (postnasal drip)	만성 기침; 점액성 또는 점액 고름 가래	목을 깨끗하게 하기 위한 반복적 시도. 코 뒤 분비물을 대상자가 느끼거나 인두의 뒤쪽에서 관찰될 수 있다. 부비동염을 동반하거나 동반하지 않은 만성 비염과 관련된다.
만성 기관지염 (chronic bronchitis)	만성 기침; 점액성~고름 가래, 피가 섞여 있거나 혈성일 수도 있다.	재발성 쌕쌕거림과 호흡곤란이 종종 동반되며, 장기간의 흡연과 관련이 있다.
기관지확장증 (bronchiectasis)	만성 기침. 고름 가래, 종종 다량이고 부패한 냄새; 피가 섞이거나 혈성일 수 있다.	재발 기관지폐 감염이 흔함; 부비동염이 함께 있을 수 있다.
폐결핵 (pulmonary tuberculosis)	마른 기침 또는 점액성이나 고름 가래; 피가 섞이거나 혈성일 수 있다.	초기에는 증상 없음. 나중에는 식욕부진, 체중 감소, 피로, 열 그리고 야간 발한
폐농양 (lung abscess)	부패한 냄새가 나는 고름 가래; 혈성일 수 있다.	일반적으로 구강 내 혐기성 세균과 구강위생 불량으로 인한 감염 및 열을 동반한 흡인폐렴에 의해 발생한다; 연하곤란이나 의식장애 시 종종 발생하기도 한다.
천식 (asthma)	기침, 때때로 진한 점액성 가래가 있으며, 특히 발작의 끝에 심하다.	일시적인 쌕쌕거림과 호흡곤란, 그러나 기침은 단독으로 나타날 수 있다. 종종 알레르기 과거력이 있다.
위식도역류 (gastroesophageal reflux)	만성 기침, 특히 야간 또는 새벽	쌕쌕거림(특히 야간에, 종종 천식으로 오인할 수 있다), 새벽에 쉰 목소리, 그리고 목청소의 반복적 시도. 종종 속쓰림과 역류가 동반된다.
종양		
폐암 (cancer of the lung)	마른 기침에서부터 가래를 동반한 기침; 가래는 피가 섞이거나 혈성일 수 있다.	체중 감소가 나타나며, 흡연과 관련이 있다.
심혈관질환		
좌심실부전 또는 승모판협착 (left ventricular failure or mitral stenosis)	종종 마른 기침, 특히 운동 시 혹은 야간; 폐부종의 분홍색 거품이 많은 가래 또는 객혈로 진행할 수 있다.	호흡곤란, 좌위호흡, 발작야간호흡곤란
폐색전증 (pulmonary embolism)	마른 기침에서부터 가래를 동반한 기침; 검은색, 밝은 붉은색 혹은 혈액과 섞일 수 있다.	호흡곤란, 불안, 흉통, 열. 심부정맥혈전증을 유발하는 요인들
자극성 물질, 화학 물질 또는 가스	다양함. 노출과 증상 발현 사이에 잠복기가 있을 수 있다.	자극 물질들에 노출. 눈, 코, 목에 영향을 줄 수 있다.

임상 팁

기침은 좌심부전의 증상일 수 있다. 바이러스 상기도 감염은 급성 기침의 가장 흔한 원인이다. 다른 원인으로는 급성 기관지염, 폐렴, 천식, 백일해 또는 이물질이 포함된다.

기침이 있는지 물어보고, 있다면 "OLDCART"를 이용해서 다음과 같이 질문한다.

발병시기(O)

- 언제 처음으로 기침을 했습니까?
  - 무엇이 기침을 생기게 했습니까(예: 감기 또는 호흡기 감염)?
  - 최근 새로 복용하기 시작한 약물이 있습니까?

안지오텐신전환효소억제제[angiotensin-converting enzyme (ACE) inhibitor] 같은 일부 약물은 부작용으로 지속적인 마른 기침을 유발한다.

부위(L)

- 목구멍 또는 흉부에서 발생합니까?

기간(D)

- 하루 중 특정한 시간에 발생합니까?
  - 갑자기 또는 서서히 발생합니까?
  - 했다가 안 했다가 하거나 또는 계속 지속됩니까?
  - 휴식 시 또는 운동하거나 활동할 때 발생합니까?
  - 기침 때문에 밤에 깹니까?

특성(C)

- 흡기 또는 호기 시 기침을 할 것 같은 충동이 느껴집니까?
- 호흡을 힘들게 하는 발작으로 기침이 납니까?
- 점액(mucus)이나 가래(phlegm)를 뱉으십니까?
  - 만약 그렇다면 대상자에게 색깔, 냄새, 농도 및 양에 대해 물어본다.
  - 점액의 양을 평가하기 위해 다음과 같이 질문한다. 24시간 동안 얼마큼 가래를 뱉는다고 생각하십니까? 티스푼, 식탁용 큰 스푼, 1/4컵, 반 컵, 한 컵 가득?
  - 점액에 혈액이 섞여 있습니까?
  - 혈액 양과 색깔에 대해 말하도록 한다.
  - 최근 구강 손상이나 코피가 있었습니까? 궤양은?

발작적인 기침 후 "흡하는(whooping)" 호흡은 백일해 때 나타난다.

점액성 가래는 반투명하고 흰색 또는 회색이다. 화농성 가래는 누르스름하거나 초록색이다.

무산소 폐농양에서는 썩는 냄새의 가래; 낭성섬유증(cystic fibrosis)에서는 끈적끈적한 가래가 나타난다.

다량의 고름 가래는 기관지확장증 또는 폐농양에서 발생한다.

임상 팁

객혈은 기침을 하여 폐로부터의 혈액을 뱉어 내는 것이다. 혈액이 섞인 가래에서부터 선명한 혈액까지 다양하다. 혈액이나 혈액이 섞인 객혈은 구강, 인두 또는 위장관에서 기인할 수 있어 쉽게 잘못 판정된다. 위장관에서 기인하는 혈액은 대개 호흡기에서 기인하는 혈액보다 더 검고 음식물 조각이 섞여 있을 수 있다. 객혈은 낭성섬유증에서는 흔하지만 영아, 아동 및 청소년에서는 드물다.

만약 대상자가 현재 기침을 하는 중이라면, 가래의 특성을 파악하기 위해 대상자에게 휴지에 기침해서 가래를 뱉어 보도록 한다.

동반증상과 징후(A)

- 호흡곤란이나 기침 같은 관련된 증상이 있습니까?

완화요인(R)

- 증상을 완화시키는 것이 있습니까?

치료(T)

- 병원을 방문했거나 약물 투여 또는 치료를 받은 적이 있습니까?

흉통은 심장, 호흡기, 위장관 또는 근골격계 원인에 의해 초래될 수 있다(TABLE 12-3). 폐 조직 자체는 통증 섬유를 가지고 있지 않다. 폐렴 또는 폐경색 같은 폐질환에서의 통증은 일반적으로 인접한 벽측흉막의 염증으로 인해 발생한다. 흉통의 원인은 TABLE 12-4와 같다.

이 장은 호흡기계 호소증상에 초점을 둔다. 비호흡기계 흉통과 관련된 건강력에 대한 질문은 [13장 심혈관계] 및 [15장 위장관계와 신장계]를 참조하도록 한다.

대상자가 호흡기계 관련 흉통을 호소하면 "OLD CART"를 이용해서 다음과 같이 질문한다.

발병시기(O)

- 언제 흉통이 시작되었습니까?
  - 이전에 흉통을 경험한 적이 있습니까? 언제였습니까?
  - 현재 통증이 이전과 같습니까?
  - 통증이 있기 전에 낙상이나 흉부손상이 있었습니까?

부위(L)

- 흉부의 어느 부위에 통증을 느낍니까?

기간(D)

- 호흡 시 발생합니까? 통증이 있다가 없다가 하거나 또는 계속 지속됩니까?

특성(C)

- 통증에 대해 말해 보십시오. 흉부를 만지면 아픕니까? 통증 정도를 1~10으로 평가해 보십시오.

동반증상과 징후(A)

- 흉통이 있을 때 의식소실, 구역, 저린감 같은 다른 증상들이 생깁니까?

완화요인(R)

- 증상을 완화 시키는 것이 있습니까?

치료(T)

- 병원을 방문했거나 약물 투여 또는 치료를 받은 적이 있습니까?

TABLE 12-3 흉통

문제	진행과정	부위	특성	중증도	시기	악화요인	완화요인	동반증상
호흡기계								
흉막통증 (pleuritic pain)	흉막염, 폐렴, 폐경색 또는 신생물과 같은 벽측흉막의 염증	진행 부위의 흉벽	예리하고, 칼로 째는 듯하다.	종종 심함	지속적	숨을 들이쉼, 기침, 몸통의 움직임		원 질환의 증상들

심혈관계								
협심증 (angina pectoris)	일시적 심근 허혈, 일반적으로 관상동맥 죽상경화증 다음에 나타난다.	흉골 뒤 또는 앞흉부, 종종 어깨, 팔, 목, 아래턱 또는 상복부로 방사된다.	압박, 쥐어짜는 것 같음, 갑갑함, 묵직함, 때로는 화끈거림	경미한 것부터 중등도, 때로는 통증보다는 불편함으로 느낀다.	일반적으로 1~3분이나 경우에 따라서는 10분까지. 오래는 20분까지	종종 운동, 특히 추운 곳에서의 운동; 식사; 정서적 스트레스, 휴식 중에 나타나기도 한다.	휴식(가끔, 항상은 아님), 니트로글리세린	때때로 호흡곤란, 구역, 발한
심근경색증 (myocardial infarction)	오래 지속된 심근 허혈, 결과적으로 비가역적인 심근 손상 또는 괴사 발생	협심증과 동일하다.	협심증과 동일하다.	종종, 그러나 항상은 아닌 심한 통증	20분~수 시간	항상 그렇지는 않지만 운동에 의해 유발된다.	휴식에 의해 완화되지 않는다.	구역, 구토, 발한, 쇠약
심장막염 (pericarditis)	심낭막과 인접한 벽측흉막의 자극	명치부위, 어깨와 목으로 방사될 수 있다.	예리하고, 칼로 째는 듯함, 눌러 으깨지는 듯하다.	종종 심함	지속적	호흡, 자세변경, 기침, 눕기, 때때로 삼키기	앞으로 기울여 앉으면 완화될 수 있다.	원 질환의 증상들
대동맥박리 (dissecting aortic aneurysm)	대동맥 벽 내의 층들이 분리, 박리된 통로로 혈액이 들어간다.	흉부 앞 또는 뒷면, 목, 등 또는 복부로 방사된다.	잡아 뜯는 듯, 찢어지는 듯하다.	매우 심함	갑자기 시작. 조기에 최고로 심해짐. 수 시간 이상 지속된다.	고혈압		만약 흉부대동맥에서 발생하면 쉰소리, 연하곤란, 실신, 반신마비, 하반신마비
위장관계와 기타								
위식도역류병 (gastro-intestinal reflux disease)	위산 역류에 의한 식도점막의 자극 또는 염증	흉골 뒤, 등으로 방사될 수 있다.	화끈거림, 쥐어짜는 듯 하기도 하다.	경미한 것부터 심함	다양하다.	과식; 몸 굽히기, 눕기	제산제, 때때로 트림	때때로 역류, 연하곤란
광범위 식도연축 (diffuse esophageal spasm)	식도 근육의 운동 기능장애	흉골 뒤, 등, 팔, 턱으로 방사될 수 있다.	일반적으로 쥐어짜는 듯하다.	경미한 것부터 심함	다양하다.	음식이나 찬 음료 삼키기, 정서적 스트레스	때때로 니트로글리세린	연하곤란
흉벽 통증, 늑연골염 (chest wall pain, costochondritis)	다양함, 외상, 늑연골의 염증	왼쪽 유방 아래 또는 늑연골을 따라서 방사되며, 또한 어느 곳에라도 방사될 수 있다.	칼로 찌르는 듯함, 찌르는 듯함 또는 둔함, 쑤심	다양하다.	수 시간 또는 수일까지	기침; 흉부, 몸통, 팔의 운동		종종 국소 부위 압통
불안(공황장애) [anxiety (panic disorder)]	불분명함	상복부, 왼쪽 유방 아래 또는 흉부 앞면을 가로지른다.	칼로 찌르는 듯함, 찌르는 듯함 또는 둔함, 쑤심	다양하다.	수 시간 또는 수일까지	운동, 정서적 스트레스		호흡곤란, 두근거림, 쇠약, 불안

주의: 흉통이 목(관절염), 복부(담석산통, 급성담낭염)와 같은 흉곽 외부에서 비롯될 수도 있다. 흉막통증 역시 횡격막하 농양 같은 복부 문제 때문에 발생할 수 있다.

TABLE 12-4 흉통의 부위와 관련 요인

부위	관련 요인들
기관과 큰기관지	기관지염
벽측흉막	심낭염, 폐렴
흉벽 · 근골격계 · 피부	 늑연골염 대상포진
심근	협심증, 심근경색
심장막	심장막염
대동맥	대동맥 박리
식도	위식도역류병, 식도 경련
흉곽 외 구조 · 목 · 담낭 · 위	 목관절염 담석산통 위염

1) 과거력

- 이전에 감염, COVID-19, 천식, 기관지염, 폐기종, 폐렴, 결핵, 폐허탈(기흉) 또는 낭성섬유증 같은 호흡기계 문제가 있었습니까?
  - 만약 있었다면 발병시기, 지속기간, 치료 및 후유증에 대해 질문한다.
- 흉부 수술, 생검 또는 흉부 외상이 있었습니까?
  - 만약 있었다면 목적, 날짜 그리고 그 결과에 대해 질문한다.
- 호흡이나 호흡기계에 영향을 주는 알레르기가 있습니까?
  - 만약 있다면 증상과 치료에 대해 질문한다.
- 결핵 피부반응검사(purified protein derivative, PPD) 또는 흉부 X선 촬영을 한 적이 있습니까? 언제였습니까? 결과는 어땠습니까?
- 다른 폐기능검사를 한 적이 있습니까? 언제? 결과는?
- 인플루엔자 예방접종을 했습니까? 언제?
- Tdap 형태의 파상풍 예방접종을 했습니까?
- 대상자가 65세 이상이면 해야 하는 폐렴구균 예방접종을 했습니까?
- 최근 6개월 이내에 해외를 여행한 적이 있습니까? 만약 있다면 어디입니까?

대상자에게 BCG (bacillus Calmette-Guerin) 백신을 접종했는지 물어본다. 일부 국가에서는 접촉성 결핵의 위험을 감소하기 위해 이 백신을 접종한다.

아동기에 접종한 DPT 백신을 통해 얻은 백일해에 대한 면역은 점점 약화된다. Tdap 백신을 접종하는 것이 권장된다.

2) 가족력

- 가족 중 최근 폐 감염이나 질환을 앓은 사람이 있습니까?
- 가족 중 폐암, 천식 또는 낭성섬유증이 있는 사람이 있습니까?
- 대상자가 성장하는 동안 집에 흡연하는 사람이 있었습니까? 누구입니까?

3) 생활습관과 개인습관

- 흡연하고 있습니까? 또는 흡연을 했거나 대마초(마리화나)를 피운 적이 있습니까?
  - 하루에 담배를 몇 개 또는 몇 갑 피우십니까?
  - 언제 흡연을 시작했습니까? 얼마 동안 흡연을 해왔습니까? 과거에 흡연을 했습니까?
- 전자담배를 사용하고 있습니까?
  - 어떤 제품을 사용하고 있습니까?
  - 하루에 몇 번 사용하십니까?
  - 언제 시작했습니까?
- 코담배를 사용하고 있거나 사용한 적이 있습니까?
- 씹는 담배를 사용하고 있거나 사용한 적이 있습니까?
- 간접 흡연에 노출되고 있습니까? 어디에서?
  - 하루에 몇 시간 노출되고 있습니까? 몇 년 동안 그러했습니까?
- 집이나 직장에서 호흡에 영향을 주는 환경에 노출되고 있습니까? (예: 곰팡이, 톱밥, 석면, 석탄가루, 살충제, 라돈, 페인트, 오염)
- 호흡이나 호흡기 문제로 처방약, 약초 또는 처방 없이 살 수 있는 약 등을 복용하고 있습니까?
- 호흡 문제로 산소 또는 다른 치료를 받고 있습니까(예: 분무치료)?

3. 신체검진

대상자가 앉은 자세에서는 폐와 흉부 뒷면과 옆면을, 누운 자세에서는 폐와 흉부 앞면을 검진하는 것이 가장 좋다. 검진 과정은 시진, 촉진, 타진, 청진의 순서로 시행한다. 몸속에 있는 폐엽들을 상상해보고, 한쪽과 다른 쪽을 서로 비교하면서 다른 점이 있는지 확인하도록 한다. 남성의 경우, 흉부 전체를 볼 수 있도록 대상자의 가운을 잘 젖히도록 한다. 여성의 경우, 흉부 뒷면과 옆면을 검진할 때는 흉부 앞면은 덮어 주도록 하고, 흉부 앞면을 검진할 때는 흉부 절반을 검진하는 동안 다른 쪽 절반은 가운으로 잘 덮어주도록 한다.

대상자가 앉은 자세에서 흉부와 폐의 뒷면과 옆면을 검진한다. 대상자의 팔은 편한 상태로 가슴에 포개거나 가능하다면 반대편 어깨에 두게 한다. 이 자세는 견갑골을 옆으로 움직이게 하여 검진할 폐 부위를 넓게 한다. 흉부 뒷면과 옆면을 검진한 다음 대상자를 눕게 한다.

대상자가 바로 누운 자세에서 흉부와 폐 앞면을 검진한다. 누운 자세에서 여성의 유방은 자연스럽게 위치가 옮겨지기 때문에 검진하는 것이 더욱 용이해지며, 만약 쌕쌕거림이 있다면 더 잘 들린다(일부 검진자들은 대상자가 앉은 자세에서 흉부 앞면과 뒷면을 모두 검진하기도 하는데, 이러한 방법도 좋다).

도움이 있어야만 앉을 수 있는 대상자들은 앉힌 자세에서 흉부 뒷면을 검진할 수 있도록 도움을 청하도록 한다. 만약 이것이 불가능하면 대상자를 한쪽으로 돌려 눕혀서 검진한 다음 다른 쪽으로 돌려 눕혀서 검진한다. 각 자세에서 폐의 윗부분을 타진하고, 양쪽 폐를 청진한다. 아래쪽 폐는 상대적으로 환기가 더 많이 되기 때문에 쌕쌕거림 또는 수포음(거품소리, crackle)이 아래 부위에서 잘 들릴 가능성이 더 크다(**TABLE 12-8**).

앉을 수 없는 입원 환자 또는 장기요양 환자는 매 근무조마다 폐 사정을 위해 이 기술을 이용하여 검진할 수 있다.

1) 호흡과 흉부의 초기 검진

호흡수, 리듬, 깊이 그리고 호흡노력에 대해 관찰하고 기록한다. 이것은 활력징후 측정 시 행해졌을 수 있다. 건강한 성인은 조용하고 규칙적으로 분당 약 12~20회 호흡하며, 가끔 한숨을 쉰다. 평상시보다 호기가 더 길어지는지를 확인하도록 한다 (TABLE 12-5).

TABLE 12-5 호흡수와 리듬 이상

호흡양상을 관찰할 때는 대상자의 호흡수, 깊이 그리고 규칙성을 파악한다. 호흡양상의 이해를 돕기 위해 아래에 빈호흡 같은 전통적인 용어를 제시했지만 양상에 대해 간단하게 기술하는 것을 권장한다.

정상 정상 성인에서 호흡수는 1분당 약 14~20회이고, 영아에서는 1분당 44회까지이다.	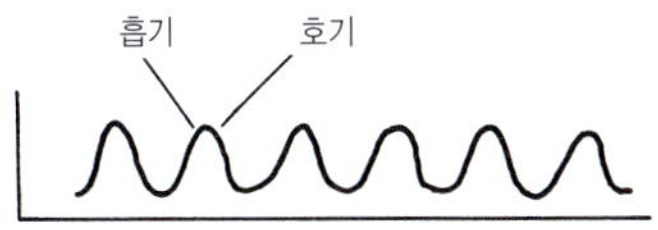
느린 호흡(bradypea) 폐포 환기를 유지하는 일회호흡량의 증가가 있거나 또는 증가 없이 느린 호흡이다. 일회호흡량의 증가가 없는 비정상적인 폐포 저환기는 요독증, 약물로 인한 호흡저하, 두개내압 상승으로 인해 발생할 수 있다.	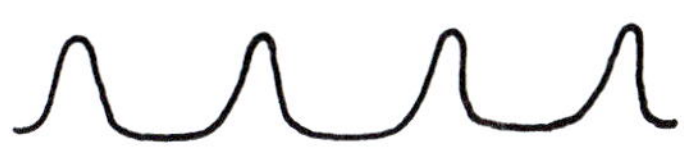
한숨(sighing respiration) 잦은 한숨에 의해 중단되는 호흡은 호흡곤란과 어지러움의 흔한 원인인 과다환기증후군(hyper-ventilation syndrome)을 시사할 수 있다. 가끔 있는 한숨은 정상이다.	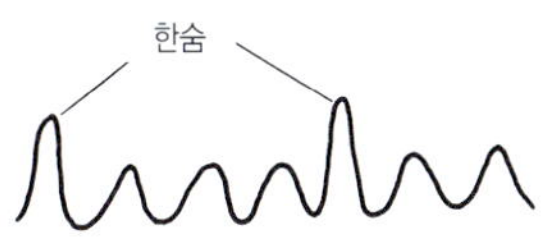
빠르고 얕은 호흡(빈호흡, tachypnea) 빠르고 얕은 호흡은 살리실산염 중독, 제한성 폐질환, 흉막성 흉통, 횡격막 상승을 포함하는 수많은 원인들과 관련이 있다.	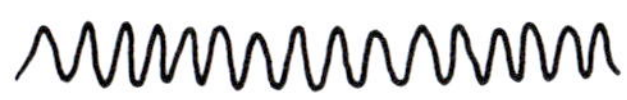
체인-스토크스 호흡(Cheyne-Stokes breathing) 깊은 호흡과 무호흡이 번갈아 나타난다. 아동과 노인에서 잠자는 동안 나타나는 것은 정상이다. 원인으로는 심부전, 요독증, 약물 유도 호흡저하 그리고 뇌손상(양쪽 반구)이 있다.	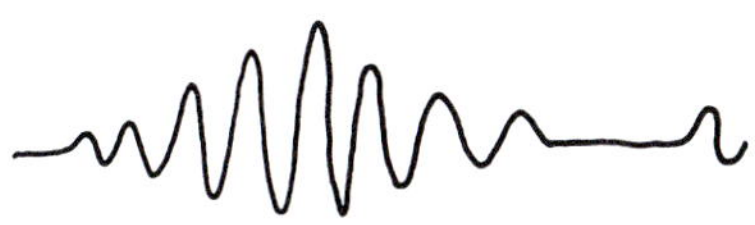
폐쇄 호흡(obstructive breathing) 폐쇄폐질환에서는 좁아진 기도로 인해 공기 흐름에 대한 저항이 증가되어 호기가 길어진다. 원인으로는 천식, 만성 기관지염, 만성폐쇄폐질환이 있다.	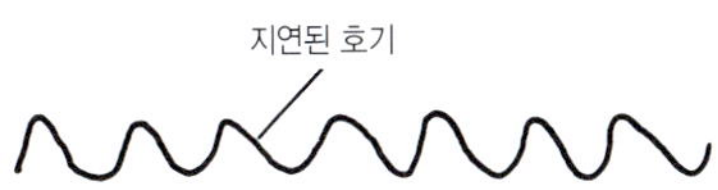
빠르고 깊은 호흡(과다호흡, hyperpnea, hyperventilation) 과다호흡(hyperpnea)은 운동, 높은 고도, 패혈증, 빈혈 등의 원인으로 대사 요구가 변하면서 발생한다. 과다환기(hyperventilation)에서 나타나는 이 양상은 호흡 산증에서를 제외하고는 대사 요구와 관련이 없다. 가벼운 현기증과 저림이 이산화탄소 농도가 감소함으로 인해 발생할 수 있다. 무의식 환자에서는 중뇌 또는 교뇌에 영향을 주는 저산소증 또는 저혈당을 고려해야 한다. 쿠스마울 호흡(Kussmaul breathing)은 전신 산증(systemic acidosis)으로 인한 보상성 과호흡이다. 호흡수는 빠르거나 정상이거나 또는 느릴 수 있다.	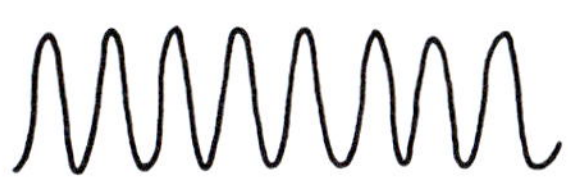
실조성 호흡(비오호흡, biot breathing) 호흡이 불규칙하다. 무호흡과 규칙적이고 깊은 호흡이 번갈아 나타나며, 갑자기 짧은 기간 동안 멈춘다. 원인으로는 수막염, 호흡 저하, 뇌손상(대개 연수 부위)이 있다.	

- 호흡곤란의 징후가 없는지 대상자를 시진하도록 한다.
  - 대상자의 얼굴표정을 관찰한다. 얼굴표정은 반드시 이완되고 편안해야 한다.
  - 의식수준을 관찰한다.
  - 청색증을 확인하기 위해 대상자의 피부색, 특히 얼굴, 점막 그리고 손발톱의 색깔을 사정한다(Figure 12-13에서 발톱의 색이 정상 손톱의 색과 대조를 이룬다).
  - 대상자의 호흡음을 들어본다. 쌕쌕거림 또는 그렁거림(stridor) 같은 소리가 들리는가? 만약 들린다면 숨을 들이쉴 때, 내쉴 때 또는 둘 다에서 들리는가?

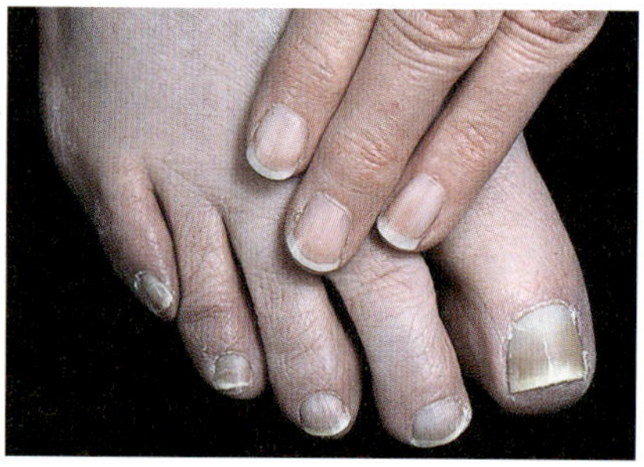

Figure 12-13 발가락의 청색증

저산소증은 불안과 초조함을 유발한다.
의식수준의 저하는 뇌에 산소공급이 부족함과 다른 질병이 진행됨을 나타낸다.

청색증은 저산소증을 나타낸다. 곤봉형 손발톱은 낭성섬유증 또는 선천성 심질환에서 나타난다(TABLE 8-12 참조).

임상 팁

높은 음조의 흡기음인 그렁거림은 후두 또는 기관에서의 기도 폐쇄를 의미하는 불길한 징후이다. 쌕쌕거림은 심한 천식을 나타낸다.

  - 목을 시진한다. 흡기 동안 흉쇄유돌근과 사각근 같은 보조근육들의 수축 또는 쇄골 위쪽의 퇴축이 있는가? 기관이 중앙에 위치하는가?
  - 흉부의 모양을 관찰한다. 흉부의 모양은 정상적으로 전후 직경이 좌우 직경보다 작다. 전후 직경과 좌우 직경의 비는 보통 0.70~0.75부터 0.90까지이며, 나이가 들면서 증가한다.

안정 상태에서 흉쇄유돌근과 사각근의 흡기 시 수축은 심한 호흡곤란을 나타낸다. 기관의 측면 편위는 기흉, 흉막삼출 또는 무기폐에서 관찰된다.

전후 직경은 또한 만성폐쇄폐질환에서도 증가할 수 있다.

2) 흉부 뒷면의 검진

(1) 시진

대상자 뒤의 중간 위치에서 다음 사항을 포함하는 흉부의 모양과 움직임을 확인한다.

- 기형 또는 비대칭(TABLE 12-6)
- 흡기 동안 늑간강의 비정상적인 퇴축. 퇴축은 아래쪽 늑간강에서 가장 확실하게 보인다.

임상 팁

퇴축은 심한 천식, 만성폐쇄폐질환 또는 상기도 폐쇄에서 나타난다.

- 한쪽 혹은 양쪽의 호흡 움직임 장애 또는 한쪽 움직임의 지연

호흡 움직임의 한쪽 장애 또는 지연은 폐 또는 흉막의 질환을 의미한다.

TABLE 12-6 흉부 변형

정상 성인

정상 성인의 흉곽은 좌우 직경이 전후 직경보다 더 크다.

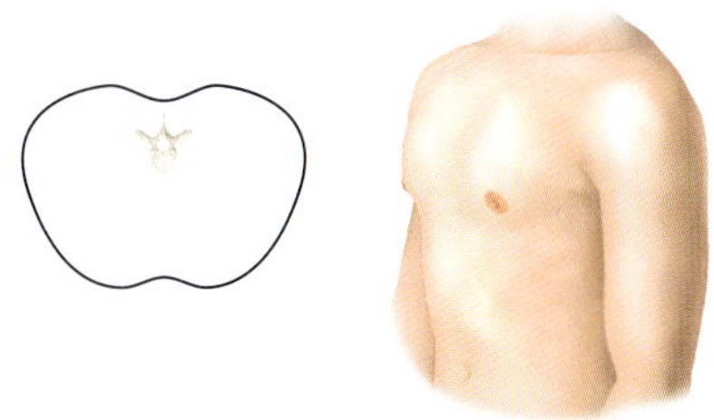

오목가슴(funnel chest, pectus excavatum)

흉골의 아래 부분이 함몰되었으며, 심장과 큰 혈관이 눌리면 심잡음이 생길 수 있다.

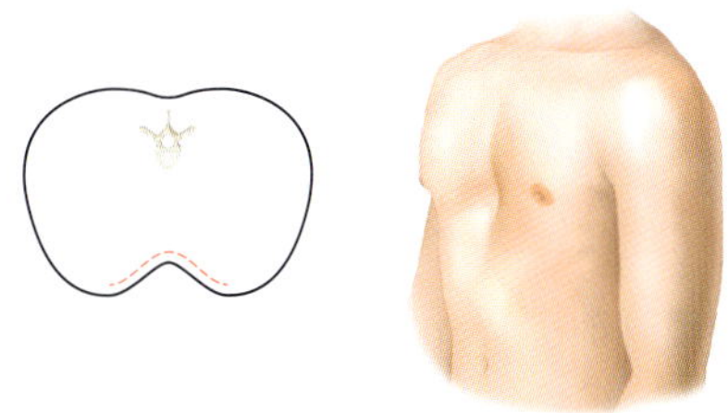

술통형가슴(barrel chest)

전후 직경이 증가되어 있다. 이런 모양은 영아기에는 정상이며, 종종 노화와 만성폐쇄폐질환에서 나타난다.

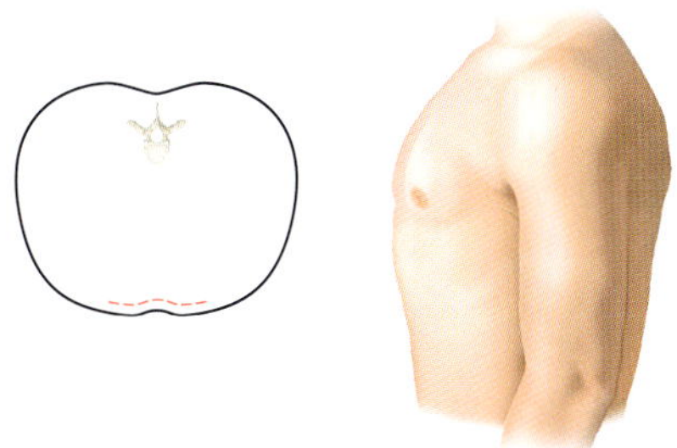

새가슴(pigeon chest, pectus carinatum)

흉골이 앞쪽으로 튀어나와 있어 전후 직경이 증가된다. 튀어나온 흉골에 인접해 있는 늑연골은 함몰된다.

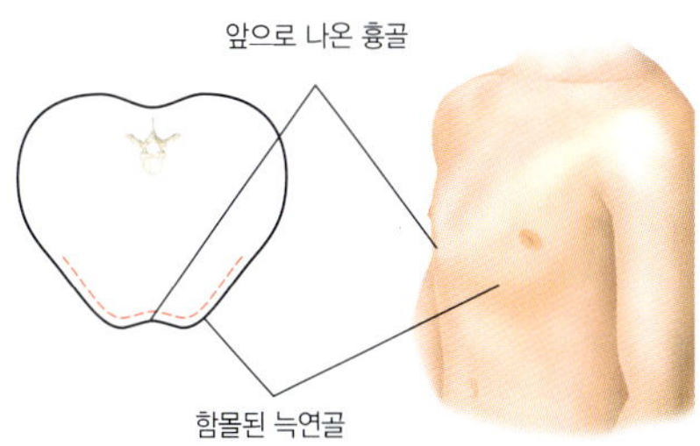

외상 동요가슴(traumatic flail chest)

여러 개의 늑골이 골절되면 흉부의 모순 운동(paradoxical movement)이 나타날 수 있다. 흡기 시 횡격막이 내려가면 흉부내압이 감소되어 손상된 부위의 흉부가 안쪽으로 들어가고, 호기 시에는 바깥으로 움직인다.

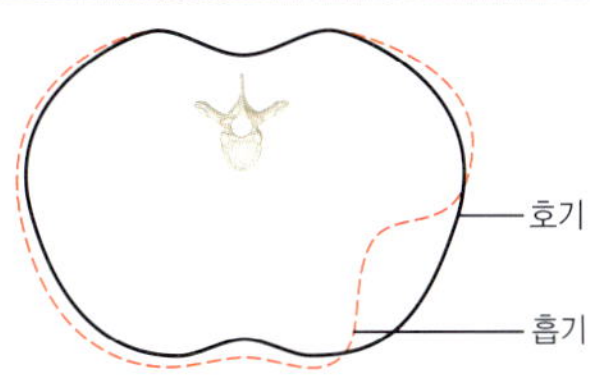

흉부 척주측후만증(thoracic kyphoscoliosis)

비정상적인 척추만곡과 척추의 회전으로 흉부가 변형된다. 내부에 있는 폐가 뒤틀려 폐검진 결과 해석이 매우 어려울 수 있다.

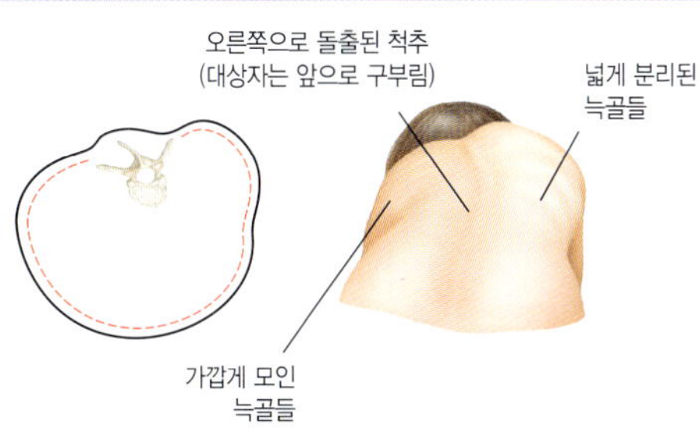

(2) 촉진

흉부를 촉진할 때 피부, 근육 및 늑골에서 압통 부위와 비정상 부위, 호흡확장 그리고 진동감을 확인한다.

늑간 압통은 염증이 있는 흉막에서 발생할 수 있다.

- 압통 부위를 확인한다. 통증을 호소하거나 병변이나 멍이 있는 부위는 부드럽게 촉진한다.

멍 또는 압통은 골절된 늑골에서 나타날 수 있다.

- 덩어리 같은 비정상적인 소견들을 사정한다.
- 흉부 확장(chest expansion)을 검진한다. 검진자의 엄지손가락들을 약 열 번째 늑골 높이에 놓고, 나머지 손가락들로 흉곽의 옆쪽을 평행으로 가볍게 감싼다. 검진자의 엄지손가락과 척추 사이에 얇은 피부 주름이 생길 정도로만 두 손을 안쪽으로 민다.

한쪽이 감소하거나 지연되는 흉부 확장의 원인으로는 흉막삼출, 엽폐렴(lobar pneumonia), 부목 고정과 연관된 흉막통증, 한쪽 기관지 폐쇄 그리고 폐 또는 흉막의 만성 섬유증 등이 있다.

대상자에게 깊이 숨을 들이쉬게 한다. 검진자의 양손이 흉부 움직임에 따라 확장되게 한다. 흡기 동안 양쪽 엄지손가락 사이의 간격이 벌어지는 정도를 관찰하고, 흉부가 확장되고 수축될 때 흉곽의 범위와 대칭 정도를 확인한다. 검진자의 엄지손가락은 동일하게 움직여야 한다(Figure 12-14).

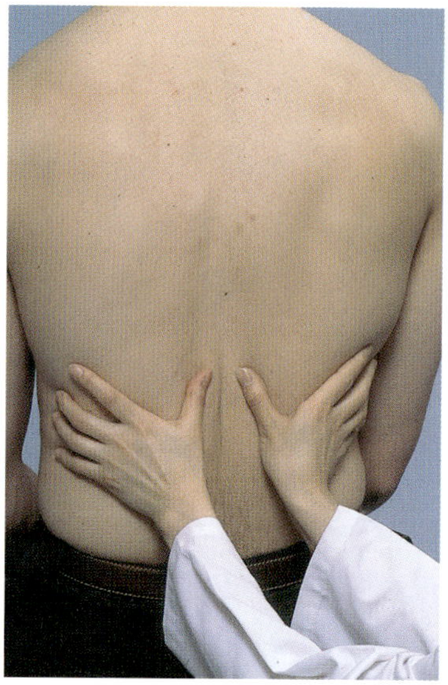

Figure 12-14 흉부 확장 검진

- 촉각진동감(tactile fremitus)을 확인한다. 진동감이란 대상자가 말을 할 때 기관지와 폐실질을 통해 흉벽으로 전달되어 촉진되는 진동을 말한다. 손에서 뼈를 통한 진동감각을 최대한으로 느끼기 위해 손의 바닥면(손가락들의 기저부에 있는 손바닥의 뼈 부위) 또는 손의 척골(자뼈, ulna) 표면을 이용한다. 대상자에게 "나인티 나인(ninety−nine)" 또는 "하나−하나−하나" 같은 단어들을 반복하여 말하게 한다. 만약 진동감이 약하면 대상자에게 더 크거나 더 굵은 목소리로 말하게 한다. 양쪽을 비교하기 위해 양손을 동시에 사용하는 것은 검진 속도를 높이고 비대칭 빌견을 용이하게 한다.(Figure 12-15).

진동감은 목소리가 약하거나 후두로부터 흉부 표면으로 진동의 전달이 방해될 때 감소되거나 소실된다. 원인으로는 매우 두꺼운 흉벽; 기관지 폐쇄; 만성폐쇄폐질환; 흉막삼출, 섬유증(흉막 비후), 공기(기흉) 또는 침윤 종양 등이 있다.

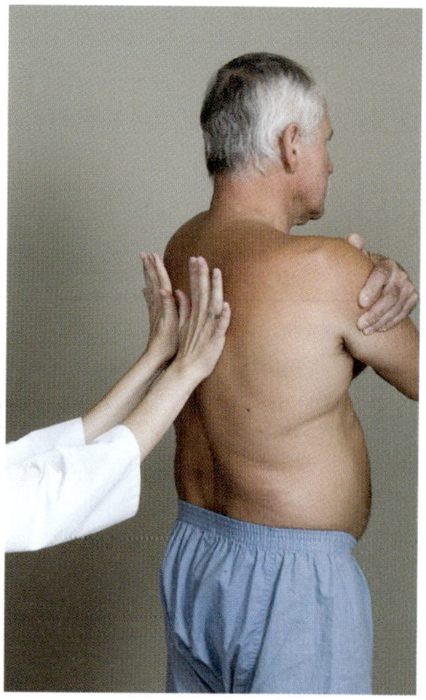

Figure 12-15 양손을 이용한 진동감 촉진

- Figure 12-16에 표시한 순서대로 폐의 대칭 부위들을 촉진하고 비교한다. 검진자의 양손을 대상자의 척추와 견갑골 사이에 대고 등과 견갑골 주위로 이동시킨다. 진동감이 증가, 감소 또는 소실된 부위들의 위치를 확인한다. 진동감은 전형적으로 폐의 아래 부위와 옆면보다 견갑골 사이에서 더 잘 느껴진다. Figure 12-16의 4번 부위를 촉진하기 위해서는 겨드랑 아래 흉부의 옆면에 손을 댄다. 때로는 진동감이 왼쪽보다 오른쪽에서 더 뚜렷하며, 횡격막 아래에서 사라진다. 촉각진동감은 다소 부정확한 검진방법이긴 하나, 검진자로 하여금 비정상 소견들에 주의를 기울이게 한다. 검진자는 나중에 호흡음, 목소리 그리고 속삭임 검사를 통해 의심되는 소견들을 확인하게 된다. 이러한 소견들은 모두 함께 증가하거나 감소하는 경향이 있다.

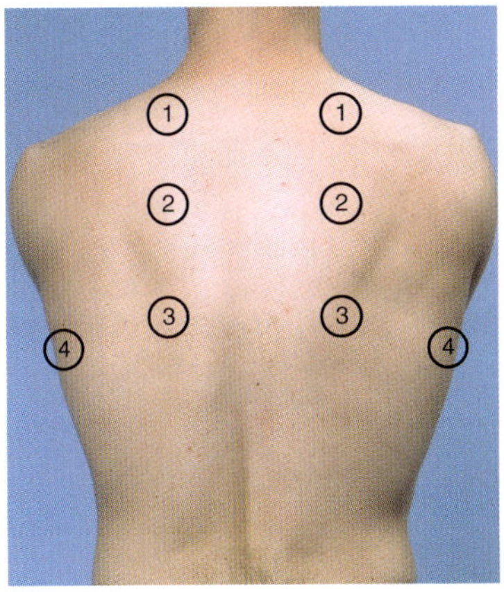

Figure 12-16 진동감 촉진 부위

비대칭적인 진동감을 찾도록 한다. 비대칭적으로 감소된 진동감은 저주파 소리의 전달이 감소되는 편측 흉막삼출, 기흉, 종양에서 나타난다. 비대칭적으로 증가된 진동감은 소리의 전달이 증가되는 편측 폐렴에서 나타난다.

(3) 타진

타진은 흉벽과 흉벽 아래에 있는 조직을 움직여서 들을 수 있는 소리를 만들어 낸다. 타진은 아래 내부 조직에 공기가 차 있는지, 액체가 들어 있는지 또는 단단한지를 확인하는데 도움이 된다. 그러나 타진은 흉부에서 단지 5~7 cm 정도 깊이만 확인할 수 있기 때문에 더 깊은 부위의 병변을 확인하는 데는 도움이 되지 않는다.

타진 기술은 어떤 표면에서나 해 볼 수 있다. 타진할 때 여러 형태의 물질들 혹은 신체의 여러 부위들 위에서 타진음의 변화를 들어보도록 한다. 적절한 타진 기술의 요점에 대해 오른손잡이 검진자를 중심으로 기술하면 다음과 같다.

- 타진판 손가락이라고 알려져 있는 왼손의 가운데 손가락을 과신전시킨다(Figure 12-17). 이 손가락의 원위지골간관절(distal interphalangeal joint)을 타진할 표면 위에 단단히 댄다. 진동이 약화되는 것을 방지하기 위해서 손의 다른 부위는 타진하는 표면에 닿지 않도록 한다. 엄지손가락, 둘째, 넷째 그리고 다섯째 손가락이 흉부에 닿지 않도록 한다.

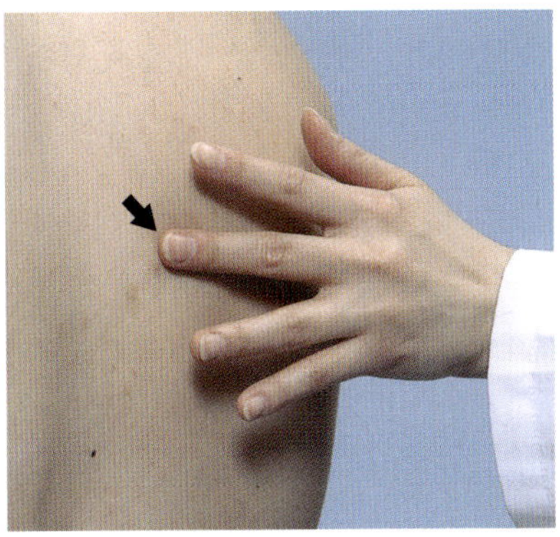
Figure 12-17 타진판 손가락 이용

왼손잡이는 손 위치를 반대로 하고 오른쪽 가운데손가락을 흉부에 대고, 왼쪽 가운데손가락을 타진판 손가락으로 사용해야 한다.

- 오른쪽 아래팔을 표면에 가깝게 위치시키고, 손을 위로 세운다. 타진추가 되는 가운데손가락은 일부 구부리고 힘을 뺀 다음 두드릴 준비를 한다(Figure 12-18).
- 손목에 힘을 뺀 상태에서 빠르고 경쾌하게 오른손 가운데 손가락 또는 타진하는 손가락으로 왼손의 타진판 손가락을 두드린다. 타진판 손가락의 원위지골간관절을 두드려야 하며, 이 관절의 뼈를 통해서 밑에 있는 흉벽에 진동을 전달하도록 해야 한다.
- 타진 시 손가락의 살(pad)이 아닌 끝(tip)을 사용하여 두드리도록 한다. 이때 손가락은 타진판에 대하여 거의 직각이 되어야 한다(Figure 12-19). 검진자는 타진 시 자신의 손가락이 상처 입지 않도록 손톱을 짧게 깎는 것이 좋다.
- 타진으로 만든 진동이 약화되는 것을 피하기 위해 두드린 손가락을 재빠르게 뗀다.

요약하면 손목이 움직이는 것이며, 손목을 이완시킨 상태에서 민첩하고 약간 탄력 있게 타진한다.

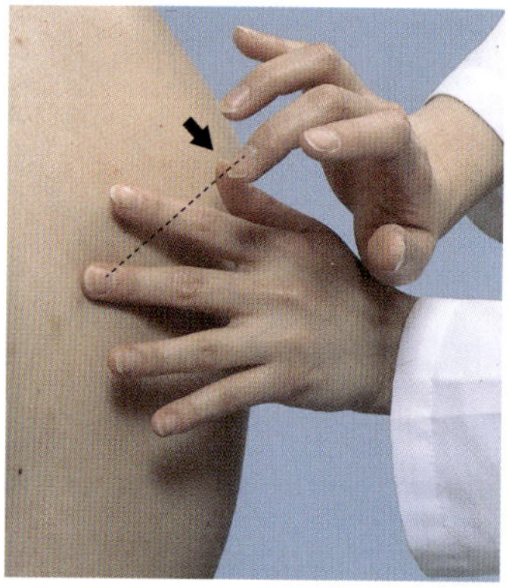

Figure 12-18 타진추 손가락의 타진 준비

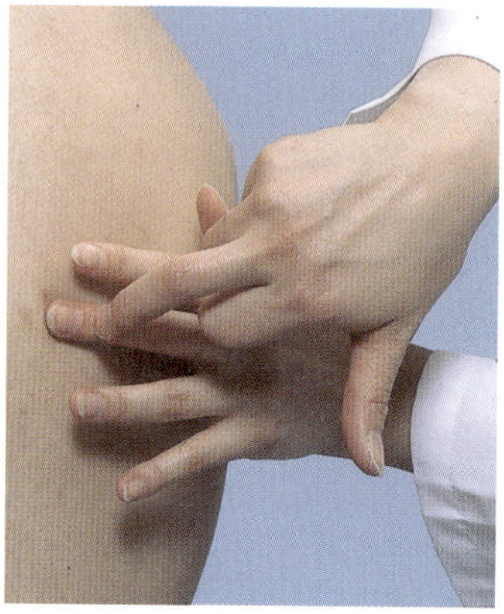

Figure 12-19 타진추 손가락으로 타진판 손가락 타진

개념 마스터하기

타진판 손가락만 대상자의 흉부에 대는 것이 진동을 최대화하는 데 도움이 된다. 타진 시 손이나 팔의 다른 부분이 흉부 표면에 닿으면 진동이 약화된다.

타진음

명확한 음을 만들어 내도록 타진추 또는 두드리는 손가락으로 매우 가볍게 타진한다. 흉벽이 두꺼운 경우에는 얇은 흉벽보다 좀 더 강하게 타진하도록 한다. 그러나 타진음을 더 크게 하려면 타진판 손가락을 더욱 단단히 대어야 한다(이것이 타진하는 손가락으로 더 세게 두드리는 것보다 타진음을 증가시키는 데 더 효과적이다).

- 흉부의 뒷면 아래를 타진할 때는 대상자의 바로 뒤에 서기보다는 약간 옆으로 서서 타진하도록 한다. 이렇게 하면 타진판 손가락을 흉부에 더욱 단단히 고정시킬 수 있고, 타진추 손가락으로 보다 효과적으로 타진할 수 있어서 더 좋은 타진음을 만들 수 있다.
- 두 부위를 비교할 때 양쪽 부위에서 동일한 기법으로 타진을 시행한다. 타진음을 비교하면서 각 위치에서 두 번씩 타진한다.
- 다섯 가지 타진음을 익히도록 한다. 이 중 네 가지는 스스로 실습해 볼 수 있다. 이 타진음들은 강도, 음조 그리고 지속시간 등 소리의 기본적인 질에서 차이가 있다. 우선 한 부위를 타진하여 한번에 하나의 음질에 집중한 다음 다른 부위를 타진하여 이들의 차이점을 구분하도록 귀를 훈련시킨다. TABLE 12-7을 참조하도록 한다. 건강한 폐에서는 공명음이 들린다.

TABLE 12-7 주요 타진음의 특성

	강도	음조	지속시간	부위의 예	병적인 예
편평음(flatness)	부드럽다	높다	짧다	대퇴부	다량의 흉막삼출
둔탁음(dullness)	중간	중간	중간	간	폐렴
공명음(resonance)	크다	낮다	긺음	건강한 폐	단순 만성 기관지염
과다공명음 (hyperresonance)	매우 크다	더 낮다	더 길다	없음	만성폐쇄폐질환, 기흉
가스팽만음 (tympany)	크다	높다*	더 길다	공기가 있는 위 또는 부풀린 뺨	다량의 기흉

* 주로 음색에 의해 구별된다.

대상자가 가슴 앞쪽에서 양 팔을 교차시킨 상태로 있는 동안 폐 첨부부터 기저까지 흉부의 대칭적인 위치를 타진한다.

- Figure 12-20에서 보이는 바와 같이 사다리 패턴(ㄹ자 패턴)으로 **먼저 한쪽 흉부를 타진한 다음 같은 높이의 다른 쪽 흉부를 타진**한다. 견갑골 위는 근육이 두껍고 뼈로 인해 폐 타진음을 변하게 하므로 타진하지 않는다. 옆면 6번과 7번은 반드시 중간액와선 상에서 타진해야 한다. 비정상적인 타진음이 들리는 부위와 특징을 파악한다.

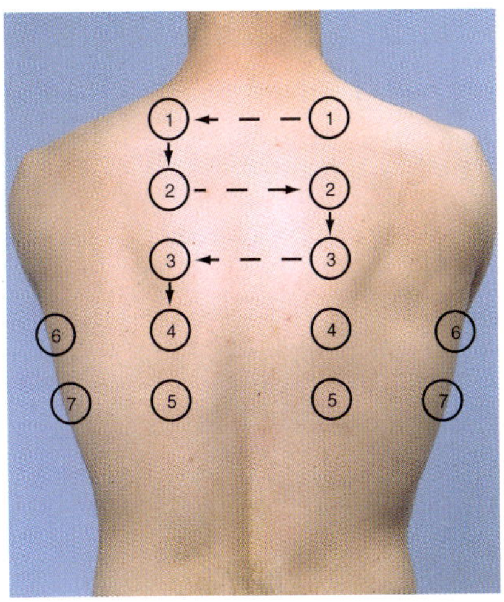

Figure 12-20 **타진과 청진을 위한 사다리 패턴**

임상 팁

액체 또는 단단한 조직이 공기로 차있는 폐를 차지하거나 또는 흉막강을 채우게 되면 타진 시 공명음이 둔탁음으로 바뀌게 된다. 예를 들면, 폐포가 액체와 혈액세포로 채워지는 엽폐렴, 장액(흉막삼출), 혈액(혈흉), 고름(농흉), 섬유조직 또는 흉막강 내 종양으로 인해 타진음이 변하게 된다.

확실한 징후는 아니지만 전반적인 과다공명음은 만성폐쇄폐질환 또는 천식이 있는 과팽창된 폐에서 들을 수 있다. 한쪽 과다공명음은 다량의 기흉 또는 폐에 공기가 찬 큰 기포(bulla)가 있음을 의미한다.

- 횡격막 하강 또는 횡격막 운동(diaphragmatic excursion)를 확인한다(**Figure 12-21, 22**). 우선 안정된 호흡 시 횡격막에서 들리는 둔탁음의 높이를 파악한다. 둔탁음이 예측되는 높이에 평행하게 타진판 손가락을 대고 공명음이 둔탁음으로 바뀔 때까지 점차적으로 아래 방향으로 타진한다. 견갑골선을 따라 타진해 내려가면서 이런 변화가 일어나는 높이를 확인한다.

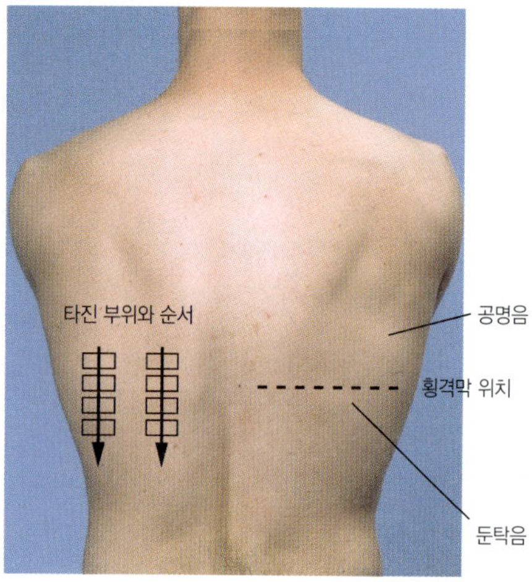

Figure 12-21 횡격막 운동

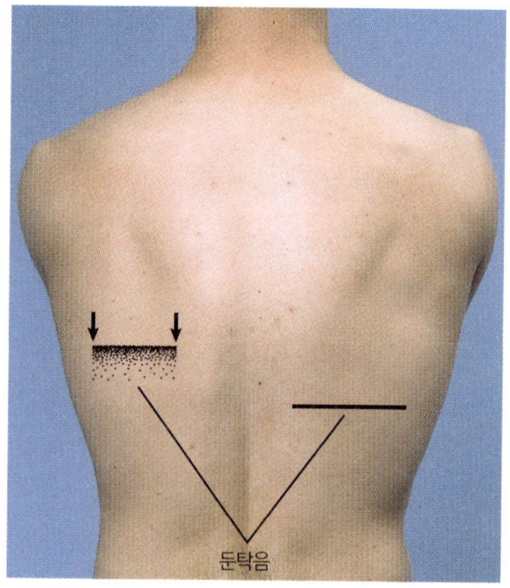

Figure 12-22 비정상적으로 올라간 횡격막은 흉막삼출, 무기폐, 횡격막 마비 시 나타난다.

이러한 방법으로 횡격막 아래의 둔탁음이 나는 구조물들과 공명음이 나는 폐 조직 사이의 경계를 구분한다. 횡격막 자체를 타진할 수는 없으며, 둔탁음의 높이를 통해 횡격막의 위치를 추측할 수 있다.

최대한 숨을 내쉬게 한 상태에서의 둔탁음의 높이와 최대한 숨을 들이마신 상태에서의 둔탁음의 높이 사이의 거리를 측정함으로써 횡격막 운동의 범위를 평가할 수 있으며, 정상적으로 약 3~5 cm이다.

- 대상자에게 숨을 쉬도록 한 다음 완전히 내쉰 상태에서 숨을 참게 한다.
- 둔탁음이 들릴 때까지 아래로 타진한 다음 대상자의 등에 펜으로 표시한다.
- 다음으로 대상자에게 숨을 완전히 들이마신 다음 숨을 참게 하고, 둔탁음이 들릴 때까지 아래로 타진하고, 둔탁음이 들리는 지점을 펜으로 표시한다.
- 반대편에서도 동일하게 반복한다.
- 거리를 측정한다. 양쪽이 동일해야 하며, 간 때문에 오른쪽이 1 cm 더 높을 수 있다.

횡격막 운동은 성인에서는 3~5 cm이며, 운동선수에서는 7~8 cm까지 될 수 있다.

(4) 청진

폐를 청진하는 것은 기관과 기관지를 통과하는 공기 흐름을 사정하기 위한 가장 중요한 검진 방법이다. 또한 청진은 타진과 함께 폐와 흉막강 주위의 상태를 사정하는 데 도움이 된다. 청진은 (1) 호흡에 의해 생기는 소리를 듣는 것, (2) **비정상음**을 듣는 것, (3) 비정상이 의심되면 대상자가 말하거나 혹은 **속삭임** 등이 흉벽을 통해 전달되는 목소리를 듣는 것을 포함한다.

임상 팁

침구, 가운, 흉부 자체에서 생기는 소리가 청진 시 혼동을 일으킬 수 있다. 흉부에 나 있는 털은 수포음을 발생시킬 수 있다. 이를 방지하기 위해서는 청진기를 좀 더 세게 누르거나 털을 물로 적신 후 청진한다. 만약 대상자가 춥거나 긴장한 상태라면 청진 시 근육이 수축하는 소리인 약화된 낮은 음조의 우르르 소리나 으르렁거리는 소음을 들을 수 있다. 대상자의 체위를 변경시키면 이런 소음을 없앨 수 있다. 검진자가 자신의 흉부에서 청진할 때 발살바 수기(Valsalva maneuver)를 실시하면 이런 소리를 재연할 수 있다.

호흡음(폐음)

흡기와 호기 시 호흡음의 강도, 음조 그리고 상대적 지속시간에 의해 호흡음의 양상을 파악한다. 정상 호흡음은 다음과 같다(Figure 12-23).

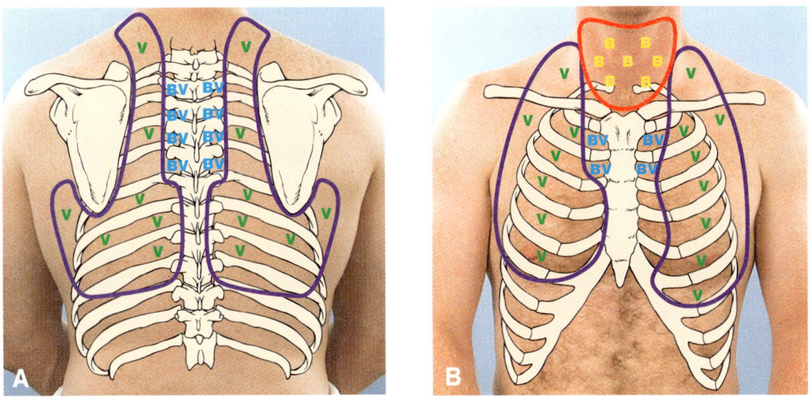

Figure 12-23 A. 흉부 뒷면의 폐포음(V)과 기관지폐포음(BV) 부위, B. 흉부 앞면의 기관지음(B)과 폐포음, 기관지폐포음 부위

- 폐포음(vesicular): 부드럽고 낮은 음조의 호흡음으로 흡기 내내 들리며, 호기 동안 중단 없이 연속적으로 들리다가 호기의 1/3 되는 시기에 점차 사라진다.
- 기관지폐포음(bronchovesicular): 흡기와 호기음의 길이가 거의 같고, 때때로 무음 간격에 의해 흡기와 호기가 분리된다. 종종 호기 동안 음조와 강도의 차이를 발견하는 것이 더 쉽다.
- 기관지음(bronchial): 더 크고 더 높은 음조의 호흡음으로 흡기와 호기 사이에 짧은 무음 시기가 있다. 호기음은 흡기음보다 더 오래 지속된다.
- 기관음(tracheal): 매우 크고 거칠며, 흡기음과 호기음의 길이가 같고, 목에 있는 기관 위에서 들린다.

각 호흡음의 특성이 다음 **TABLE 12-8**에 요약되어 있다.

TABLE 12-8 호흡음의 특성

	소리의 지속시간	호기음의 강도	호기음의 음조	정상적으로 들리는 부위
폐포음* 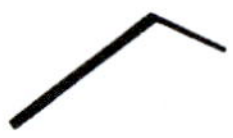	흡기음이 호기음보다 더 오래 지속된다	부드럽다	비교적 낮다	양쪽 폐의 대부분
기관지폐포음 	흡기음과 호기음이 거의 같다	중간	중간	종종 흉부 앞면에서는 첫 번째와 두 번째 늑간, 흉부 뒷면에서는 견갑골 사이
기관지음 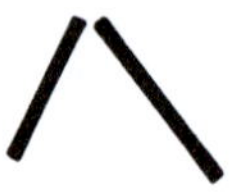	호기음이 흡기음 보다 더 오래 지속된다	크다	비교적 높다	만약 들린다면 흉골병 위
기관음 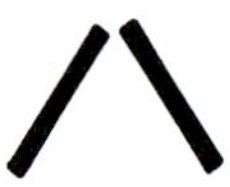	흡기음과 호기음이 거의 같다	매우 크다	비교적 높다	목에서 기관 위

* 막대 굵기는 강도를 나타낸다. 경사가 가파를수록 음조가 더 높은 것을 의미한다.

기관지폐포음 또는 기관지음이 제시된 부위보다 더 멀리 떨어져 있는 부위에서 들린다면 공기로 찬 폐가 액체나 단단한 폐 조직으로 바뀌었는지 의심해야 한다.

TABLE 12-9는 정상 및 비정상 호흡음과 성음을 요약한 것이다.

호흡음은 청진기의 판 부위로 듣는다. 대상자에게 입을 벌리고 깊게 숨을 쉬라고 하고, 항상 청진기는 피부에 직접 댄다. 옷은 호흡음의 질을 변경시키고 부가적인 마찰음을 발생시킨다. 타진에서 제시한 바와 같이, 한쪽에서 다른 쪽으로 이동하면서 폐의 대칭 부위를 비교한다. 만약 검진자가 비정상적인 호흡음을 듣거나 의심된다면 비정상 범위를 충분히 기술할 수 있도록 인접 부위들을 청진한다. 각 부위에서 최소한 하나의 완전한 호흡음을 듣도록 한다. 청진할 때 대상자에게 과다환기로 인한 불편감(예: 어지러움, 실신)이 있는지 주의하고, 필요하면 대상자를 쉬게 한다.

호흡음의 강도에 유의한다. 호흡음은 일반적으로 폐의 뒷면 아래 부위에서 더 크게 들리며, 또한 각 부위마다 다양할 수 있다. 만약 호흡음이 약하게 들리면 대상자에게 더 깊이 숨쉬도록 한다. 그러면 호흡음을 더 쉽게 들을 수 있다. 대상자가 충분히 심호흡을 못하거나 비만하여 흉벽이 두꺼운 경우에는 호흡음이 작게 들릴 수 있다.

호흡음은 폐쇄폐질환이나 근육 약화처럼 공기 흐름이 감소되거나 또는 흉막삼출, 기흉 또는 만성폐쇄폐질환처럼 소리 전달이 좋지 않을 때 감소될 수 있다.

흡기음과 호기음 사이에 무음 간격이 있는가? 간격이 있는 것은 기관지음을 의미한다.

흡기음과 호기음의 음조, 강도 그리고 지속시간을 듣는다. 폐포음이 정상적으로 흉벽 전체에서 들리는가? 또는 기관지폐포음이나 기관지음이 예상하지 않는 부위에서 들리는가? 만약 그렇다면 어느 부위인가?

TABLE 12-9 정상 및 비정상 호흡음과 성음(전도되는 목소리)

호흡음의 근원지(origin)는 아직 불분명하다. 인두, 후두개, 성문하 부위로 지나가는 급작스런 공기 흐름이 기관지음과 유사한 기관 호흡음을 생성한다. 폐포음의 흡기음은 엽과 구역기도(segmental airway)에서 발생하고, 호기음은 좀 더 큰 중심 기도(central airway)에서 발생한다. 정상적으로 기관음과 기관지음은 기관과 주기관지 위에서 들을 수 있고 폐포음은 폐의 대부분 부위에서 잘 들린다.

액체와 고체는 공기보다 소리와 진동을 더 잘 전달한다. 폐조직에 공기가 없어지면 높은 음조의 소리를 더욱 잘 전달할 수 있게 된다. 만약 기관–기관지경로가 개방되어 있다면 공기가 없는 폐 부위에서 정상 폐포음 대신 기관지음이 들릴 수 있다. 이와 같은 변화는 폐포가 액체, 적혈구 그리고 백혈구로 채워지는[경화(consolidation)라고 불리는 과정] 엽폐렴에서 나타날 수 있다. 다른 원인들로는 폐부종이나 출혈 등이 있다. 기관지호흡음은 일반적으로 촉각진동감과 성음이 증가되는 것과 연관이 있다. 이러한 소견들은 아래에 요약되어 있다.

	정상적으로 공기가 차있는 폐	엽폐렴에서와 같이 공기가 없는 폐
	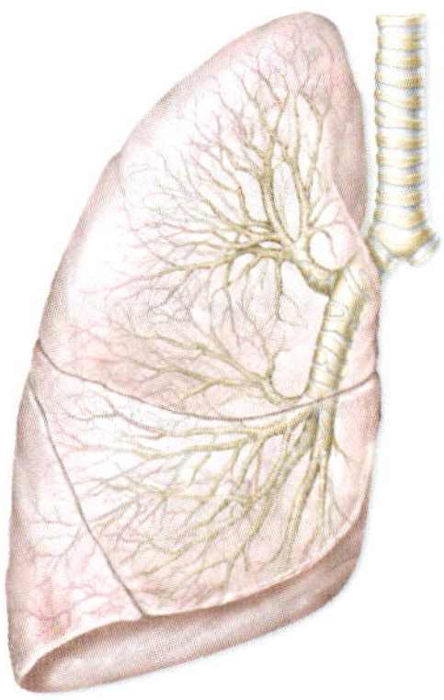 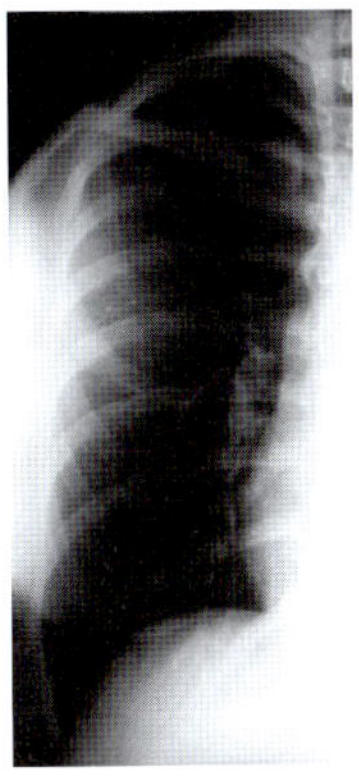	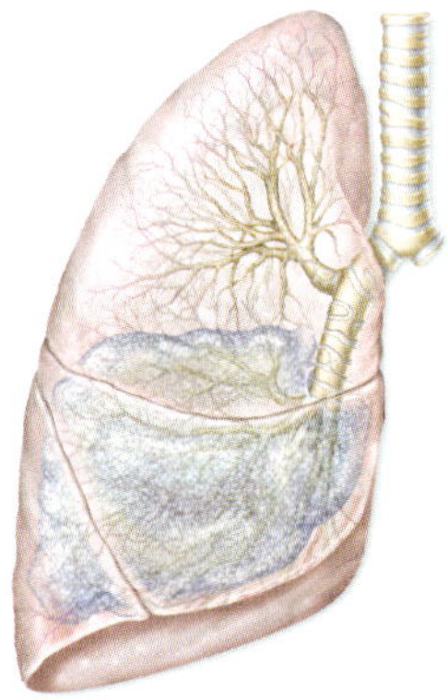 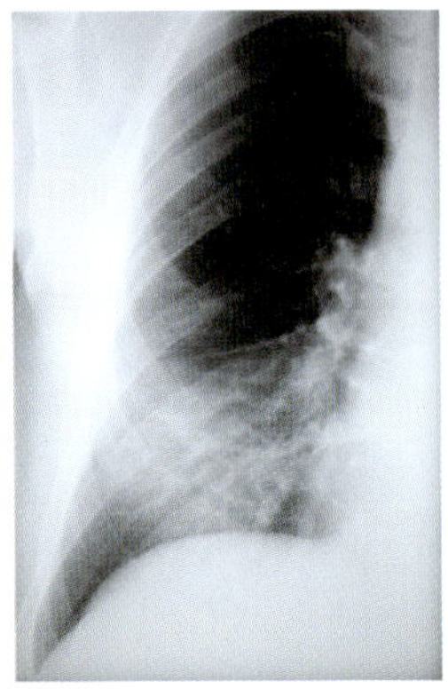
호흡음	주로 폐포음	병변이 있는 부위는 기관지음 또는 기관지폐포음
성음	단어를 말하면 약하고 불분명하게 들린다. "이~(ee)"라고 말하면 "이~(ee)"로 들린다. 속삭이는 단어들은 들린다고 해도 약하고 불분명하게 들린다.	단어를 말하면 더 크고, 분명하게 들린다(기관지소리). "이~(ee)"라고 말하면 "에이(ay)"로 들린다(염소울음소리). 속삭이는 단어들이 더 크고, 분명하게 들린다(속삭임 가슴소리).
촉각진동감	정상	증가

비정상음

일반적인 호흡음들 이외에 부가적이거나 비정상적인 소리가 있는지를 듣는다. 수포음(거품소리, crackle 혹은 rale이라고 불림), 쌕쌕거림(wheeze), 건성수포음(rhonchi) 등의 비정상적인 호흡음을 확인하는 것이 검진에서 중요하며, 종종 심장과 폐의 상태를 진단하는 데 도움을 준다. 가장 흔한 종류의 비정상음은 **TABLE 12-10**과 같다.

TABLE 12-10 비정상음: 원인과 특성

수포음(crackles) 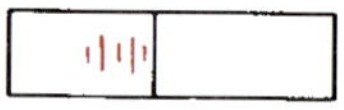 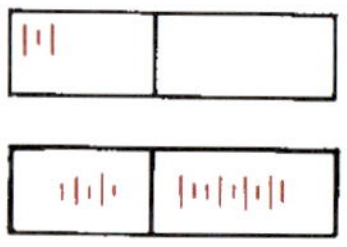	수포음은 흡기 초기(만성폐쇄폐질환), 흡기 말기(폐섬유증) 또는 흡기와 호기 모두(폐렴)에서 발생하는 비연속적 비악음이다. 최근에는 이런 수포음들이 호기 동안 수축되었던 작은 말단 기도가 흡기 동안 '펑'하고 열리는 일련의 작은 폭발로 인해 발생하는 것으로 생각된다. 최근 음향연구에서는 분비물이 수포음의 원인이 될 가능성은 적은 것으로 나타났다. - 미세 수포음은 부드럽고 높은 음조이며, 거친 수포음보다 매 호흡 시마다 더 자주 들린다. 이 수포음은 흡기 중간에서 말기까지 들리고, 특히 아래에 있는 폐 부위에서 들리며 체위에 따라 변한다. 거친 수포음에 비해 기간이 더 짧고 빈도가 더 많다. '이전 호기 동안 표면장력에 의해 닫혀 있던 작은 기도들이 흡기 시 갑자기 열림'으로 인해 발생하는 것으로 보인다. 예를 들면, 폐섬유증[벨크로 수포음(Velcro rales)이라고 알려짐], 간질섬유증(interstitial fibrosis)과 간질 폐렴 심부전(interstitial pneumonitis heart failure) 같은 간질폐질환이 있다. - 거친 수포음은 흡기 초기에 나타나 흡기 동안 지속되며(이상성), 펑 하는 소리이고, 폐 어디에서도 들리며, 체위에 따라 변하지 않는다. 미세 수포음에 비해 더 기간이 길고 빈도가 적으며, 기침에 의해 변하거나 사라지고 입으로 전달된다. 이 수포음은 '간헐적으로 열리고 닫힐 때 기도를 통과하는 가스 덩어리'로 인해 발생하는 것으로 보인다. 예를 들면, 만성폐쇄폐질환, 천식, 기관지확장증, 폐렴(수포음은 회복기 동안 점차 미세해지고 흡기 중기에서 말기로 변함), 심부전이 있다.
쌕쌕거림(wheezes)과 건성수포음(rhonchi) 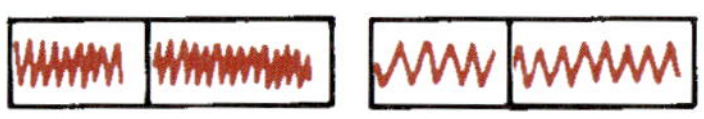	쌕쌕거림은 거의 폐쇄 직전까지 좁아진 기관지를 통해 공기가 빠르게 통과할 때 발생하는 연속적인 악음이다. 이 쌕쌕거림은 흡기, 호기 또는 흡기와 호기 모두에서 들릴 수 있다. 이물질, 점액마개(mucous plug) 또는 종양으로 인해 국소화되거나 폐 전체에서 들릴 수 있다. 비록 쌕쌕거림이 천식에서 전형적으로 나타나나 다른 폐질환에서 발생할 수 있다. 기도가 점점 좁아져 쌕쌕거림이 덜 들리게 되고 최종적으로 천식의 심한 상태인 "침묵 흉부(the silent chest)"가 되는 것은 즉각적인 중재가 필요함을 시사한다. 건성수포음은 현재 쌕쌕거림과 동일한 기전으로 발생하나 음조가 더 낮은 쌕쌕거림의 변형으로 생각된다. 쌕쌕거림과는 다르게 건성수포음은 기침에 의해 없어지기도 하므로 분비물이 관련되기도 한다.
협착음(그렁거림, stridor) 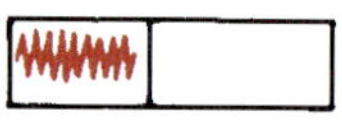	협착음은 연속적인 고빈도 고음조의 악음으로 상기도의 좁아진 부분을 통해 공기가 통과할 때 발생한다. 이 음은 흡기 시 목에서 가장 잘 들리나 흡기와 호기 모두에서 들릴 수 있다. 협착음이 발생하는 기도 폐쇄의 원인은 기관내삽관으로 인한 기관협착, 기관내관 제거 후 기도 부종, 크룹(croup), 후두개염, 이물질 그리고 아나필락시스 등이며, 즉각적인 중재가 이루어져야 한다.
흉막마찰음(pleural friction rub) 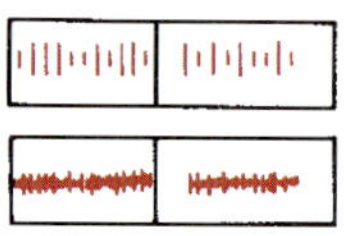	흉막마찰음은 비연속적인 낮은 빈도의 삐걱거리는 소리로 염증으로 거칠어진 내장측흉막이 벽측흉막과 마찰할 때 발생한다. 이 비악음은 흡기와 호기 모두에서 들릴 수 있으며, 종종 삐걱거림 또는 가죽이 서로 비비는 것 같은 소리로 표현된다. 대개 겨드랑과 폐 기저에서 잘 들린다.
종격 수포음 **(mediastinal crunch, Hamman sign)**	종격 수포음은 호흡과는 무관하게 심박동과 동시에 전흉부에서 발생하는 연속적인 수포음이다. 왼쪽 옆으로 누운 자세에서 가장 잘 들리는 이 음은 공기가 종격동으로 새어나가 종격동기종(pneumomediastinum)을 야기하면서 발생한다. 이 음은 흔히 흉부 중앙의 심한 통증을 유발하며 자연적으로 발생한다. 기관과 기관지 손상, 큰 물체에 부딪혀서 생긴 손상, 폐질환, 마약 사용, 출산, 스쿠버다이버의 수면으로의 급격한 상승 등과 같은 사례에서 보고되고 있다.

TABLE 12-11 비정상음

수포음	쌕쌕거림과 건성수포음
비연속음	연속음
• 간헐적이며, 비음악적이고 짧다. • 단절되는 형태의 소리 • 미세 수포음(fine crackles): 부드럽고 높은 음조이며, 매우 짧다(5–10 msec). • 거친 수포음(coarse crackles): 다소 크고 낮은 음조이며, 짧다(20–30 msec).	• ≥ 250 msec, 사인파형으로 길다(그러나 호흡주기 내내 반드시 지속되지는 않는다). • 이어지는 형태의 소리 • 쌕쌕거림: 음악적이고, 쉬쉬하거나 날카로운 특성이 있으며, 비교적 높은 음조이다(≥ 400 Hz). • 건성수포음: 코를 고는 듯한 특성이 있으며, 비교적 낮은 음조이다(≤ 200 Hz).

만약 수포음, 특히 기침 후에 없어지지 않는 수포음이 들리면 다음과 같은 특성들을 주의 깊게 들어야 한다. 이러한 것들은 기저질환에 대한 단서가 된다.

수포음은 폐의 이상(폐렴, 섬유증, 초기 울혈심부전) 또는 기도의 이상(기관지염, 기관지확장증)으로 인해 생길 수 있다.

- 소리의 크기, 음조, 지속시간(미세 혹은 거친 수포음으로 요약됨)
- 횟수(거의 없음–많음)
- 호흡주기에서의 시점
- 흉벽에서의 위치
- 매 호흡마다 양상의 지속 여부
- 기침이나 대상자의 체위변경 후 변화

호흡마다 지속되는 흡기말 미세 수포음은 비정상 폐조직을 의미한다.

기침 후 또는 자세변경 후 수포음, 쌕쌕거림 또는 건성수포음이 없어지면 기관지염이나 무기폐처럼 진한 분비물에 의한 것임을 의미한다.

일부 정상인들에서 수포음은 최대 호기 후 앞쪽 폐 기저에서 들을 수 있다. 또한, 오랫동안 누워 있었던 경우에도 누운 쪽의 폐 부위에서 수포음이 발생할 수 있다.

만약 쌕쌕거림 또는 건성수포음이 들린다면 이런 비정상음들의 시점(흡기, 호기 또는 둘 다)과 위치를 확인한다. 심호흡 혹은 기침으로 비정상음들이 변하는가?

쌕쌕거림은 천식, 만성폐쇄폐질환 또는 기관지염에서처럼 기도가 좁아짐을 나타내고, 건성수포음은 큰 기도에 분비물이 있음을 나타낸다. 심한 천식 악화가 있는 동안 기관지에 공기 흐름이 부족하면 쌕쌕거림이 감소되거나 사라진다. 이는 임상적으로 응급상황이다.

이러한 부가적인 호흡음에 대한 자세한 내용은 **TABLE 12-11**에 설명되어 있다.

성음(전도되는 목소리)

음파는 기도가 염증이나 분비물에 의해 막혔을 때처럼 경화된 조직을 통해서 더 잘 전달된다. 비정상적인 위치에서 기관지폐포음 또는 기관지음이 들린다면 성음(전도되는 목소리, transmitted voice sound)을 사정하도록 한다(**TABLE 12-9**). 청진기의 판형으로 흉벽 위의 서로 대칭되는 부위들을 청진한다.

- 대상자에게 "나인티 나인(ninety-nine)"라고 말하게 한다. 정상적으로 흉벽을 통해 전달된 소리는 약하고 불분명하게 들린다.
- 대상자에게 "이(ee)"라고 말하게 한다. 정상적으로는 약해진 긴 "이(E)"음을 들을 수 있다.
- 대상자에게 "나인티 나인(ninety-nine)" 혹은 "하나–둘–셋"을 속삭이듯이 말하게 한다. 만약 속삭임이 들린다면 미약하고 불분명하게 들려야 정상이다.

크고 더 명확한 소리는 기관지소리(bronchophony)라고 한다.

"이(ee)"가 "에이(ay)"로 들리면, 염소울음소리(egophony)라고 하며, 폐렴으로 인해 엽이 경화된 것을 의미한다. 특성은 콧소리처럼 들리는 것이다.

더욱 크고 분명하게 들리는 속삭이는 소리는 속삭임 가슴소리(whispered pectoriloquy)라고 하며, 폐렴과 같은 경화를 나타낸다.

3) 흉부 앞면의 검진

바로 누운 자세에서 검진할 때 대상자는 팔을 약간 벌린 상태로 편안하게 눕도록 한다. 호흡곤란이 있는 대상자는 앉은 자세 또는 침대머리를 편안한 높이로 올린 상태에서 검진한다.

심한 천식 또는 만성폐쇄폐질환이 있는 대상자는 숨을 내쉬는 동안 입술을 오므리고, 팔은 무릎이나 탁자에 지지한 채 앞쪽으로 기대어 앉는 것을 선호한다. 이것을 삼각대자세(tripod position)라고 한다(Figure 12-24).

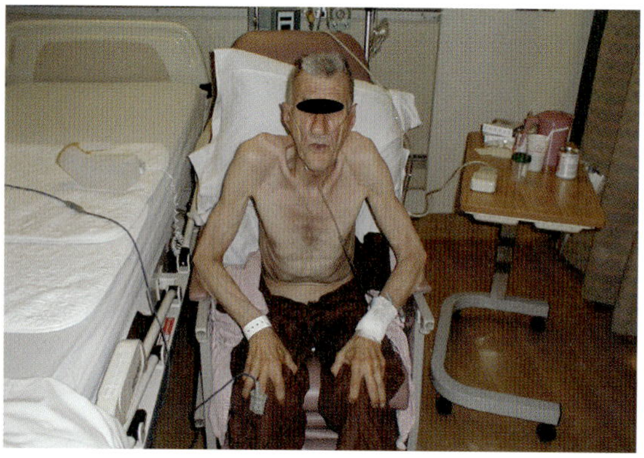

Figure 12-24 삼각대 자세

(1) 시진

대상자의 흉부 모양과 흉벽의 움직임을 관찰하면서 다음 사항을 확인한다.

- 흉부의 기형 또는 비대칭(TABLE 12-6)
- 호흡일(work of breathing): 심한 천식, 만성폐쇄폐질환 또는 상기도 폐쇄에서 볼 수 있는 흡기 동안의 늑간 주위, 쇄골위 또는 흉골하 퇴축
- 폐 또는 흉막의 기저 질환(예: 석면증, 신경 손상 또는 외상)을 의미할 수 있는 호흡 움직임의 부분적 지연 또는 장애
- 멍 또는 다른 피부 병변

(2) 촉진

촉진은 다음 네 가지를 위해 활용된다.

- 압통이 있는 부위의 확인
- 관찰된 비정상 소견의 사정

흉근(pectoral muscle) 또는 늑연골의 압통은 흉통이 근골격계에서 기원했음을 시사하지만 증명하지는 못한다.

- 흉부 확장에 대한 검진: 엄지손가락을 좌우 늑골연(갈비모서리, costal margin)에 놓고, 양손으로 흉곽을 감싼다(Figure 12-25). 손의 위치를 잡은 다음 엄지손가락 사이에 약간의 피부 주름이 생기도록 손을 안쪽으로 민다. 대상자에게 깊게 숨을 들이쉬게 한다. 엄지손가락 사이가 얼마나 벌어지는지 관찰하고, 호흡 시 흉부 움직임의 정도와 대칭성을 확인한다.

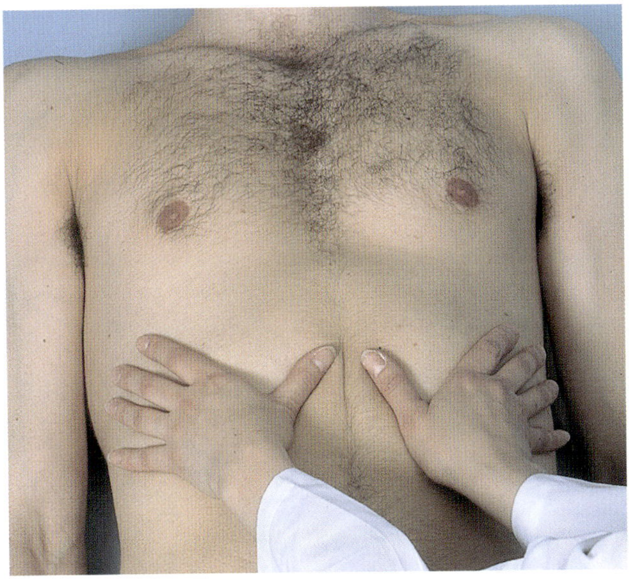

Figure 12-25 흉부 확장 검진을 위한 손의 자세

- 촉각진동감 사정(Figure 12-26): 손의 바닥면 또는 척골 표면을 이용하여 흉부의 양쪽을 비교한다. 진동감은 일반적으로 명치 부위 위에서 감소되거나 소실된다. 여성을 검진할 때는 필요하면 유방을 부드럽게 밀어놓고 시행한다.

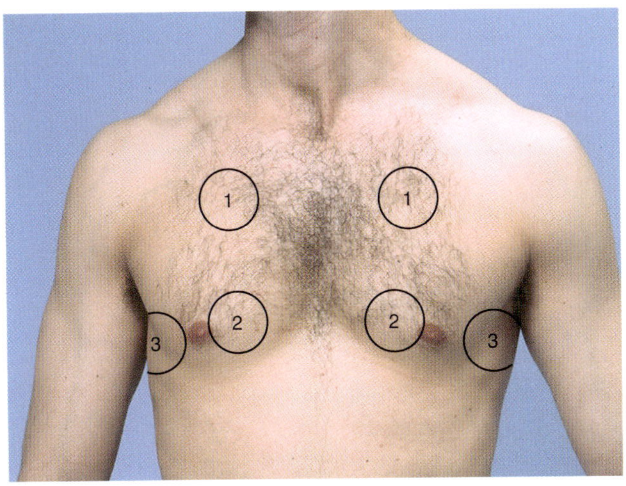

Figure 12-26 진동감 촉진 부위

(3) 타진

흉부 앞면을 두드리는 경우:

- 흉부 앞쪽과 옆쪽을 타진하고 다시 양쪽을 비교한다(Figure 12-27). 심장이 있는 흉골 왼쪽의 세 번째부터 다섯 번째 늑간강은 정상적으로 둔탁음이 들린다. 이 부위의 옆에 있는 왼쪽 폐를 타진한다. 비정상적인 타진음 부위를 확인한다.

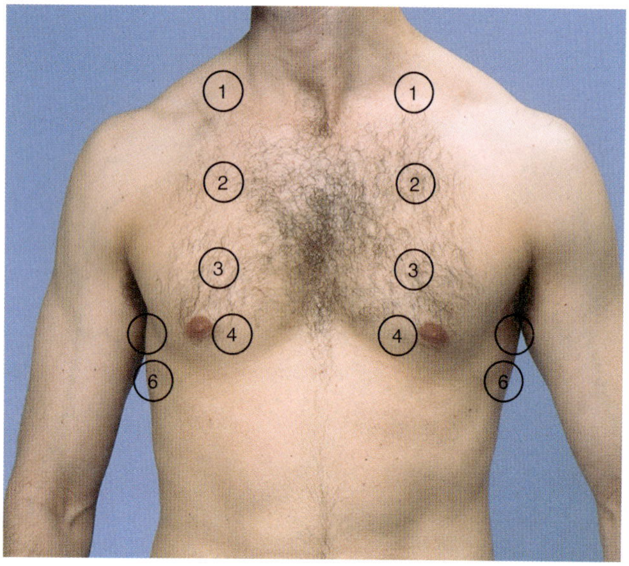

Figure 12-27 앞면과 옆면 흉부 타진

임상 팁

액체 또는 단단한 조직이 공기로 찬 폐를 대체하거나 또는 흉막강에 차게 되면 타진 시 공명음이 둔탁음으로 대체된다. 흉막액은 일반적으로 흉막강의 가장 아랫부분으로(누운 자세에서는 뒤쪽으로) 가라 앉기 때문에 매우 많은 양의 흉막삼출이 있을 때만 흉부 앞면에서 발견할 수 있다.

만성폐쇄폐질환이 있으면 심장의 둔탁음이 과다공명음으로 완전히 대체될 수 있다.

여성에게서 효과적으로 타진하기 위해서는 검진자의 왼손으로 유방을 부드럽게 옆으로 밀고 오른쪽을 타진한다. 또는 대상자에게 자신의 유방을 옆으로 밀게 할 수도 있다.

우중엽 폐렴에서 들리는 둔탁음은 일반적으로 오른쪽 유방 뒤에서 잘 들린다. 유방을 밀지 않으면 비정상적인 타진음을 놓칠 수 있다.

- 간의 위쪽 경계면으로 예상되는 부위 위에 타진판 손가락을 수평으로 놓고, 오른쪽 쇄골중간선을 따라 점진적으로 아래로 타진해 내려간다. 간 둔탁음의 위쪽 경계면을 확인한다(Figure 12-28). 나중에 복부 검진을 할 때 간의 크기를 추정하기 위해 이 방법을 사용한다. 왼쪽에서 흉부를 아래 방향으로 타진해 내려가면 정상 폐의 공명음이 일반적으로 위에서 나는 가스팽만음으로 바뀌게 된다.

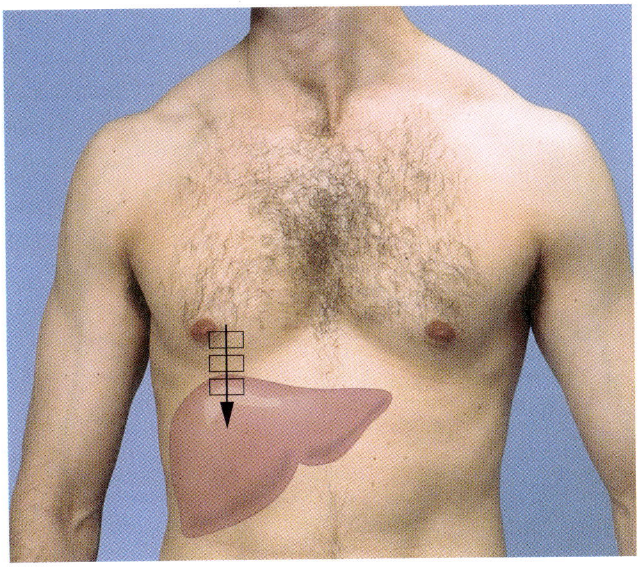

Figure 12-28 만성폐쇄폐질환이 있는 폐는 간의 윗쪽 경계가 아래로 내려가고, 뒤쪽으로는 횡격막 둔탁음의 높이도 내려간다.

(4) 청진

대상자가 입을 벌리고 정상보다 더 깊게 숨을 쉬는 동안 흉부의 앞면과 옆면을 청진한다. 타진에서 제시된 방법을 사용하여 필요하면 인접 부위로 확대해 가면서 폐의 대칭 부위들을 비교한다.

- 호흡음의 강도와 정상적인 폐포음과 어떤 차이가 있는지를 확인하면서 호흡음을 청진한다. 호흡음은 일반적으로 앞면 위쪽 폐 부위에서 좀 더 크게 들리고, 기관지폐포음은 특히 오른쪽에 있는 큰 기도 위에서 들을 수 있다.
- 비정상음이 있는지, 호흡주기의 어느 시점에서 들리는지 그리고 흉벽에서의 위치를 확인한다. 심호흡으로 이런 소리가 없어지는가?
- 필요하면 성음(전도되는 목소리)을 들어본다.

일부 흉부질환의 검진 소견이 TABLE 12-12에 설명되어 있다.

TABLE 12-12 일부 흉부질환의 검진 소견

이 TABLE에는 호흡기질환에서 나타나는 전형적인 변화들이 제시되어 있다. 이런 변화들은 질병 정도와 중증도에 따라 다양하다. 절대적인 구분을 위해서가 아니라 전형적인 변화의 방향을 알기 위해 표를 이용하도록 한다.

상태	타진 소견	기관	호흡음	비정상음	촉각진동감과 성음
정상					
기관-기관지경로와 폐포가 개방되어 있다. 흉막은 얇고 서로 인접해 있다. 흉벽의 움직임은 정상적이다.	공명음	중앙	큰 기관지와 기관에서 각각 기관지폐포음과 기관지음이 들리는 것을 제외하고는 폐포음	없다. 폐 저부에서 약간의 일시적인 흡기 시 수포음이 들릴 수 있다.	정상

만성 기관지염(chronic bronchitis)					
기관지에 만성적 염증이 있고, 가래가 나오는 기침을 한다. 기도 폐쇄가 발생할 수 있다.	공명음	중앙	폐포음(정상)	없거나 또는 흡기 초기와 때로는 호기 시 드문드문 거친 수포음. 또는 쌕쌕거림이나 건성수포음	정상
좌심장부전(초기)(left-sided heart failure)					
폐정맥압이 증가되어 울혈과 간질부종(폐포 주변)이 초래된다. 기관지 점막은 붓게 된다.	공명음	중앙	폐포음	폐의 아래쪽 부위에 흡기말 수포음. 쌕쌕거림도 들릴 수 있다.	정상
엽폐렴(lobar pneumonia)					
폐렴, 폐부종 또는 폐출혈에서와 같이 폐포가 액체 또는 혈구로 차게 된다.	공기가 없는 부위는 둔탁음	중앙	병변 부위는 기관지음	병변 부위는 흡기말 수포음	기관지소리, 염소울음소리, 속삭임 가슴소리와 함께 병변 부위에서 증가된다.
부분 엽 폐쇄(partial lobar obstruction)					
주기관지에 있는 덩어리(점액이나 이물질에 의한)가 공기 흐름을 막을 때 영향 받는 폐포는 허탈되어 공기가 없는 상태가 된다.	공기가 없는 부위는 둔탁음	병변이 있는 쪽으로 이동될 수 있다.	기관지에 덩어리가 계속 있으면 일반적으로 들리지 않으며, 예외적으로 우상엽 무기폐는 인접한 기관음이 전달될 수 있다.	없다.	일반적으로 기관지에 덩어리가 계속 있으면 들리지 않으며, 우상엽 무기폐 같은 예외적인 경우에만 증가될 수 있다.
흉막삼출(pleural effusion)					
흉막강에 액체가 축적되면서 공기가 차있는 폐와 흉벽을 분리시켜서 소리의 전달을 차단한다.	액체가 있는 부위는 둔탁음에서부터 편평음	다량의 삼출이 있는 쪽의 반대쪽으로 이동	감소되거나 들리지 않으나 그러나 다량의 흉막삼출의 윗부분 가까이에서는 기관지음이 들릴 수 있다.	없다. 흉막마찰음이 들릴 수 있다.	감소되거나 없다. 그러나 다량의 흉막삼출의 윗부분에서는 증가될 수 있다.
기흉(pneumothorax)					
일반적으로 한쪽에 나타나며, 공기가 흉막강 내로 새어나오면 폐는 흉벽으로부터 떨어져 위축된다. 흉막 공기는 소리의 전달을 차단한다.	흉막 공기 위는 과다공명음 또는 가스팽만음	만약 긴장기흉이 있으면 반대편으로 이동	흉막 공기 위는 감소되거나 들리지 않는다.	없다. 흉막마찰음이 들릴 수 있다.	흉막 공기 위는 감소되거나 들리지 않는다.
만성폐쇄폐질환(chronic obstructive pulmonary disease, COPD)					
원위부의 공기강이 커지고 폐가 과팽창되면서 서서히 진행되는 질환이다. 만성 기관지염이 만성폐쇄폐질환에 선행하거나 뒤따를 수 있다.	광범위한 과다공명음	중앙	호기가 지연되면서 감소되거나 들리지 않는다.	없거나 만성 기관지염과 관련된 수포음, 쌕쌕거림, 건성수포음이 들릴 수 있다.	감소된다.
천식(asthma)					
보통 기도과민성과 염증을 동반한 가역적인 공기 흐름의 폐쇄가 광범위하다. 발작 동안 공기 흐름이 감소함에 따라 폐는 과팽창된다.	공명음에서부터 광범위하게 과다공명음	중앙	종종 쌕쌕거림에 의해 가려진다.	쌕쌕거림, 수포음이 들릴 수 있다.	감소된다.

4. 특수검진기법

1) 맥박산소측정

맥박산소측정(pulse oximetry)은 동맥혈 **산소포화도**(SpO_2)를 측정하는 것이다. 탐색자를 대상자의 손가락이나 귓불에 붙이며, 영아와 어린 아동은 발가락을 이용한다(Figure 12-29). 다이오드가 빛을 방출하면 탐색자의 반대편에 있는 감지기가 산화혈색소(oxyhemoglobin)에 의해 흡수된 빛의 양을 측정한다. 산소측정기는 방출된 빛의 양과 흡수된 양을 비교하고 산소포화도의 백분율을 계산한다. 건강한 사람의 산소포화도는 95~100%이다. 관류 저하, 저혈압, 이상혈색소혈증(dyshemoglobinemias), 일부 손톱 매니큐어용 에나멜에 포함된 염료 또는 주위가 너무 밝으면 부정확한 결과가 나타날 수 있다. 맥박산소측정은 천식, 폐렴, 만성폐쇄폐질환, , COVID-19, 폐암과 같은 호흡기 질환에 일상적으로 사용된다.

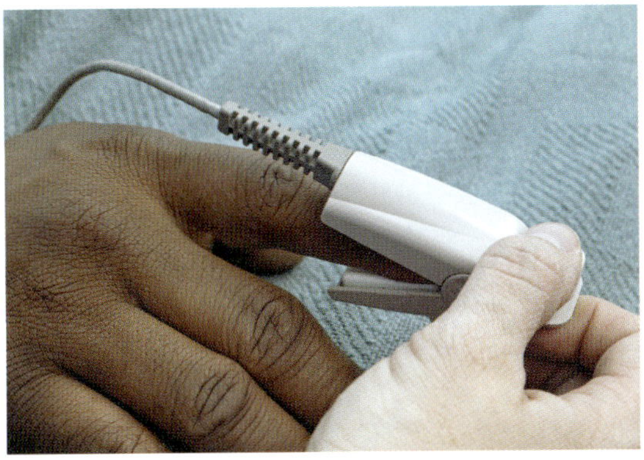

Figure 12-29 손가락에 적용한 산소포화도측정기

2) 최대유량 측정

최대유량계(peak flow meter)는 힘차게 숨을 내쉬는 동안 폐로부터 나오는 최대 공기량을 측정한다(Figure 12-30). 최대유량의 감소는 천식 같이 공기 유출이 감소된 질병에서 발생한다. 최대유량이 감소하면 악화 정도가 심해진다. 대상자의 최대유량에 대한 정기적인 감시로 만성 천식의 치료 효과를 평가할 수 있다. 최대유량은 5세 이상인 대부분의 사람들에게서 정확하게 측정할 수 있다.

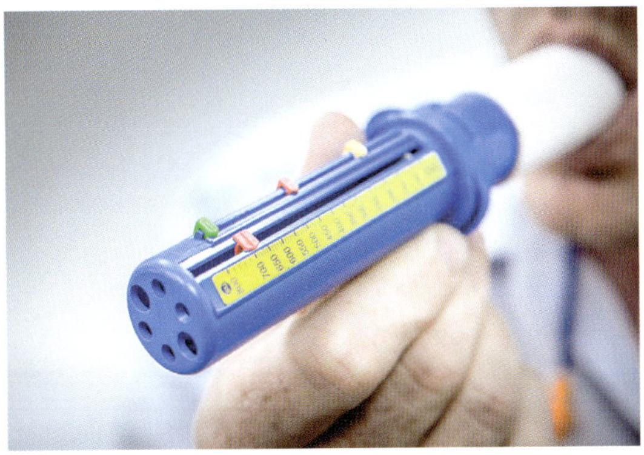

Figure 12-30 최대유량계

최대유량을 측정하기 위해 유량계에 있는 표시를 숫자 눈금의 바닥으로 옮기고, 대상자에게 다음을 하게 한다.

- 똑바로 선다. 입안의 껌이나 사탕이 있으면 뱉는다.
- 심호흡을 하여 폐를 끝까지 채운다.
- 숨을 참고 입안 치아 사이에 마우스피스를 댄다. 마우스피스 주위를 입술로 감싼다. 혀로 구멍을 막거나 혀를 구멍 안으로 넣지 않도록 한다.
- 한번에, 할 수 있을 만큼 최대한 강하고 빠르게 분다.

숫자를 확인한다. 표식을 다시 바닥으로 내리고 이 단계를 2번 더 실시한다. 세 숫자 중 가장 높은 숫자를 대상자의 최대유량으로 기록한다.

만약 대상자가 기침을 하면 그 단계는 무시하고 처음부터 다시 시작한다.

대상자의 첫 번째 공기 분출이 가장 중요하다. 그러므로 오랫동안 분다고 결과가 좋아지지는 않는다.

3) 늑골 골절의 확인

한 개 이상의 늑골에 국소 통증과 압통이 있으면 골절이 의심된다. 흉부의 앞뒤를 압박해 보면 골절과 연조직 손상을 구별하는 데 도움이 될 수 있다. 한 손은 흉골에 그리고 다른 한 손은 흉추에 놓고 흉부를 압박한다. 통증이 있으면 압박을 중단하고 통증 정도와 부위를 확인한다. 검진자의 손으로부터 먼 부위의 국소 통증이 증가하면 연조직 손상이라기보다는 늑골 골절을 의미한다. 늑골 골절의 위험 요인은 다음과 같다.

- 약한 골밀도
- 알코올 과다 사용
- 낙상

늑골 골절이 있는 여성 노인은 골다공증을 확인한다.

5. 검진결과 기록

BOX 12-2는 흉부와 폐의 검진결과를 기록한 예이다.

BOX 12-2 검진결과 기록 – 흉부와 폐

흉부는 대칭적으로 잘 확장됨. 폐는 공명음이 들림. 흉부 앞면과 뒷면의 호흡음은 양쪽 모두 깨끗함. 횡격막 운동은 양쪽 모두 4 cm임.

또는

흉부는 대칭적이며, 약간의 척추후만증과 전후 직경의 증가가 있고 확장이 잘 안됨. 폐에서 과다공명음이 들림. 호흡음은 멀게 들리며, 호기 지연과 산발적인 호기 쌕쌕거림이 있음. 촉각진동감은 감소됨; 기관지소리, 염소울음소리, 속삭임 가슴소리는 없음. 횡격막 운동은 양쪽 모두 2 cm임.

만성폐쇄폐질환을 나타낸다.

참고문헌

인용

Agnelli, G., & Becattini, C. (2010). Acute pulmonary embolism. he New England Journal of Medicine, 363, 266–274.

Barker, A. (2002). Bronchiectasis. The New England Journal of Medicine, 346(18), 1383–1393.

Bohadana, A., Izbicki, G., & Kraman, S. S. (2014). Fundamentals of lung auscultation. The New England Journal of Medicine, 370(8), 744–751.

Centers for Disease Control and Prevention (CDC). (2019). Prevention and control of seasonal influenza with vaccines: Recommendations of the advisory committee on immunization practices—United States, 2019–20 influenza season. https://www.cdc.gov/mmwr/volumes/68/rr/rr6803a1.htm?s_cid=rr6803a1_w#influenzavaccine compositionandavailable products

Centers for Disease Control and Prevention (CDC). (2020a). Fact sheet: Smoking and tobacco use: Health effects of cigarette smoking. http://www.cdc.gov/tobacco/data_statistics/fact_sheets/health_effects/effects_cig_smoking/index.htm

Centers for Disease Control and Prevention (CDC). (2020b). Pertussis: Summary of vaccine recommendations: For healthcare professionals. https://www.cdc.gov/vaccines/vpd/pertussis/recs-summary.html

Centers for Disease Control and Prevention (CDC). (2020c). Pneumococcal disease. Clinical features. https://www.cdc.gov/pneumococcal/clinicians/clinical-features.html

Centers for Disease Control and Prevention (CDC). (2020d). Pneumococcal disease. Pneumococcal vaccination. https://www.cdc.gov/pneumococcal/vaccination.html

Centers for Disease Control and Prevention (CDC). (2020e). Smoking and tobacco use. Current cigarette smoking among adults in the United States. Retrieved August 6, 2020, from https://www.cdc.gov/tobacco/data_statistics/fact_sheets/adult_data/cig_smoking/index.htm

Centers for Disease Control and Prevention (CDC). (2020f). Smoking and tobacco use. Youth and tobacco use. https://www.cdc.gov/tobacco/data_statistics/fact_sheets/youth_data/tobacco_use/index.htm

Centers for Disease Control and Prevention (CDC). (2020g). What you need to know about quitting smoking: Advice from the surgeon general. https://www.hhs.gov/sites/default/files/2020-cessation-sgr-consumer-guide.pdf

Escalante, P. (2009). In the clinic: Tuberculosis. Annals of Internal Medicine, 150, ITC61–614.

Global Initiative for Chronic Obstructive Lung Disease. (2020). Global strategy for the diagnosis, management, and prevention of chronic obstructive pulmonary disease. Retrieved August 6, 2020, from https://goldcopd.org/wp-content/uploads/2019/12/ GOLD-2020-FINAL-ver1.2-03Dec19_WMV.pdf

Irwin, R. S., & Madison, J. M. (2000). The diagnosis and treatment of cough. The New England Journal of Medicine, 3432(3), 1715–1721.

Kerlin, M. P. (2010). In the clinic: Acute pulmonary embolism. The New England Journal of Medicine, 363, 26. Kerlin, M. P. (2014). In the clinic. Asthma. Annals of Internal Medicine, 160(5), ITC3-1.

Kouritas, V. K., Papagiannoupoulos, K., Lazaridis, G., et al. (2015). Pneumomediastinum. Journal of Thoracic Disease, 7(Suppl 1), S44–S49.

Littner, M. (2011). In the clinic: Chronic obstructive pulmonary disease. Annals of Internal Medicine, 154(7), ITC4-1–ITC4-15.

McGee, S. (2018). Evidence-based physical diagnosis (4th ed.). Saunders.

Metlay, J. P., Kapoor, W. N., & Fine, M. J. (1997). Does this patient have community-acquired pneumonia? Diagnosing pneumonia by history and physical examination. JAMA, 278(17), 1440–1445.

Moore, D. J. (2019). Sudden onset of shortness of breath: Consider pulmonary embolism. American Nurse Today, 14(3), 20–23.

Neiderman, M. (2009). In the clinic: Community-acquired pneumonia. Annals of Internal Medicine, 151, ITC4-1–ITC4-16.

Neiwoehner, D. R. (2010). Outpatient management of severe COPD. The New England Journal of Medicine, 362(15), 1407–1416.

Norcross, J. C., & Prochaska, J. O. (2002). Using the stages of change. Harvard Mental Health Letter, 18(11), 5–7.

Panettieri, R. A. (2007). In the clinic. Asthma. Annals of Internal Medicine, 146(11), ITC6-1–ITC6-14.

Parshall, M. B., Schwartzstein, R. M., Adams, L., Banzett, R. B., Manning, H. L., Bourbeau, J., Calverley, P. M., Gift, A. G., Harver, A., Lareau, S. C., Mahler, D. A., Meek, P. M., & O'Donnell, D. E.; American Thoracic Society Committee on Dyspnea. (2012). An official American Thoracic Society statement: Update on the mechanisms, assessment, and management of dyspnea. American Journal of Respiratory and Critical Care Medicine, 185(4), 435–452.

U.S. Food and Drug Administration. (2020). Want to quit smoking? FDA-approved products can help. Retrieved August 5, 2020, from https://www.fda.gov/consumers/consumerupdates/want-quit-smoking-fda-approved-products-can-help

U.S. Preventive Services Task Force. (2020). Tobacco smoking cessation in adults, including pregnant persons: Interventions. Draft evidence review. Retrieved June 02, 2020, from https://www.uspreventiveservicestaskforce.org/uspstf/document/draft-evidence-review/tobacco-smoking-cessationin-adults-including-pregnant-women-interventions

Wenzel, R. P., & Fowler, A. A. (2006). Acute bronchitis. The New England Journal of Medicine, 355(20), 2125–2130.

추가문헌

Centers for Disease Control and Prevention (CDC). (2019, November 21). Vaccines and preventable diseases: Pneumococcal vaccination. http://www.cdc.gov/vaccines/vpd-vac/pneumo/default.htm

Kendrick, K. R., Baxi, S. C., & Smith, R. M. (2000). Usefulness of the modified 0–10 Borg scale in assessing the degree of dyspnea in patients with COPD and asthma. Journal of Emergency Nursing, 26(3), 216–222.

13 심혈관계
The Cardiovascular System

주요 용어

- 고혈압
- 눌림증(tamponade)
- 떨림
- 맥박 윤곽
- 수축기
- 심장주기
- 심전도
- 역류
- 일회박출량
- 잡음(murmur)
- 잡음(쉿소리, bruit)
- 전흉부(precordium)
- 진폭
- 촉진
- 최대박동점
- 확장기

학습목표

1. 심장과 대혈관의 구조와 기능을 기술한다.
2. 심장주기의 2단계에 대해 기술한다.
3. 정상 심음과 그 기원을 기술한다.
4. 전흉부의 주요 청진 부위와 표지점을 확인한다.
5. 심장의 전기 전도계를 기술한다.
6. 정상 심전도 파형을 설명한다.
7. 심혈관계에 대한 정확한 건강력을 수집한다.
8. 심혈관계 검진을 위해 대상자를 적절히 준비하고 자세를 유지시킨다.
9. 심혈관계 검진 수행에 필요한 기구를 기술한다.
10. 목의 경동맥과 경정맥을 검진한다.
11. 심혈관계 사정을 위해 전흉부를 시진, 촉진, 청진한다.
12. 이상 심음과 그 원인을 기술한다.

심혈관계는 심장과 혈관으로 구성되어 있다. 심혈관계의 주요 기능은 산소와 영양소를 신체 각 세포로 운반하고, 노폐물을 제거하며, 기관과 조직의 관류를 유지하는 것이다. 심장은 혈액을 순환시키는 펌프이고, 혈관은 혈액이 조직으로 오가는 통로이다. 간호사는 대상자의 심혈관계 건강상태를 사정하기 위해 상세한 초점식 건강력을 수집하고 이 정보를 이용하여 대상자의 심장과 혈관에 대한 적절한 신체검진을 수행한다. 이 장은 심장과 대혈관, 대동맥, 폐동맥, 대정맥, 폐정맥의 사정에 대해 기술되어 있다. [14장 말초혈관계와 림프계]에서는 말초혈관과 림프계의 사정을 다룬다.

1. 구조와 기능

심혈관계의 정확한 사정을 수행하기 위해서 간호사는 심장 근육, 심방, 판막, 대혈관과 전도계, 말초 동맥과 정맥, 모세혈관, 그리고 림프계를 포함하는 심혈관계의 구조와 기능을 이해해야 한다.

1) 심장과 대혈관의 위치

심장은 속이 비어 있는 근육조직으로, 보통 자기 주먹보다 약간 더 크다. 심장은 흉골(복장뼈, sternum) 아래 종격동과 2번째에서 5번째 늑간 사이에 위치하며 심낭 안에 둘러싸여 있다. 심장의 약 2/3 정도는 앞정중선(midsternal line)의 왼쪽에 위치한다.

심장과 대혈관이 위치한 흉부의 바깥 부분을 **전흉부**(명치부위, precordium)라고 한다. 심장은 회전되어 있어 심장 전면의 대부분은 우심실이 차지하고 있다(Figure 13-1). 우심실과 폐동맥은 흉골 왼쪽 뒤에 위치하며, Figure 13-1의 검은 점선 같이 쐐기 모양의 구조로 되어 있다.

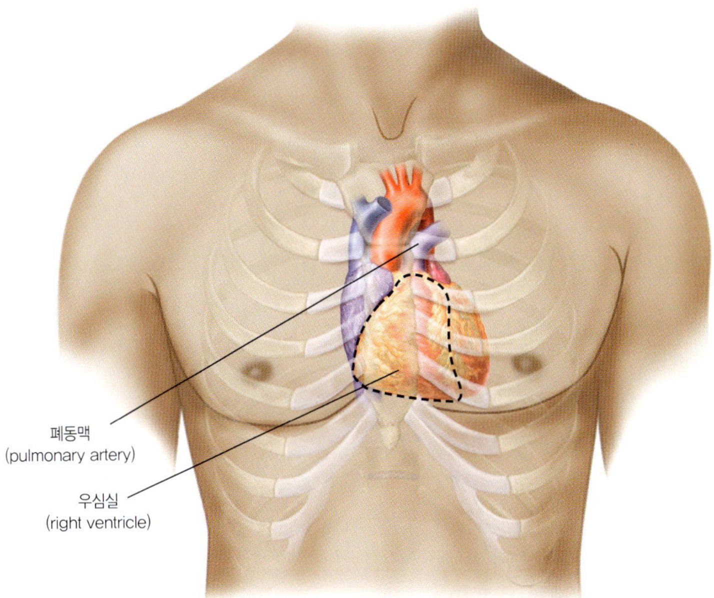

Figure 13-1 우심실과 폐동맥의 위치

우심실의 아래 경계는 흉골(복장뼈, sternum)과 검상돌기(칼돌기, xiphoid process)가 만나는 부위에 인접부위에 놓여 있으며, 흉골각(복장뼈각, sternal angle) 바로 아래에 위치한 폐동맥과 연결되기 위해 올라감에 따라 우심실은 좁아진다. 이 부위를 "**심장저부**(base of heart)"라고 하며, 흉골 옆에 좌우 2번째 늑간에 위치하고 있다.

좌심실은 Figure 13-2에서 검은 점선으로 표시된 부위로 우심실의 왼쪽 뒤에 있다. 좌심실은 심장의 왼쪽 가장자리를 구성한다. 좌심실의 아래쪽으로 좁아지는 끝부분을 "심첨(심장끝, apex)"이라고 한다. 심첨에서는 심첨박동(apical impulse)을 생성하기 때문에 임상적으로 중요한 부위이며, 전흉부를 **촉진**하면 최대박동점

심첨박동은 아동이나 마른 성인에서는 쉽게 촉진될 수 있다. 그러나 흉부의 전후 직경이 증가할수록 촉진이 더 어려워진다. 비만이나 두꺼운 흉벽에서도 심첨박동을 촉진하기 어렵다.

(point of maximal impulse, PMI)으로 확인된다. 심첨박동은 심장의 왼쪽 가장자리에 위치하며, 보통 앞정중선에서 옆쪽으로 7~9 cm, 혹은 왼쪽 쇄골중간선(mid-clavicular line) 바로 안쪽에 있는 5번째 늑간강(갈비사이공간, intercostal space)에서 찾을 수 있다. 그러나 **최대박동점**은 정상 심장을 가진 건강한 대상자에서도 촉진이 쉽지 않다.

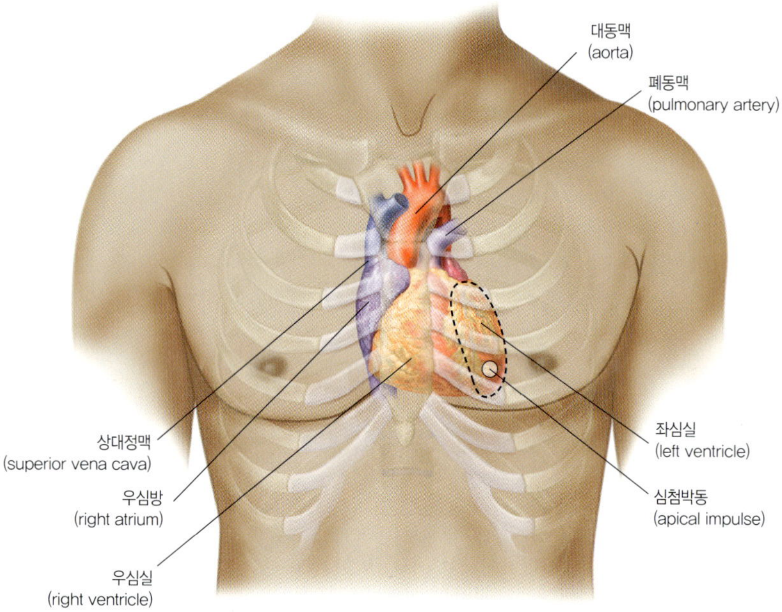

Figure 13-2 좌심실과 연관된 심장 구조들

바로 누운 자세에서 PMI의 직경은 약 1~2.5 cm이다. 2.5 cm 보다 큰 PMI는 좌심실 비대(left ventricular hypertrophy, LVH) 또는 확장이 있음을 나타낸다. 유사하게, PMI의 위치가 쇄골중간선보다 옆쪽에 있거나 또는 앞정중선으로부터 10 cm 이상 떨어져 있다면 LVH 또는 확장을 의미한다.

일부 대상자에서는 전흉부에서 현저하게 보이는 박동점의 위치가 좌심실의 심첨이 아닐 수도 있다. 예를 들어, 만성폐쇄폐질환이 있는 대상자에서는 최대박동점이 검상돌기나 상복부에 위치할 수 있는데, 이는 우심실 비대로 인한 것이다.

심장위에는 큰 혈관들이 있다. 폐동맥은 우심실을 나와 좌우로 분지되며, 산화되지 않은 혈액을 폐로 보낸다. 대동맥은 좌심실에서 흉골각 높이까지 올라가며, 흉골각에서 뒷쪽으로 활모양으로 구부러져 왼쪽으로 내려간다. 내측 경계에는 상대정맥(위대정맥, superior vena cava)과 하대정맥(아래대정맥, inferior vena cava)이 각각 상체와 하체에서 온 정맥혈을 우심방으로 전달한다.

2) 심벽

심벽은 3개의 층으로 이루어져 있다. 가장 바깥층인 심장막(pericardium)은 질긴 섬유막 2개로 구성되어 있으며, 심장을 감싸고 보호한다. 막 사이에 있는 소량의 장액은 심장의 원활한 움직임을 위한 윤활제 역할을 한다. 심근(myocardium)은 심장 근육으로, 펌프 작용을 한다. 심내막(endocardium)은 심방, 심실, 판막의 안쪽 표면을 덮는 얇고 부드러운 내피조직층이다.

3) 심방, 심실, 판막과 순환

심장을 통한 순환은 Figure 13-3에 제시되었으며 심방, 심실, 판막 및 혈류의 방향을 보여준다. 신체 각 기관과 조직으로부터 온 혈액은 상대정맥과 하대정맥을 통해 심장으로 유입된다. 우심방에서 혈액을 받아들이면 삼첨판(tricuspid valve)을 통해 우심실로 보내고 다시 폐동맥판(pulmonic valve)을 거쳐 폐동맥으로 보낸다. 폐와 폐정맥(pulmonary vein)을 경유하여 좌심방으로 돌아온 혈액은 승모판(mitral valve)을 통하여 좌심실로 들어가게 된다. 폐에서 산화된 혈액은 좌심실이 수축할 때 대동맥판(aortic valve)과 대동맥을 통해 각 신체 기관으로 운반된다. 삼첨판과 승모판은 그 위치 때문에 방실판막으로 불린다. 대동맥판과 폐동맥판은 구조가 반달 모양이므로 반달판막(semilunar valves)이라고 한다. Figure 13-3에서는 모든 판막이 열린 상태이지만, 살아있는 심장에서는 동시에 열리지는 않는다.

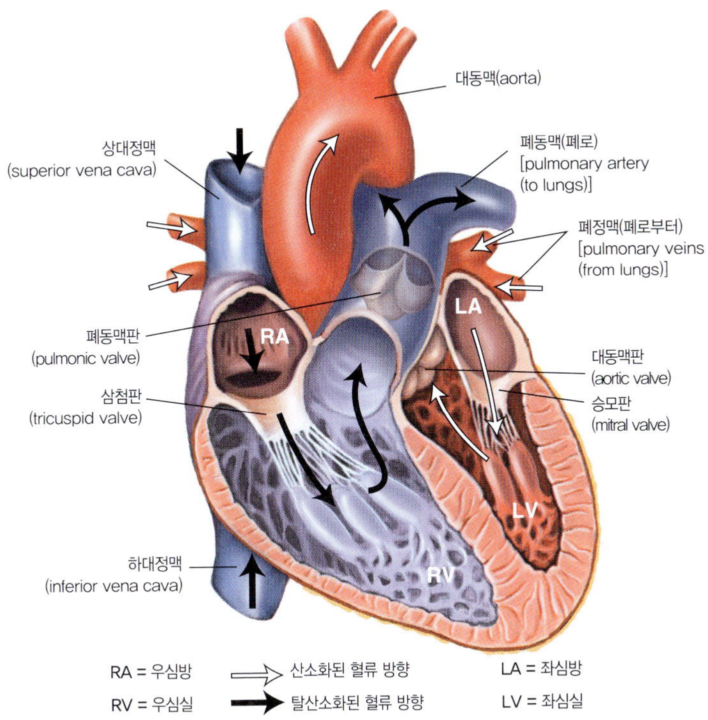

Figure 13-3 심방, 심실, 판막과 혈류 방향

심장 판막들이 닫히면 첨판(leaflet)들, 인접한 심장 구조 및 혈액의 흐름에서 나오는 진동으로 인해 심음이 발생한다. 심음을 이해하기 위해 심장주기와 관련해서 판막들의 위치와 움직임을 자세하게 알아야 한다.

4) 심장주기

(1) 심실 압력

심장은 수축과 이완을 반복하며 심방과 심실 내 다양한 압력을 발생시켜 펌프로서의 기능을 수행한다. **수축기**(systole)는 심실이 수축하는 시기이다. Figure 13-4를 보면, 확장 상태에서 5 mmHg 이하로 유지되던 좌심실 압력이 정상 최고인 120 mmHg까지 증가된다. 심실이 수축하면서 많은 양의 혈액을 대동맥으로 내보내면 심실의 압력이 떨어지기 시작한다. **확장기(이완기**, diastole)는 심실이 이완되는 시기이다. 심실압은 5 mmHg 이하로 감소하며 심방에서 심실로 혈액이 유입된다. 확장기 말에는 심방 수축에 의해 혈액이 유입되어 심실의 압력이 약간 증가한다. 수축기와 확장기가 심장주기를 구성한다.

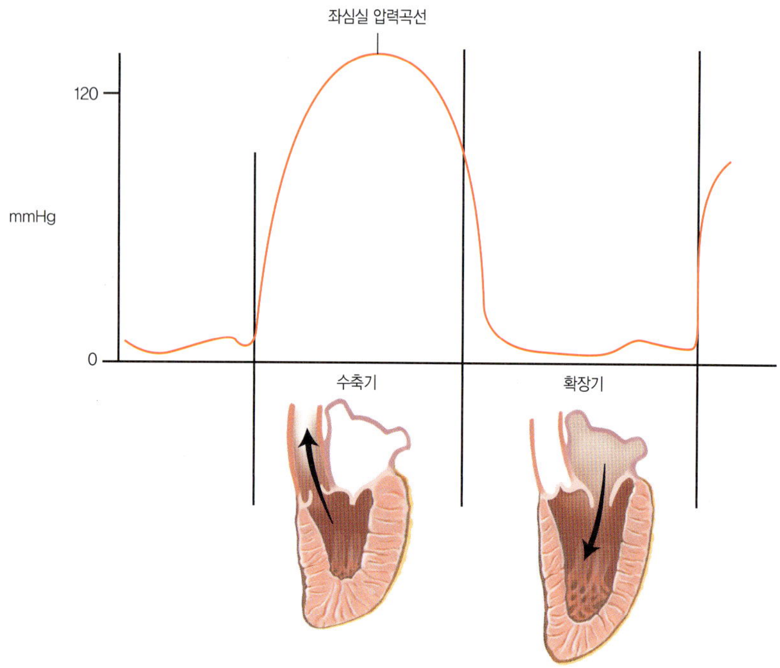

Figure 13-4 수축기와 확장기 동안의 심실압

(2) 판막의 열림과 닫힘

수축기에는 대동맥판이 열리고 좌심실에서 대동맥으로 혈액이 박출된다. 이때 승모판은 닫히면서 좌심실에서 좌심방으로 혈액이 역류되는 것을 방지한다. 반대로 확장기에는 대동맥판이 닫히면서 대동맥에서 좌심실로 혈액이 역류되는 것을 방지한다. 승모판이 열리면 혈액은 좌심방에서 이완된 좌심실로 흐른다.

좌심방, 좌심실, 대동맥의 압력과 판막의 위치 및 움직임의 상호 관계를 이해하는 것은 심음을 이해하는 데 기본이 된다. 일회의 **심장주기**를 통해 압력의 변화와 소리를 살펴본다(Figure 13-5). 청진하는 동안 제1심음(S_1)과 제2심음(S_2)은 수축기와 확장기를 구분한다.

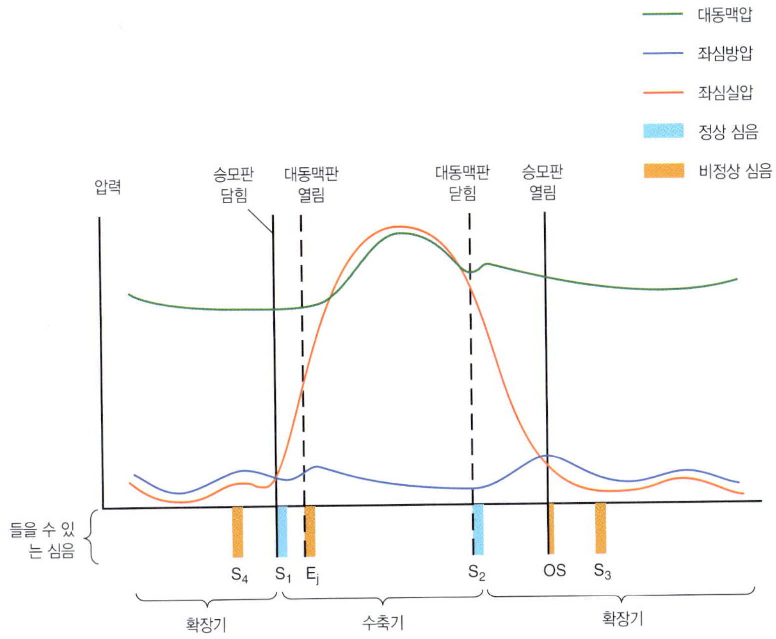

Figure 13-5 심장주기

확장기 동안 혈액으로 채워져 있는 좌심방의 압력은 이완된 좌심실의 압력보다 약간 높으므로, 좌심방의 혈액은 열린 승모판을 거쳐 좌심실로 흘러들어간다. 심실 수축기 바로 직전에 심방이 수축하여 심방을 비우게 되는데, 이때는 심방과 심실 모두 압력이 약간 증가한다 (Figure 13-6).

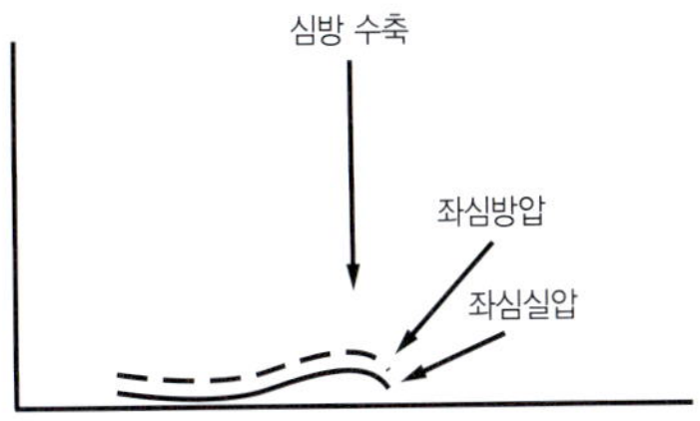

Figure 13-6 심방 수축은 심방압과 심실압을 약간 증가시킨다.

수축기 동안 좌심실은 수축하기 시작하고 압력이 빠르게 좌심방의 압력보다 높아지면서 혈액이 역류하지 않도록 승모판이 닫힌다(Figure 13-7). 승모판이 닫힐 때 제1심음(S_1)이 발생한다.

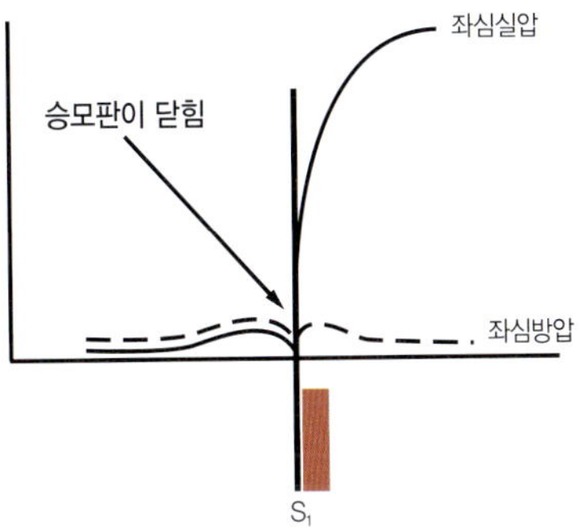

Figure 13-7 승모판이 닫히면서 S_1이 발생한다.

좌심실압은 계속 증가해서 대동맥압보다 높아지고 대동맥판이 열리게 된다(Figure 13-8). 정상적으로 최대 좌심실압은 수축기 혈압과 동일하다.

어떤 질환에서는 대동맥판막이 열릴 때 수축기 조기 박출음(early systolic ejection sound, Ej)이 들린다.

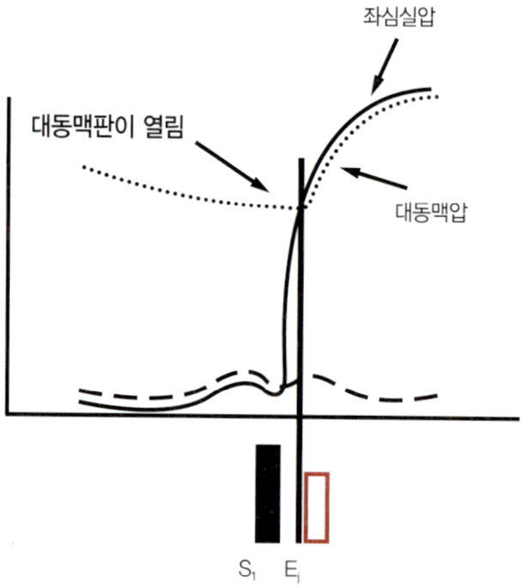

Figure 13-8 좌심실압이 증가하면 대동맥판이 열린다.

좌심실에서 대부분의 혈액이 분출된 후에 심실압은 떨어지기 시작한다. 좌심실압이 대동맥압보다 낮아지면 대동맥판이 닫힌다(Figure 13-9). 대동맥판이 닫히면서 제2심음(S_2)이 발생하고 심장의 확장기가 다시 시작된다.

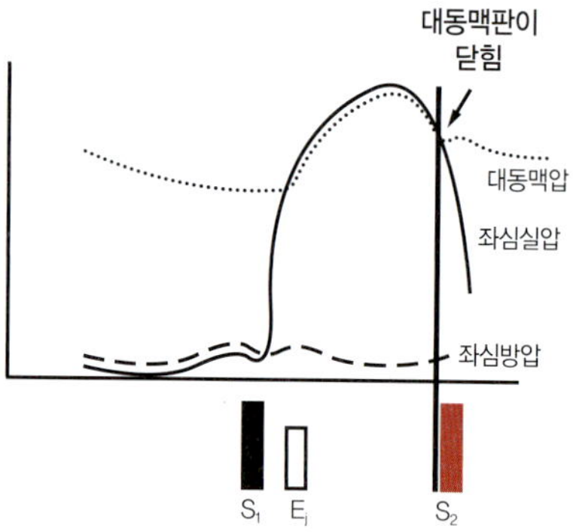

Figure 13-9 대동맥판이 닫히면서 S_2가 발생된다.

확장기에는 좌심실압이 계속 낮아지고, 좌심방압보다 낮아지면 승모판이 열리게 된다(Figure 13-10).

승모판 협착에서처럼 첨판의 움직임이 제한되면 개방음(opening snap, OS)이 들릴 수 있다.

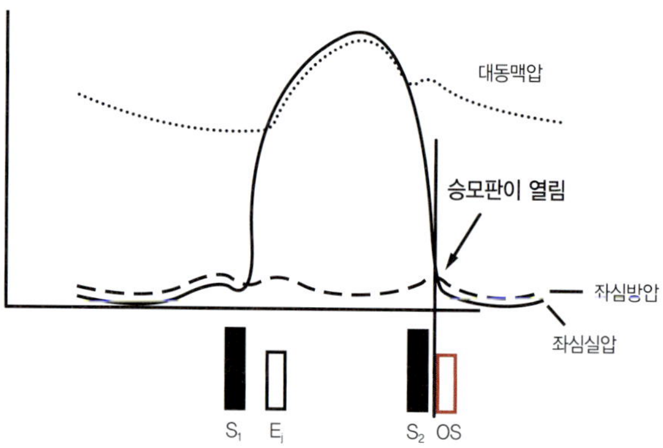

Figure 13-10 좌심실압이 좌심방압보다 낮아지면 승모판이 열린다.

승모판이 열린 후, 초기 확장기에 좌심방에서 좌심실로 혈류가 급속도로 채워지는 시기가 있다(**Figure 13-11**). 아동과 젊은 성인의 경우 세 번째 심음인 S_3가 들릴 수 있으며, 이는 심실 벽에 부딪히는 혈액의 급격한 감속으로 인해 발생한다. 그러나 노인의 경우 S_3 말굽심음(S_3 gallop)은 일반적으로 심실 탄성의 병리적 변화를 나타낸다.

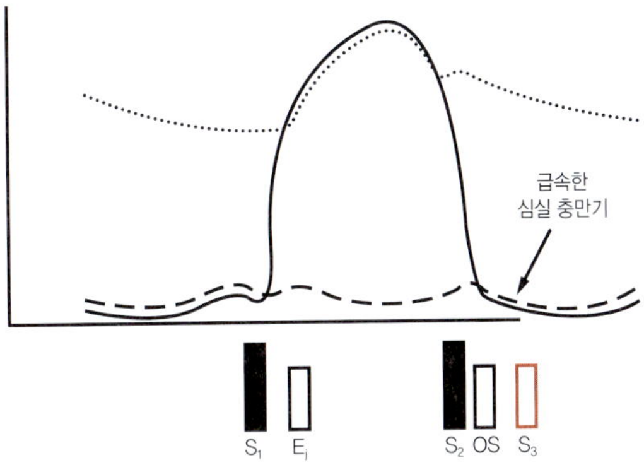

Figure 13-11 혈액은 확장기 초기에 좌심방에서 좌심실로 흐른다.

마지막으로 건강한 성인에게서는 자주 청진할 수 없는 제4심음(S_4)은 심방의 수축을 의미한다(**Figure 13-12**). S_4는 다음 주기 S_1의 바로 전에 발생하며, 심실 탄성의 병리적 변화를 의미한다.

탄성(compliance)이란 혈액 충만 시 심근의 이완 용이성을 의미한다. 심실이 경직되어 혈액이 채워질 때 확장할 수 있는 능력이 감소되면 탄성이 떨어진다.

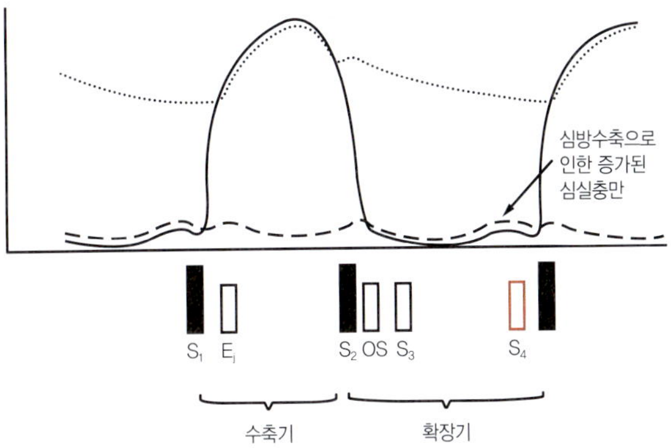

Figure 13-12 일반적으로 건강한 성인에서 들리지 않는 제4심음은 심실 탄성의 병리적 변화를 나타낸다.

5) 심장 분열음

(1) S_2 분열음

이러한 변화가 왼쪽 심장에서 발생하는 동안 우심방, 우심실, 삼첨판, 폐동맥판막 및 폐동맥과 관련된 유사한 변화가 오른쪽 심장에서도 발생한다. 그러나 우심실압과 폐동맥압은 왼쪽 심장의 상응하는 압력보다 현저히 낮다.

또한, 오른쪽 심장의 변화는 일반적으로 왼쪽 심장의 변화보다 약간 늦게 발생한다. 그래서 하나의 심음 대신 두 개의 식별 가능한 소리가 들릴 수 있다. 첫 번째는 왼쪽의 대동맥판이 닫히면서(A_2), 두 번째는 오른쪽의 폐동맥판이 닫히면서(P_2) 발생한다.

S_2와 그 두 구성요소인 A_2와 P_2는 각각 대동맥판과 폐동맥판이 닫힘으로 발생한다. 흡기 동안 우심실이 채워지는 시간이 늘어나서 좌심실에 비해 **일회박출량**(stroke volume)이 증가하고 우심실을 비우는 시간도 길어진다. 이것은 폐동맥판(P_2)의 닫힘을 지연시켜 S_2를 두 개의 분열음으로 들을 수 있게 된다**(Figure 13-13)**.

일회박출량(stroke volume)은 각 심장 박동과 함께 심실에서 박출되는 혈액량이다.

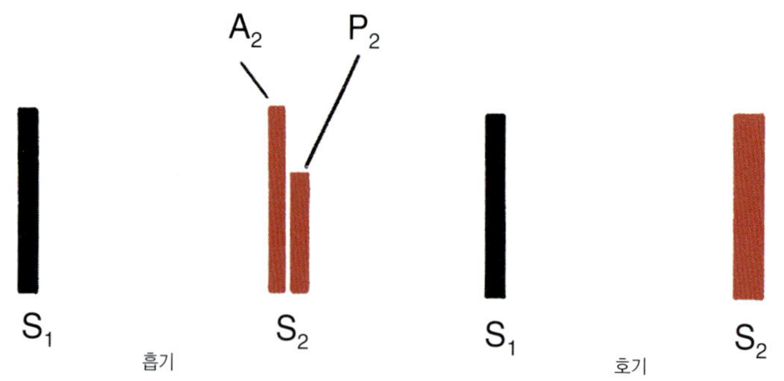

Figure 13-13 S_2 **분열음**

호기 동안 A_2와 P_2는 하나의 S_2 소리로 합쳐진다. 정맥벽은 근육이 적기 때문에 동맥보다 더 늘어날 수 있어 더 많은 혈액을 저장할 수 있다. 흡기시 폐혈관상(pulmonary vascular bed)은 확장능력이 더 커서 많은 혈액을 채우는 데 시간이 더 걸리기 때문에 P_2가 닫히는 시간이 지연된다.

S_2의 두 구성 요소 중 A_2는 대동맥의 높은 압력을 반영하며, 일반적으로 소리가 더 크다. 그것은 전흉부 전체에서 들린다. 대조적으로 P_2는 상대적으로 부드러우며 폐동맥의 더 낮은 압력을 반영한다. 이 음은 흉골에 가까운 2, 3번째 왼쪽 늑간에서 가장 잘 들린다. 여기에서 S_2 분열음을 찾아야 한다.

S_2 분열음은 비만이 있거나 흉벽의 전후 직경이 증가된 사람에서는 듣기 어려울 수 있다.

(2) S_1 분열음

S_1 또한 처음 승모판 소리와 나중 삼첨판 소리로 구성되어 있다. 주요 구성요소인 승모판 소리가 훨씬 더 크며, 이는 왼쪽 심장의 높은 압력을 반영한다. 이는 전흉부 전체에서 들을 수 있으며 심첨에서 가장 크게 들린다. 부드러운 삼첨판 소리는 왼쪽 아래 흉골연에서 가장 잘 들리며, 여기에서 S_1 분열음을 들을 수 있다. 더 일찍 들리고, 소리가 더 큰 승모판 소리는 삼첨판 소리를 가릴 수 있으며, 분열이 항상 감지 가능한 것은 아니다. S_1의 분열은 호흡에 따라 변하지는 않는다.

6) 심잡음

심잡음(heart murmur)**(Figure 13-14)**은 심음에 비해 소리가 길게 들리므로 정상 심음과 구별이 가능하다. 잡음은 혈액의 소용돌이 흐름(와류)으로 인해 발생하는 것으로, 젊은 성인에게서는 "무해한" 소견이 될 수도 있지만, 대부분은 판막질환이나 선천성 심질환의 진단 근거가 된다. 좁아진 판막은 대동맥판 협착증 같이 혈류를 방해하는 판막 입구가 비정상적으로 좁아져서 특징적인 잡음이 발생한다. **대동맥판 역류**(aortic regurgitation) 또는 부전(insufficiency) 같이 완전히 닫히지 않은 판막에서는 혈액이 역류되어 역류 잡음(regurgitant murmur)이 발생한다.

협착은 좁아지는 것을 의미하며, 이 경우 대동맥판의 출구가 좁아져서 소용돌이 흐름(와류)이 발생된다.

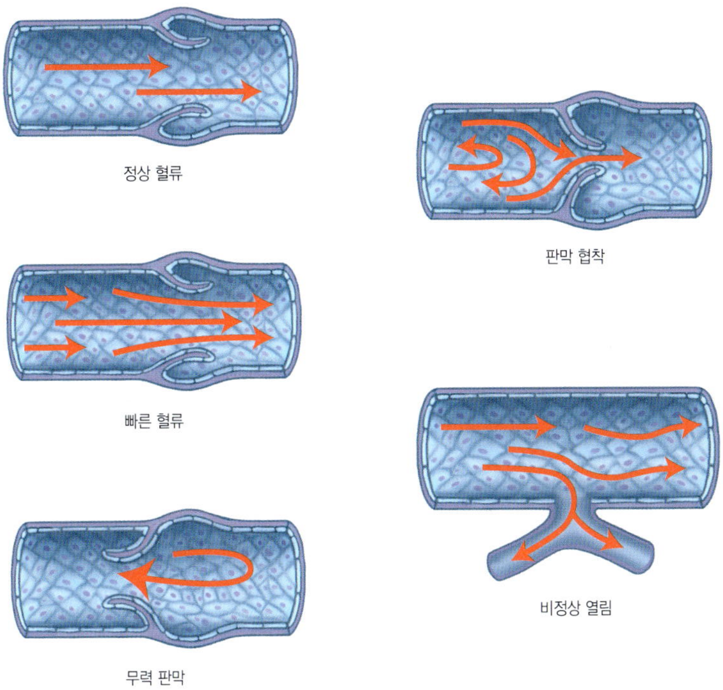

Figure 13-14 **심잡음의 역학**

심혈관계 신체검진 부분에서는 잡음의 강도, 음조, 지속시간, 방사(전이) 방향 등의 특성이 다루어진다.

7) 흉벽과 청진 소견의 관계

심음과 심잡음이 들리는 흉벽의 위치는 소리가 시작된 판막이나 심방, 심실을 식별하는 데 도움이 된다. 심장 판막에서 생성된 소리는 혈액의 흐름과 함께 이동한다. Figure 13-15에 표시된 위치를 보고, 위 아래 심방, 심실 사이와 폐동맥과 대동맥을 통한 혈류의 방향을 그려보도록 한다.

승모판에서 생성되는 심음과 심잡음은 심첨 주위에서 가장 잘 청진할 수 있다. 삼첨판에서 생성되는 심음과 잡음은 왼쪽 아래 흉골연에서 가장 잘 청진된다. 폐동맥판에서 생성되는 잡음은 흉골에 인접한 왼쪽 2, 3번째 늑간에서 가장 잘 청진되나, 때로는 약간 윗부분 혹은 아랫부분에서 들리기도 한다. 대동맥판막에서 생성되는 잡음은 오른쪽 2번째 늑간에서부터 심첨에 이르기까지 어디에서나 잘 청진된다. Figure 13-15에 표시된 것과 같이 겹치는 부위에서 잡음이 들릴 때에는 심음과 잡음을 정확하게 구분하기 위해서 청진 소견과 다른 심장검사를 연관시켜 분석할 필요가 있다.

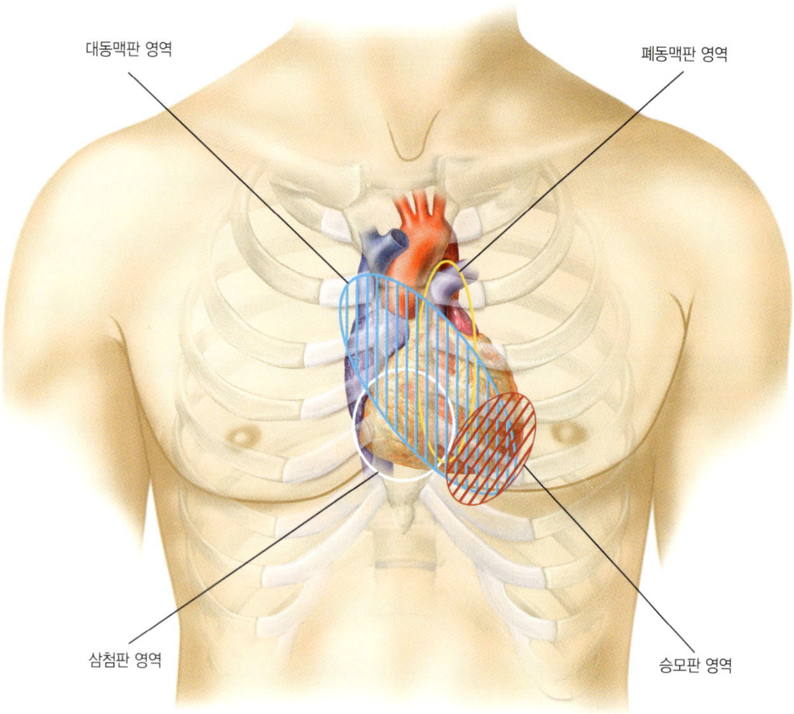

Figure 13-15 심음 기원의 위치

8) 전도계

전기 전도계는 심근의 수축을 자극하고 조절한다. 정상 전기 흥분은 대정맥이 접하는 우심방에 위치해 있는 특수 심근세포 집단인 동방결절(sinoatrial node, SA node)에서 시작된다. 동방결절은 심장박동조율기(cardiac pacemaker)로 작용하며 매 분당 60–100회의 흥분을 자동적으로 방출한다. 이 흥분은 양쪽 심방을 거쳐 심방중격 하부에 위치한 방실결절(atrioventricular node, AV node)에 도달한다. 이곳에서 흥분은 잠시 머물렀다가 히스다발(bundle of His)과 다발갈래(각, bundle branch)를 통과하면서 심실근육으로 전도가 이루어진다. 심근 수축은 심방이 먼저 그리고 심실에서 나중에 일어난다.

Figure 13-16에 단순화한 형태로 정상 전도 경로가 도식화 되어 있다. **심전도**(electrocardiogram, ECG)는 이런 전기 흥분의 변화를 기록한다. 심장 평활근의 수축은 활동전위를 생성하며, 그 결과로 연속적인 심전도 파형을 만들어낸다. 심전도는 심장전면 6개의 사지유도와 횡단면 6개의 흉부유도로 이루어진다.

- 유도에 접근하는 전기 벡터(신호)는 양성 또는 상향 곡선을 유발한다.
- 유도에서 멀어지는 전기 벡터는 음성 또는 하향곡선을 유발한다.
- 양성 벡터와 음성 벡터가 균형을 이룰 때 등전성(isoelectric)이며 수평으로 나타난다.

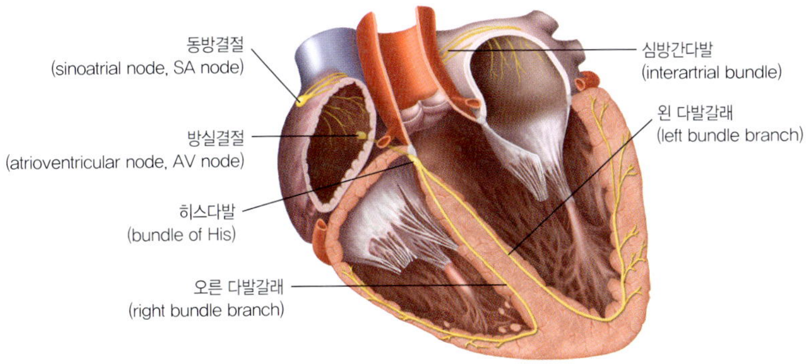

Figure 13-16 전기 흥분은 심장 전도계를 통해 전달된다

정상 ECG의 구성요소와 지속시간이 여기에 간략하게 요약되어 있고 Figure 13-17에 설명되어 있지만 대상자의 기록을 해석하려면 추가 지침과 연습이 필요하다. 정상 심전도 혹은 "정상 동리듬(normal sinus rhythm, NSR)"이라는 용어는 정상적인 심전도 파형을 기술할 때 사용된다.

- P파(P wave): 심방 탈분극, 최대 0.08초, PR 간격은 0.12–0.20초
- QRS군(QRS complex): 심실 탈분극, 최대 0.10초, 아래 파형 중 하나 혹은 그 이상으로 구성됨
  - Q파(Q wave): 심실 중격 탈분극으로 인한 하향 곡선
  - R파(R wave): 심실 탈분극으로 인한 상향 곡선
  - S파(S wave): R파에 이은 하향 곡선
- T파(T wave): 심실 재분극 혹은 회복기, 지속시간은 QRS와 관련됨

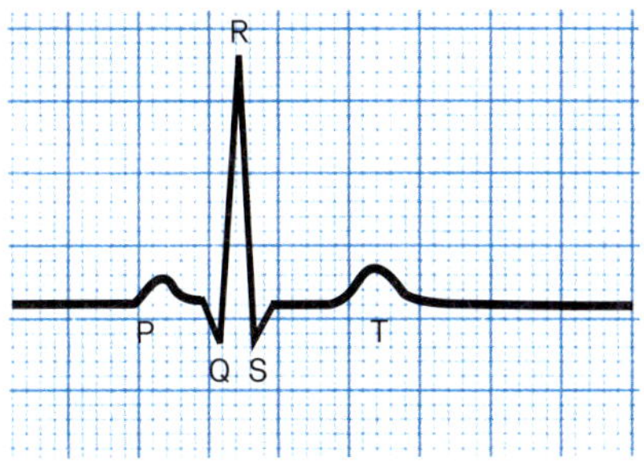

Figure 13-17 정상 심전도 판독

전기 흥분은 심근 수축보다 약간 앞서 발생하며, 심장주기에 따른 심전도 파형은 Figure 13-18과 같다.

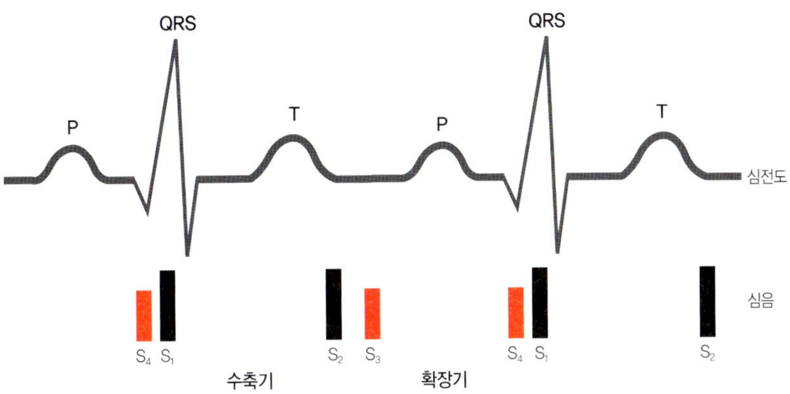

Figure 13-18 심전도와 심장주기 관계

9) 펌프로서의 심장

좌우 심실은 대동맥과 폐동맥으로 혈액을 내보내는 펌프로서의 역할을 한다. 1분 동안 각 심실에서 분출되는 혈액의 양을 심장박출량(cardiac output)이라고 하며, 이는 심박수와 일회박출량(stroke volume)에 의해 산출된다. 일회박출량(매 심장 박동에 의해 분출되는 혈액의 양)은 전부하(preload), 심근수축력(myocardial contractility), 후부하(afterload)의 영향을 받는다.

- 전부하: 수축 전 심근을 신전시키는 부하를 말한다. 확장기말 우심실 내 혈액량은 다음 박동에 필요한 전부하를 구성한다. 우심실 전부하는 우심장으로 되돌아오는 정맥 귀환량이 늘어나면 증가된다. 생리적 원인에는 흡기(들숨, inspiration)와 근육 운동으로 인한 혈류량 증가가 포함된다. 심부전에서 우심실 확장으로 증가된 혈액량 또한 전부하를 증가시킨다. 우심실 전부하 감소의 원인에는 호기(날숨, expiration), 좌심실 박출량 감소, 모세혈관계 또는 정맥계의 혈액 고임 등이 있다.
- 심근수축력: 일정 부하 시 심근이 수축하는 능력을 말한다. 심근수축력은 교감신경계 자극 시 증가하며, 심근에 혈류 혹은 산소 공급이 원활하지 않은 상태에서는 감소한다.
- 후부하: 심실 수축에 대한 혈관 저항성 정도를 말한다. 좌심실 수축에 대한 저항요소로는 대동맥, 동맥, 말초혈관(주로 소동맥과 세동맥)벽의 근 긴장도와 대동맥 내의 혈액량 등이 있다. 동맥압의 상승은 후부하 증가의 원인이 된다.

전부하와 후부하의 병리적 증가를 각각 용적과부하와 압력과부하라고 하는데, 이들은 실제 임상적으로 감지되는 심실의 기능 변화를 초래한다. 이런 변화에는 정상 심음과 촉진으로 감지할 수 있는 심실 박동의 변화가 포함되며, 비정상 심음과 잡음이 나타날 수 있다.

모든 대상자가 초기에 용적과부하가 나타나는 것은 아니기 때문에, 심부전이라는 용어가 지금은 "울혈심부전"보다 선호된다.

10) 맥박과 혈압

심장이 수축할 때마다 혈액은 대동맥과 동맥가지로 분출된다. 압력 파동은 동맥순환계로 빠르게 전달되어 맥박으로 촉진된다. 압력 파동이 혈액의 속도보다 빠르게 전달되지만 말초맥박은 심실 수축보다 늦게 촉진된다. 따라서 팔과 다리에서 측정되는 맥박이 바로 그 시점의 심장주기를 나타내는 것은 아니다.

동맥계 내 혈압은 심장주기 동안 달라지는데, 수축기에 최고치에 이르고 확장기에 최저치로 떨어진다(Figure 13-19). 이러한 현상은 혈압계를 이용해 측정할 수 있다. 수축기압과 확장기압의 차이를 맥압(pulse pressure)이라고 한다.

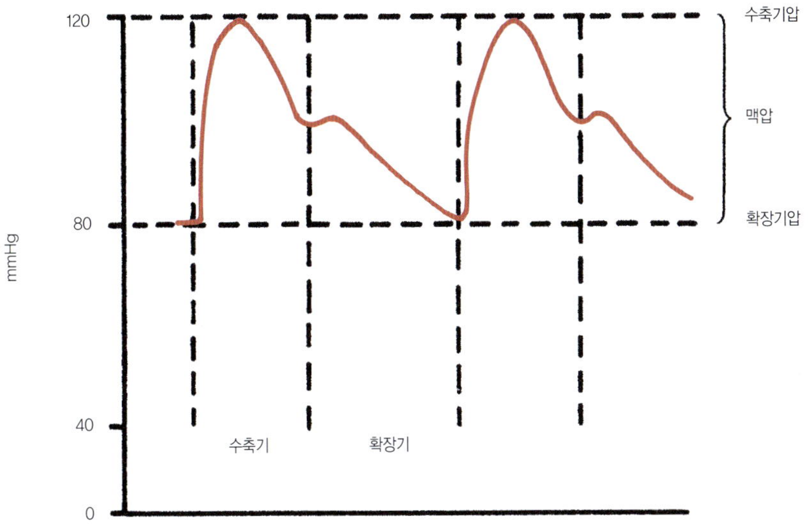

Figure 13-19 동맥계 혈압은 수축기 동안 최고치에 도달하고 확장기 동안 최저치로 떨어진다.

동맥압에 영향을 미치는 요인은 BOX 13-1에 요약되어 있다. 이 4개 요인의 변화는 수축기압, 확장기압 혹은 두 가지 모두에 영향을 줄 수 있다. 혈압은 24시간 동안 변화가 심하며, 신체 활동, 감정상태, 통증, 소음, 주변 온도와 커피, 담배, 약물 복용, 하루 중 시간대에 따라서 달라진다.

BOX 13-1 동맥압에 영향을 미치는 요인

- 좌심실의 일회박출량
- 대동맥과 동맥의 확장성
- 말초혈관의 저항성
- 동맥계 내 혈액량

임상 팁

고혈압은 비정상적으로 높은 동맥압이다. 이 경우 심장은 혈액을 동맥으로 보내기 위해 더 일해야 한다. 고혈압의 원인으로는 흡연, 과체중 또는 비만, 나이, 유전, 신장질환, 부신장애, 수면무호흡증, 스트레스, 운동부족, 과도한 염분섭취, 과도한 알코올 소비(하루에 1~2잔 이상) 등이 있다.

11) 경정맥 파동

내경정맥(internal jugular vein)과 종종 외경정맥(external jugular vein)에서 볼 수 있는 파동은 우심방 내의 압력 변화를 반영한다. 주의 깊게 관찰하면 내경정맥, 때로는 외경정맥의 파동 맥박이 두 개의 높은 봉우리(a 와 v)와 두 개의 골(x 와 y)로 구성되어 있음을 알 수 있다(Figure 13-20).

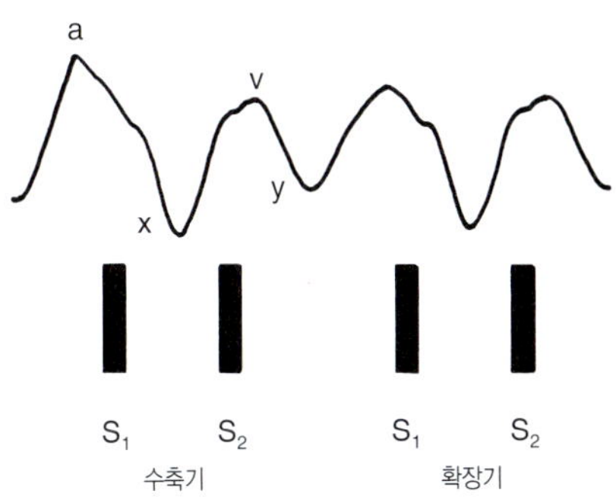

Figure 13-20 경정맥 파동 유형

12) 경정맥압

경정맥은 오른 심장의 압력 및 기능을 나타내는 중요한 임상지표이다. 경정맥압(jugular venous pressure, JVP)은 우심방압을 반영하는데, 이는 결국 중심정맥압(central venous pressure, CVP) 및 확장기말 우심실압과 동일하다. JVP는 구조적으로 더 직접적인 우심방과의 통로가 있는 오른쪽 내경정맥에서 가장 잘 측정된다. 알려진 견해와 달리 최근 연구에서는 CVP를 측정하는 유용하고 정확한 방법으로 오른쪽 외경정맥의 시진이 확인되었다.

우심방의 충만, 수축, 배출에 따른 압력의 변화는 경정맥압의 변화를 야기하고, 이러한 파동은 시진이 가능하다. 경정맥압 변화에 대한 주의 깊은 관찰을 통해 혈액량, 좌우 심실기능, 삼첨판과 폐동맥판의 개방성, 심장막의 압력과 부정맥 등에 대한 정보를 얻을 수 있다.

출혈은 경정맥압을 저하시키고, 우심부전 또는 좌심부전, 폐동맥고혈압, 삼첨판협착, 심장 주위 압박이나 심장 눌림증(pericardial tamponade, 심장막 층 사이에 체액이 비정상적으로 축적되어 심장에 압력을 가하며 심할 경우 심장 박동 기능을 손상시킴) 등은 경정맥압을 증가시킨다.

내경정맥(Figure 13-21)은 목의 흉쇄유돌근 아래에 있으며 직접적으로 보이지 않기 때문에 검진자는 목의 표면으로 전달되는 내경정맥 또는 외경정맥의 파동을 식별하는 법을 배워야 하고, 이러한 정맥 파동과 경동맥(목동맥, carotid artery)의 선명한 박동을 주의 깊게 구별해야 한다.

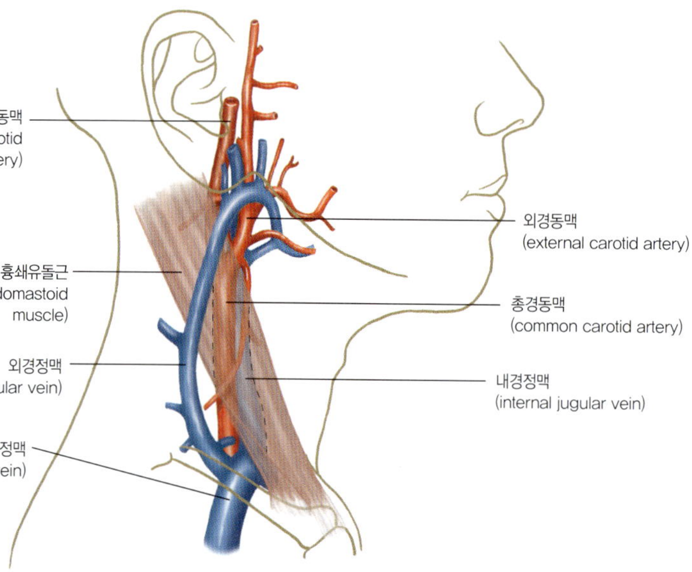

Figure 13-21 경정맥

JVP의 높이를 측정하기 위해 내경정맥 파동의 최고점을 찾거나 또는 필요하다면 외경정맥의 허탈 부위의 위쪽 지점을 찾아야 한다. 경정맥압은 일반적으로 흉골각 위에서부터 내경정맥 파동의 최고점까지의 수직거리로 측정된다. 흉골각은 흉골병(복장뼈자루, manubrium)과 흉골체(body of sternum)가 연결되는 부분으로 두 번째 늑골과 인접해 있다.

경정맥이 보이는 상태는 중력 때문에 대상자의 자세에 따라 달라진다. Figure 13-22의 대상자는 내경정맥압이 증가되어 있다.

- **자세 A:** 침대머리를 30° 정도 높인 채 누운 자세에서는 경정맥 파동의 최고점이 턱보다 위에 있어 보이지 않으므로 경정맥압을 측정할 수가 없다.
- **자세 B:** 침대머리를 60° 올린 자세에서는 내경정맥의 "가장 윗부분"을 관찰할 수 있기 때문에 이 자세에서 흉골각 혹은 우심방으로부터 수직거리를 측정할 수 있다.
- **자세 C:** 똑바로 선 자세에서는 쇄골 위에 위치한 정맥을 거의 식별할 수 없기 때문에 경정맥압의 측정이 불가능하다.

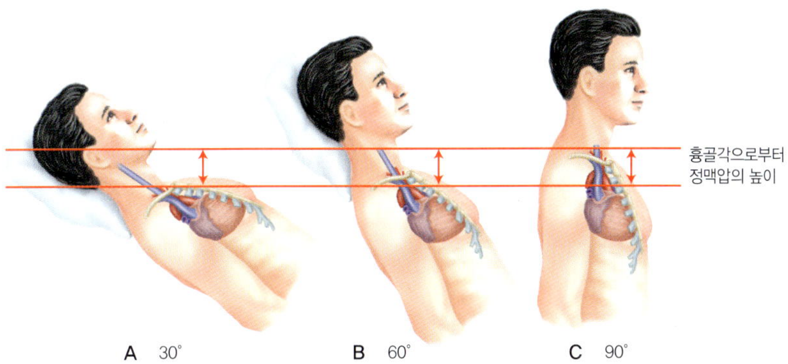

Figure 13-22 흉골각으로부터의 정맥압 높이로 경정맥압을 측정할 수 있다.

흉골각으로부터 측정한 정맥압의 높이는 3가지 자세에서 모두 동일하겠지만, 의료진이 대상자의 자세를 어떻게 취하도록 하는가에 따라 경정맥압의 측정치가 달라진다. 경정맥압이 흉골각 위에서 4 cm 이상 혹은 우심방 위에서 9 cm 이상으로 측정된 경우는 비정상으로 간주된다. 경정맥압의 측정 기술은 '신체검진 부분'을 참조한다.

2. 건강력

심혈관계 건강력 수집 시 확인할 주증상은 다음과 같다(BOX 13-2).

BOX 13-2 주증상

- 흉통 또는 불편감, 목, 왼쪽 어깨 또는 팔, 등으로 방사되는 통증 또는 불편감
- 부정맥: 맥손실, 두근거림
- 호흡곤란
- 기침
- 부종
- 야간뇨
- 피로
- 청색증 또는 창백

1) 심장 증상 사정—개요 및 기본 활동 수준과의 비교

흉부 증상은 순환기계, 호흡기계, 소화기계 또는 근골격계 등 다양한 원인에 의해 나타난다. 간호사는 빠짐없는 건강력 문진을 통해 증상의 원인을 구분해 낼 수 있어야 한다. 이 장에서는 흉부 증상 중 순환기계 증상에 초점을 맞추고자 한다. 심장 관련 증상은 심장의 기능(예, 신체로 혈액을 보내고 노폐물을 제거함)을 반영한다.

심장에 대한 질문은 광범위한 개방형 질문으로 시작한다. 각 증상이 대상자의 생활습관이나 일상생활에 어느 정도 영향을 미쳤는지를 물어보는 것은 중요하다. 예를 들어, 흉통을 가진 대상자의 경우, 보행 시 통증 발생 여부를 확인한다. 발생한다면, 통증이 나타나기 전에 얼마 정도의 거리(1.5 km, 한 블록 또는 그 이상)를 걸을 수 있는지를 질문한다.

(1) 흉통

흉통(chest pain)은 가장 심각하고 중요한 증상 중 하나이며, 현재 미국에서 3,030만 명에게 영향을 미치는 관상동맥질환(CAD)을 의미할 수 있다. 이 중 약 900만 명이 협심증이 있으며 800만 명이 심근경색증이 있다. CAD는 남성과 여성 모두의 주요 사망 원인이며 미국 사망자 4명 중 1명을 차지한다. 다른 인구집단에 비해 아프리카계 미국인 남성과 여성의 사망률이 가장 높다.

협심증에서 나타나는 흉부, 어깨, 등, 목, 팔의 불편감이나 활동 시 통증은 급성 심근경색증이 있는 대상자의 약 50%에서도 볼 수 있다. 쥐어짜는 듯, 뒤틀리는 듯, 쑤시는 듯한 비전형적 통증이 흔히 나타나며, 간혹 치아나 턱의 통증이 나타나기도 한다.

임상 팁

심근경색증이 있는 여성들은 종종 남성과 다른 증상을 호소한다. 흉통보다는 한쪽 팔 혹은 양팔, 등, 목, 턱, 위 등 상체 통증을 경험한다. 호흡곤란, 식은땀, 구역, 소화불량 혹은 어지러움 등의 증상이 나타날 수 있다.

초기 질문은 광범위하게 시작해야 한다.

- 흉부에 통증이나 불편감이 있습니까?

대상자에게 통증의 위치와 특성에 대해 말해보라고 한다.

다음과 같이 점차 구체적인 질문으로 나아간다.

- 통증이 활동과 관련이 있습니까?
- 통증을 유발하는 활동은 어떤 것입니까?
- 통증의 강도를 1에서 10까지로 구분한다면, 어느 정도에 해당됩니까?
- 통증이 목, 어깨, 등 혹은 팔로 방사됩니까?
- 통증 시 호흡곤란이나 발한, 두근거림, 구역과 같은 증상이 동반됩니까?
- 통증으로 인해 밤에 잠에서 깬 적이 있습니까?
- 통증을 완화시키는 방법은 무엇입니까?

급성관상동맥증후군(acute coronary syndrome)은 불안정 협심증, ST분절 비상승 심근경색증, ST분절 상승 심근경색증 등을 포함한 급성 심근허혈에 기인한 임상 증후군을 의미한다.

급성 대동맥박리(aortic dissection)에서는 찢어지는 듯한 전흉부 통증이 종종 등이나 목으로 방사되기도 한다.

(2) 두근거림

두근거림(palpitation)이란 본인의 심박동을 불쾌하게 느끼는 상태이다. 대상자들은 이에 대해 맥이 건너뛰는, 질주하는, 두근거리는, 고동치는 혹은 심장이 정지하는 느낌 등으로 다양하게 설명한다.

두근거림은 불규칙한 심박동, 심박동의 빠른 가속이나 감속, 또는 심수축력의 증가로 인해 발생한다. 두근거림에 대한 인지는 대상자가 자신의 신체감각에 어떻게 반응하는가에 따라서도 다르다.

대상자에게 두근거림이 있는지 물어본다. 대상자가 질문의 의미를 정확히 이해하지 못하면 다른 용어를 사용해서 질문한다.

- 자신의 심박동을 느낀 적이 있습니까? 그때 어떠했습니까?
- 얼마나 지속되었습니까?
- 갑자기 시작하고 멈추었습니까 아니면 서서히 진행되었습니까?

두근거림이 반드시 심질환을 의미하지는 않는다. 한편, 심실빈맥 같이 매우 심한 부정맥에서도 두근거림이 나타나지 않는 경우가 종종 있다.

(3) 숨참

숨참(shortness of breath)은 대상자가 흔히 호소하는 증상이며, 호흡곤란(dyspnea), 좌위호흡(orthopnea) 혹은 발작야간호흡곤란(paroxysmal nocturnal dyspnea, PND) 등을 의미한다.

호흡곤란은 숨 쉬는 것이 주어진 활동수준에 비해 부적절하여 불편함을 느끼는 것이다.

숨 쉬기 어렵거나 숨이 찬 적이 있습니까?

- 숨참 증상이 언제 발생하였습니까?
- 숨참 증상이 발생했을 때 무엇을 하고 있었습니까?
- 수면 시 베개를 몇 개 사용합니까?

좌위호흡은 누우면 악화되고, 앉으면 호전되는 양상의 호흡곤란을 말한다. 대상자가 여러 개의 베개를 사용하거나 앉아서 자는 양상을 보일 때, 호흡곤란 때문인지 아니면 다른 이유 때문인지를 확인한다.

- 숨참 때문에 갑자기 자다가 깬 적이 있습니까?

발작야간호흡곤란은 잠에서 깨어나게 만드는 갑작스런 호흡곤란과 좌위호흡을 말하는 것으로, 대체로 수면시작 1~2시간 후에 발생한다. 증상이 나타나면 대상자는 호흡을 위해 자리에 앉거나 선다. 이때 기침이나 쌕쌕거림이 동반되기도 한다. 대부분은 당시에 증상이 호전되나, 다음 날 같은 시각에 재발할 수 있다.

(4) 기침

기침(cough)은 폐에 수분이 차서 발생할 수 있다.

임상 팁

좌심부전은 폐 안으로 수분을 누출시켜 미세 수포음이 청진될 수 있다.

- 기침을 한 적이 있습니까?
- 기침의 양상이 어떻습니까?
- 기침할 때 가래가 나옵니까? 나온다면 가래는 어떤 양상입니까?
- 기침은 언제 발생합니까? 하루 중 특정 시간에 나타납니까?

(5) 부종

부종(edema)은 혈관 외 간질 공간에 수분이 과도하게 축적되는 현상을 말한다. 부종의 부위, 시간, 부종 상황과 동반 증상에 대해 질문한다.

의존성 부종은 신체 중 가장 아래 부위에서 주로 나타난다. 앉아 있을 때는 발과 하지에, 누워 있을 때는 천골에서 나타난다. 심장(심부전), 말초혈관 질환, 영양(저알부민혈증), 또는 자세가 원인이 될 수 있다.

- 이전에 부은 곳이 있었습니까?
- 어디가 부었습니까?
- 부종은 언제 발생했습니까?
- 아침 혹은 저녁에 부종이 더 심했습니까?
- 신발이 꽉 낍니까?
- 손가락의 반지가 꽉낍니까?
- 아침에 일어나면 눈꺼풀이 부석부석하거나 부어오릅니까?
- 벨트를 늘린 적이 있습니까?

(6) 야뇨증

야뇨증(nocturia)은 밤에 소변을 보는 것이다. 이것은 대상자가 밤에 누웠을 때 수분이 이동하여 신장으로 돌아가서 밤 동안 배출되는 체위 부종(dependent edema)이다.

- 밤에 소변을 보기 위하여 한 번 이상 일어난 적이 있습니까?
- 몇 번이나 일어났습니까?

(7) 피로

피로(fatigue)는 견디기 어려운 지속적인 소진감이다. 다음을 질문한다.

임상 팁

피로는 심장이 신체에 산소와 영양공급을 충분히 하고 있지 못함을 나타낸다.

- 이전보다 더 많이 지쳤다고 느낍니까?
- 휴식 없이 일상적인 활동을 수행할 수 있습니까?

(8) 청색증이나 창백

청색증이나 창백은 신체의 산소화가 부족함을 나타낸다.

- 얼굴, 입술, 손가락이 푸르거나 창백하게 변한 적이 있습니까?
- 이런 증상이 얼마나 오래 지속되었습니까?

청색증이나 창백은 심장이 적절하게 혈액을 순환시키지 못한다는 것을 의미한다.

2) 과거력

- 이전에 심장문제나 심질환을 앓은 적이 있습니까?
- 다음 사항의 과거력이 있습니까?
  - 잡음
  - 선천성 심질환

- 류마티스열
- 고혈압
- 콜레스테롤 상승이나 고지혈증
- 말초동맥질환
- 뇌동맥질환
- 당뇨병

- 마지막으로 심전도, 콜레스테롤 수치 검사를 시행한 적이 언제입니까? 결과는 어떠했습니까?
- 심장과 관련된 다른 검사를 시행한 적이 있었습니까? 있다면 언제였으며, 결과는 어떠했습니까?

3) 가족력

가족 중에 관상동맥질환, 고혈압, 60세 이전 급사, 뇌졸중, 당뇨병, 비만인 사람이 있습니까?

가족은 주로 직계가족(예, 부모, 형제, 자녀)을 말한다. 그러나 조부모, 삼촌, 숙모, 사촌의 가족력도 마찬가지로 유용하다.

4) 생활습관

- 영양 – 평소 식습관
- 흡연
- 음주
- 운동: 일일 또는 주간 운동량과 운동 종류
- 처방 약물과 비처방 약물

3. 신체검진

1) 대상자 준비

심혈관계 신체검진 동안 정확한 소견을 얻기 위해 적절한 대상자 준비가 필수적이다. 불안이 혈압을 높이거나 심박수나 리듬에 변화를 줄 수 있으므로, 대상자가 편안하고 차분하게 있도록 한다. 대상자가 가운을 입기 전에 검사절차에 대해 설명한다. 대상자의 가운은 앞쪽에서 열 수 있는 것으로 준비하여 검진 중, 간호사가 필요에 따라 가운을 열 수 있도록 한다. 필요시 대상자가 침대에 눕는 것을 돕고, 홑이불로 덮어준다. 대상자의 오른쪽에서 검진을 시행한다.

BOX 13-3 준비물품

- 청진기
- 혈압계
- 15 cm 자 2개
- 초침이 있는 시계
- 접선 조명을 위해 각도 조절이 가능한 전등

2) 혈압 및 심박수

심혈관 검진을 시작하면서 전반적 조사 시 기록된 혈압과 심박수를 확인하고, 신체검진 시작시 활력징후를 측정한다. 이러한 측정을 반복해야 하는 경우 또는 아직 완료되지 않은 경우에는 최적의 기술을 사용하여 혈압과 심박수를 측정한다([7장, "활력징후 및 통증을 포함한 전반적 조사"] 참조). 심혈관계 검진에는 다음이 포함된다.

- 얼굴검진
- 목의 대혈관 검진
- 전흉부 시진과 촉진
- 심음 청진
- 말초부종 시진

3) 얼굴

대상자의 건강력 조사 시 얼굴색과 눈 주위 부종이 있는지를 시진한다. 불안의 징후가 있는지 관찰한다. 창백하거나 청색증이 있다면 산소의 관류가 잘 안 되는 것을 의미할 수 있으며, 눈 주위 부종은 심부전을 의미할 수 있다. 심장마비 동안 불안이 나타날 수 있다.

임상 팁

심질환이 있는 영아는 수유 시 입 주위에 청색증이 나타날 수 있다.

4) 목의 대혈관

(1) 경동맥 맥박

경동맥 맥박은 심장 기능에 대한 의미 있는 정보를 제공한다. 특히 대동맥판의 협착이나 부전을 발견하는 데 유용하다. 규칙적인 리듬과 불규칙적인 리듬을 비교하기 위해 **TABLE 13-1, 13-2**를 참조하도록 한다.

진폭과 윤곽

경동맥의 **진폭**(amplitude)과 **윤곽**(contour)을 사정하기 위해 대상자를 침대머리를 30° 정도 올린 침대에 눕힌다. 우선 경동맥의 박동을 보기 위해 목을 관찰한다. 박동은 흉쇄유돌근 중간부위에서 볼 수 있다. 그리고 집게손가락과 가운데 손가락을 목의 아래쪽 1/3 지점에 놓고 후방으로 누르며 박동을 느낀다.

완전히 이완된 흉쇄유돌근의 중간부위 안쪽, 대략적으로 윤상연골(반지연골, cricoid cartilage)과 같은 높이 부분을 누른다(**Figure 13-23**). 갑상연골(방패연골, thyroid cartilage)의 윗부

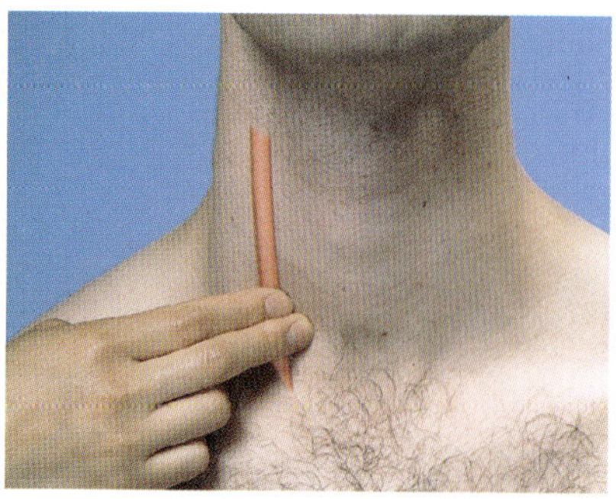

Figure 13-23 경동맥 촉진

맥박 윤곽은 좌심실 박출량의 지표인 동맥 맥박 파동의 형태이다. 구불구불하고 꼬인 경동맥은 일측성 박동 팽창을 일으킬 수 있다.

맥박이 감소되는 원인으로는 일회박출량의 감소나 죽(상)경화 협착이나 폐색 같은 동맥의 국소적 요인이 있다. 경동맥동에 압력을 가하면 맥박수나 혈압이 반사적으로 떨어신다.

분에 있는 경동맥동을 누르는 것은 피하도록 한다. 왼쪽 경동맥을 검사하기 위해서는 오른쪽 손가락을 사용한다. 동시에 양쪽 경동맥을 눌러서는 안 된다. 이는 뇌로 가는 혈류를 감소시켜 실신을 야기할 수 있기 때문이다.

최대박동을 느낄 때까지 압력을 천천히 증가시킨 후 동맥압과 윤곽을 가장 잘 감지할 때까지 압력을 천천히 감소시킨다. 다음을 사정한다.

- 맥박의 진폭: 진폭은 맥압과 상당히 관련이 있다.

심장성 쇼크에서는 작고, 약한 박동이 있고, 대동맥판 부전에서는 도약맥박(bounding pulse)이 나타날 수 있다(TABLE 13-5 참조).

TABLE 13-1 심박수와 리듬

심장리듬은 규칙 혹은 불규칙으로 분류된다. 심장리듬이 불규칙하거나 심박수가 느리거나 빠를 때 심전도를 시행하여 그 근원(동결절, 방실결절, 심방, 심실)과 전도 형태를 알아낸다. 정상 동리듬의 정상 범위는 50~90회/분이다. 방실차단, 부정맥으로 인해 심실 박동이 느리거나 정상이거나 빠를 수 있다.

심전도 형태		안정 시 박동수	
심장리듬이 규칙적인가? 불규칙적인가? → 규칙적 → 심박수	빠름 (〉100)	동성빈맥	100~180
		심실상(심방 또는 방실결절) 빈맥	150~250
		규칙적인 심실반응이 있는 심방조동(atrial flutter)	100~175
		심실빈맥	110~250
	정상 (60–90)	정상 동리듬	60~90
		2도 방실차단	60~100
		규칙적인 심실반응이 있는 심방조동	75~100
	느림 (〈60)	동서맥	〈60
		2도 방실차단	30~60
		완전 심장차단	〈40
심장리듬이 규칙적인가? 불규칙적인가? → 불규칙적 → 불규칙 형태는?	주기적 또는 산발적	조기 심박을 동반한 심방 또는 결절(심실상) 조기수축 또는 심실 조기수축	TABLE 13-2 참조
		동부정맥	
	전체적	심방세동	
		다양한 형태의 방실차단을 동반한 심방조동	

- **맥박파의 윤곽:** 박동의 상승(upstroke) 속도, 정상부(summit)의 지속시간, 소멸 속도를 뜻한다. 정상적인 박동의 상승은 부드럽고 빠르며 S_1 직후에 나타난다. 정상부는 부드럽고 둥글며 대략 수축기 중간이다. 소멸부는 상승부보다 비교적 천천히 일어난다.

임상 팁

대동맥판 협착에서 지연된 경동맥 박동이 보인다.

TABLE 13-2 불규칙 리듬

리듬의 종류	심전도와 심음	
심방 혹은 방실결절 조기수축 (심실상)	**리듬:** 심방 또는 결절의 박동이 정상 박동보다 일찍 나오고, 잠시 멈춘 다음(휴지기, pause) 다시 리듬이 나타난다. **심음:** S_1은 정상 박동에서의 S_1과는 강도에서 차이가 나고 S_2는 감소한다.	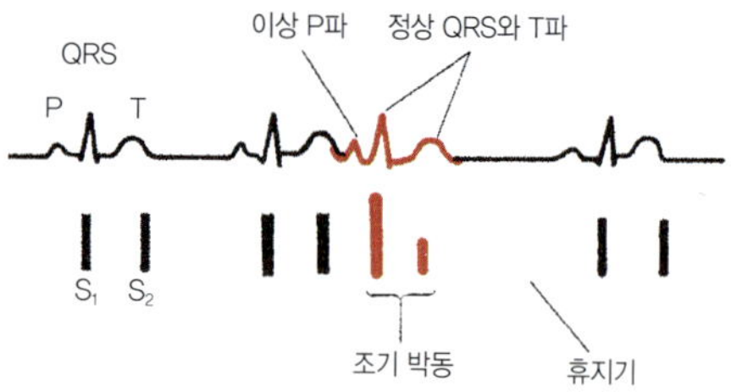
심실 조기수축	**리듬:** 심실 박동이 정상보다 일찍 나오고, 잠시 멈춘 다음 다시 리듬이 나타난다. **심음:** S_1은 정상 박동에서의 S_1과는 강도에서 차이가 나고 S_2는 감소한다. S_1, S_2 모두 분열될 수 있다.	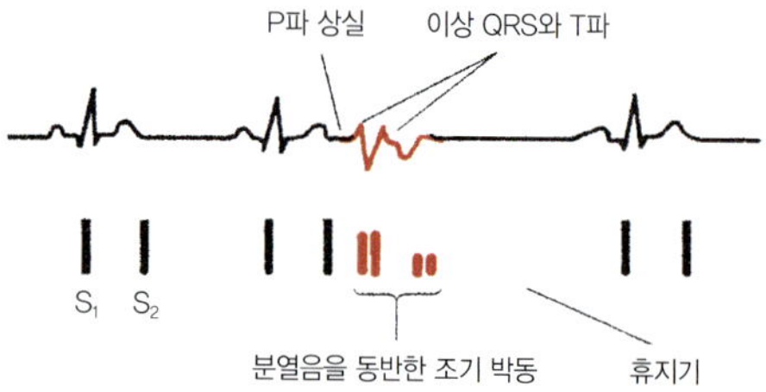
동부정맥	**리듬:** 주기적으로 변화하며 보통 흡기 시 빨라지고 호기 시 느려진다. **심음:** S_1은 심박수에 따라 변하지만 정상이다.	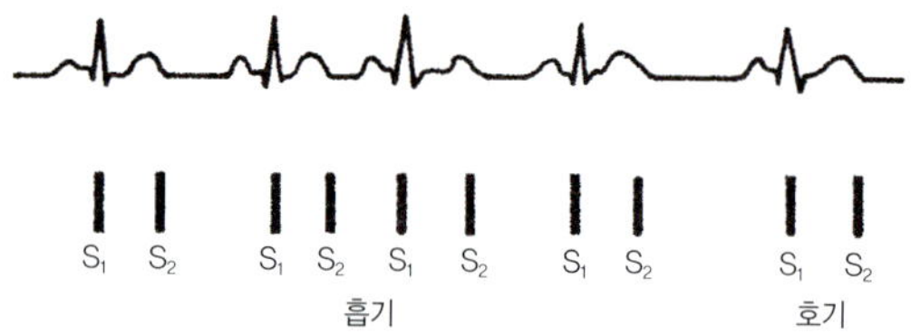
다양한 방실차단을 동반한 심방세동과 심방조동	**리듬:** 매우 불규칙한 심실리듬, 가끔 짧은 불규칙한 심실 리듬이 규칙적으로 보이기도 한다. **심음:** S_1의 강도가 다양하다.	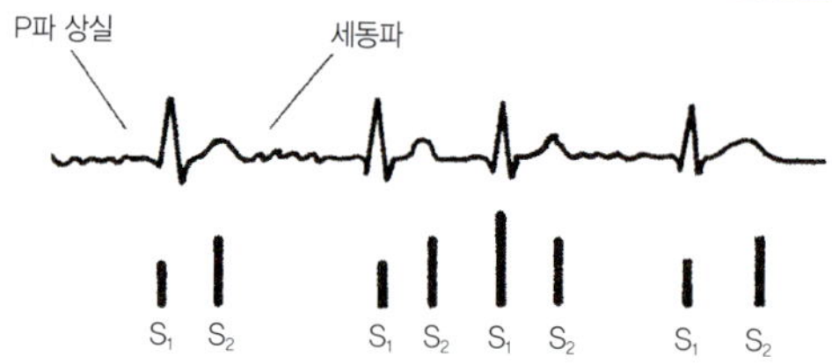

- 박동 간 또는 호흡 시에 발생된 진폭의 모든 변화
- S_1 및 S_2와 비교한 경동맥 박동 시기. 정상적인 경동맥 박동은 S_1 다음에 S_2 이전에 나타난다. 이 관계는 특히 심박수가 증가하고, 일반적으로 수축기보다 긴 확장기가 짧아지고, 수축기에 도달할 때 S_1 과 S_2를 확인하는 데 도움이 된다.

교대맥박(pulsus alternans)(TABLE 15-5. "동맥 맥박 및 압력파의 이상" 참조), 이단맥박(bigeminal pulse, 박동 간 변동), 모순맥박(paradoxical pulse, 호흡 변동).

떨림과 잡음

경동맥을 촉진하는 동안 고양이가 그르렁거릴 때 목에서 느낄 수 있는 것과 비슷한 진동을 발견할 수 있는데, 이것을 **떨림**(thrills)이라고 한다. 검진 시, 특히 떨림이 있는 경우 양쪽 경동맥을 청진기의 판형을 이용하여 청진함으로써 **잡음**(bruit)의 유무를 확인하도록 한다. 이 심잡음 같은 소리는 심장에서 발생되는 것이 아닌 혈관에서 발생되는 잡음이다.

대동맥판 잡음은 목으로 방사될 수 있으며, 경동맥 잡음처럼 들린다.

대상자가 중년 이상이거나 뇌졸중이 의심될 때 경동맥 잡음이 있는지 청진한다. 호흡음인지 혈관음인지 확실하지 않을 때에는 대상자에게 숨을 참으라고 하고 청진기의 종형을 이용하여 청진한다. 심음 만으로는 잡음이 형성되지 않는다.

증상 없는 경동맥 잡음의 발생률은 허혈심장병과 뇌졸중의 위험 증가와 함께 나이가 들수록 증가한다.

추가적인 동맥 맥박에 대한 검진은 [14장 발초혈관계와 림프계]에 기술되어 있다.

상완동맥

경동맥은 대동맥 맥박에 대한 정보를 정확하게 반영하지만, 경동맥 폐색, 꼬임 또는 떨림이 있는 대상자에게는 검사할 수 없다. 이럴 때에는 위에서 기술된 진폭과 윤곽 사정 기법을 사용하여 상완동맥(위팔동맥, brachial artery)을 사정한다(Figure 13-24).

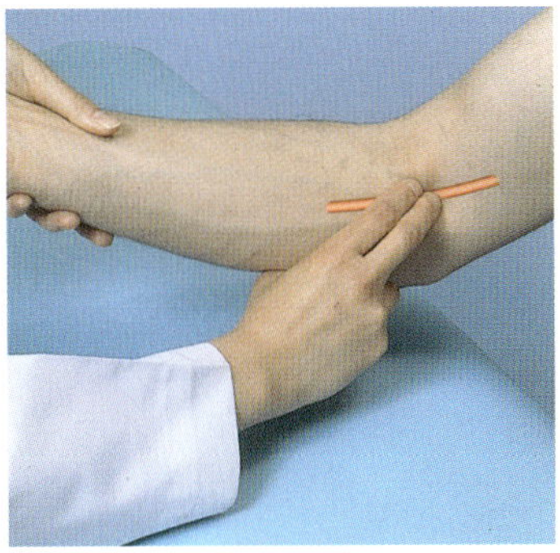

Figure 13-24 상완동맥 촉진

집게손가락과 가운데손가락으로 상완이두건(위팔두갈래근 힘줄, biceps tendon)의 중앙부위를 촉진한다. 대상자의 팔은 팔꿈치를 펴고 손바닥을 위로 한다. 검진자는 반대쪽 손으로 대상자의 팔꿈치를 여러 각도로 굴곡시켜 근육이 가장 잘 이완되는 자세를 취하게 한다.

(2) 경정맥압

경정맥압은 대상자의 용적상태와 심장 기능에 대한 중요한 정보를 제공한다. 경정맥압은 우심방 압력 또는 중심정맥압을 반영하며, 오른쪽 내경정맥의 파동으로 가장 잘 사정할 수 있다.

12살 이하 아동은 경정맥을 확인하기가 어렵기 때문에 이 연령대의 심혈관계 사정 시 경정맥 사정은 유용하지 않다.

검진을 시작하기 전 대상자의 용적상태를 평가하여 침대 혹은 검진대의 머리 부분을 얼마나 올려야 하는지를 고려한다.

- 침대머리를 약 30° 올린 자세에서 경정맥을 측정한다. 우선 양쪽 외경정맥을 확인하고 목 깊은 곳에서 피부로 전달되는 내경정맥 파동을 찾는다. 정상 혈량 상태에서는 경정맥 파동의 최고점이 경정맥압이다.
- 저혈량(hypovolemic) 상태에서는 경정맥압이 저하되므로 이를 확인하기 위해서는 침대머리 부분이 0°가 될 때까지 낮춰야 되는 경우도 있다.
- 과혈량(hypervolemic) 상태에서는 경정맥압이 상승하므로 침대머리 부분을 더 올려야 한다.
- 경정맥압 기록 시, 침대머리의 높이도 기록한다(예: 침대머리 45°에서 흉골각으로부터 2 cm 부근에 경정맥압 확인).

저혈량 대상자의 경우 경정맥을 확인하기 전에 편평하게 눕혀야 한다. 반대로 경정맥압이 상승된 대상자의 경우 45°, 60° 혹은 90° 자세를 취하도록 한다(Figure 13-22 참조).

BOX 13-4는 경정맥 사정 단계를 요약하여 보여준다.

BOX 13-4 경정맥 사정을 위한 단계

- 대상자를 편안히 안정시킨다. 머리를 베개에 올려놓고 흉쇄유돌근을 이완시킨다.
- 침대머리나 검진대를 약 30° 올린다. 검진자가 시진하는 부위의 반대쪽으로 대상자의 머리를 살짝 돌린다.
- 접선 조명을 이용해서 양쪽 목을 시진한다. 양쪽 외경정맥을 먼저 확인하고 내경정맥 박동을 찾아본다.
- 필요하다면 침대머리의 높낮이를 조절하여 목 하단부에 내경정맥의 파동 지점을 확인한다.
- 오른쪽 내경정맥을 검진한다. 흉골과 쇄골 위의 흉골상절흔 혹은 흉쇄유돌근 바로 뒷부분에서 파동 지점을 찾아본다.
- TABLE 13-3을 참조하면 경동맥과 경정맥 박동을 구별하는 데 도움이 된다.
- 오른쪽 내경정맥 파동의 최고 지점을 확인한다. 직각자나 카드 등을 이용하여 이 지점부터 수직으로 흉골각까지의 거리를 측정한다. 즉, 내경정맥의 최고 파동점의 수평선과 흉골각으로부터의 수직선이 만난 지점의 거리를 cm 단위로 기록하면 경정맥압이 된다(Figure 13-25 참조).

TABLE 13-3을 참고하여 경정맥 파동과 경동맥 박동을 비교한다.

TABLE 13-3 경정맥 파동과 경동맥 박동 비교

경정맥 파동	경동맥 박동
거의 촉진되지 않는다.	촉진된다.
부드럽고 이상(biphasic) 파동, 매 박동 시마다 두 번의 상승과 두 번의 하강파가 있다.	단일 형태를 가진 밖으로 향하는 강한 박동이다.
쇄골의 흉골말단 바로 위 정맥을 가볍게 누르면 파동이 사라진다.	눌러도 박동이 사라지지 않는다.
파동의 높이는 대상자의 자세에 따라 변하는데 대상자가 똑바로 서면 내려간다.	박동 높이는 대상자의 자세에 따라 변하지 않는다.
보통 흡기 시 파동 높이가 내려간다.	박동 높이는 흡기와 관련이 없다.

실제로 경정맥압을 측정하기 위한 수직선과 수평선을 설정하는 것은 어렵다. 우선 눈금자를 대상자의 흉골각에 고정하고 방안에 기준이 될 만한 수직선과 평행하게 위치시킨다. 그런 다음 카드나 직사각형 물건 등을 이용하여 눈금자에 직각이 되게 고정하고, 이것을 수평선으로 이용한다. 이 수평선을 위아래로 움직여 카드의 아래선을 경정맥 박동의 최고점에 맞춘 후 눈금자의 수직 거리를 측정한다(Figure 13-25). 측정치는 cm로 반올림한다.

경정맥압의 증가는 우심부전을 의미하며, 드물게는 협착심장막염(constrictive pericarditis), 삼첨판 협착, 상대정맥 폐쇄를 나타낸다.

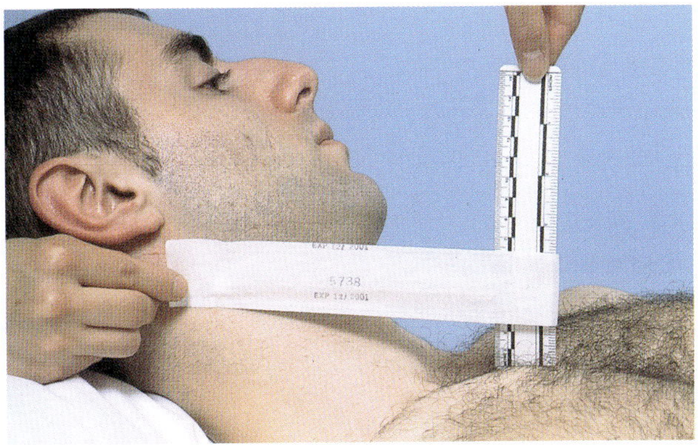

Figure 13-25 경정맥압 측정을 위한 수직선과 수평선 설정

JVP의 상승은 좌심실 확장기말압 및 좌심실 박출률 증가에 대해 98% 특이적이지만, 입원 및 심부전으로 인한 사망의 예측은 명확하지 않다.

국소 꼬임 또는 폐쇄가 외경정맥의 편측 팽창의 일반적인 원인이다.

경정맥압이 3 cm 이상으로 측정되는 경우 비정상으로 간주된다.

만일 내경정맥 파동을 찾기 어려우면 외경정맥을 이용한다. 만일 전혀 파동을 찾을 수 없다면 외경정맥이 허탈(collapse)되는 지점을 찾아본다. 목의 양옆을 각각 관찰하고 흉골각으로부터 이 지점까지의 수직 거리를 측정한다.

최고 경정맥 파동점이 흉골각 아래에 위치할 때도 있다. 이런 경우는 정맥압이 높지 않은 상태이므로 굳이 측정할 필요는 없다.

복부 경정맥 검사

복부 경정맥 검사는 이전에 간경정맥 역류(hepatojugular reflux)로 알려져 있다. 심부전이 있는 경우, JVP는 압력이 유지되는 한 상승된다.

건강력이나 신체검진에서 심부전이 의심되거나 JVP가 상승된 경우에는 복부 경정맥 검사를 시행한다. JVP 검사에 사용된 것과 동일한 각도로 침대 머리를 위치하고 대상자를 똑바로 눕힌다. 오른손으로 대상자의 오른쪽 상복부(Figure 13-26) 또는 중복부를 최소 10초 동안 세게 누른다. 이렇게 하면 간의 정맥혈을 대정맥으로 밀어 넣어 정맥혈의 양과 압력을 높인다. 압력을 가하는 동안 대상자의 경정맥 높이를 관찰한다. 건강한 사람은 몇 초 안에 심장을 통해 여분의 혈액을 박출할 수 있다. 경정맥압은 몇 초 동안 상승한 다음 이전 수준으로 빠르게 감소한다.

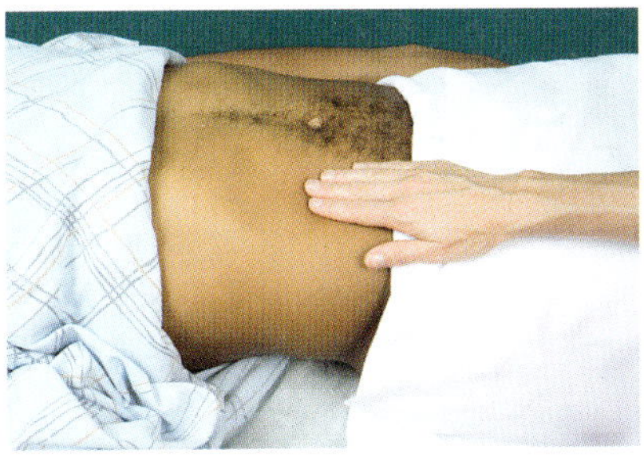

Figure 13-26 복부 경정맥 검사

5) 심장

심장 검진을 하기 위해서는 대상자를 바로 눕히고 침대나 검진대의 머리 부분을 약 30° 정도 올린 자세로 있게 해야 한다. 그 외 다른 두 가지 자세로는 (1) 왼쪽 옆누운 자세[(측와위, lateral decubitus), 대상자는 왼쪽으로 눕는다], (2) 앉아서 앞으로 기울인 자세가 있다. 이러한 자세는 최대박동점과 대동맥판 부전을 잘 발견할 수 있도록 심첨과 좌심실 유출로를 흉벽에 가까워지게 한다. 검진자는 대상자의 오른쪽에 선다.

심장 검진 동안 검진 결과를 경동맥 맥박과 경정맥압과 연관지어 생각하도록 한다. 또한 검진 결과에 대한 해부학적 위치와 심장주기에서의 시기를 기록하는 것이 중요하다.

심음에 대한 해부학적 위치는 앞정중선 혹은 쇄골중간선으로부터의 거리 및 늑간으로 표시한다. 앞정중선은 가장 신뢰할 수 있는 기준점이지만 때로는 쇄골중간선 편리하게 사용되기도 하는데, 이는 대상자마다 다른 체격과 체형에 따라 조절이 가능하기 때문이다.

박동과 심음의 시기를 심장주기와 연관하여 확인한다. 심음의 시기는 청진만으로 판단이 가능하다. 심박수가 정상이거나 느린 경우 청진기로 두 심음을 확인하는 것은 쉽다. S_1은 첫 번째 음이고 S_2는 두 번째 음이며 비교적 긴 확장기 다음에 다시 S_1과 S_2가 반복된다(**Figure 13-27**). 이 두 심음의 강도를 비교하는 것도 유용하다. 보통 심첨에서 S_1이 S_2보다 크게 들리고, 심장저부에서는 S_2가 S_1보다 크게 들린다.

S_1은 '럽(lub)', S_2는 '덥(dub)' 소리와 비슷하다. 연속되는 럽-덥 소리를 듣고 두 심음을 구별하도록 한다.

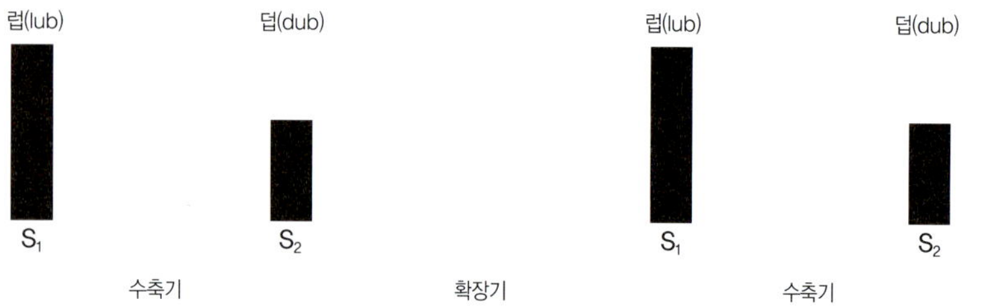

Figure 13-27 S_1과 S_2 시기

경험이 많은 의료진이라도 때로는 심음의 시기에 대해 확신하지 못할 때가 있다. 심외심음과 잡음이 들릴 때는 더욱 그러하다. 이런 경우 청진기를 "조금씩 움직이면서 청진하는 것"이 도움이 된다. S_1과 S_2를 구분하기 쉬운 심장저부에서부터 다시 시작한다. S_1과 S_2를 다시 기억한 다음 새로운 음이 들릴 때까지 청진기를 조금씩 움직여 내려간다.

청진만으로는 판단을 잘못하는 경우가 생기는데, 예를 들어, S_1과 S_2의 강도는 비정상적일 수 있다. 심박수가 빠르면 확장기가 짧아지고 맥박이 120회 이상 되면 수축기와 확장기를 구별하기 어렵다. 이런 경우 경동맥 박동과 심첨박동을 촉진하면 심음 혹은 잡음이 수축기인지 확장기인지를 구분하는 데 도움이 된다. 경동맥 상승 박동과 심첨박동 모두 수축기에 나타나므로 S_1 직후 바로 들리는 심음 혹은 잡음은 수축기를 나타내며 경동맥 상승 박동과 심첨박동 후 나타난 심음 혹은 잡음은 확장기를 나타낸다.

예를 들어, S_1은 1도 심장차단 시 감소하며, S_2는 대동맥판 협착 시 감소한다.

(1) 심장 검진 순서

아래 **TABLE 13-4**는 대상자의 자세와 검진 순서를 요약한 내용이다.

TABLE 13-4 심장 검진 순서

대상자의 자세	검진
머리를 30° 올리고 바로 누운 자세	• 전흉부, 2번째 오른쪽과 왼쪽 늑간, 심첨박동(직경, 위치, 진폭, 지속시간)을 포함한 우심실과 좌심실을 시진하고 촉진한다. • 청진기의 판형으로 흉골연을 따라 오른쪽과 왼쪽 2번째 늑간, 4번째와 5번째 늑간, 심첨까지 청진한다.

왼쪽 옆누운 자세 (좌측와위)	• 심첨박동을 촉진하고, 청진기의 종형으로 심첨을 청진한다.
호기 후 앉아서 앞으로 기울인 자세	• 청진기의 종형으로 삼첨판 잡음을 듣기 위해 오른쪽 흉골연을 청진한다.

승모판 협착 시 S_3, 개방음, 확장기 우르렁소리(diastolic rumble) 같은 낮은 음조의 소리가 들린다.

대동맥판 부전 시 부드럽게 감소하는 확장기 잡음이 들린다.

(2) 시진

흉부 전면을 주의 깊게 시진하면서 심첨박동 혹은 최대박동점과 심실 움직임의 증가를 의미하는 전흉부의 융기(heaves)를 확인한다. 접선 조명을 사용하는 것이 유용하다. 촉진을 통해 심첨박동의 특성을 확인한다.

(3) 촉진

흉벽을 전반적으로 촉진하면서 시작한다. 손가락 패드를 사용하여 융기가 있는지 촉진한다. 몸 표면에 편평하게 혹은 비스듬히 손가락을 대고 있으면 심실 박동에 의해 손가락이 들어 올려질 수도 있다.

흉부에 손의 볼(ball) 부분을 밀착하여 잡음의 불규칙한 움직임에 의해 발생하는 떨림의 유무를 확인한다. 이어지는 청진에서 소리가 큰 잡음이 들린다면, 다시 그 부위를 촉진해서 떨림을 확인한다.

떨림은 대동맥판 협착, 동맥관개존(열림)증, 심실중격결손과 드물게는 승모판 협착에서 발생하는 거칠고 큰 우르렁소리를 동반한다. 대상자에게 잡음이 커지는 체위를 취하게 하면 촉진이 용이해진다.

임상 팁

드문 경우이긴 하지만 우심증(dextrocardia)인 대상자는 오른쪽에 심장이 위치하고 심첨박동이 오른쪽 흉부에서 관찰된다. 만약 심첨박동을 확인할 수 없는 경우, 심장과 간의 둔탁음과 위의 가스팽만음을 타진하여 위치를 확인한다. 좌우바뀜증(역위, situs inversus)인 경우 심장, 간, 위 모두가 정상의 반대쪽에 위치한다. 간과 위는 정상이지만 심장이 오른쪽에 있는 경우는 보통 선천 심장병과 관련된다.

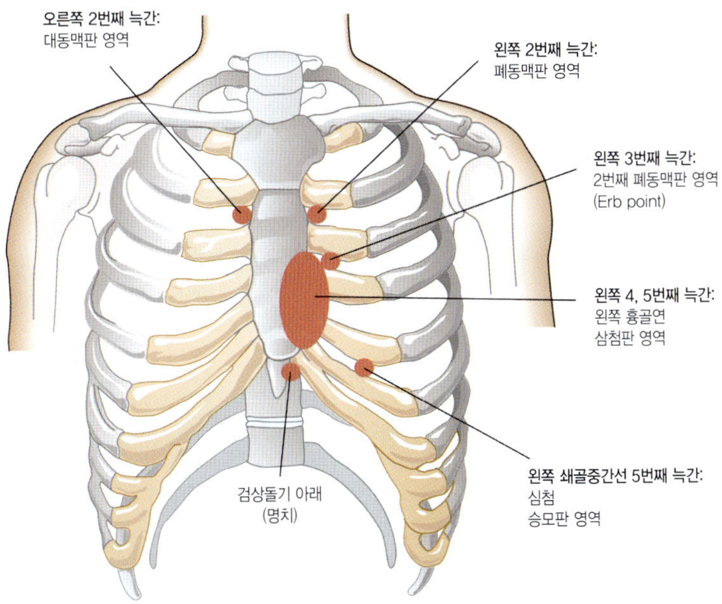

Figure 13-28 심장 촉진 부위

왼쪽 흉골연 아래와 명치 아래에 있는 우심실 부위를 촉진하여 우심실을 사정하고, 왼쪽 2번째 늑간에서는 폐동맥판 영역을, 오른쪽 2번째 늑간에서는 대동맥판 영역을 각각 촉진한다(Figure 13-28).

우심실에 촉진되는 박동은 우심실비대를 의미할 수 있다.

심첨박동 혹은 최대박동점

심첨박동은 좌심실이 수축하는 동안 전방으로 움직여 흉벽에 닿는 짧은 초기 좌심실 박동을 말한다. 대부분의 경우 심첨박동이 최대박동점(PMI)이다. 그러나 우심실비대, 폐동맥확장이나 대동맥류와 같은 병리적 상태에서 심첨박동보다 더 두드러진 박동이 나타날 수 있다.

대상자가 똑바로 누워있는 상태에서 심첨박동을 발견할 수 없다면, 대상자를 약간 왼쪽으로 돌아눕게 한다(왼쪽 옆누운자세, left lateral decubitus position). 여러 개 손가락의 손바닥면을 이용하여 아래의 사진처럼 다시 촉진한다(Figure 13-29). 만일 이때에도 심첨박동이 촉진되지 않으면 호흡을 끝까지 내쉰 후, 몇 초간 숨을 참으라고 한다. 여성을 검진할 경우 왼쪽 유방을 위로 올리거나 옆으로 밀면 검진이 용이해지므로 대상자에게 이를 요청한다.

심첨박동은 대상자가 똑바로 누웠을 때 정상 성인의 25–40%에서만 촉진되며, 특히 마른 사람인 경우 왼쪽 옆으로 누웠을 때 정상 성인의 50%에서 촉진된다.

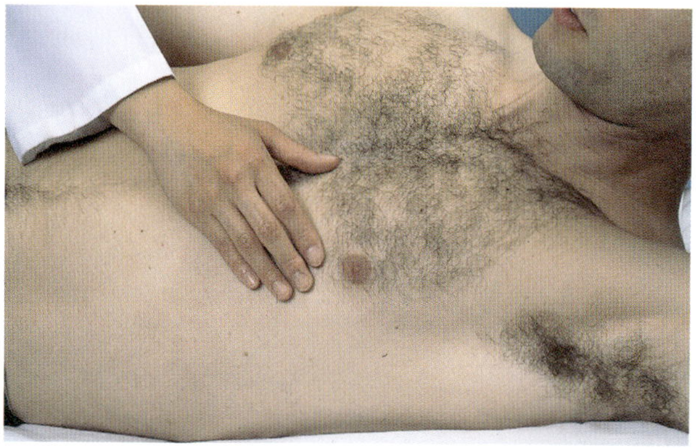

Figure 13-29 왼쪽 옆누운자세에서 심첨박동 촉진

일단 심첨박동을 찾으면 손가락 끝으로 더 정밀히 사정한 후, 한 손가락만 사용하여 박동을 평가한다(Figure 13-30).

비만, 흉벽 근육이 과도하게 발달한 대상자나 흉부의 전후 직경이 큰 대상자인 경우에는 심첨박동을 찾기 어렵다. 일부 대상자에서는 자세를 변경해도 흉곽에 가려진다.

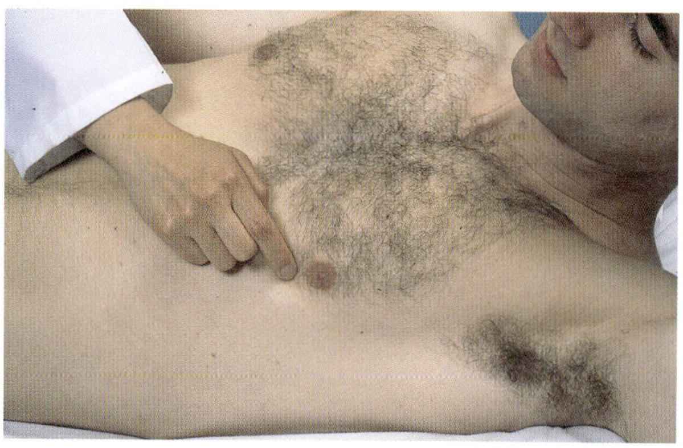

Figure 13-30 심첨박동이 발견되면 더 정밀한 사정을 한다.

심첨박동의 위치, 직경, 진폭 및 지속시간을 사정한다. 대상자에게 숨을 내쉰 다음 잠깐 호흡을 멈추게 하고 검진을 시행한다.

심첨박동의 변형과 이상은 TABLE 13-5에 기술되어 있다.

TABLE 13-5 심첨박동의 변형과 이상

건강한 심장에서는 심첨박동 혹은 좌심실 박동이 최대박동점이다. 이 박동은 수축기 동안 심첨의 움직임이 흉벽에 닿아서 발생된다.
심첨박동의 특징은 다음과 같다.

- 위치: 4, 5번째 늑간, 앞정중선에서 옆쪽으로 7~10 cm, 흉곽의 직경에 따라
- 직경: 2 cm 이하
- 진폭: 빠르고 가볍게 두드림
- 지속시간: 수축기의 2/3 이하

심첨박동을 주의 깊게 관찰하면 심혈관계의 중요한 혈역학적 단서를 발견할 수 있다. 불안, 갑상선항진증, 심한 빈혈과 같은 고박출 상태나 만성 압력, 용적과부하와 같은 병리적 상태에 좌심실이 적응하면 심첨박동의 특성이 변한다. 심첨박동의 3가지 유형을 아래에 기술하고 있다.
운동과다 박동: 일시적으로 증가된 일회박출량으로 인한 박동(이런 변화가 반드시 심장질환을 의미하지는 않는다)
지속적 박동: 후부하 증가로 알려진 만성 압력부하로 인한 심실 비대의 박동
광범위 박동: 만성 용적 과부하 혹은 전부하 증가로 인한 심실확장의 박동

	좌심실 박동		
	운동과다	압력과부하(후부하 증가)	용적과부하(전부하 증가)
원인의 예	불안, 갑상선항진증, 심한 빈혈	대동맥판 협착, 고혈압	대동맥판 혹은 승모판 역류
위치	정상	정상	왼쪽으로 이동되고 아래로 내려간다
직경	2 cm, 진폭이 증가되면 더 크게 보인다.	> 2 cm	> 2 cm
진폭	더 강한 두드림	더 강한 두드림	넓게 퍼짐
간격	수축기의 2/3 미만	S_2까지 지속	약간 지속

- **위치:** 왼쪽 옆누운 자세는 심첨박동을 왼쪽으로 이동시키기 때문에 심첨박동의 위치를 사정하기 위해서는 대상자를 똑바로 눕힌 자세에서 검진을 시행하여 수직과 수평 지점을 찾는다. 보통 5번째(4번째도 가능) 늑간을 수직지점으로 설정한다. 그리고 앞정중선으로부터 거리(cm)는 수평 지점으로 설정된다(Figure 13-31).
- **직경:** 심첨박동의 직경을 촉진한다. 똑바로 누워있는 대상자에서 심첨박동의 직경은 대개 2.5 cm 이하이며 늑간 하나에 국한된다. 왼쪽 옆누운 자세에서는 직경이 더 커질 수 있다.

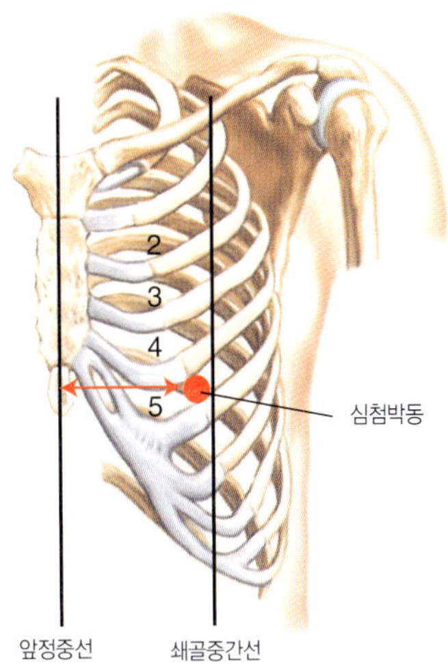

Figure 13-31 앞정중선과 관련한 심첨박동의 위치

심첨박동은 임신이나 왼쪽 횡격막 상승으로 인해 위쪽 또는 왼쪽으로 이동될 수 있다.

심부전, 심근병증, 허혈 심질환으로 인해 심장비대가 발생하면 심첨박동이 옆으로 이동할 수 있다. 또한 흉곽 기형, 종격동 변위, 호흡기 질환으로 인해 심첨박동의 이동이 발생할 수 있다. 심첨박동이 쇄골중간선 밖으로 이동한 경우에는 심장비대와 좌심실 박출률 저하를 의미한다.

왼쪽 옆누운 자세에서 광범위 최대박동점(diffuse PMI) 의 직경이 3 cm 보다 크면 좌심실 비대를 나타낸다.

- **진폭:** 박동의 진폭을 평가한다. 보통 작고 부드럽게 두드리는 것처럼 느껴진다. 일부 젊은 연령에서는 운동 후나 흥분 시 진폭이 커지거나 운동과다 박동이 나타날 수 있는데 지속시간은 정상이다(Figure 13-32).

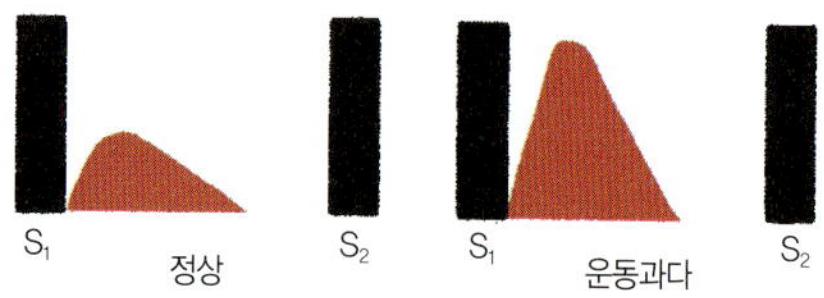

Figure 13-32 정상 진폭과 운동과다 박동

임상 팁

진폭의 증가는 갑상선항진증, 심한 빈혈, 좌심실 압력과부하(예: 대동맥판 협착) 또는 좌심실 용적과부하(예: 승모판 역류)를 나타낸다.

- **지속시간:** 심첨박동의 특성 중 지속시간은 좌심실 비대를 확인하는 데 가장 유용하다. 지속시간을 사정하기 위해 심첨박동을 느끼는 동안 심음을 듣거나 심첨을 청진할 때 청진기의 움직임을 관찰한다. 수축기 중 심첨박동이 차지하는 비율을 측정한다. 정상 박동은 수축기의 2/3 정도를 차지하며 S_2까지 지속되지 않는다.

지속되는 높은 진폭의 박동은 압력과부하(고혈압)로 인한 좌심실 비대를 의미한다(Figure 13-33). 박동이 옆으로 이동했다면 용적과부하를 나타낼 수 있다.

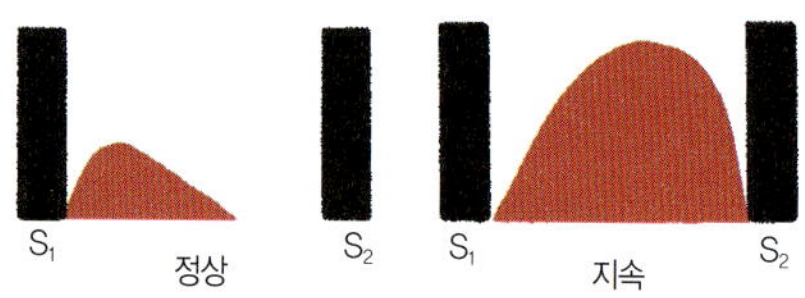

Figure 13-33 정상 심첨박동과 지속되고 높은 진폭의 심첨박동

낮은 진폭(운동감소)의 박동(Figure 13-34)이 지속되는 것은 확장 심근병증으로 인해 발생할 수 있다.

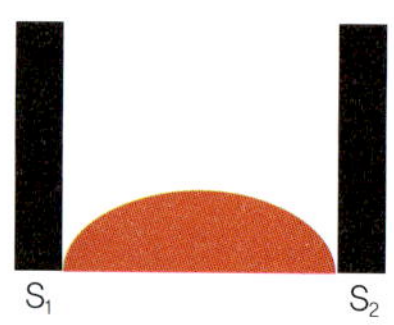

Figure 13-34 운동감소 심첨박동

우심실 영역

머리 부분을 30° 올린 후 똑바로 눕힌 자세로 대상자를 안정시킨다. 구부린 손가락 끝을 3, 4, 5번째 늑간에 놓고 우심실의 수축기 박동을 느껴본다. 대상자에게 숨을 내쉰 다음 잠깐 호흡을 멈추게 하고 검진을 시행한다. 만일 박동이나 융기가 촉진되면 위치, 진폭, 지속시간을 사정한다.

진폭이 상당히 커지고, 지속시간은 변화가 없는 것은 심방 중격결손 때문에 만성 우심실 용적과부하가 있음을 나타낸다. 진폭과 지속시간이 증가된 박동은 폐동맥판 협착 혹은 폐동맥고혈압에서처럼 우심실 과부화로 인해 발생한다.

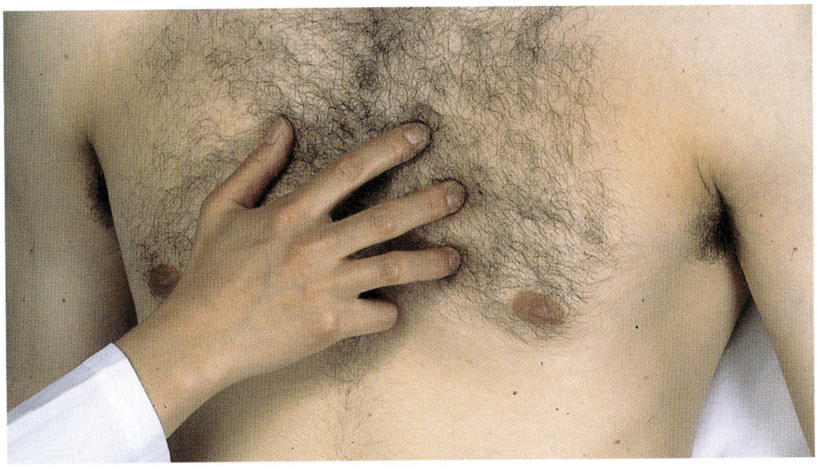

Figure 13-35 3, 4, 5번째 늑간에서 우심실 촉진

흉부의 전후 직경이 커진 대상자에서 우심실 촉진은 상복부 또는 검상돌기 아래에서 시행하는 것이 유용하다(Figure 13-36). 손을 편 상태에서 두 번째 손가락을 흉곽 바로 아래에 놓고 왼쪽 어깨방향으로 밀어 올리면서 우심실 박동을 느껴본다.

폐쇄 폐질환이 있는 경우 과도하게 팽창된 폐는 왼쪽 흉골 주위에서 비대해진 우심실의 촉진을 방해한다. 그러나 상복부에서 박동이 쉽게 촉진되며 심음도 잘 청진된다.

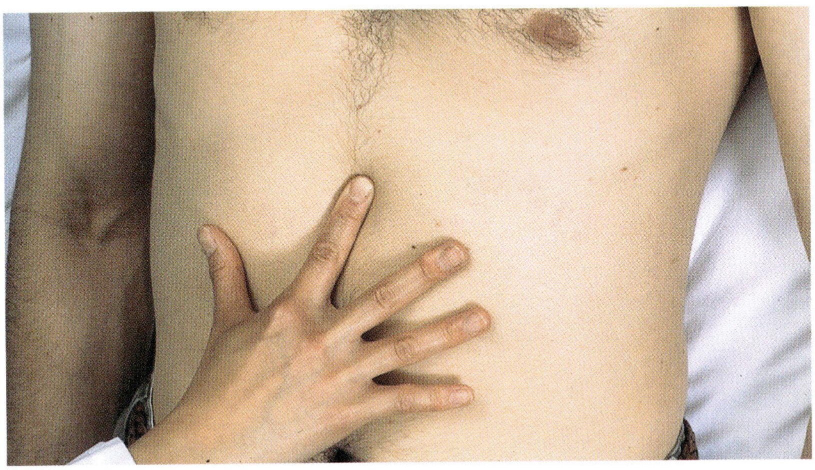

Figure 13-36 상복부에서 우심실 촉진

대상자에게 숨을 들이마신 다음 잠깐 숨을 멈추라고 한다. 숨을 들이마신 자세는 검진자의 손을 복부 대동맥 박동으로부터 멀어지게 하므로 박동을 촉진하는 데 혼란을 막을 수 있다.

폐동맥판 영역

폐동맥은 왼쪽 2번째 늑간 아래에 위치한다. 대상자가 숨을 참는 동안 박동을 보고 느끼도록 하고 가능성 있는 심음을 감지한다. 흉벽이 얇은 경우 폐동맥 박동이 이 부위에서 때때로 촉진되며, 특히 운동이나 흥분한 후에 나타난다.

이곳에서 두드러진 박동은 폐동맥 혈류의 증가 혹은 폐동맥 확장을 동반한다. S_2가 촉진되면 폐동맥압의 증가(폐동맥고혈압)를 의미한다.

대동맥판 영역

대동맥 유출로는 오른쪽 2번째 늑간 아래에 위치한다. 이곳에서 촉진 가능한 심음과 박동을 찾는다.

임상 팁

S_2가 촉진되면 전신 고혈압을 의미한다. 이 부위에서 박동이 보이면 대동맥 확장 혹은 대동맥류를 나타낸다.

(4) 타진

심장의 크기를 예측하기 위한 타진은 최근에는 거의 사용하지 않는다. X선 촬영, 심전도(ECG)와 심초음파(echocardiography)는 정확한 심장크기에 대한 정보를 준다. 심첨박동의 촉진으로 심장의 대략적인 크기를 추정할 수 있다. 심첨맥박을 촉진할 수 없다면 타진이 유일한 수단이 될 수 있으나 신뢰할만 하지 않다. 흉부 왼쪽에서 시작하여 공명음으로부터 심장 둔탁음이 들릴 때까지 3, 4, 5번째 늑간에서 가능하면 6번째 늑간까지 타진한다. 특히 여성에게서 정확한 결과를 얻기 어렵다. 타진 전, 여성 대상자에게는 유방을 뒤쪽으로 올리도록 요청한다.

(5) 청진

심음과 잡음의 청진은 중요한 신체검진 기술이다. 이 장에서는 S_1과 S_2, 수축기와 확장기에 발생하는 심외심음 및 잡음을 구별하는 방법을 설명한다. 다음 주의 사항과 함께 Figure 13-37의 청진 영역을 확인하도록 한다. 전문가들은 "대동맥판 영역"과 같은 명칭의 사용을 권장하지 않는다. 그 이유는 첫째, 해당 잡음이 다른 영역에서 더 클 수 있기 때문이다. 둘째, 영역의 이름이 심장 비대, 대혈관의 기형 또는 우심증(dextrocardia)이 있는 대상자에게는 적용되지 않을 수 있다. 심장저부, 심첨 또는 흉골연 같은 해부학적 위치를 사용하여 검진 소견을 기술하는 것이 바람직하다.

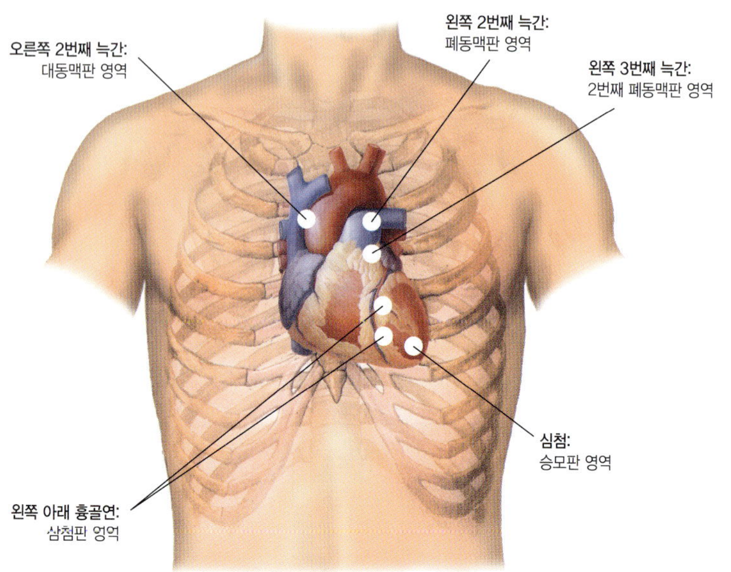

Figure 13-37 심장 청진 부위

청진기 바로 알기

청진기에는 판형과 종형이 있어 음향학적으로 다른 소리를 청진할 수 있다.

- 판형(diaphragm): S_1, S_2, 대동맥판과 승모판 역류에 의한 잡음, 심장막 마찰음(심낭 마찰음, pericardial friction rub) 같은 비교적 높은 음조의 소리를 청진하는 데 유용하다. 청진기 판형을 흉부에 대고 압력을 가하면서 전흉부 전체를 고르게 청진한다.
- 종형(bell): S_3과 S_4, 그리고 승모판 협착으로 인한 잡음과 같은 낮은 음조의 소리를 청진하는 데 도움이 된다. 종형의 둘레가 공기를 밀폐시킬 만큼의 압력을 가하며 가볍게 갖다 댄다. 처음에는 심첨을 청진하고 점차 흉골연을 따라 안쪽으로 이동하며 청진한다. 손꿈치를 흉부에 대고 지렛대처럼 사용하면 청진 시 가벼운 압력을 유지하는 데 도움이 된다.

흉부에 종형을 강하게 밀착시키면 종형 아래 놓인 피부가 펴지면서 마치 판형과 유사한 기능을 하게 된다. 이 경우 S_3과 S_4와 같은 낮은 음조의 소리는 사라지고, 반대로 수축기 중기 클릭(midsystolic click), 박출음(ejection sound), 개방음(opening snap)과 같은 높은 음조의 소리가 지속되거나 더 크게 들리게 된다.

청진기에는 세 가지 종류가 있다. 첫 번째는 가장 단순한 형태로 판형만 있어서 심장 검진에 사용하기 부적절하다. 두 번째는 한쪽에 판형과 반대쪽에 종형이 있는 형태이다. 청진기 머리를 회전시키면 판형 혹은 종형이 열리게 된다. 양쪽을 손끝으로 살짝 두드려서 어느 쪽이 열려있는지 확인할 수 있다. 세 번째는 판형과 종형이 한쪽에 결합되어 있는 것으로 약간 압력을 가하면 종형으로 작동하고(청진기를 피부에서 떼면 자국이 남지 않음) 압력을 증가시키면(청진기를 피부에서 떼면 몇 초간 붉은 자국이 남음) 판형이 된다. 이 형태의 청진기는 단면 형태(Figure 13-38) 혹은 소아와 성인에게 사용할 수 있는 양면 형태(Figure 13-39)로 나온다.

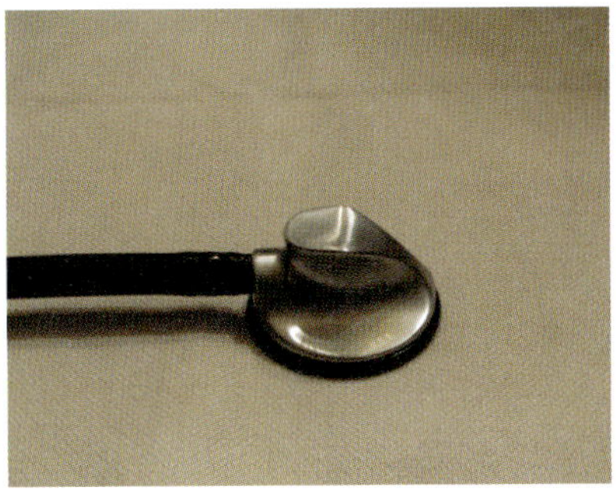

Figure 13-38 단면 형태 청진기

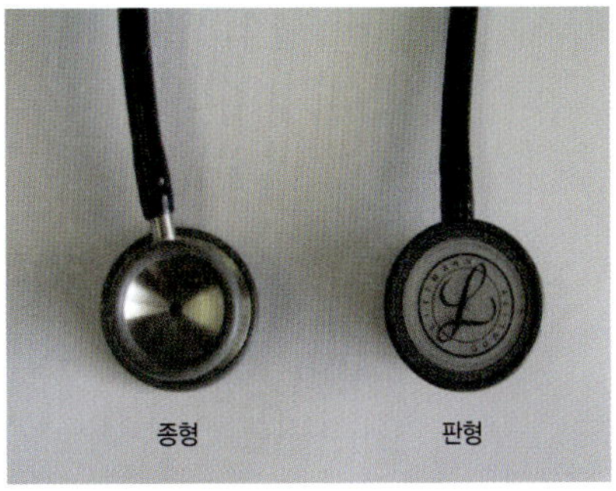

Figure 13-39 양면 형태 청진기

청진기 움직이기

조용한 방에서 청진기로 심장저부 혹은 심첨에서 시작하여 심음을 들어 본다.

- 심첨에서 시작해서 심장저부까지 조금씩 움직인다: 청진기를 최대박동점에서 안쪽으로 왼쪽 흉골연까지 이동하고, 흉골연을 따라 위로 2번째 늑간까지 움직인 다음 심첨에서 시작해서 심장저부로 조금씩 움직인다: 청진기를 최대박동점에서 안쪽으로 왼쪽 흉골연으로 이동하고, 가장자리를 따라 위로 움직여

서 2번째 늑간까지 움직인 다음 흉골을 가로질러 오른쪽 흉골연의 2번째 늑간까지 이동한다.

- 반대로 심장저부에서 시작하여 심첨으로 청진기를 조금씩 움직일 수 있다: 흉골에 인접한 오른쪽 2번째 늑간에 청진기를 대고 흉골 왼쪽 2번째 늑간으로 이동한 후 흉골연을 따라 5번째 늑간까지 움직인 다음에 심첨으로 이동한다.

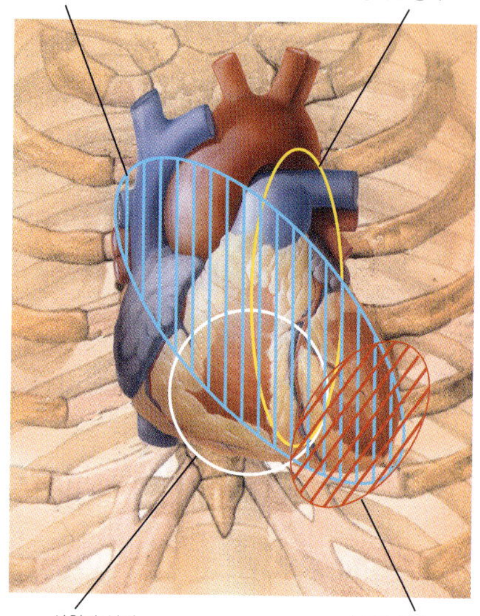

Figure 13-40 판막음의 해부학적 위치

Figure 13-40은 심음과 4개의 판막에서 발생하는 잡음 부위를 광범위하게 보여준다. 잡음과 심음의 위치를 기술하는데, 판막 위치보다는 해부학적 위치를 활용한다.

S_1과 S_2 시기의 중요성

청진기 움직임의 방향과 상관없이 왼쪽 검지손가락과 가운데손가락으로 목 아래 1/3 부위에 위치한 오른쪽 경동맥을 촉진하면서 청진하면 정확한 S_1을 확인하게 한다. S_1은 경동맥 박동 바로 직전에 들리고, S_2는 경동맥 박동 다음에 들린다. 청진기로 청진 영역을 이동하면서 S_1과 S_2의 상대적 강도를 비교한다.

- 심장저부에서는 S_2가 S_1보다 크게 들리고, 호흡에 따라 분열음을 들을 수 있다. 심첨에서는 PR 간격이 연장되지 않는 한 S_1이 S_2보다 크게 들린다.
- S_1과 S_2의 강도를 확인함으로써 수축기(S_1과 S_2 사이 간격)와 확장기(S_2와 S_1 사이 간격)를 정확하게 확인할 수 있다.

S_3와 S_4와 같은 심외심음, 잡음을 들을 때 수축기와 확장기의 시기를 확인하는 것은 이러한 심음이 어떤 심장주기에 해당하는지 정확한 확인을 위해 중요하다.

대상자를 바로 눕힌 상태에서 전흉부 전체를 청진한다. 새로운 대상자이거나 완전한 심장 검진이 필요한 대상자인 경우에는 다른 두 자세를 이용해서 S_3, S_4 및 승모판 협착과 대동맥판 역류에서 나타나는 잡음을 듣는다.

중요 청진 기술

대상자에게 왼쪽으로 돌아눕게 하여 왼쪽 옆누운 자세를 취하게 한다. 이렇게 하면 좌심실이 흉벽에 가까워지게 된다. 심첨박동에 청진기의 종형을 가볍게 댄다 (Figure 13-41).

이 자세에서는 왼쪽 S_3과 S_4, 승모판 협착이 있는 경우는 승모판 잡음이 강해지거나 들리게 된다. 그렇지 않으면 이러한 중요한 소견을 놓칠 수 있다.

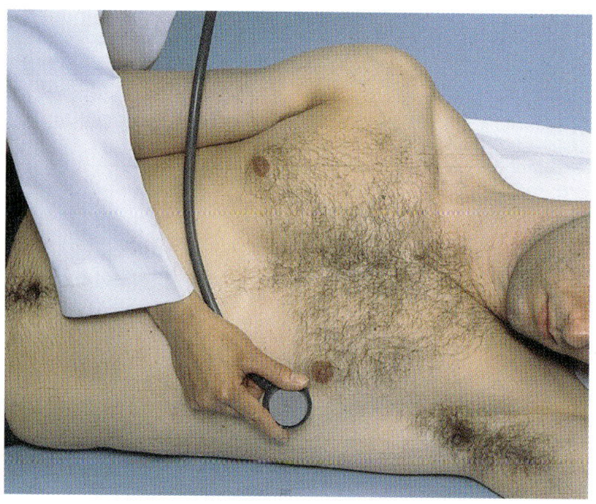

Figure 13-41 왼쪽 옆누운 자세에서의 청진

다음으로 대상자를 앉게 하고 앞으로 약간 몸을 기울인 상태에서 완전히 숨을 내쉬게 한 후 숨을 잠시 멈추게 한다. 청진기의 판형을 흉부에 누르고(Figure 13-42), 심첨과 왼쪽 흉골연을 따라 청진하며 검사 중간에 대상자가 숨을 쉴 수 있게 해준다.

이 자세에서는 대동맥판 잡음이 강해지거나 들리게 된다. 이 자세에서 청진을 하지 않으면 대동맥판 역류로 인한 부드러운 확장기 잡음을 쉽게 놓칠 수 있다.

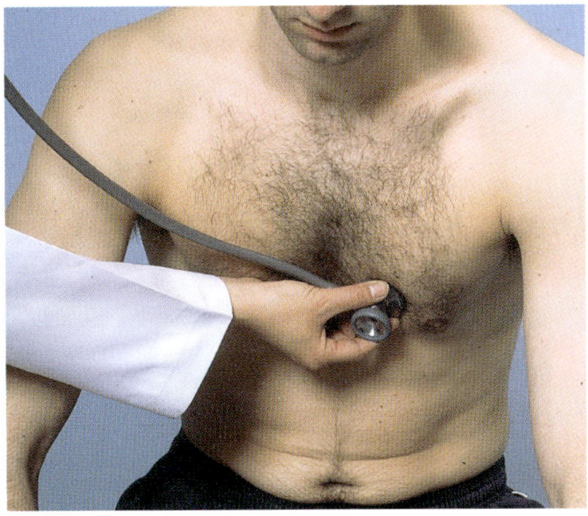

Figure 13-42 앉은 상태로 몸을 앞으로 기울인 자세에서의 청진

심음 청진

각 청진 부위에서 시간을 충분히 갖고 검진한다. TABLE 13-6에 기술된 심장주기 중에 발생되는 각각의 사건과 수축기 및 확장기에 들리는 심음에 주의를 기울인다.

개념 마스터하기

심음 청진이 어렵다고 느낄 수 있다. S_2 이후에 심외심음이 들리는지 확인하기 위해서는 심음을 듣는 동안 대상자의 호흡을 관찰해야 한다. 들리는 소리가 정상적인 심외심음(분열음)이라면, 흡기 시에 들리고 호기 동안은 들리지 않는다. 확장기 잡음을 듣기 위해서는 대상자의 자세를 앞쪽으로 기울이게 하여 좌심실이 흉벽에 더 가까워지게 한다.

TABLE 13–6 청진음

심음	청진 방법
S_1	강도와 분열음이 들리는지 확인한다. 정상적 분열음은 왼쪽 흉골연을 따라 들을 수 있다.
S_2	강도를 확인한다.
분열음 S_2	왼쪽 2번째와 3번째 늑간에서 분열음을 들을 수 있다. 대상자에게 조용히 숨을 쉬게 한 후, 평소보다 약간 더 깊게 숨을 쉬라고 한다. S_2가 정상적으로 분리되어 들리지 않으면 첫째, 대상자에게 조금 더 깊게 숨을 쉬라고 하거나, 둘째, 바로 앉게 한 후 다시 청진한다. 흉벽이 두꺼우면 S_1이 안 들릴 수 있다. • 분열음의 폭: 얼마나 폭넓게 분리되는가? 정상적으로는 매우 좁다. • 분열음의 시기: 호흡주기 중 언제 분열음을 들을 수 있는가? 정상적으로 흡기 후반부에 들을 수 있다. 호기 동안 정상적으로 분열음이 사라지는가? 만약 그렇지 않다면 대상자를 바로 앉게 한 후 다시 청진한다. A_2와 P_2의 강도를 비교한다. 보통 A_2가 더 크다.
수축기 심외심음	• 박출음이나 수축기 클릭소리이다. • 위치, 시기, 강도, 음조 그리고 호흡이 심외심음에 미치는 효과에 대해 확인한다.

호기 시 심음 분열은 비정상이다.

지속적인 분열음은 폐동맥판의 닫힘이 지연되거나 또는 대동맥판이 일찍 닫힘으로 인해 발생한다.

소리가 큰 P_2는 폐동맥고혈압을 나타낸다.

확장기 심외심음	• S_3, S_4, 개방음과 같은 소리이다. • 위치, 시기, 강도, 음조 그리고 호흡이 심외심음에 미치는 효과에 대해 확인한다(운동선수에게서 들리는 S_3와 S_4는 정상 소견).
수축기와 확장기 잡음	잡음은 지속시간으로 심음과 구분된다.

TABLE 13-7, "S_1(제1심음)의 변형"을 참조한다. S_1은 더 빠른 심박수에서 더 커진다(PR 간격은 더 짧다).

TABLE 13-8은 S_2(제2심음)의 변형을 개략적으로 보여준다.

승모판 탈출증의 수축기 클릭(째깍음)은 수축기의 심외심음 중 가장 흔하다.

수축기 심외심음에 대한 자세한 내용은 **TABLE 13-9**를 참조한다. **TABLE 13-10**은 확장기 심외심음을 요약한 것이다.

TABLE 13-7 S_1(제1심음)의 변형

정상	심장저부(좌우 2번째 늑간)에서 S_1은 S_2보다 작게 들린다.	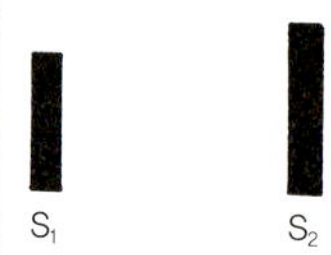
	항상 그렇지는 않지만 심첨에서 S_1은 S_2보다 더 크게 들린다.	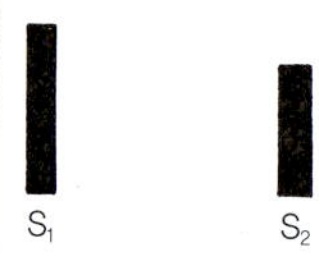
S_1 증가	S_1이 강해진 경우 (1) 빈맥, PR 간격이 짧은 리듬, 심박출량이 증가된 경우(운동, 빈혈, 갑상선항진증), (2) 승모판 협착, 이 경우에는 심실 수축기가 시작될 때는 승모판이 아직 넓게 열려 있다가 빠르게 닫힌다.	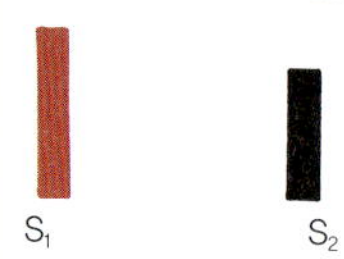
S_1 감소	1도 방실차단(심방에서 심실로의 전도 지연)에서 S_1은 감소한다. 심방 수축 후 심실 수축 전 승모판이 완전히 닫힐 때까지는 시간적 간격이 있다. 이때 승모판이 닫히는 소리는 감소된다. 이 외에도 S_1이 감소하는 경우는 (1) 승모판 역류에서처럼 승모판이 석회화되어 잘 움직이지 않을 때, (2) 심부전 혹은 관상동맥 질환으로 인해 좌심실 수축력이 크게 감소한 때이다.	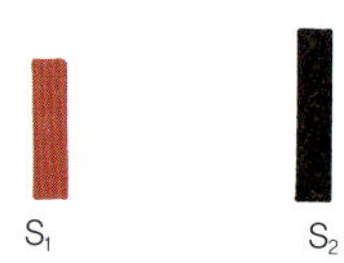
S_1 변화	S_1은 (1) 심방과 심실이 서로 독립적으로 수축하는 완전 심장차단, (2) 심방세동 같이 불규칙한 리듬에서 강도가 다양하다. 이러한 경우는 심실수축 시 승모판은 심실수축에 의해 닫히기 전 다양한 위치에 놓이게 된다. 따라서 S_1은 소리 크기가 다양하다.	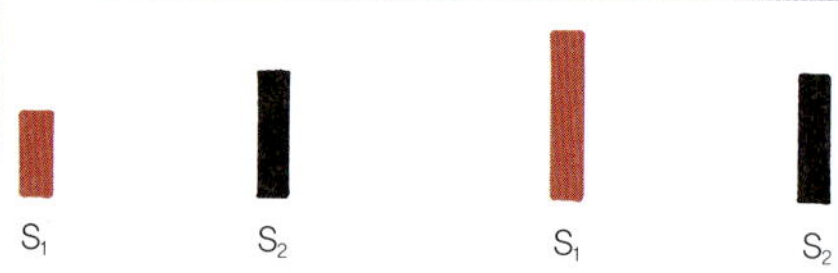
S_1 분열	S_1은 삼첨판이 있는 왼쪽 아래 흉골연을 따라 정상적으로 분열되며 종종 너무 작아 들리지 않는 경우도 있다. 이와 같은 분열음은 때때로 심첨에서 청진되기도 하나 S_4, 대동맥 박출음, 조기 수축기 클릭 등과 감별해야 한다. 각 심음의 비정상적 분열음은 우각차단과 조기심실수축 시에도 들을 수 있다.	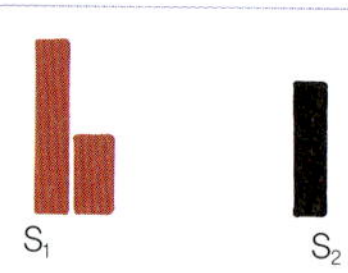

TABLE 13-8 S_2(제2심음)의 변형

		흡기 / 호기
생리적 분열음	S_2의 생리적 분열음은 2, 3번째 왼쪽 늑간에서 청진 가능하다. S_2의 폐동맥 요소는 너무 작아 심첨이나 대동맥판 영역에서는 희미하게 들리고 대동맥판이 닫힐 시 단일음만 청진되는 경우가 흔하다. 정상 분열음은 흡기 시 나타나고 호기 시 소실된다. 그러나 젊은 사람의 경우 호기 시에도 S_2 분열음이 있을 수 있으나, 대상자가 앉아 있을 때는 합쳐진다.	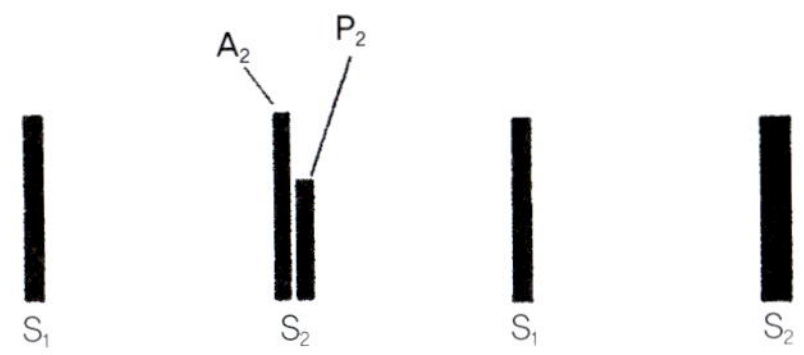
병리적 분열음 (호기 시의 분열음을 포함하며 심장질환을 의미함)	S_2의 넓은 분열음은 호흡주기 동안 지속되는 보통의 분열보다 증가된 것을 말한다. 이는 폐동맥판의 닫힘이 지연될 때(폐동맥판 협착, 우각차단) 나타난다. 우각차단도 S_2의 분열을 유발한다. 승모판 역류에서와 같이 대동맥판의 조기 닫힘이 원인이다.	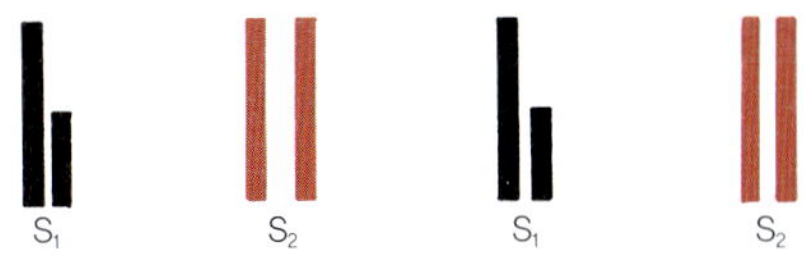
	고정 분열음은 호흡에 관계없이 일정하게 지속되는 넓은 분열음을 말한다. 이는 심방중격결손과 우심실부전 시 발생한다.	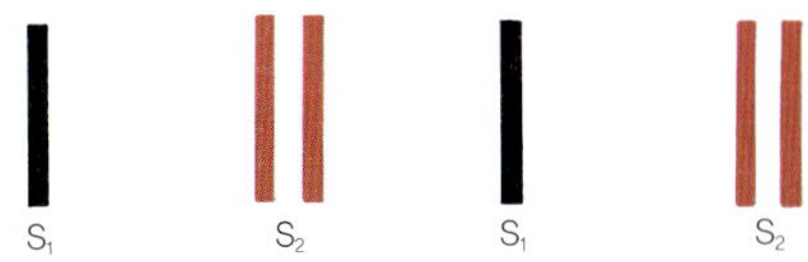
	모순(paradoxical) 혹은 역분열음은 호기 시 나타났다가 흡기 시 사라지는 분열음을 말한다. 비정상적으로 대동맥판의 닫힘이 지연되어 호기 시 P_2가 A_2보다 먼저 들린다. 흡기 시에는 정상적으로 P_2가 늦게 들리므로 분열음이 소실된다. 모순 분열음의 가장 흔한 원인은 좌각차단이다.	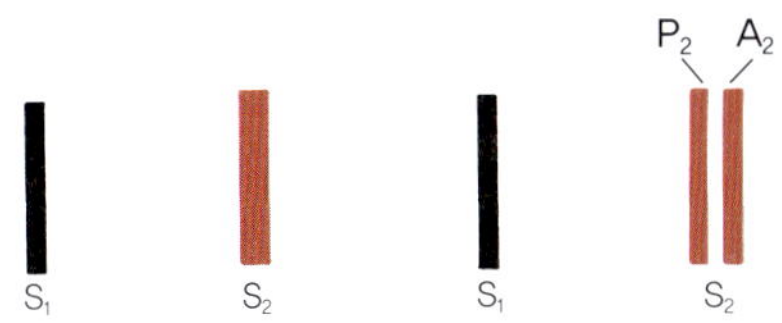

TABLE 13-9 수축기 심외심음

수축기 심외심음(extra heart sounds)은 크게 2가지로 나눈다. 첫째, 조기 박출음과 둘째, 수축기 중기와 후기에 흔하게 청진되는 클릭이다.

조기 수축기 박출음	조기 수축기 박출음은 S_1 직후, 대동맥판과 폐동맥판의 열림과 동시에 발생한다. 음조는 높은 편이고 날카로우며 청진기의 판형을 이용할 때 더 잘 들린다. 박출음은 심혈관질환을 나타낸다. 대동맥 박출음은 심장저부와 심첨에서 모두 청진되며 심첨에서 더 크게 들린다. 호흡에 따라 변동이 없다. 대동맥 박출음은 대동맥 확장 혹은 대동맥판막질환(선천성 협착 또는 이첨판)을 동반한다. 폐동맥 박출음은 2번째 혹은 3번째 왼쪽 늑간에서 가장 잘 들린다. 이곳에서 S1은 보통 작게 들리므로 크게 들리는 소리는 폐동맥 박출음이다. 심음의 강도는 흡기 시 감소한다. 원인으로 폐동맥의 확장, 폐동맥고혈압, 폐동맥 협착 등이 있다.	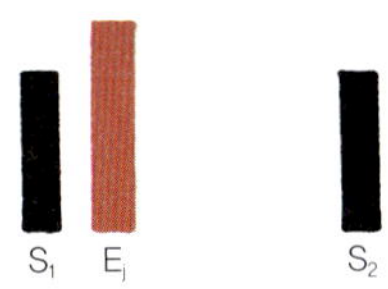

수축기 클릭	수축기 클릭은 주로 승모판 탈출(승모판의 일부가 수축기 시 비정상적으로 좌심방으로 부풀어 오르는 상태)에 의해 발생한다. 클릭은 수축기 중기 혹은 후기에 청진된다. 승모판 탈출은 비교적 흔한 심장 질환으로 인구의 약 2~3%에서 나타나고, 남녀 비율에서 비슷한 분포를 보인다. 클릭은 보통 단일음이나 분열음으로 들리기도 한다. 클릭은 심첨에서 가장 잘 들리나 왼쪽 아래 흉골연에서도 잘 들린다. 이는 높은 음조이므로 청진기의 판형을 이용하면 더 잘 들린다. 종종 클릭 다음에 후기 수축기 잡음이 들리며, 이는 좌심실에서 좌심방으로 혈류가 역류하는 승모판 역류로 인해 발생한다. 잡음은 보통 S_2까지 점점 커진다. 수축기 클릭은 심장 이외 중앙 흉골에서 발생하기도 한다. 청진 소견은 다양하다. 대부분의 대상자에게는 클릭만 나타나지만 어떤 대상자는 잡음만 나타나며, 어떤 대상자는 둘 다 나타나기도 한다. 수축기 클릭은 심장이외 혹은 종격에서 발생하기도 한다.	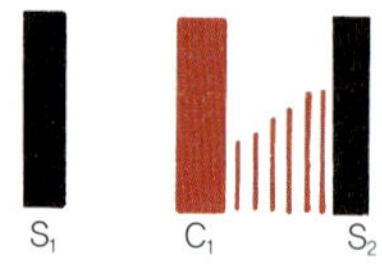

TABLE 13-10 확장기 심외심음

개방음	개방음은 확장기 초기에 발생하는 심음으로 협착된 승모판이 열릴 때 생성된다. 이는 심첨의 안쪽과 왼쪽 아래 흉골연을 따라서 잘 들린다. 소리가 클 경우는 심첨과 폐동맥판 영역으로 전이되기도 하며 이곳에서 개방음이 청진되면 S_2 분열음의 폐동맥판 요소로 혼돈될 수 있다. 음조가 S_2보다 높으므로 구별하는 데 도움이 된다. 청진기의 판형을 이용하면 더 잘 들린다.	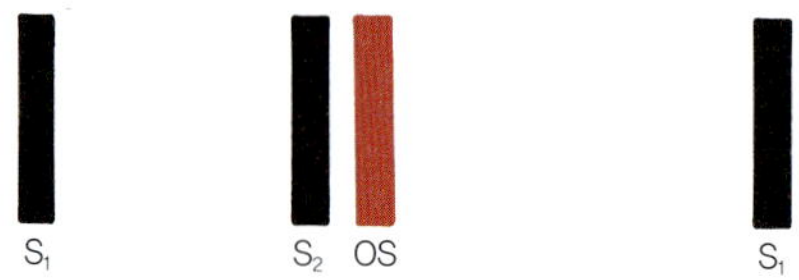
S_3	생리적 S_3은 아동과 젊은 성인에서 흔히 발견되며, 35~40세의 성인이 될 때까지 지속되기도 한다. 또한 임신 말기에 흔히 청진된다. 급속 심실 충만 동안 확장기 초기에 발생하며 개방음보다는 늦게 나타나고 낮은 음조로 왼쪽 옆누운 자세에서 심첨에서 가장 잘 들을 수 있다. 청진기의 종형을 사용하는 경우 압력을 가볍게 주어야 한다. 병리적 S_3 혹은 심실 말발굽음(gallop)은 생리적 S_3과 유사한 소리를 낸다. 40세 이상(여성의 경우 조금 더 나이가 들어서)에서 S_3가 있으면 병리적인 상태를 의심해야 한다. 원인으로는 심실 수축력 저하, 심부전, 승모판 혹은 삼첨판 부전 때 관찰되는 용적과부하 등을 들 수 있다. 왼쪽 S_3은 왼쪽 옆누운 자세의 심첨에서 전형적으로 들린다. 오른쪽 S_3은 왼쪽 아래 흉골연을 따라 들리며, 바로누운 자세에서는 검상돌기 아래에서 들린다. 흡기 시에는 더 소리가 커진다. 말발굽음이라는 용어는 세 심음이 특히 빠른 심장 박동 시 서로 어울려 말이 달릴 때 나는 소리와 유사하게 들리는 데서 유래되었다.	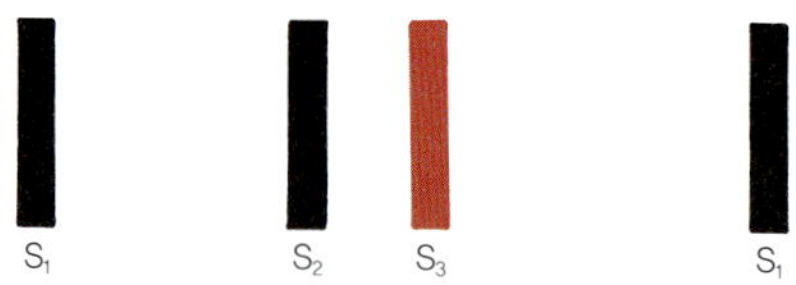

S_4

S_4(심방음 혹은 심방 말발굽음)는 S_1 직전에 발생한다. 이는 낮은 음조의 소리로 청진기 종형을 이용하면 더 잘 들린다. S_4는 정상 성인에서 청진되기도 하는데 특히 잘 훈련된 운동선수나 노인층에서 들린다. 더 흔한 경우는 심방 수축 후 심실 충만에 대한 저항이 증가할 때 발생한다. 이와 같은 심실 확장기 저항의 증가는 심실 근육의 탄성 감소와 관련된다.

왼쪽 S_4의 원인으로는 고혈압성 심질환, 관상동맥질환, 대동맥판 협착, 심근병증 등이 있다. 왼쪽 S_4는 왼쪽 옆누운 자세에서 심첨에서 가장 잘 들린다. 이보다 덜 흔한 오른쪽 S_4는 왼쪽 아래 흉골연과 검상돌기 아래에서 잘 들린다. 이 경우 흡기 시 더 소리가 커진다. 오른쪽 S_4의 원인으로는 폐동맥고혈압과 폐동맥판 협착이 있다.

S_4는 심방과 심실 사이의 전도 지연과 관련 있다. 이와 같은 지연은 정상적으로 희미하게 들리는 심방음과 크게 들리는 S_1을 분리시켜 들리게 한다. S_4는 심방세동에서처럼 심방 수축이 없으면 절대로 들리지않는다.

때때로 대상자가 S_3과 S_4를 모두 가지고 있어 4개 심음의 4배 리듬을 만들어 낸다. 심박수가 빨라지면 S_3과 S_4가 합해져 가중 말달림심장음(가중갤럽, summation gallop)이라고 부르는 한 개의 심외심음이 만들어진다.

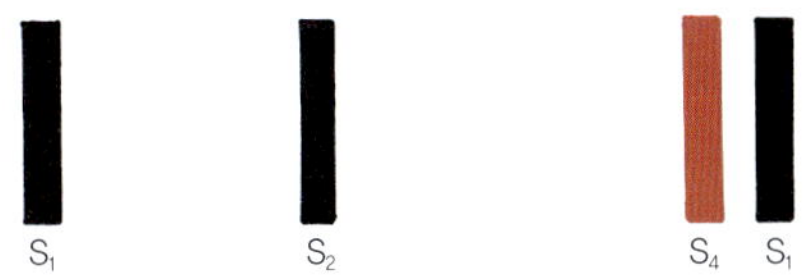

심잡음 확인

TABLE 13-11~13은 다양한 유형의 심잡음에 대해 기술하고 있다. 심잡음의 확인을 위한 팁은 BOX 13-4에 제시되어 있다.

BOX 13-4 심잡음의 확인을 위한 팁

- 잡음의 시기: 수축기 혹은 확장기에 나타나는지를 확인한다.
- 전흉부에서 잡음이 가장 크게 들리는 위치: 심장저부, 흉골연, 심첨인지를 확인한다.
- 대상자에게 앞으로 기울이고 숨을 내쉬라고 하거나 왼쪽 옆누운 자세를 취하라고 하는 등 필요한 검진 수기를 시행한다.
- 잡음의 형태를 확인한다. 예를 들면, 점강잡음(crescendo, 점점 커지는) 또는 점약잡음(descrecendo, 점점 작아지는), 범수축기잡음(pansystolic) 인지 확인한다.
- 잡음의 강도를 1점에서 6점까지의 점수로 평가한다.
- S_1과 S_2의 질, S_3, S_4 또는 개방음 같은 부가음이 존재하는지, 잡음이 있는지 확인한다.
- 조용한 방에서 듣는다.

잡음을 정확하게 평가하기 위해서는 심장의 해부학과 생리학에 대한 이해를 바탕으로 한 논리적이고 체계적인 접근 방법이 필요하다.

TABLE 13-11 범수축기(온수축기) 잡음

범수축기(holosystolic) 잡음은 닫혀 있어야 할 판막이나 다른 구조를 통해 압력이 높은 방실에서 압력이 낮은 방실로 혈액이 흐름으로써 발생되는 병리적 잡음이다. 잡음은 S_1 직후에 시작되어 S_2까지 지속된다.

	승모판 역류	삼첨판 역류	심실중격결손
	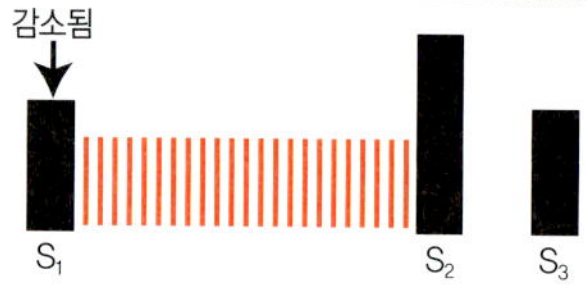	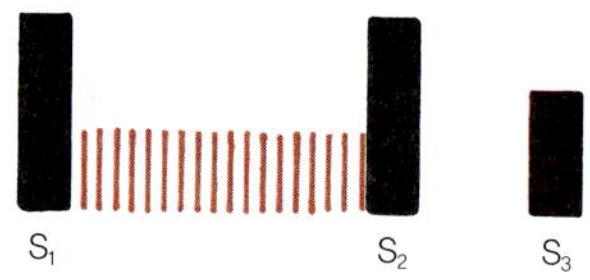	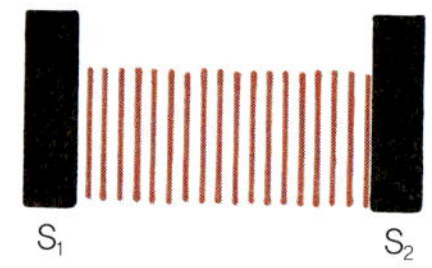
잡음			
위치	심첨	하부 왼쪽 흉골 경계면	왼쪽 3, 4, 5번째 늑간
전이(방사)	왼쪽 겨드랑으로 전이되며 덜 자주 왼쪽 흉골연으로 전이되기도 한다.	흉골의 오른쪽, 검상돌기, 때로는 왼쪽 쇄골중간선으로 전이되나 겨드랑으로는 전이되지 않는다.	종종 광범위하다.
강도	다양하고, 큰 소리일 경우는 심첨 떨림을 동반한다.	다양하다.	종종 매우 크며, 떨림이 동반된다.
음조	중간~높다	중간	높다, 범수축기
음질	거칠다, 범수축기	휘파람 소리, 범수축기	종종 거칠다.
참고	삼첨판 역류와 달리 흡기 시 소리가 커지지 않는다.	승모판 역류와 달리 흡기 시 강도가 약간 증가한다.	
관련 소견	• S_1 정상(75%), 큰 소리(12%), 작은 소리(12%) • 심첨 S_3은 좌심실의 용적과부하를 반영한다. • 심첨박동은 그 진폭이 증가하고, 옆으로 이동되어 유지된다.	• 우심실 박동의 진폭은 증가하고 유지된다. • S_3은 왼쪽 아래 흉골연를 따라 들린다. 경정맥압은 종종 상승하며 경정맥에서 큰 v파가 관찰된다.	• S_2가 큰 잡음으로 인해 잘 들리지 않는다. • 증상은 결손 정도와 관련된 병변의 중증도에 따라 다양하게 나타난다.
기전	수축기 동안 승모판이 완전히 닫히지 않으면 좌심실에서 좌심방으로 혈류가 역류되고 잡음을 유발한다. 이런 누출은 좌심실에 용적과부하를 초래하여 심실 확장이 발생한다.	수축기 동안 삼첨판이 완전히 닫히지 못하면 혈액은 우심실에서 우심방으로 역류되고 잡음을 유발한다. 가장 흔한 원인은 우심실부전과 확장이며 삼첨판 개구부가 넓어지는 결과를 초래한다. 폐동맥고혈압 혹은 좌심실부전은 주요한 선행 원인이다.	심실중격결손은 선천성 심질환으로 작은 구멍을 통해 압력이 높은 좌심실로부터 압력이 낮은 우심실로 혈류가 이동된다.

TABLE 13-12 수축중기 잡음

수축중기(midsystolic) 박출잡음은 가장 흔한 종류의 잡음이다. 이들은 (1) 무해(innocent): 생리적 또는 구조적 이상을 발견하지 못함, (2) 생리적: 신체 대사의 생리적 변화, (3) 병리적: 심장 혹은 대혈관의 구조적 이상으로 분류한다. 수축중기 잡음은 수축기 중기에 절정에 이르며 S_2 시작 전에 중단된다. 점강-점약성 혹은 다이아몬드 형태로 소리가 변하는 잡음은 항상 들리지 않으나 잡음과 S_2 사이의 간격은 범수축기 잡음과 수축중기 잡음을 감별할 수 있게 한다.

	무해 잡음	생리적 잡음
	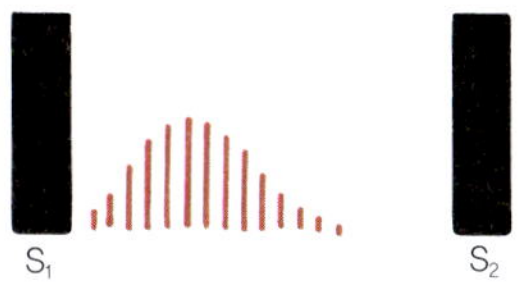	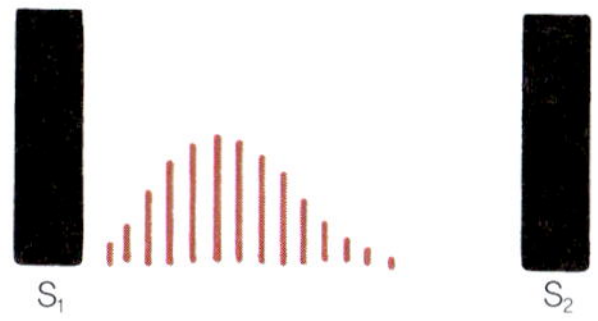
잡음		
위치	왼쪽 흉골연과 심첨 사이의 2번째에서 4번째 늑간에 위치한다.	무해 잡음과 유사하다.
전이	거의 되지 않는다.	
강도	1~2등급이며, 간혹 3등급이다.	
음조	낮다~중간	
음질	다양하다.	
참고	앉은 자세에서 잡음이 작아지거나 없어진다.	
관련 소견	없다. 정상 분열음이며 박출음, 확장기 잡음, 좌심실 비대는 없다. 때때로 무해 잡음 및 다른 종류의 잡음이 같이 청진되기도 한다.	원인에 따른 징후가 있다.
기전	혈류의 와류로 인해 발생되는 것이 일반적이며, 좌심실로부터 대동맥으로 분출되는 혈류에 의해 형성된다. 때로는 우심실에서 분출되는 와류에 의해서도 발생한다. 심혈관질환이 없는 경우가 대부분이다. 아동과 청소년에게 흔하나 성인에서도 들을 수 있다. 기저 심혈관 질환은 없다	빈혈, 임신, 고열, 갑상선항진증 같은 선행 질환에서 일시적인 혈류 증가에 의한 와류에 의해 발생한다.

	병리적 잡음		
	대동맥판 협착	**비대심근병증**	**폐동맥판 협착**
	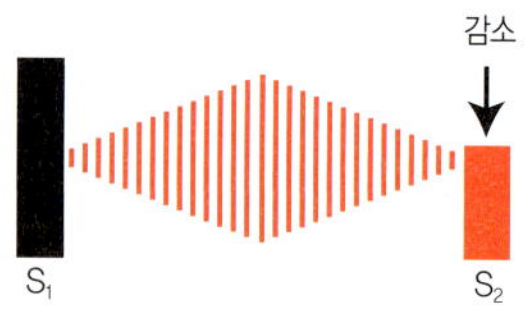	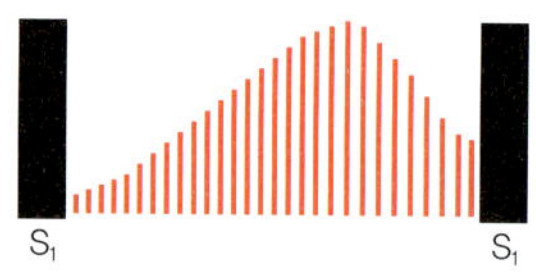	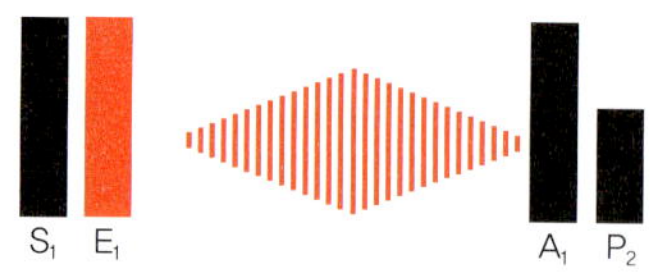
잡음			
위치	오른쪽 2번째 늑간	3번째와 4번째 왼쪽 늑간	2번째와 3번째 왼쪽 늑간
전이	경동맥, 왼쪽 흉골연 아래 혹은 심첨으로 전이되기도 한다.	왼쪽 흉골연을 따라 심첨까지, 때로는 심장저부로 전이되나 목으로 전이되지는 않는다.	큰 소리일 경우 왼쪽 어깨나 목으로 전이된다.
강도	때때로 작고 대체적으로 크며, 떨림을 동반하기도 한다.	다양하다	작다~크다. 큰 잡음일 경우는 떨림과 관련 있다.
음조	중간, 거칠다. 심첨에서 점강-점약성	중간	중간, 점강-점약성
음질	흔히 거칠며, 심첨에서 더욱 음악적이다.	거칠다	종종 거칠다.
참고	대상자가 앉은 자세에서 몸을 앞으로 기울이면 더 잘 들린다.	웅크리고 앉으면 감소하고 일어서면 증가한다.	
관련 소견	A_2는 대동맥판 협착이 심해질수록 감소한다. A_2는 지연되기도 하고 P_2와 합쳐져 호기 시 단일 S_2를 형성하거나 혹은 모순 S_2 분열음이 발생하기도 한다. 경동맥 박동은 천천히 상승하여 지연되고, 진폭은 약하게 느껴진다. 비대해진 좌심실은 탄성의 감소로 인해 지속적인 심첨박동과 S_4를 생성한다.	S_3가 있기도 한다. S_4는 종종 심첨에서 들린다(승모판 역류와는 달리) 심첨박동은 지속되며, 두 개의 촉진되는 요소를 갖고 있다. 대동맥판 협착에서의 맥박과는 다르게 경동맥 박동이 빠르게 상승한다.	심한 협착이 있는 경우 S_2는 넓게 분열되고 P_2는 감소하거나 들리지 않는다. 조기 폐동맥 박출음이 흔하며 왼쪽 S_4를 들을 수도 있다. 우심실 박동은 종종 그 진폭이 증가하고 지속적이다.
기전	대동맥판의 심각한 협착은 판막을 지나는 혈류를 제한하며, 와류를 만들어 좌심실 후부하를 증가시킨다. 원인으로는 선천성, 류마티스성, 퇴행성 등이 있으며 각각의 원인에 따라 다른 증상으로 나타난다. 대동맥판 협착과 유사한 잡음을 발생하는 다음과 같은 질환이 있다. • 대동맥판경화: 나이가 들어감에 따라 대동맥판이 점차 딱딱해진다 • 이첨 대동맥판: 선천성 질환으로 성인이 될 때까지 발견되지 않는 경우가 흔하다. • 확장된 대동맥: 동맥경화증, 매독, 마르팡 증후군(Marfan syndrome) 등이 원인이다. • 수축기 동안 대동맥판을 통과하는 병리적 혈류의 증가: 대동맥판 역류를 동반한다.	심한 심실 비대는 수축기 동안 좌심실로부터 비정상적으로 빠르게 혈류를 분출한다. 혈류의 폐쇄도 동시에 존재한다. 승모판의 손상이 동반되면 승모판 역류를 초래한다.	폐동맥판 협착은 판막을 지나는 혈류를 방해하고 우심실의 후부하를 증가시킨다. 이는 대부분 선천성이며 아동에서 발견된다. 병리적으로 증가된 혈류가 폐동맥판을 지나면 마치 폐동맥판 협착에서와 유사한 잡음이 발생한다.

TABLE 13-13 확장기 잡음

확장기 잡음은 거의 항상 심장 질환을 나타낸다. 여기에는 두 가지 기본 기본 형태가 있다. 조기 점약 확장기 잡음은 주로 대동맥판 같이 불완전한 반달판막을 경유하는 혈액 역류에 의해 나타난다. 중기 또는 후기 확장기에서 들리는 우르렁거리는(rumbling) 확장기 잡음은 방실판막의 협착, 대개 승모판 협착을 의미한다.

	대동맥판 역류	승모판 협착
	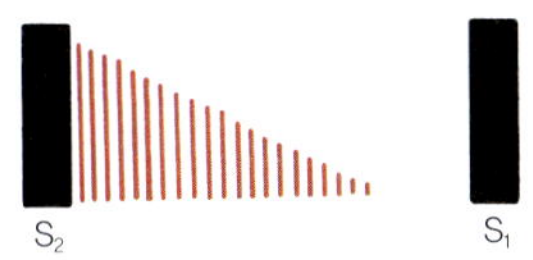	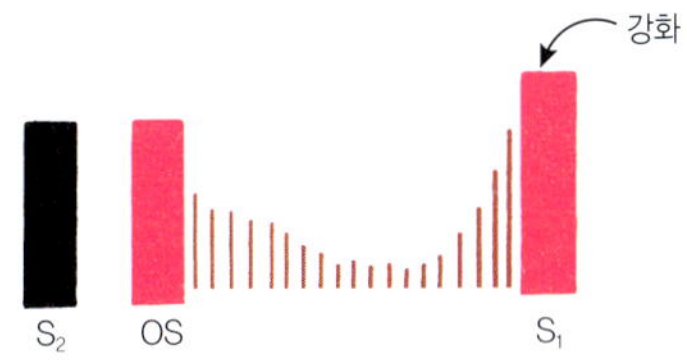
잡음		
위치	2번째에서 4번째 왼쪽 늑간	주로 심첨에 국한된다.
전이	만일 크다면 심첨으로 전이되나 오른쪽 흉골연으로 전이되기도 한다.	약간 또는 전혀 전이되지 않는다.
강도	1~3등급	1~4등급
음조	높다. 청진기의 판형을 이용하여 청진한다.	낮다. 낮은 음조의 우르렁 소리. 청진기의 종형을 이용하여 청진한다.
음질	작아지는 휘파람 소리 양상, 호흡음으로 오인되기도 한다.	점약성 우르렁 소리
참고	잡음은 대상자가 앉은 상태에서 몸을 앞으로 기울인 자세로 숨을 내쉰 후 숨을 참고 있을 때 가장 잘 들린다.	종형을 정확히 심첨 박동에 위치시킨다. 대상자를 왼쪽 옆으로 눕힌 후 청진하고, 경한 운동을 시키면 심잡음을 들을 수 있으며, 호기에 더 잘 들린다.
관련 소견	• 박출음이 있다. • 만일 S_3 혹은 S_4가 있으면 심한 역류를 의미한다. • 심첨박동은 진폭이 커지고, 옆아래로 이동하고, 직경이 넓어지고 지속시간이 길어지는 점진적 변화가 일어난다. • 맥압은 증가하고 동맥 맥박은 크고 도약(bounding)한다. • 수축중기 잡음 혹은 Austin Flint 잡음은 다량의 역류를 의미한다.	• S_1이 더 두드러지고 심첨에서 촉진되기도 한다. • 개방음은 흔히 S_2 뒤에 나오며 여기서부터 잡음이 들리기 시작한다. • 만일 폐동맥고혈압이 발생하면 P_2는 확실해지고 우심실 박동이 촉진된다. • 승모판 역류와 대동맥판 질환은 승모판 협착과 관련이 있는 경우도 있다.
기전	대동맥판의 첨판이 확장기 동안 완전히 닫히지 못하며, 대동맥에서 좌심실로 혈액이 역류하여 용적 과부하를 유발한다. 두 가지 다른 형태의 잡음이 관련된다. (1) 대동맥판을 지나는 혈류의 증가로 인해 초래된 수축중기 잡음 (2) 승모판 전 첨판이 역류 혈액 에 대해 저항함으로써 유발되는 승모판 확장기(Austin Flint) 잡음	류마티스열의 합병증으로 인해 승모판 첨판이 손상을 받아 두꺼워지고, 딱딱해지면 판막은 확장기에 충분히 열리지 않는다. 그 결과로 초래되는 잡음은 두 형태가 있다. (1) 확장중기 심잡음(빠른 심실 충만 동안) (2) 수축기전 심잡음(심방 수축 동안). 후자는 심방세동이 발생하면 사라지고 확장중기 우르렁 소리만 남게 된다.

시기

먼저 청진음이 S_1과 S_2 사이에 일어나는 수축기 잡음인지, S_2와 S_1 사이에 일어나는 확장기 잡음인지를 구별해야 한다. S_1 혹은 S_2는 큰 잡음 소리에 잘 들리지 않게 된다. 청진과 동시에 경동맥 박동을 같이 촉진하면 도움이 된다. 경동맥 박동과 동시에 들리는 잡음이 수축기 잡음이다. 잡음은 수축기 혹은 확장기 조기, 중기, 후기 혹은 전체에 걸쳐 발생한다.

임상 팁

확장기 잡음은 흔히 심장판막질환을 나타낸다. 수축기 잡음은 심장판막질환 시 관찰되는 것이 일반적이나 때로는 정상인 심장에서 들리기도 한다.

- 수축기 잡음은 주로 수축기 중기나 범수축기에 일어난다. 수축후기 잡음도 청진 가능하다.
  - **수축중기 잡음(Figure 13-43)**은 S_1 다음에 들리기 시작하며 S_2 전에 끝난다. 잡음과 심음 사이에는 짧은 간격이 들리는데, S_2 바로 직전의 이 간격을 주의 깊게 청진한다. 잡음이 있다면 좀 더 쉽게 들리며, 보통 범수축기가 아니라 수축중기 심잡음이다.

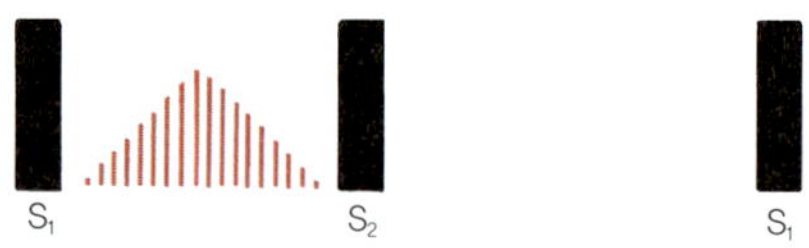

Figure 13-43 수축중기 잡음

수축중기 잡음은 반달판막(대동맥판과 폐동맥판)을 지나는 혈류와 관계가 있다(TABLE 13-12 참조).

  - **범수축기 잡음(Figure 13-44)**은 S_1과 같이 시작하여 S_2에서 끝나며, 심음과 잡음 사이에는 간격이 없다.

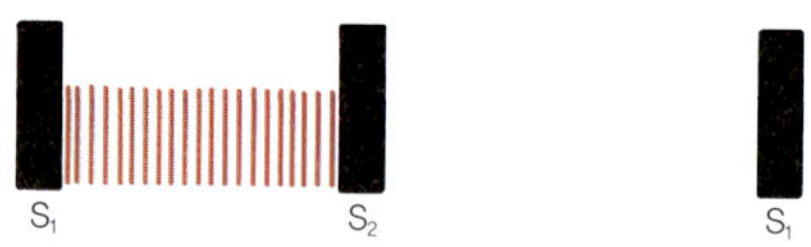

Figure 13-44 범수축기 잡음

범수축기 잡음은 방실판막을 지나는 역류에 의해 종종 발생한다(TABLE 13-11 참조).

  - **수축후기 잡음(Figure 13-45)**은 수축기 중기 혹은 후기에 시작되어 S_2까지 지속된다.

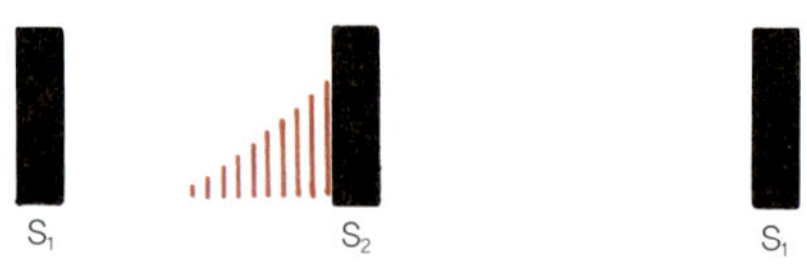

Figure 13-45 수축후기 잡음

이는 승모판탈출증의 잡음으로 항상은 아니지만 종종 수축기 클릭에 앞서 나타난다.

- 확장기 잡음은 확장초기, 중기, 후기 잡음으로 분류한다.
  - **확장초기 잡음(Figure 13-46)**은 S_2 다음에 곧바로 시작되며, 식별 가능한 간격이 없고 대개 다음 S_1 전에 작아지다 사라진다.

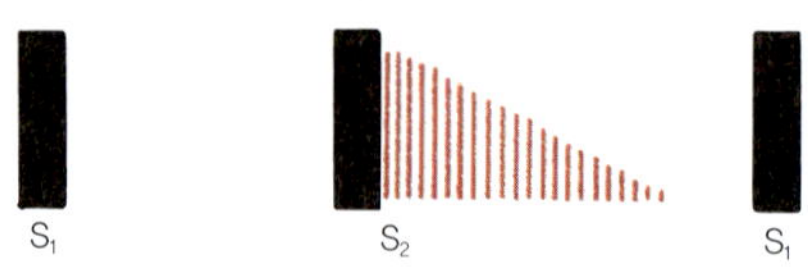

Figure 13-46 확장초기 잡음

확장초기 잡음은 불완전한 반달판막을 지나는 역류 혈류에 의해 형성된다.

- **확장중기 잡음**은 S_2 다음에 약간의 간격을 두고 시작된다. **Figure 13-47**에 예시된 바와 같이 점차 사라지거나 확장후기 잡음으로 합쳐진다.

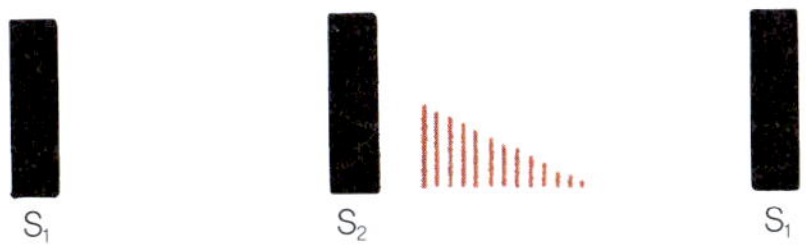

Figure 13-47 확장중기 잡음

- **확장후기(수축기전) 잡음(Figure 13-48)**은 확장기 후반에 시작되어 S_1까지 지속된다.

Figure 13-48 확장후기 잡음

확장중기와 수축기전 잡음은 방실판막을 지나는 와류에 의해 발생한다(TABLE 13-13 참조).

동맥관개존증의 잡음은 수축기에 시작하여 중단 없이 확장기까지 계속되지만 반드시 확장기 내내 계속되는 것은 아니다. 이를 연속잡음(continuous murmur)이라고 한다. 심장막 마찰음(pericardial friction rub) 또는 정맥잡음(venous hum) 같은 다른 심혈관음은 수축기 및 확장기 구성 요소를 모두 가지고 있다**(TABLE 13-14)**. 수축기 잡음과 확장기 잡음에 사용되는 특성에 따라 이러한 소리를 관찰하고 기술한다.

TABLE 13–14 수축기와 확장기 두 요소를 가진 심혈관음

어떤 심혈관음은 심장주기의 어느 부분에만 국한되지 않는다. 그중 3가지 예는 다음과 같다.

정맥잡음: 양성음으로 경정맥에서 형성된 와류로 인해 발생하며 아동에서 흔하다.

심장막 마찰음: 심장막의 염증으로 인해서 발생한다.

동맥관개존증: 선천성 이상으로 대동맥과 폐동맥 사이에 통로가 잔존하는 상태이다. 연속잡음은 수축기에 시작되어 S_2까지 혹은 확장기 전체까지 지속되며, 동맥관개존증에서 나타난다.

<table>
<tr><th></th><th>정맥잡음</th><th>심낭마찰음</th><th>동맥관개존증</th></tr>
<tr><td></td><td>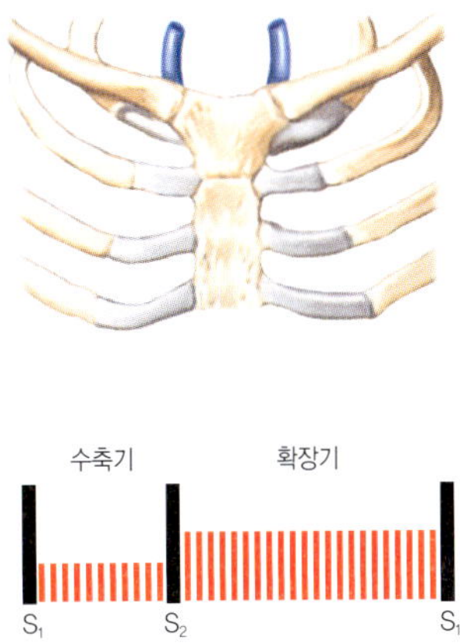
</td><td>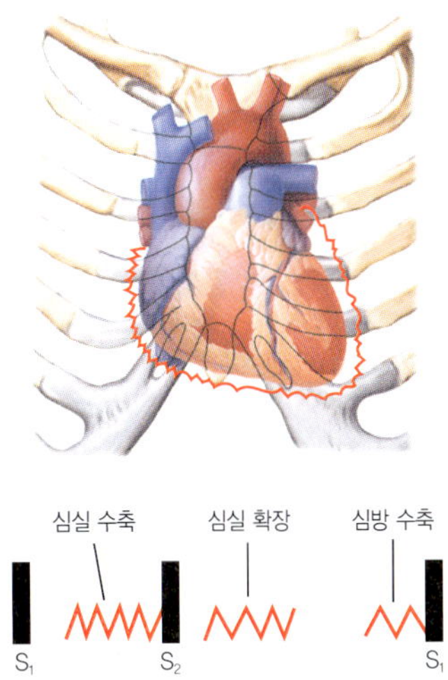
</td><td>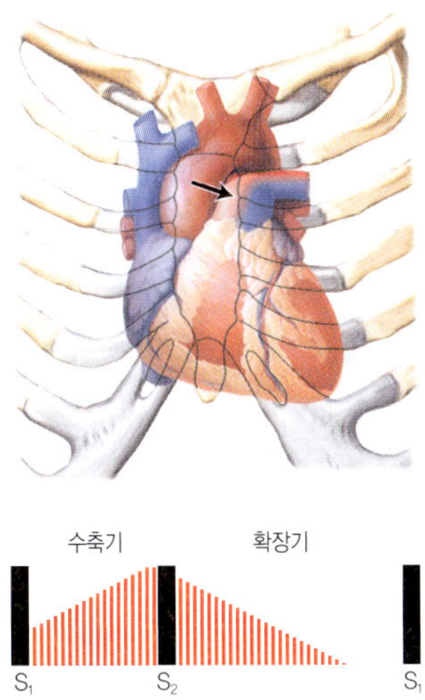
</td></tr>
</table>

시기	무음 간격이 없는 연속잡음이다. 확장기에 가장 크게 들린다.	3개의 짧은 요소로 구성되며, 각각은 심낭에서의 심장의 움직임으로 인한 마찰과 관련 있다. (1) 심방 수축기, (2) 심실 수축기, (3) 심실 확장기. 대부분 처음의 두 요소는 존재한다; 이들 세 요소가 모두 존재하면 진단이 용이하다; 한 요소만 존재하는 경우(주로 수축기)는 잡음과 혼돈할 수 있다.	수축기와 확장기 모두에서 청진되는 연속 잡음으로 확장기 말에 무음(silent) 간격이 있다. 수축기 말에 가장 크고 S_2를 잘 들리지 않게 하고, 확장기에 서서히 사라진다.
위치	오른쪽 쇄골의 내측 1/3 부분 위에 위치한다.	다양하나 보통 왼쪽 흉골의 3번째 늑간에서 가장 잘 청진할 수 있다.	왼쪽 2번째 늑간
전이	1번째 혹은 2번째 늑간으로 전이된다.	거의 전이되지 않는다.	왼쪽 쇄골로 전이된다.
강도	부드럽거나 약간 크고 경정맥 압박 시 소리가 사라지기도 한다.	다양하며 대상자를 앞으로 기대게 하고 숨을 내쉬게 한 상태에서 숨을 멈추게 하면 강도가 증가한다(흉막 마찰음과 비교).	크며, 가끔 떨림과 관련 된다.
음질	윙윙거리는 소리	긁는 소리	거칠고 기계음 같은 소리
음조	낮다(청진기의 종형으로 더 잘 들린다).	높다(청진기의 판형으로 더 잘 들린다).	중간

모양

검진이 능숙하지 않은 초보자는 잡음의 모양 혹은 형태를 파악하는 것것이 가장 어렵다. 먼저 잡음의 다른 특징에 대해 알아야 한다. 심음 청진에 적응되면 잡음의 형태가 구분된다.

- 점강성(crescendo) 잡음은 점점 커진다(Figure 13-49).

Figure 13-49 정상 동리듬에서 승모판 협착의 확장후기 잡음

- 점약성(decrescendo) 잡음은 점점 작아진다(Figure 13-50).

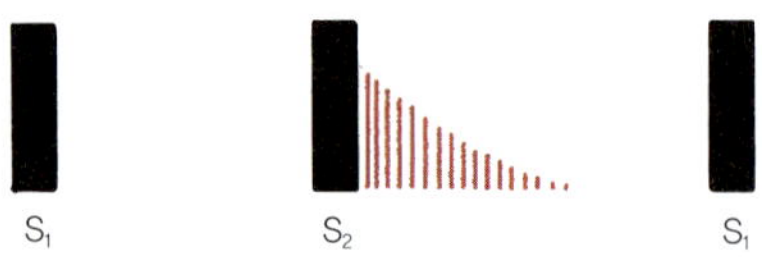

Figure 13-50 대동맥판 역류의 확장초기 잡음

- 점강-점약성(crescendo-decrescendo) 잡음은 먼저 강도가 증가한 후 감소한다(Figure 13-51).

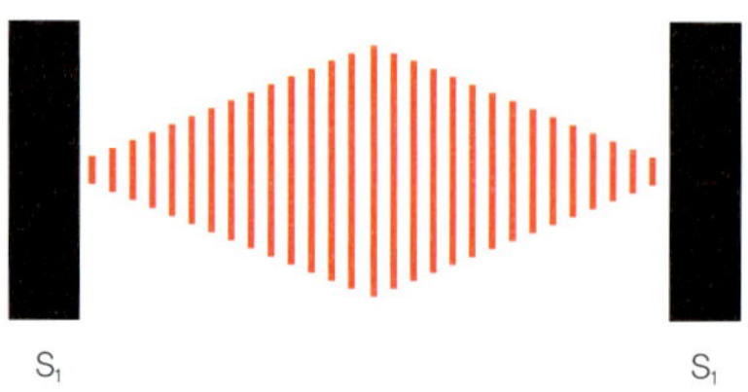

Figure 13-51 대동맥 협착과 무해 잡음의 수축중기 잡음

- 평탄(plateau) 잡음은 전 주기에 걸쳐 같은 강도를 가진다(Figure 13-52).

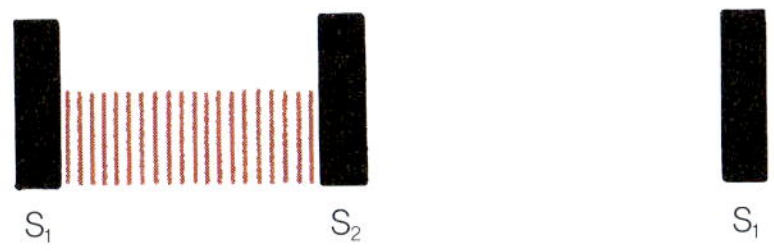

Figure 13-52 승모판 역류의 범수축기 잡음

최대 강도의 위치

잡음을 청진할 수 있는 부위를 찾아내고 늑간, 흉골, 심첨, 앞정중선, 쇄골중간선, 액와선과 관련하여 가장 잘 들리는 부위를 기술한다.

예를 들어, 오른쪽 2번째 늑간에서 가장 잘 청진되는 잡음은 대동맥판이나 그 가까이에서 발생한다.

최대박동점으로부터의 전이

잡음이 발생하는 부위뿐만 아니라 잡음의 강도와 혈류의 방향을 나타낸다. 잡음이 들리는 위치와 그 주변을 조사하고, 그 외 다른 잡음이 들리는 부위가 있는지 확인한다.

대동맥판 협착으로 인한 큰 잡음은 종종 목으로 전이된다(동맥 혈류의 방향)

강도

강도는 보통 6점 척도에 의한 등급으로 나누며 분수로 표시한다. 분자는 잡음 소리가 가장 큰 곳에서의 강도를 의미하고 분모는 검진자가 사용한 척도의 수준을 나타낸다. 강도는 흉벽의 두께와 흉벽을 구성하는 사이 조직에 의해 영향을 받는다.

6점 척도(TABLE 13-15)를 이용하여 잡음의 등급을 정한다. 4등급에서 6등급 잡음은 청진과 더불어 촉진으로도 확인되는 떨림이 동반된다.

비슷한 정도의 와류라도 근육질이나 비만한 사람보다 마른 사람에서 큰 잡음을 만든다. 폐기종이 있는 폐에서는 잡음의 강도가 감소한다.

TABLE 13-15 잡음의 등급

등급	특징
1등급	매우 약하며, 능숙한 검진자만이 청진 가능함; 모든 자세에서 들리지 않을 수 있다
2등급	작지만 흉부에 청진기를 대면 즉시 들을 수 있다
3등급	적당히 크다
4등급	크고 떨림이 촉진된다
5등급	매우 크고, 떨림을 동반하며, 청진기를 흉부에서 부분적으로 떼어도 들린다
6등급	매우 크고, 떨림을 동반하며, 청진기를 흉부에서 완전히 떼어도 들린다

음조

높음, 중간, 낮음으로 구분한다.

음질

휘파람 소리, 거친 소리, 우르렁거리는 소리, 악음으로 기술한다.

잡음을 다음과 같이 기술한다. "중간 음조, 2/6 등급, 휘파람 소리와 같은 점약성 확장기 잡음으로 4번째 왼쪽 늑간에서 가장 잘 들리며, 심첨으로 전이됨(대동맥판 역류)"

다른 특징

잡음의 다른 특징에는 호흡음 혹은 대상자의 자세에 의한 변화가 있다. 검진결과 기록 시 대상자의 자세와 호흡양상의 변화에 대해 기록한다.

무해 잡음은 짧으며, 수축초기 및 중기 잡음으로 좌심실 용적이 감소하는 방법(예: 일어서기, 앉기, 발살바 수기를 이용하여 복압 올리기)을 취했을 때 강도가 감소한다.

오른쪽 심장에서 발생하는 잡음은 왼쪽 잡음보다 더 호흡에 따라 변하는 경향이 있다.

6) 말초 부종

대상자의 발, 발목과 다리의 부종을 관찰한다. 검진기법은 [14장 말초혈관계와 림프계]를 참조한다.

말초 부종은 심부전을 의미할 수 있다.

7) 통합 심혈관계 사정

심혈관계 사정을 잘하기 위해서는 주의깊은 검진 이상이 필요하다. 대상자의 검진결과를 정확하게 파악하고 해석해서 논리적으로 통합해야 하며, 심장 검진 소견을 대상자의 혈압, 심박수, 경동맥 박동, 경정맥압, 동맥맥박과 연관시켜 생각할 수 있어야 한다.

예를 들어, 협심증이 있는 60세 대상자에게서 목으로 전이되는 거친 3/6등급의 수축중기 점강-점약성 잡음을 오른쪽 2번째 늑간에서 청진하였다. 이와 같은 검진결과는 대동맥판 협착을 나타내며 대동맥판 경화(판막 소엽에 경화가 있으나 협착은 없는 상태), 대동맥 확장, 혹은 정상 판막을 지나는 혈류의 증가에서도 관찰될 수 있다. 대동맥판 협착을 확인하기 위해 경동맥 박동 지연과 A_2의 강도를 사정한다. 좌심실 비대를 확인하기 위해 심첨박동을 확인한다. 대동맥판 역류를 알아보기 위해서는 대상자를 앞으로 기울이게 하고 숨을 내쉬게 한 상태에서 청진을 시행한다.

일반적인 수축기 잡음을 평가하면 이러한 점을 알 수 있다. 예를 들어, 증상이 없는 10대를 검진한 결과 2/6 등급의 수축중기 잡음이 왼쪽 2, 3번째 늑간에서 들리면 이것은 폐동맥에서 기원되었음을 나타내므로 왼쪽 흉골 부위를 조심스럽게 촉진하여 우심실비대를 사정해야 한다. 폐동맥판 협착과 심방중격결손도 이와 유사한 잡음을 유발하므로 S_2 분열음, 다른 박출음, 흡기에 따른 심음의 변화 등이 발생하는지 주의 깊게 청진한다. 대상자를 앉힌 자세에서도 청진해 보아야 한다. 대동맥판이나 폐동맥판을 지나는 혈류의 증가로 인한 심잡음을 초래할 수 있는 빈혈, 갑상선항진증, 임신 등에 대해서도 확인해야 한다. 모든 소견이 정상이라면 특별한 병리적 의미가 없는 기능적 잡음일 가능성이 높다.

이러한 정보를 통합하여 잡음의 원인에 대해 감별진단을 할 수 있다.

4. 검진결과 기록

BOX 13-6는 심혈관계 검진결과를 기록한 예이다.

BOX 13-6 검진결과 기록–심혈관계 검진

경동맥 박동은 활발하며 잡음은 들리지 않는다. JVP는 침대머리를 30°로 올린 상태에서 흉골각보다 3 cm 위에 있다. 경정맥 팽창은 간경정맥 반사와 함께 빠르게 감소한다. 심첨 박동의 직경은 2 cm이고 다섯 번째 늑간의 쇄골중간선에서 7 cm 옆에 있다. S_1과 S_2는 분명하게 들리고 규칙적이다. 심장저부에서는 $S_2 > S_1$이고 심첨에서는 $S_1 > S_2$이다. 잡음이나 기타 심음은 없다.

또는

경동맥 박동은 활발하다. 왼쪽 경동맥에서 잡음이 들린다. JVP는 침대머리를 50°로 올린 상태에서 흉골각보다 5 cm 위에 있다. 정맥 팽창은 간경정맥 역류로 10초 이상 감소한다. 심첨 박동은 넓게 퍼져 있고, 직경은 3 cm이며, 5번째와 6번째 늑간의 전액와선에서 촉진된다. S_1과 S_2는 부드럽다. S_3가 심첨에서 들린다. 높은 음조의 거친 2/6 범수축기 잡음이 심첨에서 가장 잘 들리고 겨드랑으로 전이된다.

부분적 왼쪽 경동맥 폐색 및 승모판 역류를 동반한 용적과부하가 있는 심부전을 나타낸다.

참고문헌

인용

American Heart Association. (2015, July 31). Heart attack symptoms in a woman. Retrieved April 6, 2021, from https://www.heart.org/en/health-topics/heart-attack/warning-signs-ofa-heart-attack/heart-attack-symptoms-in-women

American Heart Association. (n.d.). Warning signs of a heart attack. Retrieved April 6, 2021, from https://www.heart.org/en/health-topics/heart-attack/warning-signs-of-a-heart-attack

Asgar, A. W., Mack, M. J., & Stone, G. W. (2015). Secondary mitral regurgitation in heart failure: Pathophysiology, prognosis, and therapeutic considerations. Journal of the American College of Cardiology, 65, 1231.

Aurigemma, G. P., & Gasach, W. H. (2004). Diastolic heart failure. New England Journal of Medicine, 351(11), 1097–1104.

Babu, A. N., Kymes, S. M., & Carpenter Fryer, S. M. (2003).Eponyms and the diagnosis of aortic regurgitation: What says the evidence? Annals of Internal Medicine, 138(9), 736–742.

Bassuk, S. B. (2008). The Reynolds risk score—improving cardiovascular risk prediction in women. AAOHN Journal, 56(4), 180.

Bonow, R. O. (2013). Chronic mitral regurgitation and aortic regurgitation: Have indications for surgery changed? Journal of the American College of Cardiology, 61(7), 693–701.

Centers for Disease Control and Prevention (CDC). (2019). Hypertension cascade: Hypertension prevalence, treatment and control estimates among US adults aged 18 years and older applying the criteria from the American College of Cardiology and American Heart Association's 2017 Hypertension Guideline—NHANES 2013–2016. U.S. Department of Health and Human Services.

Centers for Disease Control and Prevention (CDC). (2020a). Heart disease facts. https://www.cdc.gov/heartdisease/facts.htm?CDC_AA_refVal=https%3A%2F%2Fwww.cdc.gov%2Fdhdsp%2Fdata_statistics%2Ffact_sheets%2Ffs_heart_disease.htm

Centers for Disease Control and Prevention (CDC). (2020b). High blood pressure. Know your risk for high blood pressure. Retrieved August 26, 2020, from https://www.cdc.gov/bloodpressure/risk_factors.htm

Centers for Disease Control and Prevention (CDC). (2020c). Know your risk for heart disease. Retrieved August 26, 2020, from https://www.cdc.gov/heartdisease/risk_factors.htm

Centers for Disease Control and Prevention (CDC). (2021a). National Center for Health Statistics: Heart disease. https://cdc.gov/nchs/fastats/heart-disease.htm

Centers for Disease Control and Prevention (CDC). (2021b). National Center for Health Statistics: Hypertension. https://www.cdc.gov/nchs/fastats/hypertension.htm

Chizner, M. A. (2008). Cardiac auscultation: Rediscovering the lost art. Current Problems in Cardiology, 33(7), 326–408.

Chua, J., Parikh, N., & Fergusson, D. (2013). The jugular venous pressure revisited. Cleveland Clinic Journal of Medicine, 80(10), 638–644.

Creager, M. A., & Loscalzo, J. (2018). Diseases of the aorta. In J. L. Jameson, et al. (Eds.), Harrison's principles of internal medicine (20th ed.). McGraw-Hill. Retrieved August 15, 2020, from https://accesspharmacy-mhmedical-com.uri.idm.oclc.org/content.aspx?sectionid=192030457&bookid=2129#192030487

Drazner, M. H., Rame, E., Stevenson, L. W., & Dries, D. L. (2001). Prognostic importance of elevated jugular venous pressure and a third heart sound in patients with heart failure. New England Journal of Medicine, 345(8), 574–581.

Enriquez-Sarano, M., Akins, C. W., & Vahanian, A. (2009). Mitral regurgitation. Lancet, 373(9672), 1382.

Fitzgerald, K. P., & Lim, M. J. (2011). The pulmonary valve. Cardiology Clinics, 29, 223.

Foster, E. (2010). Mitral regurgitation due to degenerative mitralvalve disease. New England Journal of Medicine, 363, 156.

Goldberg, L. R. (2010). In the clinic. Heart failure. Annals of Internal Medicine, 152(11), ITC61–15.

Hayek, E., Gring, C. N., & Griffin, B. P. (2005). Mitral valve prolapse. Lancet, 365, 507.

Healthy People 2030. 2030 Topics and objectives: Physical activity. U.S. Department of Health and Human Services. Retrieved January 9, 2021, from https://health.gov/healthypeople/objectives-and-data/browse-objectives/physical-activity

Ho, C. Y. (2012). Hypertrophic cardiomyopathy in 2012. Circulation, 125, 1432.

Hunt, S. A., Abraham, W. T., Chin, M. H., Feldman, A. M., Francis, G. S., Ganiats, T. G., Jessup, M., Konstam, M. A., Mancini, D. M., Michl, K., Oates, J. A., Rahko, P. S., Silver, M. A., Stevenson, L. W., & Yancy, C. W. (2009). 2009 Focused guidelines for the diagnosis and management of heart failure in adults: A report of the American College of Cardiology Foundation/American Heart Association Task Force on Practice Guidelines: Developed in collaboration with the international society for heart and lung transplantation. Circulation, 119(14), e391–e479.

Irwin, R. B., Luckie, M., & Khattar, R. S. (2010). Tricuspid regurgitation: Contemporary management of a neglected valvular lesion. Postgraduate Medical Journal, 86(1021), 648–655.

James, P. A., Oparil, S., Carter, B. L., Cushman, W. C., Dennison-Himmelfarb, C., Handler, J., Lackland, D. T., LeFevre, M. L., MacKenzie, T. D., Ogedegbe, O., Smith, S. C. Jr, Svetkey, L. P., Taler, S. J., Townsend, R. R., Wright, J. T. Jr,

Narva, A. S., & Ortiz, E. (2014). 2014 Evidence-based guideline for the management of high blood pressure in adults: Report from the panel members appointed to the Eighth Joint National Committee (JNC 8). Journal of the American Medical Association, 311(5), 507.

Kari, F. A., Beyersdorf, F., & Siepe, M. (2012). Pathophysiological implications of different bicuspid aortic valve configurations. Cardiology Research and Practice, 2012, 735–829.

Lange, R. A., & Hillis, L. D. (2004). Acute pericarditis. New England Journal of Medicine, 351(21), 2195–2202.

Lipsy, R. J. (2003). The National Cholesterol Education Program Adult Treatment Panel III guidelines. Journal of Managed Care Pharmacy, 9(1 Suppl), 2–5.

Maganti, K., Rigolin, V. H., Sarano, M. E., & Bonow, R. O. (2010). Valvular heart disease: Diagnosis and management. Mayo Clinic Proceedings, 85(5), 483–500.

McGee, S. (2018). Palpation of the heart. In Evidence-based physical diagnosis (4th ed.). Saunders.

McMurray, J. J. (2010). Systolic heart failure. New England Journal of Medicine, 362, 228–238.

Meyer, T., Shih, J., & Aurigemma, G. (2013). In the clinic. Heart failure with preserved ejection fraction (diastolic dysfunction). Annals of Internal Medicine, 158(1), ITC5-1–ITC5-15.

Mutlak, D., Aronson, D., & Lessick, J., (2009). Functional tricuspid regurgitation in patients with pulmonary hypertension: is pulmonary artery pressure the only determinant of regurgitation severity? Chest, 135(1), 115–121. National Institutes of Health (NIH), National Heart, Lung and Blood Institute. (2020). Metabolic syndrome. Retrieved August 20, 2020, from https://www.nhlbi.nih.gov/healthtopics/metabolic-syndrome

O'Gara, P. T., & Loscalzo, J. (2018). Physical examination of the cardiovascular system. In J. L. Jameson, et al. (Eds.), Harrison's principles of internal medicine (20th ed.). McGraw-Hill. Retrieved August 14, 2020, from https://accesspharmacymhmedical-com.uri.idm.oclc.org/content.aspx?bookid=2129&sectionid=186950064

Otto, C. M., & Prendergast, B. (2014). Aortic-valve stenosis-from patients at risk to severe valve obstruction. New England Journal of Medicine, 371(8), 744–756.

Prochaska, J. O., & DiClemente, C. C. (1983). Stages and processes of self-change in smoking: Towards an integrative model of change. Journal of Consulting and Clinical Psychology, 51(3), 390–395.

Ridker, P. M., Buring, J. E., Rifai, N., & Cook, N. R. (2007). Development and validation of improved algorithms for the assessment of global cardiovascular risk in women. Journal of the American Medical Association, 297(6), 611–619.

Shah, S. J., Marcus, G. M., Gerber, I. L., McKeown, B. H., Vessey, J. C., Jordan, M. V., Huddleston, M., Foster, E., Chatterjee, K., & Michaels, A. D. (2008). Physiology of the third heart sound: Novel insights from tissue Doppler imaging. Journal of the American Society of Echocardiography, 21(4), 394–400.

Shah, S. J., & Michaels, A. D. (2006). Hemodynamic correlates of the third heart sound and systolic time intervals. Congest Heart Fail, 12(Suppl 1), 8–13.

Shah, S. J., Nakamura, K., Marcus, G. M., Gerber, I. L., McKeown, B. H., Jordan, M. V., Huddleston, M., Foster, E., & Michaels, A. D. (2008). Association of the fourth heart sound with increased left ventricular end-diastolic stiffness. Journal of Cardiac Failure, 14(5), 431–436.

Siu, S. C., & Silversides, C. K. (2010). Bicuspid aortic valve disease. Journal of the American College of Cardiology, 55, 2789.

Spodick, D. H. (1996). Normal sinus heart rate: Appropriate rate thresholds for sinus tachycardia and bradycardia. Southern Medical Journal, 89, 666.

Topilsky, Y., Michelena, H., Bichara, V., Maalouf, J., Mahoney, D. W., & Enriquez-Sarano, M. (2012). Mitral valve prolapse with mid-late systolic mitral regurgitation: Pitfalls of evaluation and clinical outcome compared with holosystolic regurgitation. Circulation, 125(13), 1643–1651.

U.S. Department of Agriculture and U.S. Department of Health and Human Services. (2020, December). Dietary Guidelines for Americans, 2020–2025 (9th ed.). Available at DietaryGuide lines.gov.

Vinayak, A. G., Levitt, J., Gehlbach, B., Pohlman, A. S., Hall, J. B., & Kress, J. P. (2006). Usefulness of the external jugular vein examination in detecting abnormal central venous pressure in critically ill patients. Archives of Internal Medicine, 166(19), 2132–2137.

Whelton, P. K., Carey, R. M., Aronow, W. S., Casey, D. E., Collins, K. J., Himmelfarb, C. D., DePalma, S. M., Gidding, S., Jamerson, K. A., Jones, D. W., MacLaughlin, E. J., Muntner, P., Ovbiagele, B., Smith, S. C., Spencer, C. C., Stafford, R. S., Taler, S. J., Thomas, R. J., Williams, K. A., ... Wright, J. T. (2018). 2017 ACC/AHA/AAPA/ABC/ACPM/AGS/APhA/ASH/ASPC/NMA/PCNA Guideline for the prevention, detection, evaluation, and management of high blood pressure in adults: A report of the American College of Cardiology/American Heart Association Task Force on Clinical Practice Guidelines. Journal of the American College of Cardiology, 71(19), e127–e248.

추가문헌

Bouthillet, K. (2020). Atypical presentation of myocardial infarction. American Nurse Today, 14(7), 13.

Jameson, J. L., Fauci, A. S., Kasper, D. L., Hauser, S. L., Longo, D. L., & Loscalzo, J. (2018). Harrison's principles of internal medicine (20th ed.). McGraw-Hill Medical.

McSweeney, J., Cleves, M. A., Fischer, E. P., Moser, D. K., Wei, J., Pettey, C., Rojo, M. O., & Armbya, N. (2014). Predicting coronary heart disease events in women: A longitudinal cohort study. Journal of Cardiovascular Nursing, 29(6), 482–492.

Ritchie, S. K., Murphy, E. C., Ice, C., Cottrell, L. A., Minor, V., Elliott, E., & Neal, W. (2010). Universal versus targeted blood cholesterol screening among youth: The CARDIAC project. Pediatrics, 126(2), 260–265.

Wenger, N. K. (2012). Women and coronary heart disease: A century after Herrick: Understudied, underdiagnosed, and undertreated. Circulation, 126(5), 604–611.

14 말초혈관계와 림프계

The Peripheral Vascular System and Lymphatic System

주요 용어

- 림프부종
- 림프절병
- 말초동맥질환
- 부종
- 심부정맥혈전증
- 정맥기능부전
- 정맥혈전색전증
- 죽경화(증)
- 죽종
- 파행
- 폐색전증

학습목표

1. 동맥, 정맥 및 림프관과 림프절의 구조와 기능을 설명한다.
2. 말초혈관계에 대한 건강력을 수집한다.
3. 말초혈관계 검진에 필요한 물품을 기술한다.
4. 말초혈관계 검진을 위해 대상자를 적절히 준비하고 자세를 유지시킨다.
5. 말초 맥박의 위치를 확인하고 맥박수, 리듬, 진폭을 확인한다.
6. 맥박의 리듬, 수, 진폭의 변동을 사정하고 해석한다.

말초혈관계 사정은 말초동맥질환(peripheral arterial disease, PAD)의 발견을 위해 필수적이다. PDA는 심장으로부터 사지로 가는 혈관이 막혀 좁아진 상태를 의미하며, 주로 동맥에 지방이 들러붙어 발생되는데, 이를 **죽경화(증)**라고 한다. PAD는 어떤 혈관에도 흔하게 발생할 수 있으나 일반적으로 팔보다는 다리에 더 흔하게 발생한다. 미국의 40세 이상 성인 중 850만 명(7.2%) 정도가 이 질환을 가지고 있으며, 이 중 단지 약 10%만 운동 시 다리나 팔의 움직임이 제한되는 경련통인 간헐파행(간헐절뚝거림, intermittent claudication)의 전형적인 증상을 보인다. 약 40%는 다리 통증이 없고, 약 50%는 전형적인 파행증 이외의 다양한 다리 증상을 보이는 것으로 나타났다. 유병률은 40~50대는 1.6%임에 반해 80대는 22.7%로 나이가 증가함에 따라 증가한다. 말초동맥질환은 심혈관계 질환의 이환율과 사망률에 대한 표지이며, 기능 저하의 조짐이기 때문에 진단이 중요하다. 성인 말초동맥질환자의 경우 심근경색증과 뇌졸중으로 인한 사망 위험이 3배가량 높다. 미국심장협회(American Heart Association)에서 말초동맥질환은 관상동맥을 제외한 대동맥, 내장동맥 분지, 하지동맥의 협착, 폐쇄 및 동맥류성 질환이라고 정의하고 있다.

정맥혈전색전증(Venous thromboembolism, VTE)은 **심부정맥혈전증**과 **폐색전증**(Pulmonary embolism, PE)을 포함한 질환이다. 심부정맥혈전증은 심부정맥에 혈전이 형성되고 정맥벽에 염증반응이 나타난 것이다. 심부정맥혈전증은 주로 하지, 넓적다리 또는 골반에 주로 발생하며, 표재정맥의 혈전은 보통 혈관손상에 대한 반응으로 합병증이 드물다. 상지의 심부정맥혈전증은 중심정맥관, 심장박동조율기, 삽입형 제세동기로 인한 합병증으로 발생한다. 하지의 심부정맥혈전증은 혈전이 혈류를 통해 폐로 이동하여 대상자를 폐색전증의 위험에 빠뜨릴 수 있다.

임상 팁

혈전(thrombus)이 떨어져 나오면 폐로 이동할 수 있는 색전(embolus)을 생성하여 폐색전증을 유발하며, 이로 인해 폐로 가는 혈류가 차단되어 산소공급이 손상되는 생명을 위협하는 응급상황이 발생한다.

만성 정맥기능부전은 심부정맥혈전증에 동반되는 정맥판막 기능부전이나 장기간 서 있거나 임신으로 인한 정맥압의 증가로 발생하며, 이는 정맥류와 피부 변화를 초래한다.

1. 구조와 기능

1) 동맥

동맥은 내막(intima), 중간막(media), 외막(adventitia)을 포함하는 세 겹의 동심층으로 되어 있다. 내탄력막은 내막과 중간막 경계에 위치하고, 외탄력막은 중간막과 외막 사이에 위치한다(Figure 14-1).

죽경화(증)(atherosclerosis)는 혈관 내피세포 손상으로 인한 만성염증질환으로, 죽상판 형성과 고혈압성 혈관병변을 유발한다.

혈관의 가장 안쪽 층인 내막은 단층의 내피세포들로 구성되어 있으며, 응고작용을 조절하고 혈관의 수축과 확장을 통해 혈류의 흐름을 통제하는 한편 면역과 염증 반응을 조절한다.

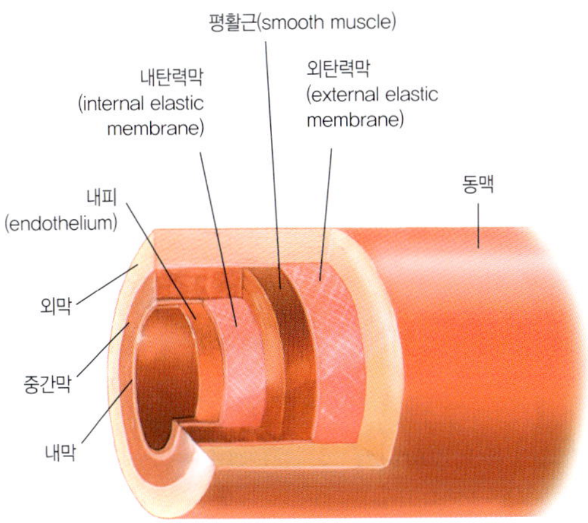

Figure 14-1 동맥의 구조

죽종(atheroma)은 동맥벽이 지방으로 두꺼워지는 것이다(Figure 14-2). 내막에 지방으로 가득한 거품세포(foam cell)가 나타나고 모여서 가닥을 형성한다. 복합죽종(complex atheroma)은 두꺼운 비대칭적인 판(plaque)이며, 이로 인해 혈관강이 좁아져서 혈류가 감소되고 중간막이 약해진다. 죽종의 중심은 부드러운 지방질로 채워져 있고 평활근 세포로 이루어진 섬유성막과 교원질 섬유가 풍부한 기질로 이루어져 있다. 판이 파열되면 혈전이 형성되어 말초관상동맥 또는 대뇌동맥의 폐색을 초래한다.

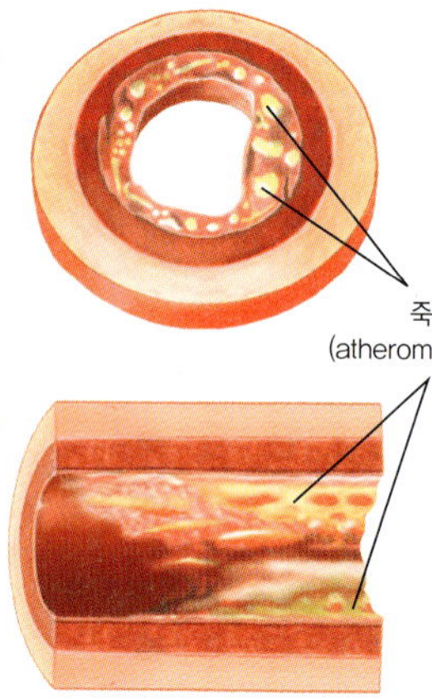

Figure 14-2 동맥죽경화(증)

중간막은 혈압과 혈류에 따라 확장 또는 수축하는 평활근 세포로 구성되어 있다. 중간막의 안쪽과 바깥쪽의 경계는 내탄력막과 외탄력막으로 불리는 탄력섬유인 엘라스틴이다. 맥관벽혈관(vasa vasorum)이라고 불리는 작은 세동맥이 중간막 내에 퍼져 있다. 동맥의 바깥층은 외막으로 신경섬유와 맥관벽혈관을 포함한 결합조직이다.

동맥은 심장박동 시 수축기와 확장기의 변화에 반응해야 한다. 심장에서의 거리에 따라 구조와 크기가 다양하다. 대동맥, 폐동맥, 경동맥, 장골동맥은 탄력성이 큰 두꺼운 혈관이다. 이 혈관들은 관상동맥과 신장동맥과 같은 중간 크기의 근육성 중동맥으로 이어진다. 대동맥과 중동맥에서의 탄성반동과 평활근의 수축과 이완은 동맥 혈류의 흐름을 돕는다. 중동맥은 직경이 2 mm 미만의 소동맥과 직경 20~100 μm의 세동맥으로 나뉜다. 혈류저항은 혈관 직경에 반비례하기 때문에 주로 세동맥에서 발생한다. 세동맥의 혈류는 전신에 퍼져있는 모세혈관으로 흐른다. 모세혈관의 직경은 7~8 μm로 적혈구의 직경과 같다. 모세혈관은 내피세포로 된 벽으로 이루어져 있지만 중간막이 없어 산소와 이산화탄소를 신속하게 확산시킨다.

동맥 맥박은 체표면 가까이에 위치한 동맥에서 촉진 가능하며, 팔에서는 다음 위치에서 촉진할 수 있다(Figure 14-3).

- **상완동맥(위팔동맥, brachial artery):** 팔꿈치가 구부러지는 곳의 이두근건(위팔두갈래근힘줄, biceps tendon) 바로 안쪽에 위치한다.
- **요골동맥(노동맥, radial artery):** 외측굴근(lateral flexor) 표면에 위치한다.
- **척골동맥(자동맥, ulnar artery):** 내측굴근(medial flexor) 표면에 위치한다.

손 내측에 있는 두 개의 혈관궁(vascular arch)은 요골동맥과 척골동맥을 연결하

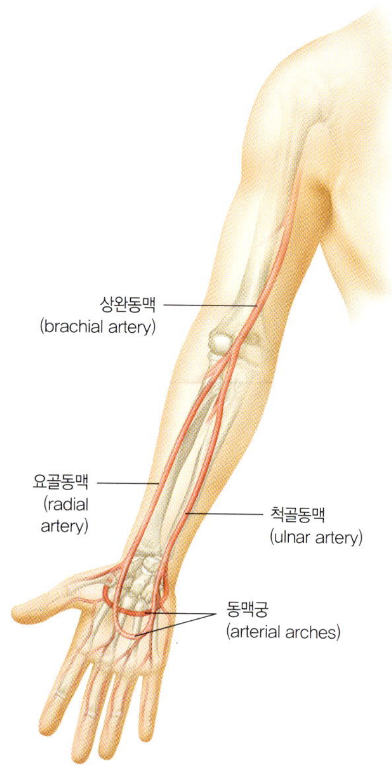

Figure 14-3 팔동맥

여 혈액순환을 보호하고 동맥폐색을 방지하는 역할을 한다. 다리에서는 다음 위치에서 맥박이 촉진된다(Figure 14-4).

- **대퇴동맥(넙다리동맥, femoral artery)**: 전상장골극(위앞엉덩뼈가시, anterior superior iliac spine)과 치골결합(두덩결합, symphysis pubis) 사이 중간에 서혜인대(샅고랑인대, inguinal ligament)의 바로 아래에 위치한다.
- **슬와동맥(오금동맥, popliteal artery)**: 대퇴동맥에서 연결되어 대퇴골의 내측 후면으로 지나가고 무릎 바로 뒤쪽에서 촉진된다. 슬와동맥은 다리 아래쪽과 발에 관류를 시키는 족배동맥과 후경골동맥으로 나뉜다.
  - **족배동맥(발등동맥, dorsalis pedis artery)**: 발등에 위치하며, 엄지발가락의 신전건(폄근힘줄, extensor tendon) 바로 바깥쪽에 위치한다.
  - **후경골동맥(뒤정강동맥, posterior tibial artery)**: 발목 안쪽 복사뼈 뒤에 위치한다. 족배동맥과 후경골동맥을 연결하는 혈관궁은 발의 혈액순환을 보호한다.

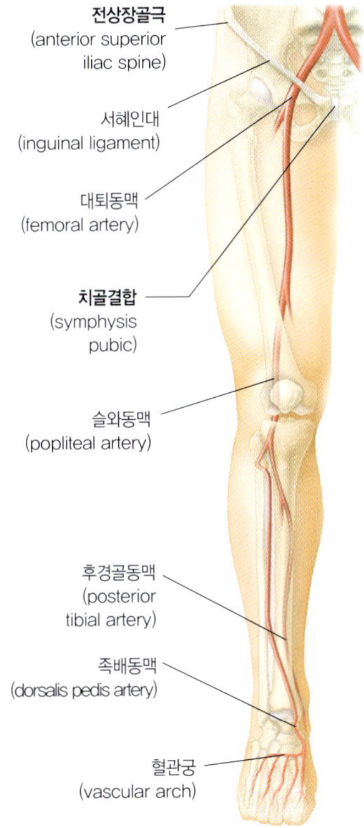

Figure 14-4 다리동맥

2) 정맥

정맥은 동맥과 달리 혈관벽이 얇고 잘 확장되어 순환혈류의 2/3를 수용한다. 내막은 비혈전성 내피로 이루어져 있다. 혈관 안쪽에 판막이 돌출되어 심장으로 귀환하는 혈류가 한 방향으로 흐르게 한다. 중간막은 탄력조직과 평활근으로 이루어진 원형 고리를 형성하여 정맥압의 작은 변화에도 대처할 수 있도록 혈관 직경을 바꾼다. 가장 작은 정맥인 세정맥의 혈류는 모세혈관으로 흘러 나간다. Figure 14-5는 동맥과 정맥 구조의 차이를 보여준다.

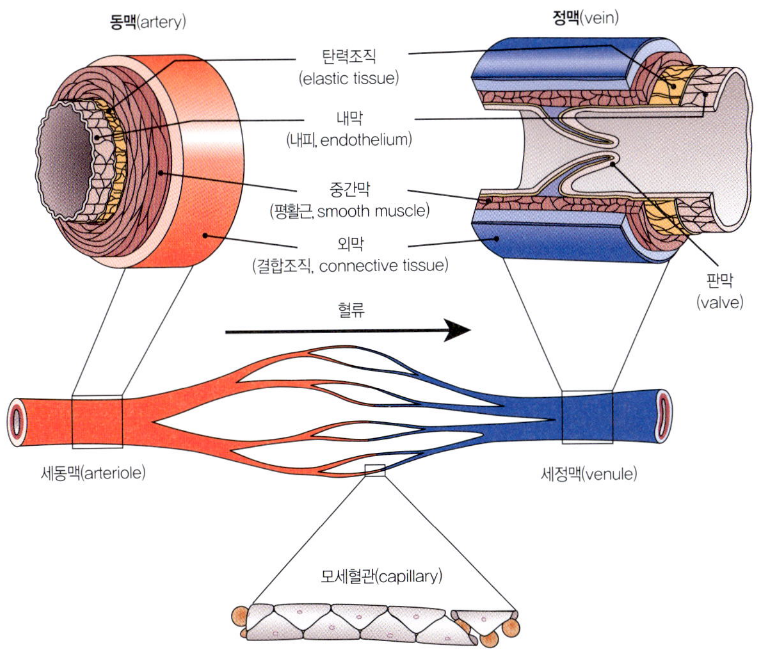

Figure 14-5 동맥과 정맥 구조의 차이

팔, 몸통 위쪽, 머리, 목의 정맥혈은 상대정맥을 통해 우심방으로 간다. 다리와 몸통 아래쪽의 정맥혈은 하대정맥으로 이동한다. 혈관벽이 약하기 때문에 하지정맥은 균일하지 않게 확장되거나 압착되며, 궤양 혹은 종양의 침윤이 발생할 수 있으므로 특히 주의가 필요하다.

다리의 심부정맥(깊은정맥, deep vein)은 하지에서 심장으로 귀환하는 정맥혈의 약 90%를 운반하며, 주변조직에 의해 잘 지지되고 있다.

반면 표재정맥(얕은정맥, superficial vein)은 피하조직에 위치하고 있기 때문에 주변조직으로부터 잘 보호받지 못한다(Figure 14-6).

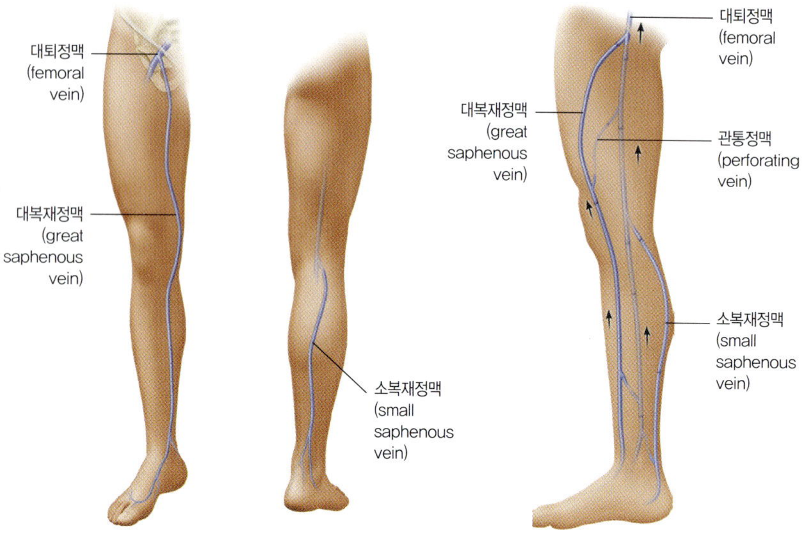

Figure 14-6 다리정맥(앞, 뒤, 옆면)

- **대복재정맥(큰두렁정맥, great saphenous vein):** 발등에서 시작하여 하지의 내측면을 따라 서혜인대 밑에서 심부정맥계의 대퇴정맥에 연결된다.
- **소복재정맥(작은두렁정맥, small saphenous vein):** 발의 측면에서 시작하여 종아리를 따라 상향으로 지나가고, 슬와부에서 심부정맥계와 연결된다.

문합정맥은 대복재정맥과 소복재정맥을 연결하고 관통정맥(perforating vein)은 표재정맥과 심부정맥계를 연결한다.

심부정맥, 표재정맥, 관통정맥에 있는 일방향 판막은 심장 쪽으로 혈액을 흐르게 하여, 정맥의 정체와 역류를 방지한다. 걷는 동안 이루어지는 종아리 근육의 수축은 정맥 펌프 역할을 하여 중력에 대항하여 정맥혈을 위쪽으로 보낸다.

3) 림프계와 림프절

림프계는 신체 조직으로부터 림프액을 유입하여 정맥계로 보내는 광범위한 혈관망이다(Figure 14-7). 림프계는 말초의 림프모세혈관에서 시작하여 얇은 혈관을 통해 집합관으로 간 후에 목의 주요 정맥으로 들어간다. 오른쪽 림프관은 머리, 목, 흉부의 오른쪽과 오른쪽 상지의 림프절에서 온 림프액을 배액하고, 오른쪽 내경정맥과 오른쪽 쇄골하정맥의 접합부로 보낸다. 흉관은 신체의 나머지 부분에서 림프액을 모아 왼쪽 내경정맥과 왼쪽 쇄골하정맥의 접합부로 보낸다. 림프계를 통해 이동된 림프액은 림프절을 통과하면서 여과된다.

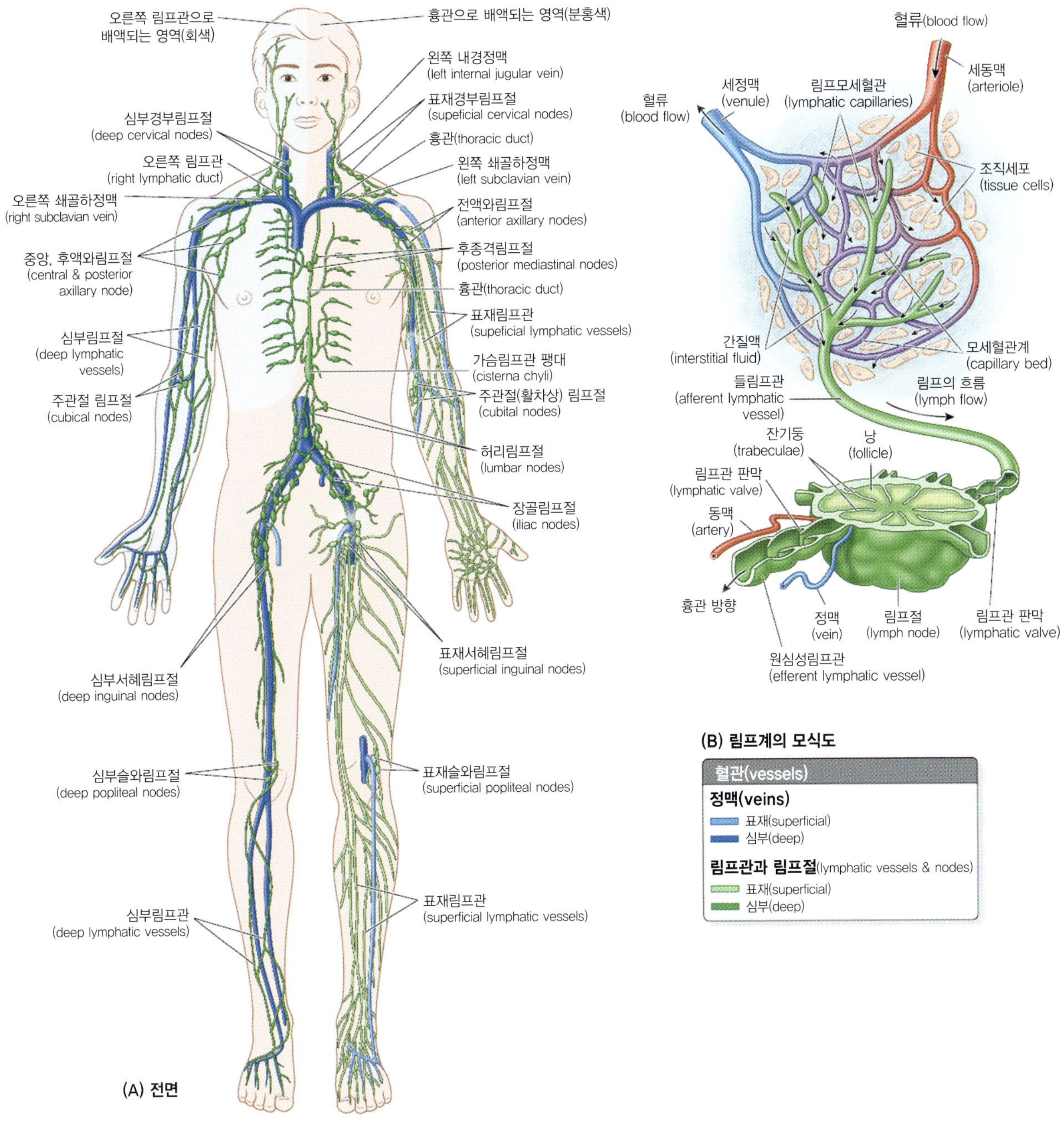

Figure 14-7 림프계와 림프절

림프절은 둥글거나 타원형 또는 콩알 모양의 형태로 위치에 따라 크기가 다양하다. 이개전림프절(귓바퀴앞림프절, preauricular nodes) 같은 일부 림프절은 촉진할 수 없을 정도로 매우 작지만, 서혜림프절(샅고랑림프절, inguinal nodes)은 성인의 대개 직경이 1 cm이고, 때로는 2 cm까지도 크다.

림프계는 혈관기능 외에도 신체의 면역계에서 중요한 역할을 한다. 림프절 세포는 손상된 세포와 세균을 제거하고 항체를 생산한다.

표재림프절(superficial lymph nodes)은 신체검진 시 촉진이 가능하며 머리와 경부 림프절(9장 참조), 쇄골림프절과 액와림프절(겨드랑림프절), 활차상박림프절과 서혜림프절이 이에 해당된다.

액와림프절은 팔에서 흐르는 대부분의 림프액을 배액하며(**Figure 14-8**), 팔과 손의 척골면과 넷째, 다섯째 손가락 및 셋째 손가락 주변으로부터의 림프액은 활차상박림프절(epitrochlear node)로 배액된다. 이 림프절은 팔의 내측면 팔꿈치의 약 3 cm 위에 위치한다. 그 외 대부분의 림프액은 액와림프절로 배액되고 일부는 바로 쇄골하림프절(빗장아래림프절, infraclavicular node)로 배액된다.

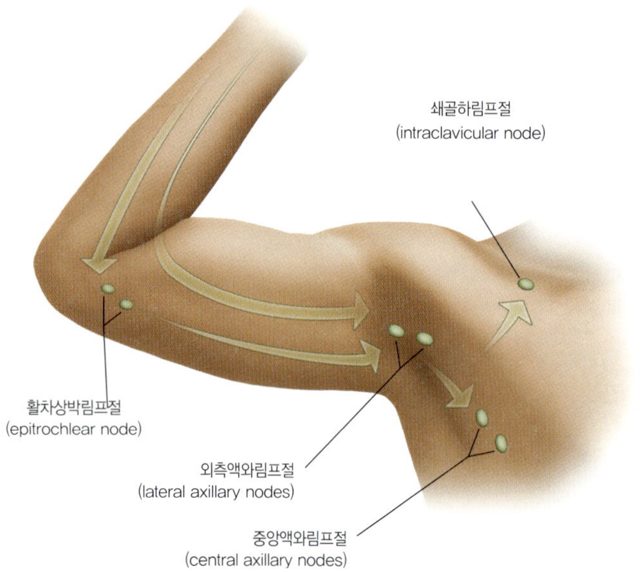

Figure 14-8 팔의 림프절

하지의 림프관은 정맥과 나란히 위치하고 심부림프관과 표재림프관으로 구성되는데, 이 중 표재림프절만이 촉진된다. 표재서혜림프절은 수평집단(horizontal group)과 수직집단(vertical group)으로 분류한다(**Figure 14-9**). 수평집단은 서혜인대 하부의 앞쪽 대퇴에 위치하며, 하복부와 둔부, 외부 생식기(고환 제외), 항문과 항문 주위, 질 하부로부터 오는 림프액이 배액된다. 수직집단은 대복재정맥의 상부 가까이에 위치하며, 집단이 위치한 다리로부터 림프액을 받는다.

반면, 발꿈치와 발의 바깥쪽을 통과하는 소복재정맥 부근의 일부의 림프관은 슬와 높이에서 심부 림프계와 연결된다. 그러므로 이 부위에 병소가 생겨도 서혜림프절이 촉진되는 것과는 대부분 관련이 없다.

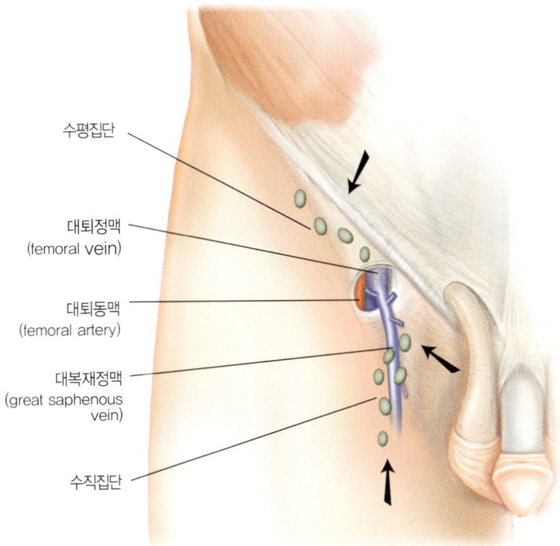

Figure 14-9 표재서혜림프절

4) 체액교환과 모세혈관

혈액은 동맥에서 모세혈관계를 통해 정맥으로 순환한다(Figure 14-10). 혈액은 모세혈관막을 통해 확산되며, 혈관과 간질공간 사이에서 역동적 평형상태를 유지한다. 여과된 대부분의 혈액은 모세혈관의 정맥 끝부분에서 재흡수되지 않고, 림프계를 통해 림프액으로 흡수되어 순환한다.

림프계 기능이상이나 모세혈관 수분교환장애는 간질공간에 수분 축적을 일으켜 **부종을 초래하는데** 발생기전은 다음과 같다.

(1) 나트륨 정체로 인한 혈장 부피 증가, (2) 화상, 뱀 물림, 혈관부종이나 알레르기 반응으로 인한 모세혈관 투과성의 증가, (3) 신장기능이상으로 인한 낮은 혈장 단백질 수준(교질 삼투압의 저하), (4) 림프절 제거 후 림프액의 막힘 혹은 부적절한 제거. 이 부종은 림프부종(lymphedema)으로 대개 비함요부종이다.

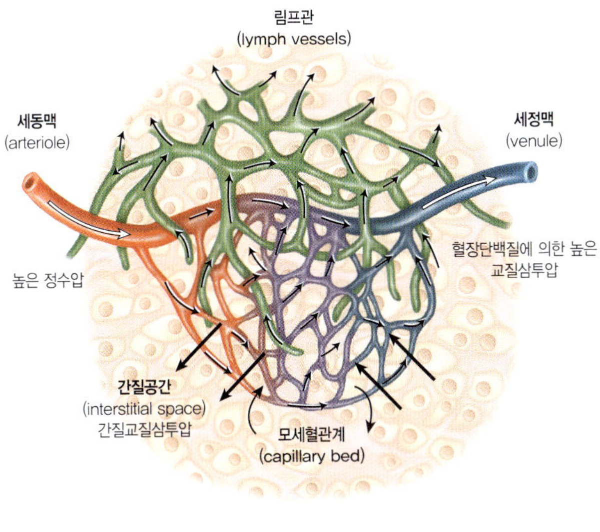

Figure 14-10 모세혈관 체액교환

부종은 함요부종 혹은 비함요부종으로 구분한다. 함요부종에서 간질액은 이동하는 성질이 있어 손가락으로 압력을 주면 부위가 눌러졌다가 다시 원래 형태로 돌아온다. 눌린 흔적은 5~30초 동안 지속된다. 함요부종은 1~4등급으로 구분한다 (TABLE 14-1).

TABLE 14-1 함요부종 등급

등급	깊이(mm)
1+	2
2+	4
3+	6
4+	8

비함요부종은 간질공간 내에 혈장 단백질과 수분이 축적되고 응고된 상태이다. 주로 국소감염 또는 외상으로 인해 나타나며, 눌러지지 않은 단단한 부종(brawny edema)이라고 부른다.

2. 건강력

건강력을 질문하는 목적은 말초동맥질환과 정맥질환의 증상을 파악하기 위한 것이다. 말초혈관질환의 건강력 수집 시 확인할 주증상은 다음과 같다(BOX 14-1).

BOX 14-1 주증상

- 팔 또는 다리의 통증
- 간헐파행
- 다리 부위의 냉감, 저림, 창백, 탈모
- 종아리, 다리, 발의 부기
- 발적이나 압통을 동반한 부기

말초혈관질환을 앓고 있는 대부분의 대상자는 최소한의 증상만 보고하기 때문에 특히 흡연, 당뇨병, 고혈압, 콜레스테롤 증가 같은 관상동맥질환의 위험요인이 있는 50세 이상의 대상자의 경우, 다음 증상에 대해 구체적으로 질문하는 것이 좋다.

- 걷거나 운동할 때 다리에 통증이 있거나 저립니까(간헐파행)?
  - 휴식하면 10분 이내에 완화됩니까?
  - 통증이 어디에서 느껴집니까? 통증이 발생하기까지 얼마나 걸을 수 있습니까?
- 다리나 발이 차갑거나 저리고 피부색이 창백합니까?
- 정강이에 털이 있습니까?
- 휴식 시 다리 아래쪽이나 발이 쑤시거나 통증이 느껴집니까? 다리를 올리면

이러한 증상은 다리에 죽경화(증)로 인해 동맥에 혈류 공급이 잘 되지 않아 발생한다.

통증이 완화됩니까?

- 장기간 서 있으면 다리 아래쪽에 통증이나 피로를 느낍니까?
- 발이나 다리가 붓습니까? 부기가 있다면 다음을 확인한다.
  - 통증 위치
  - 증상 발현시기
  - 양쪽 혹은 한쪽 여부
  - 다리 상승 시 부기 감소 여부
  - 정맥류 여부
    - 정맥류의 위치
    - 정맥류 지속기간
    - 정맥류로 인한 불편감

부종, 정맥류, 다리통증은 정맥울혈(venous stasis)의 증상이다.

- 현재 갖고 있는 다리 혹은 발 상처가 잘 낫고 있지 않거나 낫는 데 오래 걸립니까?
  - 상처의 위치
  - 상처 지속기간
  - 상처의 원인(예, 손상)

궤양은 정맥이나 동맥의 문제가 원인일 수 있다.

- 추운 날씨에 손가락 끝이나 발가락 끝의 색깔이 변합니까?

추위 또는 스트레스에 대한 반응으로 손가락과 발가락에 있는 소동맥에 경련이 발생하여 손가락이나 발가락이 파래지며 무감각해진다. 이 상태는 또한 레이노현상 또는 레이노증후군(Raynaud syndrome)으로 알려져 있다.

- 발기부전을 경험한 적이 있습니까?

음경동맥으로 혈액공급이 부족하면 발기부전이 생길 수 있다.

- 식사 후에 복부통증을 느낀 적이 있습니까? 통증으로 인해 식사를 못한적이 있습니까?

장간동맥이나 복강동맥의 죽경화(증)는 내장 허혈을 일으켜 복통과 먹는 것을 두려워하는 '음식 공포(food fear)'를 유발한다.

- 림프절이 만져지거나 커진 곳이 있습니까?

림프절의 부기는 감염이나 종양이 있음을 나타낸다.

1) 과거력

대상자의 과거력을 수집할 때, 다음의 항목을 확인한다.

- 약물복용, 경구피임약 혹은 호르몬 대체요법
- 임신이나 최근 출산력

에스트로젠의 사용과 임신은 혈전 형성의 위험을 증가시킨다.

- 낭창(루푸스, lupus), 류마티스관절염, 과민대장증후군 같은 염증 질환

염증은 혈전을 형성한다.

- 암
- 관상동맥질환
- 심근경색증
- 울혈심부전
- 뇌졸중
- 응고장애
- 고혈압
- 당뇨병

관상동맥질환과 뇌동맥질환은 죽경화(증)에 의해 유발되며, 이런 질환들이 있는 경우에는 말초동맥질환의 발생 위험이 있다.

- 혈전, 다리 궤양, 부종, 상처 치유의 지연과 같은 혈액순환장애
- 최근 4주 이내의 큰 수술이나 장골골절

2) 위험요인

- 비만
- 흡연
- 고지질혈증
- 꽉 끼는 옷 착용
- 중심정맥관 삽입

3) 가족력

- 말초혈관질환
- 정맥류
- 복부동맥류
- 관상동맥질환
- 60세 이전에 갑작스런 사망
- 당뇨병

4) 생활습관/건강패턴

- 오랫동안 서 있거나 앉아 있는 것(좌식/고정자세 작업, 장거리 여행)
- 늘 앉아 지내는 좌식 생활양식
- 마비나 석고붕대 적용으로 인한 기동성 감소

3. 신체검진

말초혈관계 신체검진 시 준비물품은 다음과 같다.

- 줄자
- 도플러 초음파기
- 혈압측정 커프나 압박대

1) 주요 신체검진 부위

팔다리 사정항목은 다음과 같다(TABLE 14-2).

TABLE 14-2 검진 부위

팔	다리
• 크기, 대칭성, 피부색 • 요골맥박, 상완맥박 • 활차상박림프절	• 크기, 대칭성, 피부색, 압통 • 대퇴맥박, 서혜림프절 • 오금맥박(슬와맥박), 발등맥박, 후경골맥박 • 말초부종

말초동맥질환은 종종 무증상이고 진단되지 않는 경우가 많아서 이환율과 사망률이 높기 때문에 미국심장학회(American College of Cardiology)와 미국심장협회는 상세한 말초혈관계 검진을 강조하고 있다.

2) 팔

(1) 시진

양쪽 팔을 손끝에서 어깨까지 시진한다.

- 크기, 대칭성, 부종, 병변
- 정맥 분포
- 피부 및 손톱기저의 색깔과 피부결(Figure 14-11)

팔과 손의 림프부종은 액와림프 절제나 방사선치료 후 나타날 수 있다.

부종이 있는 팔에 돌출된 정맥은 심부정맥혈전증 같은 정맥폐쇄를 의미한다.

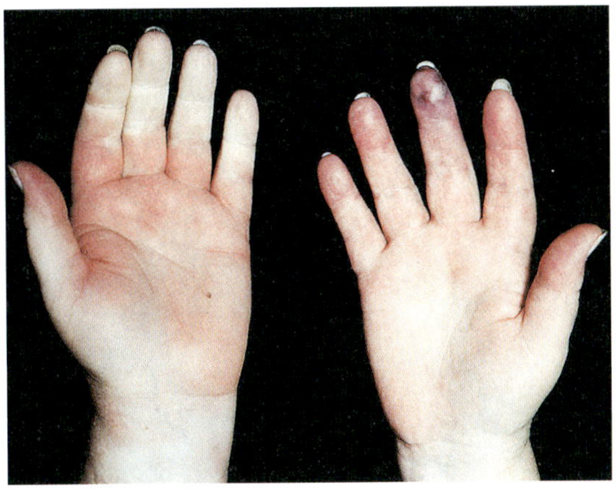

Figure 14-11 손의 피부색

(2) 촉진

검진자의 양쪽 손등으로 동시에 대상자의 팔과 손의 온도를 촉진하고 양쪽을 동시에 비교한다.

손목의 굴곡근 옆에 손가락을 대고 요골맥박을 촉진한다(Figure 14-12). 대상자의 손목을 약간 구부리면 맥박 촉진이 용이하다. 양쪽 팔의 맥박을 비교하도록 하며, 양손의 맥박을 동시에 촉진하면 비교하기 쉽다.

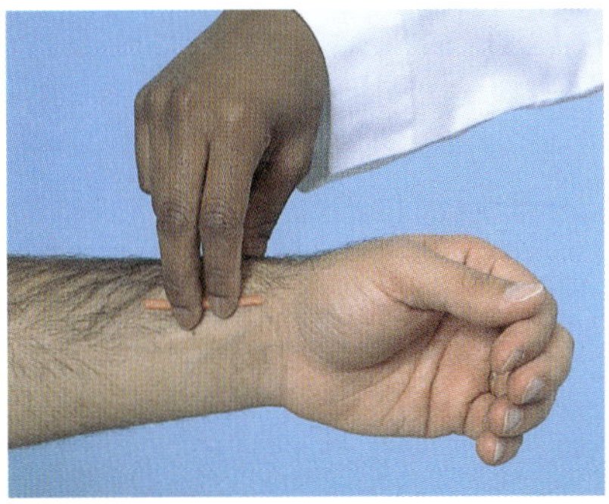

Figure 14-12 요골맥박 촉진

임상 팁

레이노병의 경우 손목에서의 맥박은 대개 정상이지만 말단동맥의 연축에 의해 윤곽이 뚜렷한 손가락 창백이 나타난다(TABLE 14-3).

TABLE 14-3 통증이 있는 말초혈관질환과 유사 질환들

문제	과정	통증의 위치
동맥질환(arterial disorders)		
말초동맥질환 (peripheral arterial disease)	죽경화(증)로 인해 말초동맥이 막혀 운동파행(exertional claudication)과 비정형 다리 통증이 유발된다. 휴식 시 허혈 통증으로 진행될 수 있다.	대개 장딴지 근육에 발생하나 폐쇄 수준에 따라 엉덩이, 넓적다리 또는 발에 생긴다. 안정시 통증(rest pain)이 발가락이나 앞발의 원위부에 있을 수 있다
급성 동맥폐색 (acute arterial occlusion)	색전증 또는 혈전증, 때로는 폐쇄동맥경화(증)와 겹칠 수 있다.	대개 발과 다리에 생기는 말단 통증이다.
레이노현상: 일차, 이차 (Raynaud phenomenon: primary and secondary)	일차 레이노 현상: 대개 저온으로 인해 촉발되는 일시적이고 가역적인 손가락과 발가락의 혈관수축(모세혈관은 정상이며 원인은 없음). 이차 레이노 현상: 증상과 징후는 자가면역질환(피부경화증, 낭창, 혼합결합조직질환, 저온글로블린혈증), 직업성 혈관손상, 약물과 관련이 있다.	하나 이상 손가락의 말단 부분에서 생긴다. 손가락에 궤양이 생기지 않으면 통증은 두드러지지 않는다. 저리거나 무감각한 경우가 흔하다.
정맥질환(venous disorders)		
표재정맥염 (superficial phlebitis)	하지에서는 표재정맥의 염증이 나타난다.	표재정맥을 따라서 국소 통증과 압통이 있고, 복재정맥에서 가장 많이 나타난다.
표재정맥혈전증 (superficial vein thrombosis)	영상검사로 응고가 확인된다.	표재정맥염과 동일하다.
심부정맥혈전증 (deep venous thrombosis)	심부정맥혈전증과 폐색전증은 정맥혈전색전증 질환이다. 심부정맥혈전증은 장딴지 심부정맥과 같은 원위부, 슬와정맥, 대퇴정맥 또는 장골정맥과 같은 근위부에서 나타난다.	보통 장딴지 통증이 발적, 부종과 함께 나타나지만 통증이 없는 경우도 있다. 징후는 혈전증의 위치와 관련이 없다.
만성 심부정맥기능부전 [chronic venous insufficiency (deep)]	만성 정맥질환의 더 심한 형태, 정맥폐쇄 또는 정맥 판막의 이상에 의한 만성 정맥팽대이다.	다리에 전반적인 통증이 나타난다.
구획증후군 (compartment syndrome)	무릎과 발목 사이에 4개의 주요한 근육 구획에 손상이나 출혈이 있는 경우 압박이 가해진다. 각각의 구획은 근막에 의해 닫혀져 있어서 증가되는 압력에 더 이상 팽창할 수 없다.	전방경골 구획증후군인 경우 장딴지가 꽉 조이고 터질 것 같은 통증이 나타나며 때때로 거무스름한 붉은 피부색이 나타난다.
급성 림프염 (acute lymphangitis)	연쇄구균 또는 포도구균으로 인한 급성 세균 감염이 피부 찰과상, 개에 물린 상처 또는 궤양과 같은 말단 입구를 통해 림프통로로 퍼진다.	팔 또는 다리
말초혈관질환 유사 질환*		
급성 연조직염 (acute cellulitis)	피부와 피하조직의 급성 세균 감염. 가장 일반적으로 β 용혈연쇄구균(얕은연조직염, erysipelas)과 포도구균에 의해 발생한다.	팔, 다리, 그 외 모든 부위

*급성 표재혈전정맥염과 혼돈될 수 있다.

시기	악화요인	완화요인	동반증상
휴식으로 완화되면 짧게 지속된다. 안정시 통증은 지속적이며, 밤에 악화될 수 있다.	걷기 등의 운동 안정시 통증이 있으면 다리 상승 및 침상안정을 취한다.	쉬면 1-3분 내에 없어진다. 안정시 통증은 걷거나(재관류 증가) 다리를 내리고 앉으면 완화된다.	국소적 피로, 무감각, 차고 건조한 털이 없는 피부로의 진행, 손톱 변화, 맥박 감소, 올린 상태에서의 창백, 궤양, 괴사(TABLE 14-3 참조)
갑작스런 발병: 관련 증상이 통증 없이 발생할 수 있다.			냉감, 저림, 약화, 말초맥박의 소실
상대적으로 짧은 시간(분) 동안 나타나지만 재발이 잦다.	추위에의 노출, 감정적 변화	따뜻한 환경	일차: 말단 손가락 색이 창백, 청색증, 충혈(붉음)로 변하며, 괴사는 일어나지 않는다. 이차: 증상이 심해지며 허혈, 괴사, 손가락 소실이 나타나고 모세혈관고리가 변형된다.
수일 이상 지속되는 급성 상태이다.	부동, 정맥울혈 및 만성 정맥질환, 정맥 수술, 비만	보존적 치료, 걷기, 추가 검사를 통한 조치	국소 경화, 홍반. 결절이나 선(cords)이 만져지면 표재 또는 심부정맥혈전증을 고려한다. 둘 다 심부정맥혈전증과 폐색전증의 위험과 관련이 있다.
증상이 잘 안 나타나기 때문에 감별하기 힘들다. 치료되지 않은 종아리의 심부정맥혈전증은 근위부로 침범된다.	부동, 최근 수술력, 하지 외상, 임신, 산후 상태, 응고항진 상태(예: 신증후군, 악성종양)	항혈전제 및 혈전 용해제	비대칭 장딴지 직경이 대퇴 삼각근에서 만져진 결절이나 압통보다 진단에 도움이 된다. 호만징후(Homan sign)는 신뢰할 수 없다. 폐색전증의 위험이 크다(근위부 심부정맥혈전증의 50%).
만성적이며 시간이 지날수록 증가한다.	오래 서 있거나 다리를 내리고 앉아 있는 것	다리 상승, 걷기	만성 부종, 색소침착, 궤양이 있으며, 특히 고령, 임신, 체중 증가, 과거력 또는 외상이 있는 경우에 나타난다.
급성: 수 시간(괴사를 막기 위해 압력을 줄여야 함) 만성: 운동	급성: 합성대사스테로이드, 수술 합병증, 교통사고 만성: 운동	급성: 외과적 절개를 통해 압력을 줄인다. 만성: 운동을 중지한다. 얼음팩을 대주고 부위를 올려준다.	장딴지에 저리고 타는 듯한 느낌이 있고, 근육이 단단하고 무감각하며 압력이 완화되지 않으면 마비가 나타난다.
수일 이상 지속되는 급성 상태이다.			압통을 동반한 피부의 붉은 선, 커지고 압통이 있는 림프절, 발열이 나타난다.
수일 이상 지속되는 급성 상태이다.			전반적으로 퍼진 부종이 있는 국소 부위, 홍조, 발열, 커지고 압통이 있는 림프절이 나타난다. 선은 만져지지 않는다.

동맥 맥박의 진폭은 아래와 같이 0에서 3등급으로 평가한다(TABLE 14-4).

일부 의료기관에서는 0~4+ 맥박 진폭 척도를 사용한다. 기관의 지침에 따라 맥박 소견을 기록한다.

TABLE 14-4 맥박 등급

3+	도약 맥박(bounding pulse), 맥박이 강하게 튀는 상태
2+	정상 맥박(normal pulse), 맥박이 예상대로 활발한 상태
1+	미약 맥박(weak pulse), 맥박이 예상보다 감소된 상태
0	맥박 없음(absent pulse), 맥박이 촉진되지 않는 상태

맥박 진폭을 기록할 때 분모에는 사용등급의 총점 3, 분자에는 검진결과를 기록한다. 예를 들어 2+/3은 정상 맥박을 의미한다.

동맥기능부전 시 경동맥, 요골동맥, 대퇴동맥에서 도약맥박이 나타난다.
죽경화(증)나 색전증으로 인한 동맥폐쇄로 비대칭 미약맥박이 나타난다.

요골맥박이 느껴지지 않으면 상완맥박을 촉진해본다(Figure 14-13). 대상자의 팔꿈치를 약간 굽히고 팔꿈치 안쪽에 주름에서 이두근건 내측에 있는 동맥을 촉진한다. 상완동맥은 팔의 이두근과 삼두근 사이의 고랑에서도 촉진 가능하다.

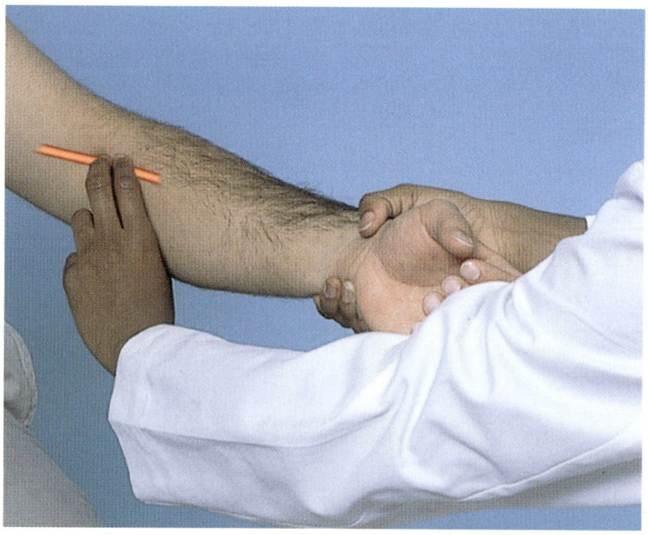

Figure 14-13 상완맥박 촉진

개념 마스터하기

맥박의 특성

맥박의 특성을 확인하는 것은 촉진 결과가 노화와 관련된 것인지, 정상인지 또는 문제인지를 판단하는데 중요하다. 도약맥박은 동맥벽의 탄성 감소를 의미하며, 나이가 들어감에 따라 흔히 나타난다. 그러나, 이단맥(bisferiens pulse, 이중 수축기 박동이 있는 동맥 맥박)은 대동맥 협착을 나타낸다.

활차상박림프절은 대상자의 상박을 지지하여 팔꿈치를 약 90°로 굽히고 내측 위 관절융기의 약 3 cm 윗부분인 이두근과 삼두근 사이의 고랑에서 촉진될 수 있다(Figure 14-14). 만약 림프절이 만져진다면 크기, 경도, 압통의 유무를 확인한다. 활차상박 림프절은 대부분의 정상인에서 촉진되지 않는다.

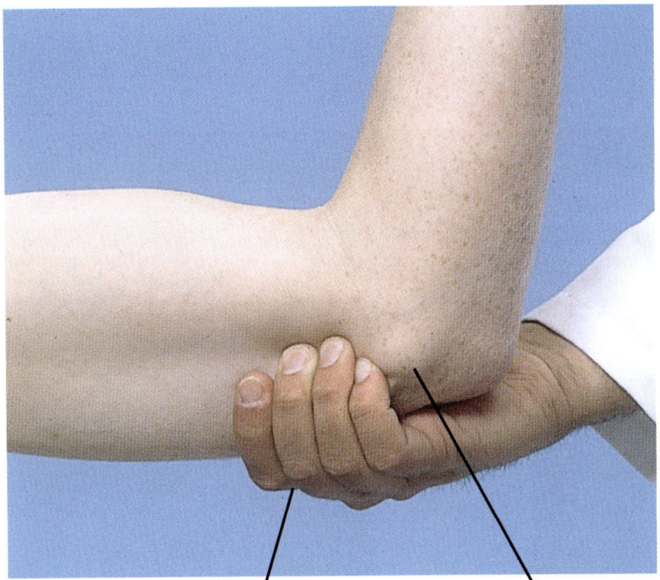

Figure 14-14 활차상박림프절 촉진

임상 팁

활차상박림프절의 비대는 국소나 원위 부위의 감염 혹은 전신 림프절병(lymphadenopathy)과 관련되어 나타날 수 있다.

3) 다리

검진을 위해 대상자를 바로 눕게 하고 스타킹이나 양말은 벗도록 한다. 다리를 완전히 노출하도록 하고 수치심을 느끼지 않도록 생식기 부위를 덮어준다.

(1) 시진

양쪽 다리의 서혜부와 둔부에서부터 발까지 다음 사항을 시진한다.

- 다리의 크기, 대칭성, 부종, 육안상 차이가 의심될 경우, 다리둘레를 cm 단위로 측정한다.
- 정맥의 분포와 정맥 확장 혹은 정맥류
- 색소침착, 발진, 상처, 궤양
- 피부색, 피부결, 손발톱색
- 다리, 발, 발가락에서의 털 분포
- 발목 근처에 색소침착 부위. 갈색 변색은 적혈구에서 헤모시데린(hemosiderin)이 방출되어 부종과 손상된 피부에 스며들어 나타난다.
- 피부 궤양의 위치, 크기, 깊이 상처의 가장자리의 경계, 평평함, 출혈 여부

꽉 끼는 양말은 털을 벗겨지게 할 수 있다. 털이 없는 경우, 양말 상단이 끝나는 부분이 깨끗한지를 확인한다.

복사뼈 바로 위에 생긴 갈색 색소침착이나 궤양은 만성 정맥기능부전으로 발생한다.

TABLE 14-5 동맥과 정맥의 만성 기능부전

	만성 동맥기능부전(진전된 경우)	만성 정맥기능부전(진전된 경우)
	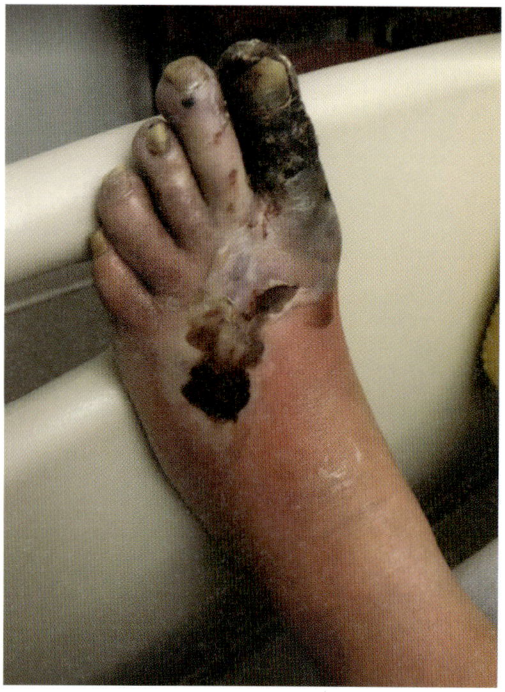	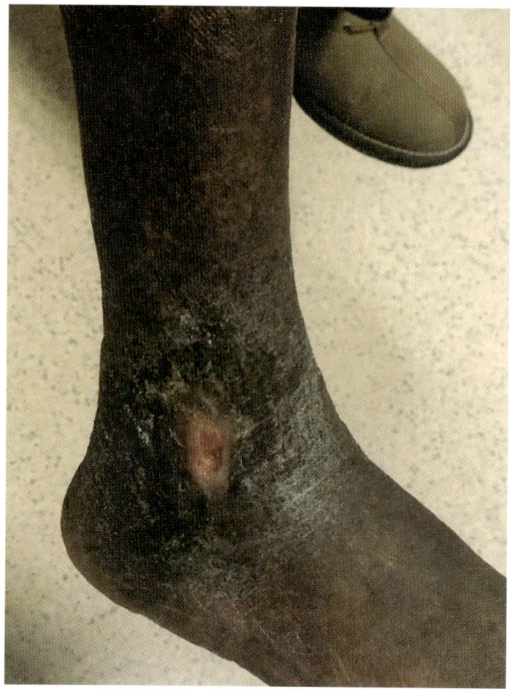
통증	간헐파행이 있으며, 진전되면 안정 시에도 통증이 있다.	궤양 부위에 종종 통증이 있으며, 하루 일과 끝에 다리 전반에 통증이 나타난다.
기전	조직 허혈	정맥울혈 및 고혈압
맥박	감소 혹은 소실된다.	정상이나, 부종 때문에 촉진이 어려울 수 있다.
색	창백(특히 발을 올릴 때), 발을 내리게 되면 검붉은색으로 변한다.	정상 혹은 체위에 따라 청색증이 나타나며, 만성적일 때 점상 출혈 후 갈색 색소침착이 나타난다.
온도	차갑다	정상이다.
부종	없거나 약하다. 안정 시 통증을 완화시키기 위해 다리를 내리면 부종이 생길 수 있다.	있으며, 종종 심하다.
피부변화	영양성 피부 변화: 피부가 얇고 반짝이며 위축된다; 발과 발가락의 털이 소실되고, 손발톱이 두꺼워진다.	발목 주변 피부에 갈색 색소침착과 정체 피부염(stasis dermatitis), 피부가 두꺼워지고 흉터가 생기면서 다리가 가늘어진다.
궤양	궤양이 발생할 경우, 발가락이나 발의 외상 부위에 생긴다.	궤양이 발생할 경우, 발목의 측면, 특히 발목 내측에 발생한다.
괴저	생길 수 있다.	생기지 않는다.

TABLE 14-6 발목과 발의 흔한 궤양

만성 정맥기능부전 궤양(chronic venous insufficiency ulcer)

대개 복사뼈 안쪽에 나타나며, 가끔 바깥쪽에도 나타난다. 궤양은 작고 아픈 과립 조직과 섬유소를 포함하고 있다. 괴사나 힘줄이 노출되는 것은 드물다. 경계는 불규칙하고 평평하거나 약간 파여 있다. 통증은 대상자의 75%에서 삶의 질에 영향을 준다. 동반증상으로 부종, 색소침착 및 자반병, 정맥류, 정체 피부염의 습진 변화(발적, 벗겨짐, 가려움증), 그리고 아래로 내린 발의 청색증이 포함된다. 괴저는 드물다.

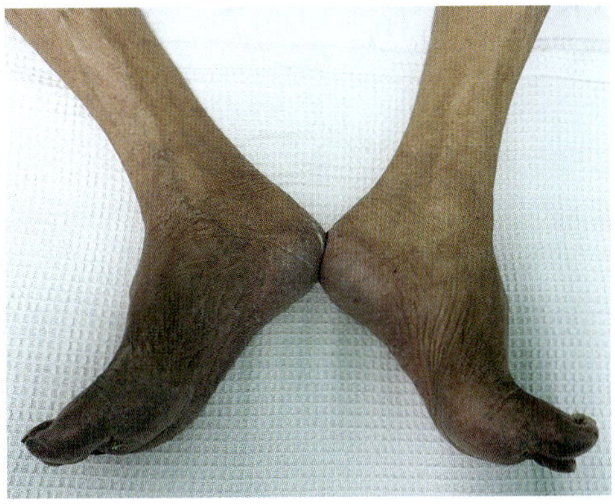

동맥기능부전 궤양(arterial insufficiency ulcer)

동맥기능부전에서의 궤양은 주로 발가락, 발 또는 외상 부위에 생긴다. 궤양 주위의 피부는 과도 색소침착이나 딱딱한 경결 부위는 없으나 위축은 있을 수 있다. 통증은 신경병증으로 통증을 느끼지 못하는 경우를 제외하고는 심하게 나타난다. 맥박 감소, 영양성 피부 병변, 다리를 올리면 창백하고 내리면 거무스레한 발적과 함께 괴사가 나타날 수 있다.

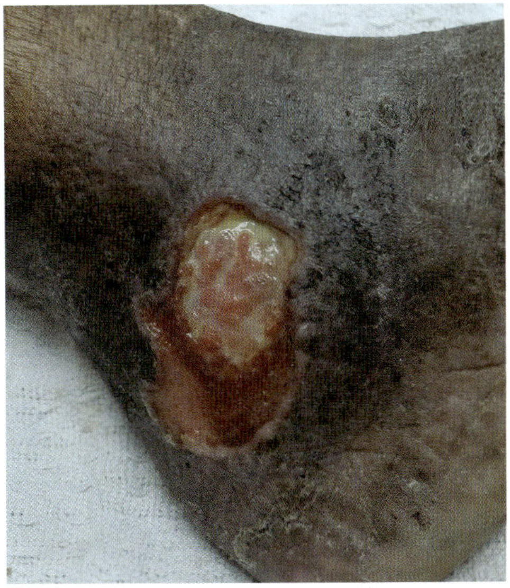

신경병증성 궤양(neuropathic ulcer)

감각이 감소된 상태에 압력 부위에 주로 생긴다. 당뇨 신경병증, 신경계 질환 및 한센병에서 나타난다. 주변 피부가 딱딱해진다. 통증이 없으므로 궤양 발생 여부를 알지 못할 수 있다. 합병증이 동반되지 않는 경우 괴저는 없다. 관련 징후에는 감각 저하와 발목반사 소실이 있다.

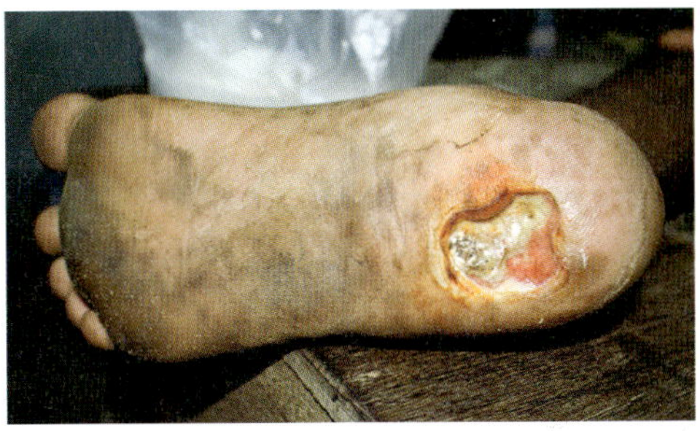

(2) 촉진

검진자의 손등으로 양다리와 발의 온도를 동시에 촉진하고 비교한다(Figure 14-15). 양쪽 모두 차가운 것은 추운 환경 혹은 불안으로 인해 나타난 결과일 수 있다.

부종을 촉진한다. 양쪽 다리를 비교하며 상대적 크기, 정맥 돌출, 건, 뼈를 검진한다(Figure 14-16).

- **함요부종 촉진:** 엄지손가락으로 (1) 양쪽 다리의 발등 위(Figure 14-17A), (2) 내측 복사뼈 뒤, (3) 정강이 위를 최소 5초 이상 강하게 지그시 누른다. 부종이 있는 경우, 엄지로 누른 부분이 들어간다(Figure 14-17B). 정상적으로는 함요부종이 없으며, 만약 있으면 부종의 정도를 4점 척도로 등급을 매긴다(TABLE 14-1).

  TABLE 14-7은 부종의 말초적인 원인에 대해 기술되어 있다.

한쪽 다리만 차갑고 그 밖에 다른 관련증상이 있다면, 부적절한 동맥순환으로 인한 동맥기능부전을 의미한다.

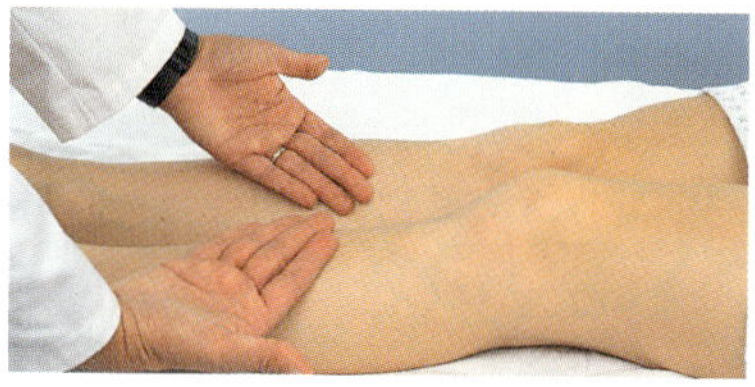

Figure 14-15 다리 온도 촉진

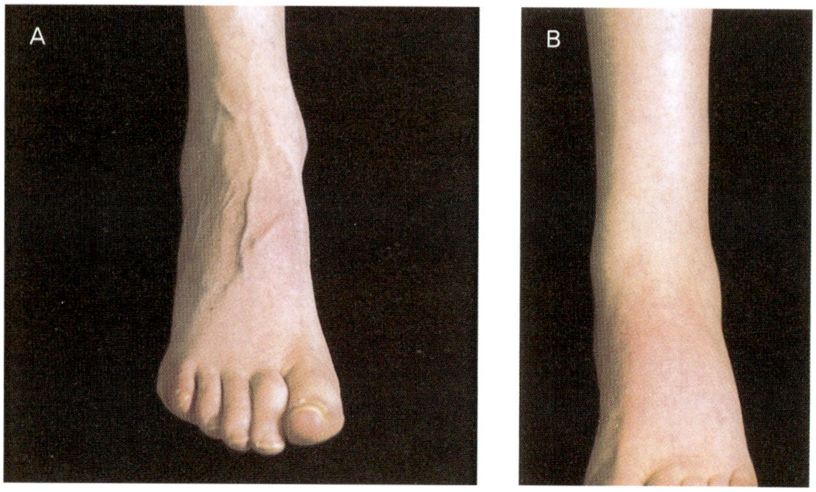

Figure 14-16 A. 정상. B. 부종(정맥, 건, 뼈 돌출은 뼈 보이지 않음).

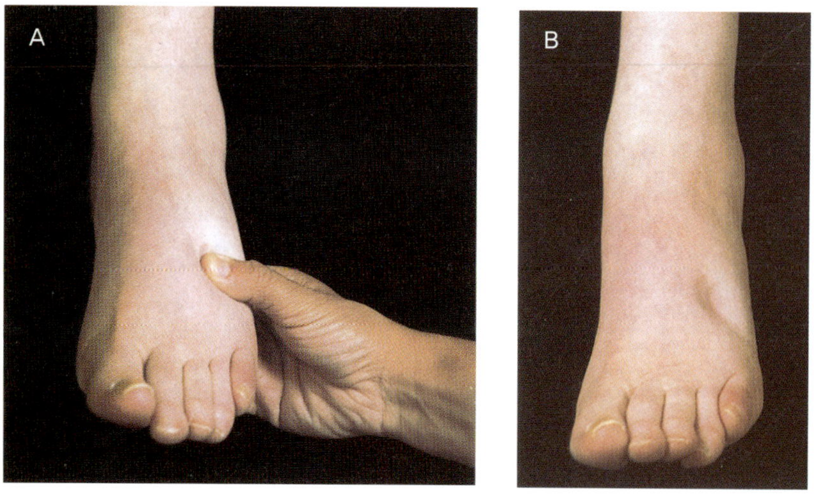

Figure 14-17 A. 함요 부종 촉진. B. 함요부종(3+).

TABLE 14-7 부종의 말초적 원인

체액량의 1/3은 세포외액이다. 세포외액의 25%는 혈장이며 나머지는 간질액으로 구성된다. 정상적으로 체액은 모세혈관 밖으로 확산되고 림프관 배액에 의해 다시 혈관계로 되돌아간다. 여러 임상적인 원인으로 이러한 균형이 깨지면 부종 또는 간질액 축적이 발생한다. 부종의 특성은 주로 단백질 농도에 근거한 부종을 이루는 체액의 점도를 나타낸다. 심부전에서와 같이 단백질 농도가 낮으면 수초 안에 함요부종이 발생한다. 림프부종의 경우 단백질 수치가 높고 비함요부종이 특징적으로 나타난다. 아래에 언급되지 않은 경우는 단백질이 간질공간으로 빠져나가는 모세혈관누수증후군(capillary leak syndrome)으로 화상, 맥관부종, 뱀에 물림(뱀교상), 알레르기 반응 등에서 나타난다.

함요부종(pitting edema)

간질액이 증가하고 염분과 수분이 축적되어 양쪽 경골 앞쪽과 발에 부종이 발생하는 것으로 촉진 시 부드럽고 압력을 가해 누르면 함요가 발생한다. 피부 비후, 궤양, 색소침착이 나타나지 않는다. 함요부종은 장시간 서 있거나 다리를 아래로 하여 오래 앉아 있는 경우에 정맥과 모세혈관의 정수압이 증가하여 발생한다. 또한 울혈심부전에서 심박출량의 감소, 신증후군, 간경화, 영양부족으로 인한 혈장 알부민과 교질삼투압 감소, 약물복용 등으로 인해 발생한다.

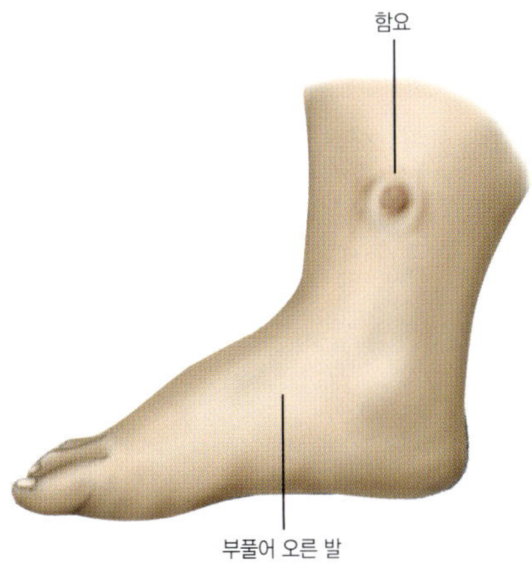

만성 정맥기능부전(chronic venous insufficiency)

만성 정맥기능부전에서의 부종은 부드러우며 압력을 가하면 함요되고 가끔 양쪽으로 나타난다. 특히 발목 주위가 갈색으로 변하고 피부 비후가 나타난다. 발에 궤양, 갈색 색소침착 및 부종이 흔하게 나타난다. 심부정맥계 판막의 만성 폐쇄와 판막부전으로 인해 발생한다.

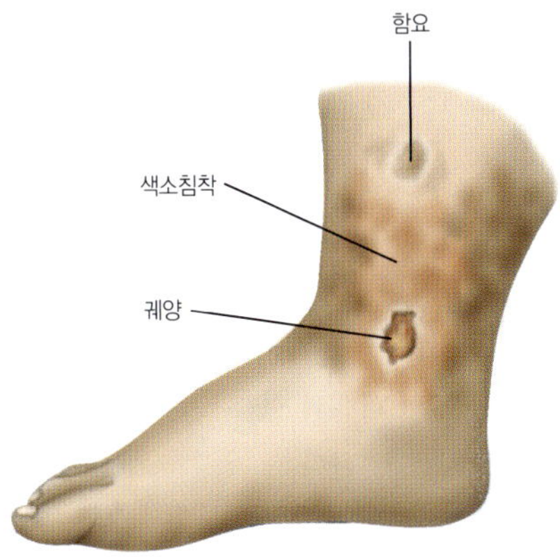

림프부종(lymphedema)

림프부종은 초기에는 부드럽고 함요되지만, 점차 단단하게 변하여 눌러도 들어가지 않게 된다. 피부가 현저하게 두꺼워지고 궤양이 드물게 나타나며, 색소침착은 나타나지 않는다. 보통 양쪽 발과 발가락에 발생한다. 림프부종은 종양, 섬유화, 염증에 의한 림프관 폐쇄 시, 액와림프절 절제, 방사선 치료 시 단백질이 풍부한 체액이 간질내에 축적되어 발생한다.

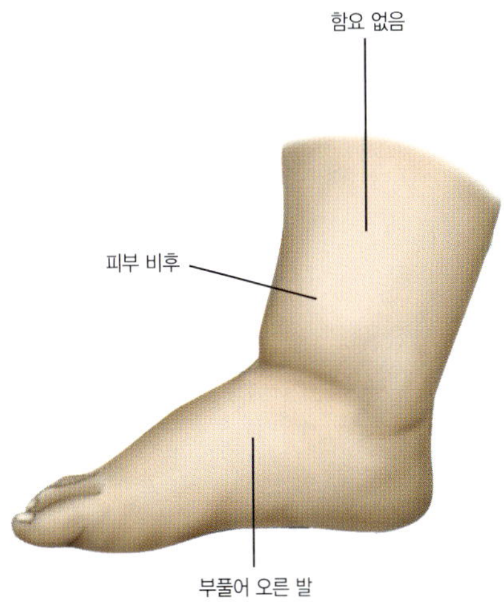

부종이 있다면 다리둘레를 측정한다. 줄자를 이용하여 (1) 발등, (2) 발목에서 가장 가는 부분의 둘레, (3) 장딴지에서 가장 굵은 부분의 둘레, (4) 무릎을 펴고, 슬개골 위의 넓적다리 중간 부분의 둘레를 측정한다. 양쪽 다리의 측정치를 비교하고, 발목 부근에서 1 cm의 차이가 나거나 장딴지에서 2 cm 정도 차이가 나는 것은 부종이 있음을 의미한다.

부종이 있으면 다음 말초혈관질환의 가능성을 고려해야 한다. (1) 최근의 심부정맥혈전증, (2) 과거의 심부정맥혈전증으로 인한 만성 정맥기능부전 또는 정맥판막의 기능부전, (3) 림프부종. 더불어 부종의 범위와 다리 위로 얼마나 올라가는지를 확인한다.

심부정맥혈전증에서 부종의 범위는 폐색된 혈관의 위치를 나타낸다. 슬와정맥이 폐쇄되면 다리 아래쪽이나 발목에 부종이 생기고, 장골대퇴정맥이 폐쇄되면 다리 전체가 붓는다.

부종이 한쪽 혹은 양쪽 다리에 나타나는지 확인한다.

한쪽 장딴지와 발목의 부종은 최근 심부정맥혈전증, 과거 심부정맥혈전증으로 인한 만성 정맥기능부전, 또는 정맥판막 기능부전, 림프부종을 나타낸다.

양쪽 다리의 부종은 심부전, 간경변, 신증후군에서 나타난다.

정맥확장도 부종을 유발한다.

심부정맥혈전증의 위험요인이 있다면 심부정맥혈전에서 나타나는 정맥압통의 유무를 파악한다. 대상자의 서혜부에서 대퇴동맥 맥박의 안쪽을 부드럽게 촉진하여 대퇴정맥의 압통유무를 확인한다. 대상자가 긴장을 푼 채 무릎을 굽히도록 하여 손가락 패드로 장딴지근육을 경골 방향으로 부드럽게 누르며 압통이 느껴지거나 혈관을 따라 단단한 선이 촉진되는지 확인한다. 심부정맥혈전증은 증상이 나타나지 않을 수 있으므로 진단은 임상경험이나 다른 검사결과에 의존한다. 심부정맥혈전증이 있는 부위를 강하게 촉진하거나 마사지하면 혈전이 떨어져서 폐색전증이나 사망을 초래하므로 반드시 피해야 한다.

서혜부의 대퇴정맥 부위에 압통, 다리 통증, 창백, 부종이 나타나면 심부 장골대퇴정맥혈전증(iliofemoral thrombosis)을 의미한다. 심부정맥혈전증이 있는 대상자의 약 절반에서만 장딴지 심부에 압통과 선이 나타난다. 장딴지 압통은 비특이적이며 혈전증이 없어도 나타날 수 있다.

피부의 두께를 확인한다.

두껍고 단단한 피부는 림프부종과 진행된 정맥기능부전을 나타낸다.

발적이 있는 부분을 촉진하고 피부 온도를 확인한 후, 단단한 선을 촉진한다. 대부분의 경우 장딴지에 발생한다.

국소 부종, 발적, 온감과 피하의 선은 표재혈전정맥염을 의미한다.

맥박의 부재나 감소는 근접 혈관이 부분적 혹은 완전히 폐쇄된 것을 의미한다.
예를 들어 슬와동맥에 문제가 발생하면 발등맥박과 후경골맥박에 변화가 나타난다. 만성적인 동맥폐쇄는 보통 죽경화(증)로 인해 발생하고, 간헐파행을 초래한다.

동맥순환 사정을 위해 동맥을 촉진한다.

- **대퇴맥박(femoral pulse):**
  서혜인대의 하부 및 전상장골극과 치골 사이의 중간 정도를 깊게 누른다(Figure 14-18). 비만한 대상자의 경우, 심부 복부촉진과 같이 두 손을 사용하여 검진을 용이하게 할 수 있다.

대퇴맥박이 강하고 넓게 촉진되면, 동맥이 병적으로 확장된 대퇴동맥류(femoral aneurysm)를 의미한다.

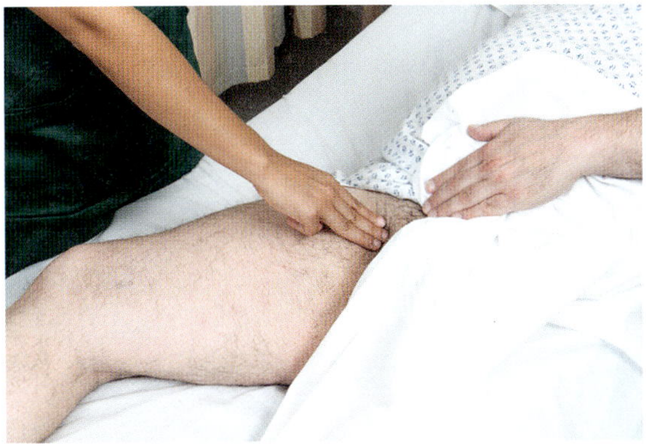

Figure 14-18 대퇴맥박 촉진

- **오금맥박(popliteal pulse):**
  대상자의 다리가 이완된 상태에서 무릎을 약간 굽히게 하고, 두 손가락 끝으로 무릎 뒤쪽 중간선을 깊게 누른다(Figure 14-19). 오금맥박은 다른 부위의 맥박에 비해 촉진이 어려우며, 촉진 시 깊고 넓게 느껴진다.

강하고 넓게 오금맥박이 촉진되면 슬와동맥류를 의미한다. 슬와동맥류와 대퇴동맥류는 흔하지 않은데, 주로 죽경화(증)에 의해 발생하며, 50세 이상의 남성에서 발생한다.

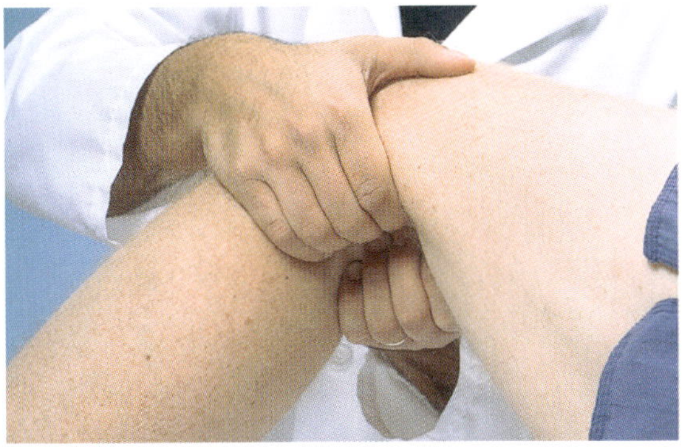

Figure 14-19 오금맥박 촉진(바로누운 자세)

만약, 이 방법으로 오금맥박을 촉진할 수 없다면 대상자를 엎드리게 하여 무릎을 90°로 구부리게 하고(Figure 14-20), 다리를 검진자의 어깨나 팔로 지지하여 이완시킨다. 그리고 슬와 부위를 양쪽 엄지손가락으로 깊게 누른다.

죽경화(증)는 대부분 대퇴의 동맥순환을 막는다. 이때 대퇴맥박은 정상이고 오금맥박은 감소하거나 소실된다.

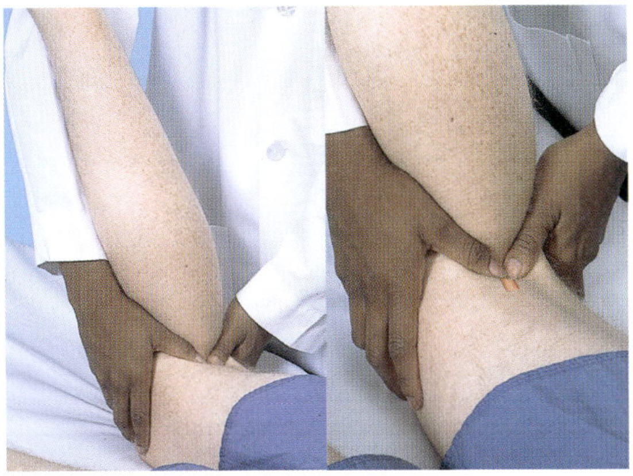

Figure 14-20 오금맥박 촉진(엎드린 자세)

- **발등맥박(dorsalis pedis pulse):**
  발등에서 엄지발가락의 신전건 옆을 촉진한다(Figure 14-21). 만져지지 않는다면 발등에서 좀 더 바깥쪽으로 촉진해 본다.

발등맥박은 선천적으로 만져지지 않을 수도 있으며, 발목 윗부분에서 촉진될 수도 있다.

대퇴맥박과 오금맥박은 촉진되는데, 발등맥박이 감소되거나 소실되면 슬와동맥 하부의 폐쇄를 의미한다. 흔히 당뇨병과 관련이 있다.

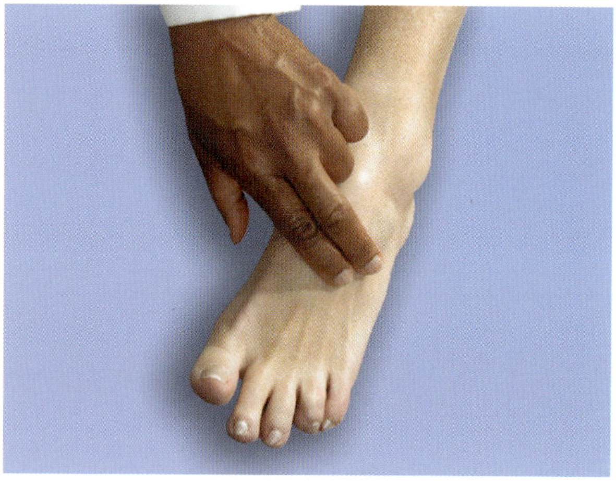

Figure 14-21 발등맥박 촉진

- **후경골맥박(posterior tibial pulse):**
  손가락을 구부려 발목의 내측복사뼈(medial malleolus) 아래 부분을 촉진하면 후경골맥박을 확인할 수 있다(Figure 14-22). 발목에 부종이 있거나 비만한 대상자에게서는 촉진이 어려울 수 있다.

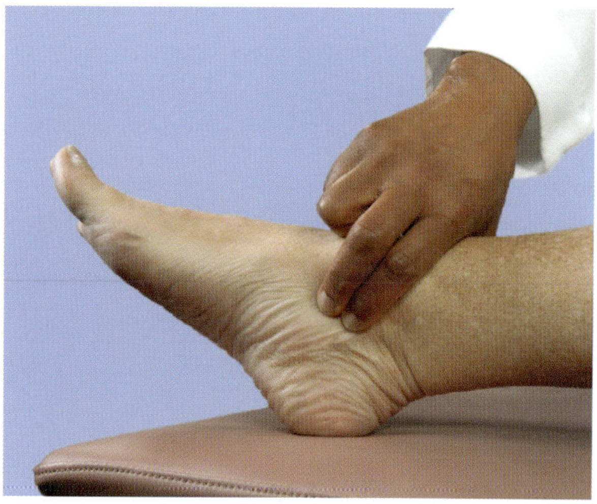

Figure 14-22 후경골맥박 촉진

임상 팁

색전증 또는 혈전증에 의한 갑작스런 동맥폐쇄는 통증, 저림, 무감각을 유발하며, 폐쇄된 부위 이하에서 냉감, 창백 및 맥박 소실이 나타난다. 이때 응급치료가 필요하다. 측부순환이 잘 된다면 저림과 냉감만 나타난다.

촉진이 어려운 맥박을 촉진하기 위한 팁은 다음과 같다(BOX 14-2).

BOX 14-2 촉진이 어려운 맥박의 촉진 팁

- 검진자는 편안한 자세에서 촉진한다. 부자연스러운 자세에서는 손의 촉감이 감소된다.
- 촉진하려는 동맥의 위치에 손을 놓고 손가락의 압력을 변동시키면서 약한 맥박을 찾는다. 찾아지지 않더라도 주변을 꼼꼼히 촉진해 본다.
- 대상자의 맥박과 검진자 자신의 맥박을 혼동하지 말아야 한다. 확실하지 않을 경우, 검진자의 박동수를 측정하여 대상자와 비교한다. 검진자의 경동맥 박동이 이 비교에 편리하다.

수평집단과 수직집단을 포함한 표재서혜림프절을 촉진한다. 크기, 경도, 구분, 압통을 확인한다. 압통이 없고 구분이 되는 서혜림프절은 직경이 1~2cm이며, 건강한 사람에게서 자주 촉진될 수 있다.

림프절병(증)은 압통이 있거나 또는 없는 림프절 비대를 의미한다.

검진 끝에는 대상자를 서 있게 하고 정맥류가 있는지 시진한다. 서 있는 자세에서는 정맥류에 혈액이 채워져서 대상자가 바로누운 자세로 있을 때 쉽게 놓칠 수 있는 부분이 보이게 된다(Figure 14-23). 혈전정맥염의 징후를 살피면서 정맥류를 확인한다.

정맥류는 확장되어 있고 구불구불하다. 혈관벽이 두꺼워져 있을 수도 있다. 많은 정맥류는 Figure 14-23과 같이 다리에 많이 발생한다.

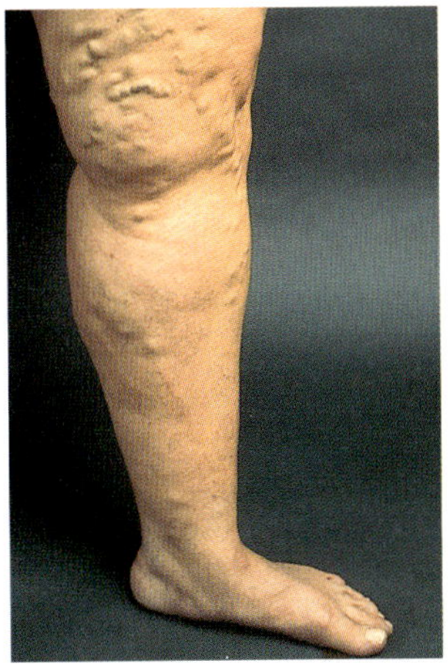

Figure 14-23 서 있는 자세에서 보이는 정맥류

4. 검진결과 기록

BOX 14-3은 말초혈관계의 검진결과를 기록한 예이다.

BOX 14-3 검진결과 기록–말초혈관계

"사지는 따뜻하고 부종 없음. 정맥류나 정맥울혈은 없음. 장딴지는 부드럽고 압통 없음. 대퇴동맥이나 복부동맥 잡음은 없음. 상완맥박, 요골맥박, 대퇴맥박, 오금맥박, 발등맥박, 후경골맥박은 2+이며, 대칭적임."

또는

장딴지 중간 이하 부분이 창백하고 털 소실이 있음. 다리를 내렸을 때 거무스름한 홍조가 나타나며, 부종이나 궤양은 없음. 양쪽 대퇴동맥 잡음이 있으며, 복부동맥 잡음은 없음.

죽경화 말초동맥질환을 나타낸다.

상완맥박과 요골맥박은 2+이고, 대퇴맥박, 오금맥박, 발등맥박, 후경골맥박은 양쪽 모두 1+임(혹은 아래와 같이 기록함)."

	요골맥박	상완맥박	대퇴맥박	오금맥박	발등맥박	후경골맥박
오른쪽	2+	2+	1+	1+	1+	1+
왼쪽	2+	2+	1+	1+	1+	1+

또는

양쪽 장딴지 중간 부분에 2+ 부종과 갈색의 색소침착이 있음. 오른쪽 내측복사뼈 위쪽에 2×1 cm 크기의 얕은 궤양이 있음. 가장자리는 불규칙하고 중간 정도의 삼출액이 있으며 육아조직이 보임. 양쪽 넓적다리 후면에 정맥류가 있음."

정맥궤양을 나타낸다.

5. 특수검진기법

1) 손의 동맥순환 평가

손이나 팔에 동맥기능부전이 의심되면 요골맥박, 상완맥박과 함께 척골맥박을 촉진해본다. 손목 안쪽의 굴곡근 표면을 깊게 눌러 척골맥박을 확인한다(Figure 14-24). 척골동맥이 정상이어도 맥박이 촉진되지 않을 수 있다.

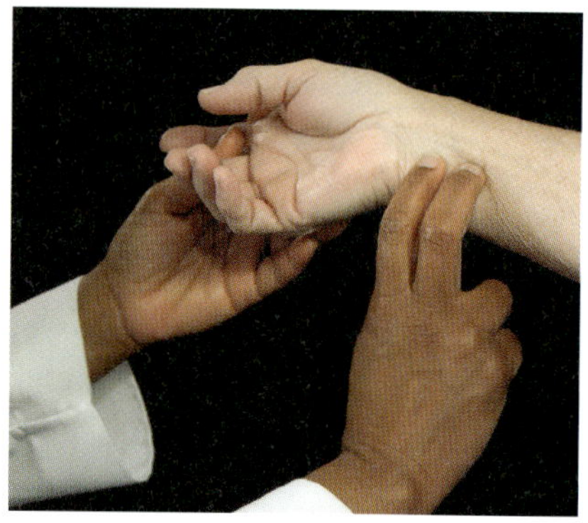

Figure 14-24 척골맥박 촉진

임상 팁

동맥폐쇄질환은 다리에 비해 팔에서는 훨씬 덜 발생한다. 손목맥박의 갑작스런 소실 혹은 감소는 급성 색전폐색이나 버거병(Buerger's disease), 폐쇄성 혈전혈관염(thromboangitis obliterans, 손과 발의 중소 동맥 및 정맥의 반복적인 진행성 염증 및 혈전증)에서 나타난다. 이것은 담배 제품 사용과 밀접한 관련이 있다.

(1) 앨런 검사

앨런(Allen) 검사는 척골동맥과 요골동맥의 개방성을 비교하는 검사이다. 또한, 요골동맥에서 동맥혈 채혈 혹은 동맥카테터를 삽입하기 전에 척골동맥의 개방성을 확인하기 위해 쓰인다. 대상자는 무릎에 손을 얹고 손바닥을 위로 향하게 한다.

대상자에게 주먹을 꼭 쥐도록 한다. 검진자는 양손의 엄지손가락과 다른 손가락들로 척골동맥과 요골동맥을 강하게 누른다(Figure 14-25).

대상자에게 손을 편 채로 힘을 빼게 하고 손목을 약간 구부린 자세를 취하게 한다. 손바닥이 창백해진다(Figure 14-26).

손목을 완전히 펴면 창백과 가양성 결과를 초래한다.

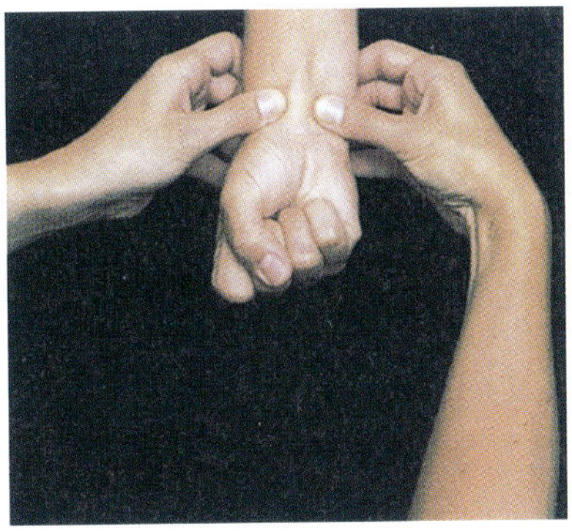

Figure 14-25 Allen 검사의 첫 번째 단계 – 대상자에게 주먹을 꽉 쥐게하고 검진자는 요골동맥과 척골동맥을 누른다.

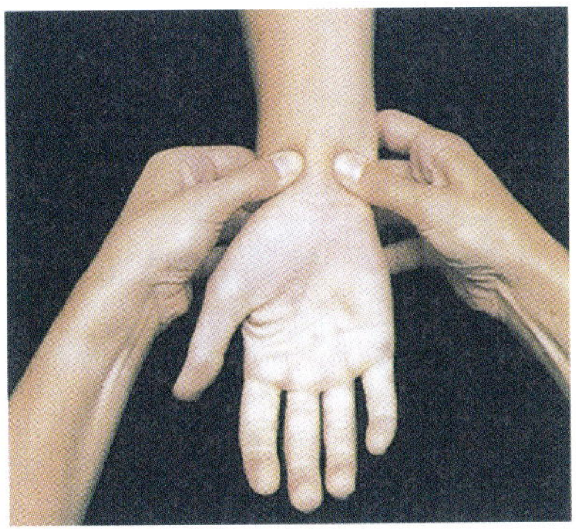

Figure 14-26 Allen 검사의 두 번째 단계 – 대상자의 손을 펴게 하면 손바닥은 창백하다.

척골동맥을 누르던 엄지손가락을 뗀다. 척골동맥이 정상적으로 개방되어 있으면, 3~5초 내에 손바닥이 붉게 변한다(Figure 14-27).

창백이 지속되는 것은 척골동맥이나 그 이하 부위의 동맥폐쇄를 의미한다.

요골동맥의 개방성은 동일한 방법으로 척골동맥을 누르는 동안 요골동맥에서 손을 뗌으로써 확인한다(Figure 14-28).

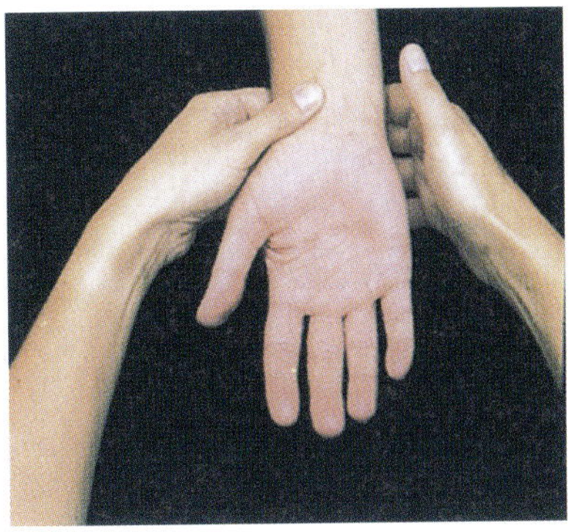

Figure 14-27 Allen 검사의 세 번째 단계 – 검진자가 가했던 압력을 해제한다. 척골동맥이 정상이면 손바닥이 수초 안에 붉게 된다.

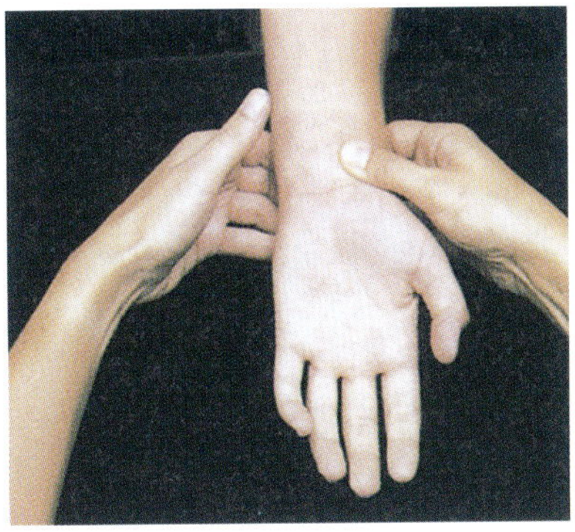

Figure 14-28 검진자는 척골동맥을 누른 상태에서 동일한 방법으로 요골동맥의 개방성을 검사할 수 있다.

2) 다리의 동맥순환 평가

통증이나 맥박이 감소하여 동맥기능부전이 나타난다면, 체위에 따른 피부색 변화를 확인해야 한다. 대상자가 누워있는 상태에서 두 다리를 60° 정도 올려 다리색이 최대한 창백해지기를 기다리도록 하며, 대개 1분 정도가 소요된다. 대상자의 발목을 구부렸다 폈다 하면서 정맥혈을 배출한다. 피부색이 밝은 사람은 정상적인 색을 유지하거나 약간 창백한 것이 정상이다. 피부색이 진한 경우 발바닥이나 손발톱의 창백을 사정한다.

대상자를 침대 옆으로 다리를 내려 걸터앉게 한 후, 다음의 변화가 나타나기까지 양쪽 발의 색을 관찰하고 소요시간을 측정한다.

- 피부색이 정상으로 돌아올 때까지의 시간: 정상적으로는 10초 이내에 분홍색으로 돌아온다.
- 양쪽 발과 발목 정맥에 혈액이 채워지는 시간: 정상은 약 15초이다.

이러한 정상 반응은 충분한 순환이 이루어지고 있음을 보여준다. 그러나 피부색과 정맥혈이 정상적으로 돌아오는데 시간이 걸린다면, 대상자는 다리에 동맥혈 공급이 충분하지 않을 수 있다.

체위에 따른 창백함 이외에 비정상적인 검붉은 발적이 발에 있는지 확인한다. 발적이 나타나기까지 1분 혹은 그 이상의 시간이 걸린다.

아래로 내린 다리의 지속적인 거무스레한 발적은 동맥기능부전을 의미한다. 정맥기능부전이 있는 대상자에게 체위에 따른 발적, 피부색의 회복시간, 정맥 충만시간에 대한 검사는 동맥기능부전을 확인하기 위한 검사로는 신뢰할 수 없다.

동맥맥박이 감소함에도 불구하고 체위에 따른 피부색 변화 검사에 정상 반응을 보인다면 이는 폐쇄된 동맥 주위에 곁순환(측부순환)이 잘 발달되었다는 것을 의미한다.

만약, 대상자가 말초혈관질환의 위험요인이 있다면 발목-상완 지수(ankle-brachial index, ABI) 검사를 수행해야 한다(BOX 14-4). 발목-상완 지수는 발목과 팔의 수축기 혈압을 비교함으로써 하지의 동맥혈류 상태를 사정하기 위한 비침습적인 방법이다.

BOX 14-4 발목-상완지수(Ankle-Brachial Index, ABI)

기구

- 8 MHz의 도플러(비만인 대상자는 4 MHz의 도플러가 필요함)
- 도플러 젤
- 팔다리에 적용할 혈압계(커프는 팔다리 둘레의 40% 혹은 팔다리 직경의 20% 이상을 감쌀 수 있는 크기)

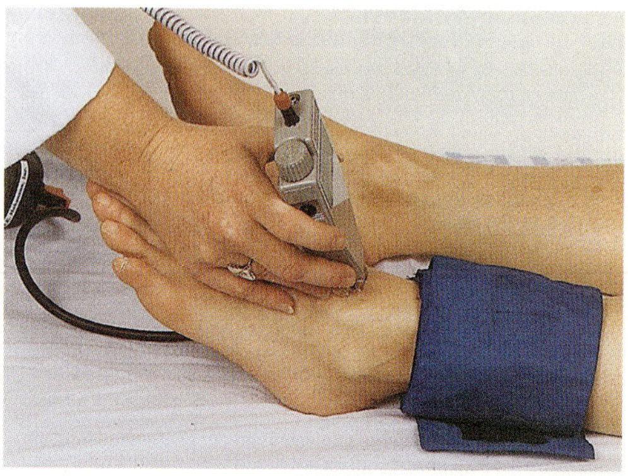

방법

1. 대상자는 검사하기 최소 1시간 전에는 카페인, 담배 및 과도한 활동을 피한다.
2. 혈관 수축을 방지하기 위해 조용하고 따뜻한 환경에서 발목-상완 지수 검사를 시행한다.
3. 대상자에게 방광을 비우고, 조이는 의복, 신발, 양말을 벗도록 한다.
4. 대상자에게 절차를 설명하고, 바로누운 자세를 취하게 한다. 검사 전 10~20분간 누운 자세로 쉬게 한다.
5. 혈압계 커프를 팔에 적용하고, 상완동맥을 촉진한다.
6. 맥박 부위에 젤을 바르고 도플러를 켠다.

7. 도플러 탐색자를 45° 각도로 위치하고, 맥박을 의미하는 "휙" 소리에 귀를 기울인다(도플러 탐색자를 30°에서 60° 이내에서 움직여보며 소리가 최대로 들리는 각도를 찾는다).
8. 도플러 소리가 더 이상 들리지 않을 때까지 혈압계 커프에 압력을 올리고, 수치보다 20~30 mmHg 정도 높게 압력을 올린다.
9. 소리가 들릴 때까지 2~3 mmHg/sec의 속도로 혈압계 커프의 압력을 줄여서 수축기 혈압을 확인하고, 다른 팔에서도 절차를 반복한다.
10. 발목 혈압 측정을 위해 복사뼈 약간 위에 혈압계 커프를 감는다. 후경골맥박 부위에 도플러를 위치하고, 도플러 소리가 사라진 수치보다 20~30 mmHg 정도 높게 압력을 올린다. 맥박이 뛰는 소리가 들릴 때까지 천천히 압력을 줄여서 수축기압을 확인한다. 발등맥박을 이용하여 절차를 반복한다.
11. 반대 발목에서도 양쪽 맥박의 수축기 압력을 얻는다.

※ 참고: 발목 혈압을 정확하게 측정하기 위해서 적절한 크기의 혈압계 커프를 사용해야 한다. 동맥혈압은 커프의 적용 위치에서 측정되기 때문에 다리에서 커프의 위치가 높았다면 수축기 압력이 높게 나올 수 있다.

계산

발목의 최고 수축기압을 상완의 최고 수축기압으로 나누어, 각 다리의 발목-상완 지수를 얻는다.

기록

검사 동안 나타난 대상자의 반응과 문제점을 기술한다. 양쪽 상완과 발목의 압력, 산출한 발목-상완 지수 및 관류상태에 대한 해석을 기록한다.

해석

발목-상완 지수	해석	권고
> 1.4	석회화/동맥경화	혈관전문의에게 의뢰
1.0–1.4	정상	없음
0.9–1.0	경계	
0.8–0.9	경도 말초동맥질환	위험요인 치료
0.5–0.8	중등도 말초동맥질환	혈관전문의에게 의뢰
< 0.5	중증 말초동맥질환	혈관전문의에게 의뢰

3) 정맥판막의 기능 평가

트렌델렌버그 검사(Trendelenburg test)를 적용하여 관통정맥과 복재정맥에서 정맥판막의 기능을 사정할 수 있다.

- 대상자가 바로누운 자세에서 한쪽 다리를 약 90° 정도 올려서 정맥혈이 비워지게 한다.
- 넓적다리 상부에 있는 대복재정맥을 손으로 압박하거나 압박대로 감아서 표재대복재정맥의 혈류가 폐쇄되도록 한다.
- 대상자를 일어서도록 하고, 혈관을 지속적으로 압박하면서 다리의 정맥 충만을 관찰한다. 정상적으로 복재정맥은 아래에서부터 채워지며 혈류가 모세혈관계에서 정맥계로 이동하기까지 약 35초 정도 걸린다.

복재정맥이 폐쇄된 동안 표재정맥이 빠르게 충만되는 것은 관통정맥의 판막기능부전을 나타낸다. 이는 심부에서 복재정맥계로 혈액을 빠르게 역행하게 한다.

- 대상자가 20초 동안 서 있은 후에 압박을 풀고 추가적으로 나타나는 갑작스런 정맥 충만이 있는지 관찰한다. 복재정맥에서 정상 판막은 혈액의 역행을 차단하기 때문에 정상적으로 정맥 충만이 느리게 지속된다.

압박을 풀어준 후, 갑작스럽게 추가적으로 표재정맥이 충만되는 것은 복재정맥의 판막기능부전을 나타낸다.

두 단계의 반응이 모두 정상일 때 반응의 결과는 음성-음성이라고 한다. 음성-양성과 양성-음성 반응도 나타날 수도 있다. 두 단계의 반응이 모두 비정상이면 양성-양성이다.

4) 교대맥박

교대맥박(pulsus alternans)에서 맥박은 규칙적이지만 강한 심실 수축과 약한 심실 수축이 교대로 나타나기 때문에 동맥 맥박의 강도가 변동한다. 교대맥박은 거의 항상 심한 좌심부전이 있을 때 나타나며, 대체로 요골과 대퇴동맥에 가벼운 압력을 가하면 가장 잘 느껴지며, 혈압계 커프를 사용하여 측정한다. 커프의 압력을 올린 후에 수축기 수준까지 천천히 압력을 낮춘다-처음 코로트코프음(Korotkoff sound)은 강한 박동이다. 커프의 압력을 줄여감에 따라 약한 교대박동의 부드러운 소리를 들을 수 있다**(TABLE 14-8)**.

혈압계 커프의 압력을 줄일 때 크고 작은 코로토코프음이 교대로 나타나거나 갑자기 이중박동이 나타나는 것은 교대맥박을 의미한다. 대상자가 직립자세일 때 교대맥박이 더 두드러지게 나타난다.

TABLE 14-8 동맥 맥박과 압력 파형의 이상		
정상	맥압은 대략 30~40 mmHg이다. 맥박의 윤곽은 부드럽고 둥글다[하강 파형에서 파임(notch)은 촉진되지 않는다].	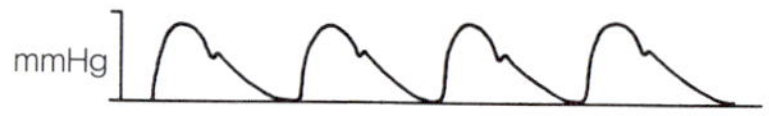
약한 맥박	맥압이 감소되어 있고 맥박은 약하고 작다. 박동이 느려지고 최고점이 연장되어 있다. 원인은 (1) 심부전, 혈량저하증, 중증 대동맥협착에서와 같이 일회박출량 감소, (2) 추위에 노출되거나 심한 울혈심부전에서와 같이 말초혈관 저항의 증가이다.	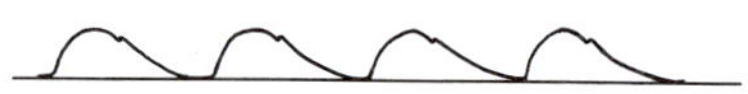
도약맥박	맥압이 증가되어 있고 맥박은 강하고 반동이 느껴진다. 파형의 상승과 하강, 최고점이 빠르게 지나간다. 원인은 (1) 발열, 빈혈, 갑상선항진증, 대동맥판 역류, 동정맥루(arteriovenous fistula), 동맥관개존증에서와 같이 일회박출량의 증가, 말초저항의 감소 또는 둘다, (2) 느려진 심박수(서맥, 완전심장차단에서와 같이) 때문에 증가된 일회박출량, (3) 고령이나 죽경화(증)에서와 같이 동맥벽의 탄력성 감소(강직 증가)이다.	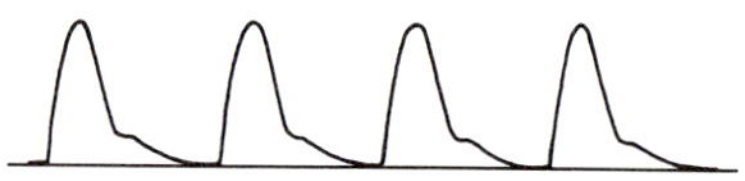
이단맥박	이단맥박(bisferiens)은 수축기 최고점이 두개인 증가된 동맥 맥박이다. 원인은 순수 대동맥판 역류, 역류를 동반한 대동맥판 협착이다.	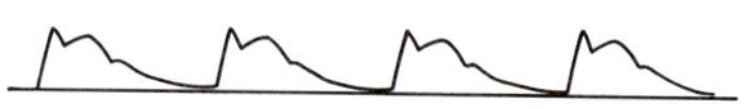
교대맥박	맥박은 규칙적이지만 진폭의 높이가 번갈아 나타나는 것이다. 강하고 약한 박동의 차이가 크지 않기 때문에 혈압계로만 감지될 수 있다. 교대맥은 좌심실부전을 의미하고 보통 왼쪽 심장에서 제3심음(S_3)이 들린다.	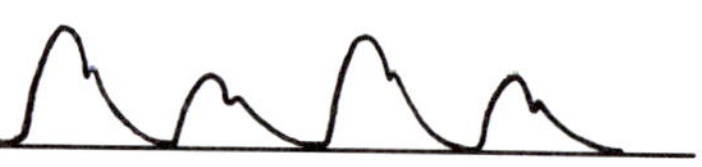
이단맥박	이단맥박(bigeminal pulse)은 교대맥박과 유사하다. 이 맥박은 정상 박동과 조기수축이 교대로 나타나는 것이다. 정상 박동의 일회박출량과 비교하면 조기수축의 일회박출량은 감소되며, 따라서 맥박의 진폭이 달라진다.	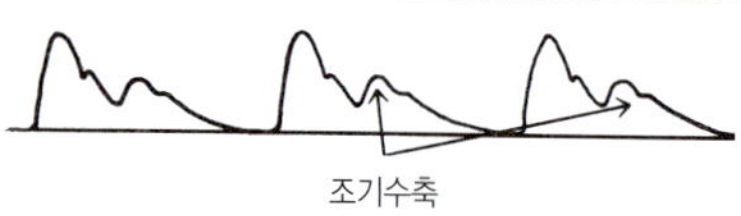

모순맥박	흡기 시에 맥박의 진폭은 감소된다. 진폭의 차이를 찾기 위해 혈압계가 필요하다. 수축기압은 흡기 동안 10 mmHg 이상 감소된다. 모순맥박은 심장눌림증(cardiac tamponade), 협착심장막염(constrictive pericarditis), 폐쇄폐질환에서 발생한다.	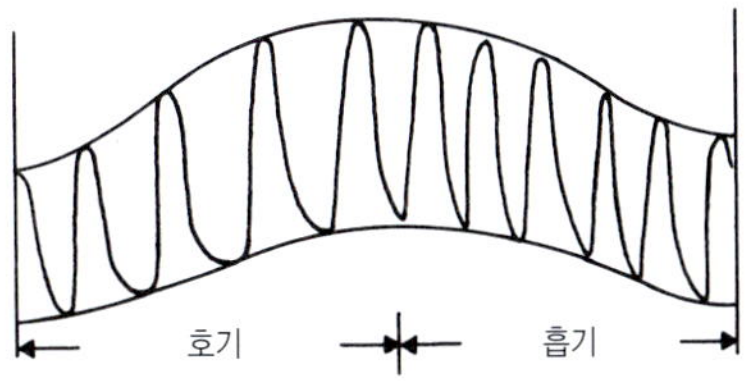

5) 모순맥박

모순맥박(paradoxical pulse)은 맥박의 진폭이 흡기 동안 더 약해지고 호기 동안 더 강해지는 맥박을 의미한다. 이는 흡기 동안 수축기압의 감소가 정상보다 더 크기 때문이다. 정상적으로 수축기압은 흡기 동안 10 mmHg 이내로 약간 감소한다. 심장눌림증, 심장막염 또는 폐쇄기도질환 같은 특정 질병이 있는 경우, 수축기압은 10 mmHg 이상 감소한다. 이는 좌심실 용적 감소로 인해 좌심실 박출량과 수축기압이 감소하기 때문이다. 모순맥박에서의 모순은 흡기 동안 청진을 통해 감지할 수 있는 박동을 요골동맥에서 맥박으로 감지할 수 없다는 것이다.

임상 팁

처음 들리는 코로트코프음에 의해 식별되는 높이가 호흡주기 동안 가장 높은 수축기압이다. 주기 내내 들리는 소리에 의해 식별되는 높이는 가장 낮은 수축기압이다. 두 높이 간에 10 mmHg 이상의 차이는 모순맥박을 나타낸다.

모순맥박을 검진하는 방법은 다음과 같다.

- 혈압계 커프를 대상자의 일반적인 수축기압 이상으로 팽창시킨다(**TABLE 14-8**).
- 대상자가 호흡하는 동안 커프 압력을 수축기 수준까지 천천히 낮춘다. 첫번째 소리가 들리는 압력 높이를 기록한다.
- 호흡주기 동안 소리가 들릴 때까지 천천히 압력을 낮춘다. 압력 높이를 다시 기록한다. 이 두 높이의 차이는 정상적으로 3 또는 4 mmHg보다 크지 않다.

참고문헌

인용

Braunwald, E., & Loscalzo, J. (2018). Edema. In J. Jameson, A. S. Fauci, D. L. Kasper, S. L. Hauser, D. L. Longo, & J. Loscalzo (Eds.), Harrison's principles of internal medicine (20th ed.). McGraw Hill.

Centers for Disease Control and Prevention (CDC). (2020, September 8). Peripheral arterial disease (PAD). https://www.cdc.gov/heartdisease/pad.htm?CDC_AA_refVal=https%3A%2F%2Fwww.cdc.gov%2Fdhdsp%2Fdata_statistics%2Ffact_sheets%2Ffs_pad.htm

De Araujo, T., Valencia, I., Federman, D. G., & Kirsner, R. S. (2003). Managing the patient with venous ulcers. Annals of Internal Medicine, 138(4), 326–334.

Gerhard-Herman, M. D., Gornik, H. L., Barrett, C., Barshes, N.R., Corriere, M. A., Drachman, D. E., Fleisher, L. A., Fowkes, F. G. R., Hamburg, N. M., Kinlay, S., Lookstein, R., Misra, S., Mureebe, L., Olin, J. W., Patel, R. A. G., Regensteiner, J.

G., Schanzer, A., Shishehbor, M. H., Stewart, K. J., ... Walsh, M. E. (2017). 2016 AHA/ACC guideline on the management of patients with lower extremity peripheral artery disease: executive summary: a report of the American College of Cardiology/American Heart Association Task Force on Clinical Practice Guidelines. Circulation, 135(12), e686–e725.

Grada, A. A., & Phillips, T. J. (2017). Lymphedema: diagnostic workup and management. Journal of the American Academy Dermartology, 77(6), 995–1006.

Kucher, N. (2011). Clinical practice. Deep-vein thrombosis of the upper extremities. The New England Journal of Medicine, 364(9), 861–869. McGee, S. (2018). Chapter 54: Peripheral vascular disease. In Evidence-based physical diagnosis (4th ed.). Elsevier.

Mitchell, R. N. (2015). Chapter 11: Blood vessels. In: V. K. Kumar, A. K. Abbas, & J. C. Aster (Eds.). Robbins and Cotran pathologic basis of disease (9th ed.). Saunders/Elsevier.

Varga, J. (2018). Chapter 353: Systemic sclerosis (scleroderma) and related disorders. In J. Jameson, A. S. Fauci, D. L. Kasper, S. L. Hauser, D. L. Longo, & J. Loscalzo (Eds.). Harrison's principles of internal medicine (20th ed.).

Virani, S. S., Alonso, A., Benjamin, E. J., Bittencourt, M. S., Callaway, C. W., Carson, A. P., Chamberlain, A. M., Chang, A. R., Cheng, S., Delling, F. N., Djousse, L., Elkind, M. S. V., Ferguson, J. F., Fornage, M., Khan, S. S., Kissela, B. M., Knutson, K. L., Kwan, T. W., Lackland, D. T., ... American Heart Association Council on Epidemiology and Prevention Statistics Committee and Stroke Statistics Subcommittee. (2020). Heart disease and stroke statistics—2020 update: A report from the American Heart Association. Circulation, 141(9), e139–e596.

추가문헌

Centers for Disease Control and Prevention (CDC). (2020). Venous thromboembolism (blood clots). Preventing healthcare-associated venous thromboembolism (VTE): A public health and patient safety challenge. Retrieved September 9, 2020, from https://www.cdc.gov/ncbddd/dvt/features/keyfinding-pba-vte.html

Creager, M. A., & Loscalzo, J. (2018). Arterial diseases of the extremities. In: J. Jameson, A. S. Fauci, D. L. Kasper, S. L. Hauser, D. L. Longo, & J. Loscalzo (Eds.). Harrison's principles of internal medicine (20th ed.). McGraw-Hill. https://accesspharmacy-mhmedical-com.uri.idm.oclc.org/content. aspx?bookid=2129&sectionid=192030522

National Institutes of Health (NIH). (2020a). Heart, Lung and Blood Institute. Peripheral artery disease (PAD). Retrieved September 9, 2020, from https://www.nhlbi.nih.gov/healthtopics/peripheral-artery-disease

National Institutes of Health (NIH). (2020b). Heart, Lung and Blood Institute. Venous thromboembolism. Retrieved

September 9, 2020, from https://www.nhlbi.nih.gov/healthtopics/venous-thromboembolism

Ostomy, W., & Society, C. N. (2012). Ankle brachial index: Quick reference guide for clinicians. Journal of Wound, Ostomy, and Continence Nursing, 39(25), S21–S29.

15 위장관계와 신장계
The Gastrointestinal and Renal Systems

주요 용어

- 기능 실금
- 기능성(비궤양성) 소화불량
- 다뇨증
- 담낭염
- 범람요실금
- 변비
- 복막염
- 복벽탈장
- 복수
- 비장비대
- 빈뇨
- 설사
- 소화불량
- 속쓰림
- 식욕부진
- 신우신염
- 야뇨증
- 연하곤란
- 연하통
- 요실금
- 위식도역류병
- 절개창탈장
- 절박요실금
- 제대탈장
- 토혈
- 혈뇨
- 혼합요실금

학습목표

1. 위장관계와 신장계의 구조와 기능을 설명한다.
2. 복부 사분면과 내부 장기의 해부학적 위치를 설명한다.
3. 위장관계 및 신장계와 관련된 건강력을 수집한다.
4. 위장관계와 신장계의 기능을 평가하기 위해 시행되는 신체검진 기술과 순서를 설명한다.
5. 복수, 충수염, 급성 쓸개염, 탈장, 복벽 종괴를 사정하기 위한 기술을 서술한다.
6. 건강력 사정과 신체검진으로부터 얻어진 정보를 활용한 위장관 및 신장계의 종합 사정 결과를 기록한다.

1. 구조와 기능

위장관과 신장계는 다양한 신체기관을 포함한다. 각 기관의 위치와 기능, 복부 사분면의 어느 부위를 사정해야 하는지 잘 알고 있어야 한다. Figure 15-1은 복벽과 골반부의 해부학적 표식을 보여주고 있다. 복직근(배곧은근, rectus abdominis muscles)은 대상자가 등을 대고 바로 누워서 머리와 어깨를 일으킬 때 더욱 두드러진다.

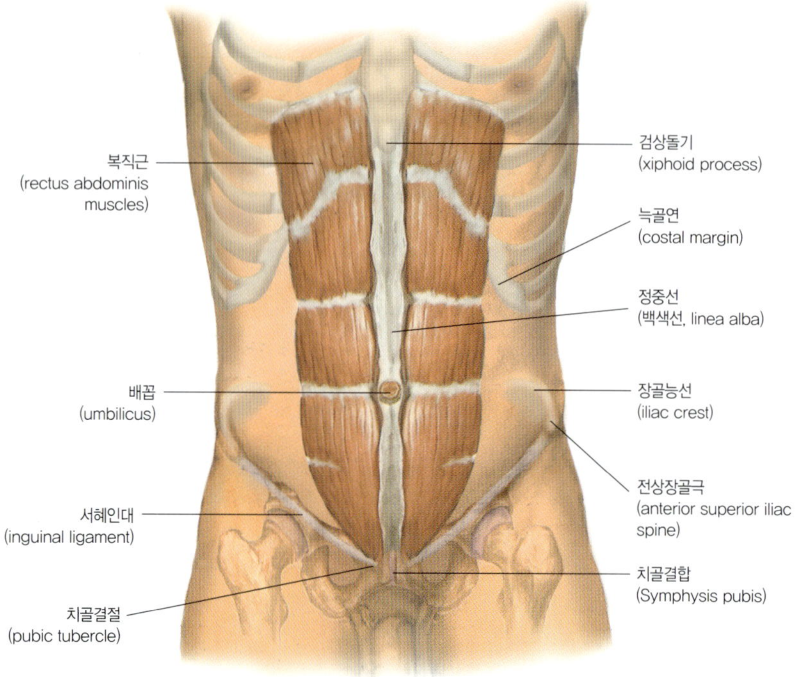

Figure 15-1 복벽과 골반의 해부학적 표식

복부(배, abdomen)는 배꼽을 중심으로 교차하는 가상의 선을 기준으로 우상사분역(오른위사분역, right upper quadrant, RUQ), 우하사분역(오른아래사분역, right lower quadrant, RLQ), 좌상사분역(왼쪽위사분역, left upper quadrant, LUQ), 좌하사분역(왼쪽아래사분역, left lower quadrant, LLQ)으로 나눈다(Figure 15-2).

복부 검진 시 우하사분역부터 시작해서 시계방향으로 움직이면서 검진한다. 몇 개의 정상 기관을 촉진할 수 있는데 위(stomach)와 간(liver)의 대부분, 비장(지라, spleen)은 만져지지 않는다(Figure 15-3). 위, 간, 비장은 복강의 위쪽인 횡격막(가로막, diaphragm) 가까이에 위치하여 흉골에 의해 보호되기 때문에 촉진하기가 어렵다. 횡격막의 천장 부위는 거의 5번째 늑간강(갈비사이공간, intercostal space)에 위치한다.

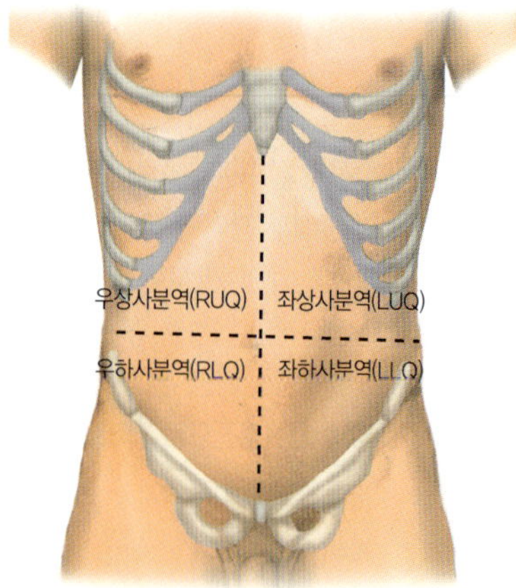

Figure 15-2 복부의 사분역

우상사분역(RUQ)에 위치하는 간은 부드러워 복벽을 통해 감촉을 느끼기가 쉽지 않다. 그러나 간의 아래쪽 가장자리는 오른쪽 늑골연(갈비모서리, costal margin)에서 간혹 촉진되기도 한다. 간의 아래쪽에 있는 담낭(쓸개, gallbladder)과 더 깊숙이 위치한 십이지장(샘창자, duodenum)은 보통 촉진되지 않는다. 중앙으로 이동하면, 위를 보호하고 있는 흉곽과 검상돌기를 촉진할 수 있다. 복부대동맥의 박동은 상복부에서 종종 눈으로 관찰되기도 하고 촉진되기도 한다. 좀 더 깊은 부위에서 오른쪽 신장의 아래쪽 끝이 촉진되기도 하는데, 특히 아동이나 마른 사람이 복근을 이완시킬 때 만져질 수 있다.

좌상사분역(LUQ)에서 비장은 위(stomach)의 옆뒤쪽, 왼쪽 중간액와선 상에 있는 왼쪽 신장 바로 위쪽에 위치한다. 비장의 위쪽 경계는 횡격막의 둥근 천장에 맞닿아 있으며 9, 10, 11번째 늑골이 비장의 대부분을 보호하고 있다. 비장의 끝은 성인 중 소수에서만 왼쪽 늑골연 아래에서 만져질 수 있다. 건강한 사람의 췌장(이자, pancreas)은 잘 촉진되지 않는다. 좌하사분역(LLQ)에서 단단하고 좁은 관 모양의 구불결장(sigmoid colon)이 촉진되기도 한다. 또한 횡행결장과 하행결장의 일부가 대변이 차 있을 경우 촉진될 수 있다.

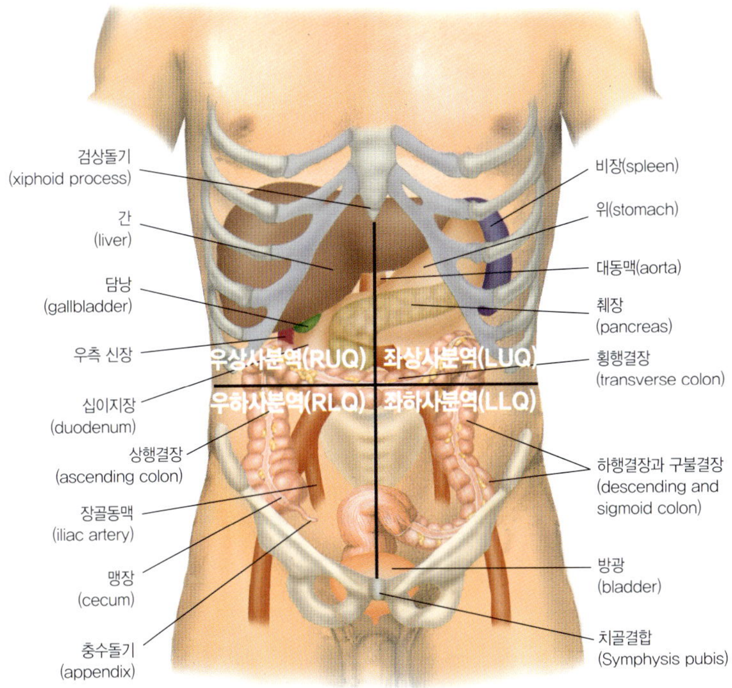

Figure 15-3 복부사분역 기관 위치

우상사분역(RUQ)	좌상사분역(LUQ)
• 간 • 담낭 • 상행결장 • 십이지장 • 우측 신장 • 우측 요관 • 췌장의 머리부분 • 횡행결장	• 비장 • 위 • 좌측 신장 • 좌측 요관 • 췌장의 몸체와 꼬리부분 • 하행결장 • 횡행결장
우하사분역(RLQ)	**좌하사분역(LLQ)**
• 맹장 • 방광 • 상행결장 • 소장 • 우측 요관 • 직장 • 충수돌기 • [남성] 전립선 & 정삭 • [여성] 난소, 자궁, 난관	• 구불결장 • 방광 • 소장 • 좌측 요관 • 하행결장 • [남성] 전립선 & 정삭 • [여성] 난소, 자궁, 난관

복부 정중선 아랫부분에서 방광(bladder)이 촉진될 수 있으며, 여성인 경우 자궁(uterus)과 난소(ovary)가 촉진될 수 있다. 우하사분역(RLQ)에는 창자고리(bowel loops)들과 대장과 소장의 접합부 근처 맹장의 아랫부분에 충수돌기(appendix)가 있다.

신장(콩팥, kidney)은 후복막에 위치하는 장기로 장간막에 의해 지지되지 않고 벽측 복막 뒤쪽에 위치하며 윗부분은 늑골에 의해 보호된다. 12번째 늑골의 아래 모서리와 요추의 가로돌기(횡돌기)가 이루는 늑골척추각(갈비척추각, costovertebral angle)은 늑골척추각 압통(costovertebral angle tenderness, CVAT)이라고 부르는 신장의 압통을 사정하는 부위이다(Figure 15-4).

장간막은 장을 복벽에 부착하는 막이며 복강안에서 장의 위치를 유지하고 혈관, 신경, 림프관을 연결한다.

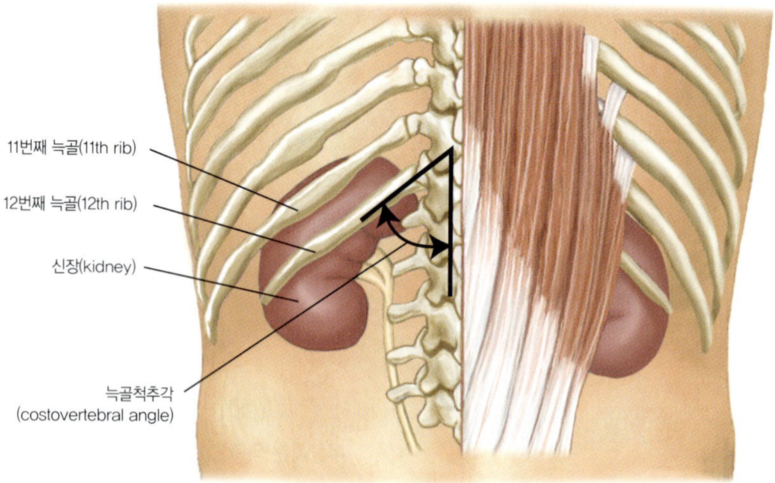

Figure 15-4 늑골척추각의 후면

방광은 강력한 평활근인 배뇨근으로 이루어진 속이 빈 저장소이다. 소변으로 팽창된 방광은 치골결합(symphysis pubis) 위에서 촉진될 수 있다. 신장에서 걸러진 소변은 신우와 요관을 통해 방광에 모이며, 방광은 대략 400~500 ml 정도를 수용한다. 방광팽창은 비교적 낮은 압력에서 부교감신경을 자극해 배뇨근을 수축시키고 내요도괄약근을 이완시킨다. 방광 내의 압력이 올라가면 배뇨하려는 수의적 조절을 통해 외요도괄약근이 이완되어 배뇨가 된다. 증가된 압력은 요의를 느끼게 한다. 요도 내의 압력을 상승시키는 것은 방광의 증가된 압력을 극복할 수 있으며 따라서 요실금을 방지할 수 있다. 요도 내 압력은 내요도괄약근의 긴장 상태, 요도점막의 두께, 여성인 경우 적절한 해부학적 위치를 유지시키는 골반 근육과 인대에 의한 방광과 요도 근위부의 지지 등의 인자에 영향을 받는다. 요도 주변의 횡문근은 수의적 수축으로 배뇨를 통제할 수 있다.

방광에 대한 신경조절은 여러 수준에서 이루어진다. 영아에서 방광 비우기는 천골 척수에 의한 반사 기전으로 나타난다. 방광의 수의적인 조절은 뇌에 있는 상위 중추와 뇌와 천골 척수의 반사궁을 연결하는 운동 및 감각 통로 의해 이루어진다. 배뇨가 불편할 경우 방광 내 소변량이 400~500 ml 이상이 될 때까지 뇌의 상위 중추에서 배뇨근의 수축을 억제한다. 방광을 지배하는 천수신경(엉치신경, sacral nerve)의 이상 여부는 S2, S3, S4 피부분절인 직장 주변과 회음부의 감각을 평가하여 검사할 수 있다.

2. 건강력

위장관계 및 신장계와 관련된 주증상은 BOX 15-1에 나열되어 있다.

BOX 15-1 주증상

위장관질환
- 급성과 만성 복통
- 소화불량, 구역, 토혈, 식욕부진, 조기 포만감
- 연하곤란과 연하통
- 장기능의 변화
- 변비나 설사
- 황달
- 음식 불내성(food intolerance)
- 의도하지 않은 체중 감소 또는 증가

비뇨기계와 신장질환
- 치골상 통증
- 배뇨장애, 절박뇨 혹은 빈뇨
- [남성] 배뇨지연 또는 소변줄기 약화
- 다뇨증, 야뇨증
- 요실금
- 혈뇨
- 옆구리 통증과 요관 통증

위장관계 증상은 응급실과 외래 방문의 주요 원인이다. 복통, 속쓰림, 구역(nausea), 구토 혹은 토혈, 연하곤란 또는 연하통증, 식욕부진, 황달과 같은 상부위장관계 문제와 설사, 변비, 장습관의 변화, 혈변(검은색 또는 선홍색)과 같은 하부위장관계 문제도 흔하다.

비뇨생식기에도 배뇨장애(dysuria), 절박뇨(urinary urgency), 빈뇨(urinary frequency), 남성에서 배뇨지연 또는 소변줄기 약화, 다뇨(polyuria), 야뇨증(nocturia), 요실금, 혈뇨(hematuria), 신장 통증, 감염이나 신장결석(renal stone)으로 인한 산통 등 수많은 증상들이 발생한다. 이러한 증상들은 종종 복통, 구역, 구토와 같은 위장관계 증상을 동반한다.

대상자의 증상을 설명하기 위해 검진자는 대상자의 이야기와 신체검진 결과들을 종합하고 관련 증상을 묶어낼 수 있어야 한다. 합리적인 임상추론을 위해 건강력과 신체검진 기술이 필요하다. [7장 영양]에서 관련 내용을 복습하여 위장관계와 신장계의 신체사정을 연결시킬 수 있어야 한다.

1) 복통의 양상과 기전

위장관계와 비뇨생식계 증상을 탐구하기 전에 복통의 임상양상과 기전을 복습하고, 복통의 세 가지 광범위 분류를 알아야 한다(TABLE 15-1).

TABLE 15-1 복통

건강문제	과정	부위	특성	기간	악화요인	완화요인	동반증상과 상태
위식도역류병 (gastroesophageal reflux disease, GERD)	식도운동장애 또는 하부 식도괄약근의 과다한 이완으로 인해 식도가 위산에 장기간 노출됨. 위나선균(Helicobacter pylori)이 있을 가능성 있음	흉부 또는 명치	속쓰림, 역류	식후, 특히 매운 음식 섭취 후	눕기, 구부리기, 신체적 활동, 피부경화증, 위마비와 같은 질환, 하부 식도괄약근 약화를 유도하는 니코틴과 같은 약물	제산제, 프로톤 펌프 억제제, 알코올, 흡연, 기름진 음식, 초콜릿 섭취, 테오필린, 칼슘 통로 차단제 등은 금지함	쌕쌕거림, 만성 기침, 숨참, 쉰목소리, 목을 조이는 느낌, 연하곤란, 역류, 구취, 목이 아픔, 바레트식도와 식도암의 위험성 증가
소화성 궤양 (peptic ulcer)과 **소화불량** (dyspepsia)	위나 십이지장에 5 mm 이상의 점막성 궤양	명치, 등으로 방사 가능함	다양함 – 갉아먹는 듯함, 타는 듯함, 위나 십이지장이 뚫리는 듯한 느낌, 쑤심, 압박감, 허기진 느낌. 20% 정도에서 무증상임	간헐적. 십이지장궤양 시 위궤양이나 소화불량에 비해 밤에 통증으로 깨기 쉽고, 통증이 수 주간 간헐적으로 계속되다 수개월간 사라지고 다시 재발하는 특징이 있음	다양함	음식물과 제산제로 증상이 완화됨	구역, 구토, 트림, 가스팽만, 가슴쓰림(십이지장궤양에서 더 빈발함), 체중 감소(위궤양에서 더 빈발함), 소화불량은 젊은 연령층(20~29세)에서 흔하고, 위궤양은 노년(50세 이상)에서, 십이지장궤양은 30~60세에서 흔히 발생함
급성 충수염 (acute appendicitis)	충수돌기의 급성 염증과 동반된 팽창 혹은 폐쇄	국소적이지 않은 배꼽 주위 통증으로 시작함, 우하복부 통증으로 진행함	약하지만 점차 증가하는 경련성 통증. 지속적이고 더 심해짐	대개 4~6시간 지속됨. 중재에 영향을 받음	운동 또는 기침	일시적으로 통증이 완화되면 충수돌기의 천공을 의심할 수 있음	미열, 통증이 생기고 나서 특징적으로 식욕부진, 구역, 구토 등이 동반됨
급성 담낭염 (acute cholecystitis)	주로 담석에 의한 담낭관의 폐쇄(90%)로 인한 담낭의 염증	우상복부 혹은 상복부, 오른쪽 어깨뼈로 방사 가능함	지속적임, 쑤심	점진적인 발현 과정이 담석 산통보다 길	진동, 심호흡		식욕부진, 구역, 구토, 열
담석 산통 (colic pain)	담석에 의한 담낭관이나 총담관의 갑작스런 폐쇄	명치 혹은 우상복부, 오른쪽 어깨뼈나 어깨로 방사 가능함	지속적임, 쑤심, 산통은 아님, 일반적으로 3시간 이상 지속됨	수 분에 걸쳐 빠르게 발현됨, 한 시간에서 수 시간 동안 지속되다 점차 사라짐. 종종 재발함	고지방식이 또는 굶은 상태. 종종 담낭염, 담관염, 췌장염에 선행함		식욕부진, 구역, 구토, 안절부절
급성 장폐쇄 (acute intestinal obstruction)	장관 내강의 폐쇄. 주요 원인: (1) 유착 혹은 탈장(소장) (2) 암 또는 게실염(결장)	소장: 배꼽 주위 혹은 상복부 대장: 하복부 혹은 복부 전반	소장: 경련성 대장: 경련성	소장: 발작적, 장의 운동성이 약해짐에 따라 감소할 수 있음 대장: 발작적, 전형적으로 더 경함	음식이나 음료의 섭취		담즙과 점액(상부 폐쇄) 혹은 변(하부 폐쇄)을 토함. 된변비(난치 변비, obstipation)가 발생함. 난치 변비가 초기에 발생하고 구토는 마지막에 나타남

건강문제	과정	부위	특성	기간	악화요인	완화요인	동반증상과 상태
급성 췌장염 (acute pancreatitis)	췌장 내 트립시노겐의 활성화로 트립신과 다른 효소가 생성되어 췌장의 자가 소화 및 염증이 발생함	명치, 등이나 복부의 다른 부위로 방사 가능함. 20%에서 심각한 기관 장애 후유증이 남음	일반적으로 지속적인 동통 유발함	급성 발현, 지속적 통증	앙와위. 모세혈관 누수증후군으로 인한 늑막 삼출액이 있을 경우 호흡곤란. 특정 약물(트리글리세라이드) 농도가 높을 경우 악화됨	몸통을 구부려 앞쪽으로 기울임	구역, 구토, 복부 팽창, 열 등이 반복됨. 간혹 이전의 통증 발작과 알코올 남용 혹은 담석의 과거력이 존재함(80%)
만성 췌장염 (chronic pancreatitis)	췌장 선(ducts)의 반복적인 염증으로 인한 췌장실질 조직의 비가역적인 파괴	명치, 등으로 방사 가능함	심각한 통증, 지속적임, 심부통증	만성 혹은 반복되는 경과	알코올, 과식 혹은 고지방식이	몸통을 구부려 앞쪽으로 기울임. 간혹 난치성임	췌장 기능 감소로 인한 증상 – 지방변, 당뇨병
췌장암 (pancreatic cancer)	대부분이 선종(95%)이며 5년 생존율이 5%임	명치와 상복부. 종종 등으로 방사됨	심부통증이며 지속적으로 나타남	지속적인 통증. 끊임없이 진행되는 질환	흡연, 만성 췌장염	식욕부진, 체중 감소, 무통증성 황달, 우울증 같은 감정적 증상, 혈당 조절 안 됨	
위암 (stomach cancer)	대부분: 선종(90~95%) 내장형(나이 든 성인) 또는 전신형(젊은 성인, 예후가 더 나쁨)	분문(cardia)과 위·식도 연결부에 많고, 위 말단에도 있음	다양함	지속적이며, 서서히 심해지는 통증이고, 소화성 궤양보다 통증의 지속 시간이 현저히 짧음	음식물, H. pylori 감염	음식물이나 제산제로 완화되지 않음	식욕부진, 구역, 조기 포만감, 체중 감소, 때로는 출혈. 50~70세 연령에서 가장 흔함
급성 게실염 (acute diverticulitis)	결장게실(결장 근육층 사이로 점막의 낭 같은 돌출 형성, 일반적으로 구불결장 또는 하행결장, 지름 5~10 mm)의 급성 염증	좌하복부	처음에는 경련성이나 점차 지속적임	대개 점진적인 발현			열, 변비. 초기에 짧은 설사가 있을 수 있음
장간막 허혈 (mesenteric ischemia)	동맥성 또는 정맥성 혈전(특히 상장간동맥), 심장색전, 또는 관류 저하로 인한 소장으로의 혈류 공급의 차단. 결장 부위로의 차단일 수도 있음	처음에는 배꼽 주위, 그 이후에는 확산됨. 식후에 통증 발생할 수 있어 전형적으로 "음식 섭취 두려움"이 유발됨	처음에는 경련성, 그 이후에는 지속적임. 통증은 검진 결과와 차이를 보임	일반적으로 갑자기 발생하고 지속됨	기존의 심질환		구토, 혈변, 복막 징후를 동반한 부드럽고 팽창된 복부, 쇼크, 50세 이상

- 내장통증(visceral pain): 장이나 담도처럼 속이 빈 복부 장기가 비정상적으로 심하게 수축하거나 팽창할 때 발생한다. 간과 같은 속이 찬 장기는 피막이 늘어날 때 통증이 발생한다. 내장통증은 그 위치를 국소화하기 어렵고, Figure 15-5에서처럼 정중선 근처의 다양한 장기와 관련되어 있다. 내장통증은 갉아먹는 듯한, 타는 듯한, 뒤틀리는 혹은 쑤시는 것 같은 통증 등 다양하게 표현된다. 통증이 심해지면 발한, 창백, 구역, 구토 및 안절부절의 양상을 보이기도 한다.

담관가지는 췌장, 담낭, 간으로부터 십이지장관으로 소화액 분비물을 연결하는 관들이다. 우상사분역 내장통증은 알코올 간염(alcoholic hepatitis) 같은 다양한 원인으로 인한 간의 비대로 피막이 늘어나면서 생긴다. 초기 급성 충수염에서는 염증이 생긴 충수가 팽창하면서 배꼽 주위 내장통증이 나타나고 점진적으로 인접한 벽쪽 복막의 염증으로 진행되어 우하사분역의 복벽통증으로 변화한다.

- **복벽통증(parietal pain):** 복막염(peritonitis)이라고 알려진 벽측 복막의 염증으로 인한 것이다. 지속적으로 쑤시는 것 같은 통증으로, 대부분 내장통증보다 통증 정도가 심하며 질환과 관련된 장기 주변에서 쉽게 국소화된다. 대부분 움직임이나 기침에 의해서 악화되어 대상자들은 가만히 누워 있고 싶어 한다.

십이지장이나 췌장에서 생긴 통증은 등에서 연관통증을 발생시키기도 하고 담관가지에서 생긴 통증은 오른쪽 견갑골 부위나 오른쪽 흉부 뒷부분에서 연관통증을 일으키기도 한다. 흉막염(pleurisy)이나 심장 하부의 심근경색증(myocardial infarction)에서는 명치 부위에 연관통증을 일으키기도 한다.

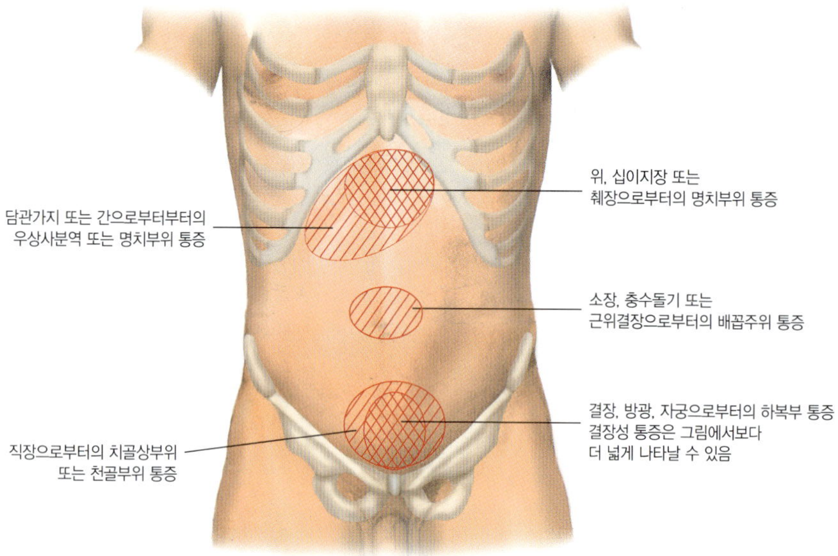

Figure 15-5 내장통증의 위치는 잠재적 문제의 원인이 되는 기관을 나타낼 수 있다.

- **연관통증(referred pain):** 통증을 유발하는 장기와 떨어진 부위에서 통증을 느끼는 것으로, 이는 동일한 척수 수준의 신경이 자극되기 때문이다. 연관통증은 종종 초기 통증으로 발생하여 좀 더 강해진 후, 통증이 시작된 부위에서 퍼지거나 이동하는 것처럼 느껴지기도 한다. 이는 신체 표면이나 심부에서 느껴지기도 하지만 대부분 국소적으로 나타난다. 흉부, 척추 또는 골반의 문제가 복부에서 연관통증을 발생시킬 수도 있어 복통을 평가하는 것은 매우 복잡하다.

2) 위장관계

(1) 상복부 통증, 불편감, 속쓰림

2018년 미국에서 4,000만 명 이상이 위장관계 문제로 외래를 방문하였으며, 이 중 2,200만 명은 복통, 560만 명은 역류성 질환, 470만 명은 구토, 340만 명은 설사의 문제가 있었다. 위장관계 문제는 매우 흔한 문제이다.

급성 상복부 통증 또는 불편감

복통은 아무런 해가 없는 것에서 치명적인 것까지 그 원인이 다양하기 때문에 충분한 시간을 갖고 주의 깊게 건강력을 청취해야 한다. 대상자에게 자신의 언어로 통증을 표현하도록 하고 대상자가 언급하지 않은 영역을 사정하거나 정확하게 파악하기 위해 세부사항을 명확하게 할 경우에는 “OLD CART”를 이용한다.

발병시기(O)

- 먼저 통증이 발생한 시간을 파악한다. 급성인가 혹은 만성인가?
- 급성 복통에는 많은 형태가 있다. 통증이 갑작스럽게 시작되었는가 혹은 점진적으로 시작되었는가? 언제 시작되었는가?

응급실을 방문한 대상자의 4~5%가 복통을 호소하며, 대개 원인은 충수염, 장폐색, 또는 담낭염이다.

부위(L)

- 통증 부위가 어디인지 손가락으로 짚어보게 한다. 대상자들은 통증이 심하거나 방사된 통증일 경우 어디가 가장 아픈지 말로 정확하게 표현하지 못할 수 있다.
- 통증이 있는 사분역을 확인하는 것은 도움이 된다. 통증 부위의 장기에 문제가 생긴 것일 수 있다. 만약 의복으로 인하여 대상자가 정확하게 통증 부위를 표현하지 못할 경우, 신체검진 시 질문을 반복한다.

명치 부위 통증은 위염이나 위식도역류병(gastroesophageal reflux disease, GERD), 췌장염, 천공된 궤양 때문에 생긴다. 우상복부 통증은 담낭염, 십이지장 궤양(duodenal ulcer), 간염으로 발생한다.

기간(D)

- 통증이 얼마나 지속되었는가?
- 24시간 동안 통증의 양상은? 일주일 혹은 한 달 동안의 통증의 양상은? 통증이 나타났다가 사라졌다가 하는 양상인가? 급성, 만성, 혹은 재발성 질환을 가지고 있는가? 통증이 일정한가?

특성(C)

- 대상자에게 복통을 자신의 언어로 표현하도록 하고 구체적인 사항을 조사한다. 통증이 시작된 부위는 어디인지, 통증이 어디로 퍼지거나 움직이는지, 통증의 양상이 어떠한지 물어보아야 하고 대상자가 통증을 표현하는 것을 어려워하면 "통증이 쑤시는 것 같습니까? 아니면 타는 듯하거나 갉아먹는 것 같습니까?" 등의 선택형 질문을 한다.
- 통증 정도를 1부터 10까지의 등급으로 나눌 때 어디에 해당하는지 물어본다. 통증 정도가 항상 통증의 원인을 규명하는 데 도움이 되는 것은 아니다. 복통에 대한 민감성은 매우 다양하고 노인에게서는 감소하는 경향이 있어 급성 복부질환이 간과되기도 한다. 통증역치는 개인별로 다양하며 대상자가 일상생활에서 어떻게 통증에 적응했는지는 통증 정도를 평가하는 데 영향을 준다.

경련시 통증이 두 배가 되는 산통은 종종 신장결석을 나타낸다. 갑작스럽게 칼로 베는 것 같은 명치 부위 통증은 췌장염이 있을 때 발생할 수 있다.

동반증상과 징후(A)

- 오심, 구토 혹은 소화불량, 변비, 설사, 위장관 출혈, 발열 등 다른 증상이 있는지 질문한다.

완화요인(R)

- 어떤 요인이 통증을 악화시키고 호전시키는지 확인한다. 특히 식이 형태 변화, 술, 약물(제산제, 아스피린, 아스피린 유사약, 처방 없이 구입 가능한 약), 배변 및 소변양상의 변화, 스트레스, 그리고 자세와 움직임을 포함한 비언어적 단서에 특히 주의한다. 소화불량이나 불편감이 활동과 관련이 있고 휴식 시 완화되는지 질문한다.

심장의 하벽 관상동맥질환으로 인한 협심증(가슴조임증, angina pectoris)은 소화불량 증상으로 나타날 수 있다. 그러나 협심증은 휴식에 의해 완화되고 활동에 의해 악화된다.

치료(T)

- 과거에 대상자가 시도했던 치료방법과 그 효과에 대해 파악한다.

만성 상복부 불편감 혹은 통증

소화불량은 만성적 혹은 재발하는 상복부 중앙의 불편감 혹은 통증으로, 식후 복부팽만감, 조기 포만감, 명치 부위 통증 또는 속쓰림 등의 특징이 있다. 불편감은 아픈 것은 아니지만 주관적으로 경험하는 부정적 느낌을 의미한다. 불편감은 더부룩함, 오심, 상복부 포만감 그리고 속쓰림의 다양한 증상으로 나타난다.

더부룩함, 오심, 트림이 단독증상으로 나타날 수 있으며, 다른 질환과 연관되어 나타날 수도 있다. 이들 증상이 단독으로 발생하면 소화불량의 범주에 포함되지 않는다.

더부룩함은 염증장질환, 유당불내성, 또는 난소암에서 생길 수 있고, 트림은 공기삼킴증(aerophagia) 때문일 수 있다.

상복부 불편감 혹은 통증을 호소하는 많은 대상자들이 **기능성 또는 비궤양성 소화불량**을 가지고 있다. 이는 소화성 궤양이나 그 외에 구조적 비정상 소견 없이 비특이적인 상복부 불편감이나 오심이 3개월간 계속되는 상태를 말한다. 증상은 대개 재발하고 특징적으로 6개월 이상 지속된다.

기능성 소화불량의 다인성 원인으로는 위배출 지연(20~40%), 헬리코박터 위염(20~60%), 소화성 위궤양(만약 헬리코박터균이 있다면 15%까지), 과민성대장증후군(irritable bowel syndrome) 그리고 심리사회적 요소들이 있다.

만성 상복부 불편감 혹은 통증이 있는 많은 대상자들은 초기에 속쓰림, 연하곤란(dysphagia), 위산역류를 호소한다. 만약 대상자가 이러한 증상을 주 1회 이상 보고한다면 **위식도역류병(gastroesophageal reflux disease, GERD)**으로 진단한다. 성인의 20%가 위식도역류병 증상을 가지고 있으며 증상이나 내시경상 점막의 손상은 위식도역류병의 진단 기준이다. 위험요인은 타액 흐름의 감소로 인해 위산에 대한 중탄산나트륨 중화 작용이 지연되는 것, 위배출의 지연, 특정 약물, 비만, 열공 탈장(hiatal hernia) 등이 포함된다.

속쓰림(heartburn)은 흉골 뒤에서 발생하는 타는 듯한 통증 혹은 불편감을 말하며, 매주 혹은 그보다 자주 발생한다. 특징적으로 알코올, 초콜릿, 감귤류, 커피, 양파, 페퍼민트와 같은 음식물을 섭취하거나, 몸을 숙이거나 운동하거나, 물건을 들거나, 똑바로 누운 자세에서 악화된다.

횡격막을 따라 심장 하벽의 관상동맥 허혈로 인한 협심증은 속쓰림 증상으로 표현될 수 있음을 유의한다.

위식도역류병 환자 중 일부는 비전형적인 호흡기계 증상, 예를 들면 흉통(가슴통증, chest pain), 기침, 쌕쌕거림(wheezing), 흡인 폐렴(aspiration pneumonia)을 보일 수 있다. 그 외 인후 증상으로 쉰목소리와 만성적 인두통(목앓이, sore throat)을 호소하기도 한다.

일부 대상자들은 연하곤란(dysphagia), 연하통(odynophagia), 잦은 트림, 재발성 구토, 위장관 출혈, 체중 감소, 빈혈 또는 위암의 위험요인들과 통증 없는 황달 같은 "경고증상"을 보이기도 한다.

합병증이 없는 위식도역류병 환자가 경험적 치료에 반응하지 않고, 55세 이상이며, "경고 증상"을 보인다면 식도염, 소화관 협착, 혹은 바레트식도 또는 식도암을 진단하기 위해 위내시경을 실시해야 한다. 위식도역류병이 의심되는 대상자의 약 50~85%에서는 내시경상 질병이 나타나지 않는다. 만성 속쓰림을 가지고 있는 대상자의 10%가 식도연결부 조직이 정상 편평상피세포에서 원주상피세포로 형질이 변화되어 있는 바레트식도를 가지고 있다. 위식도역류병 환자 중 내시경상 이형성증을 가지고 있는 경우는 식도암의 발생 위험이 환자 연당 0.1~0.5% (이형성증이 없는 경우)에서 6~19% (높은 등급의 이형성증인 경우)로 증가한다.

(2) 하복부 통증과 불편감: 급성, 만성

하복부 통증과 불편감은 급성 혹은 만성으로 나타날 수 있다. 대상자에게 통증 부위를 손가락으로 짚어 보도록 하고 모든 통증양상을 물어보고, 신체검진 결과와 연계하여 가능한 원인들을 규명해야 한다. 일부의 급성 통증, 특히 치골 상부 혹은 옆구리로부터의 방사통은 비뇨생식기 문제일 수 있다.

급성 하복부 통증

대상자는 우하사분역에 국한된 급성 통증을 호소할 수 있다. 통증이 날카롭고 지속적인지 혹은 간헐적 경련통인지, 아파서 몸을 구부리는지 알아본다.

촉진 시 복벽 강직이 동반되는 우하사분역 통증이나 배꼽 주위의 통증은 충수염(appendicitis)을 의심한다. 여성의 경우, 하복부 통증은 골반내 감염(pelvic inflammatory disease), 난포 파열(ruptured ovarian follicle), 자궁외임신(ectopic pregnancy)과 관련이 있을 수 있다. 우하사분역 또는 좌하사분역 또는 서혜부로 방사되는 경련통은 신장결석일 수 있다.

대상자가 좌하사분역의 통증이나 복부에 광범위한 통증이 있다고 하면 발열이나 식욕상실과 같은 증상이 동반되는지 조사한다.

종괴가 만져지는 좌하사분역 통증은 게실염(곁주머니염, diverticulitis)일 수 있다. 복부팽만을 동반한 광범위한 복부통증, 과다활동성의 고음조 장음, 촉진 시 압통은 소장이나 대장의 폐색을 나타낸다. 장음 소실, 복부강직, 타진 시 압통, 몸 구부리기를 동반한 통증은 복막염을 의미한다.

만성 하복부 통증

하복부에 만성적인 통증이 있다면, 배변 습관의 변화나 설사와 변비가 반복되는지 물어야 한다.

종괴 병변이 있으면서 배변 습관의 변화가 있다면 대장암을 의심한다. 지난 1년 중 12주 이상 구조적, 생화학적 비정상 소견 없이 배변으로 완화되는 간헐적 복통, 배변 횟수의 변화, 대변 형태의 변화(무른 변, 물 같은 변, 작은 공 같은 변)가 있었다면 과민성대장증후군(irritable bowel syndrome)일 가능성이 크다.

(3) 복통 관련 위장관계 증상

대상자들은 종종 복통과 함께 다른 증상들도 경험한다. "식욕이 어떻습니까?"라는 질문은 소화불량, 오심, 구토와 식욕부진과 같은 다른 중요한 문제들을 이끌어 내기에 좋은 질문이다. 소화불량은 음식 섭취와 관련된 고통을 일컫는 일반적인 용어이다. 대상자가 소화불량을 호소하면 보다 구체적으로 기술하도록 요구해야 한다.

식욕부진, 오심과 구토는 많은 위장관질환에 동반된다. 이 증상들은 임신, 당뇨병케톤산증, 부신기능부전증, 고칼슘혈증, 요독증, 간질환, 심리적 상태, 약물 부작용 그리고 다른 상태에서도 나타난다. 오심 없이 억지로 구토하는 것은 식욕부진이나 병적인 폭식(bulimia)을 나타낸다.

오심은 종종 "속이 메슥거리고 안 좋아요."라고 표현되며, 헛구역질이나 구토로 진행된다. 구역질은 위, 횡격막, 그리고 식도의 불수의적 경련으로 결국 입으로 위 내용물이 압박 방출되는 구토로 이어진다. 일부 대상자는 실제로 구토를 하지 않지만, 오심이나 구역질의 동반 없이 식도나 위 내용물을 올릴 수 있는데 이를 역류라고 한다.

역류는 위식도역류병, 식도협착과 식도암에서 나타난다.

구토물이나 역류된 음식물에 대해서 질문하고, 가능하면 직접 관찰하는 것이 좋다. 구토물의 색, 냄새와 양을 확인한다. 구토량은 한두 숟가락 정도인지, 한 컵 정도인지 등으로 대상자가 추정할 수 있게 한다.

구토와 통증은 소장 폐색 시 나타난다. 배변 냄새가 나는 구토물은 소장 폐색과 위대장 누공에서 나타난다.

구토물에 혈액이 섞여 있는지, 양이 얼마인지를 구체적으로 질문한다. 정상 위액은 맑고 점액성이며 소량의 노란색 혹은 녹색의 담즙이 섞일 수 있다. 커피 찌꺼기 같은 갈색 또는 검은색의 구토물은 위산에 의하여 혈액이 변하여 발생할 수 있으며, 커피 찌꺼기 같은 갈색의 토사물 또는 붉은 혈액이 섞여 있는 구토물을 **토혈(hematemesis)**이라고 한다.

임상 팁

토혈은 식도나 위의 정맥류(varix), 위염(gastritis) 또는 소화성 궤양(peptic ulcer)에서 나타난다.

지속적인 구토나 심각한 출혈 때문에 탈수나 전해질 불균형이 있는지, 고령이거나 쇠약 혹은 감각이 무딘 대상자에서 발생하는 기도 흡인과 같은 구토의 합병증이 있는지 확인한다.

임상 팁

어지러움이나 실신과 같이 출혈의 증상은 출혈의 속도와 양에 따라 나타나지만 출혈량이 500 mL를 초과하기 전에는 드물다.

식욕부진은 식욕이 사라지거나 줄어드는 것이다. 특정 음식을 받아들이지 못하는 것인지 혹은 자아상에 대한 왜곡이 있는지, 또는 실제 인지된 복부 불편감이 있는지, 식이공포증(cibophobia)이 있는지 확인한다. 대상자의 식욕부진이 오심이나 구토 또는 과다한 운동과 관련되어 있는지 점검한다.

복통이 있으면서 음식에 대한 두려움이 있고("food fear"), 약간 팽만된 부드럽고 단단하지 않은 복부 소견은 장간막 허혈(mesenteric ischemia)의 특징적인 증상이다. 대상자는 불쾌한 복부 충만감이나 조기 포만감 때문에 적당량의 식사를 하지 못한다고 호소할 수 있다. 이 경우 식이 사정 또는 식이 회상(dietary recall)을 실시한다.

당뇨병성 위마비(gastroparesis), 항콜린성제, 위배출부 폐쇄, 위암, 간염에서 조기 포만감 또는 팽만감이 나타날 수 있다.

(4) 기타 위장관 증상

연하곤란 혹은 연하통

대상자는 고형식이나 액체를 입에서 위쪽으로 삼키는 데 어려움을 느낄 수 있다. 음식이나 액체가 들러붙거나 수월하게 내려가지 않는 느낌인 연하곤란은 구조적 이상이나 운동성에 문제가 있을 때 나타난다(**TABLE 15-2**). 삼키는 것과 관련 없이 목에 덩어리나 물체가 있는 것처럼 느끼는 인두 이물감은 진정한 의미의 **연하곤란**은 아니다.

침흘림, 비인두 역류, 흡인으로 인한 기침은 구인두 연하곤란(oropharyngeal dysphagia)의 지표이다. 소화되지 않은 음식물을 역류하는 것은 위식도역류병, 운동성 장애, 식도협착과 젠커(Zenker)게실과 같은 구조적 장애 시 발생한다. 원인은 젊은 성인들에서는 일반적으로 기계적 폐쇄성이며, 노인에서는 신경성 · 근육성[뇌졸중(stroke), 파킨슨병(parkinson disease)]이다.

TABLE 15-2 연하곤란

건강문제	기간	악화요인	완화요인	동반증상과 상태
구인두 연하곤란 (oropharynx dysphagia) (인두근육에 영향을 주는 운동장애에 의해 발생함)	기저질환에 따라서 급성 혹은 점진적으로 발현되고 다양한 경과를 보임	삼킴 동작을 시작하려는 시도		삼키려고 하면 폐로 흡인되거나 코로 역류함. 뇌졸중, 연수마비 혹은 다른 신경근육질환 같은 신경학적 증상
식도연하곤란(esophageal dysphagia)				
기계적 협착으로 인함				
식도점막 고리와 막	간헐적	고형식	덩어리 음식물 역류	일반적으로 없음
식도협착 (esophagostenosis)	간헐적, 천천히 진행됨	고형식	덩어리 음식물 역류	오랜 속쓰림과 역류의 과거력
식도암 (esophagus cancer)	처음에는 간헐적일 수 있음; 수개월에 걸쳐 점진적으로 진행됨	고형식, 질병이 진행되면 유동식	덩어리 음식물 역류	흉부 및 등의 통증과 체중 감소가 특히 병의 말기에 나타남
운동 장애로 인함				
광범위 식도연축 (esophageal spasm)	간헐적	고형식 혹은 유동식	아래 기술한 조작, 가끔은 니트로글리세린	협심증 혹은 심근경색증과 비슷한 흉통이 수 분에서 수 시간 지속됨; 속쓰림도 발생 가능함
피부경화증(scleroderma) 또는 이완불능증(achalasia)	간헐적, 천천히 진행할 수 있음	고형식 혹은 유동식	반복적으로 삼켜봄; 등을 반듯이 세우거나 팔을 올리거나 혹은 발살바 수기(닫힌 성문에 저항하여 아래로 힘주기)	속쓰림; 피부경화증의 다른 징후, 밤에 누웠을 때 기침과 동반된 역류; 음식 섭취로 발생되는 흉통

검진자는 대상자에게 삼키는 데 어려움이 있거나 통증이 있는지 질문해야 한다. 연하곤란이 있는 부위를 물어보아 대상자가 흉쇄절흔(복장빗장파임, sternoclavicular notch) 아래를 가리키면 식도성 연하곤란을 의미한다.

고형식 혹은 유동식 중 어떤 종류의 음식을 먹을 때 증상이 나타나는지 물어본다. 언제 시작하고, 간헐적인지 지속적인지, 계속 진행되는 양상인지, 동반증상이나 의학적 상태가 있는지를 확인한다.

임상 팁

고형 음식이 증상을 유발하면 신생물, 식도협착, 식도 부위의 끈 또는 Schatzki 링(점액 또는 근육 조직에 의한 식도 하부 부위의 좁아짐)으로 인한 구조적인 원인을 고려하고, 고형식과 유동식 모두에서 증상이 유발되면 식도이완불능증과 같은 운동성 장애일 가능성이 높다.

연하통이나 삼킬 때 통증이 있는가?

아스피린, 비스테로이드소염제, 원인이 되는 물질의 섭취, 방사선, 또는 칸디다, 거대세포바이러스, 헤르페스, 또는 사람면역결핍바이러스에 의한 감염으로 인한 식도 궤양 때문일 수도 있다.

장기능의 변화

장기능을 자주 사정해야 한다. "장운동의 변화를 느낀 적이 있습니까?" 또는 "얼마나 자주 변을 보세요?" 또는 "대변양상에 변화가 있나요?"와 같이 개방적인 질문으로 시작한다. 배변의 정상 범위는 개인에 따라 하루에 몇 번에서부터 일주일에 몇 번 정도까지 다양하다. 일부 대상자들은 과도한 가스배출 또는 방귀를 호소한다. 가스는 정상적으로 하루에 약 600 mL 정도 배출된다.

공기삼킴증, 콩류나 기타 가스를 유발하는 식품의 섭취, 장내 젖당분해효소 결핍, 과민대장증후군에 의해 발생할 수 있다.

변비와 설사

대상자마다 변비(constipation), 설사(diarrhea)에 대한 관점이 다르다(**TABLE 15-3, 15-4**). 설사는 대변에 수분함량이 과다하거나 대변의 용량이 24시간 동안 200 g 이상인 경우를 말한다. 그러나 일반적으로 대상자들은 대변의 75% 이상에서 묽은 물 같은 변을 보거나 빈도가 잦아지는 변화에 초점을 둔다.

설사 기간에 대해 물어본다.

- 급성 설사는 2주보다 짧은 기간 동안 지속된다.
- 지속적인 설사는 14일 이상 30일 이내로 지속된다.
- 만성 설사는 4주 또는 그 이상 지속되는 경우로 정의된다.

TABLE 15-3 변비

건강문제	과정	동반증상과 상태
일상활동과 습관		
배변반사를 위한 부적절한 시간이나 환경	직장이 찬 느낌을 무시하면 배변반사가 방해됨	매우 바쁜 일정, 낯선 환경, 침상안정
배변 습관에 대한 잘못된 기대	"규칙적" 혹은 대상자의 개별적인 기준보다 빈번한 배변을 기대함	신념, 치료 및 광고가 배변 완화제의 사용을 촉진함
식이섬유 섭취 부족	변의 부피가 감소함	쇠약함과 변비 유발 약물 같은 다른 원인들이 영향을 미침
과민대장증후군(irritable bowel syndrome)		
	구조적, 화학적 비정상 소견 없는 배변 형태와 빈도의 변화. 장내 세균의 변화로 인해 발생 가능함	설사형, 변비형, 혼합형의 세 가지 형태가 있음. 증상이 6개월 이상 나타나고 복통이 3개월 이상 있으면서 적어도 다음 세 가지 양상 중 두 가지 이상이 나타남. 배변양상의 향상, 배변 빈도의 변화, 배변의 형태와 외양의 변화
기계적 폐쇄		
직장암(rectal cancer) 혹은 구불결장암(sigmoid colon cancer)	장관 내강이 점점 좁아짐	배변습관이 변함. 종종 설사, 복통, 출혈. 직장암에서는 뒤무직, 연필 모양으로 가늘어진 대변
대변매복 (fecal impaction)	크고, 딱딱하고, 움직이지 않는 배설물 덩어리의 직장 내 존재	직장의 충만, 복통, 대변매복 사이의 설사. 쇠약한 사람, 침상에만 있는 사람에게 흔하고, 노인에게서 종종 발생함
다른 폐쇄 병변 (게실염, 장축염전증, 장중첩증 또는 탈장)	장관이 좁아지거나 완전 폐쇄	산통성 복통, 복부팽만. 장중첩증에서는 "건포도 젤리" 같은 붉은 혈액과 점액이 섞인 변을 볼 수 있음

통증성 항문 병변		
	통증은 외측 괄약근의 경련과 배변반사의 자발적 억제를 유발함	항문열창, 통증성 치질, 직장 주위 농양
약물		
	다양한 기전	아편제, 항콜린성제, 칼슘이나 알루미늄이 포함된 제산제, 그리고 그 밖의 많은 약물
우울증		
	기분장애	피로, 우울, 수면장애, 체중 감소
신경계 질환		
	장의 자율신경 지배 방해	척수손상, 다발성경화증, 히르쉬스프룽병(Hirschs- prung's Disease), 그리고 기타 의학적 상태
대사장애		
	장운동 방해	임신, 갑상선저하증, 고칼슘혈증

TABLE 15-4 설사

건강문제	과정	특성	기간	동반증상	위험요인
급성 설사(acute diarrhea)					
분비성 감염(비염증성)	바이러스 감염, 세균 독소(Staphylococcus aureus, Clostridium perfrigens, toxigenic Escherichia coli, Vibrio cholerae), 와포자충(cryptosporidium), 람플편모충(*Giardia lamblia*), 로타바이러스(rotavirus)	혈액성, 농성 또는 점액성이 아닌 물설사	보통 수일 지속되나 더 오래 지속될 수 있음. 유당 분해효소 결핍은 더 긴 경과를 초래함	구역, 구토, 배꼽 주위의 경련통, 체온은 정상이거나 약간 증가함	주로 여행, 일반 음식, 유행성
염증성 감염	집락형성이나 장점막 침습(nontyphoid *Salmonella, Shigella, Yersinia*, Campylobacter, enteropathic *E. coli, Entamoeba histolytica, C. difficile*)	묽은 변에서 물설사까지. 종종 혈액성, 농성, 점액성	다양한 기간의 급성 질환	하복부 경련통, 종종 대변절박(대변못참음, rectal urgency), 뒤무직, 열	여행, 오염된 음식과 물, 빈번한 항문성교
약물 유발 설사(drug-induced diarrhea)					
	마그네슘이 함유된 제산제, 항생제, 항암제, 배변 완화제 같은 여러 약물들의 작용	묽은 변에서 물설사까지	급성, 재발 혹은 만성	구역이 생길 수 있고, 통증은 있어도 아주 약함	처방 약물 혹은 비처방 약물
만성 설사(chronic diarrhea)					
설사증후군/과민대장증후군(Diarrheal syndrome/irritable bowel syndrome)	화학적, 구조적 비정상 소견 없이 장운동의 형태와 빈도 변화	묽은 변. 50% 미만에서 장액성, 소량에서 중간 정도의 양. 작고 딱딱한 변을 동반한 변비. 혼합형으로 나타날 수도 있음	주로 아침에 악화. 드물게 설사 때문에 밤에 깸	하복부 경련통, 복부 팽만, 방귀, 구역, 절박증. 통증은 배변으로 인해 완화됨	젊거나 중년의 성인, 특히 여성
구불결장암(Cancer of the sigmoid colon)	악성종양에 의한 부분 폐쇄	선상 출혈이 있을 수 있음	다양함	배변습관의 변화, 하복부 경련통, 변비	
염증장질환(inflammatory bowel disease)					
궤양대장염(ulcerative colitis)	직장과 대장의 궤양을 동반한 점막 및 점막하 염증. 전형적으로 직장에서부터 위쪽으로 확대됨. 현미경상 궤양을 동반하며 만성일 경우 염증성 폴립(용종)을 동반함	부드러운 변에서 물설사까지. 종종 혈액이 섞여 있음	서서히 혹은 급성으로 시작. 특징적으로 재발을 잘 하며 지속적일 수 있음. 설사 때문에 밤에 깨기도 함	하복부 또는 전반적 복부 통증, 식욕부진, 허약. 심각한 경우 발열. 상공막염, 포도막염, 관절염, 결절성 홍반염이 나타나기도 함	종종 젊은 시람, 유대인에서 더 흔함. 특히 대장암의 위험이 높음

TABLE 15-4 설사

건강문제	과정	특성	기간	동반증상	위험요인
소장 크론병 (small intestine Crohn's disease, 국소 장염) 또는 결장 크론병 (colon Crohn's disease, 육아종 결장염)	만성적인 장벽 전층의 염증. 드문드문 나타나는 형태로 회장 말단부, 대장 근위부(직장 보존)에서 나타남. 협착을 초래함	소량의 부드럽거나 무른 또는 수액성의 변, 대장염일 경우 출혈이 동반되며 소장염일 경우 폐쇄증상이 나타남	잠행성 발병 만성 또는 재발성	배꼽주변 또는 우하사분면(소장염) 또는 전반적인(대장염) 통증, 체중 감소. 항문주위 또는 직장주위 농양과 열상. 소장 또는 대장 폐쇄를 초래할 수 있음	종종 10대 후반 또는 젊은 사람, 유대인에서 더 흔함, 대장암의 위험이 높음
다량의 설사(voluminous diarrhea)					
흡수장애증후군 (malabsorption syndrome)	장내막의 막 이동의 장애 또는 흡수장애(크론병, 소아지방변증, 외과적절제), 장관내 소화장애(췌장효소 결핍), 미소 융모조직 상피세포의 결함(유당불내성)	전형적으로 양이 많고, 부드럽고, 연한 황색에서 회색이며, 죽 같고, 번들거리거나 기름기가 많고, 때로는 거품이 많음. 특유의 고약한 냄새가 있음. 종종 변기에 기름기가 떠다님(지방변)	특징적으로 서서히 발현됨	식욕부진, 체중 감소, 피로, 복부팽만, 종종 하복부 경련통. 영양결핍으로 인한 증상 출혈(비타민 K), 골통증과 골절(비타민 D), 설염(비타민 B), 부종(단백질)	원인에 따라 다양함
분비성 설사 (secretory diarrhea)	다양함: 세균성 감염, 분비성 융모선종, 지방 또는 담즙흡수장애, 호르몬 매개 증상(Zollinger-Ellison 증후군에서 가스트린, 혈관작용성 장내펩타이드)	다량의 물설사	다양함	체중 감소, 탈수, 오심, 구토, 경련복통	원인에 따라 다양함
삼투성 설사(osmotic diarrhea)					
유당불내성 (lactose intolerance)	장내 유당 분해효소 결핍	다량의 물설사	우유나 유제품의 섭취 후에 설사가 나타나며 금식으로 완화됨	경련복통, 복부팽만, 방귀	흑인, 아시아인, 미국 원주민, 남미인(50% 이상), 백인(5~20%)
삼투성 하제(laxative)의 남용	습관적 완하제 사용(대개 비밀리에 사용함)	다량의 물설사	다양함	종종 없음	신경성 식욕부진증 혹은 신경성 폭식증이 있는 사람

임상 팁

급성 설사는 일반적으로 감염이 원인이다. 만성 설사는 크론병(Crohn's disease)과 궤양대장염과 같은 비감염성 질환으로 인해 발생한다.

양, 빈도, 굳기와 같은 설사의 양상에 대해 조사한다. 점액, 고름 혹은 혈액이 있는가? 계속 변을 보고 싶은 느낌인 뒤무직(tenesmus)이 있는가? 통증, 경련, 불수의적 긴장이 동반되는가?

다량의 잦은 물과 같은 변은 일반적으로 소장에서 생긴다. 뒤무직을 동반한 소량의 변, 점액, 고름 혹은 혈액이 섞인 설사는 직장의 염증 상태에서 발생한다. 밤에 설사를 하는가? 이는 전신질환, 식이변화 또는 알코올 관련 요인을 나타낼 수 있다. 대변이 기름에 덮여있거나 기름이 섞여있는가? 거품이 나는가? 악취가 나는가? 과도한 가스 때문에 팽만감이 있는가?

임상 팁

기름진 또는 거품이 나거나 부유하는 찌꺼기는 지방변 또는 지방 설사일 경우 발생하며, 복강스프루(celiac sprue), 췌장부전, 낭성섬유증 또는 소장의 세균 과다증식으로 인한 흡수장애로 인해 발생한다.

다른 관련 요인을 알아보면 설사의 원인을 파악하는 데 도움이 된다. 대체의학 약물과 항생제를 포함하여 투여 중인 약물, 최근 여행 여부, 식이, 평소의 배변 습관, 그리고 면역저하의 위험요인들이 있는지 확인한다.

임상 팁

설사는 페니실린, 마크롤라이드(macrolides)계열의 항생제, 마그네슘 함유 제산제, 메트포르민(metformin), 약초나 대체의학 약품을 복용하는 대상자에게서 흔하다. 또한 최근 병원에 입원한 적이 있다면 클로스트리듐디피실레(Clostridium difficile)에 의한 감염을 고려한다.

변비 역시 흔한 위장관 증상이다. 변비는 첫째, 주 3회 미만의 배변, 둘째, 25% 이상의 배변이 힘을 세게 주어야 하거나 다 나오지 않은 느낌, 셋째, 덩어리 모양이거나 단단한 대변, 넷째, 손가락으로 변을 제거해야 하는 경우 등의 상태 중 2개 이상을 이전 6개월 동안 적어도 12주 이상 경험하는 것으로 정의하고 있다.

배변 운동의 빈도, 대변이 나올 때 딱딱하거나 아픈지, 힘을 주어 밀어내야 하는지, 다 나오지 않은 느낌이 들거나 압력이 남아 있는지 물어본다. 일차성 또는 기능성 변비의 종류는 정상 이행, 느린 이행, 배출장애(골반저 기능장애로 인한), 변비우세형 과민성대장증후군이 있다. 이차적인 원인으로는 아밀로이드증, 당뇨병, 중추신경계 장애 등과 약물이 있다.

대상자가 실제로 대변을 보고 색깔과 크기를 설명할 수 있는지를 확인한다.

연필처럼 가는 변은 구불결장에 사과 속 모양의 병변으로 인한 폐쇄가 있을 때 생길 수 있다.

대상자가 시도한 치료방법은 무엇인가? 약물이나 스트레스가 어떤 영향을 미쳤는가? 전신질환과 관련이 있는가? 항콜린성제, 칼슘통로차단제, 철분제, 그리고 마약성 진통제와 같은 약물을 고려한다. 변비는 또한 당뇨병, 갑상선저하증, 고칼슘혈증, 다발경화증, 파킨슨병, 그리고 전신경화증에서 발생할 수 있다.

가끔 대변이나 가스가 전혀 나오지 않는 경우인 된변비가 발생한다. 된변비는 장폐색을 의미한다.

변의 색깔에 대해 질문한다. 흑색변 혹은 검은 타르색 변이 있는지, 붉은색이나 밤색의 혈변을 보는지 확인한다(TABLE 15-5). 변에 섞인 혈액의 양과 빈도에 대해 자세히 조사한다.

흑색변은 상부위장관 출혈량이 100 mL 정도로 적을 때에도 나타난다. 혈변은 보통 하부위장관 출혈 시에 나타나지만 심한 상부위장관 출혈 시에도 발생할 수 있다.

혈액이 대변에 섞여서 나오는가 혹은 표면에 묻어서 나오는가? 화장지에 묻어서 나오는가 혹은 다량이 나오는가? 표면이나 화장지에 묻어나는 혈액은 치질(hemorrhoid)에 의한 것일 수 있다.

TABLE 15-5 흑색변과 혈변

건강문제	주요원인	동반증상과 상태
흑색변(melena)		
· 검은 타르변(tarry stool)을 말함. 잠혈 검사에서 양성임 · 흑색변은 최소 60 mL 이상(소아에서는 더 적은 양)의 위장관 출혈이 있음을 의미하고, 일반적으로 식도, 위 혹은 십이지장 출혈일 때 발생함(장 통과 속도 7~14시간) · 드물게 장 통과 속도가 느린 경우는 공장, 회장 또는 상행결장에서의 출혈일 때도 볼 수 있음 · 유아에서는 출산 시 혈액을 삼켜서 흑색변을 볼 수 있음	· 위염, 위식도역류병, 소화성 궤양(위 또는 십이지장) · 위염 혹은 스트레스궤양 · 식도 및 위정맥류 · 역류성 식도염 말로리바이스 증후군(Mallory-Weiss tear, 구역과 구토로 식도점막이 찢어짐)	· 일반적으로 속쓰림, 운동장애로 인한 명치 부위 불편감. 소화성 궤양일 경우 식후 통증(십이지장궤양일 경우 식후 2~3시간 경과). 무증상일 수도 있음 · 최근 알코올, 아스피린 또는 항염증제 복용. 최근 신체 외상, 심한 화상, 수술, 뇌압 상승 · 간경변증 혹은 간문맥 고혈압의 다른 원인들 · 구역, 구토, 최근의 음주
검은 변(black stool)		
· 검은 변은 다른 원인들에 의해서도 나타나며, 이때는 일반적으로 잠혈검사 음성으로 나옴. 이러한 변은 병리학적인 중요성이 없음	· 철, 비소, 감초 또는 초콜릿 과자류 섭취	· 무증상
선홍색 혈변(hematochezia)		
· 일반적으로 결장, 직장 또는 항문에서 기인하며, 드물게는 공장이나 회장에서도 기인함. · 상부 위장관 출혈에서도 붉은색 변을 볼 수 있는데, 이 경우에는 출혈량이 대개 1 L 이상으로 많음. · 장 통과 시간이 빨라서 혈액이 검게 변할 충분한 시간이 없는 경우에도 발생함	· 결장암 · 결장의 양성 폴립 · 결장게실 · 결장과 직장의 염증 – 궤양성 결장염, 크론병 – 감염성 이질 – 항문성교를 자주 하는 남녀에서의 여러 요인으로 인한 직장염 · 허혈성 장염 · 치질 · 항문열창	· 대개 배변습관이 변함. 체중 감소 · 특별한 증상은 없음 · 게실염으로 인한 염증반응이 없는 경우 대개 다른 증상은 없음 – TABLE 15-4 참조 – TABLE 15-4 참조 – 직장 절박증, 뒤무직 · 하복부 통증, 성인에게서는 가끔 열 또는 쇼크. 촉진 시 복부는 부드러움 · 화장지나 변의 표면에 혈액이 묻어나거나, 변기로 혈액이 떨어짐 · 화장지나 변의 표면에 혈액이 묻어 있음. 항문통증
붉으나 혈변이 아닌 변		
	· 비트(붉은색 무) 등의 섭취	· 대개 붉은색 대변 전에 분홍색 소변이 나타남. 베타사이아닌(betacyanin) 대사장애로 인함

황달

헤모글로빈이 파괴되어 생긴 담즙 색소인 빌리루빈이 증가하면 피부와 공막이 노랗게 변하는 황달이 나타난다. 정상인의 경우, 간세포는 비결합빌리루빈을 다른 물질과 결합시켜 수용성 담즙의 형태로 배설한다. 담즙은 간에서 간외 담관으로 배출되고 담낭관을 통하여 총담관으로 흐르게 된다. 그 이후에는 총담관, 췌장관이 합쳐져서 바터팽대부(ampulla of Vater)에서 담즙이 십이지장으로 흘러들어 간다. 황달의 발생기전은 **BOX 15-2**와 같다.

BOX 15-2 황달의 발생기전

- 빌리루빈 생산의 증가
- 간세포의 빌리루빈 섭취 감소
- 빌리루빈을 결합하는 간의 능력 감소
- 빌리루빈의 담즙 배설 감소로 인한 결합빌리루빈의 혈중 재흡수

비결합빌리루빈은 처음 3가지 기전에 의해 주로 생성되며 용혈빈혈과 질베르증후군(Gilbert's syndrome)에서 나타난다.

바이러스간염, 간경변, 일차담관성간경화증, 경구피임약이나 메틸테스토스테론, 클로르프로마진과 같은 약물로 인한 담즙정체인 경우 결합빌리루빈의 배설에 문제가 발생할 수 있다.

간내 황달은 간세포의 손상으로 인한 간세포성 황달과 간세포 또는 간내 담관의 손상으로 인한 담즙정체성 황달로 나누어진다. 간외 황달은 간외 담관의 폐쇄로 인해서 생기는데 대부분 담낭관, 총담관의 폐쇄 때문에 발생한다.

임상 팁

담석이나 췌장암, 담관암, 십이지장암이 총담관을 폐쇄시키기도 한다.

황달이 있는 대상자를 평가할 때는 연관된 증상과 질환이 발생한 상황을 주의해서 물어보아야 한다. 황달이 있을 때 소변의 색깔에 대해 질문한다. 혈중 결합빌리루빈의 수치가 증가한 경우 소변으로 빌리루빈이 나와서 소변이 짙은 황갈색 또는 진한 갈색으로 변한다. 비결합빌리루빈이 증가한 경우 이는 수용성이 아니므로 소변으로 배설되지 않는다. 관련된 통증이 있는지도 질문한다.

빌리루빈에 의한 짙은 소변색은 위장관을 통한 빌리루빈의 배설에 이상이 있음을 암시한다. 통증이 없는 황달은 십이지장암 또는 췌장암으로 인한 담도의 악성 폐쇄를 의미할 수 있다. 통증이 있는 황달은 A형 간염과 담관염으로 보통 감염으로 인해 발생한다.

대변의 색도 확인한다. 담즙이 장내로 배설되지 않으면 대변의 색이 회색이나 담즙이 없는 밝은 색을 띄게 된다.

무담즙변은 바이러스 간염에서 일시적이지만, 폐쇄황달에서는 흔하다.

명백하게 설명되지 않는 피부 가려움이 있는지, 통증이 있는지, 통증의 양상은 어떤지, 과거에도 그런 적이 있었는지에 대해서도 조사해야 한다.

임상 팁

가려움증은 담즙정체황달 또는 폐쇄황달을 나타내며, 통증은 간피막 팽창, 담석 산통, 혹은 췌장암일 때 생길 수 있다.

황달이 발견되면 간질환도 고려해야 한다(BOX 15-3).

BOX 15-3 간질환과 황달

- 간염: 비위생적인 지역에서 여행이나 식사, 오염된 물이나 음식의 섭취(A형 간염), 혈액, 혈청, 정액 및 질 분비물 같은 감염된 체액에 비경구적 혹은 점막 노출, 특히 감염된 파트너와 성적 접촉이 있거나 주사바늘을 같이 사용하는 경우(B형 간염), 감염된 사람과 주사바늘을 같이 사용하거나 오염된 혈액을 수혈받은 경우(C형 간염)
- 알코올 간염 혹은 알코올 간경변(알코올 섭취에 대한 자세한 면담, 예: AUDIT 질문)
- 투약, 공업용 용제, 환경 독소에 의한 독성 간손상
- 간외 담도폐쇄를 일으키는 담낭질환 혹은 수술
- 가족력에 있는 유전질환

3) 신장계

신장에 관한 건강력 수집을 위해 다음과 같은 질문을 한다.

- 소변을 보기 어렵습니까?
- 얼마나 자주 화장실에 가십니까? (TABLE 15-6)
- 화장실에 가기 위해 밤에 몇 번이나 깹니까?
- 한 번 소변을 볼 때 양은 얼마나 됩니까?
- 통증이나 화끈거리는 느낌이 있습니까?
- 화장실에 도착할 때까지 참기가 어렵습니까?
- 소변이 새거나 혹은 본인도 모르게 소변을 지린 경험이 있습니까?
- 방광팽창이나 요의를 감지할 수 있습니까?

불수의적 배뇨 혹은 배뇨 욕구의 감소는 인지기능 혹은 감각신경의 이상을 의미한다.

TABLE 15-6 빈뇨, 야뇨증, 다뇨

건강문제	과정	주요원인	동반증상
빈뇨(urinary frequency)			
	방광용적 감소		
	• 염증으로 근긴장에 대한 방광의 감수성 증가	방광의 감염, 결석, 종양 혹은 이물질	배뇨 시 작열감, 절박뇨, 때로는 혈뇨
	• 방광벽의 탄력성 감소	반흔조직 또는 종양의 침윤	염증과 관련된 증상이 흔함
	• 방광수축에 대한 중추 억제의 감소	중추신경계 운동장애(예: 뇌졸중)	절박뇨, 쇠약, 마비 등의 신경학적 증상들
	• 방광을 비우는 능력 손상(잔뇨 동반)		
	• 방광경부 혹은 근위요도의 부분적인 기계적 폐쇄	양성전립선비대가 가장 흔하고, 요도협착과 방광 혹은 전립선의 폐쇄성 병변도 원인임	폐쇄 증상 발생 전: 배뇨주저(hesitancy), 배뇨 위해 힘주기(straining), 소변줄기의 크기 및 힘 감소, 배뇨 중이나 말기에 방울떨어짐(dribbling)
	• 방광으로 가는 말초신경의 손상(S2-4)	천골신경이나 신경근에 영향을 미치는 신경 질환(예: 당뇨병신경병증)	쇠약 혹은 감각손실
야뇨증(nocturia)			
다량	대부분의 다뇨에서 나타남		
	야간에 정상적으로 요배설이 감소되는 능력 소실과 동반된 신장의 요농축력 감소	여러 가지 질병들로 인한 만성 신부전	신부전의 여러 증상들
	수면 전에 과량의 수분섭취	습관, 특히 술과 커피	
	액체가 잔류되는 부종 상태. 낮에 축적되었다가 밤에 대상자가 누울 때 배설되는 체위의존부종	울혈심부전, 신증후군, 복수를 동반한 간경변증, 만성 정맥부전증	부종, 기저질환의 다른 증상들. 수분이 다시 몸에 축적됨으로써 낮 동안의 요배출량이 감소할 수 있음
소량	빈뇨 – "가성 빈뇨": 진정한 충동 없이 밤에 배설하는 것	불면증	다양함
다뇨(polyuria)			
	항이뇨호르몬의 부족(요붕증)	뇌하수체 후엽과 시상하부의 질환	갈증과 다음증(매우 심하고 지속적임). 야뇨증
	항이뇨호르몬에 대한 신장의 무반응(신성 요붕증)	고칼슘혈성 및 저칼륨혈성 신장병을 포함하는 신장질환; 약물독성(예: 리튬)	
	용질이뇨 • 나트륨염 같은 전해질 • 포도당 같은 비전해질	– 다량의 생리식염수 투여, 강한 이뇨제, 신장질환 일부 – 조절되지 않는 당뇨병	– 다양함 – 갈증, 다음증, 야뇨증
	과도한 수분섭취	원발성 다음증	다음증은 일시적으로 발생함. 갈증이나 야뇨증은 없음

여성의 경우, 갑작스런 기침, 재채기 혹은 크게 웃을 때 소변이 나오는지 물어본다. 가끔 누출되는 것은 반드시 의미가 있는 것은 아니다. 스트레스요실금은 요도 내 압력 감소로도 발생할 수 있다(**TABLE 15-7**).

TABLE 15-7 요실금*

건강문제	과정	증상	신체징후
복압요실금(스트레스요실금, stress incontinence)			
요도 괄약근이 약해져서 복압의 일시적인 증가로 방광압이 요도 저항을 넘어서면 발생함	주로 여성에서 발생함. 골반저의 약화로 인한 방광과 근위 요도의 불충분한 근육 지지와 방광과 요도 사이의 각도 변화로 인하여 발생함. 주요 원인은 분만과 수술임. 폐경 후 점막 위축이나 요도감염 같은 내요도 괄약근에 영향을 미치는 국소적인 상태도 관여함. 남성에서는 전립선 수술 후에 스트레스요실금이 발생할 수 있음	서 있는 자세에서 기침, 웃음, 재채기 등으로 힘을 주게 되면 일시적으로 소량의 소변이 누출됨 요실금은 의식적으로 소변을 보고 싶은 충동과 연관이 없음	스트레스요실금은 특히 대상자가 소변보기 전에 검진하거나 서 있는 자세에서 재현할 수 있음. 위축질염이 있을 수 있고 방광의 팽창은 없음
절박요실금(urge incontinence)			
배뇨근의 수축이 정상보다 강하여 정상적인 요도 저항을 능가하는 경우 발생하며 보통 방광이 작음	뇌졸중, 뇌종양, 치매 그리고 천골 부위보다 상위의 척수 병변 등으로 인하여 배뇨근 수축의 중추 억제가 감소됨 방광감염, 종양, 대변매복 등으로 인한 감각신경 경로의 과도한 흥분 낮은 방광용적에서 수의적인 배뇨 때 주로 나타나는 배뇨반사의 탈조건화	소변을 보고 싶은 충동에 앞서 발생하는 실금 양은 중간 정도임 절박증 소량에서 중간 정도 양의 빈뇨와 야간뇨 급성 염증이 있으면 배뇨 시 통증이 발생함 "가성 복압요실금 자세 변화, 계단 오르내리기, 기침, 웃음, 재채기 같은 스트레스 발생 시 10~20초간 초래되는 실금	복부검진에서 방광은 만져지지 않음 대뇌피질의 억제가 감소할 때, 반드시 발생하지는 않지만 정신적 결손 혹은 중추신경계 질환의 운동 징후가 자주 나타날 수 있음 감각신경계가 과흥분될 때 국소적 골반질환의 징후 혹은 대변매복이 나타날 수 있음
범람요실금(overflow incontinence)			
배뇨근 수축이 요도 저항을 능가하기에 불충분하여 요정체를 초래함. 방광이 크고 이완되어 있으며, 배뇨 후에도 여전히 큼	양성전립선비대나 종양에 의한 방광 출구의 폐쇄 S2~4 부위의 말초신경병과 관련된 배뇨근의 쇠약 당뇨병신경병증처럼 반사궁을 억제하는 방광감각의 손상	지속적인 소변 방울떨어짐 혹은 방울떨어짐 요실금 소변줄기 힘의 약화 부분적 요로폐쇄의 선행 증상 혹은 다른 말초신경계 질환 동반	커진 방광은 복부검진에서 만져지고 압통이 동반됨. 전립선비대, 말초신경질환의 운동 징후, 회음부 감각을 포함한 말초감각 저하 혹은 반사의 소실이 나타남
기능요실금(functional incontinence)			
건강이나 환경의 문제로 제시간에 화장실에 갈 수 있는 기능적 능력이 상실되면 발생함	쇠약, 관절염, 시력장애 혹은 다른 상태로 유발된 운동장애 낯선 환경, 멀리 떨어진 화장실, 침대 난간, 물리적 억제 등과 같은 환경요인	화장실 가는 도중 혹은 이른 아침에만 발생하는 실금	신체검진에서 방광이 만져지지 않음. 원인질환의 신체적 혹은 환경적 단서를 찾아야 함
약물에 의한 이차적 요실금			
약물은 위에 나열한 어떤 형태의 요실금도 일으킬 수 있음	진정제, 신경안정제, 항콜린성제, 교감신경 차단제, 강한 이뇨제	다양함 자세한 건강력과 의무기록 검토가 중요함	다양함

*대상자에게 한 가지 종류 이상의 요실금이 있을 수 있다.

노인 남성의 경우에는 다음의 내용을 확인해야 한다.

- 소변을 보기 시작하기 어렵습니까?
- 소변을 보기 위해 변기에 더 가까이 다가서야 합니까?
- 소변줄기의 굵기나 힘의 변화가 있습니까? 혹은 소변을 볼 때 힘을 주어야 합니까?
- 배뇨 중간에 주저하거나 멈춥니까?
- 배뇨 후에도 소변이 계속 떨어집니까?

양성전립선비대(benign prostatic hyperplasia, BPH) 또는 요도협착에 의한 부분 방광 출구 폐쇄가 있는 남성에게서 이런 소견은 흔하다.

(1) 치골상 통증

요로질환은 복부나 등의 통증을 유발한다. 방광질환은 치골상 통증(suprapubic pain)을 일으킬 수 있는데 방광에 감염이 있다면 전형적으로 아랫배에 둔하고 누르는 듯한 통증이 올 수 있다. 방광이 갑작스럽게 과다팽창될 때는 통증이 아주 심하지만, 만성적인 방광팽창은 보통 통증을 동반하지 않는다.

급성 요정체는 갑작스런 과다팽창으로 인한 통증을 초래한다.

(2) 배뇨장애, 절박뇨, 혹은 빈뇨

방광이나 요도의 자극이나 감염 시 종종 몇 가지의 증상이 나타나는데, 흔히 작열감 같은 배뇨통증이 발생한다. 이러한 배뇨통증에 배뇨장애라는 용어를 쓰기도 하지만, 일부에서는 배뇨장애를 배뇨하기가 어려운 경우에 한해서만 사용하기도 한다. 여성은 요도 내 불편감을 호소하는데, 이는 종종 압박감 혹은 자극되거나 염증이 있는 음순을 통한 소변 흐름 때문에 발생하는 요도 외부 작열감으로 표현되기도 한다. 남성은 일반적으로 음경 귀두의 근위부에 작열감을 느끼지만 전립선 통증은 회음부와 직장에서도 느낄 수 있다.

방광염이나 요도염, 요로감염, 방광결석, 종양은 배뇨통증을 동반하며 남성에서는 전립선염이 있을 경우 나타난다. 여성의 경우 요도염은 요도내 작열감이 있고, 음문질염(vulvovaginitis)은 요도외 작열감이 있다.

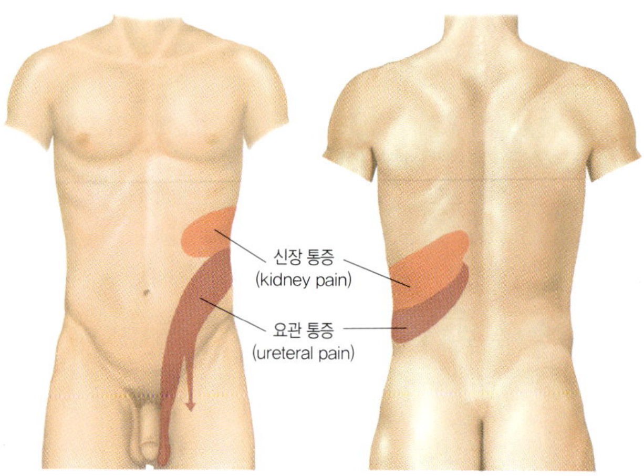

Figure 15-6 통증의 위치는 요관 통증 또는 신장 통증을 나타낸다.

다른 흔한 신장계 증상은 절박뇨와 빈뇨이다. 절박뇨는 비정상적이고 강하고 즉각적인 배뇨욕구를 말하며 때때로 비정상적인 불수의적 배뇨나 절박요실금을 유발하기도 한다. 빈뇨는 비정상적으로 자주 소변을 보는 것을 말한다. 발열, 오한, **혈뇨**, 복부나 옆구리 등의 통증과 관련이 있는지 물어본다(Figure 15-6). 소변 유출로에 부분 폐쇄가 있는 남성의 경우 배뇨 시작 시 배뇨지연, 배뇨 시 힘주기, 소변 줄기와 힘의 감소, 방울떨어짐 등이 나타난다.

절박뇨는 요로감염 또는 요로결석으로 인한 자극을 의미한다. 빈뇨는 요로감염과 방광경부 폐쇄 시에 흔하다. 남성의 경우, 빈뇨나 절박뇨가 없는 배뇨통은 요도염을 나타내고, 옆구리 또는 등의 통증은 신장 감염인 **신우신염(pyelonephritis)**을 의미한다.

(3) 다뇨 혹은 야뇨증

다뇨는 24시간 동안 소변량이 3 L 이상으로 증가하는 경우를 말한다. 다뇨는 빈뇨와 구별되어야 하는데, 빈뇨는 다뇨처럼 많은 양을 자주 볼 수도 있지만 감염이 있을 때처럼 소량을 자주 볼 수도 있다. 야뇨증은 밤에 소변을 자주 보는 것으로 수면 중에도 한 번 이상 소변을 보기 위해 일어난다. 이때 소변량은 많을 수도 있고 적을 수도 있다. 대상자의 1일 수분 섭취량을 파악하고, 밤 동안의 배뇨양상과 화장실에 가는 횟수의 변화를 확인한다.

다뇨의 원인으로 심인성 다갈증으로 인한 수분 과다섭취와 조절되지 않은 당뇨병, 중추성 요붕증으로 인한 항이뇨호르몬의 분비 감소, 신성 요붕증으로 인한 항이뇨호르몬에 대한 신장의 감수성 감소가 있다.

(4) 요실금

요실금의 발생빈도는 여성에서 28%, 남성에서 16%로 보고되었다. 요실금은 불수의적인 배뇨로서 사회적으로 난처한 상황이나 위생 문제를 초래할 수 있다. 대상자가 요실금이 있다고 하면 다음을 질문한다(TABLE 15-7).

- 언제 그런 증상이 발생했습니까?
- 얼마나 자주 발생합니까?

방광의 조절은 복잡한 신경조절, 운동기전과 관련이 있으며, S2~S4를 관장하는 중추신경 또는 말초신경이 정상적 배뇨에 영향을 준다. 요실금은 대상자가 방광이 찼음을 감지하는가, 그리고 배뇨는 언제 발생하는가에 따라 절박요실금, 범람요실금, **기능요실금**, **혼합요실금**의 다섯 가지 종류로 구분한다.

복강내 압력 증가로 인한 스트레스요실금은 요도괄약근의 수축력 감소 혹은 방광경부의 지지 약화를 의미한다. 절박요실금은 배뇨근의 과다 활동으로 인해 소변을 참을 수 없는 경우를 말한다. **범람요실금**(overflow incontinence)은 전립선이나 골반내 기관으로 인한 구조적 폐쇄 또는 신경장애로 방광 비움이 제한되어 방광이 과다팽창된 것을 말한다.

요실금의 종류를 구분하기 위해 검진자는 다음을 대상자에게 질문한다.

- 기침, 재채기, 웃음, 물건을 들어 올릴 때와 같이 복강 내압이 올라가는 경우에 소변이 샙니까?
- 소변이 마려운 경우 참기 어렵습니까?
- 많은 양의 소변이 샙니까?
- 방광이 가득 찬 느낌이 있습니까? 자주 누출됩니까?
- 소변량이 적고 방광을 완전히 비우기가 어렵습니까?

또한, 요로가 정상인 경우에도 대상자의 기능상태는 배뇨행위에 막대한 영향을 준다. 거동이 가능한지, 각성상태인지, 배뇨신호에 반응하여 화장실에 갈 수 있는지, 각성 의식수준이나 배뇨가 약물에 영향을 받았는지를 확인해야 한다.

기능요실금은 인지장애, 근골격계 문제, 기동성 장애 시 발생한다. 혼합요실금은 요실금의 형태가 복합되어 있는 경우를 말한다.

(5) 혈뇨

소변에 혈액이 섞여 있는 혈뇨는 특별한 관심이 요구된다. 눈으로 식별이 가능하다면 이를 육안적 혈뇨라고 하며, 소변이 완전히 혈액처럼 보일 수 있다. 혈액이 현미경 검사에서만 검출된다면 이를 미세혈뇨라고 한다. 소량의 혈액이 분홍색 또는 갈색 원주와 함께 소변에 묻어나올 수 있다. 여성의 경우 혈뇨와 월경혈을 구별해야 한다. 만약 소변이 붉은색이면 소변의 색을 변화시킬 수 있는 비트(붉은색 무) 또는 약물 복용 여부에 대해 물어본다. 혈뇨라고 기록하기 전에 잠혈검사와 함께 현미경 검사를 시행해야 한다.

(6) 신장 혹은 옆구리 통증

요로계 질환은 늑골척추각 근처의 후늑골연에서 옆구리 통증이라고 호소되는 신장 통증의 원인이 될 수 있다. 이 통증은 배꼽 쪽으로 방사되기도 한다**(Figure 15-6)**. 신장 통증은 신피막의 팽창에 의해 발생하는 내장통증이며 전형적으로 둔하고 쑤시는 지속적인 통증이다. 요관 산통은 신장 통증과는 다른 양상을 보이는데, 일반적으로 아주 심한 산통이다. 통증은 늑골척추각에서 시작하여 하복부와 서혜부 쪽으로 방사되거나 허벅지 상부나 고환 혹은 음순으로 방사된다. 요관 통증은 갑작스런 요관의 팽창이나 신우의 팽창과 관련이 있다. 열이나 오한, 혈뇨가 있는지 물어본다.

임상 팁

옆구리 통증, 발열, 오한은 급성 신우신염을 의미한다. 신장 혹은 요관 산통은 요로결석이나 혈전으로 인한 급성 요관폐쇄 시 발생한다.

3. 신체검진

복부의 신체검진에 필요한 물품은 다음과 같다.

- 접선 조명
- 청진기
- 줄사

복부검진을 위해 대상자는 편안하게 이완되어야 하며 방광을 비워야 한다**(BOX 15-4)**. 신체검진 단계를 설명하며 검진을 위한 적절한 조명을 준비한다. 대상자의 복부를 노출시키고 나머지 부위는 가려준다.

BOX 15-4 복부검진을 위한 팁

- 대상자를 똑바로 눕히고 머리와 무릎 아래에 베개를 두어서 편안한 상태를 만든다. 그리고 대상자가 이완되었는지 검진대에 편평하게 누웠는지 확인하기 위해 검진자의 손을 허리 밑에 넣어 확인한다.
- 대상자의 팔은 옆에 가지런히 놓거나 혹은 가슴에 포개도록 한다. 만약 팔이 머리 위로 올라간다면 복벽이 늘어나고 단단해져서 촉진을 어렵게 한다.
- 복부를 노출시키기 위해 이불이나 포를 치골결합 부위까지 덮은 후 가운을 검상돌기 바로 윗부분 혹은 유두 바로 아랫부분까지 올린다. 서혜부를 관찰할 수 있도록 하되, 생식기 부위는 덮어준다. 복부 근육은 촉진을 포함한 모든 검진을 잘할 수 있도록 이완되어 있어야 한다.
- 촉진을 시작하기 전에 대상자에게 아픈 부위를 가리켜 보도록 하고, 이 부위는 마지막에 검진한다.
- 손과 청진기를 따뜻하게 한다. 손을 따뜻하게 하기 위해서 손을 비비거나 따뜻한 물에 담근다. 차분하게 대상자에게 접근하며 예측할 수 없는 갑작스러운 움직임은 피한다. 긴 손톱은 의도하지 않게 대상자에게 상처를 낼 수 있으므로 피한다.
- 대상자의 오른쪽에 서서 시진, 청진, 타진, 촉진의 순서로 체계적으로 검진을 시행한다. 검진하는 부위의 기관을 관찰한다. 대상자의 얼굴을 관찰하여 통증이나 불편감이 있는지 확인한다.
- 필요하다면 이야기나 질문으로 대상자의 주의를 끌고 대상자가 무서워하거나 간지러워하면 검진자의 손 아래에 대상자의 손을 놓고 촉진을 시작하고 조금 후에 직접 촉진을 한다.

등을 아치형으로 구부리는 것은 배를 앞으로 내밀고 복부 근육을 긴장하게 한다.

1) 복부

(1) 시진

먼저 대상자의 전반적인 모양을 관찰한다. 대상자가 조용히 누워 있는지 또는 배를 감싸고 걷고 있는지 침대 난간을 주먹이 드러나도록 꽉 움켜쥐고 있는지를 관찰하여 복통이나 복부 불편감을 나타내는 비언어적 신호를 파악한다.

침대의 오른쪽에 서서 복부의 시진을 시작한다. 복부의 윤곽을 보면서 연동운동을 관찰한다. 복부와 같은 높이에서 보기 위해 검진자가 앉거나 무릎을 구부리는 것이 도움이 될 수 있다.

- **피부**
  - 흉터: 위치를 기술하거나 그림으로 표시한다.
  - 선(striae): 오래된 은색 선이나 임신선은 정상이다(Figure 15-7).
  - 확장된 정맥: 몇 개의 작은 정맥들이 정상적으로 보일 수 있다.

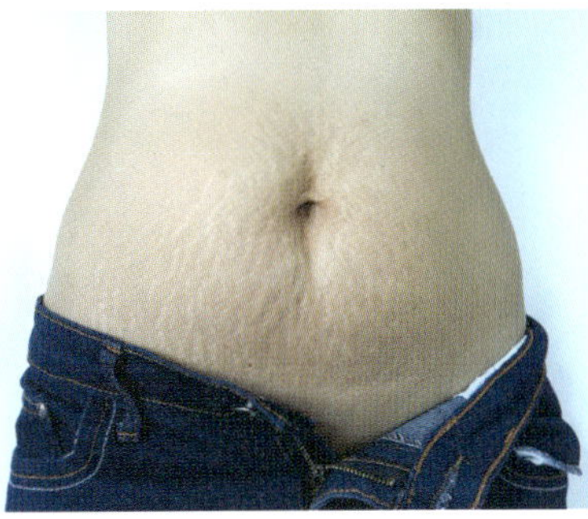

Figure 15-7 복부 선

분홍빛 보라색의 선은 쿠싱증후군에서 발견된다.

임상 팁

확장된 정맥은 간경화(liver cirrhosis)로 인한 간문맥 고혈압 또는 하대정맥 폐쇄를 의미한다.

- **발적과 병변**: 기술하거나 그림으로 표시한다.
- **반상출혈**: 변색된 색깔과 위치를 표시한다.

임상 팁

복벽의 반상출혈은 복막내 혹은 후복막내 출혈에서 보인다.

- **배꼽**: 윤곽과 위치 그리고 염증이나 탈장을 암시하는 돌출을 관찰한다(**TABLE 15-8**).

TABLE 15-8 복벽의 국소팽창

복벽의 국소팽창에는 복부탈장(결손 부위를 통해 조직이 돌출된 것)과 지방종 같은 피하종양이 있다. 흔한 복부탈장으로는 제대탈장, 절개창탈장, 명치탈장이 있다. 탈장과 복직근분리는 대상자가 바로 누운 자세에서 머리나 어깨를 들 때 더욱 뚜렷하다.

제대탈장(umbilical hernia)

결손된 배꼽테를 통해 장이 돌출된 것으로 영아에서 가장 흔하나 성인에서도 생길 수 있다. 성인과 달리 영아의 경우 1~2년 안에 저절로 결손 부위가 닫힌다.

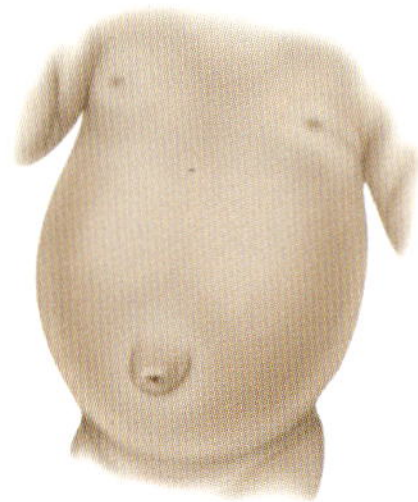

복직근분리(diastasis recti)

두 개의 복직근이 서로 분리되는 것으로, 대상자가 머리와 어깨를 올릴 때 분리된 부위를 통해 복강 내 정중융기선을 형성하게 된다. 반복적인 임신, 비만, 만성 폐질환이 선행될 수 있으며 임상적인 의미는 없다.

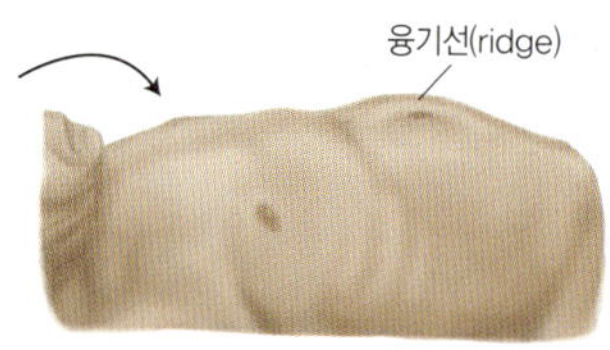

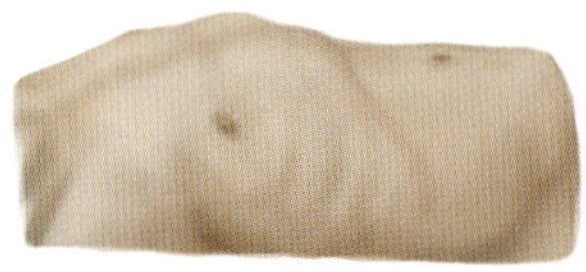

절개창탈장(incisional hernia)

수술상처 부위를 통해 돌출되는 경우를 말한다. 복벽 결손의 길이와 넓이를 알기 위해 촉진한다. 작은 결손 부위로 커다란 탈장이 발생한 경우가 큰 결손 부위를 통한 탈장보다 합병증의 위험이 더 높다.

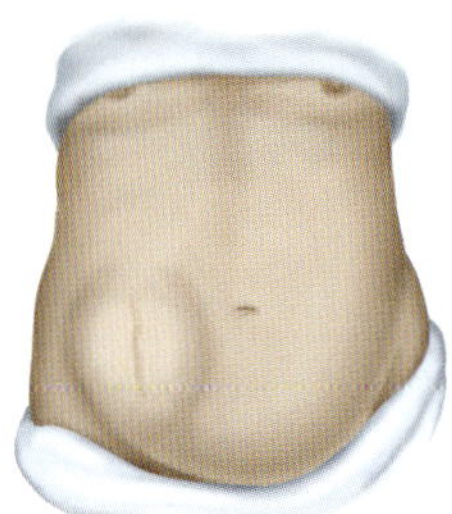

명치탈장(epigastric hernia)

배꼽과 검상돌기 사이에서 생긴 백색선의 결손 부위를 통한 정중선의 작은 돌출을 말한다. 대상자가 누운 자세에서 머리나 어깨를 올린 상태나 혹은 대상자를 서게 한 후 손가락 면으로 백색선을 따라 내려가면 촉진할 수 있다.

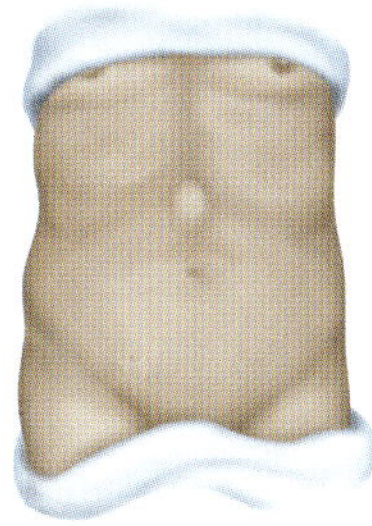

지방종(lipoma)

흔히 피하조직에 발생하는 양성 지방종양으로 복벽을 포함한 신체의 어느 부위에나 생길 수 있다. 크기는 다양하며 대부분 부드럽고 소엽화되어 있다. 손가락으로 지방종의 모서리를 누르면 종양이 특징적으로 옆으로 미끄러져 나간다. 일반적으로 경계선이 뚜렷하며 수축되지 않고 단단하지 않다.

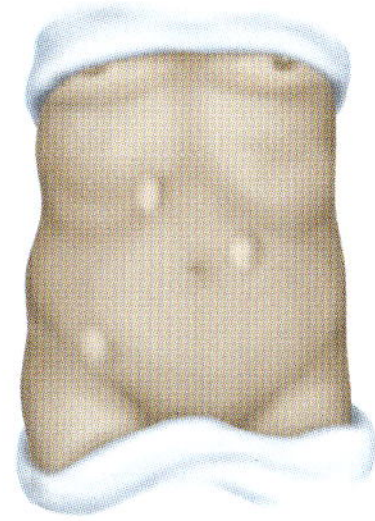

- 복부의 윤곽(Figure 15-8)
  - 편평한지, 둥근지, 돌출되어 있는지, 배 모양으로 두드러지게 오목하거나 움푹 꺼져 있는지 관찰한다(TABLE 15-9).

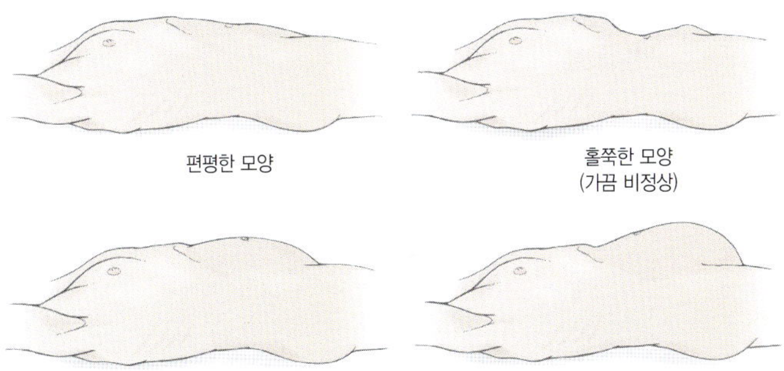

Figure 15-8 복부의 윤곽 검진

- 복수로 인해 팽창된 옆구리, 팽창된 방광 또는 임신으로 인한 치골상부 돌출, 서혜부, 제대, 대퇴부의 탈장을 관찰한다.
- 복부가 대칭적인지 확인한다. 비대칭일 경우 탈장, 장기 비대, 종괴를 의미한다.
- 난소암 또는 자궁암과 같은 하복부 종괴를 관찰한다.
- 장의 폐쇄를 의미하는 증가된 연동운동 파동을 관찰한다.
- 복부대동맥류 또는 맥압의 증가로 인한 증가된 박동을 관찰한다. 연동운동은 매우 마른 사람에서 정상적으로 관찰될 수 있으며 정상적인 동맥 박동은 명치 부위에서 볼 수 있다.

TABLE 15-9 팽만된 복부

지방(fat)

돌출한 배의 가장 흔한 원인이다. 지방은 복벽, 장간막, 장막을 두껍게 만든다. 배꼽은 함몰되어 보이며, 파누스(pannus) 또는 지방조직 덮개가 서혜인대 아래로 쳐져 보인다. 이것을 들어 올려 피부주름의 염증 혹은 감춰진 탈장을 찾아보아야 한다.

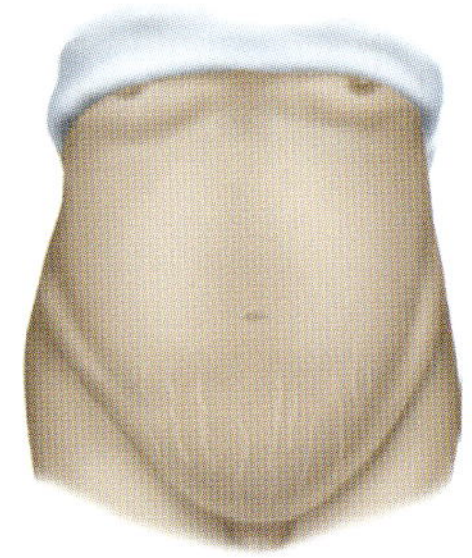

가스(gas)

가스에 의한 팽창은 국소적이거나 전반적일 수 있다. 타진 시 가스팽만음이 들린다. 일부 음식에 의한 장내 가스 생성은 경한 복부팽창을 유발하나, 장폐색이나 장마비인 경우에는 심한 복부팽창을 유발한다. 팽창의 위치도 주시해야 하는데, 소장보다 대장 폐색일 경우 현저한 복부팽창이 나타난다.

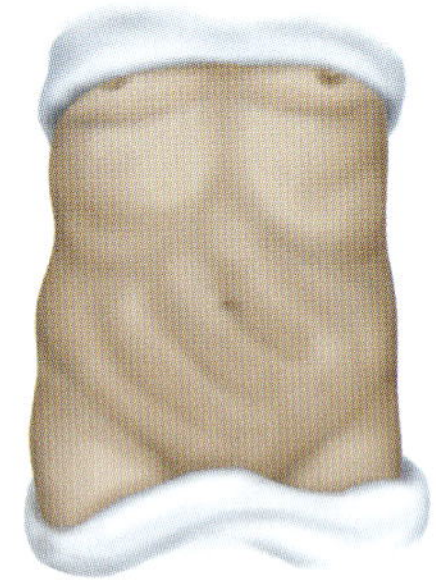

종양(tumor)

크고 단단한 종양은 보통 골반 밖으로 나오며, 이때 공기가 찬 장이 주변으로 밀려나기 때문에 타진 시 둔탁음이 들린다. 원인은 난소종양과 자궁 근종이다. 때때로 심하게 팽창된 방광을 종양으로 오인할 수 있다.

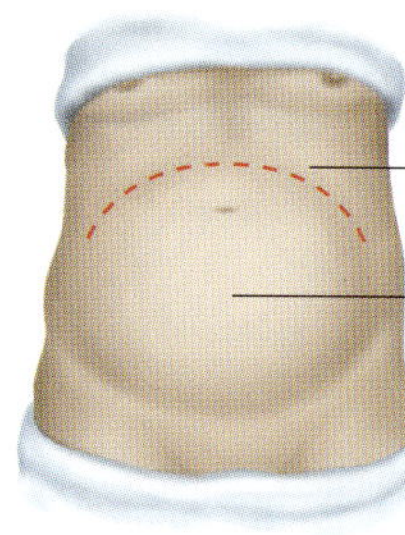

임신(pregnancy)

골반 종괴의 가장 흔한 원인 중 하나이며, 태아의 심장 소리를 들어보도록 한다.

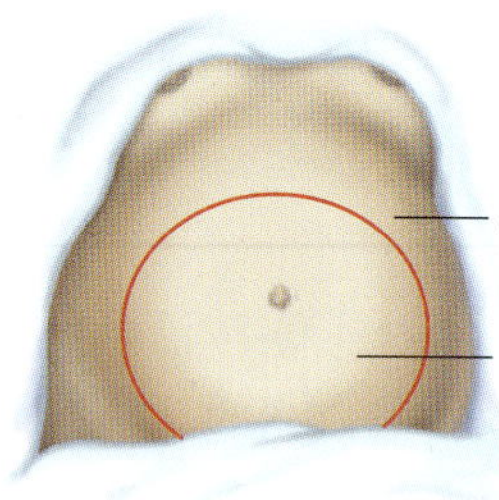

복수(ascitic fluid)

복수는 복부의 가장 아래쪽으로 몰리므로 옆구리를 불룩하게 만들고 타진을 하면 둔탁음이 들린다. 배꼽이 돌출될 수 있다. 대상자를 옆으로 눕게 하여 복수의 위치가 이동하는 것을 확인한다(이동 둔탁음).

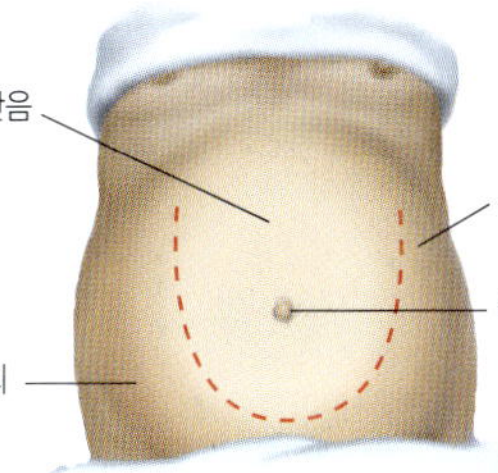

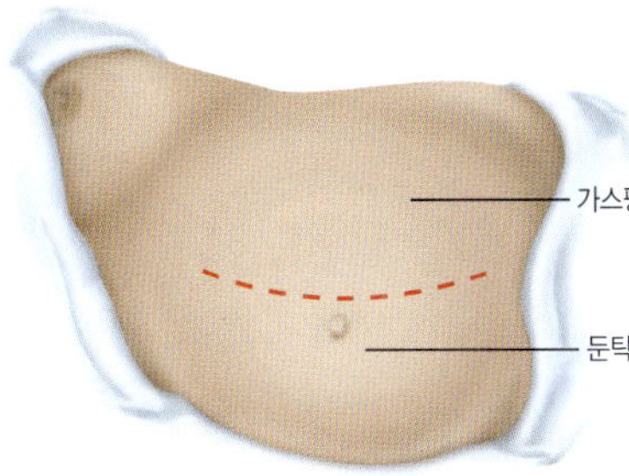

(2) 청진

청진은 장운동에 관한 중요한 정보를 제공한다. 청진에 앞서 타진 혹은 촉진을 하게 되면 장음의 빈도에 변화를 가져올 수 있기 때문에 청진은 타진 혹은 촉진보다 먼저 시행하여야 한다. 정상 장음의 변화를 확인하고 복막의 염증이나 폐색을 의미하는 변화를 감지하는 방법을 알아야 한다(**TABLE 15-10**). 청진을 통하여 잡음(bruits)이나 혈관음을 들을 수 있는데, 이는 심잡음과 유사하며 복부에서 대동맥이나 다른 동맥 위에서 들을 수 있다.

임상 팁

잡음은 혈관폐색질환을 의미한다.

TABLE 15-10 복부 청진음

장음(bowel sound)

- 장음이 증가되는 경우: 설사, 장폐색의 초기
- 장음의 감소 후 장음이 사라지는 경우: 무력 장폐색, 복막염

장음이 들리지 않는다고 결정 내리기 전에 2분 이상 장음을 들어보아야 한다. 고음의 딸랑거리는 소리는 늘어난 장 내에서 압력을 받고 있는 액체와 공기를 나타내며, 복부경련과 함께 고음이 계속 들리는 경우에는 장폐색을 의미한다.

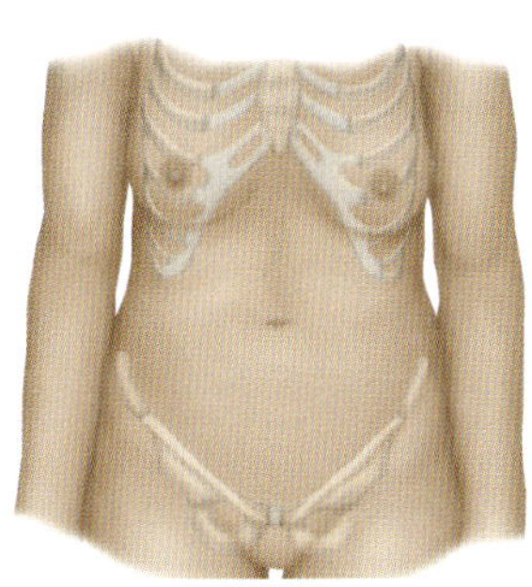

잡음(bruit)

간잡음은 간암이나 알코올간염을 의미한다. 수축기와 확장기에 모두 들리는 동맥잡음은 대동맥이나 다른 큰 동맥의 부분폐쇄를 의미한다. 명치 부위에서 들리는 잡음은 신동맥협착이나 신혈관성 고혈압을 의미한다.

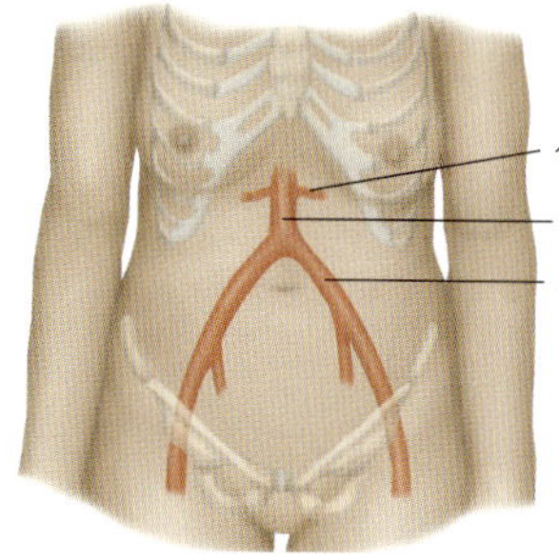

정맥잡음(venous hum)

드물게 나타난다. 수축기와 확장기 부분을 갖는 부드러운 웅웅거리는 잡음이다. 간경변증에서와 같이 간문맥과 전신정맥 사이에 많은 양측부 혈행이 있다는 것을 나타낸다.

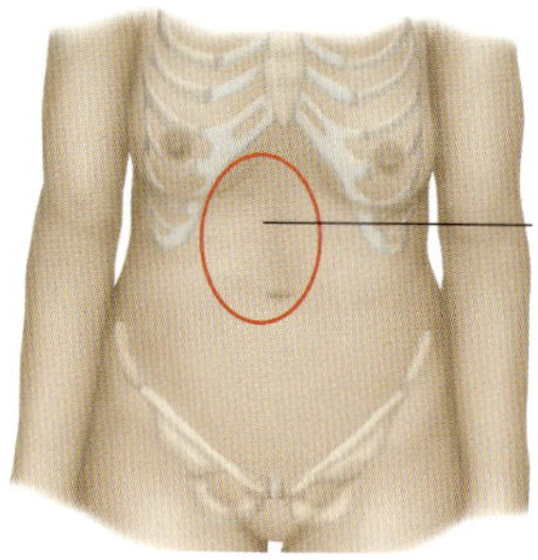

마찰음(friction rubs)

드물게 나타나며, 호흡에 따라 들리는 비비는 소리이다. 이 소리는 간암, 클라미디아나 임균에 의한 간주위염, 최근의 간 조직검사 시행, 비장경색으로 인한 복막 염증이 있음을 나타낸다. 수축기 잡음이 간 마찰음에 동반된 경우에는 간암을 의심할 수 있다.

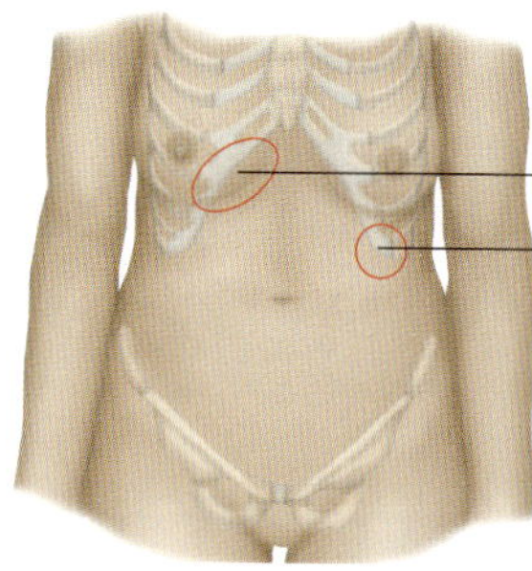

청진기의 판형을 복부 위에 부드럽게 올려놓는다. 장음의 빈도와 특성에 주의를 기울이며 듣는다. 정상 장음은 째깍음(clicks)과 배울림(gurgles)으로 구성되며, 빈도는 분당 5~34회이다. 때로는 꾸르륵 거리는 창자가스소리(복명, borborygmi)를 들을 수 있는데, 이는 과다 연동운동 시 길게 지속되는 배울림 소리이다. 장음은 복부 전체를 통해 전달되며 우하사분역에서 장음을 듣는 것만으로 충분하다. 만약 우하사분역에서 장음을 듣지 못했다면 모든 사분역에서 청진해야 하며 왜 이런 변화가 나타났는지 실문하도록 한다.

임상 팁

장음의 변화는 설사, 장폐색, 마비성 장폐색, 복막염 등에서 흔하다.

복부 잡음과 마찰음

대상자가 혈압이 높다면 잡음을 듣기 위하여 명치 부위와 상복부의 각 사분역을 청진해야 한다. 검진의 마지막에 대상자를 앉게 한 다음, 늑골척추각에서도 청진한다. 심장 수축기에 명치 부위에서 잡음이 정상적으로 들릴 수 있다.

임상 팁

쇄골중간선에서 수축기와 확장기에 모두 들리는 잡음은 신동맥협착으로 인한 고혈압을 강력하게 시사한다.

개념 마스터하기

대상자에게 장폐색이 의심되어 검진하는 경우 검진자는 대상자의 장음을 각 사분역에서 5분간 청진해야 할 필요가 있다. 이 시간은 대상자의 장음 유무를 결정하기 전에 반드시 필요하다. 전형적으로 장폐색이 있는 경우 장음의 음조 변화 또는 연속적인 고음의 장음을 청진할 수 있다.

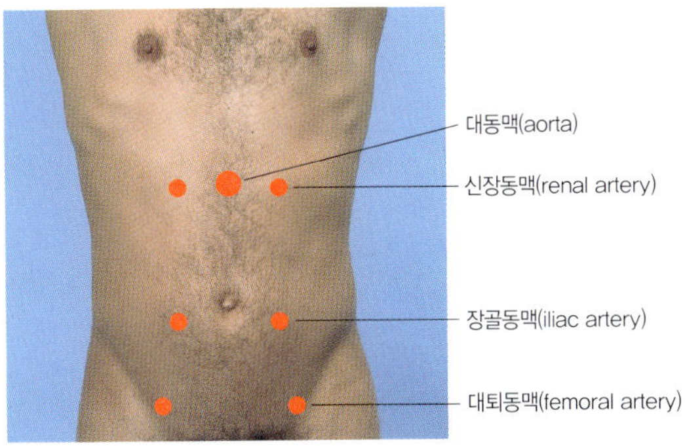

Figure 15-9 잡음의 위치는 잠재적인 폐쇄성 질환에 대한 좀 더 많은 정보를 나타낸다.

대동맥, 장골동맥과 대퇴동맥에서도 잡음이 들리는지 청진을 한다(Figure 15-9). 심장 수축기에 들리는 잡음은 비교적 흔하며 반드시 폐쇄질환을 의미하는 것은 아니다.

임상 팁

수축기와 확장기 모두에서 들리는 잡음은 부분 동맥폐쇄나 동맥부전으로 혈액와류가 발생한 것을 의미한다. 잡음이 대동맥에서 들린다면, 복부동맥류를 나타내는지 확인하기 위한 검진을 수행한다.

간과 비장 위에서 마찰음이 들리는지 청진한다(Figure 15-10, TABLE 15-10).

간종양, 간 주위의 임질 감염, 비장 경색증 또는 췌장암이 있을 때 마찰음을 들을 수 있다.

(3) 타진

타진은 복부와 장간막의 가스의 양과 분포를 사정하고, 고형이나 액체로 찬 종괴를 찾는 데 도움이 된다. 간과 비장의 크기를 타진을 통해 추정할 수도 있다.

가스팽만음(tympany)과 둔탁음(dullness)의 분포를 평가하기 위해 복부의 모든 사분역을 가볍게 타진한다(Figure 15-10). 위장관의 가스로 인하여 가스팽만음이 더 많은 부분에 분포하지만 체액이나 대변 등으로 둔탁음이 산재되어 있을 수 있다.

전반적으로 가스팽만음이 들리고, 돌출된 복부는 장폐쇄 또는 마비성 장폐쇄를 의미한다.

넓은 부위에서 둔탁음이 들리면 종괴가 있거나 장기가 커져있음을 의미하므로 이를 확인한다. 이러한 결과는 촉진의 길잡이가 된다.

임신자궁, 난소종양, 방광팽만, 간비대, 비장비대 시 둔탁음을 들을 수 있다.

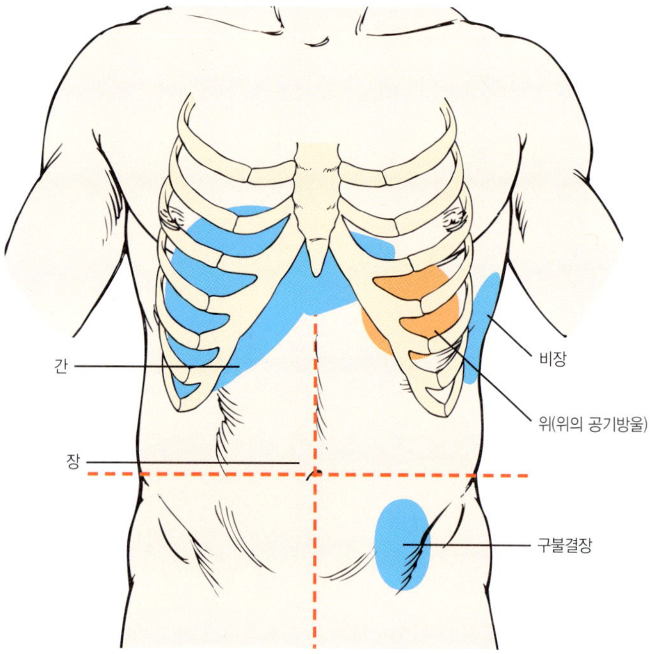

Figure 15-10 검진자는 복부타진을 통해 가스팽만음과 둔탁음을 사정한다. 파란색으로 표시된 둔탁음은 액체나 대변을 나타내며 오렌지색으로 표시된 가스팽만음은 가스를 나타낸다.

돌출된 복부의 좌우 측면에서 타진음의 변화를 확인한다. 가스팽만음이 고형의 후복부 구조물로 인해 둔탁음으로 변하는 것을 들을 수 있다.

임상 팁

양쪽 옆구리에서의 둔탁음은 복수에 대한 사정이 더 필요함을 의미한다.

폐와 늑골연 사이의 전흉부를 위에서 아래로 가볍게 타진한다. 오른쪽에서는 간의 둔탁음이 들리고 왼쪽에서는 위의 공기방울 부분과 결장의 비장굴곡 부위에서 가스팽만음이 들린다.

역위증(좌우바뀜증, situs inversus)에서는 장기들이 좌우가 바뀌어 오른쪽에서 위의 가스팽만음과 왼쪽에서 간의 둔탁음이 들릴 수 있다.

(4) 촉진

가벼운 촉진

복부의 압통, 근육 저항, 표면의 장기나 종괴 등을 찾는 데 도움이 되도록 복부를 부드럽게 촉진한다. 가벼운 촉진은 또한 대상자를 안심시키고 편안하게 한다.

손과 아래팔을 수평으로 유지한 채로 손가락을 모아 복부 표면에 편평하게 대고 복부를 1 cm 정도 깊이로 가볍고 부드럽게, 손을 대듯이 촉진한다(Figure 15-11). 촉진 위치를 변경할 때는 복부 표면에서 살짝 손을 떼고 다른 부위로 부드럽게 이동하며 복부의 모든 사분역을 확인하도록 한다.

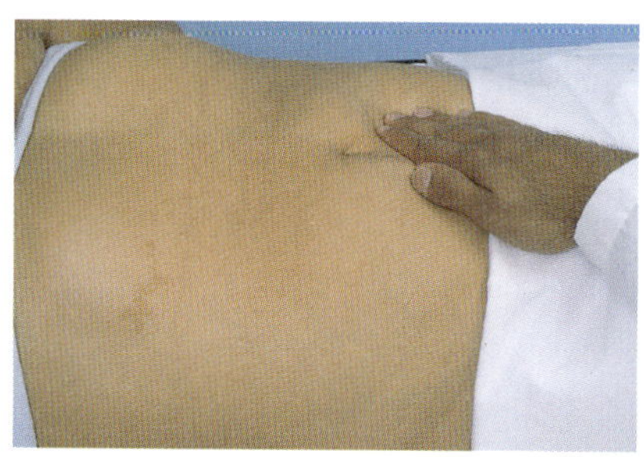

Figure 15-11 가벼운 촉진

표면의 장기나 종괴 그리고 압통이나 손에 대한 저항감이 증가하는 부분이 있는지 찾는다. 만일 저항감이 있다면, 수의적인 근육의 수축인지 불수의적인 근육연축인지를 구별하여야 한다. 수의적인 근육의 수축은 다음의 방법을 사용하면 일반적으로 감소한다. 대상자가 이완할 수 있도록 앞에서 설명된 방법을 사용한다.

불수의적인 강직(근육연축)은 일반적으로 긴장 이완 방법 사용 시에도 지속적으로 긴장되어 있으며 이런 경우 복막의 염증 등을 의심할 수 있다.

- 대상자에게 숨을 내쉬도록 하고 복부 근육의 이완 시 촉진한다.
- 대상자가 입을 크게 벌리고 구강 호흡을 하도록 요청한다.

깊은 촉진

보통 간과 신장의 경계 그리고 복부 종괴를 찾아내기 위해 깊은 촉진을 실시한다. 손가락의 바닥 쪽의 표면을 이용하여 5~8 cm 깊이로 누르면서 모든 사분역을 확인한다(Figure 15-12). 종괴가 확인되면 그 위치, 크기, 모양, 경도, 압통, 박동, 호흡이나 진찰하는 손에 의한 운동성 등을 평가한다. 촉진 소견과 타진 소견을 서로 통합하여 해석한다.

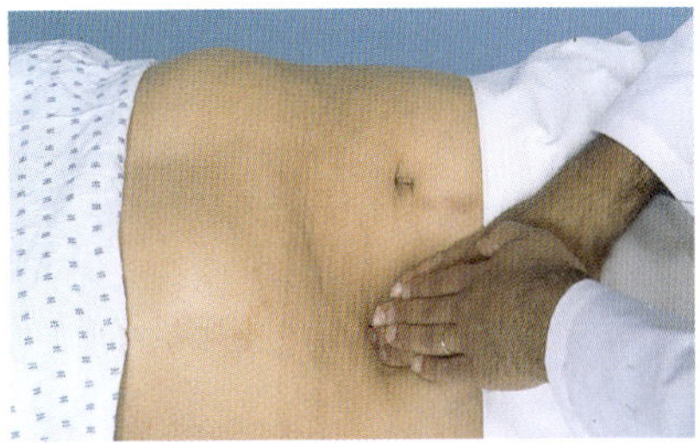

Figure 15-12 양손을 이용한 깊은 촉진

임상 팁

복부 종괴는 생리적(임신자궁), 염증성(결장게실염), 혈관성(복부 대동맥류), 종양(결장암) 또는 폐쇄성(방광 혹은 장의 팽창)으로 구분된다.

복막의 염증에 대한 사정

복통과 압통은 특히 근육연축과 동반되는 경우에 벽측 복막의 염증 또는 복막염을 의미한다. 복막염의 징후는 양성 기침 반응, 복벽근육의 긴장, 강직, 반동압통, 타진성 압통을 포함한다(TABLE 15-11, BOX 15-5). 먼저 촉진하기 전에 대상자에게 기침을 하도록 하여 통증이 유발되는지 확인한다. 그다음 부드럽게 한 손가락으로 촉진해서 어느 부위가 아픈지를 확인한다. 가벼운 타진에 의해 생기는 통증도 아픈 부위를 찾는 데 유용하다. 이러한 부드러운 방법들 모두 복막의 염증 부위를 알아내는 데 필요하다.

TABLE 15-11 복부 압통

복벽 압통(abdominal Wall tenderness)

압통은 복벽에서 기인할 수 있다. 대상자의 머리와 어깨를 들어 올릴 때 압통이 지속되면 압통이 복벽에서 기인하였음을 의심할 수 있다. 반면, 심부 병변의 압통은 머리와 어깨를 들 때 수축된 근육이 보호해주므로 감소한다.

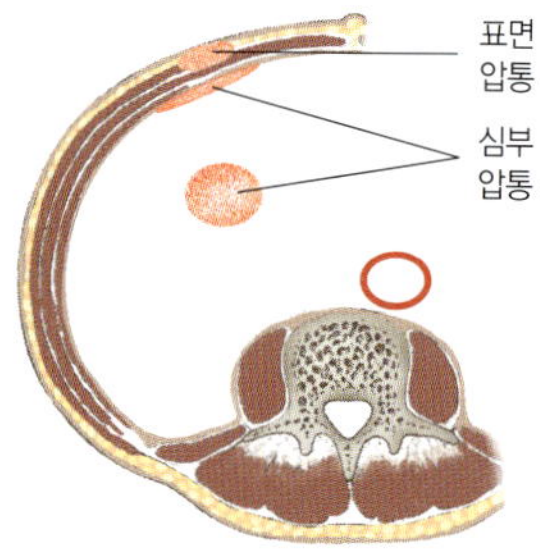

내장 압통(visceral tenderness)

그림에 표시된 기관들은 깊은 촉진 시 통증을 유발할 수 있다. 대개는 근육경직이나 반동 압통 없이 둔한 불편감이 있다. 대상자에게 설명해 주고 안심시켜주도록 한다.

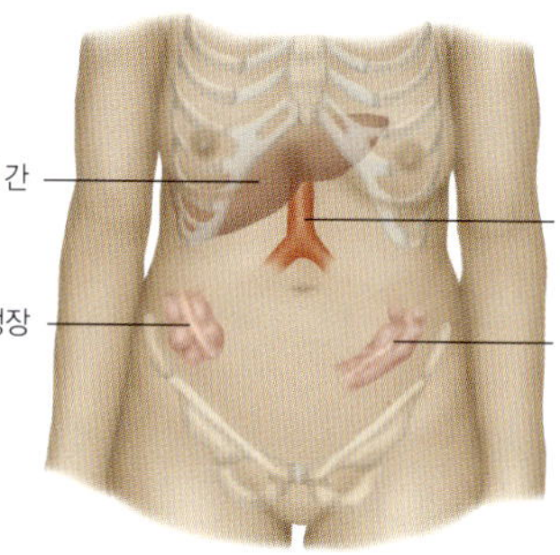

흉부와 골반 질환으로 인한 압통

급성 흉막염(acute pleurisy)

급성 흉막염에 의해서도 복부의 통증이나 압통이 생길 수 있다. 일측성으로 올 때는 급성 담낭염이나 충수염과 유사하다. 하지만 반동압통이나 경직이 별로 없고 대부분 흉부에서 징후가 나타난다.

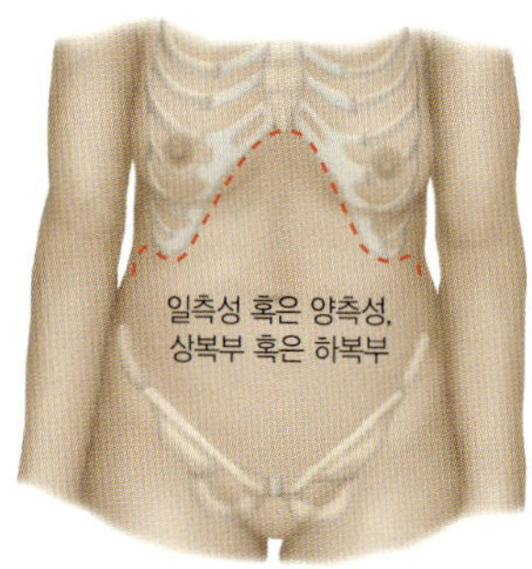

급성 난관염(acute salpingitis)

급성 난관염에서 압통은 대개 양측성으로 생기고 서혜인대 바로 위에서 가장 심하다. 반동 압통과 근육경직을 동반할 수 있다. 골반검진에서 자궁경부를 자극하면 통증이 유발된다.

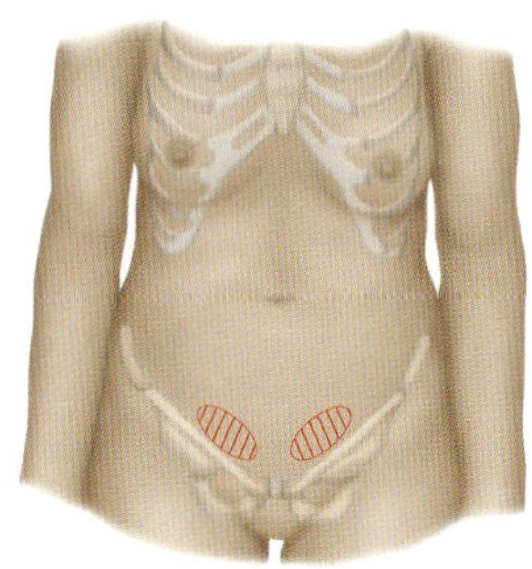

복막염에 의한 압통

복막염과 관련된 압통은 내장 압통보다 더 심하며, 항상은 아니지만 근육경직과 반동압통을 동반한다. 범복막염(generalized peritonitis)은 전 복부에 걸쳐 단단한 근육경직과 함께 극심한 압통을 일으킨다. 촉진 시 복부강직이 있다면 복막염일 가능성이 2배로 높아진다. 복막염을 일으키는 국소적 원인은 다음과 같다.

급성 담낭염(acute cholecystitis)

우상복부 통증이 가장 심하며, 머피징후를 확인하여야 한다.

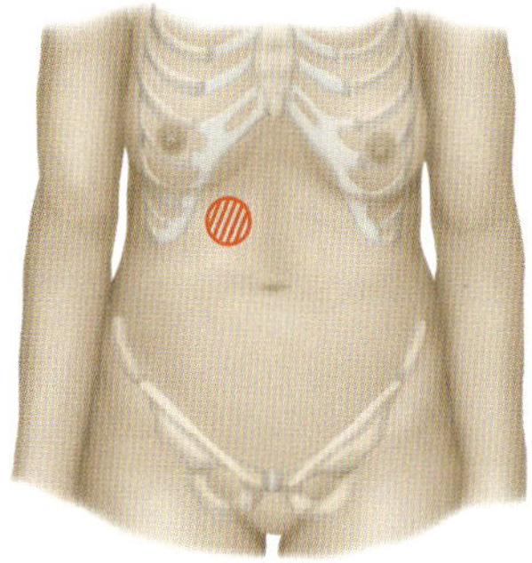

급성 췌장염(acute pancreatitis)

주로 명치부 압통과 반동압통은 있으나, 복벽은 부드럽다.

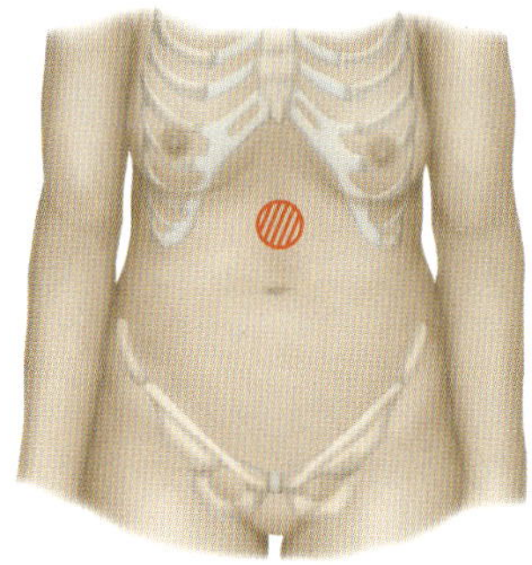

급성 충수염(acute appendicitis)

우하복부의 징후가 특징적 소견이지만 초기에는 나타나지 않을 수 있다. 전형적인 압통의 위치(McBurney 점)가 그림에 제시되어 있다. 오른쪽 옆구리를 포함한 우하복부의 다른 부분도 검진한다.

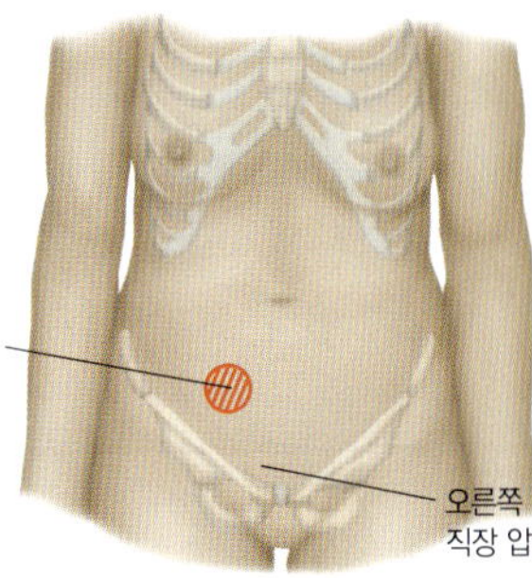

급성 게실염(acute diverticulitis)

급성 게실염은 제한된 염증 과정으로 일반적으로 좌하복부, 주로 구불결장에 잘 발생한다. 만약 구불결장이 과잉결장(redundant colon)인 경우에는 치골결합 부위 또는 오른쪽 통증이 발생한다. 국소화된 복막 징후와 종괴압통을 확인한다. 미세천공, 농양, 폐쇄가 있을 수도 있다.

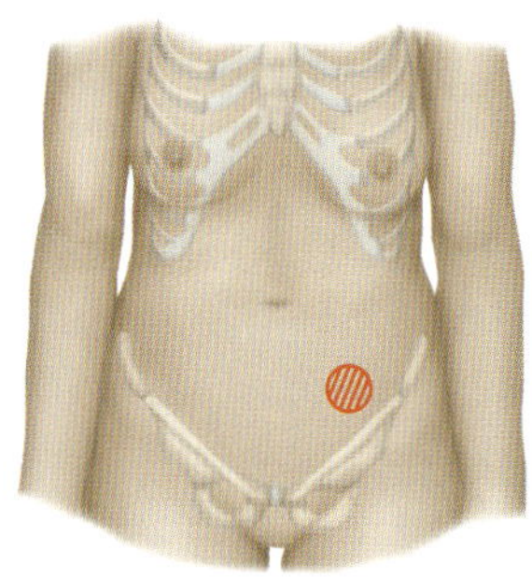

BOX 15-5 복막염의 징후

- 긴장(guarding): 긴장은 복벽의 자발적인 수축으로 얼굴 찡그림을 동반하나 대상자의 주의를 다른 곳으로 돌리면 완화된다.
- 강직(rigidity): 강직은 반복되는 검진에도 지속되는 복막의 염증으로 인한 불수의적인 복벽의 반사적 수축을 말한다.
- 반동압통(rebound tenderness): 반동압통은 검진자가 압통 부위를 손으로 눌렀다가 갑자기 뗄 때 대상자가 표현하는 통증을 말한다. 반동압통을 사정하기 위해 대상자에게 눌렀을 때와 손을 떼었을 때 둘 중 어느 시기에 더 아픈지 물어본다. 손가락을 사용하여 서서히 확고하게 누르고 재빨리 손을 뗀다. 만약 손을 떼었을 때 통증이 유발된다면 양성 반응이다. 타진성 압통을 검진하기 위해 부드럽게 타진한다.

이러한 징후들이 양성일 경우 복막염의 가능성은 2배로 증가한다. 강직이 있을 경우 복막염의 가능성은 4배로 증가한다. 원인으로는 충수염, 담낭염, 장천공이 있을 수 있다.

2) 간

간은 많은 부분이 흉곽에 가려져 있기 때문에 검진하기가 어렵다. 간의 크기와 모양은 타진과 촉진을 통하여 알 수 있다. 촉진은 간의 경도, 압통을 평가하는 데 도움이 된다.

(1) 타진

오른쪽 쇄골중간선에서 간 둔탁음의 수직 길이를 측정한다. 정확한 측정을 위해 쇄골중간선의 위치를 주의 깊게 확인하다. 세게 타진하는 경우 간의 크기를 실제보다 작게 측정할 수 있으므로, 가볍게 혹은 중간 정도의 강도로 타진한다. 배꼽 아랫부분(둔탁음보다는 가스팽만음 영역)에서 시작해서 간을 향해 위쪽으로 가볍게 타진해 나가면서 둔탁음이 시작되는 간의 아래쪽 경계를 확인한다.

다음으로, 쇄골중간선에서 간 둔탁음의 위쪽 경계선을 확인한다. 유두 부위에서 시작하여 아래쪽으로 타진하는데 폐 공명음이 간 둔탁음으로 바뀌는 간의 위쪽 경계선을 확인한다. 여성의 경우 공명음 부위에서 타진하기 위해 유방을 부드럽게 위로 올릴 필요가 있다. 타진해 나가는 순서는 Figure 15-13과 같다.

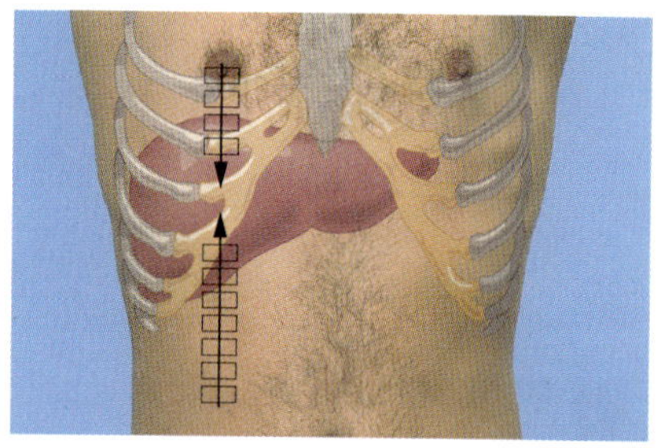

Figure 15-13 유두 부위에서 시작하여 아래쪽으로 폐 공명음에서 간 둔탁음으로 바뀌는 지점까지 타진한다.

임상 팁

간 둔탁음의 길이는 간이 커질 때 증가하고, 반대로 간이 작아질 때 혹은 장 또는 텅 빈 내장 장기의 천공으로 인해 공기가 횡격막 아래에 있을 때 작아진다. 간염이나 울혈심부전이 호전될 때 그리고 드물게 전격간염(fulminant hephatitis)이 진행될 때 둔탁음의 길이가 짧아질 수 있다. 간 둔탁음의 위치는 만성폐쇄폐질환으로 인해 횡격막이 내려가면 아래로 내려갈 수 있다. 그러나 간의 길이는 정상으로 유지된다.

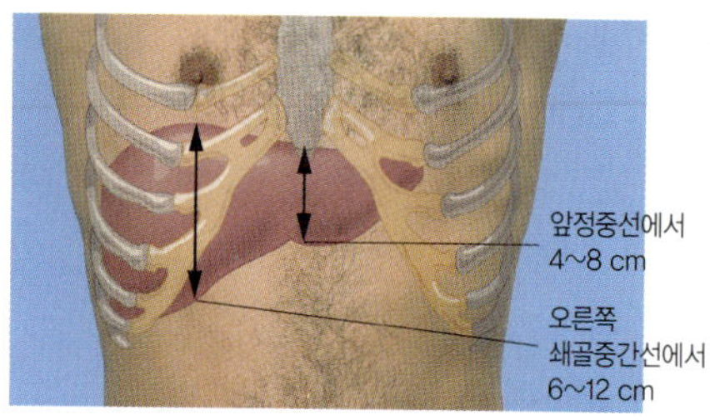

Figure 15-14 정상 간의 길이

오른쪽 흉막삼출이나 폐경화에 의한 둔탁음이 간 둔탁음과 인접해 있다면, 간의 크기는 실제보다 크게 평가될 수 있다.

두 지점 사이의 거리, 즉 간 둔탁음의 수직 길이를 cm로 잰다. Figure 15-14에서 보는 정상인의 간 길이(liver span)는 일반적으로 남성이 여성보다, 키가 큰 사람이 작은 사람보다 길다. 만약 간이 커져 있다면 아래쪽 경계를 중앙 쪽과 측면 쪽으로 타진하여 확인한다.

임상 팁

결장의 가스는 우상복부에서 가스팽만음을 만들 수 있고 간 둔탁음을 모호하게 할 수 있어 간 크기가 실제보다 작게 평가될 수 있다.

타진으로 간의 수직 길이를 측정하는 방법은 간비대로 가장자리가 만져질 때 더욱 정확하다.

만성 간질환에서 비대된 간의 가장자리가 촉진되는 경우, 간경화의 가능성은 2배가 된다.

(2) 촉진

왼손을 대상자의 오른쪽 11, 12번째 늑골과 평행하게 뒤쪽으로 위치하여 인접한 연조직을 함께 지지해준다(Figure 15-15). 필요하면 대상자에게 힘을 빼라고 말한다. 왼손을 위쪽으로 들어 올리면 오른손으로 더 쉽게 간을 만질 수 있다.

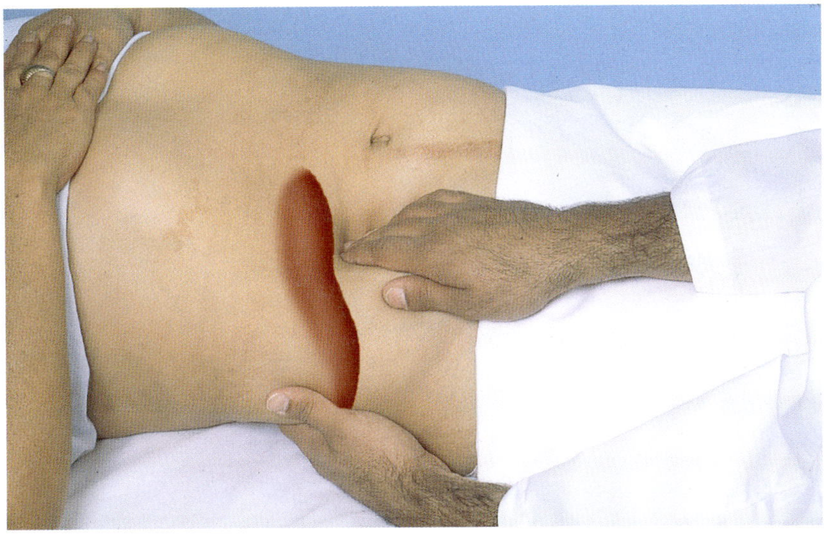

Figure 15-15 늑골을 지지하는 손으로 간이 좀 더 쉽게 촉진되도록 할 수 있다.

오른손을 대상자의 오른쪽 복직근 바깥쪽에 놓고, 손가락끝은 둔탁음의 아래 경계 밑에 놓는다. 일부 검진자는 손가락을 대상자의 머리 쪽으로 향하게 놓기도 하고, 일부는 그림에서와 같이 비스듬히 놓을 수도 있다. 어떤 경우이든 부드럽게 눌러서 위로 들어올린다.

대상자에게 숨을 깊게 들이쉬라고 요청한다. 이때 간의 모서리가 내려와 손가락 끝에서 촉진할 수 있다. 간의 가장자리 촉진 시, 정상 간의 모서리는 부드럽고, 날카로우며 균일하고 표면이 매끄럽다. 다음으로 촉진하는 손을 약간 가볍게 누르면 손가락 밑으로 간이 미끄러지면서 간의 앞 표면을 느낄 수 있다. 압통이 있는지 확인한다. 정상 간은 약간의 압통이 있을 수도 있다.

임상 팁

간의 단단함이나 견고함, 간 가장자리의 무딘 느낌이나 둥근 느낌, 간 표면의 불규칙함은 간의 이상을 의미한다.

숨을 들이쉬면, 간은 쇄골중간선에서 오른쪽 늑골연 아래쪽으로 3 cm 정도 만져질 수 있다(Figure 15-16). 어떤 대상자들은 복식호흡보다는 흉식호흡을 한다. 그런 대상자인 경우 복부를 사용해서 호흡하도록 한다. 대상자가 복식호흡을 하면 흡기 때 간뿐만 아니라 비장이나 신장을 촉진할 수 있다.

간을 촉진하기 위해서는 복벽의 두께와 저항에 따라 복부를 누르는 힘을 달리 해보도록 한다. 만약 만져지지 않는다면 손을 늑골연까지 가까이 옮긴 후 다시 시도해 본다.

담낭폐쇄나 비대 시 담낭은 간 가장자리 아래에 붙어 타원형의 종괴를 형성한다. 이때 타진하면 둔탁음이 들린다.

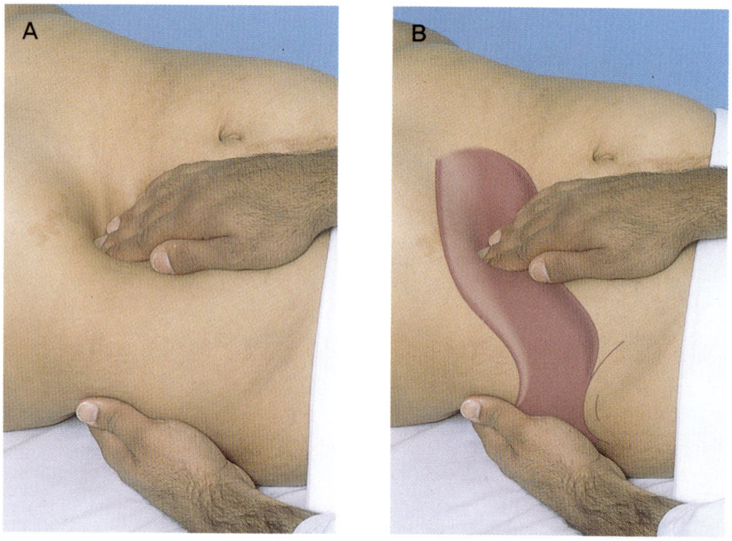

Figure 15-16 A. 오른쪽 늑골연 3 cm 아래 부위에서 복부를 촉진한다. B. 대상자가 숨을 들이쉴 때 간이 검진자의 손가락끝으로 내려온다.

바깥쪽과 안쪽 모두에서 간의 가장자리를 만져야 하지만, 복직근을 통한 촉진은 어렵다. 간의 가장자리가 촉진되는 것이 반드시 간비대를 의미하는 것은 아니다. 겉보기상의 간비대와 실제 간비대를 구별하는 방법은 TABLE 15-12를 참고한다.

TABLE 15-12 간비대: 겉보기와 실제

간이 만져진다고 모두 간비대가 있는 것은 아니며 간의 경도가 간경병증에서와 같이 비정상적으로 단단하거나 견고하게 변한 경우에도 간이 촉진된다. 임상적으로 간의 크기는 타진과 촉진으로 추정할 수 있지만 초음파로 측정한 것보다는 부정확하다.

낮은 횡격막에 의한 간의 하향 이동

만성폐쇄폐질환 같은 질환이 있을 때 횡격막이 밑으로 내려오면서 간이 아래로 이동한다. 이럴 경우 간의 아랫면은 늑골연 아래에서 쉽게 만져지나, 타진을 해보면 간의 위쪽 면이 아래로 내려와서 간의 길이는 정상이다.

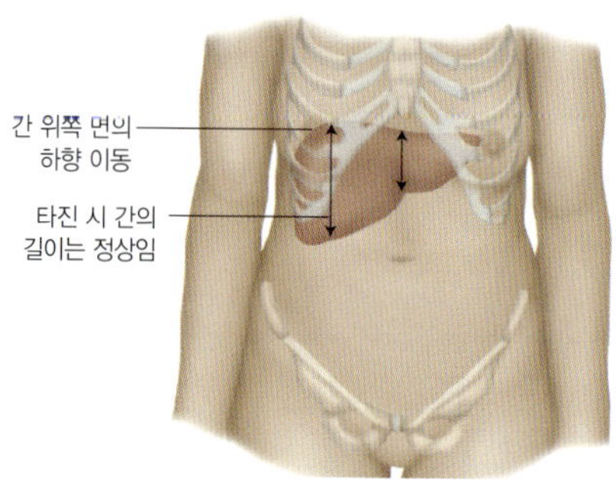

간 모양의 정상 변이

일부 대상자에서는 간의 모양이 길죽해져서 우엽이 장골융기부 방향의 아래로 돌출되어서 쉽게 만져질 수 있다. 이렇게 간이 길어진 것을 레이델스엽(Riedel lobe)이라고 하며, 간의 용적이나 크기가 커진 것이 아니고 정상적인 모양변이이다.

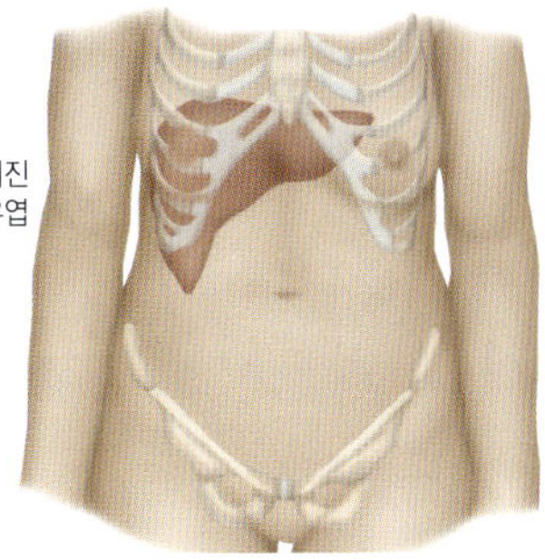

부드럽게 커진 간

간경변증에서는 단단한 가장자리를 가진 커진 간을 만질 수 있으나, 간 모양이 수축되고 변형될 수도 있다. 혈색소침착증, 아밀로이드증, 림프종에서도 유사한 증상을 보일 수 있다. 가장자리가 부드러우면서 커진 간은 간염 같은 염증이나 우측 심부전과 같은 정맥울혈에서 나타날 수 있다.

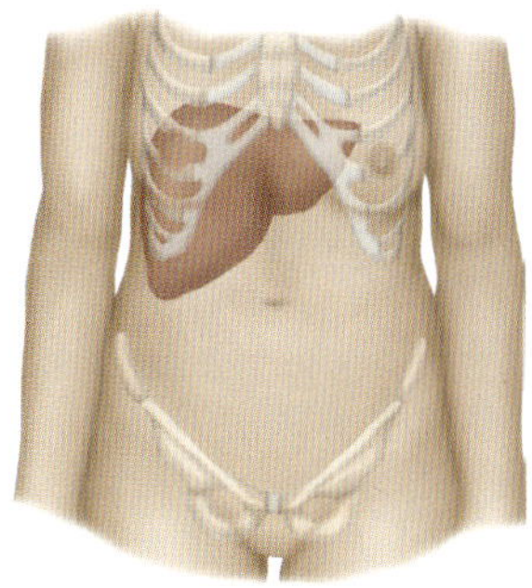

크고 불규칙한 간

간이 커져 있으면서 가장자리는 단단하고 불규칙하면 악성을 의미한다. 하나 이상의 결절이 있으며 간압통이 있을 수도 있다.

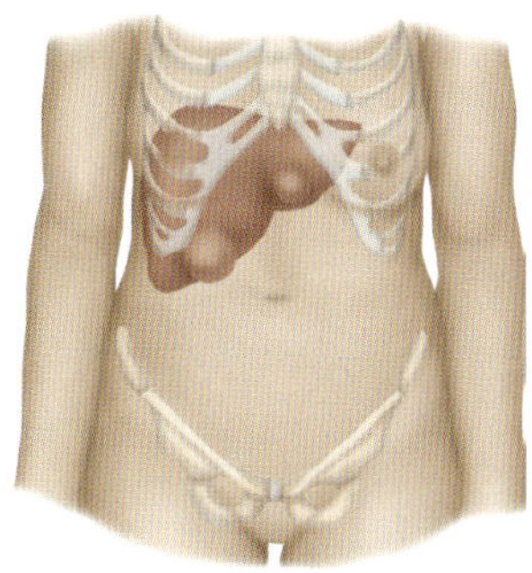

대상자가 비만한 경우 갈고리 촉진법(hooking technique)이 도움이 될 수 있다. 검진자는 대상자의 오른쪽에 서서 양손을 나란히 오른쪽 복부에서 간 둔탁음이 느껴지는 경계 부위 아래에 둔 다음, 늑골연 위쪽으로 손가락에 힘을 주어 누른다(Figure 15-17A). 그리고 대상자에게 깊게 숨을 들이마시라고 한다. 아래 그림에서와 같이 간의 가장자리가 양 손가락의 끝에서 만져질 수 있다(Figure 15-17B).

임상 팁

간의 압통은 간염 혹은 심부전 같은 울혈을 의미한다.

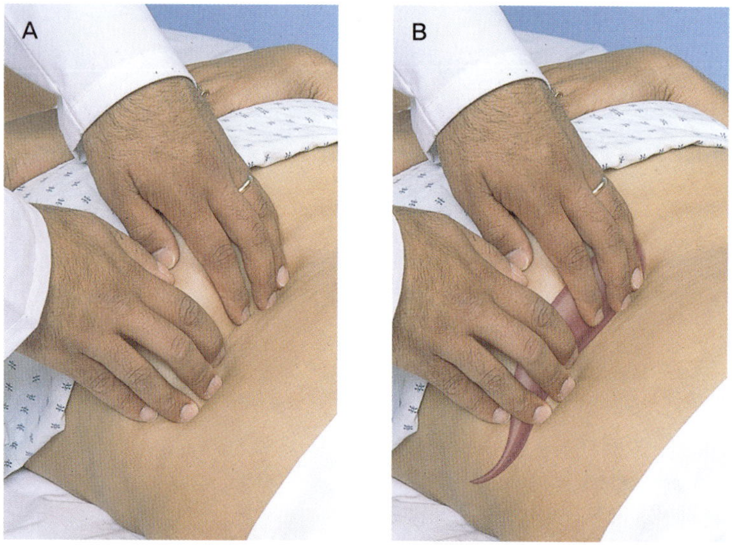

Figure 15-17 A. 늑골연 안쪽에서 위쪽으로 누르는 방법은 "갈고리 촉진법"이다. B. 이런 방법은 간의 가장자리를 촉진하는 데 도움을 준다.

3) 비장

비장이 커지면 앞, 아래, 안쪽으로 커지고, 위와 결장의 가스팽만음이 둔탁음으로 바뀌며, 늑골연 아래에서 촉진된다. 타진 시 둔탁음은 **비장비대**를 의심할 수 있지만, 비대된 비장이 늑골연 안쪽에 있는 경우에는 확인하기 어렵다.

(1) 타진

왼쪽 전흉벽 아래부위를 타진하는 것과 비장의 타진 징후를 확인하는 두 가지 기법이 비장비대를 발견하는 데 도움이 된다.

6번째 늑골의 심장 둔탁음 경계에서부터 전액와선까지, 그리고 아래쪽으로 늑골연까지의 왼쪽 전흉벽 아래 부위(트라우베 공간, Traube space)를 타진한다. Figure 15-18과 같이 화살표를 따라 타진하면서 가스팽만음이 어디까지 들리는지 확인한다. 타진은 비장비대를 어느 정도 정확하게 찾아낸다(민감도 60~80%, 특이도 72~94%).

타진 시 둔탁음이 있다면, 촉진으로 비장비대를 찾아낼 확률은 80% 이상이다.

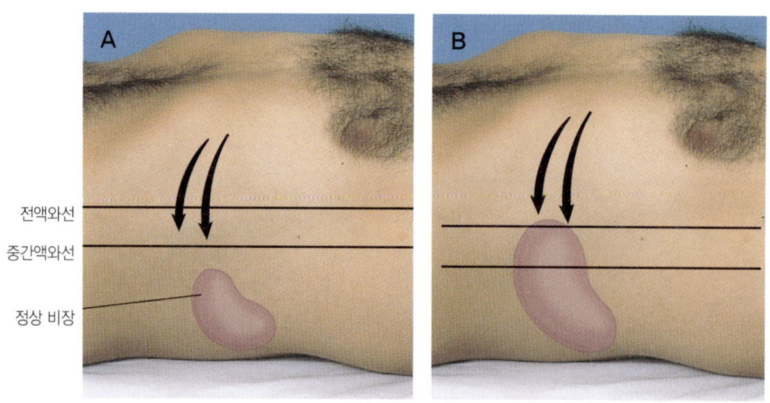

Figure 15-18 A. 정상 비장의 위치 B. 비대된 비장의 위치

특히 외측에서 가스팽만음이 뚜렷하다면 비장비대일 가능성은 적다. 일반적으로 정상 비장의 둔탁음은 다른 뒤쪽 조직의 둔탁음에 의해 가려진다.

위 또는 결장 내의 액체나 고형 물질은 트라우베 공간에서 둔탁음을 유발한다.

비장의 타진 징후를 조사해 본다. Figure 15-19에서 보는 것과 같이 왼쪽 전액와선에서 가장 아래의 늑간을 타진한다. 이 부위에서는 보통 가스팽만음이 들린다. 다음에 대상자에게 깊게 숨을 들이쉬도록 하고 다시 타진한다. 비장의 크기가 정상이면 숨을 깊게 들이마셔도 가스팽만음이 들린다.

한 가지 혹은 두 가지 검진에서 모두 양성이면 비장을 촉진하는 데 더 많은 주의를 기울여야 한다.

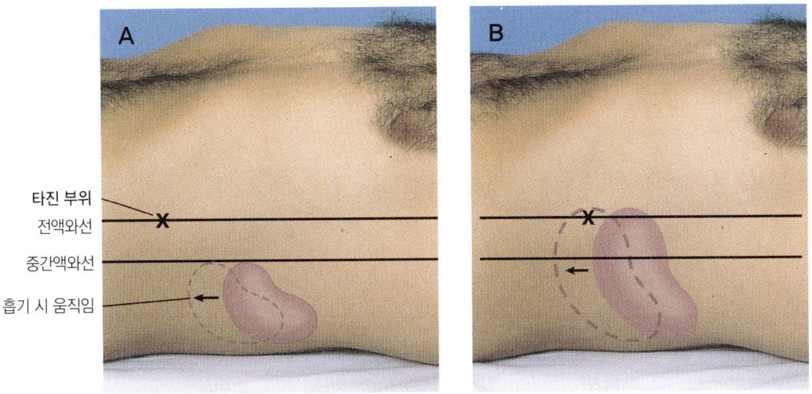

Figure 15-19 A. 비장 타진 징후 음성 B. 비장 타진 징후 양성

임상 팁

흡기 시 가스팽만음에서 둔탁음으로의 변화는 비장비대 양성 소견이다. 그러나 이러한 징후는 비장비대 발견 시 중등도 정도로만 유용하다.

(2) 촉진

복벽을 더 잘 이완시키기 위해 대상자는 팔을 몸 옆에 놓고 필요하다면 목과 다리를 구부리도록 한다. 검진자의 왼손은 대상자의 위로 뻗어 대상자의 왼쪽 흉곽 아래쪽 부위와 인접한 연조직을 지지하면서 앞쪽으로 누른다(Figure 15-20). 오른손은 왼쪽 늑골연 아래에 놓고 비장 쪽으로 누른다. 커진 비장보다 충분히 아래쪽으로 촉진을 시작해야 비대해진 비장을 촉진할 수 있다. 검진자의 손이 늑골연 근처에 있다면 흉곽 밑으로 손을 밀어올리기가 쉽지 않다.

임상 팁

검진자가 아랫쪽 가장자리를 느낄 수 없을 정도로 너무 윗쪽에서 촉진을 시작하면 확대된 비장을 놓칠 수 있다.

대상자에게 깊게 숨을 들이쉬게 한 다음, 손가락끝으로 내려오는 비장의 끝이나 가장자리를 느끼도록 시도해 본다. 압통이 있는지 확인하고, 비장의 윤곽을 사정하며, 비장의 가장 아래쪽 지점과 왼쪽 늑골연 사이의 거리를 측정한다. 정상 성인의 약 5%에서는 비장의 끝이 만져진다.

비장이 촉진될 경우 비장비대일 가능성이 8배나 더 높다. 비장비대의 원인은 매우 다양하며 울혈성, 혈액성, 염증성, 감염성, 침윤성, 종양성으로 구분할 수 있다. 관련된 질환으로는 간문맥고혈압, 혈액암, HIV감염, 비장경색 또는 비장혈종이 있다.

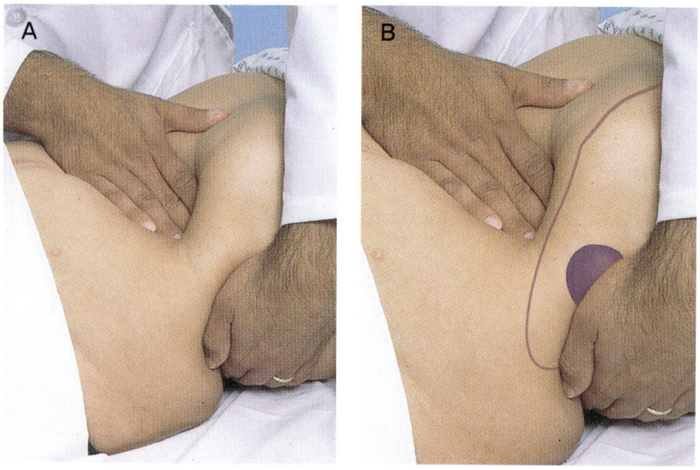

Figure 15-20 A. 비장비대를 촉진하기 위해 한 손으로 환자를 지지하고 다른 손으로 왼쪽 늑골연 아래쪽으로 누른다. B. 촉진되는 경우, 비대된 비장의 끝(보라색 표시)이 깊게 숨을 들이쉰 상태에서 왼쪽 늑골연 심부에서 느껴진다.

대상자를 오른쪽으로 눕게 하고 엉덩이와 무릎을 약간 구부리게 한 후 검진을 반복한다(Figure 15-21). 이 자세에서는 중력의 작용으로 비장이 앞쪽과 오른쪽으로 이동하여 촉진이 용이해진다.

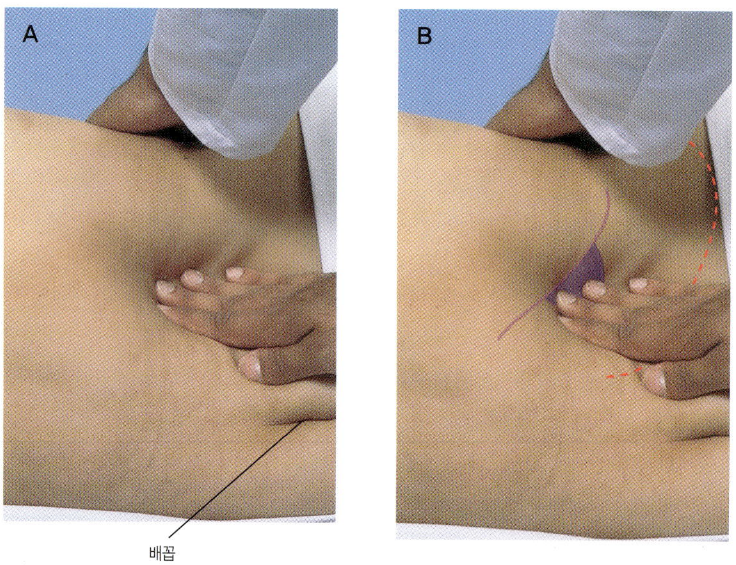

Figure 15-21 A. 대상자를 오른쪽으로 눕도록 하고 비장을 촉진한다. B. 비대된 비장은 깊게 숨을 들이쉰 상태에서 왼쪽 늑골연 아래 2 cm 지점에서 촉진된다.

4) 신장

(1) 촉진

신장은 후복막 장기이며 일반적으로 촉진할 수 없지만, 검진기술을 학습하는 것은 비대된 신장을 다른 기관이나 복부 종괴로부터 구별할 수 있도록 한다.

왼쪽 옆구리에 덩어리가 있다면 비장비대 혹은 왼쪽 신장의 비대를 의심할 수 있다. 비장비대가 있는 경우 중앙쪽 경계에서 절흔이 촉진되고, 가장자리가 중앙선보다 커져 있고, 타진 시 둔탁음이 들린다. 이때 손가락으로 깊게 촉진했을 경우 중앙 쪽과 옆쪽의 경계면을 촉진할 수 있지만 늑골연과 종괴 사이는 촉진할 수 없다. 다른 검사를 통하여 비장비대를 확진한다.

왼쪽 신장의 촉진

대상자의 왼쪽으로 이동하여 오른손을 대상자 등 쪽의 12번째 늑골 바로 아래에서 늑골과 평행하게 두고 손가락끝이 늑골척추각에 닿도록 한다. 그리고 신장이 전방으로 이동하도록 올리듯 힘을 가하고 동시에 왼손을 좌상복부의 바깥쪽에 복직근과 평행하게 놓는다. 대상자에게 숨을 깊게 들이마시게 하고, 흡기의 정점에서 왼손으로 좌상복부를 깊게 누르면서 늑골연 바로 아래에서 왼쪽 신장이 양손 사이에서 위치하도록 한다. 대상자에게 숨을 내쉰 후 잠시 숨을 멈추게 하고 왼손의 힘을 천천히 풀면 신장이 숨을 내쉴 때 위치인 후방으로 미끄러져 가는 것을 느낄 수 있다. 신장이 촉진되면 크기, 윤곽, 그리고 압통 유무를 기록한다.

또 다른 방법은 비장을 촉진하는 것과 비슷하게 할 수도 있다. 대상자의 오른쪽에 서서 왼손을 대상자의 왼쪽 옆구리에 대고 들어 올리면서 오른손으로 좌상복부를 누르고 대상자에게 숨을 깊게 들이마시도록 하며 종괴의 움직임을 느낄 수 있다. 정상적인 왼쪽 신장은 거의 촉진되지 않는다.

만일 신장비대가 있는 경우라면 좌상복부에서 정상 타진음인 가스팽만음이 들릴 수 있으며, 촉진 시 늑골연와 종괴 사이에 손가락을 넣을 수 있지만 종괴의 중앙 쪽과 아래쪽 경계면을 촉진할 수 없다.

오른쪽 신장의 촉진

정상 오른쪽 신장은 촉진될 수 있는데, 특히 대상자가 마르고 복근이 이완된 상태일 때 잘 만져진다. 오른쪽 신장을 촉진하기 위해서는 대상자의 오른쪽으로 이동하여 왼손으로 등을 들어 올리면서 오른손을 우상복부에 대고 왼쪽 신장을 촉진하는 방법과 동일하게 시도한다(Figure 15-22). 신장은 약간 부드러울 수 있다. 대상자는 대부분 자신의 신장이 검진자의 손에 붙잡히는 것과 놓이는 것을 인식한다. 종종 오른쪽 신장은 원래의 위치보다 앞쪽에 위치할 수 있는데 이때에는 간과 구별하여야 한다. 간이 만져진 경우에는 가장자리가 더 날카롭고 안쪽과 바깥쪽으로 더 연장되며 손으로 붙잡을 수가 없는데, 신장의 아래끝은 둥글게 만져진다.

신장비대의 원인에는 수신증, 낭종, 종양이 있다. 양쪽 신장비대가 있다면 다낭성 신장질환을 의심할 수 있다. 수신증은 초음파상에서 확인될 수 있으며 요관결석을 나타낸다.

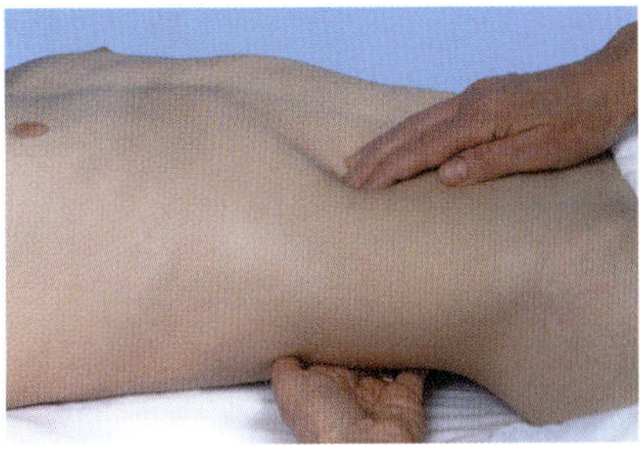

Figure 15-22 오른쪽 신장의 촉진

(2) 신장의 타진 압통 사정

검진자는 양쪽 늑골척추각에서 압통이 있는지 알아볼 수도 있다. 손가락끝의 압력만으로도 압통을 유발할 수도 있지만 그렇지 않은 경우에는 주먹 타진을 시도한다. 검진자의 한 손바닥을 늑골척추각에 대고 다른 손은 주먹을 쥔 채 주먹의 아래쪽 척골 측 부분으로 손등 부위를 두드린다(Figure 15-23). 두드리는 강도는 대상자가 인지할 수는 있지만 통증이 없는 정도 또는 쿵하는 느낌이 나는 정도이다.

대상자가 불필요하게 자세를 다시 취하거나 하지 않도록, 폐의 후면 또는 등 쪽을 검진할 때 함께 사정하도록 한다.

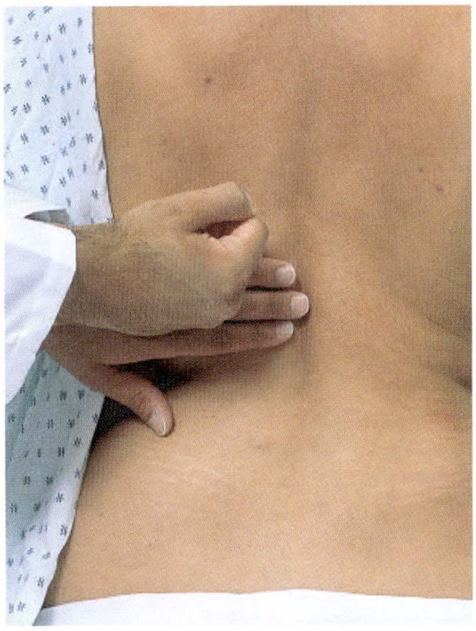

Figure 15-23 늑골척추각 압통을 사정하기 위한 주먹 타진

임상 팁

압력이나 주먹 타진 시 통증을 느낀다면 보통 발열과 배뇨장애를 동반한 신우신염을 의미하지만 근골격계 이상일 수도 있다.

5) 방광

방광은 치골결합 상부로 팽창되어 있지 않는 한 정상적인 경우에는 검진하기가 어렵다. 타진으로 방광의 둔탁음을 확인하고 치골결합 상부로 얼마나 올라가 있는지 알아본다. 둔탁음이 명백하게 나타나기 전까지 방광의 용적은 400~600 mL이어야 한다. 촉진 시 팽창된 방광의 천정부는 부드럽고 둥글게 느껴진다. 압통 여부도 사정한다.

임상 팁

방광팽창은 요도협착이나 전립선비대와 같은 출구 폐쇄뿐만 아니라 약물이나 부작용, 뇌졸중, 다발성경화증같은 신경계 질환으로도 생길 수 있다. 치골상부의 압통은 방광염을 의미한다.

6) 대동맥

상복부에서 정중선보다 약간 왼쪽을 힘주어 깊이 누르면 대동맥의 박동을 느낄 수 있다. 50세 이상에서는 그림과 같이 각각 한 손을 대동맥의 각 측면에 대고, 상복부를 깊게 눌러 대동맥의 지름을 측정해 보아야 한다(Figure 15-24). 이 연령군에서 정상 대동맥의 지름은 3.0 cm를 넘지 않는다(평균 2.5 cm). 이때 복벽의 두께는 포함하지 않고 측정해야 한다. 대동맥 박동의 느낌은 복벽의 두께나 복부의 전후경에 따라 변화가 심하다(Figure 15-25). 복부대동맥류(abdominal aortic aneurysm, AAA)의 위험요인은 65세 이상의 연령, 흡연력, 남성, 복부대동맥류 수술력이 있는 부모/형제/자녀, 관상동맥과 말초동맥질환, 고혈압, 이전의 심근경색이다. 배꼽 주위나 상복부에 직경 3.0 cm 이상의 박동성 종괴는 복부대동맥류를 시사한다. 촉진의 민감도는 복부대동맥류가 클수록 증가하며, 3.0~3.9 cm일 때 29%, 4.0~4.9 cm일 때 50%, 5.0 cm 이상일 때는 76%이다. 촉진으로 대동맥류를 선별한 후, 초음파를 실시하면, 특히 65세 이상의 남성 흡연자의 사망률을 낮출 수 있다. 통증은 파열을 예고하는 것일 수 있으며, 작은 동맥류보다 직경 4 cm 이상에서 파열 위험이 15배 크고, 사망률은 85~90%에 이른다. 지난 20년간 발생빈도는 감소하였으며, 60세 이상의 남성에서 2~3.3%의 유병률을 보인다.

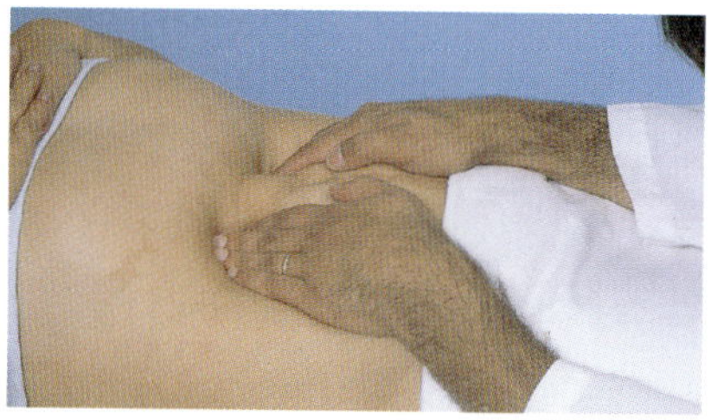

Figure 15-24 상복부에서 대동맥의 직경을 측정하기 위해 각각 한 손을 대동맥의 측면에 대고 깊게 누른다.

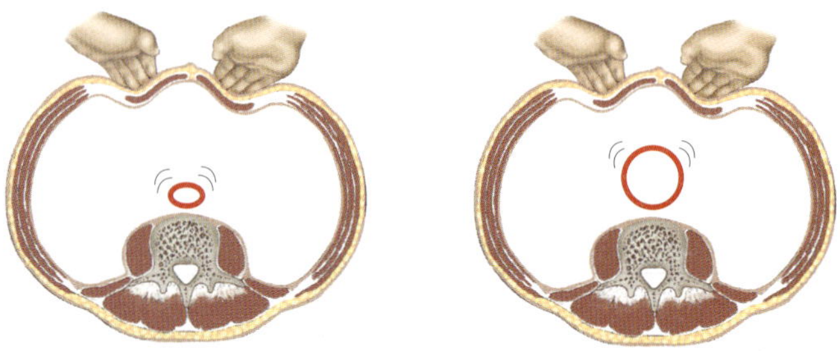

Figure 15-25 대동맥 박동의 촉진은 복벽의 두께와 복부전후경에 따라 다양하다.

4. 특수검진기법

특수검진이 필요한 상황

- 복수
- 충수염
- 급성 담낭염
- 복벽탈장
- 복벽 종괴

1) 복수 사정

배가 불룩하고 양쪽 옆구리가 팽창되어 있으면 간경화의 가장 흔한 합병증인 복수(ascites)를 의심할 수 있다. 복수는 중력에 따라 가라앉고 가스가 차 있는 장은 상부로 뜨게 되므로 복부의 아래로 늘어진 부위를 타진하면 둔탁음이 들린다. 가스팽만음이 들리는 복부의 중앙에서 여러 방향으로 타진해서 이와 같은 양상을 확인하고 가스팽만음과 둔탁음의 경계를 그려본다(Figure 15-26).

두 가지 검사기법으로 복수의 유무를 확인하는데, 때로는 둘 다 오해의 소지가 있을 수 있다.

복수는 간경화, 울혈심부전, 협착심장막염(constrictive pericarditis), 하대정맥 혹은 간정맥의 폐쇄로 인한 정수압의 증가로 인해 나타날 수 있다. 또한 신증후군(nephrotic syndrome)으로 인한 삼투압의 감소, 영양결핍, 난소암으로 인해 발생할 수 있다.

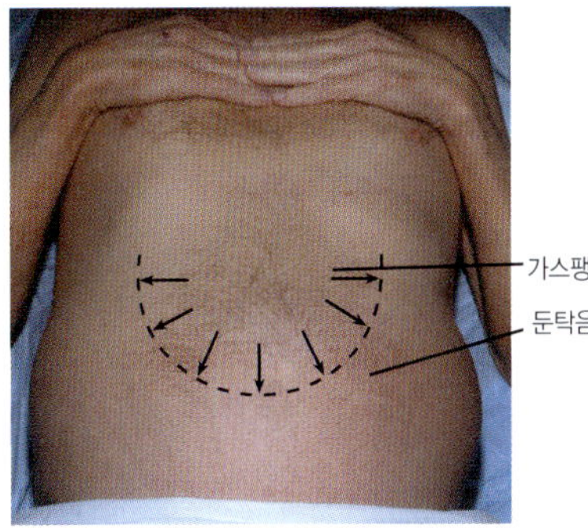

Figure 15-26 복수를 확인하기 위해 가스팽만음과 둔탁음의 경계를 그려본다.

- 이동둔탁음검사(shifting dullness test): 대상자가 똑바로 누운 상태에서 가스팽만음과 둔탁음의 경계를 타진한 후 대상자를 옆으로 돌아눕게 하고 다시 타진하여 가스팽만음과 둔탁음의 경계를 다시 그린다(Figure 15-27). 복수가 없는 경우, 가스팽만음과 둔탁음 사이의 경계가 거의 일치한다.

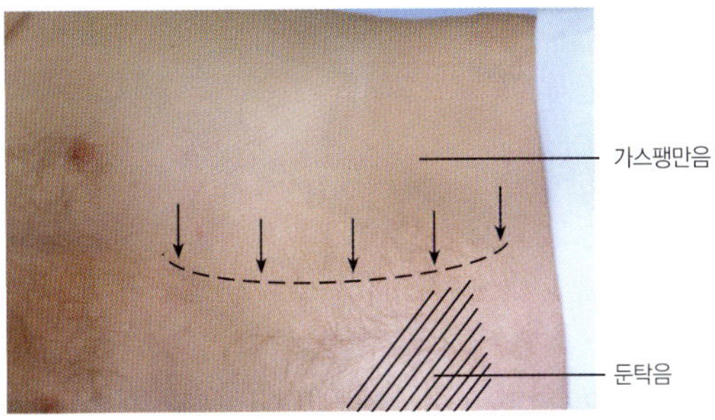

Figure 15-27 복수를 확인하기 위한 이동둔탁음 검사. 그림에서 둔탁음은 왼쪽 복부 가장자리에서 대상자가 오른쪽 측위를 취했을 때 오른쪽으로 향하게 된다.

- 액체파동검사(fluid wave test): 대상자나 보조원에게 양손을 세워 복부의 중앙선에 대고 세게 누르게 한다. 이러한 압력은 지방층을 통한 파동의 전달을 막을 수 있다. 검진자는 손가락끝으로 대상자의 한쪽 옆구리를 민첩하게 두드리고, 다른 한 손으로는 반대편 옆구리에서 복수를 통해 전해지는 진동을 느껴본다(Figure 15-28). 다만 이 징후는 복수가 명확해질 때까지 음성인 경우가 많고 때로는 복수가 없는 경우에도 양성으로 나올 수 있다.

복수가 있으면, 중력으로 인해 타진 시 둔탁음이 아래쪽으로 이동하고 가스팽만음은 그 상부로 이동하게 된다.

파동이 쉽게 느껴지면 복수를 의심할 수 있다. 액체파동검사와 이동둔탁음검사가 양성이고, 말초부종이 있으면 복수를 진단할 가능성이 3~6배 높아진다.

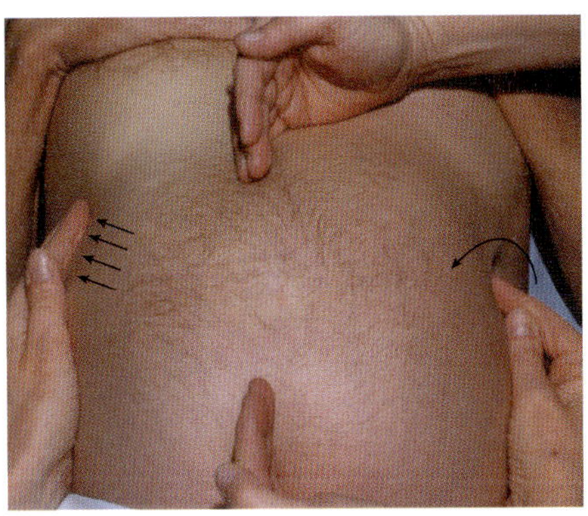

Figure 15-28 손가락끝으로 한쪽 옆구리를 민첩하게 두드리고 반대편 옆구리에서 액체를 통해 전달되는 진동을 느껴보는 액체파동검사

2) 충수염 사정

충수염은 충수돌기의 염증으로 급성 복통의 흔한 원인이다. 급성 통증과 더불어 충수염이 있는 대상자는 오심, 구토, 발열, 또는 기침으로 인해 증가되는 통증을 호소한다. 급성 복막 징후와 맥버니점(McBurney point), 압통 로브싱징후(Rovsing sign), 장요근징후(psoas sign), 폐쇄근징후(obturator sign)를 주의 깊게 사정한다.

임상 팁

충수염 진단은 우하복부 압통, 로브싱징후, 장요근징후가 있을 경우 가능성이 2배 증가하며, 맥버니점 압통이 있는 경우에는 3배 증가한다.

충수염의 통증은 전형적으로 배꼽 근처에서 시작되며 우하복부로 이동한다. 노인에서는 이러한 전형적인 특징이 나타나지 않을 수 있다.

대상자에게 처음 통증이 시작된 곳과 현재 통증이 있는 부위에 대해 물어본다. 대상자에게 기침을 시켜 통증이 발생되는지를 확인한다.

국소압통이 있는 부위를 조심스럽게 촉진한다. 맥버니점은 배꼽과 전상장골극 간의 가상선에서 전상장골극으로부터 약 5 cm 떨어져 있는 부위이다.

우하복부의 어디라도, 심지어 오른쪽 옆구리에라도 국소압통이 있다면 충수염을 의심해야 한다.

복벽근의 긴장, 근육 강직, 반동압통 등을 사정하기 위해 통증이 있는 부위를 촉진한다.

초기 수의적인 복벽근의 긴장은 불수의적인 근육 강직과 복막염의 징후로 대치된다. 또한, 빠른 위축을 동반한 우하복부 통증 또는 지연된 반동압통이 있을 수 있다.

로브싱징후와 연관 반동압통을 촉진한다. 손가락으로 좌하복부를 깊게 눌렀다가 손을 갑자기 떼면서 통증을 확인한다. 좌하복부를 눌렀을 때 우하복부에 통증이 있는 것은 로브싱징후 양성이다. 좌하복부 압력이 사라졌을 때 우하복부에 통증을 느끼는 것이 연관 반동압통이다.

장요근징후를 사정한다. 대상자의 오른쪽 무릎 위에 검진자의 손을 올려놓고 대상자로 하여금 검진자의 손에 대항하여 오른쪽 허벅지를 들어 올리게 한다. 다른 방법으로는 대상자에게 왼쪽으로 돌아눕고, 오른쪽 고관절을 충분히 신전하게 한다. 오른쪽 고관절을 굴곡하면 장요근이 수축하고 신전하면 장요근이 이완된다. 어느 방법으로든 복통이 심해지면 장요근징후 양성으로 판단할 수 있으며, 이는 염증이 있는 충수돌기에 의해 장요근이 자극되어 통증이 유발되는 것이다.

폐쇄근징후를 사정한다(이 징후는 매우 민감도가 낮다). 대상자의 무릎을 구부린 상태에서 오른쪽 고관절에서 대퇴부를 구부리고 고관절 수준에서 내전한다. 이 방법은 내폐쇄근을 늘어나게 한다. 오른쪽 하복벽부위 통증은 폐쇄근징후 양성을 의미하며 염증이 있는 충수돌기에 의해 폐쇄근이 자극되어 발생한다.

이 방법으로 우하복부의 부분 또는 전체에서 나타나는 통증은 충수염을 나타낼 수 있다.

직장검진과 여성에서는 골반검진을 시행한다. 이와 같은 방법은 민감도와 특이도가 높지 않으나, 염증이 있는 충수가 비전형적으로 골반강 내에 위치한 경우에는 도움이 될 수 있다. 또한, 복통의 다른 원인을 감별하는 데 도움이 되기도 한다.

오른쪽 직장 압통은 충수염 이외에 자궁 부속기의 염증이나 정낭염에 의해서도 유발될 수 있다.

3) 급성 담낭염 사정

우상복부 통증과 압통이 있어 **급성 담낭염**(급성 쓸개염, acute cholecystitis)이 의심될 때는 머피징후(Murphy sign)를 확인한다. 검진자의 왼쪽 엄지손가락이나 오른쪽 손가락을 복직근의 바깥쪽 경계와 늑골연이 만나는 부위에서 늑골연 밑으로 깊이 눌러보거나, 간의 비대가 있는 경우에는 같은 위치에서 검진자의 엄지손가락이나 다른 손가락으로 간의 가장자리 밑으로 깊이 누른다. 그런 다음 대상자에게 심호흡을 하도록 하여 간과 담낭이 검진하는 손가락 쪽으로 향하도록 하면서 대상자의 호흡변화와 압통의 정도를 관찰한다.

임상 팁

흡기 시 압통이 갑작스럽게 증가하면 머피징후 양성이다. 머피징후가 양성일 경우 급성 담낭염 진단 가능성은 3배 높다.

4) 복벽탈장 사정

복벽탈장(배벽탈장, ventral hernia)은 복벽의 근육이 약해서 복벽 조직이나 장이 빠져 나오는 것을 말한다. 이전의 외과적 수술에서 생긴 상처 부위에 전형적으로 보이는 경우는 **절개창탈장**(incisional hernia)이다. 개복수술을 한 환자의 1/3는 절개부위에 절개창탈장이 발생한다.

머리와 양쪽 어깨를 동시에 들었을 경우 탈장 부위의 팽창이 일반적으로 나타나지만, 양성 징후인 복직근분리와 혼동하지 않아야 한다. 복직근분리(diastasis recti)는 비만한 경우와 분만 후에 볼 수 있는 증상으로 복직근이 2~3 cm 벌어져 있는 경우를 말한다.

제대탈장(배꼽탈장, umbilical hernia)은 배꼽부위 복벽의 허약함으로 발생하며 일반적으로 출생시에 존재한다.

서혜부탈장과 대퇴부탈장은 남성 생식계를 참조한다. 이러한 질환도 중요한 복벽 질환의 단서가 될 수 있으므로 간과해서는 안 된다.

조임(strangulated) 서혜부 또는 대퇴부탈장을 간과하면 장폐쇄 혹은 복막염의 원인을 놓칠 수 있다.

5) 복벽 종괴 사정

때때로 종괴는 복강 내보다는 복벽에 있다. 복부 종괴를 복벽 종괴(ventral mass)와 구별하기 위해 대상자로 하여금 머리와 양쪽 어깨를 들어 올리게 하거나 아래로 쭉 뻗게 하여 복근을 수축시킨 후 종괴를 다시 만져본다.

임상 팁

복벽의 종괴는 촉진 가능하다. 복강 내 종괴는 근육이 수축하면 사라진다.

5. 검진결과 기록

BOX 15-5는 복부 검진결과를 기록한 예이다.

BOX 15-5 검진결과 기록 – 복부

복부는 볼록하고 장음은 활발함. 부드럽고 압통 없음. 촉진되는 종괴나 간비대, 비장비대는 없음. 오른쪽 쇄골중간선에서 간의 길이는 7 cm 정도, 가장자리는 부드럽고 오른쪽 늑골연 1 cm 아래에서 촉진됨. 비장과 신장이 촉진되지 않고 늑골척추각 압통은 없음

또는

복부는 편평하고 장음은 들리지 않음. 복벽은 납작하고 단단하며 우측 중간 사분역에 압통과 복벽근의 긴장, 그리고 반동압통이 증가됨. 간은 오른쪽 쇄골중간선에서 7 cm이며 간의 가장자리는 촉진되지 않음. 비장과 신장은 촉진되지 않고, 종괴 없음. 늑골척추각 압통 없음

충수염에 의한 복막염을 시사한다.

참고문헌

인용

Ahmed Ali, U., Issa, Y., Hagenaars, J. C., Bakker, O. J., van Goor, H., Nieuwenhuijs, V. B., Bollen, T. L., van Ramshorst, B., Witteman, B. J., Brink, M. A., Schaapherder, A. F., Dejong, C. H., Spanier, B. W., Heisterkamp, J., van der Harst, E., van Eijck, C. H., Besselink, M. G., Gooszen, H. G., van Santvoort, H. C., ... Dutch Pancreatitis Study Group. (2016). Risk of recurrent pancreatitis and progression to chronic pancreatitis after a first episode of acute pancreatitis. Clinical Gastroenterology and Hepatology, 14(5), 738–746. https://doi.org/10.1016/j.cgh.2015.12.040

Alix, K. (2016). Endovascular repair of the juxtarenal AAA: The future of endovascular nursing. Journal of Vascular Nursing, 34(2), 69. https://doi.org/10.1016/j.jvn.2016.04.027

American Cancer Society (ACS). (2017). Colorectal cancer facts & figures 2017–2019. https://www.cancer.org/content/dam/cancer-org/research/cancer-facts-and-statistics/colorectalcancer-facts-and-figures/colorectal-cancer-facts-and-figures-2017-2019.pdf

American Cancer Society (ACS). (2020). Cancer facts & figures 2020. American Cancer Society. https://www.cancer.org/content/dam/cancer-org/research/cancer-facts-and-statistics/annual-cancer-facts-and-figures/2020/cancer-facts-andfigures-2020.pdf.

American Gastroenterological Association. (2018). Clinical gastroenterology nd hepatology, 16(5), A27. https://doi.org/10.1016/j.cgh.2018.02.014

Arasaradnam, R. P., Brown, S., Forbes, A., Fox, M. R., Hungin, P.,Kelman, L., Major, G., O'Connor, M., Sanders, D. S., Sinha, R., Smith, S. C., Thomas, P., & Walters, J. R. F. (2018). Guidelines for the investigation of chronic diarrhoea in adults: British Society of Gastroenterology, 3rd edition. Gut, 67(8), 1380–1399. https://doi.org/10.1136/gutjnl-2017-315909

Babor, T., Higgins-Biddle, J., Saunders, J., & Monteiro, M. (2020). AUDIT: The alcohol use disorders identification test: Guidelines for use in primary care (2nd ed.). World Health Organization. https://apps.who.int/iris/bitstream/handle/10665/67205/WHO_MSD_MSB_01.6a.pdf;jsessionid=5FA678733BFE16C3A978CD9EB23D79B7?sequence=1

Bao, J., Lopez, J. A., & Huerta, S. (2013). Acute abdominal pain and abnormal CT findings. JAMA, 310(8), 848–849. https://doi.org/10.1001/jama.2013.276158

Centers for Disease Control and Prevention (CDC). (2019). Commentary portion of U.S. 2017 surveillance data for viral hepatitis. https://www.cdc.gov/hepatitis/statistics/2017surveillance/index.htm

Centers for Disease Control and Prevention (CDC). (2020a). Hepatitis B information. Division of viral hepatitis. Retrieved July 8, 2020, from https://www.cdc.gov/hepatitis/hbv/index.htm

Centers for Disease Control and Prevention (CDC). (2020b). Hepatitis C information. Division of viral hepatitis. Retrieved July 8, 2020, from https://www.cdc.gov/hepatitis/hcv/index.htm

Centers for Disease Control and Prevention (CDC). (2021, January 14). Deaths from excessive alcohol use. https://www.cdc.gov/alcohol/features/excessive-alcohol-deaths.html

Cervellin, G., Mora, R., Ticinesi, A., Meschi, T., Comelli, I.,Catena, F., & Lippi, G. (2016). Epidemiology and outcomes of acute abdominal pain in a large urban emergency department: Retrospective analysis of 5,340 cases. Annals of TranslationalMedicine, 4(19), 362. https://doi.org/10.21037/atm.2016.09.10

Davis-Yadley, A. H., Neill, K. G., Malafa, M. P., & Pena, L. R. (2016). Advances in the endoscopic diagnosis of Barrett esophagus. Cancer Control, 23(1), 67–77. https://doi.org/10.1177/107327481602300112

DeVault, K. R., & Castell, D. O.; American College of Gastroenterology. (2005). Updated guidelines for the diagnosis and treatment of gastroesophageal reflux disease. American Journal of Gastroenterology, 100(1), 190–200. https://doi.org/10.1111/j.1572-0241.2005.41217.x

Doshani, M., Weng, M., Moore, K. L., Romero, J. R., & Nelson, N. P. (2019). Recommendations of the advisory committee on immunization practices for use of hepatitis a vaccine for persons experiencing homelessness. MMWR. Morbidity and Mortality Weekly Report, 68(6), 153–156. Published 2019 February 15. https://doi.org/10.15585/mmwr.mm6806a6

D'Souza, N., & Nugent, K. (2016). Appendicitis. American Family Physician, 93(2), 142–143.

Elliott, K. R., Dunn, M. J., Krueger, T. D., & Steele, D. A. (2019). Utilization of point-of-care ultrasonography (POCUS) for small bowel obstruction. Advanced Emergency Nursing Journal, 41(2), 107–110. https://doi.org/10.1097/TME.0000000000000237

Evans, M. M., & Curtin, M. (2014). Acute appendicitis: A case study describing standards of care. Medsurg Nursing, 23(6), 3–15.

Fargo, M. V., Grogan, S. P., & Saguil, A. (2017). Evaluation of jaundice in adults. American Family Physician, 95(3), 164–168.

Friedman, A., Mukerji, P., Buadu, A., & Grandone, C. (2011). Sonography of acute cholecystitis: Murphy's sign or Murphy's Law? Ultrasound in Medicine & Biology, 37(8), S87. https://doi.org/10.1016/j.ultrasmedbio.2011.05.390

Giraldo-Cadavid, L. F., Leal-Leaño, L. R., Leon-Basantes, G. A., Bastidas, A. R., Garcia, R., Ovalle, S., & Abondano-Garavito, J. E. (2017). Accuracy of endoscopic and videofluoroscopic evaluations of swallowing for oropharyngeal dysphagia. Laryngoscope, 127(9), 2002–2010. https://doi.org/10.1002/lary.26419

Gougol, A., Machicado, J. D., Matta, B., Paragomi, P., Pothoulakis, I., Slivka, A., Whitcomb, D. C., Yadav, D., & Papachristou, G. I. (2019). Prevalence and associated factors of abdominal pain and disability at 1-year follow-up after an attack of acute pancreatitis [Erratum in Pancreas. 2020 March; 49(3):e25]. Pancreas, 48(10), 1348–1353. https://doi.org/10.1097/MPA.0000000000001434

Grover, S. (1993). Does this patient have splenomegaly? JAMA, 270(18), 2218. https://doi.org/10.1001/jama.1993.03510180088040

Guirguis-Blake, J. M., Beil, T. L., Senger, C. A., & Coppola, E. L. (2019). Primary care screening for abdominal aortic aneurysm: Updated evidence report and systematic review for the US Preventive Services Task Force. JAMA, 322(22), 2219–2238. https://doi.org/10.1001/jama.2019.17021

Hensley, D., Driscoll, A., & Bradway, C. (2013). Urologic nursing: Scope and standards of practice (2nd ed.). Jannetti. Herrington, H. (2018). Constipation. Clinical Gastroenterology and Hepatology, 16(2), A22. https://doi.org/10.1016/j.cgh.2017.11.043

Holcomb, S. (2008). Acute abdomen: What a pain! Nursing, 38(9), 34–40. https://doi.org/10.1097/01.nurse.0000334644.51961.47

Hou, W., & Sanyal, A. (2009). Ascites: Diagnosis and management. Medical Clinics of North America, 93(4), 801–817.https://doi.org/10.1016/j.mcna.2009.03.007 Johannessen, H. H., Wibe, A., Stordahl, A., Sandvik, L., & Mørkved, S. (2017). Do pelvic floor muscle exercises reduce postpartum anal incontinence? A randomised controlled trial. BJOG, 124(4), 686–694. https://doi.org/10.1111/1471-0528.14145

Johnson, J. R., & Russo, T. A. (2018). Acute pyelonephritis in adults [Erratum in N Engl J Med. 2018 March 15;378(11):1069]. New England Journal of Medicine, 378(1), 48–59. https://doi.org/10.1056/nejmcp1702758

Junqueira, J. B., & Santos, V. L. C. G. (2018). Urinary incontinence in hospital patients: Prevalence and associated factors. Revista Latino-Americana De Enfermagem, 25, e2970. Published 2018 January 8. https://doi.org/10.1590/1518-8345.2139.2970

Kaplan, G. G. (2015). The global burden of IBD: From 2015 to 2025. Nature Reviews, Gastroenterology & Hepatology, 12(12), 720–727. https://doi.org/10.1038/nrgastro.2015.150

Kidney stones. Nursing, 2012, 42(12), 29. https://doi.org/10.1097/01.nurse.0000422643.21501.3f

Keisler, B., & Carter, C. (2015). Abdominal aortic aneurysm. American Family Physician, 91(8), 538–543.

Kent, K. C. (2014). Clinical practice. Abdominal aortic aneurysms. New England Journal of Medicine, 371(22), 2101–2108. https://doi.org/10.1056/NEJMcp1401430

Kinjo, M., Nakamura, Y., Taguchi, S., Yamaguchi, T., Tambo, M., Okegawa, T., & Fukuhara, H. (2020). Sex differences in prevalence and patient behavior regarding lower urinary tract symptoms among Japanese medical checkup examinees. [published online ahead of print, 2020 June 12]. Urology, S0090-4295(20), 30672–30675. https://doi.org/10.1016/j.urology.2020.05.065

Lin, J. S., Piper, M., & Perdue, L. A. (2016). Screening for colorectal cancer: A systematic review for the U.S. Preventive Services Task Force. Evidence Synthesis No. 135. AHRQ Publication No. 14-05203-EF-1. Agency for Healthcare Research and Quality.

Liu, G., Andreev, V. P., Helmuth, M. E., Yang, C. C., Lai, H. H., Smith, A. R., Wiseman, J. B., Merion, R. M., Erickson, B. A., Cella, D., Griffith, J. W., Gore, J. L., DeLancey, J. O. L., & Kirkali, Z.; LURN Study Group. (2019). Symptom based clustering of men in the LURN observational cohort study. Journal of Urology, 202(6), 1230–1239. https://doi.org/10.1097/JU.0000000000000354

Loloi, J., Patel, A., & Riley, T. (2018). Do physical exam and ultrasound liver size findings correlate? Teaching the abdominal examination through reflective practice 936. American Journal of Gastroenterology, 113(Supplement), S523–S524. https://doi.org/10.14309/00000434-201810001-00936

Ludlow, H. (2019). Clinical assessment. In: A. Strum & L. White(Eds.), Inflammatory bowel disease nursing manual. Springer. https://doi-org.proxy.library.upenn.edu/10.1007/978-3-319-75022-4_4

Madson, M. B., Schutts, J. W., Jordan, H. R., Villarosa-Hurlocker, M. C., Whitley, R. B., & Mohn, R. S. (2018). Identifying at-risk college student drinkers with the AUDIT-US: A receiver operating characteristic curve analysis. [published online ahead of print, 2018 August 1]. Assessment, 1073191118792091. https://doi.org/10.1177/1073191118792091

McGee, S. (2018). Evidence-based physical diagnosis. Elsevier.

Mesenteric ischemia. Gastroenterology Nursing. 2018, 41(4), E1–E2. https://doi.org/10.1097/sga.0000000000000412

Mitchell, A. M., Mahmoud, K. F., Finnell, D., Savage, C. L., Weber, M., & Bacidore, V. (2020). The essentials competencies: A framework for substance use-related curricula. Nurse Educator, 45(4), 225–228. https://doi.org/10.1097/NNE.0000000000000753

Mulligan, C. (2015). Update on diverticular disease and implications for primary care. The Journal for Nurse Practitioners, 11(9), 883–888. https://doi.org/10.1016/j.nurpra.2015.07.010

National Institute on Alcohol Abuse and Alcoholism (NIAAA). (2020a). Alcohol facts and statistics. Retrieved April 17, 2021, from https://pubs.niaaa.nih.gov/publications/AlcoholFacts%26Stats/AlcoholFacts%26Stats.htm

National Institute on Alcohol Abuse and Alcoholism (NIAAA). (2020b). Helping patients who drink too much: A clinician's guide. Retrieved June 29, 2020, from https://pubs.niaaa.nih.gov/publications/practitioner/cliniciansguide2005/guide.pdf

Newman, D. K. (2019). Prompted voiding for individuals with urinary incontinence. Journal of Gerontological Nursing, 45(2), 14–26.

Newman, D., Burgio, K., Markland, A., & Goode, P. (2014). Urinary incontinence: Nonsurgical treatments. Geriatric Urology, 141–168. https://doi.org/10.1007/978-1-4614-9047-0_11

Ng, S. C., Shi, H. Y., Hamidi, N., Underwood, F. E., Tang, W., Benchimol, E. I., Panaccione, R., Ghosh, S., Wu, J. C. Y., Chan, F. K. L., Sung, J. J. Y., & Kaplan, G. G. (2018). Worldwide incidence and prevalence of inflammatory bowel disease in the 21st century: A systematic review of populationbased studies. Lancet, 390(10114), 2769–2778. https://doi.org/10.1016/S0140-6736(17)32448-0

O'Connor, E. A., Perdue, L. A., Senger, C. A., Rushkin, M., Patnode, C. D., Bean, S. I., & Jonas, D. E. (2018). Screening and behavioral counseling interventions to reduce unhealthy alcohol use in adolescents and adults: Updated evidence report and systematic review for the US Preventive Services Task Force. JAMA, 320(18), 1910–1928. https://doi.org/10.1001/jama.2018.12086

Peery, A. F., Crockett, S. D., Murphy, C. C., Lund, J. L., Dellon, E. S., Williams, J. L., Jensen, E. T., Shaheen, N. J., Barritt, A. S., Lieber, S. R., Kochar, B., Barnes, E. L., Fan, Y. C., Pate, V., Galanko, J., Baron, T. H., & Sandler, R. S. (2019). Burden and cost of gastrointestinal, liver, and pancreatic diseases in the United States: Update 2018 [Erratum in Gastroenterology. 2019 May;156(6):1936]. Gastroenterology, 156(1), 254–272.e11. https://doi.org/10.1053/j.gastro.2018.08.063

Riddle, M. S., DuPont, H. L., & Connor, B. A. (2016). ACG clinical guideline: Diagnosis, treatment, and prevention of acute diarrheal infections in adults. American Journal of Gastroenterology, 111(5), 602–622. https://doi.org/10.1038/ajg.2016.126

Ross, J. T., Matthay, M. A., & Harris, H. W. (2018). Secondary peritonitis: Principles of diagnosis and intervention. BMJ (Clinical Research Ed.), 361, k1407. Published 2018 June 18. https://doi.org/10.1136/bmj.k1407

Saccomano, S., & Ferrara, L. (2013). Evaluation of acute abdominal pain. Nurse Practitioner, 38(11), 46–53. https://doi.org/10.1097/01.npr.0000433077.14775.f1

Samhsa.gov. (2020a). Section 2 PE Tables—Results from the 2018 National Survey on Drug Use and Health: Detailed Tables, Sections 1–3, SAMHSA, CBHSQ. Retrieved June 29, 2020, from https://www.samhsa.gov/data/sites/default/files/cbhsqreports/NSDUHDetailedTabs2018R2/NSDUHDetTabsSect2pe2018.htm#tab2-1b.

Samhsa.gov. (2020b). Section 5 PE Tables—Results from the 2018 National Survey on Drug Use and Health: Detailed Tables, Sections 1–3, SAMHSA, CBHSQ. Retrieved June 29, 2020, from https://www.samhsa.gov/data/sites/default/files/cbhsqreports/NSDUHDetailedTabs2018R2/NSDUHDetTabsSect5pe2018.htm#tab5-4b

Sandvik, H., Espuna, M., & Hunskaar, S. (2006). Validity of the incontinence severity index: Comparison with pad-weighing tests. International Urogynecology Journal and Pelvic Floor Dysfunction, 17(5), 520–524. https://doi.org/10.1007/s00192-005-0060-z

Sankaran, S. J., Xiao, A. Y., Wu, L. M., Windsor, J. A., Forsmark, C. E., & Petrov, M. S. (2015). Frequency of progression from acute to chronic pancreatitis and risk factors: A meta-analysis. Gastroenterology, 149(6), 1490–1500.e1. https://doi.org/10.1053/j.gastro.2015.07.066

Scemons, D. (2013). Urinary incontinence in adults. Nursing, 43(11), 52–60. https://doi.org/10.1097/01.NURSE.0000435202.96023.d6

Schillie, S., Vellozzi, C., Reingold, A., Harris, A., Haber, P., Ward, J. W., & Nelson, N. P. (2018). Prevention of hepatitis B virus infection in the United States: Recommendations of the advisory committee on immunization practices. MMWR. Recommendations and Reports, 67(1), 1–31. Published 2018 January 12. https://doi.org/10.15585/mmwr.rr6701a1

Schillie, S., Wester, C., Osborne, M., Wesolowski, L., & Ryerson, A. B. (2020). CDC recommendations for hepatitis C screening among adults—United States, 2020. MMWR Recommendations and Reports, 69(2), 1–17. Published 2020 April 10. https://doi.org/10.15585/mmwr.rr6902a1

Shah, B. J., Rughwani, N., & Rose, S. (2015). In the clinic. Constipation. Annals of Internal Medicine, 162(7), ITC1. https://doi.org/10.7326/AITC201504070

Shaheen, N. J., Weinberg, D. S., Denberg, T. D., Chou, R., Qaseem, A., & Shekelle, P.; Clinical Guidelines Committee of the American College of Physicians. (2012). Upper endoscopy for gastroesophageal reflux disease: Best practice advice from the clinical guidelines committee of the American College of Physicians. Annals of Internal Medicine, 157(11), 808–816. https://doi.org/10.7326/0003-4819-157-11-201212040-00008

Singal, A. G., Gupta, S., Skinner, C. S., Ahn, C., Santini, N. O., Agrawal, D., Mayorga, C. A., Murphy, C., Tiro, J. A., McCallister, K., Sanders, J. M., Bishop, W. P., Loewen, A. C., & Halm, E. A. (2017). Effect of colonoscopy outreach vs fecal immunochemical test outreach on colorectal cancer screening completion: A randomized clinical trial. JAMA, 318(9), 806–815. https://doi.org/10.1001/jama.2017.11389

Sjoberg, B. P., Menias, C. O., Lubner, M. G., Mellnick, V. M., & Pickhardt, P. J. (2018). Splenomegaly: A combined clinical and radiologic approach to the differential diagnosis. Gastroenterology Clinics of North America, 47(3), 643–666. https://doi.org/10.1016/j.gtc.2018.04.009

Spechler, S. J., Hunter, J. G., Jones, K. M., Lee, R., Smith, B. R., Mashimo, H., Sanchez, V. M., Dunbar, K. B., Pham, T. H., Murthy, U. K., Kim, T., Jackson, C. S., Wallen, J. M., von Rosenvinge, E. C., Pearl, J. P., Laine, L., Kim, A. W., Kaz, A. M., Tatum, R. P., ... Huang, G. D. (2019). Randomized trial of medical versus surgical treatment for refractory heartburn. New England Journal of Medicine, 381(16), 1513–1523. https://doi.org/10.1056/NEJMoa1811424Spechler, S. J., & Souza, R. F. (2014). Barrett's esophagus. New England Journal of Medicine, 371(9), 836–845. https://doi.org/10.1056/NEJMra1314704

Tack, J., & Talley, N. J. (2013). Functional dyspepsia–symptoms, definitions and validity of the Rome III criteria. Nature Reviews. Gastroenterology & Hepatology, 10(3), 134–141. https://doi.org/10.1038/nrgastro.2013.14

Tagliaferri, E., Bergmann, H., Hammans, S., Shiraz, A., Stüber, E., & Seidlmayer, C. (2017). Agenesis of the gallbladder: Role of clinical suspicion and magnetic resonance to avoid unnecessary surgery. Case Reports in Gastroenterology, 10(3), 819–825. Published 2017 January 6. https://doi.org/10.1159/000453656

Tan, M., Menon, S., & Black, D. (2017). The impact on patients of a nurse-led clinical service in gastroenterology. British Journal of Nursing, 26(13), 734–738. https://doi.org/10.12968/bjon.2017.26.13.734

Trads, M., Deutch, S. R., & Pedersen, P. U. (2018). Supporting patients in reducing postoperative constipation: Fundamental nursing care—a quasi-experimental study. Scandinavian Journal of Caring Sciences, 32(2), 824–832. https://doi.org/10.1111/scs.12513

U.S. Cancer Statistics Working Group. (2020). U.S. cancer statistics data visualizations tool based on 2019 submission data (1999–2017). https://www.cdc.gov/cancer/uscs/dataviz/index.htm

Ueda, T., & Ishida, E. (2015). Indirect fist percussion of the liver is a more sensitive technique for detecting hepatobiliary infections than Murphy's sign. Current Gerontology and Geriatrics Research, 2015, 431638. https://doi.org/10.1155/2015/431638

U.S. Preventive Services Task Force (USPSTF). (2021). Final Recommendation: Colorectal cancer: Screening. https://www.uspreventiveservicestaskforce.org/uspstf/recommendation/colorectal-cancer-screening

White, A., Thompson, T. D., White, M. C., Sabatino, S. A., de Moor, J., Doria-Rose, P. V., Geiger, A. M., & Richardson, L. C. (2017). Cancer screening test use—United States, 2015. MMWR Morbidity and Mortality Weekly Report, 66(8), 201–206. Published 2017 March 3. https://doi.org/10.15585/mmwr.mm6608a1

World Health Organization (WHO). (2020). Top 10 causes of death, Global health observatory data. Retrieved June 25, 2020, from http://www.who.int/gho/mortality_burden_disease/causes_death/top_10/en/. Published 2020.

Yadlapati, R., & Pandolfino, J. E. (2020). Medical versus surgical treatment for refractory heartburn. The New England Journal of Medicine, 382(3), 296–297. https://doi.org/10.1056/NEJMc1915309

Youatou Towo, P., Ramadan, A. S., Ngatchou, W., Djiélé, J. N., Etienne, A., Capelluto, E., & Mols, P. P. (2012). Predictors of early outcome after acute appendicitis: Is delaying surgery for acute appendicitis an option? A retrospective study. European Journal of Trauma and Emergency Surgery, 38(6), 641–646. https://doi.org/10.1007/s00068-012-0208-8

16 유방과 액와
The Breasts and Axillae

주요 용어

- 과다유두
- 림프절병증
- 여성형 유방(증)
- 유관
- 유륜
- 유방암 유전자
- 유방촬영상
- 유선염
- 젖분비
- 젖분비과다(젖흐름증)
- 한선염

학습목표

1. 유방과 액와의 구조와 기능을 설명한다.
2. 유방과 액와에 대한 건강력을 수집한다.
3. 유방과 액와을 평가하기 위한 신체검진법을 설명한다.
4. 임상적인 유방검진법을 시범 보인다.
5. 건강력과 신체검진을 통해 얻은 유방과 액와에 대한 전체적인 사정 결과를 기록한다.

여성은 사춘기에 호르몬이 변화하면서 유방조직이 커지고 유즙 분비가 가능한 **도관계**(ductal system)를 갖춘다. 사춘기까지는 남성과 여성의 유방이 비슷하다.

1. 구조와 기능

1) 여성 유방

여성의 유방은 전흉벽 위에 위치하는데, 그 범위는 2번째에서 6번째 늑골(갈비뼈, rib) 사이와 흉골(복장뼈, sternum)에서 중간액와선(중간겨드랑선, midaxillary line) 사이이다. 표면은 둥글기보다는 직사각형에 가깝다. 유방은 대흉근(큰가슴근, pectoralis major) 위에 펼쳐져 있으며, 전방거근(앞톱니근, serratus anterior)이 아래쪽 경계를 이룬다(Figure 16-1).

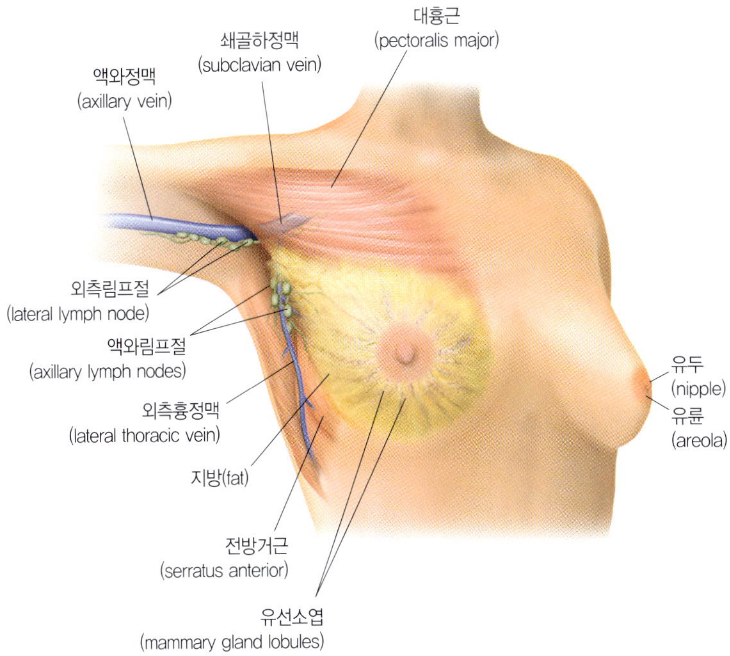

Figure 16-1 유방의 구조

유방은 호르몬에 민감한 조직으로 월경주기와 노화 등의 영향을 받는다. 유방 끝에는 **유륜**(젖꽃판, areola)이 있으며, 그 중앙에 유두(젖꼭지, nipple)가 있다. 유방 내부에는 약 15~20개의 **유관**(젖샘관, lactiferous duct)이 유두 끝 함몰 부위를 향해 분포되어 있고, 유선소엽(mammary gland lobules)이라 불리는 꽈리형태의 조직에서 유즙이 분비되어 유관을 통해 유두로 배출된다(Figure 16-2). 유관은 직경이 점차 넓어져 유즙을 저장할 수 있는 팽대부를 이룬다. 이들 유관과 유선소엽이 선조직(glandular tissue)을 구성한다.

섬유성 결합조직(fibrous connective tissue)은 섬유띠나 지지인대 형태로 피부와 피부 아래의 근막에 연결되어 유방조직을 지지한다. 유방 전체는 지방조직이나 지방이 감싸고 있는데, 특히 표면과 가장자리에 많이 분포한다. 폐경 후에는 유선소엽의 수가 감소하여 선조직이 점차 위축되고 결국 지방으로 대체된다. 선조직, 섬유조직, 지방조직의 구성비는 노화, 영양상태, 임신, 호르몬제 복용 및 기타 여러 요인들에 의해 달라질 수 있다.

유륜의 표면에는 작고 둥글게 돌출된 피지선, 한선, 부속 유륜선이 분포되어 있고, 약간의 털도 있을 수 있다.

유두와 유륜에는 수유 시 도관계로부터 젖이 나오도록 수축하는 평활근(민무늬근, smooth muscle)이 풍부하게 분포되어 있다(Figure 16-3). 특히 유두에는 감각신경이 많이 분포되어 있어 영아가 빨면 신경호르몬이 자극되어 "모유 분비"가 시작된다. 유방검진 시행 등으로 유두의 감각신경이 자극되면 유두는 작고 단단하며 두드러지는 반면, 유륜은 오므라들고 주름이 진다. 이러한 현상은 정상적인 평활근반사에 의한 것이므로 유방질환의 징후로 오인해서는 안 된다.

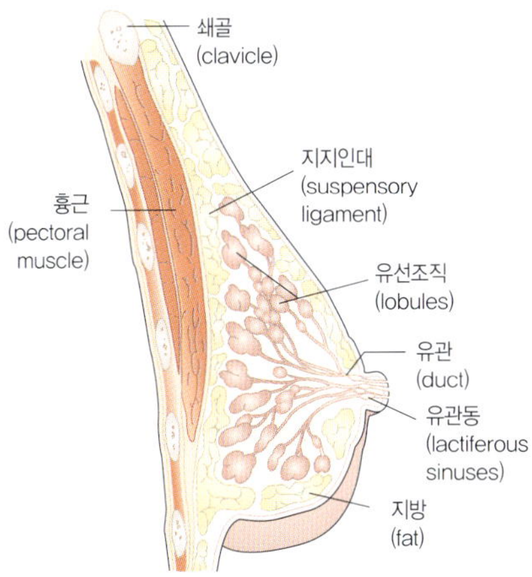

Figure 16-2 시상면 유방의 구조

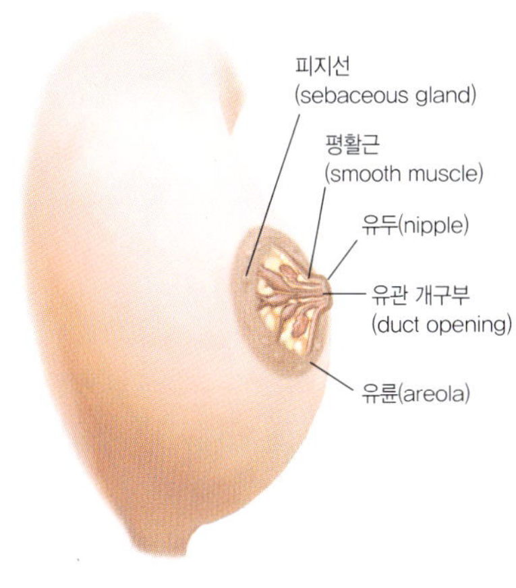

Figure 16-3 유두와 유륜의 구조

성인의 유방은 부드러우나 종종 과립(granular), 결절(nodular), 덩어리(lumpy)가 느껴지는 경우도 있다. 이것은 정상적인 현상으로 생리적 소결절형성(physiologic nodularity)일 수도 있고, 유방섬유낭종(fibrocystic breast)에서도 나타날 수 있다. 대개는 양쪽에서 관찰되는데, 유방 전체나 부분적으로도 나타날 수 있다. 소결절형성은 월경 직전에 더욱 두드러지는데, 이때에는 유방이 커지고 단단해지며 통증이 있을 수도 있다.

하나 이상의 유두(과다유두, supernumerary nipples)가 '유선(milk line)'을 따라 존재하기도 한다(**Figure 16-4**). 하나의 작은 유두와 유륜으로 존재하여 모반(점, mole)으로 오인할 수 있으며, 유선조직 아래에 있을 수 있다. 과다유두는 병리학적 의미는 없다.

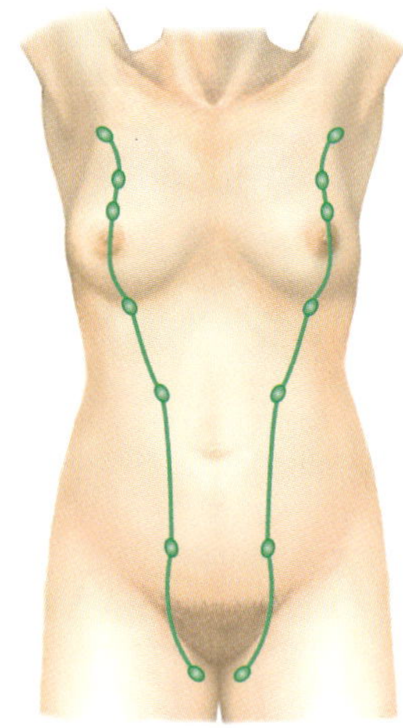

Figure 16-4 유선

2) 남성 유방

남성의 유방은 주로 작은 유두와 유륜으로 이루어져 있다. 유두와 유륜은 원시적인 유관조직으로 이루어진 얇은 원판 형태의 미발달된 유방조직에 붙어 있다. 에스트로젠과 프로제스테론의 자극이 부족하고, 유관의 분지와 소엽의 발달이 미미하다. 남성의 유방조직은 주변의 흉벽의 근육과 구분하기가 매우 힘들다. 성인 남성 세 명 중 한 명 정도로 지름이 2 cm 이상 되는 단단한 단추 형태의 유방조직이 나타난다.

3) 림프선

유방에서 분비되는 대부분의 림프액은 액와 부위로 배액된다(**Figure 16-5**). 액와 림프절 중 중심림프절(central nodes)은 자주 촉진된다. 이 림프절은 흉벽을 따라 분포되어 있으며, 액와 위쪽과 앞쪽, 뒤쪽 액와 주름 사이의 중간에 위치한다. 또 다른 3개의 림프절(전흉근림프절, 후견갑하림프절, 외측림프절)에서 이곳으로 흐르는 통로가 있으나, 거의 촉진되지 않는다.

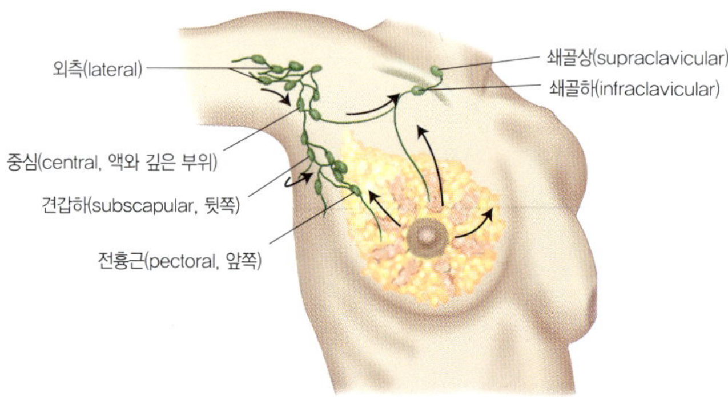

Figure 16-5 액와림프절

- **전흉근림프절(앞쪽가슴근림프절, pectoral nodes-anterior)**: 앞쪽 액와 주름 안쪽의 대흉근 아래쪽 경계를 따라 위치하며, 앞쪽 흉벽과 유방의 림프액이 대부분 이곳으로 흐른다.
- **후견갑하림프절(뒤쪽어깨밑림프절, subscapular nodes-posterior)**: 견갑골의 바깥 경계를 따라 위치하며, 뒤쪽 액와 주름 깊은 곳에서 만져진다. 팔의 일부분과 흉벽 뒤쪽의 림프액이 이곳으로 흐른다.
- **외측림프절(가측림프절, lateral nodes)**: 상완골(위팔뼈, humerus)의 상부에

있으며, 팔의 림프액이 대부분 이곳으로 흐른다.

림프액은 중심액와림프절(central axillary nodes)에서 쇄골하림프절(infraclavicular nodes)과 쇄골상림프절(supraclavicular nodes)로 배액된다.

유방의 모든 림프관이 액와 부위로 흐르는 것은 아니다. 유방의 악성 세포는 쇄골하림프절이나 흉벽 깊은 부위의 림프절로 직접 전이되는 경우도 있다.

2. 건강력

유방 및 액와에서 사정된 일반적이거나 관련된 증상은 BOX 16-1에 제시되어 있다.

BOX 16-1 주증상

- 유방의 종괴(lump) 또는 덩어리
- 유방의 통증 또는 불편감
- 모양의 변화
- 유두 분비물
- 부종
- 발진
- 낙설(비늘벗음, scaling)
- 오목형성(dimpling)
- 뒤당김(퇴축, retraction)
- [남성] 여성형 유방(gynecomastia)

유방 검사를 하는 동안 일반 건강력에서 도출된 대상자의 문화적 배경, 성적 지향 및 성 정체성을 고려해야 한다. 일단 치료적 소통관계(rapport)가 형성되면, 다음과 같은 개방형 질문으로 문진을 시작한다. "유방의 변화가 있습니까?"와 같은 질문에 대상자가 아무런 답변도 하지 않는다면 회상을 돕기 위해 좀 더 구체적인 질문을 할 필요가 있다. 그렇게 함으로써 대상자가 별것이 아니라고 생각했거나 언급할 가치가 없는 것이라고 생각했던 문제를 드러나게 할 수도 있다. 유방에 대한 질문은 대상자를 당혹스럽게 할 수도 있다. 대상자가 어떤 문제에 대해 반응을 보인다면, 발견된 문제에 대해 "OLD CART"를 사용하여 질문한다.

1) 종괴 또는 덩어리

대상자가 "유방이나 액와에 종괴가 느껴진 적이 있습니까?"라는 질문에 '그렇다'라고 대답하면, "OLD CART"를 사용하여 이 문제에 대해 더 자세히 질문하도록 한다.

발병시기(O)
- 언제 처음으로 종괴를 발견하였습니까?

부위(L)
- 어느 쪽 유방에 종괴가 있습니까?
- 있다면 유방의 어느 부위에 있습니까?

기간(D)
- 종괴가 항상 있습니까? 아니면 있다가 없다가 합니까?

- 만약 종괴가 있다가 없다가 한다면, 언제 나타나고 언제 사라집니까?

특성(C)
- 종괴가 무엇처럼 느껴집니까?
- 뚜렷한 한 개의 종괴가 있습니까? 아니면 여러 개의 종괴가 있습니까?

동반증상과 징후(A)
- 동반되는 다른 증상 및 징후가 있습니까?
  - 통증이나 분비물이 있습니까?
  - 월경 중에만 느낄 수 있습니까?

완화요인(R)
- 종괴를 완화시키는 것은 무엇입니까?
- 통증을 완화시키는 것은 무엇입니까?

치료(T)
- 종괴를 없애기 위해서 무엇인가 해본 것이 있습니까?
- 의료인과 상의한 적이 있습니까?

종괴는 생리적일 수도 있고 병리적일 수도 있는데, 그 범위는 낭종과 섬유선종에서부터 유방암에 이르기까지 넓다. TABLE 16-1, 16-2를 참조한다.

개념 마스터하기

생리적 유방 종괴 대 병리적 유방 종괴

유방의 종괴나 부기가 있는 대상자의 건강력을 수집할 때, 검진자는 종괴가 생리적인지 병리적인지를 평가하기 위해 추가 정보를 수집해야 한다. 가장 먼저 해야 할 질문은 종괴의 크기가 월경주기 동안 변하는지를 파악하는 것이다. 섬유낭종성 유방질환을 가지고 있는 여성은 대개 월경 2주 전부터 점차 종괴의 크기가 커지고, 월경기와 월경 후 첫 2주간 종괴의 크기가 줄어든다. 이들 종괴는 대개 통증과 연관되어 나타나기 때문에 대상자가 호소하는 통증이 생리적인지 병리적인지를 구별해주는 의미 있는 정보로 보기는 어렵다.

2) 통증 또는 불편감

대상자가 통증이나 불편함을 보고할 경우, 다음을 질문한다.

발병시기(O)
- 유방에서 통증 또는 불편감을 경험한 적이 있습니까?
- 언제 통증 또는 불편감이 있었습니까?

부위(L)
- 어느 곳에 통증 또는 불편감이 있습니까?

기간(D)
- 통증 또는 불편감이 있다가 없다가 합니까? 아니면 지속됩니까?

특성(C)
- 통증 또는 불편감에 대해 설명해 보십시오.

동반증상과 징후(A)
- 동반되는 다른 증상과 징후가 있습니까?

완화요인(R)
- 통증 또는 불편감을 완화하기 위해 어떤 것을 했습니까?

치료(T)
- 통증을 치료하기 위해 어떤 것들을 시도해본 적이 있습니까?

유방과 관련된 다른 많은 질문이 있으며, "OLD CART"는 모든 질문 영역을 다룬다.

3) 모양의 변화

- 유방의 모양이 달라졌다고 느낀 적이 있습니까? ("그렇다"라고 대답한 경우에는 다음을 질문한다)
  - 유방의 모양이 달라진 것을 언제 알게 되었습니까?
  - 어느 부위가 변화되었습니까? 어느 쪽 유방입니까?
  - 언제 발생하였습니까?
  - 유방의 모양이 변한 시기에 다른 증상과 징후가 있습니까?
  - 이것이 무엇과 관련이 있습니까?
  - 어떻게 치료하고 있습니까?

4) 유두 분비물

- 유두 분비물이 있습니까? ("그렇다"고 대답한 경우에는 다음을 질문한다)
  - 언제부터 분비물이 있습니까?
  - 어느 쪽 유방에서 나옵니까? 한쪽에서 아니면 양쪽에서 나옵니까?
  - 얼마 동안 지속되고 있습니까?
  - 분비물 상태(색, 농도, 양, 냄새)에 대해 말해 주시겠습니까?
  - 분비물과 연관될 만한 것은 무엇입니까?
  - 분비물을 어떻게 대처하고 있습니까?

임상 팁

출산 후 6개월 이상 지속되거나 수유를 중단한 후에 발생하는 젖분비과다(젖흐름증, galactorrhea) 또는 유즙이 함유된 체액의 부적절한 분비는 비정상이다.

---

5) 부종

- 유방에 부종이 있습니까? ("그렇다"고 대답한 경우에는 다음을 질문한다)
  - 부종이 언제 발생했습니까?
  - 어디에서 발생했습니까? 어느 쪽 유방에 발생했습니까? 사분역의 어느 부위에서 발생했습니까?
  - 얼마 동안 지속되고 있습니까?
  - 통증이 있습니까?
  - 유방의 색은 어떻습니까?
  - 부종과 동반되는 다른 증상과 징후가 있습니까?
  - 부종을 경감시키기 위해 어떻게 합니까?

TABLE 16-1 흔한 유방의 덩어리

가장 흔한 세 가지 유방 덩어리는 섬유선종(양성 종양), 낭종, 유방암이다. 이들 덩어리의 임상적 특성은 다음과 같다. 어떤 유방 덩어리든지 주의 깊게 평가해야 하며, 초음파, 흡인, 유방촬영술, 조직검사 등의 추가검사를 해야 한다. 유방암은 종양의 크기가 작을 때, 조기발견해야 이상적이다. 아래 그림에는 없지만 결절성이나 밧줄 같은 밀도의 섬유낭종 변화는 25~50세 여성에서 흔하게 촉진될 수 있다. 압통이나 통증이 있을 수 있지만 양성으로 간주되며 유방암의 위험인자는 아니다.

	섬유선종(fibroadenoma)	낭종(cyst)	암(breast cancer)
	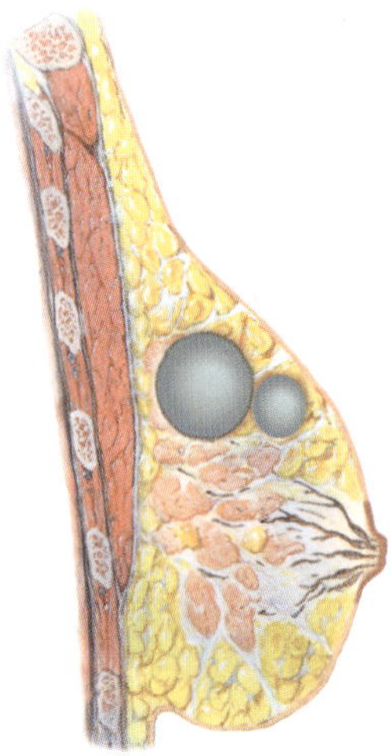	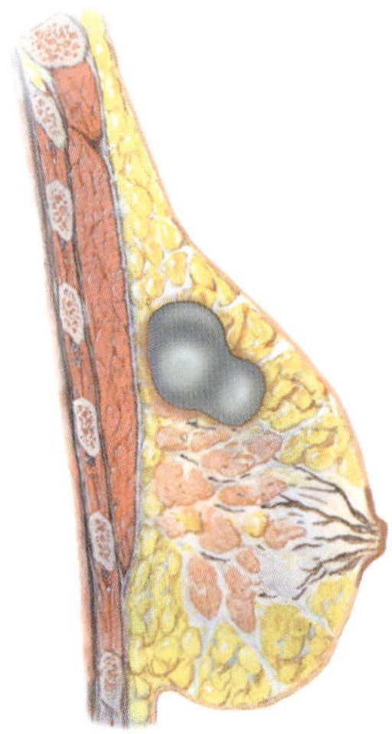	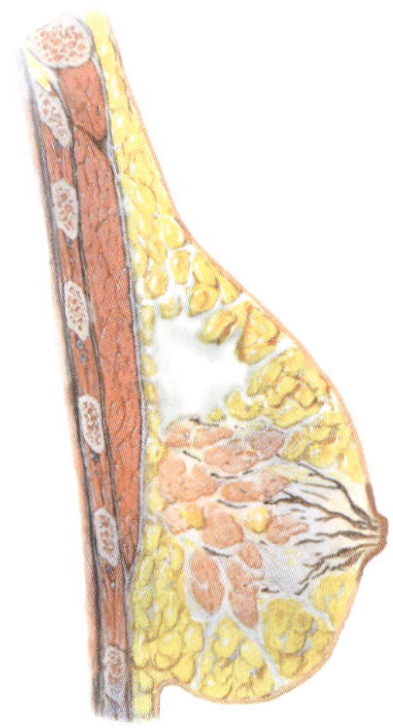
호발연령	15~25세, 대개 사춘기와 젊은 성인기가 해당되지만 55세까지도 발병함	30~50세이며, 폐경기 이후 감소함(에스트로젠 치료 시는 제외)	30~90세, 50세 이상에서 가장 호발함
수	대개 단발성이지만 다발성일 수도 있음	단발성 또는 다발성	대개 단발성, 다른 결절도 동반될 수 있음
모양	원형, 원반 모양, 엽상	원형	불규칙하거나 별 모양
경도	대개 단단하지만 부드러울 수도 있음	부드럽거나 단단함, 대개 탄력적임	단단하거나 딱딱함
경계	뚜렷함	뚜렷함	주변 조직과 경계가 불분명함
이동성	매우 잘 움직임	움직임	피부나 하부 조직에 고정됨
압통	대개 없음	종종 있음	대개 없음
뒤당김징후	없음	없음	나타날 수 있음

TABLE 16-2 유방암의 육안적 징후

뒤당김징후(retraction sign) 유방암이 진행됨에 따라 섬유화(반흔조직)가 초래된다. 이 조직이 짧아지면 오목형성, 윤곽의 변화 및 유두의 편위가 발생한다. 뒤당김을 유발하는 다른 원인으로 지방괴사와 유관확장증을 들 수 있다.	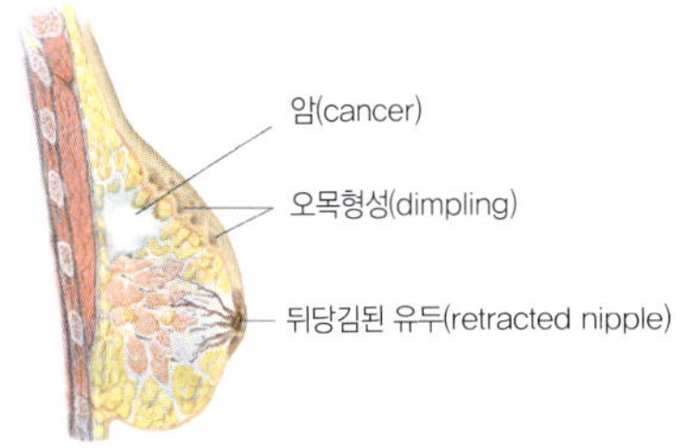
유두뒤당김(nipple retraction)과 편위(deviation) 유두뒤당김은 평평하거나 안쪽으로 들어가 있다. 유두가 넓어지거나 두껍게 느껴질 수 있다. 방사상으로 비대칭일 때, 유두는 정상 조직과는 다른 방향인데, 일반적으로 밑에 있는 암의 방향을 가리키거나 치우친다.	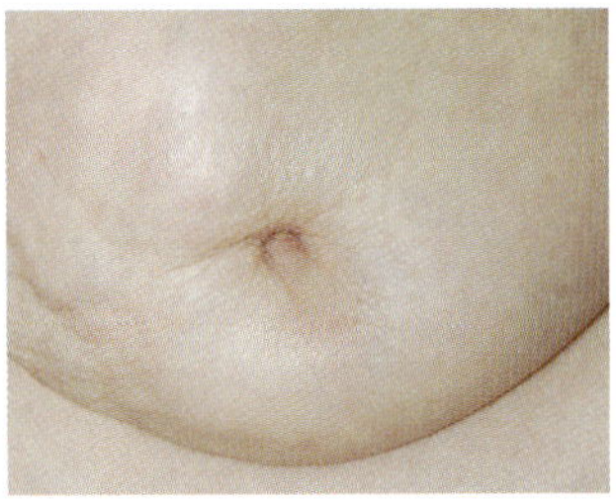
피부 오목형성(skin dimpling) 대상자의 팔을 편안하게 놓고 특정 자세를 취하는 동안 유방을 움직이거나 누르면서 오목형성의 소견이 있는지 살펴본다.	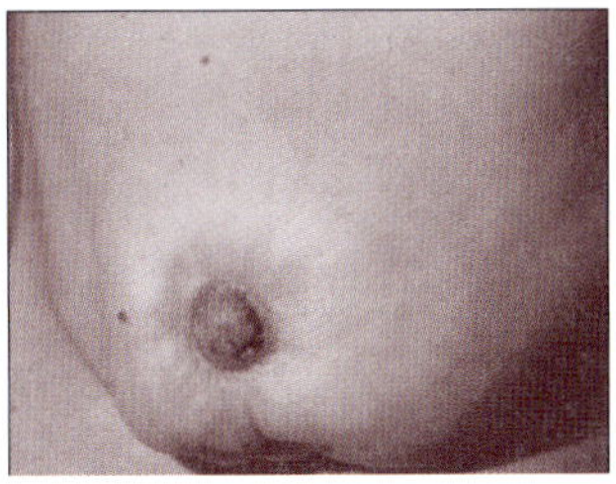
비정상적인 윤곽(abnormal contour) 각 유방의 볼록면의 변화를 찾아보고 양쪽을 비교한다. 특정 자세를 취하면 확인에 도움이 될 수 있다. 이 그림에서는 왼쪽 유방의 하외측 사분역이 현저하게 평평해져 있다.	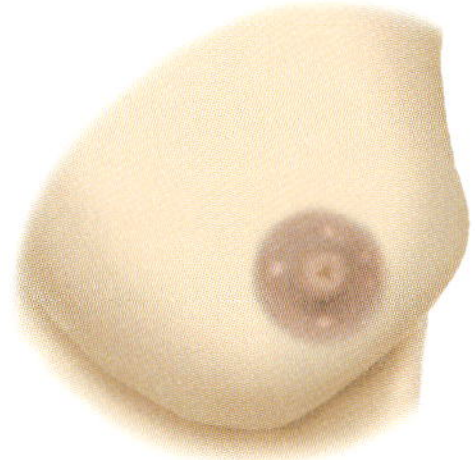
피부 부종(edema) 림프관 폐쇄로 발생한다. 외형상 커진 구멍이 있는 두꺼워진 피부로 인해 오렌지 껍질이라고 부른다. 유방이나 유륜의 아래 부분에서 처음 나타난다.	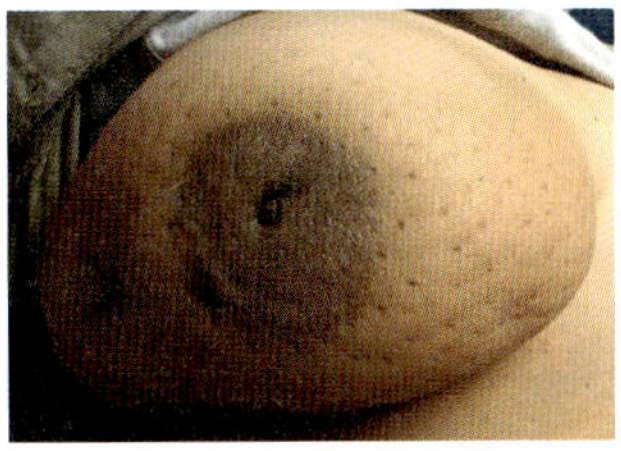
유두의 파제트병(Paget disease) 이러한 흔하지 않은 형태의 유방암은 진물이 나거나 각질 또는 미란의 병변이 있는 인설이나 습진으로 시작된다. 유방종괴도 있을 수 있다. 유두와 유륜의 지속적인 피부염이 있다면 파제트병을 의심해야 한다. 침윤성 유방암 또는 유관상피내암이 동반될 수 있다.	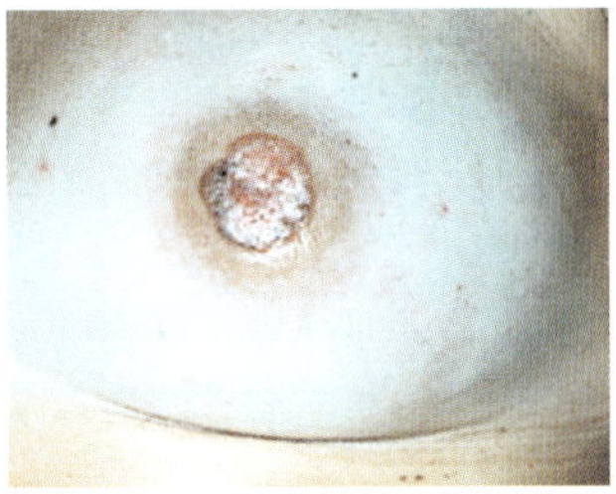

6) 발진 또는 낙설

- 발진(rash)이나 낙설(비늘벗음, scaling, 낙설은 각질화된 얇은 상피 조각으로 이루어짐)이 있습니까? ("그렇다"고 대답한 경우에는 다음을 질문한다)
  - 언제 생겼습니까?
  - 어디에서 시작되었습니까?
  - 얼마 동안 지속되고 있습니까?
  - 동반되는 다른 증상과 징후가 있습니까?
  - 통증이 있습니까?
  - 발진이나 낙설을 경감하기 위해 어떻게 합니까?

7) 오목형성

- 유방조직에 오목형성(작은 오목한 곳)이 있습니까? ("그렇다"고 대답한 경우에는 다음을 질문한다)
  - 언제 생겼습니까?
  - 어느 쪽 유방에서 시작되었습니까?
  - 얼마 동안 지속되었습니까? 변화가 없습니까?
  - 동반되는 다른 증상과 징후가 있습니까?
  - 이 증상과 연관될 만한 것이 있습니까?
  - 치료 중입니까?

8) 뒤당김

- 유두에 뒤당김이 있습니까? ("그렇다"고 대답한 경우에는 다음을 질문한다)
  - 언제부터 뒤당김이 발생하였습니까?
  - 어느 쪽 유두가 뒤당김이 있습니까?
  - 얼마 동안 지속되었습니까? 언제든 유두가 바깥으로 뒤집어집니까? 언제?
  - 어떤 상황에서 유두가 되당김됩니까?
  - 동반되는 다른 증상과 징후가 있습니까?
  - 뒤당김된 유두를 돌출시키기 위해 어떻게 합니까?

임상 팁

유두뒤당김은 유두가 안쪽으로 당겨지는 것이다. 태어날 때부터 함몰된 유두는 문제가 되지 않는다. 하지만 뒤당김이 변화에 의한 것이라면, 유방암 또는 피부 표면 아래 유착의 지표가 될 수 있기 때문에 주목하여야 한다**(TABLE 16-2)**.

---

9) 과거력

건강력을 수집하는 동안 추가로 질문해야 할 관련 질문은 다음과 같다.

- 현재 투약 중인 약[호르몬 대체요법(hormone replacement therapy, HRT), 경구피임약]
  - 언제부터 약물을 투약하기 시작했습니까?
  - 어떤 약을 얼마나 투약하고 있습니까?
  - 부작용은 없습니까?

- 과거에 투약한 약물
  - 언제 투약했습니까?
  - 얼마 동안 투약했습니까?
  - 왜 투약을 중단했습니까?
  - 부작용은 없었습니까?
- 임신력
  - 임신한 적이 있습니까?
  - 언제 임신하였습니까?
  - 생존한 아이는 몇 명입니까? 유산과 낙태 경험이 있습니까?
  - 첫 출산 시 나이는 몇 세였습니까? 만삭 출산이었습니까?
  - 모유수유를 하였습니까? 얼마 동안 하였습니까?
- 월경력
  - 몇 세에 초경을 하였습니까?
  - 몇 세에 폐경이 되었습니까?
  - 월경주기는 며칠입니까?
- 유방암/생식기암(예: 난소)의 기왕력
  - 언제 유방암/생식기암을 진단받았습니까?
  - 어느 쪽 유방에 암이 있었습니까? 생식기 어느 부위에 암이 있었습니까?
  - 어떻게 암을 발견하셨습니까? 종괴가 있습니까?
  - 어떤 치료를 받았습니까?
  - 의료진은 누구였습니까?
- 유방생검 경험
  - 유방생검을 받은 적이 있습니까?
  - 받은 적이 있었다면, 언제, 어디에서 받았습니까? 결과는 어떠했습니까?
- 유방자가검진(breast self-examination, BSE)
  - 유방자가검진을 자주 시행합니까?
  - 언제 유방자가검진을 시행합니까?
  - 어떤 방법을 사용합니까?
  - 종괴를 촉진하거나 어떤 변화를 발견한 적이 있습니까?
- 임상유방검진(clinical breast examination, CBE)
  - 언제 마지막으로 의료진에게 유방검진을 받았습니까?
  - 결과는 어떠했습니까?
- **유방촬영상**(mammogram)과 자기공명영상(magnetic resonance imaging, MRI)
  - 언제 마지막으로 유방촬영상 또는 MRI를 시행했습니까?
  - 결과는 어떠했습니까?

10) 가족력

가족력에 관한 질문에는 다음이 포함된다.

- 유방암의 가족력이 있습니까? 유전정보가 발견되거나 검사정보가 있습니까?
- 가족 중 생식기암이 있는 사람이 있습니까?
- 만약 있다면 가족 중 누가 두 가지 유형의 암(예: 자매, 어머니, 딸, 이모, 외할머니)이 있습니까?

- 유방암유전자(BRCA) 검사를 받은 적이 있습니까?

11) 생활습관

관련 생활습관에 대해 질문한다.

- 매일/매주 얼마나 술을 마십니까?
- 어떤 신체활동을 합니까?

3. 신체검진

1) 여성 유방

검진자는 특히 촉진할 때 표준화된 방법을 사용하도록 하며, 손가락 끝면(패드)으로 작은 원모양을 그리면서 다양한 압력을 주고 체계적인 위 아래 검진 방식을 이용하도록 한다.

임상 팁

유방암의 위험요인들 중 가장 중요한 것은 연령, 유방암유전자 상태, 유방촬영상에서 보이는 유방의 밀도이다. 또한 유방암의 개인력, 가족력, 지속적인 에스트로젠 노출 기간에 영향을 미치는 생식요인들도 중요하다.

유방을 검진할 때에는 친절하고 부드러운 접근이 필요하다. 검진을 시작하기 전에는 유방검진을 시행하고자 함을 알린다. 이때 유방에 덩어리나 다른 문제를 발견한 적이 있는지 질문하고, 자가검진의 중요성과 방법을 설명한다. 유방은 월경 전에 에스트로젠의 자극이 증가하여 커지고 더 단단해지기 때문에 검진하기 가장 좋은 시기는 월경이 시작된 후 5~7일이다. 월경 전에 결절이 발견되었다면 이 시기에 다시 검진하도록 한다.

시진 시 처음에는 흉부를 완전히 노출시켜야 하지만, 이후에는 한쪽 유방을 촉진할 때 다른 쪽 유방은 덮어주도록 한다.

(1) 시진

앉은 자세에서 허리까지 옷을 내리게 한 후 유방과 유두를 살펴본다. 유방은 네 가지 자세, 즉 몸 옆에 팔을 둔 자세, 머리 위로 팔을 올린 자세, 손으로 엉덩이를 누른 자세, 앞으로 숙인 자세에서 피부의 변화, 대칭성, 윤곽, 뒤당김 등을 주의 깊게 시진한다. 사춘기 소녀를 검사할 때에는 설명된 Tanner 성적 성숙도 등급에 따라 유방 발달을 평가한다.

몸 옆에 팔을 둔 자세

아래에 기술된 임상적 특징을 살펴본다.

- **피부의 모양**
  - 색깔
  - 피부의 비후나 비정상적으로 두드러진 모공(pore)은 림프관 폐쇄 시 동반된다.
- **유방의 크기와 대칭성:** 아래 그림과 같이 유륜을 포함한 양쪽 유방의 크기는 약간 차이가 있으며, 일반적으로 정상이다**(Figure 16-6)**.

밝은 피부의 발적이나 어두운 피부의 진한 색소침착은 국소감염이나 염증성 암일 수 있다.

피부의 비후나 두드러진 모공은 유방암을 시사한다.

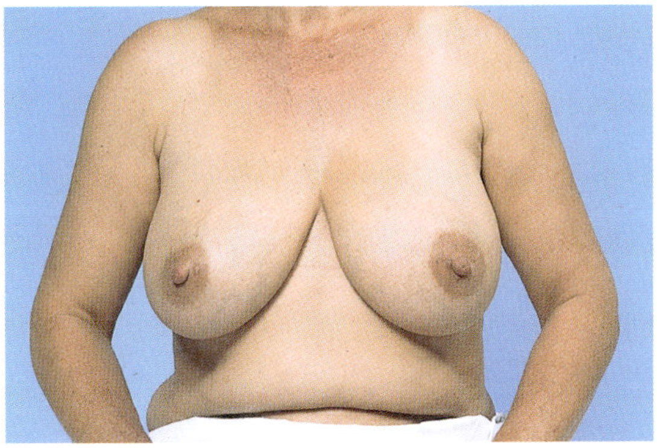

Figure 16-6 유방과 유륜의 크기 사이에 약간의 비대칭이 있는 것이 일반적이다.

- **유방의 윤곽:** 덩어리, 오목형성, 평평해진 것 같은 변화에 주목해야 하며, 양쪽을 서로 비교한다. 일반적으로 볼록한 유방이 평평해지면 암을 의심한다.
- **유두의 특징:** 크기, 모양, 유두 방향, 발진, 궤양, 유두 분비물 등을 포함한다.

유두 방향이 비대칭이면 암을, 발진 또는 궤양이 있으면 파제트병(Paget disease)을 의심한다(TABLE 16-2 참조).

어떤 경우에는 유두가 뒤당김되어 있거나 유륜의 표면 아래로 들어가 있다(Figure 16-7). 그림과 같이 유두는 유륜 피부의 주름으로 덮여 있을 수 있다. 오래된 유두함몰은 모유 수유 시 발생할 수 있는 어려움을 제외하고는 임상적으로는 정상이다.

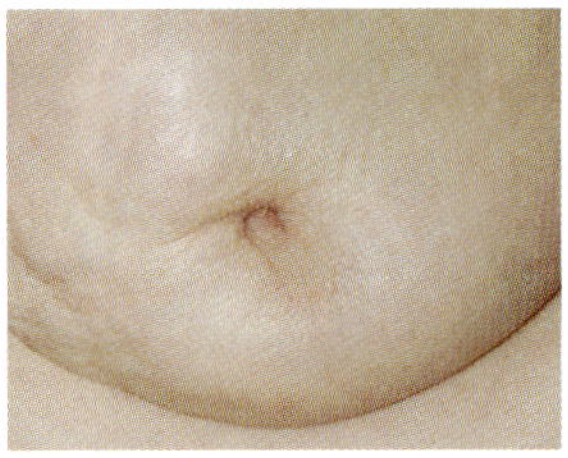

Figure 16-7 함몰 유두

최근에 또는 원래 유두가 고정되고 납작하거나 들어간 것은 유두뒤당김을 의미한다. 뒤당김된 유두가 넓어지거나 두꺼워지면 암을 의심한다.

머리 위로 팔을 올린 자세, 손으로 엉덩이를 누른 자세, 앞으로 숙인 자세

잘 보이지 않는 뒤당김이 있거나 함몰된 곳을 찾기 위해서는 대상자에게 머리 위로 손을 올리게 한 후(Figure 16-8), 손을 양쪽 엉덩이에 대고 눌러 흉근(가슴근, pectoral muscle)을 수축시킨다(Figure 16-9). 각 자세에서 유방의 윤곽을 주의 깊게 시진한다. 만약 유방이 크거나 쳐져 있다면, 대상자가 서서 의자의 등받이에 의지해서 몸을 앞으로 숙이는 것이 검진하기에 유용하다(Figure 16-10).

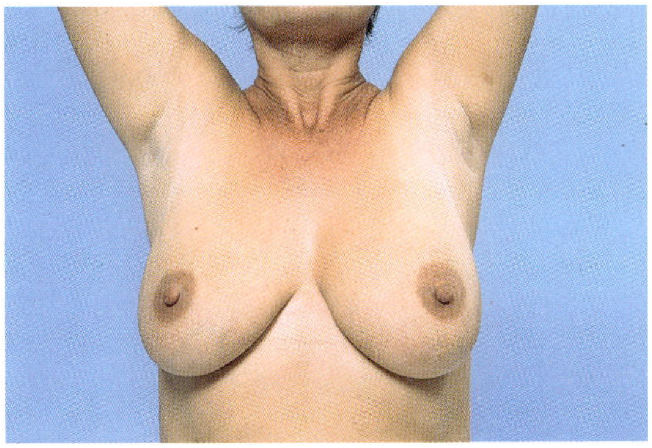

Figure 16-8 유방 시진을 위해 머리 위로 팔을 올린 자세

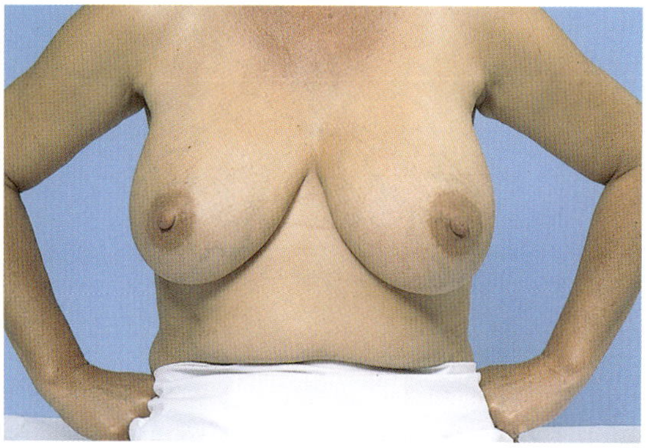

Figure 16-9 유방 시진을 위해 손으로 엉덩이를 누른 자세

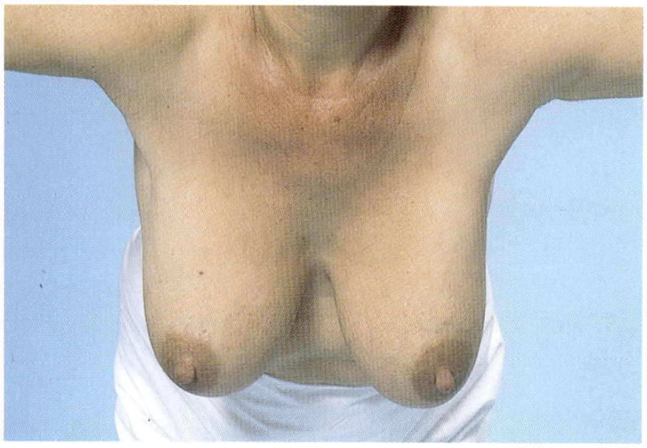

Figure 16-10 유방 시진을 위해 앞으로 숙인 자세

임상 팁

이런 자세들에서 유방에 뒤당김이 있거나 함몰된 곳이 있으면 암을 의심한다. 암이나 암과 관련된 섬유성 가닥이 흉근을 덮고 있는 피부와 근막에 붙으면 흉근이 수축하면서 피부를 안쪽으로 끌어당겨서 오목형성을 초래한다.

앞으로 숙이면 다른 자세에서는 보이지 않는 유방이나 유두의 비대칭성을 확인할 수 있다. 유두와 유륜의 함몰은 암을 의미한다(TABLE 16-2 참조).

이런 징후들은 외상 후 지방괴사(fat necrosis) 또는 유선관확장(젖샘관확장, mammary duct ectasia)과 같은 양성 질환과 관련이 있을 수 있으므로 항상 평가해야 한다.

(2) 촉진

촉진은 유방조직이 평평할 때 가장 잘 할 수 있다. 대상자는 바로 눕게 한다. 직사각형의 영역을 촉진하기 위해서는 쇄골부터 유방 아래 주름 또는 하부 브라선까지, 앞정중선(midsternal line)부터 후액와선(posterior axillary line)까지 촉진하고, 유방의 꼬리부분을 촉진하기 위해서는 액와를 촉진한다. 철저한 검진은 시간이 걸리고 집중력이 필요하다.

임상 팁

유방을 깊게 누르면 늑골을 단단한 유방의 종괴로 오인할 수 있다.

촉진은 다음과 같이 이루어져야 한다.

- 바로 누운 자세에서 대상자의 오른쪽 유방을 검진할 때는 오른쪽 팔을 머리 뒤로 올리게 한다. 머리 뒤로 팔을 올리는 자세는 촉진을 쉽게 할 수 있도록 유방조직을 옮겨 놓는다.
- 2, 3, 4번째 손가락의 끝면을 사용하며, 손가락은 약간 구부린다.
- 유방의 덩어리를 촉진하기 위한 방법으로 현재 가장 검증된 기법은 그림과 같이 수직선을 따라 위아래로 촉진하는 기법이다. 체계적으로 모든 영역을 촉진하는 것이 중요하다.
- 각 검진지점에서 작은 동심원을 그리면서 얕은, 중간, 깊은 압력을 가하면서 촉진한다. 큰 유방의 깊은 조직을 촉진하려면 더 깊게 눌러야 한다.
- 이 방법으로 유방의 주변, 꼬리, 액와를 포함하여 유방 전체를 촉진한다(Figure 16-11).
- 오른쪽 유방의 검진이 모두 끝나면, 대상자의 왼쪽 팔을 머리 뒤로 한 후 왼쪽 유방을 사정한다. 유방 덩어리 또는 종괴의 50%가 상외측 사분역에서 발견되므로 상외측 사분역과 액와는 특히 주의를 기울인다.

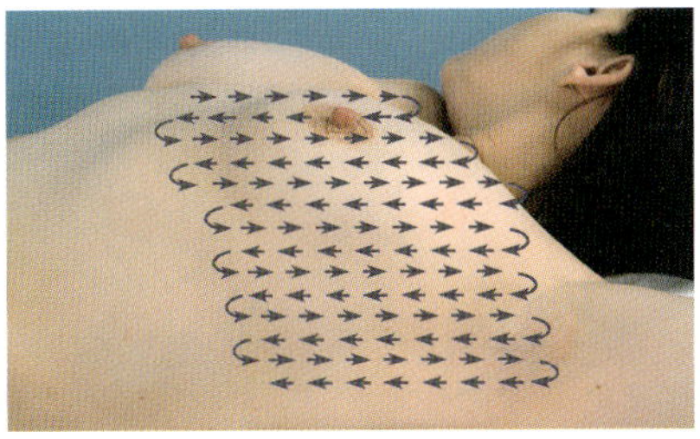

Figure 16-11 임상 유방 검진 시 촉진 방법

다음 사항을 포함하여 유방조직을 세심하게 촉진한다.

- **경도:** 정상적인 경도는 단단한 유선조직과 부드러운 지방의 비율에 따라 크게 달라진다. 생리적 소결절형성이 있을 수 있는데, 월경 전에 증가한다. 특히 큰 유방에서는 유방의 아래 경계를 따라 압박된 조직의 단단한 횡단능선(가로능선, transverse ridge)이 있을 수 있는데, 이것은 종양이 아니라 정상적인 유방하능선(유방밑능선, inframammary ridge)이다.
- **압통:** 월경 전의 팽만감일 수 있다.
- **결절:** 유방조직과는 다른 덩어리나 종괴를 주의 깊게 촉진한다. 이것은 현저히 촉진되는 덩어리로, 유방촬영상, MRI, 흡인 또는 생검이 필요한 병리학적인 변화일 수도 있다.

막힌 유두 근처에 있는 종괴는 유선관확장(mammary duct ectasia)일 수 있는데, 양성이지만 주위 염증에 의해 늘어난 관으로 통증과 덩어리가 동반된다.

TABLE 16-1을 참조한다.

결절은 아래의 특성을 기록한다.

- **위치:** 사분역 또는 유두에서 시계방향으로 몇 cm 떨어진 지점인지 표시함
- **크기:** cm로 표시함
- **모양:** 윤곽에 따라 원형인지, 낭성인지, 원반형인지, 불규칙적인지 확인함
- **경도:** 부드러운지, 단단한지, 딱딱한지 확인함
- **경계:** 경계가 잘 구분되는지 또는 구분되지 않는지 확인함
- **압통:** 압통의 유무를 확인함
- **이동성:** 피부와 흉근, 흉벽과 관련하여 사정하며, 덩어리 주위의 유방조직을 부드럽게 움직이면서 확인함

딱딱하고 불규칙하며, 경계가 불분명한 결절이 피부나 그 아래 조직에 고정되어 있으면 암을 강력하게 시사한다.

낭종, 염증 부위; 일부 암에서는 압통이 있을 수 있다.

팔을 이완시킨 상태에서 이동성 덩어리가 고정되어 있으면 갈비뼈나 늑간근(갈비사이근, intercostal muscle)에 붙어 있는 것이며, 손을 엉덩이에 대고 눌렀을 때 고정되어 있으면 흉근근막(큰가슴근막, pectoral fascia)에 붙어 있는 것이다.

대상자가 팔을 이완시킨 상태에서, 손을 엉덩이에 대고 누르는 동안 덩어리를 움직여 본다.

덩어리가 촉진된다면 다음 두 가지 중 하나로 유방 사정내용을 기록한다(Figure 16-12).

(1) 유두를 중심으로 하여 수직선과 수평선을 그려 유방을 4등분한다.

(2) 유방을 시계로 간주하여 맨 위를 12시, 맨 아래를 6시로 구분한다.

특별히 정확하게 기술해야 한다면(덩어리의 정확한 위치를 구분하기 위함), 해당 사분역에서 유두와의 거리를 기록한다. 상외측으로 주름이 잡힌 부분은 "스펜스 꼬리(tail of Spence)"이다.

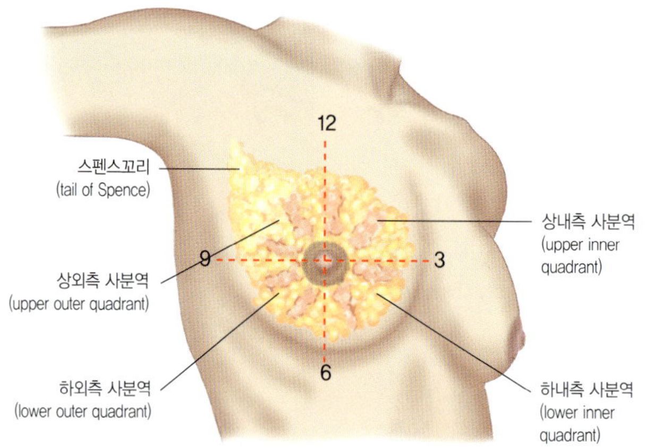

Figure 16-12 사분역으로 나눈 유방의 구분

2) 남성 유방

남성의 유방검진은 간단하지만 중요하다. 유두와 유륜에서 결절, 종창(부기, swelling), 궤양(ulcer)이 있는지 시진한다. 결절을 확인하기 위해 유륜과 유방조직을 촉진한다. 유방이 커지면 비만으로 인한 지방조직의 확대인지 에스트로젠과 테스토스테론(testosterone)의 불균형으로 인한 유선조직의 발달로 나타나는 여성형 유방인지를 구별해야 한다(Figure 16-13). 여성형 유방은 호르몬 수치의 변화로 신생아, 청소년, 노인의 한쪽 또는 양쪽 유방에서 나타난다. 또한 운동력 향상을 위한 합성대사 스테로이드(anabolic steroids) 등의 약물이나 특정 질병은 유방조직이 붓거나 압통이 유발될 수 있다. **여성형 유방은 보통 치료 없이 회복된다.**

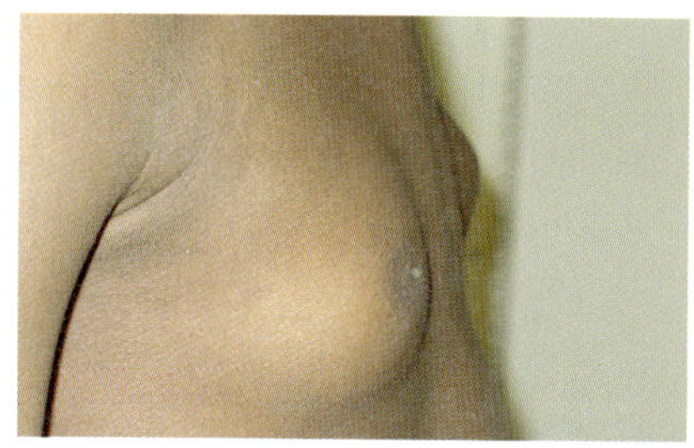

Figure 16-13 여성형 유방

임상 팁

단단하고 불규칙하며 중심에서 치우쳐 있거나 궤양성 결절이 있으면 유방암을 의심해야 한다.
남성 유방암은 유방암 환자의 1%에 불과하며, 테스토스테론을 사용하는 성전환 남성의 경우 유방암의 위험이 증가할 수 있다.

3) 액와

액와는 대상자가 누운 자세로 검사할 수 있지만 앉은 자세가 더 좋다.

(1) 시진

다음 사항이 있는지 양쪽 액와의 피부를 시진한다.

- 발진
- 감염
- 결절
- 비정상적인 색소침착

발진이 탈취제, 로션 또는 세탁 세제와 관련이 있는지 사정한다.
땀샘이 감염될 수 있다[화농땀샘염(고름땀샘염, hidradenitis suppurativa)].

액와의 피부에 벨벳 모양의 깊은 색소침착이 있으면, 내부 악성종양, 인슐린 저항, 호르몬 장애와 관련된 흑색극세포증(흑색가시세포증, acanthosis nigricans)을 나타낸다.

(2) 촉진

왼쪽 액와를 검진할 때에는 대상자에게 왼팔을 내리고 힘을 빼도록 하고, 검진자는 왼손으로 대상자의 손목이나 손을 받쳐준다. 장갑을 착용하고 오른쪽 손가락을 오므려 모아서 액와 위쪽 끝까지 밀어 넣는다(Figure 16-14). 대상자에게는 불편감이 있을 수 있음을 미리 설명한다. 손가락이 쇄골 중간부를 향하도록 대흉근 바로 뒤에 놓은 상태에서 흉벽을 향해 누르고 아래로 밀어내려가면서 중심림프절을 촉진한다. 액와림프절 중 중심림프절은 가장 흔하게 만져볼 수 있다. 하나 이상의 부드럽고 작은(1 cm 미만), 무통성 림프절이 흔하게 촉진된다.

림프절 크기가 1 cm 이상이고 단단하거나 딱딱하며 서로 엉켜 있거나 피부 또는 아래 조직에 고정되어 있으면 암을 의심할 수 있다.

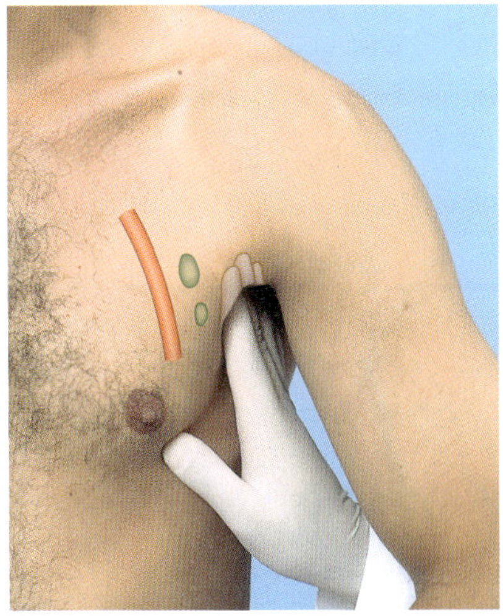

Figure 16-14 액와 촉진

임상 팁

액와림프절은 손이나 팔의 감염이 있을 때, 팔에 예방접종이나 피부반응검사를 했을 때, **전신 림프절병증**이 있을 때 커질 수 있다. 상활차림프절(epitrochlear node)과 다른 림프절을 살펴본다.

액와림프절을 촉진하기 위해 장갑 낀 손을 사용한다.

- **중심림프절:** 액와 밑부분을 촉진한다. 림프액은 흉근림프절, 외측림프절, 견갑하림프절에서 중심림프절로 흐르고 첨부림프절(apical lymph nodes)로 배액된다. 크고 단단하며 압통이 있거나 액와림프절의 배액부위에 의심스런 병변이 있다면 다른 액와림프절도 촉진한다.
- **흉근림프절:** 엄지손가락과 다른 손가락으로 앞쪽 액와 주름을 잡고, 대흉근의 가장자리 안쪽을 촉진한다(Figure 16-15).
- **외측림프절:** 액와 위쪽부터 상완골 위쪽을 따라 촉진한다.
- **견갑하림프절:** 대상자의 뒤에 서서 손가락으로 뒤쪽 액와 주름의 근육 안쪽을 촉진한다(Figure 16-16).

또한 쇄골하림프절을 촉진하고 쇄골상림프절을 재검진한다.

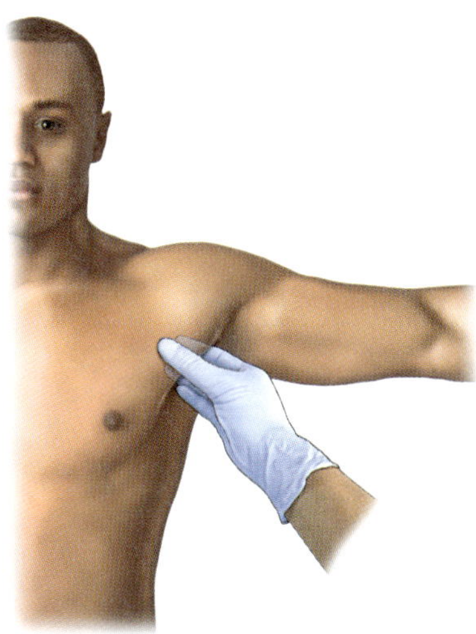

Figure 16-15 흉근림프절 촉진

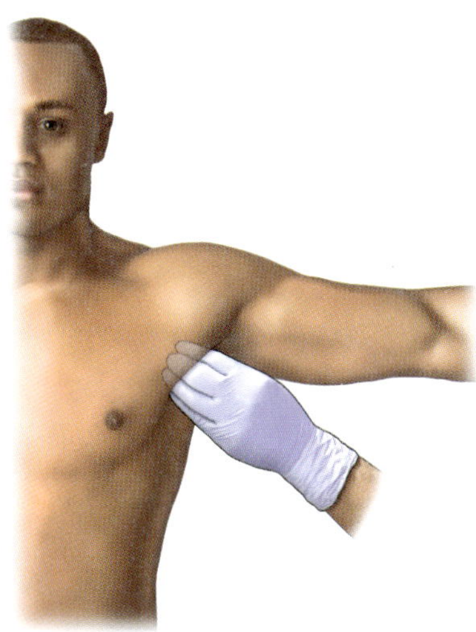

Figure 16-16 견갑하림프절 촉진

4. 특수검진기법

1) 유두 분비물의 사정

유두 분비물이 저절로 흘러나온 과거력이 있다면, 검진자의 검지손가락을 유두 주위에 방사형으로 두고 유륜을 눌러 어디에서 나오는지 확인한다(Figure 16-17). 유두 표면에 있는 유관 개구부 중 하나를 통해 나오는 분비물을 살펴본다. 분비물에 대한 정확한 위치와 색, 농도, 양을 기록한다. 유두 분비물은 보통 양쪽에서 나오며, 유두가 자극되거나 꽉 눌려졌을 때 흘러나온다. 색깔만으로는 분비물의 원인을 알 수 없다.

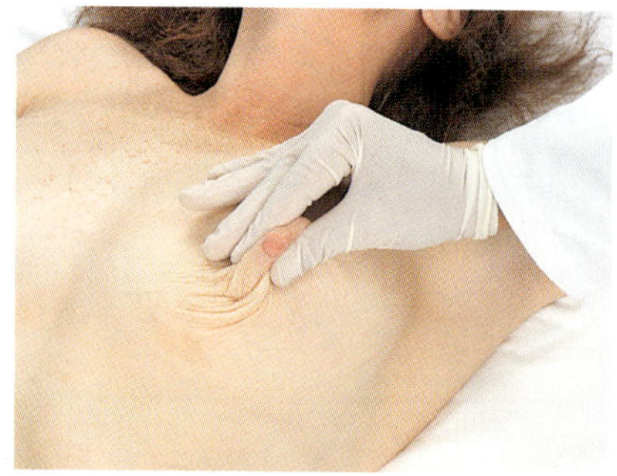

Figure 16-17 유두 분비물을 사정하기 위해 유륜을 꽉 누른다.

임상 팁

임신 및 수유와 무관한 우유빛 분비물은 비산욕기 젖분비과다라고 부른다. 주된 원인은 갑상선저하증, 뇌하수체의 프로락틴분비종양(프로락틴샘종, prolactinoma), 향정신약물(psychotropic agent)과 페노티아진(phenothiazine)을 포함한 도파민작용제(dopamine agonist)이다.

Figure 16-17과 같이 한 개 또는 두 개의 유관에서 나오는 혈액성 분비물은 유관 내 유두종(papilloma), 유관의 상피내암(carcinoma in situ) 또는 유방의 파제트병을 시사한다.

2) 유방절제술 또는 유방확대술 대상자의 검진

유방절제술을 받은 여성을 검진할 때에는 각별한 주의가 필요하다. 유방절제술로 인한 흉터와 액와를 주의 깊게 살펴보고 덩어리나 비정상적인 결절이 있는지 확인하며, 색깔이나 염증 징후의 변화를 주의 깊게 관찰한다. 림프부종은 수술 후 림프 배액의 장애로 액와와 상완에서 나타날 수 있다. 반흔조직은 매우 민감할 수 있기 때문에 2~3개의 손가락으로 원을 그리면서 부드럽게 촉진해야 한다. 림프절의 확대, 염증, 감염의 징후를 확인한다.

임상 팁

특히 절개선에서의 덩어리, 결절, 색깔의 변화 또는 염증은 유방암의 재발을 시사한다.

유방확대술이나 재건술을 받은 여성의 유방조직, 절개선, 이식의 가장자리는 주의 깊게 촉진하는 것이 매우 중요하다.

3) 유방자가검진을 위한 자기인식과 지침

자기인식과 개인 관리는 신체의 모든 부분에 중요하다. 대상자가 유방자가검진 방법에 대한 자세한 정보를 원하고 장점과 제한점을 검토한 후 유방자가검진을 수행하기로 선택했다면, 검진자는 검진법을 가르쳐야 한다(BOX 16-2). 유방 덩어리는 자가검진을 통해서 발견될 수 있다.

BOX 16-2 유방인식과 자가검진 방법

누운 자세

- 누워서 오른쪽 팔을 머리 뒤에 둔다. 검진은 일어서지 않고 누워 있는 동안 시행한다.

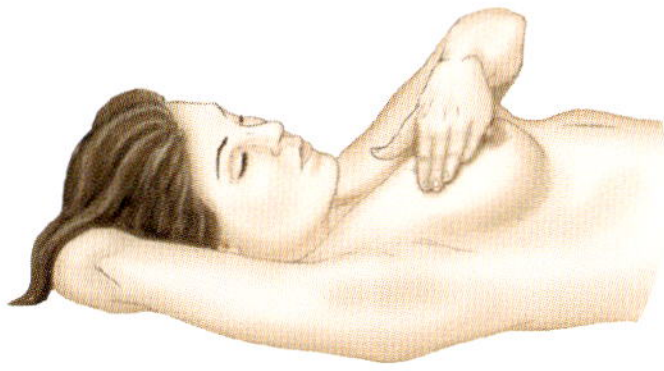

- 왼쪽 가운데 세 개 손가락 끝면을 이용해 오른쪽 유방에 덩어리가 있는지 만져본다. 유방조직은 손가락 끝면으로 동전 크기의 원을 그리며 촉진한다.

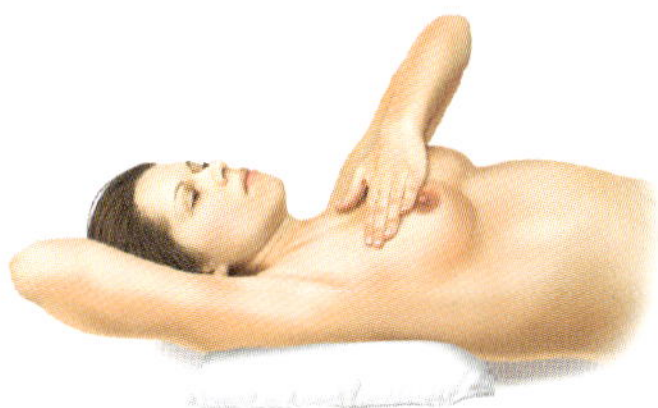

- 모든 유방조직을 촉진하기 위해서는 세 가지 다른 압력을 사용한다. 피부와 가장 가까운 조직을 느끼려면 가벼운 압력이 필요하다. 약간 더 깊게 촉진하려면 중간 정도의 압력이 필요하며, 흉부와 늑골의 가장 가까운 조직을 만지려면 강한 압력이 필요하다. 얼마나 강한 압력을 주어야 하는지 잘 모르는 경우에는 의료진에게 질문한다.
- 위아래로 움직이면서 반드시 유방 전체를 검진해야 한다.

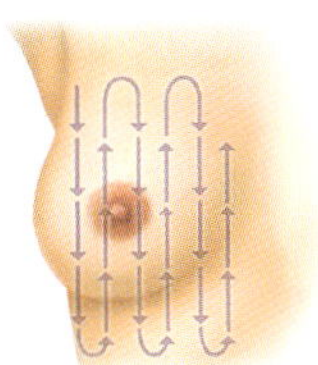

- 왼쪽 유방검진을 반복한다. 왼쪽 팔을 머리 뒤에 두고 오른손 손가락 끝면을 사용하여 검진한다.

선 자세

- 거울 앞에 서서 손을 엉덩이에 대고 강하게 누른 상태에서 유두나 유방의 크기, 모양, 윤곽, 오목형성, 피부의 발적이나 낙설이 있는지 살펴본다.

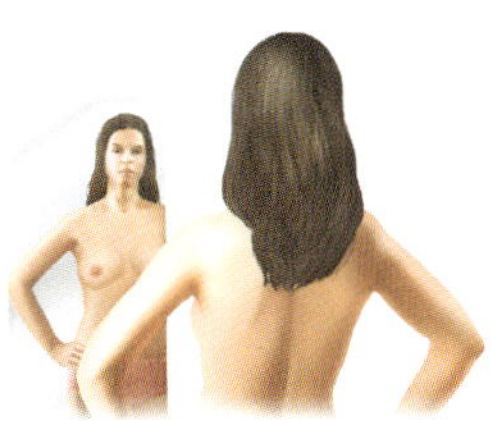

- 앉거나 서서 양쪽 액와를 검진하는데, 팔을 약간 들어 올리면 이 부위를 쉽게 촉진할 수 있다.

유방자가검진 시행은 비록 유방암의 사망률을 줄이지는 못하지만 비용이 들지 않으며, 건강에 대한 인식과 적극적인 자기관리를 향상시킬 수 있다는 장점이 있다. 유방자가검진은 유방암을 조기 발견하기 위한 간편한 방법으로, 숙련된 임상의와 유방촬영상, MRI 등의 정기적인 유방검진과 함께 시행할 때 가장 유용하다. 연구에 따르면 대부분의 덩어리가 매달 시행하는 자가검진에 의해서가 아니라 무작위로 발견되었기 때문에, 유방자가검진은 개인적인 선택사항이다. 만약 대상자가 유방자가검진을 하기로 선택했다면 호르몬의 자극과 유방 압통이 적은 월경 시작 후 5~7일에 시행하는 것이 가장 좋다.

5. 검진결과 기록

BOX 16-3은 유방과 액와의 검진결과를 기록한 예이다.

BOX 16-3 검진결과 기록 – 유방과 액와

양쪽 유방이 대칭이고, 색소의 변화가 없는 황갈색이며 부드러움. 덩어리, 오목형성, 종괴, 부종, 비후, 발진, 궤양 없음. 유두가 나와 있고 크기가 동일함. 분비물은 없음, 액와의 림프절병증 없음

또는

양쪽 유방이 처져 있고 미만성 섬유낭종성 변화가 있음. 오른쪽 유방이 오렌지 껍질 모양의 피부이며, 상외측 사분역에 움직이고 압통이 없는 1 × 1 cm의 단단한 덩어리 한 개가 있음, 유두에서 2 cm, 11시 방향에 위치함. 유두는 나와 있으며, 분비물은 없음. 액와의 림프절병증 없음

유방암을 시사한다.

참고문헌

인용

Alvarado, M., Tiller, G., Kershberg, H., Solomon, S., Mullineaux, L., & Haque, R. (2016). Women without significant Claus model breast cancer risks may warrant breast MRI when pathogenic/likely-pathogenic variant (PV/LPV) is detected in a hereditary cancer moderate risk gene. Cancer Research. https://doi.org/10.1158/1538-7445.SABCS15-P2-09-26

American Cancer Society (ACS). (2019). Breast cancer facts & figures 2019–2020 [Ebook]. Retrieved October 3, 2020, from https://www.cancer.org/content/dam/cancer-org/research/cancer-facts-and-statistics/breast-cancer-facts-andfigures/breast-cancer-facts-and-figures-2019-2020.pdf

Centers for Disease Control and Prevention (CDC). (2020). What is breast cancer screening? Retrieved September 27, 2020, from https://www.cdc.gov/cancer/breast/basic_info/screening.htm

Dyrstad, S. W., Yan, Y., Fowler, A. M., & Colditz, G. A. (2015). Breast cancer risk associated with benign breast disease: Systematic review and meta-analysis. Breast Cancer Research and Treatment, 149(3), 569–575. https://doi.org/10.1007/s10549-014-3254-6

Harris, J. R., Morrow, M. M., Lippman, M. E., & Osborne, C. K. (2014). Diseases of the breast (5th ed.). Wolters Kluwer.

Katiyar, R., Patne, S. C., Kumar, S., & Khanna, R. (2017). Invasive papillary carcinoma of the male breast misdiagnosed as fibroadenoma on FNAB. Journal of Clinical and Diagnostic Research: JCDR, 11(2), ED06–ED07. https://doi.org/10.7860/JCDR/2017/24832.9211

Kiyang, L. N., Labrecque, M., Doualla-Bell, F., Turcotte, S., Farley, C., Cionti Bas, M., Blais, J., & Légaré, F. (2015). Family physicians' intention to support women in making informed decisions about breast cancer screening with mammography: A cross-sectional survey. BMC Research Notes, 8, 663. https://doi.org/10.1186/s13104-015-1608-8

Kurian, A., Hughes, E., Bernhisel, R., Probst, B., Lanchbury, J., & Wagner, S. (2020). Performance of the IBIS/Tyrer-Cuzick (TC) model by race/ethnicity in the Women's Health Initiative. Journal of Clinical Oncology, 38(15 suppl), 1503–1503. https://doi.org/10.1200/jco.2020.38.15_suppl.1503

Lakhera, K. K., Patni, S., Patni, N., & Jindal, R. (2020). Practical approach to extensive cutaneous spread without any underlying malignancy: A rare presentation of Paget's disease of breast. BMJ Case Reports, 13(4), e233600. https://doi.org/10.1136/bcr-2019-233600

Løberg, M., Lousdal, M. L., Bretthauer, M., & Kalager, M. (2015). Benefits and harms of mammography screening. Breast Cancer Research: BCR, 17(1), 63. https://doi.org/10.1186/s13058-015-

0525-z

National Comprehensive Cancer Network. (n.d.). Clinical practice guidelines in oncology. Breast cancer screening and diagnosis. National Comprehensive Cancer Network diagnosis. Retrieved September 27, 2020, from https://www.nccn.org/professionals/physician_gls/pdf/breast-screening.pdf

Nelson, H. D., Fu, R., Zakher, B., Pappas, M., & McDonagh, M. (2019). Medication use for the risk reduction of primary breast cancer in women: Updated evidence report and systematic review for the US Preventive Services Task Force. JAMA, 322(9), 868–886. https://doi.org/10.1001/jama.2019.5780

Oeffinger, K. C., Fontham, E. T., Etzioni, R., Herzig, A., Michaelson, J. S., Shih, Y. C., Walter, L. C., Church, T. R., Flowers, C. R., LaMonte, S. J., Wolf, A. M., DeSantis, C., Lortet-Tieulent, J., Andrews, K., Manassaram-Baptiste, D., Saslow, D., Smith, R. A., Brawley, O. W., Wender, R., & American Cancer Society. (2015). Breast cancer screening for women at average risk: 2015 guideline update from the American Cancer Society. JAMA, 314(15), 1599–1614. https://doi.org/10.1001/jama.2015.12783

Pfeiffer, R. M., Webb-Vargas, Y., Wheeler, W., & Gail, M. H. (2018). Proportion of U.S. trends in breast cancer incidence attributable to long-term changes in risk factor distributions. Cancer Epidemiology, Biomarkers & Prevention, 27(10), 1214–1222. https://doi.org/10.1158/1055-9965.EPI-18-0098

Qaseem, A., Lin, J. S., Mustafa, R. A., Horwitch, C. A., Wilt, T. J., & Clinical Guidelines Committee of the American College of Physicians. (2019). Screening for breast cancer in average-risk women: A guidance statement from the American College of Physicians. Annals of Internal Medicine, 170(8), 547–560. https://doi.org/10.7326/M18-2147

Rainey, L., Eriksson, M., Trinh, T., Czene, K., Broeders, M., van der Waal, D., & Hall, P. (2020). The impact of alcohol consumption and physical activity on breast cancer: The role of breast cancer risk. International Journal of Cancer, 147(4), 931–939. https://doi.org/10.1002/ijc.32846 Ripping, T. M., Hubbard, R. A., Otten, J. D., den Heeten, G. J., Verbeek, A. L., & Broeders, M. J. (2016). Towards personalized screening: Cumulative risk of breast cancer screening outcomes in women with and without a first-degree relative with a history of breast cancer. International Journal of Cancer, 138(7), 1619–1625. https://doi.org/10.1002/ijc.29912

Sansone, A., Romanelli, F., Sansone, M., Lenzi, A., & Di Luigi, L. (2017). Gynecomastia and hormones. Endocrine, 55(1), 37–44. https://doi.org/10.1007/s12020-016-0975-9

Saslow, D., Boetes, C., Burke, W., Harms, S., Leach, M. O., Lehman, C. D., Morris, E., Pisano, E., Schnall, M., Sener, S., Smith, R. A., Warner, E., Yaffe, M., Andrews, K. S., Russell, C. A., & American Cancer Society Breast Cancer Advisory Group. (2007). American Cancer Society guidelines for breast screening with MRI as an adjunct to mammography. CA: A Cancer Journal for Clinicians, 57(2), 75–89. https://doi.org/10.3322/canjclin.57.2.75

Susan G. Komen Puget Sound. (2016). Breast health toolkit for the LGBTQ community [Ebook]. Retrieved October 1, 2020, from https://komenpugetsound.org/wp-content/uploads/2018/04/LGBTQ-Breast-Health-Toolkit-final.pdf

Wang, X., Huang, Y., Li, L., Dai, H., Song, F., & Chen, K. (2018). Assessment of performance of the Gail model for predicting breast cancer risk: A systematic review and meta-analysis with trial sequential analysis. Breast Cancer Research: BCR, 20(1), 18. https://doi.org/10.1186/s13058-018-0947-5

Yilmaz, R., Cömert, R. G., Aliyev, S., Toktas¸, Y., Önder, S., Emirikçi, S., & Özmen, V. (2018). Encapsulated papillary carcinoma in a man with gynecomastia: Ultrasonography, mammography and magnetic resonance imaging features with pathologic correlation. European Journal of Breast Health, 14(2), 127–131. https://doi.org/10.5152/ejbh.2018.3761

17 근골격계

The Musculoskeletal System

주요 용어		
• 과	• 마비	• 외전
• 관절가동범위	• 불완전마비	• 윤활막
• 관절통	• 비빔소리	• 팔이음뼈
• 굴곡	• 사지마비	• 편마비
• 근육긴장도	• 삼출	• 하반신마비
• 근육통	• 섬유증	• 회전
• 내전	• 수동운동범위	• 휘돌림
• 능동운동범위	• 신전	

학습목표

1. 뼈, 근육, 관절의 구조와 기능을 설명한다.
2. 관절의 주요 기준점을 파악한다
3. 근골격계의 건강력을 수집한다.
4. 근골격계 검사에 필요한 기구를 확인한다.
5. 근력등급척도를 이용하여 근력을 사정한다.
6. 뼈, 근육, 관절을 시진하고 촉진한다.
7. 주요 관절의 관절가동범위를 사정한다.
8. 근골격계의 사정결과를 기록한다.

1. 근골격계의 사정

근골격계의 통증과 질환은 의료기관을 방문하는 주요 원인 중 하나이다. 근골격계는 신경계에 의해 지배를 받기 때문에 두 계통의 검진은 밀접하게 관련되어 있으며, 실제 두 계통을 동시에 검진한다. 건강력을 수집하는 동안 주의 깊은 질문과 예리한 관찰은 검진자가 대상자의 증상에 대한 원인을 확인하는 데 도움이 된다.

이 장은 근골격계 사정의 특성상 각 관절마다 관절 구조와 기능에 대한 지식과 관련된 검진 방법을 연결시켜 주기 위하여 해부생리와 신체검진을 조합하였다.

1) 관절 구조와 기능

관절과 관련된 기본적인 해부학 용어를 검토하는 것으로 시작한다.

- 관절 구조는 관절낭과 관절 연골, 윤활막(관절에 윤활작용과 연골에 영양공급을 위해 액체를 생성하는 관절 내 막)과 활액, 관절 내 인대, 관절 주위 뼈로 구성되어 있다.
- 관절 외 구조는 관절 주위 인대, 건, 윤활낭, 근육, 근막, 뼈, 신경 그리고 관절을 덮고 있는 피부로 구성되어 있다.
- 인대(ligaments)는 밧줄 모양의 콜라겐 섬유로 이루어진 다발조직으로 뼈와 뼈를 잇는다.
- 건(힘줄, tendon)은 근육과 뼈를 연결하는 콜라겐 섬유이다.
- 연골(cartilage)은 다른 형태의 콜라겐 조직으로, 뼈 말단의 표면을 덮고 있으며, 관절이 통증 없이 움직이게 한다.
- 윤활낭(윤활낭, bursae)은 활액으로 채워진 주머니로 건과 근육운동에서 완충 역할을 한다.

관절질환은 관절의 종창과 압통, 능동적 · 수동적 관절운동(관절의 가능한 전체 운동, 일반적으로 굴곡과 신전) 범위를 제한한다.

2) 관절의 유형

관절은 활막성, 연골성, 섬유성 관절의 세 유형이 있으며, 관절의 유형에 따라 움직임의 정도가 달라진다(TABLE 17-1).

TABLE 17–1 관절

관절의 유형	운동범위	예
활막성	자유롭게 움직임	무릎, 어깨
연골성	약간 움직임	척추의 추체
섬유성	움직일 수 없음	두개골 봉합

(1) 활막성 관절

활막성 관절(윤활성 관절, synovial joint)에서는 뼈들이 서로 접촉하지 않고 관절이 자유롭게 움직일 수 있다(Figure 17-1). 뼈들은 연골로 덮여 있고, 관절운동을 완충해주는 관절강(관절공간, articular cavity)에 의해서 나누어져 있다. 관절강을 싸고 있는 활(액)막(윤활막, synovial membrane)은 소량의 점액성 활액(윤활액, synovial fluid)을 분비한다. 활막은 관절연골의 가장자리에 붙어서 주름이나 낭을 형성하여 관절 운동을 돕는다. 활막은 섬유성 관절낭(관절주머니, fibrous articular capsule)으로 둘러싸여 있고, 이 관절낭은 뼈와 뼈를 연결하는 인대에 의해서 보호된다.

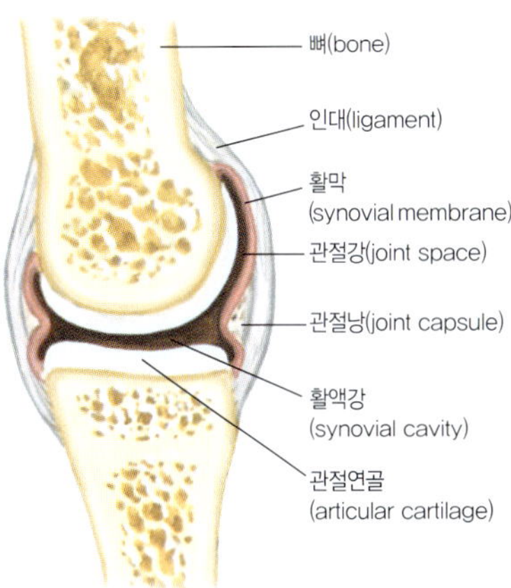

Figure 17-1 활막성 관절

(2) 연골성 관절

연골성 관절(cartilaginous joint)은 척추나 치골결합 같은 관절이며, 약간의 움직임이 가능하다(Figure 17-2). 뼈의 표면은 섬유연골성 추간판에 의해 분리된다. 각각의 추간판 중앙에는 뼈 사이의 충격 흡수나 완충역할을 하는 섬유성 연골 물질인 수핵이 있다.

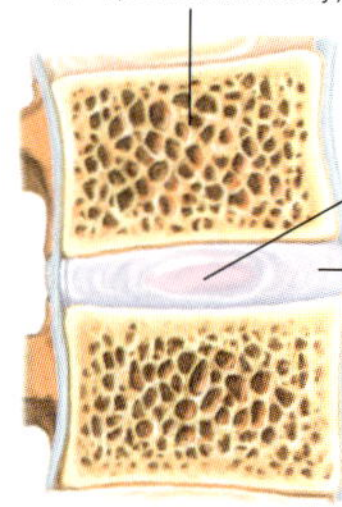

Figure 17-2 연골성 관절

(3) 섬유성 관절

섬유성 관절(fibrous joint)은 두개골 봉합에서 볼 수 있으며, 뼈들이 섬유조직 또는 연골층에 의해 연결되어 있다(Figure 17-3). 뼈들이 직접 접촉되어 있어 거의 움직일 수 없다.

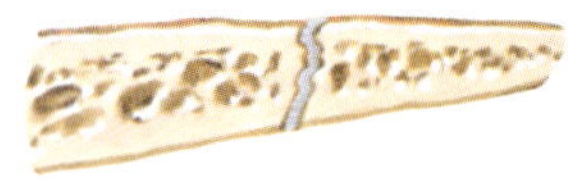

Figure 17-3 섬유성 관절

3) 활막성 관절의 구조

검진하는 관절의 대부분은 활막성 혹은 가동관절이다. 활막성 관절 표면의 모양이 관절 운동의 방향과 종류를 결정한다(TABLE 17-2).

TABLE 17-2 활막성 관절

관절 유형	관절 모양	운동	예
구상관절(공-소켓 관절)	오목한 강 안에 볼록한 표면	광범위한 굴곡, 신전, 외전, 내전, 회전, 휘둘림	어깨관절, 고관절
경첩관절	평면	평면에서의 운동, 굴곡과 신전	손가락과 발가락 관절, 팔꿈치
과상관절	볼록하고 오목한 관절면	두 개의 관절면 운동	무릎, 턱관절

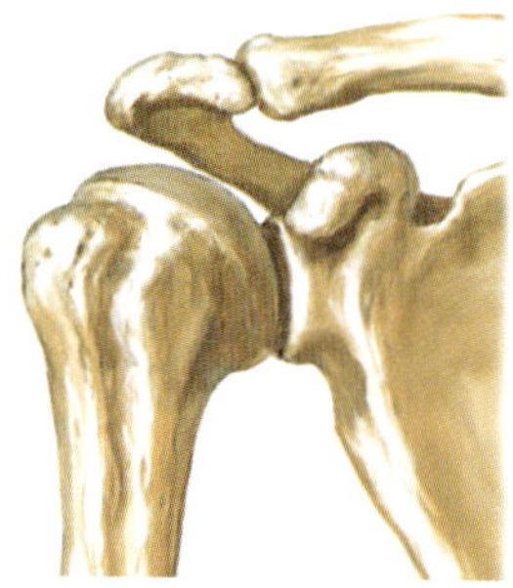

Figure 17-4 구상관절(공-소켓관절)

- 구상관절(절구관절, spheroidal joint=ball-and-socket joint): 공, 소켓 모양의 관절강과 둥근 볼록면으로 연결되어 회전운동이 가능하며, 어깨관절과 고관절에서 볼 수 있다(Figure 17-4).
- 경첩관절(접번관절, hinge joint): 편평하거나 약간 굽어 있어 한쪽면에서 미끄러지는 운동만이 가능하며, 손가락의 굴곡과 신전 운동이 그 예이다(Figure 17-5).
- 과상관절(타원관절, condylar joint): 관절융기라 불리는 볼록하고 오목한 관절면이 있으며, 슬관절이 그 예이다(Figure 17-6).

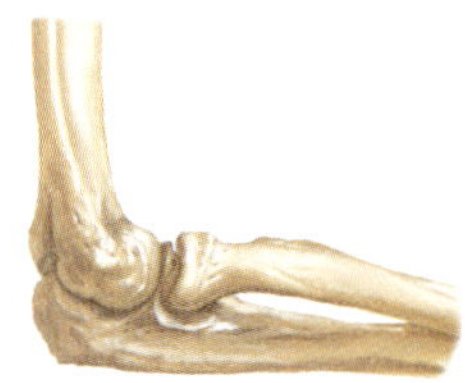

Figure 17-5 경첩관절

관절 운동을 쉽게 해주는 원판 모양의 점액 주머니인 윤활낭은 주변 근육 또는 근육과 건이 운동하는 동안 매끄럽게 움직이도록 도와준다. 윤활낭은 피부와 뼈와 관절의 볼록면 사이에 위치하거나(예: 무릎의 슬개전낭) 또는 건이나 근육이 뼈, 인대 혹은 다른 건과 근육에 대해 마찰을 형성하는 부분에 있다(예: 어깨의 견봉하낭).

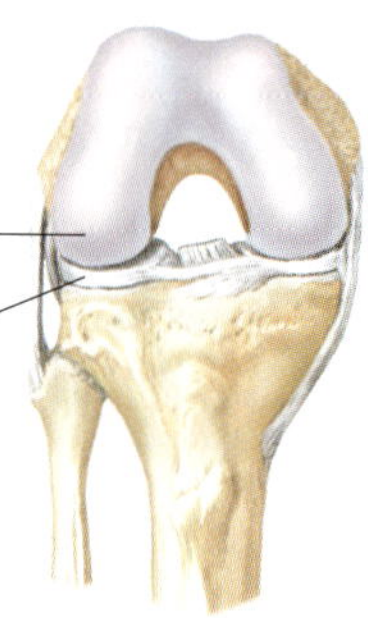

Figure 17-6 과상관절

2. 건강력

근골격계 건강력 수집 시 확인할 주증상은 BOX 17-1 에 나열되어 있다.

BOX 17-1 주증상

- 관절통
- 열, 오한, 발진, 식욕감퇴, 체중 감소, 허약과 같은 전신증상을 동반한 관절통
- 요통
- 목 통증
- 뼈 통증
- 근육통 또는 근경련
- 근허약

다음과 같은 개방형 질문으로 건강력 수집을 시작한다. "관절이나 뼈, 근육에 통증이 있습니까?"

관절통은 의료기관을 찾는 대상자들에게 가장 흔한 증상 중의 하나이다. 관절통은 뼈와 근육, 관절 주위의 건, 인대, 윤활낭, 피부조직과 같이 관절 외의 관절통일 수도 있다.

임상 팁

통증은 인대 신전이나 파열에 의한 염좌(sprains)나 근육이나 건의 긴장, 윤활낭염(주머니염, bursitis)이나 건염(tendinitis)으로 인한 것일 수도 있다.

일반적으로 근육의 통증을 근육통(myalgia), 관절염 없이 관절에 통증이 있는 것을 관절통(arthralgia)이라고 한다.

한 관절의 통증은 외상이나 단일 관절염(mono-articular arthritis), 건염이나 윤활낭염이 의심되고, 대전자에 가까운 외측 고관절 통증은 전자 윤활낭염(trochanteric bursitis)을 의심할 수 있다.

류마티스열(rheumatic fever)은 관절통의 이동성 양상이 나타난다. 류마티스관절염(rheumatoid arthritis)은 대칭적으로 관절을 침범하면서 점점 악화되는 양상을 보인다.

관절 외 통증은 인대가 늘어나거나 찢어지는 염좌뿐만 아니라 윤활낭 염증(윤활낭염), 건염, 건초염으로 발생한다.

추가적인 정보수집을 위해 "OLD CART"를 사용한다.

발병시기(O)

- 통증이 언제부터 시작되었습니까?
- 통증이 갑자기 시작되었습니까? 아니면 서서히 시작되었습니까?
- 손상을 받은 후에 생긴 통증입니까? 어떤 손상입니까?

부위(L)

- 어느 부위가 아픈지 손으로 가리켜 보십시오.
- 통증 위치가 한 군데의 관절(또는 근육)입니까 아니면 여러 군데입니까?
- 통증이 관절을 돌아다니면서 있습니까?
- 통증이 방사됩니까(예: 다리 아래로)?

기간(D)

- 통증이 얼마나 지속됩니까?
- 통증이 간헐적입니까 아니면 지속적입니까?
- 낮이나 밤의 특정 시간에 더 심해집니까?

특성(C)

- 통증에 대해 설명해 보십시오. 따끔거립니까? 둔하게 아픕니까? 쏘는 듯이 아픕니까? 대상자의 통증을 평가하기 위해 적절한 통증 척도를 사용한다.

동반증상과 징후(A)

- 멍이나 열감, 종창, 뻣뻣함, 결절과 같은 변형, 발열, 오한, 발진, 근허약, 둔하거나 저린감, 타는 듯한 느낌 등의 증상이 동반됩니까?
- 체중부하로 인한 통증이 있습니까?
- 움직임에 제한이 있습니까?
- 걷거나 의자에서 일어나기, 물건을 잡는 등의 활동에 영향을 줍니까?

완화요인(R)

- 통증이 완화되거나 심해지는 요인은 무엇입니까(예: 온찜질이나 냉찜질)?

치료(T)

- 통증을 완화하기 위해 약을 먹거나 어떤 치료를 받았습니까?

1) 요통

요통은 의료기관을 찾는 원인 중 두 번째로 흔한 원인이다**(TABLE 17-3)**. 개방형 질문을 사용하면 통증의 위치 등 문제를 더 명확하게 파악할 수 있다. 통증이 정중선에 있는지, 척추 위에 있는지 또는 정중선을 벗어나 있는지 확인한다. 다리에 방사통이 있는지, 있다면 무감각이나 감각이상(paresthsias)과 관련이 있는지 질문한다. 방광 및 장기능 장애에 대해 질문한다.

미국에서는 거의 80%의 사람들이 평생 동안 요통을 경험한다.

정중선 허리 통증은 근육 인대 손상, 추간판 탈출증, 척추 붕괴(vertebra collapse), 척수 전이를 암시한다. 정중선을 벗어난 통증은 천장관절염(sacroiliitis), 전자 윤활낭염, 좌골신경통(sciatica), 고관절염을 의미한다.

임상 팁

방사통은 좌골 신경통에서 볼 수 있다. 휴식 및 요추 전방 굴곡으로 해결되는 다리 통증은 척추관협착증을 의미한다.

TABLE 17-3 요통

양상	가능한 원인	신체 징후
기계적 요통(Mechanical low back pain)		
요추 부위의 통증으로 하체부 특히 L5 (측면 다리) 또는 S1 (후부 다리) 피부분절을 따라 방사된다. 신생물성, 감염성 또는 염증성 질환을 동반하지 않은 해부학적 또는 기능적 이상을 말한다. 일반적으로 급성(< 3개월), 특발성, 양성 및 자기 제한적으로 나타나는데 증상이 있는 허리통증의 97%가 여기에 해당된다. 일반적으로 30~50세 대상자에서 업무와 관련되어 발생하고 위험 요인은 무거운 물건 들기, 몸상태 불량, 비만이 있다.	종종 근육과 인대 손상(~70%) 또는 나이와 관련해서 척추디스크 또는 후관절 질환(~4%)으로 나타난다. 원인으로 탈출추간판(herniated disc)(~4%), 척추관협착증(~3%), 압박골절(~4%) 및 척추전방전위증(2%)이 포함된다.	허리의 움직임으로 인한 척추곁근육 또는 후관절 압통, 정상 요추전만(lumbarlrdosis) 상실이 나타나나, 운동 기능 및 감각상실이나 반사이상은 나타나지 않는다. 골다공증에서는 흉추 후만증, 흉추 극돌기의 타진 압통, 흉추나 고관절의 골절을 확인해야 한다.

좌골 신경통(Sciatica, Radicular low back pain)		
무릎 아래 측면 다리(L5) 또는 종아리 뒤쪽(S1)으로 쏘는 듯한 통증을 나타내며 요통을 동반한다. 환자들은 감각이상과 허약을 보고하며 구부리기, 재채기, 기침, 배변 중 긴장이 통증을 악화시킨다.	좌골 통증은 추간판탈출증(disc herniation)의 높은 민감도(~95%)와 특이도(~88%)를 보인다. 대개 50세 이상에서 추간판탈출증과 더불어 신경근의 압박 또는 견인을 볼 수 있으며 추간판탈출증의 약 95%가 L5 및 S1과 관련이 있다. 종양으로 인한 신경 뿌리나 척수 압박의 경우 1% 미만에서 볼 수 있다. 종양 또는 정중선 추간판탈출증에서는 말총증후군(S2 - S4)(cauda equina syndrome)으로 인해 장기능이나 방광 기능 장애, 하지 허약이 있다.	종아리가 쇠약해지거나 약한 발목 배측 굴곡, 발목 경련 부재가 있을 시 디스크 탈출 가능성이 가장 높음. 크로스 스트레이트 레그 레이즈(cross straight-leg raise)에서 양성을 보임(건강한 다리를 검사했을 때 영향을 받은 다리에 통증 발생), 스트레이트 레그 레이즈 검사에서 음성일 때 진단 가능성은 매우 낮음. 동측 스트레이트 레그 레이즈 검사의 민감도는 약 66~98%로 높으나 특이도는 약 10~60%로 낮다.
만성 요경직(Chronic back stiffness)		
	염증성 다발성 관절염인 강직척추염은 40세 이하의 젊은 남성에게 가장 흔하며, 범발성 특발성 골격 과골증(Diffuse idiopathic skeletal hyperostosis, DISH)은 보통 50세 이상의 남성에게 더 많은 영향을 미친다.	
복부나 골반으로부터의 방사통(Pain referred from the abdomen or pelvis)		
일반적으로 깊고 쑤시는 통증으로 중증도와 원인은 다양하며, 약 1%의 요통이 포함된다.	위궤양, 췌장염, 췌장암, 만성 전립선염, 자궁내막증, 대동맥박리, 후복막종양 등	원인에 따라 변하며, 국소 척추 압통이 나타날 수 있다. 척추는 통증이나 가동범위의 제한이 없다. 원질환의 징후를 찾는다.

2) 목 통증

목 통증도 흔한 통증으로**(TABLE 17-4)**, 일반적으로 자기 제한적이지만 팔로 방사되는 통증이 있는지, 팔 또는 다리의 쇠약 또는 감각이상, 방광이나 장 기능의 변화에 대해 질문하는 것이 중요하다. 둔기 외상 또는 자동차 사고 이후에도 지속되는 통증이 있다면 전문가에게 의뢰해야 한다.

척수신경근통(radicular pain)은 가장 흔하게 C7 그리고 C6 척추신경의 압박으로 인해 생긴다.

TABLE 17-4 목 통증

양상	가능한 원인	신체 징후
기계적인 목 통증(Mechanical neck pain)		
경추 주변부 근육과 인대의 경련을 동반한 쑤시는 통증과 함께 등 위쪽과 어깨의 경직과 압박감이 최대 6주 이상 지속된다. 방사통이나 감각 이상 또는 허약은 없으나 두통은 있을 수 있다.	원인은 잘 알려지지 않았으나 바르지 못한 자세, 스트레스, 수면 부족이나, 컴퓨터 사용, 텔레비전 시청, 운전 중 바르지 못한 머리의 위치 등 지속적인 근육 수축과 관련된 것으로 본다.	국소적인 근육 압통과 움직이면 통증이 있다. 신경학적 결함은 없고, 섬유 근육통의 유발점일 수 있으며 장기간의 바르지 못한 목 자세와 근육 경련이 있다면 사경(기운목, Torticollis)일 수 있다.

기계적인 목 통증—편타성(채찍질성, Whiplash)		
경추 주위 쑤시는 듯한 통증 및 경직을 동반한 기계적인 목 통증은 손상 다음 날부터 시작되며 후두부 두통, 현기증, 권태, 피로를 동반할 수 있다. 증상이 6개월 이상 지속되는 경우 20~40%에서 만성 편타성 증후군이 나타난다.	후방 충돌로 인한 강제 과굴곡-과신전에 의한 목의 근인대 염좌 또는 좌상	국소적인 경추 주변부 압통, 목의 운동범위 감소, 지각된 상지의 허약이 있으나 골절, 탈장, 두부 손상 또는 의식 변화 같은 경추 압박의 원인은 제외된다.
신경근 압박으로 인한 경추신경근병증(Cervical radiculopathy)		
목과 한쪽 팔에 감각이상과 허약을 동반한 날카로운 작열감이나 따끔거리는 통증이 있다. 피부 양상보다는 근육 깊숙한 곳에서 시작되는 근절 양상으로 나타나는 감각 증상	경추신경, 신경근의 기능 장애 또는 척추신경의 추간공 침범으로 인한 두 부분 모두의 기능 장애(~75%), 경추간판탈출(~25%). 드물게 종양에서, 척수구멍(syrinx), 또는 다발경화증에서 나타날 수도 있다. 신경근과 후신경절의 저산소증, 염증매개체 방출이 원인일 수 있다.	C7 신경근이 삼두근과 손가락 굴근 및 신근의 허약을 동반하며 가장 많이 영향을 받는다(45~60%). 이두박근, 상완요골근 및 손목 신근의 허약을 동반하는 C6 신경근 침범도 흔하다.
경추 압박으로 인한 경추 척수병증(Cervical myelopathy)		
상하지 모두의 양측성 감각이상, 허약과 함께 빈뇨를 동반하는 목의 통증. 미묘한 손의 둔감, 손바닥 감각이상, 보행의 변화가 있을 수 있다. 목의 굴곡은 증상을 악화시킨다.	황색인대(ligamentum flavum)의 돌출 또는 추간판탈출증으로 인한 경추의 퇴행성 디스크 질환으로 정의되는 경추증(cervical spondylosis)이 대다수(~80%). 또한 골돌기체(osteophytes), 황색인대의 골화로부터의 경추 협착증일 수 있다. 크기가 큰 중추 또는 중심주위 추간판 탈출증이 척수를 압박할 수 있다.	과반사, 손목, 무릎 또는 발목의 간헐적 경련, 신근 발바닥 반사(바빈스키 징후 양성) 및 보행 장애. 목의 굴곡과 동시에 척수 아래로 전기 충격과 같은 감각이 방사되는 레미떼 징후(Lhermitte sign)도 볼 수 있으며 경추 척수병증(cervical myelopathy)이 확인되면 목의 고정과 신경외과적 평가가 필요하다.

3. 관절 검진

각 주요 관절에 대한 주요 검진 영역은 다음과 같다.

- 관절의 대칭성, 정렬, 골격 기형을 확인한다.
- 피부(색) 변화, 결절, 근위축, 비빔소리(마찰음, crepitus)가 있는지 주위 조직을 시진하고 촉진한다.
- 관절가동범위를 수행하여 관절의 기능과 안정성을 검사한다.
- 염증, 종창, 따뜻함, 압통, 발적이 있는지 사정한다.
- 근력을 평가한다.

건강력을 수집하는 동안 대상자의 일상적인 활동수행능력을 평가할 수 있으며, 신체검진을 하는 동안 이 능력을 염두에 둔다.

근골격계 검진에 필요한 세부사항은 매우 다양하다. 이 장에서는 관절 기능의 포괄적인 평가와 목표적인 평가를 위한 검진 기법을 제시한다. 광범위하거나 심각한 근골격계 문제가 있는 대상자는 더 많은 시간이 필요하다.

대상자에 대한 전반적 조사는 일반적인 외모, 신체 비율 및 이동의 용이성을 평가한다. 근골격계 검진은 체계적이어야 한다. 뼈와 관절에 대한 시진과 촉진을 포함하여 관절가동범위, 근력을 평가한다. 관절가동범위는 능동(대상자에 의한)과 수동(검사자에 의한), 두 단계가 있다.

근골격계의 신체검진에 필요한 기구

- 줄자
- 각도계
- 피부에 표시할 펜

근골격계를 검진하기 위한 팁은 **BOX 17-2**에 제시되어 있다. 근육 검진은 근육의 크기, 근긴장도 및 근력의 평가를 포함한다.

BOX 17-2 성공적인 근골격계 검진을 위한 팁

- 시진 시 대칭성을 확인한다. 양쪽 관절에 대칭적인 변화가 있는가? 아니면 한쪽에만 변화가 있는가? 하나에만 또는 두 개의 관절에 변화가 있는가?

한 관절에만 국한된 급성 질환에는 외상, 패혈성 관절염, 통풍이 있다. 류마티스관절염은 전형적으로 여러 관절에서 대칭적으로 나타난다.

- 관절의 기형과 뼈의 부정정렬 여부를 확인한다.

이는 뒤퓌트랑 구축(Dupuytren contracture), 내반슬, 양측외반슬을 나타낼 수 있다.

- 시진과 촉진을 사용하여 주변 조직을 평가하고 피부(색) 변화, 피하 결절 및 근육 위축을 확인한다. 뼈 위의 힘줄이나 인대가 움직이는 동안 손으로 만져지거나 들을 수 있는 비빔소리를 사정한다.

골관절염이나 염증성 건초염에서는 염증관절부위의 비빔소리(마찰음)를, 외상에서는 삼출물을, 류마티스관절염 또는 류마티스열에서는 피하결절을 볼 수 있다.

- 인대 이완이라고 하는 관절 인대의 과도한 움직임으로 인한 관절가동범위의 제한 또는 관절의 불안정성을 확인하기 위해 관절가동범위와 동작(각 관절에 대해 설명됨)을 평가한다. 관절가동범위 평가 시 각도계로 관절의 각도를 측정할 수 있다(**Figure 17-7**). 이는 제한 정도를 기록하는 데 유용하다.

관절염, 관절 주위 조직의 염증, 섬유화(관절 내 혹은 관절 주위 조직의 손상이나 손상에 대한 보상적 반응으로 섬유 결합 조직의 발달) 또는 뼈의 고정(관절 강직) 시 관절가동범위가 감소한다. 전십자인대의 인대이완증은 무릎손상으로 인해 발생한다.

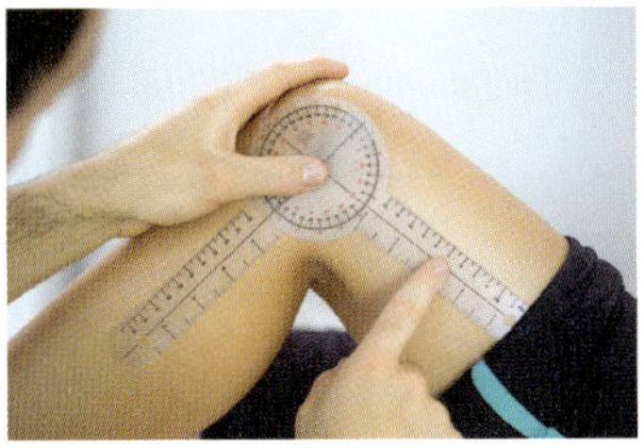

Figure 17-7 **각도계를 사용하여 관절가동범위 사정**

- 마지막으로 근력을 검사한다.

근위축과 근허약은 류마티스관절염에서 발생한다.

염증의 네 가지 징후를 사정한다.

- 종창(swelling): 손으로 만져진 종창은 다음을 포함한다. (1) 늪 같이 또는 말랑말랑하게 느껴지는 활막 (2) 관절강 내에 과도한 활액으로 인한 삼출물 (3) 윤활낭, 건, 건초 같은 연조직 구조.
- 열감(warmth): 검진자의 손등을 이용하여 문제가 있는 관절과 영향을 받지 않은 반대쪽의 정상 관절과 비교하거나 양쪽 관절이 이환된 경우에는 주위 조직과 비교한다.

관절염, 건염, 윤활낭염, 골수염에서 볼 수 있다.

- 압통(tenderness): 압통이 있는 부위의 구체적인 해부학적 구조를 확인한다. 외상은 압통을 유발한다.

두꺼워진 활막 위의 압통과 열감은 관절염이나 감염을 시사한다.

- 발적(redness): 피부의 발적은 관절 주변 조직에서 가장 흔하지 않은 징후이다.

연한 관절의 발적은 패혈성 또는 통풍성 관절염 또는 류마티스관절염을 시사한다.

4. 근육 검진

1) 근육 크기

근육의 크기와 윤곽을 시진하는 것으로 검진을 시작한다. 근육이 줄어들거나 납작해 보이거나, 오목해 보이거나, 위축된 것처럼 보이는가? 만약 그렇다면, 위축은 한쪽에만 있는가 또는 양쪽에 있는가? 근위부인가 또는 원위부인가?

근위축은 근육의 크기(부피)가 감소하거나 소모되는 것을 말한다. 근위축은 근육 자체의 질병뿐만 아니라 당뇨병성 신경장애와 같은 말초신경계 질환으로 초래된다. 비대(hypertrophy)는 비례하는 강도로 크기(부피)가 증가하는 반면, 감소된 강도로 크기(부피)가 증가하는 것은 거짓비대[pseudohypertrophy, 뒤셴느 근디스트로피(Duchenne form of muscular dystrophy)에서 볼 수 있음]라고 한다.

엄지두덩(무지구)와 새끼두덩(소지구)의 평평함과 중수골 사이에 생기는 깊은 주름은 위축을 시사한다. 엄지두덩과 새끼두덩의 국소적 위축은 각각 정중신경과 척골신경 손상에서 발생한다.

위축을 확인할 때, 손, 어깨, 허벅지에 특별히 주의를 기울인다. 엄지두덩(무지구)와 새끼두덩(소지구)는 충만하고 볼록해야 하며, 등골간 근육이 있는 중수골 사이의 공간은 충만하거나 약간 움푹 패여 있어야 한다. 그러나 손 근육의 위축은 Figure 17-8에서와 같이 정상적인 노화와 함께 발생할 수 있다.

근위축의 다른 원인으로는 운동신경세포병과 류마티스관절염이 있다.

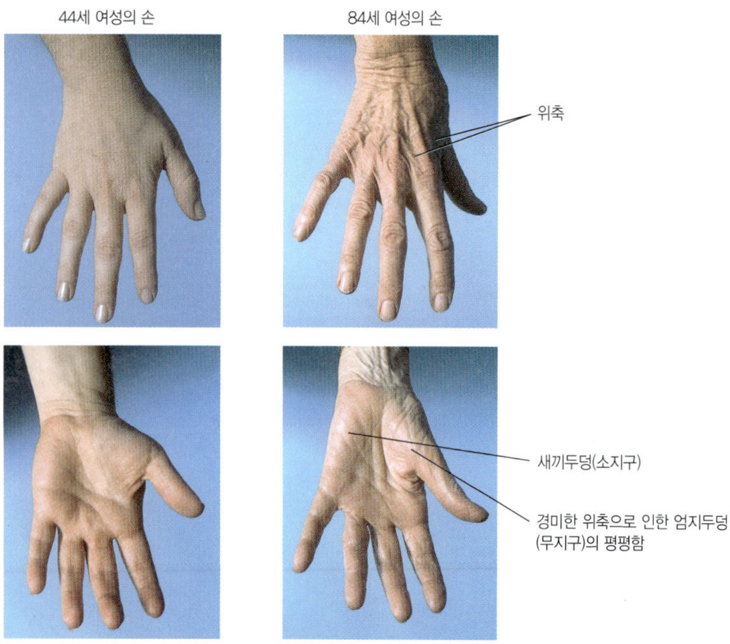

Figure 17-8 노화로 인한 근위축

위축된 근육에서 근섬유다발수축(근육의 미세한 떨림)을 살펴본다.

근위축과 근허약을 동반한 근섬유다발수축은 말초 운동 단위의 질환이 있음을 시사한다.

2) 근(육) 긴장도

신경공급이 손상되지 않은 근육이 자발적으로 이완될 때, 근(육) 긴장도라고 알려진 약간의 잔류 긴장이 유지된다. 이것은 수동적 늘임(stretching)에 대한 근육의 저항을 느끼는 것으로 가장 잘 사정할 수 있다. 대상자에게 긴장을 풀라고 말한다. 검진자의 한 손으로 대상자의 팔꿈치를 지지하면서 대상자의 손가락, 손목, 팔꿈치를 구부리고 펴고 어깨는 적당한 관절가동범위에 둔다. 연습을 통해 이런 동작을 하나

저항력 감소는 말초신경계 질환, 소뇌 질환 또는 척수 손상의 급성기에서 발생한다(TABLE 20-9 근긴장도 장애 참조).

의 부드러운 동작으로 결합할 수 있다. 양쪽에서 근육의 긴장도와 움직임에 대한 저항을 기록한다. 긴장한 대상자는 저항이 증가할 수 있다. 정상적인 저항에 대한 느낌은 반복적인 연습을 통해 학습된다.

저항 감소가 의심되면, 아래팔을 잡고 손을 앞뒤로 느슨하게 흔든다. 일반적으로 손은 앞뒤로 자유롭게 움직이지만 완전히 느슨하지는 않는다.

저항이 증가하면 팔다리를 움직일 때 저항이 달라지는지 예를 들면, 굴곡과 신전 모두에서 관절가동범위와 양방향에서 저항이 지속되는지 여부를 판단한다. 저항에 경련이 있는지 느껴본다.

다리의 근육 긴장도를 평가하기 위해, 한 손으로 대상자의 허벅지를 지지하고 다른 한 손으로 발을 잡고, 대상자의 무릎과 발목을 양쪽으로 구부리고 펴 본다. 움직임에 대한 저항을 확인한다.

현저한 느슨함은 일반적으로 말초 운동계의 장애로 인한 근육 저긴장 또는 허약함을 나타낸다.

경직은 범위의 극단에서 악화되는 증가된 저항이다. 경축은 관절가동범위와 양방향에서 증가된 저항이다.

3) 근력

사람들의 근력은 매우 다양하므로 사정 시 나이, 성별, 근력운동과 같은 변수들을 고려해야 한다. 주로 사용하는 우세한 쪽의 근육은 일반적으로 다른 쪽보다 근력이 약간 더 강하다. 양쪽을 비교할 때는 이 차이를 고려한다.

손상된 근력은 약함 또는 불완전 마비(paresis)라고 하고, 근력이 없는 것을 마비(paralysis, plegia)라고 한다. 반신 불완전 마비(hemiparesis)는 신체의 한쪽(절반)이 약한 것을 말한다. 반신마비(편마비, hemiplegia)는 신체의 한쪽(절반)이 마비되는 것을 말한다. 하반신마비(paraplegia)는 다리의 마비를, 사지마비(quadriplegia)는 사지(팔과 다리) 모두 마비된 것을 의미한다.

대상자에게 검진자의 움직임에 대해 능동적으로 굴곡과 신전을 하도록 하거나 검진자의 움직임에 저항해 보도록 하여 근력을 평가한다. 근육은 가장 짧을 때 근력이 가장 세고 길 때 가장 근력이 약하다.

근력이 너무 약해서 검진자의 저항을 극복할 수 없다면 중력에만 대항하도록 하거나 또는 중력을 제거한 상태에서 평가한다. 예를 들면, 아래팔이 회내 위치(손등이 위로 놓여 있는 상태)에 있을 때 중력에 대항하여 손목의 배측굴곡(등쪽굽힘)을 평가할 수 있다. 아래팔이 회내와 회외의 중간 지점에 있을 때 중력을 제거한 상태에서 손목의 신전을 평가할 수 있다. 마지막으로, 대상자가 신체 일부를 움직이지 못하면 근육 수축이 약해진 것을 관찰하거나 느껴본다.

근력은 근력등급척도를 이용하여 기록한다(BOX 17-3).

BOX 17-3 근력등급척도

근력은 0~5점 척도로 측정한다.

- 0: 근육 수축이 없는 경우
- 1: 근육 수축이 약하게 있는 경우
- 2: 중력이 제거된 경우에서 신체 일부를 능동적으로 움직이는 경우
- 3: 중력에 대항하여 능동적 움직임이 가능한 경우
- 4: 중력에 대항하면서 약간의 저항에 대항하여 능동적으로 움직임이 가능한 경우
- 5: 명백한 피로감 없이 최대의 저항에 대항하여 능동적 움직임이 가능한 경우(정상 근력)

주요 근육 그룹을 사정하는 방법은 다음 장에서 설명한다.

만약 대상자가 관절통을 호소한다면, 대상자를 부드럽게 움직이도록 한다. 대상자가 스스로 움직이는 것이 더 편할 수 있다. 대상자가 자신이 어떻게 움직이는지를 검진자에게 보여주도록 한다. 관절손상이 있다면 대상자를 움직이기 전에 X-ray에 대해 의료진에게 문의한다.

측두하악관절 Temporomandibular Joint

1) 뼈의 구조와 관절

측두하악관절(턱관절, temporomandibular joint, TMJ)은 우리 몸에서 가장 활발한 관절로, 하루에 2,000번 이상 움직인다. 이는 오목(fossa)과 측두골(관자뼈, temporal bone)의 관절결절과 하악골(아래턱뼈, mandible)의 융기에 의해 형성된다. 이 관절은 외이도와 관골(광대뼈, zygomatic bones) 사이에 있다(Figure 17-9).

섬유연골 원판은 하악관절융기가 측두골의 윤활막과 관절면에 작용하는 것에 대해 완충작용을 한다. 따라서 이는 관절융기 활막성 관절이다(Figure 17-10).

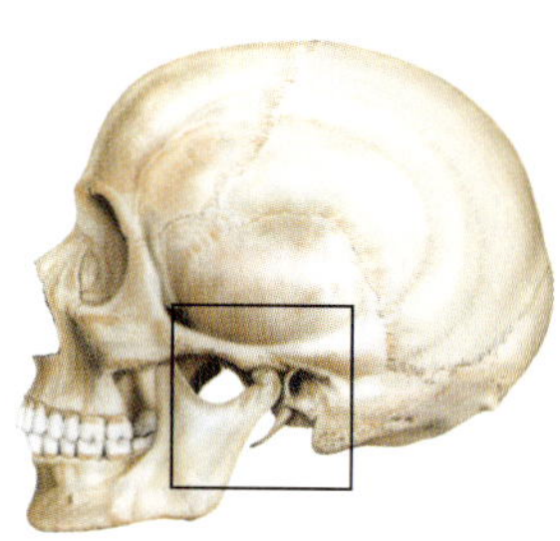

Figure 17-9 측두하악관절의 위치

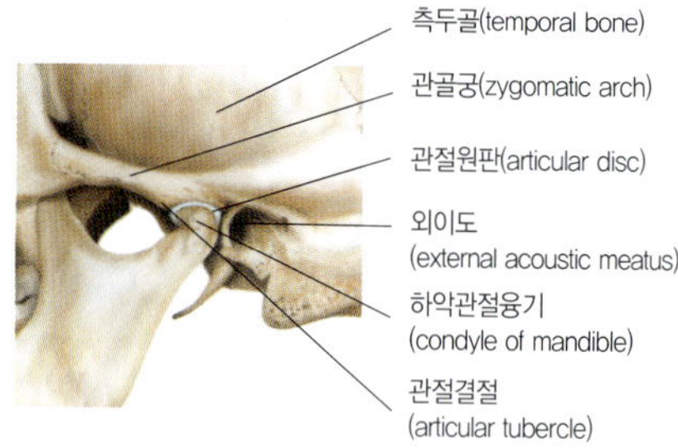

Figure 17-10 측두하악관절의 뼈 구조

2) 근육군과 기타 구조

입을 열 때 사용되는 주요 근육은 외측익돌근(바깥날개근, external pterygoids)이다(Figure 17-11). 입을 닫을 때 사용되는 근육은 교근(깨물근, masseter), 관자근(temporalis), 내측익돌근(안쪽날개근, internal pterygoids)이다. 이들 모두 제5뇌신경인 삼차신경의 지배를 받는다([19장 신경계] 참조).

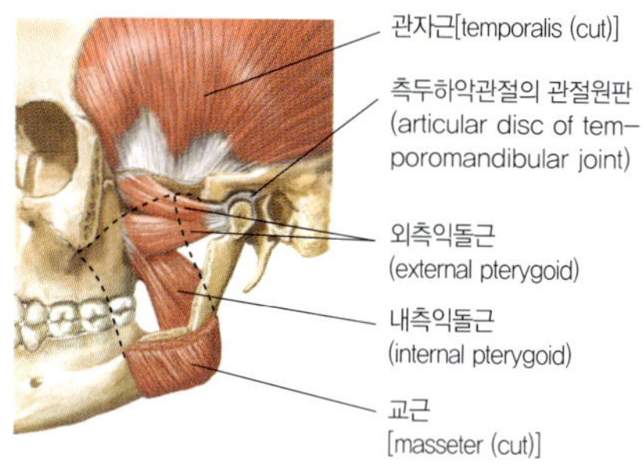

Figure 17-11 측두하악관절의 근육

3) 신체검진

(1) 시진과 촉진

얼굴의 대칭성을 시진한다. 측두하악관절의 종창과 발적을 관찰한다. 종창은 대개 외이도 앞에서 약 0.5 cm 부위가 둥글게 부풀어 오른 것처럼 보일 수 있다.

임상 팁

안면 비대칭은 측두하악관절증후군(TMJ syndrome)과 관련되어 있다. 전형적인 특징은 씹거나, 턱을 악물거나 이를 갈 때 생기는 만성적인 일측성 통증이며 스트레스와 관련되어 있다(두통으로 나타날 수도 있다).

관절의 위치를 파악하고 촉진하기 위해 검진자는 검지손가락 끝을 양쪽의 이주(귀구슬, tragus) 앞에 대고 대상자에게 입을 벌리도록 한다(Figure 17-12). 입을 벌릴 때 손가락 끝이 관절강 안으로 들어가야 한다. 관절의 운동범위가 부드러운지 검사하고 압통이나 종창이 있는지 확인한다. '딱' 하는 소리나 '딸깍' 하는 소리는 측두하악관절에 문제가 없는 사람에게도 있을 수 있다.

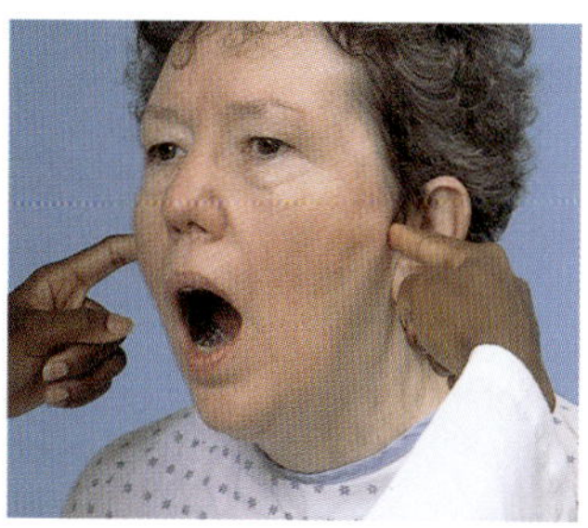

Figure 17-12 턱관절 촉진

측두하악관절의 탈구는 외상에서 나타날 수 있다. 마찰음이 촉진되거나 딸깍하는 소리는 부정교합이나 반월판 손상, 외상에 의한 활막 종창 시 나타날 수 있다.

압통을 사정하기 위해 저작근(씹기근육, muscles of mastication)을 촉진한다.

- 교근은 하악각의 외부에 있다.
- 측두근은 입을 꽉 다물거나 턱을 이완시킬 때 촉진한다.

교근 촉진 시 통증과 압통은 측두하악관절증후군에서 발생한다.

(2) 관절가동범위와 검진방법

측두하악관절은 위, 아래 부분에서 활주운동과 접번운동을 한다. 저작운동은 기본적으로 턱 윗부분의 활주운동에 의해 이루어진다.

관절가동범위는 세 부분이다. 대상자에게 입을 열고 닫게 하고 턱을 앞으로 내밀어 전진과 후진, 양옆으로 움직여 보라고 시킨다. 정상적으로 입을 크게 벌리면 아래위 치아 사이로 손가락 3개를 넣을 수 있다. 턱을 밖으로 내밀면, 아랫니를 윗니 앞에 위치하게 할 수 있어야 한다.

(3) 근력

대상자가 저작의 어려움이나 턱의 허약을 호소한다면, 검진자에게 저항하면서 입을 불룩하게 하거나, 옆으로 움직이거나 입을 벌리게 하여 근력을 평가한다.

어깨 The Shoulder

1) 개요

어깨의 상완관절(오목위팔관절, glenohumeral joint)은 모든 방향으로 광범위한 운동범위를 갖는 특징이 있다. 이 관절은 대부분 뼈 구조에 의해 방해되지 않는다. 어깨는 4개의 관절, 3개의 큰 뼈, 그리고 3개의 주요 근육군의 복잡한 상호지지 구조로 운동을 하며, 흔히 팔이음뼈(어깨이음구조, shoulder girdle)라고 한다.

2) 뼈 구조

어깨의 뼈 구조에는 상완골(위팔뼈, humerus), 쇄골(빗장뼈, clavicle) 그리고 견갑골(어깨뼈, scapula)이 포함된다(Figure 17-13).

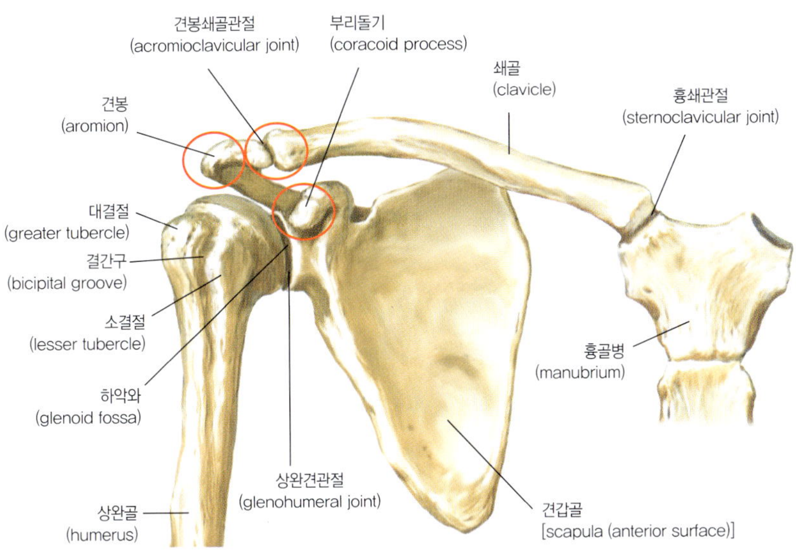

Figure 17-13 어깨의 뼈

흉골병(복장뼈자루, manubrium), 흉쇄관절(복장빗장관절, sternoclavicular joint), 쇄골을 확인한다. 또한 어깨의 중요한 해부학적 지표인 견봉(어깨뼈 봉우리, acromion)의 끝, 상완 대결절(greater tubercle of the humerus), 부리돌기(coracoid process)를 확인한다.

3) 관절

어깨에는 세 개의 관절이 있다.

- 상완와관절: 이 관절에서 상완골의 머리가 견갑골의 얕은 관절와와 연결된다. 이 관절은 깊숙한 곳에 위치해 있고 보통 촉진되지 않으며 볼-소켓 관절로, 굴곡(두 신체 부위 사이의 각도를 감소시키는 움직임), 신전(두 신체 부위 사이의 각도를 증가시키는 움직임), 외전(몸통에서 멀리 이동), 내전(몸통 방향으로 이동), 회전(뼈의 긴 축을 중심으로 사지를 움직이는 것), 및 휘돌림(원형 방식으로 사지의 움직임)의 다양한 운동을 할 수 있도록 한다.
- 흉쇄관절: 쇄골의 볼록한 내측 끝과 흉골 상부의 오목한 구멍과 연결된 관절이다.
- 견봉쇄골관절: 쇄골의 측면 끝과 견갑골의 견봉 돌기와 연결된 관절이다.

4) 근육군

어깨에는 견갑상완골근, 축면견갑근(Figure 17-14), 축면상완근을 포함하여 3개의 근육군이 부착되어 있다.

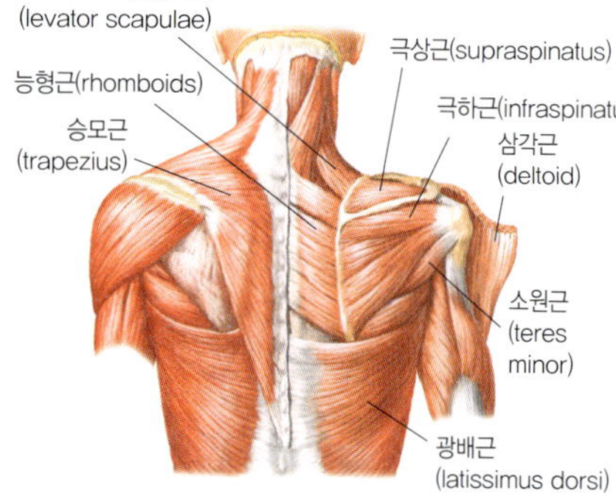

Figure 17-14 견갑상완근과 축면견갑근의 뒷면

(1) 견갑상완골근

견갑상완골근(scapulohumeral group)은 견갑골에서 상완골까지 확장되어 있고, **회전근개**(돌림근띠, rotator cuff)의 **"SITS 근육"**으로 알려져 있으며, 상완골에 부착되어 있는 근육들이 여기에 속한다.

- 극상근(가시위근, Supraspinatus)
- 극하근(가시아래근, Infraspinatus)
- 소원근(작은원근, Teres minor)
- 견갑하근(어깨밑근, Subscapularis) (오른쪽 그림에 포함되지 않음)

(2) 축면견갑근

축면견갑근(axioscapular group)은 견갑골을 몸통에 부착하도록 하는 근육군으로 여기에는 승모근(등세모근, trapezius), 능형근(마름모근, rhomboid muscle), 전방거근(앞톱니근, serratus anterior muscle) 그리고 견갑거근(어깨올림근, levator scapula)이 포함된다. 이 근육들은 견갑골을 회전시키며, 어깨를 뒤쪽으로 당긴다.

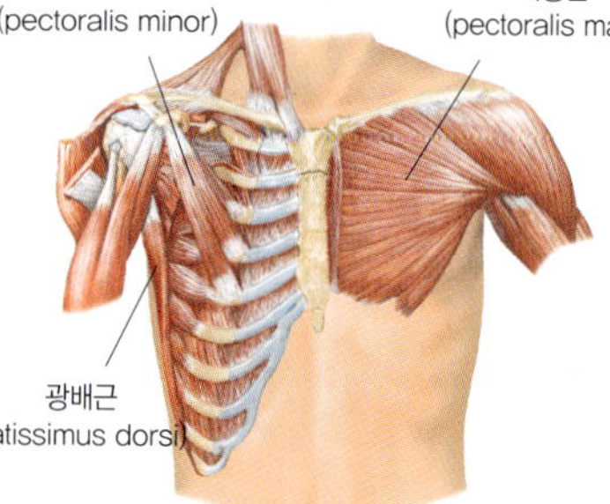

Figure 17-15 축면상완근의 앞면

(3) 축면상완근

축면상완근(axiohumeral group)은 상완골을 몸통에 부착하도록 하는 근육군으로 대흉근(큰가슴근, pectoralis major), 소흉근(작은가슴근, pectoralis minor), 광배근(넓은등근, latissimus dorsi)을 포함한다(Figure 17-15). 이 근육들은 어깨를 내회전시킨다.

어깨와 아래팔의 뼈를 연결하는 이두근(두갈래근, biceps)과 삼두근(세갈래근, triceps)은 어깨의 운동, 특히 굴곡(이두근)과 신전(삼두근)에 관여한다.

5) 기타 구조

섬유성 관절낭(관절주머니, articular capsule)은 상완와관절을 둘러싸고 있으며, 회전근개와 다른 피막성 근육의 건이 부착되어 형성된다.

이두근의 장두는 상완의 대결절과 소결절 사이의 이두근 고랑을 통과한다. 이 건을 촉진하려면 팔을 외회전시킨 후 대결절의 바로 안쪽으로 지나가는 건삭을 찾으면 된다. 손가락을 대고 돌려보면 만져진다.

견봉하낭(봉우리밑주머니, subacromial bursa)은 어깨관절의 주된 윤활낭으로, 견봉과 상완의 머리 사이에 있고 극상근 건 위에 놓여 있다(Figure 17-16). 정상적으로 극상근 건과 견봉하낭은 만져지지 않는다.

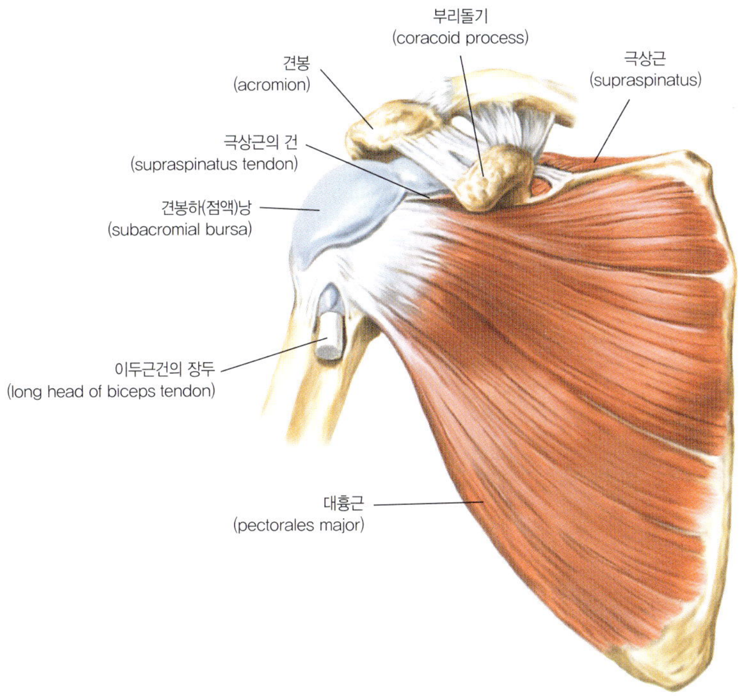

Figure 17-16 왼쪽 어깨의 앞면 구조

6) 신체검진

(1) 시진

어깨와 견갑대를 앞쪽에서 관찰하고 견갑골과 관련 근육을 뒤쪽에서 시진한다. 종창, 기형 또는 근육의 위축 혹은 수축(근육의 미세한 떨림), 비정상적인 위치 등을 관찰한다.

상지 전체의 색깔 변화, 피부 변화와 비정상적인 위치를 확인한다.

척추측만증(scoliosis)에서는 한쪽 어깨가 올라가 있다. 어깨의 전방 탈구는 어깨의 둥근 측면이 납작하게 보인다.

견갑골 극돌기의 돌출이 동반된 견갑골 후면의 극상근과 극하근의 위축은 회전근개 파열(rotator cuff tear)을 의미한다.

(2) 촉진

Figure 17-13 어깨의 뼈를 참조한다.

어깨뼈의 중요 지점부터 촉진한 후 통증 부위를 촉진한다(TABLE 17-5).

- 손가락을 이용하여 흉쇄관절에서 쇄골을 따라 외측으로 촉진한다.
- 뒤에서 견갑극을 따라 상외측으로 어깨의 끝지점인 견봉(Figure 17-17에서 A 지점)을 촉진한다. 견봉의 윗면은 거칠고 약간 볼록하다. 견봉의 앞쪽 끝을 확인한다.
- 검지손가락을 견봉 위에 올려놓고 견봉 바로 뒤, 견봉쇄골관절에서 쇄골의 발단부 표시한 약간 융기된 능선을 찾아 엄지손가락으로 누른다(Figure 17-17 화살표). 그 다음 엄지손가락을 안쪽 아래로 약간 움직여 뼈 돌출부인 견갑골의 부리돌기(Figure 17-17 B지점)를 찾는다.
- 부리돌기 위에 엄지손가락을 두고 검지손가락을 아래로 떨어뜨리고 상완골의 측면을 잡아서 SITS근육이 삽입된 대결절(Figure 17-17 C지점)을 촉진한다.

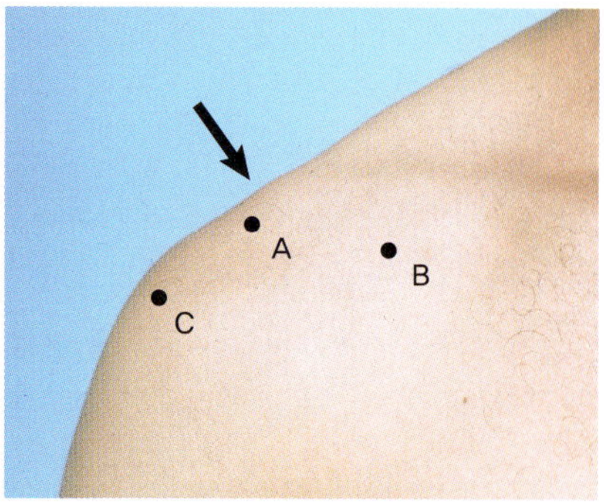

Figure 17-17 오른쪽 어깨 표시: 견봉(A), 부리돌기(B), 상완골의 대결절(C)

TABLE 17-5 어깨 통증

회전근개 건염(rotator cuff tendinitis)

던지거나 수영과 같은 반복되는 어깨 운동은 부종과 출혈을 유발하고 염증을 동반할 수 있는데 가장 일반적으로 극상근의 건에서 발생한다. 급성, 재발 또는 만성통증이 발생할 수 있으며 종종 활동에 의해 악화된다. 대상자는 팔을 머리 위로 들 때마다 날카로운 통증과 삐걱거림, 허약감을 호소한다. 만약 극상근건에서 발생했을 경우 압통은 견봉 바로 아래에서 가장 심하다. 노인의 경우, 견봉 밑면의 뼈돌기는 통증의 원인이 될 수 있다. 대상자는 대체적으로 운동선수처럼 활동적인 사람들이다.

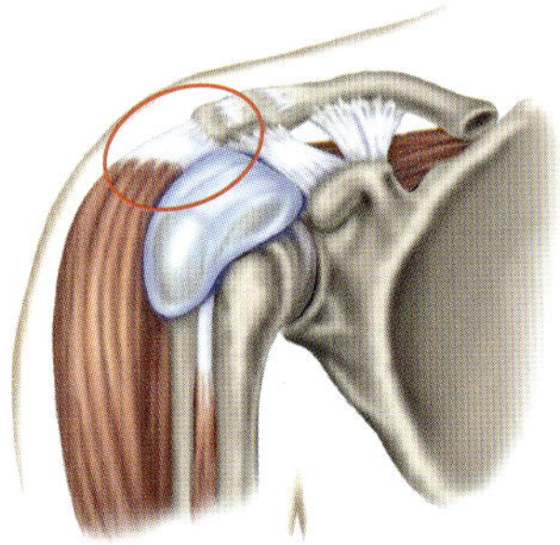

회전근개 파열(rotator cuff tear)

회전근개 근육과 건은 상완골 머리부분을 오목 관절와에 접하여 위치를 잡아 주며, 팔 운동을 강화시킨다. 견갑하근은 내회전, 극상근은 들어올리기, 극하근과 소원근은 외회전에 사용된다. 낙상으로 인한 손상이나 뼈에 대한 근육과 건의 계속되는 부딪힘이 회전근개를 약화시키며, 부분적 혹은 완전 파열을 일으킬 수 있다. 대체로 40대 이후에 발생한다. 극상근과 극하근의 위축과 허약이 발생하며 통증, 마찰음, 압통이 뒤따른다. 극상근의 건이 완전히 파열되었을 경우에는(그림) 상완와 관절에서의 능동적 외전과 전면 굴곡이 힘들며, 이 때문에 어깨를 으쓱대는 특이한 자세와 외전 후 팔이 갑자기 떨어지는 "팔 떨어뜨림(Drop arm)" 징후가 나타난다.

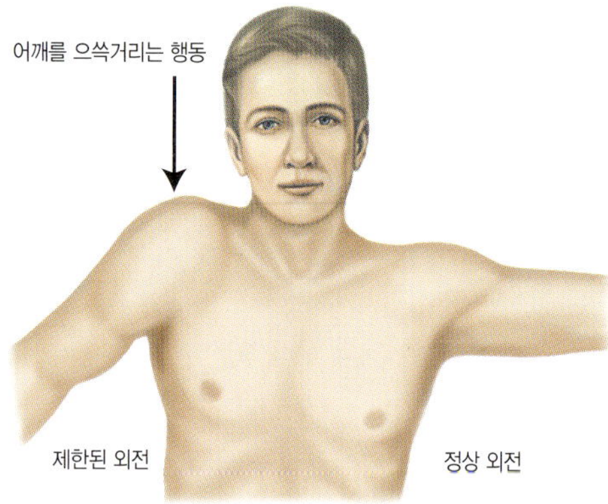

상완골의 전방탈구(anterior dislocation of the humerus)

상완골의 전방탈구로 인한 어깨의 불안정성은 일반적으로 낙상이나 세게 던지는 동작의 결과로 발생하며 이후 재발한다. 팔을 외전하고 외측회전이 될 때 "관절이 빠지는 것"처럼 보이며 검진자가 이 위치에서 볼 때 전방 불안정성으로 인해 불안정 검사(apprehension test)에서 양성을 나타낸다. 어떠한 어깨 운동도 통증의 원인이 되며 대상자는 팔을 중립적 자세로 붙들고 있게 된다. 어깨의 둥근 측면은 평평하게 보인다. 탈구는 아래, 후면(비교적 드묾), 그리고 다방향으로 일어난다.

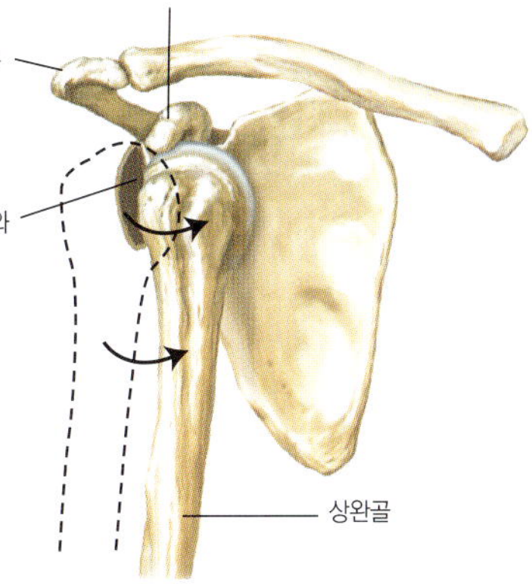

(3) 관절가동범위와 검사방법

관절가동범위

견갑대의 여섯 가지 운동은 굴곡, 신전, 외전, 내전, 내회전, 외회전이다.

대상자의 앞쪽에 서서 대상자에게 아래의 표에 지정된 움직임을 취하게 하고 움직임이 원활한지 관찰한다(**TABLE 17-6**). 각각의 움직임에 관여하는 특별한 근육을 인지하고 대상자가 즉각적으로 반응할 수 있도록 명확하고 간단하게 지시한다.

윤활낭염, 회전근개 파열, 염좌 혹은 건염은 관절의 운동범위에 제한을 초래한다.

TABLE 17–6 어깨의 관절가동범위 사정

어깨 운동		운동 지시	운동에 영향을 주는 주요 근육
굴곡(flexion)	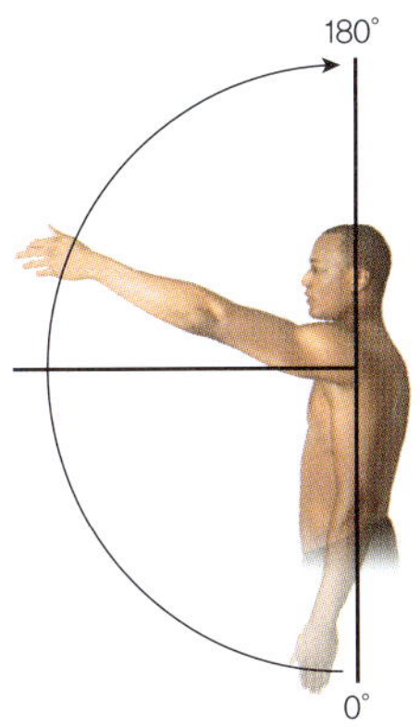	"앞쪽으로 팔을 들어 머리 위까지 올리세요."	전삼각근, 대흉근(쇄골 머리), 오구완근(coracobrachialis), 이두박근, 상완
과신전 (hyperextension)	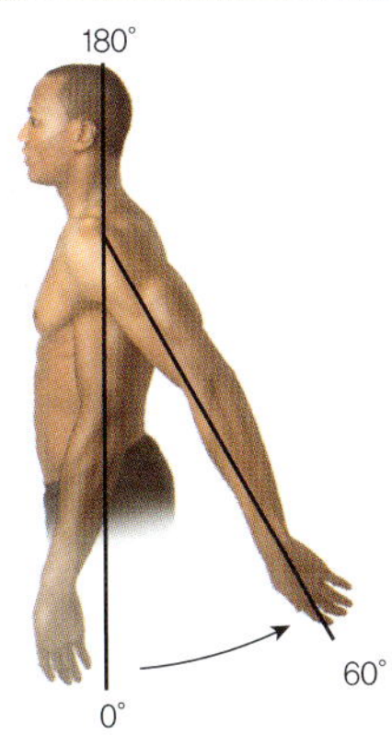	"팔을 뒤로 드세요."	광배근, 대원근, 후방 삼각근, 상완삼두근(긴 머리)

외전(벌림, abduction)	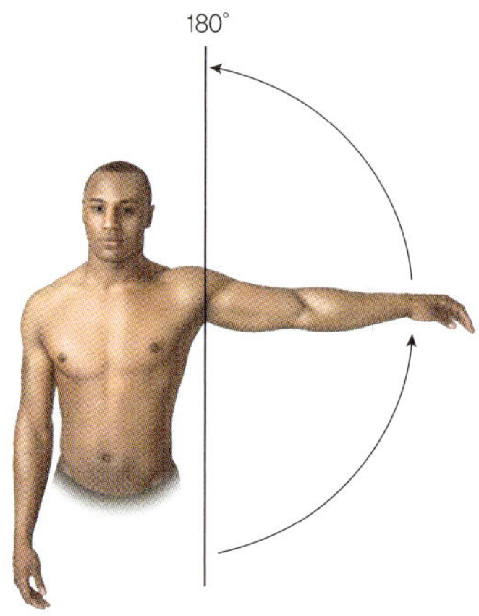	"옆쪽으로 팔을 들어 머리 위까지 올리세요." 상완견관절의 움직임을 검진하기 위해서 손바닥을 아래로 하고 90°까지 들어 올린다. 손바닥을 위로 하여 60°를 더 올려야 한다. 마지막으로 30°를 올리는 것은 상완견관절과 어깨가슴의 양쪽 움직임을 검진하는 것이다.	극상근, 중간 삼각근, 전거근 (견갑골의 상향 회전을 통해)
내전(모음, adduction)	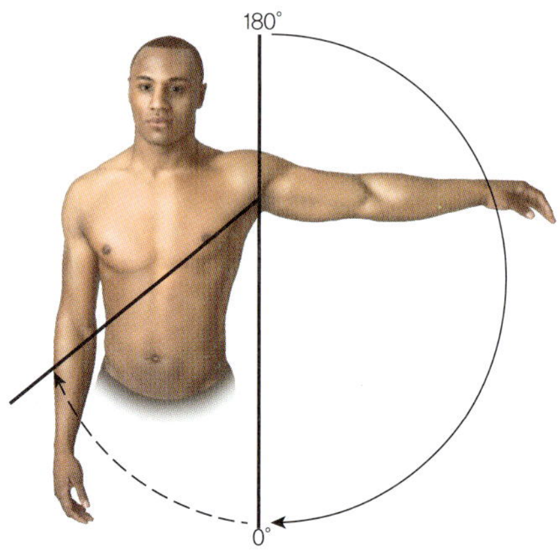	"팔을 옆으로 내리고 몸을 가로질러 안쪽으로 가져오세요."	대흉근, 오구완근, 광배근, 대원근, 견갑하근
내회전(안쪽돌림, internal rotation)	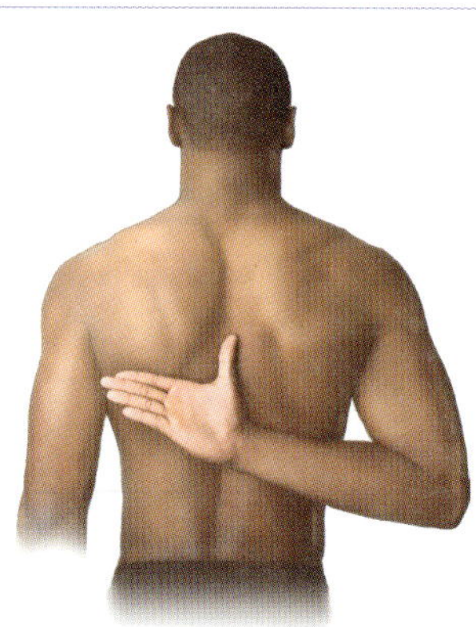	"한 손을 등 뒤쪽으로 돌려서 견갑골을 만져보세요." 대상자가 닿을 수 있는 가장 높은 곳의 정중선 극돌기 위치를 확인한다.	견갑하근, 전방 삼각근, 대흉근, 대원근, 광배근
외회전(가쪽돌림, external rotation)	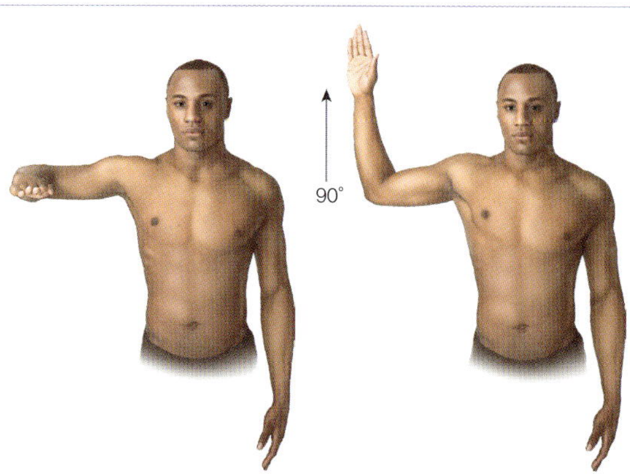	"팔을 어깨 위치까지 올린 다음 팔꿈치는 고정하고 아래팔만 위쪽으로 올려보세요." 또는 "머리를 빗는 것처럼 한 손을 목이나 머리 뒤로 움직여 보세요."	극하근, 소원근, 후삼각근

어깨 기능 사정 방법

대상자가 어깨의 통증이나 허약을 호소할 경우에는 **TABLE 17-7**에 기술한 특수검사방법을 시행해 본다. 검사 중 하나라도 양성일 경우, 대상자는 추후 진단검사가 필요하다.

어깨 통증의 원인으로 가장 흔한 것은 보통 극상근의 건인 회전근개에 문제가 생긴 경우이다.

60세 이상의 경우 팔 떨어뜨림 검사에서 양성인 대상자는 회전근개 파열을 확인할 수 있다.

TABLE 17-7 어깨 검사방법

구조	방법
견봉쇄골관절 (acromioclavicular joint)	종창과 압통이 있는지 양측 관절을 촉진하고 비교한다. 대상자의 팔을 가슴 앞으로 가로질러 내전하도록 한다. 이를 "교차검사(crossover test)라고 한다. 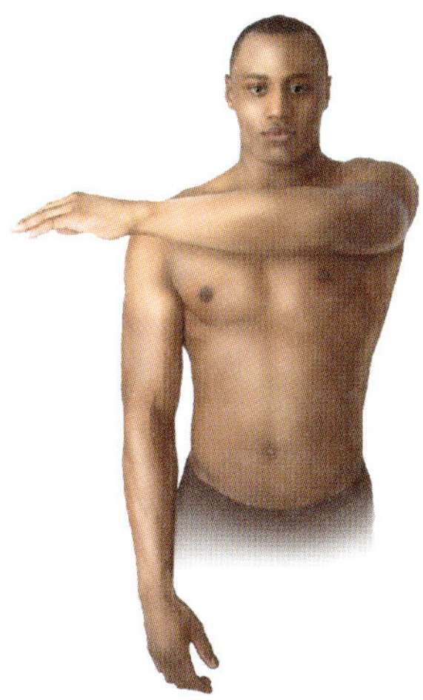
전체 견관절 회전 (전체 어깨 돌림, overall shoulder rotation)	대상자에게 아래의 두 동작과 같이 반대쪽 어깨를 만지도록 한다 (Apley 스크래치 검사). 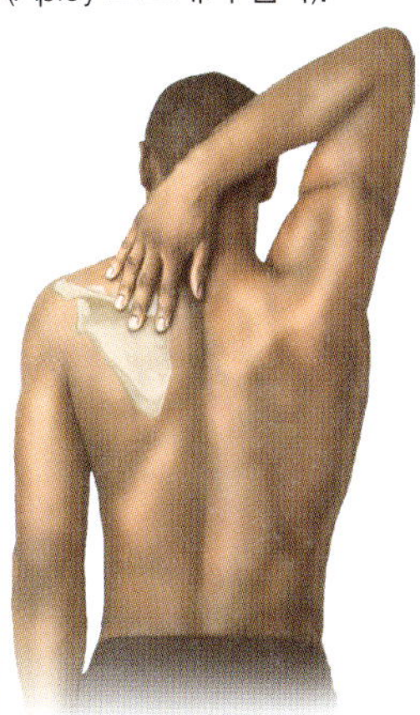 외전과 외회전 검사 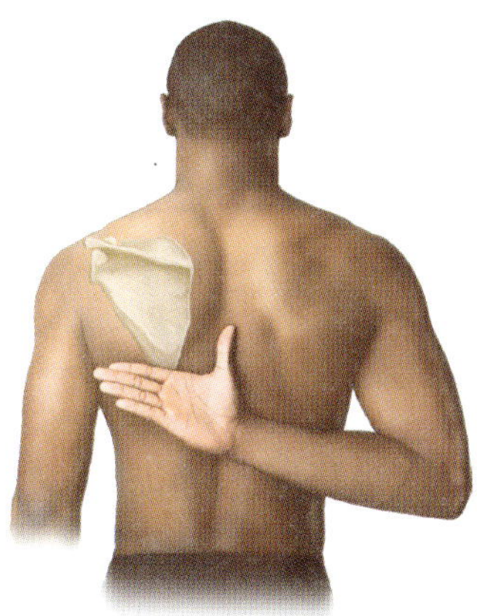 내전과 내회전 검사

TABLE 17-5의 "어깨 통증"을 참조한다. 내전과 관련된 통증은 회전근개 파열을 의미한다.

이러한 동작 시 통증이 느껴지면 회전근개 장애(rotator cuff disorder)와 유착성 관절낭염(adhesive capsulitis)을 의미한다.

회전근개 (rotator cuff)	**팔 떨어뜨림 징후(drop-arm sign)**를 검사한다. 어깨 높이에서 대상자의 팔을 완전히(또는 90°) 외전하도록 하고, 천천히 팔을 내리도록 한다(어깨 높이보다 높게 90~120°로 외전하는 경우는 삼각근이 움직였음을 나타냄).	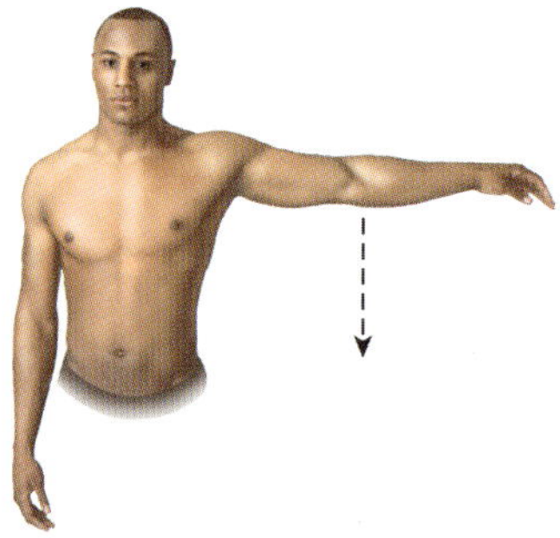	대상자가 어깨 높이까지 완전히 외전할 수 없다면, 검사는 양성이며, 회전근개 파열을 의미한다.
근력검사 (muscle strength tests)	극상근의 근력검사(empty can test)를 한다. 팔을 90°로 올리고 엄지손가락이 아래를 향하도록 팔을 안쪽으로 돌린다. 팔을 아래로 힘을 누르며 대상자가 그 힘에 저항하도록 한다.	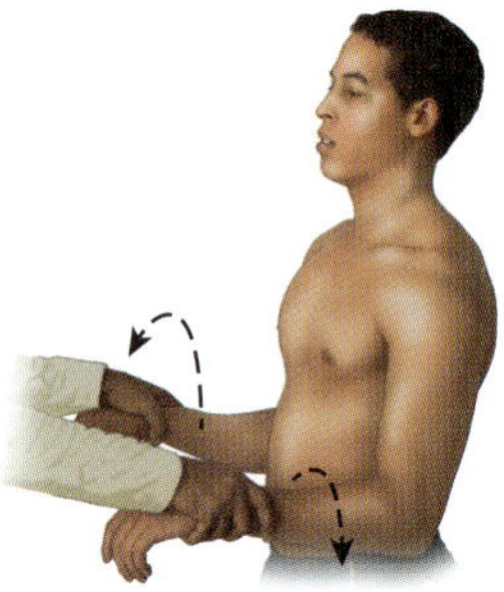	이 검사 중 허약이 있다면 양성이며, 극상근 회전근개 파열이다.
	극하근의 근력검사(외부 회전 저항검사)를 한다. 대상자의 팔을 옆으로 붙인 뒤 엄지손가락이 위를 보게 하고 팔꿈치를 90°로 굴곡시킨다. 대상자가 팔을 바깥쪽으로 밀게 하고 그 힘에 저항한다.	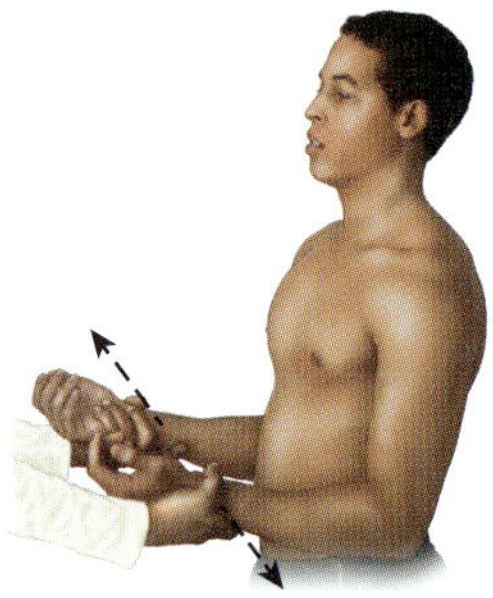	이 검사 중 허약이 있다면, 양성이며 극하근 장애를 의미한다. 외회전의 제한은 상완관절의 질환이나 유착성 관절낭염을 의미한다.
통증유발검사 (pain provocation test)	통증유발지점 검사(painful arc test, 동통호검사)를 한다. 대상자의 팔을 0°에서 180°까지 완전히 벌린다.	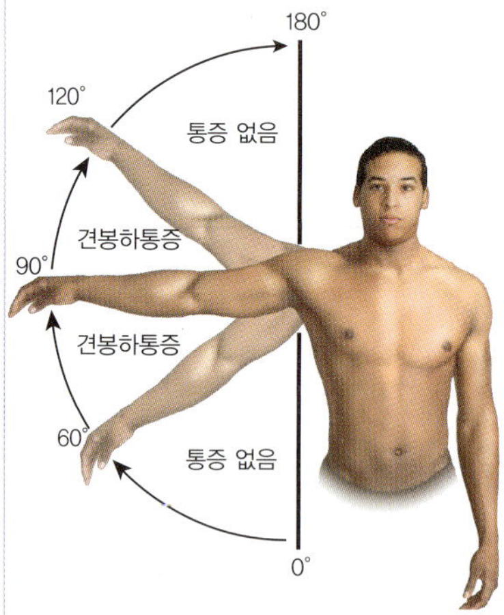	60°와 120° 사이에서 느끼는 어깨 통증은 검사상 양성이며, 견봉하 충돌(subacromial impingement)/회전근개 건염 장애(rotator cuff tendemitis disorder)를 의미한다.

팔꿈치 The Elbow

1) 뼈 구조, 관절

팔꿈치는 손의 위치를 결정하고 전완(아래팔, forearm)의 안정적인 지렛대 역할을 한다. 팔꿈치는 상완골와 전완의 요골(노뼈, radius)와 척골(자뼈, ulna)로 구성되어 있다. 상완골의 내측 · 외측 상과(위관절융기, epicondyle)와 척골의 주두돌기(머리돌기, olecranon process)를 확인한다.

이 뼈들은 세 개의 관절면을 형성한다. 상완척골관절(위팔자관절, humeroulnar joint), 상완요골관절(위팔노관절, radiohumeral joint), 요척관절(노자관절, radio-ulnar joint). 이 세 관절은 하나의 큰 관절강을 이루고, 넓은 활(액)막으로 덮여 있다.

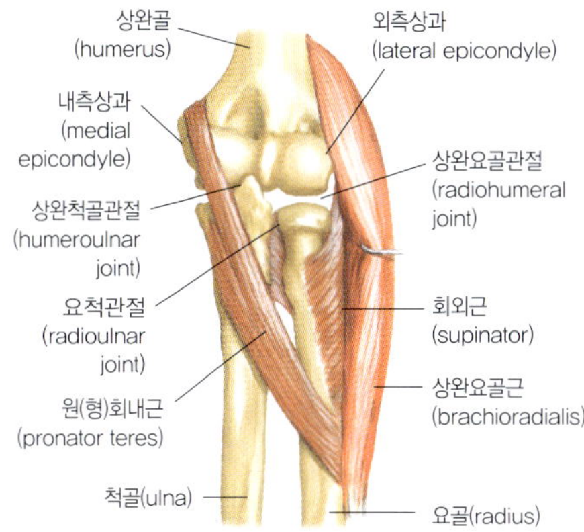

Figure 17-18 왼쪽 전면 팔꿈치의 해부학

2) 근육군과 기타 구조

팔꿈치를 둘러싸고 있는 근육에는 이두근과 상완요골근(위팔노근, brachioradialis)(굴곡), 삼각근(신전), 원(형)회내근(원엎침근, pronator teres)(회내), 회외근(뒤침근, supinator)(회외)이 있다. Figure 17-18은 이러한 구조를 보여준다.

주두윤활낭(팔꿈치머리윤활낭, olecranon bursa)은 피부와 주두돌기(팔꿈치머리돌기, olecranon process) 사이에 있다(Figure 17-19). 윤활낭은 정상적으로 만져지지 않지만, 염증이 생길 경우 종창과 압통이 동반된다. 척골신경(자신경, ulna nerve)은 내측상과(medial epicondyle)와 주두돌기 사이에서 뒤쪽으로 지나간다. 팔의 앞쪽에서 정중신경(median nerve)은 상완동맥(위팔동맥, brachial artery)의 안쪽을 지난다.

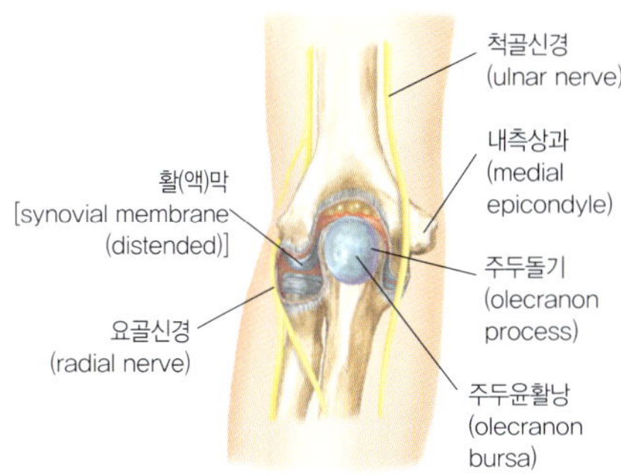

Figure 17-19 왼쪽 후면 팔꿈치에 있는 주두윤활낭

3) 신체검진

(1) 시진

팔꿈치가 약 70° 정도 굴곡되도록 검진자는 반대 손으로 대상자의 전완을 지지한다. 안쪽과 외측상과(가쪽위관절융기, lateral epicondyle)와 척골의 주두돌기를 확인한다. 팔꿈치, 주두돌기와 척골의 신전근 표면까지 시진한다. 결절이나 종창을 확인한다.

주두돌기 위의 종창은 염증 또는 관절염의 활액에서 보이는 주두윤활낭염에서 발생한다.

(2) 촉진

주두돌기를 촉진하고 상과를 눌러 압통과 주두(팔꿈치머리) 변위를 확인한다(Figure 17-20).

상과와 주두 사이의 고랑을 촉진하고 압통, 종창 혹은 두꺼워진 부분이 있는지 확인한다. 활(액)막은 주두돌기와 상과 사이를 검사할 때 가장 잘 확인된다[정상적으로 활(액)막과 윤활낭은 만져지지 않음]. 민감한 척골신경은 주두돌기와 내측상과 사이의 후면에서 만질 수 있다. 주두는 팔꿈치의 후방 탈구와 상완골절에서 후방으로 변위된다(Figure 17-21).

상과에서 먼 쪽의 압통은 외측상과염(lateral epicondylatis, 테니스엘보)에서 주로 발생하고, 내측상과염(medial epicondylitis, 투수엘보 또는 골프엘보)에서는 덜 발생한다.

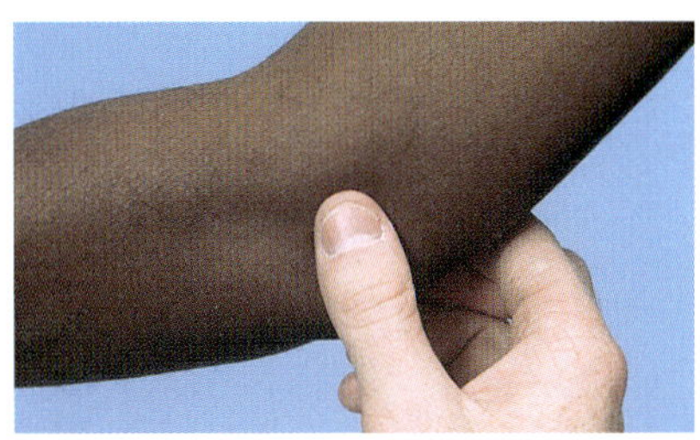

Figure 17-20 부종이나 압통 확인을 위한 위관절융기 촉진

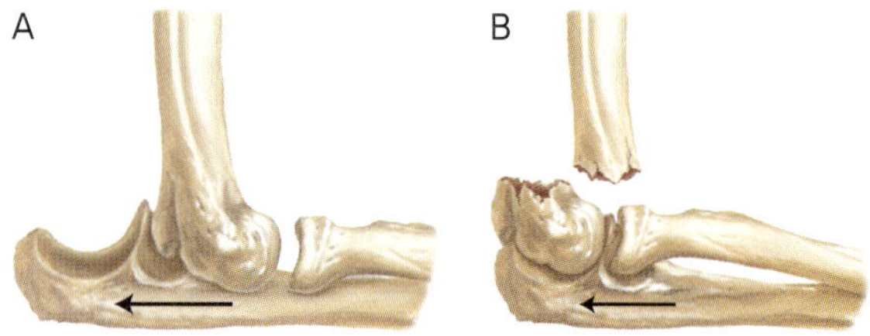

Figure 17-21 A. 팔꿈치 후방 탈구 B. 팔꿈치의 관절융기 상부 골절

(3) 관절가동범위와 검사방법

관절의 운동범위는 팔꿈치의 굴곡과 신전 그리고 전완의 회내(엎침, pronation)와 회외(뒤침, supination)를 포함한다(Figure 17-22). 다음 TABLE 17-8에 제시한 대로 각 움직임을 관여하는 근육과 대상자의 즉각적인 반응을 유도할 수 있는 명확하고 간단한 지시를 한다.

외상 후, 능동적 운동범위를 유지하고, 팔꿈치를 완전히 신전하면 골절의 가능성은 낮다.

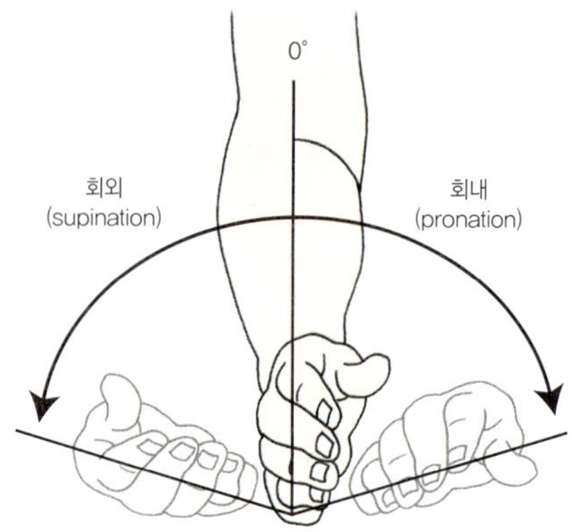

Figure 17-22 팔꿈치의 관절융기위골절

TABLE 17-8 팔꿈치 운동 사정

팔꿈치 운동	운동 지시	운동에 영향을 주는 주요 근육
굴곡	"팔꿈치를 구부리세요."	상완이두근, 상완근, 상완요골근
신전	"팔꿈치를 펴보세요."	상완삼두근, 팔꿈치근(주근, anconeus)
회외	"수프 그릇을 드는 것처럼 손바닥을 위로 돌리세요."	상완이두근, 회외근
회내	"손바닥을 아래로 돌리세요."	원형회내근, 방형회내근

(4) 근력검사

검진자의 손에 저항하면서 대상자의 팔을 밀었다 당겼다 하면서 팔꿈치의 굴곡(C5, C6 – 이두근; Figure 17-23)과 신전(C6, C7, C8 – 삼두근; Figure 17-24)을 검사한다.

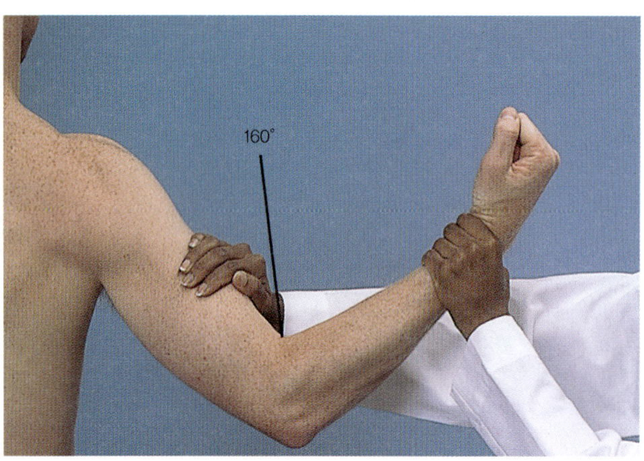

Figure 17-23 대상자가 팔꿈치를 구부리도록 하여 근력 평가

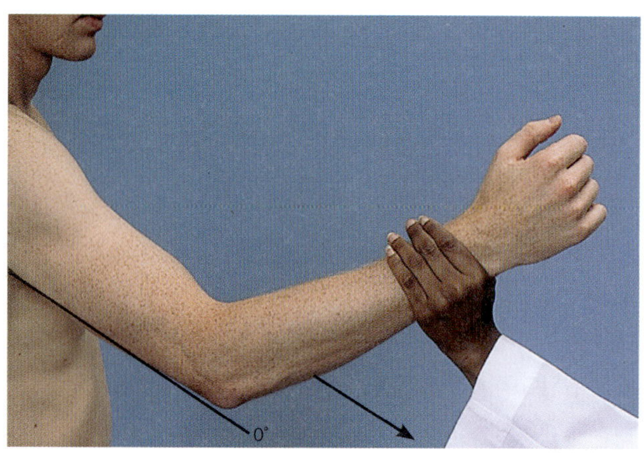

Figure 17-24 대상자가 팔꿈치를 펴게 하여 근력 평가

손목과 손 The Wrist and Hands

손목과 손은 작지만 매우 활동적인 관절로, 하나의 복잡한 단위를 형성하여 대상자가 깨어있는 동안 계속 사용된다. 연조직에 의해 보호받지 못해 외상이나 장애에 매우 취약하다.

1) 뼈 구조

손목은 요골와 척골의 원위부와 8개의 수근골(손목뼈, carpal)로 구성된다(Figure 17-25). 손목에서 요골과 척골의 끝을 확인해본다.

수근골은 각 손의 수근관절의 원위부에 위치한다. 수근골과 다섯 개의 중수골(손허리뼈, metacarpal bone), 첫마디뼈(proximal phalanx), 중간마디뼈(middle phalanx), 끝마디뼈(distal phalanx)를 각각 확인해본다. 엄지는 중간마디가 없다.

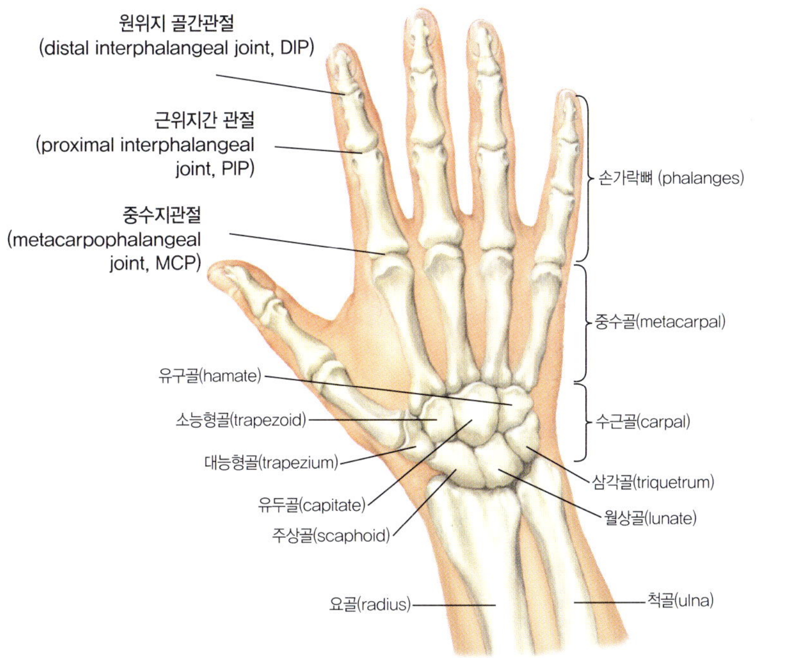

Figure 17-25 손목과 손의 뼈

2) 관절

손목과 손의 많은 관절은 특별한 손재주를 갖게 한다.

- 수근관절: 수근관절은 요골수근 또는 손목관절, 원위요척관절(먼쪽노자관절, distal radioulnar joint), 수근간관절(손목뼈사이관절, intercarpal joints)로 이루어진다(Figure 17-26). 관절피막, 관절판, 수근관절의 활(액)막이 요골과 척골, 근위부 수근골들에 서로 융합하여 관절을 이룬다. 척골은 수근골과 직접적으로 관절을 형성하지 않고 손등에 수근관절의 고랑이 있어 손목의 굴곡과 신전을 가능하게 한다.

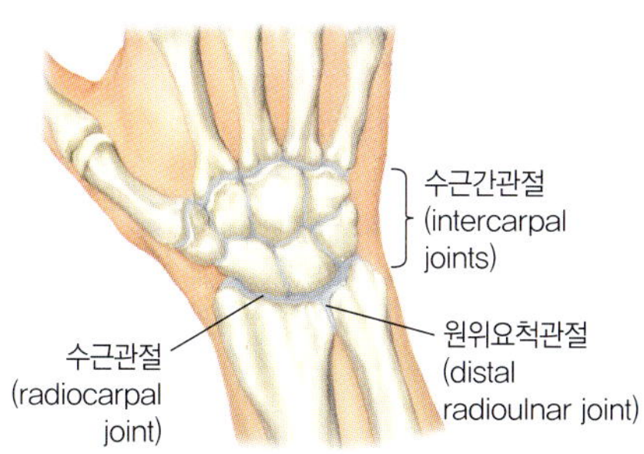

Figure 17-26 손목의 관절들

- **손관절:** 손관절은 중수지관절(손허리손가락관절, metacarpophalangeal joint, MCP), 근위지간 관절(몸쪽손가락뼈사이관절, proximal interphalangeal joint, PIP)과 원위지 골간관절(먼쪽손가락뼈사이관절, distal interphalangeal joint, DIP)로 구성된다. 손가락을 굴곡시켜 각 손가락의 중수지관절의 고랑을 확인한다(Figure 17-27). 그것은 손가락 관절의 원위부에 있으며 신전건의 양쪽에서 가장 잘 만져진다.

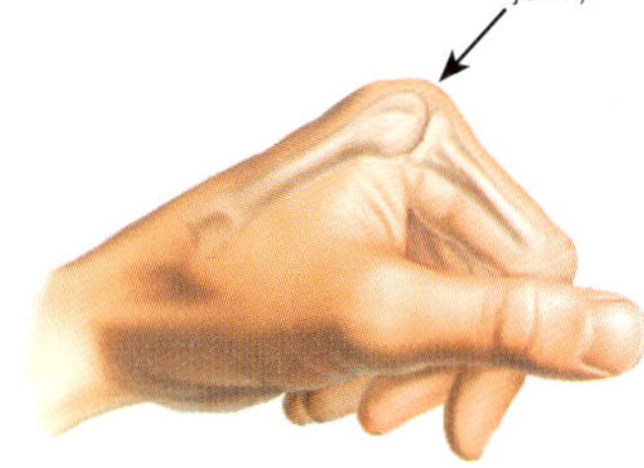

Figure 17-27 중수지관절

3) 근육군

손목 굴곡은 두 개의 수근(손목근, carpal muscle)에서 담당하며 요골과 척골 표면에 위치한다. 두 개의 요골과 한 개의 척골 근육이 손목의 신전을 담당한다. 손의 회외와 회내는 아래팔(전완)의 근육 수축으로 일어난다.

엄지손가락은 엄지두덩(thenar eminence)을 형성하는 세 개의 근육에 의해 굴곡, 신전, 대립(opposition)운동이 이루어진다. 신전근들은 요골의 끝을 따라 엄지손가락의 바닥에 위치한다. 손가락 운동은 손목과 아래팔(전완)의 굴곡근(굽힘근, flexore) 건과 신전근(폄근, extensor) 건의 활동에 의한다.

중수골(손허리뼈, metacarpal)에 부착되어 있는 손의 내재근(intrinsic muscles)은 손가락의 굴곡[충양근(벌레근, lumbricals)], 외전[배측골간근(손등뼈사이근, dorsal interossei)]과 내전[장측골간근(바닥쪽뼈사이근, palmar interossei)]을 담당한다.

4) 기타 구조

연조직 구조, 특히 건과 건초(힘줄집, tendon sheath)는 손목과 손에서 매우 중요하다. 6개의 신전근 건과 2개의 굴곡근 건이 손목과 손을 통과하여 손가락으로 들어가 있다. 대부분의 건은 터널과 같은 덮개를 지나 놓여 있으며 일반적으로 종창이나 염증이 있을 때 만져진다.

수근관(손목굴, carpal tunnel) 구조에 익숙해져야 하는데, 이것은 손의 근위부와 손목의 손바닥면 바로 아래에 위치하는 좁은 통로이다. 이 터널로 전완 근육의 굴곡근건과 건초 그리고 정중신경(median nerve)이 지나간다.

건과 건초를 제자리에 있도록 지지하는 가로인대를 굽힘근지지띠(flexor retinaculum)라고 한다. 정중신경은 굽힘근지지띠와 건초 사이에 위치한다(Figure 17-28). 정중신경은 손바닥 표면, 엄지손가락, 두 번째 손가락 및 세 번째 손가락, 네 번째 손가락 절반의 감각을 담당한다. 또한, 엄지의 굴곡, 외전, 대립운동을 담당한다.

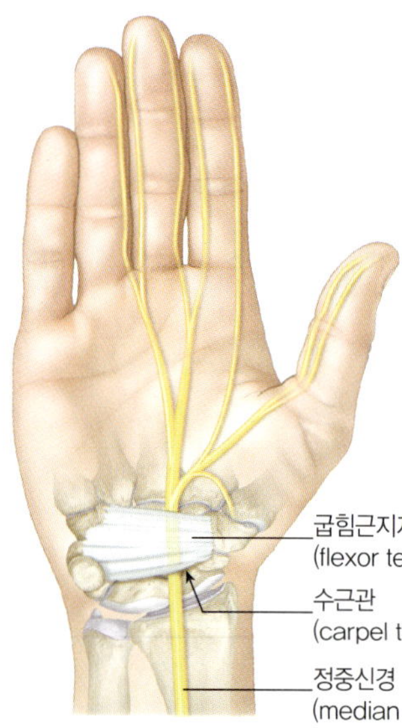

Figure 17-28 손의 수근관

5) 신체검진

(1) 시진

운동 시 움직임이 부드럽고 자연스러운지 관찰한다. 휴식 시 손가락들은 약간 굴곡되고 서로 평행하게 정렬되어야 한다. 손, 손바닥, 손등, 손목을 시진하고 관절에 종창이 있는지 주의 깊게 관찰한다. 확산된 부종은 관절염(TABLE 17-9)이나 감염에서 볼 수 있으며 국소 부종은 낭포성 신경절에서 볼 수 있다.

조심스러운 움직임은 외상을 의미한다. 비정상적인 손가락의 정렬은 굴곡근 건의 손상을 의미한다.

TABLE 17-9 손의 관절염

급성 류마티스관절염(acute rheumatoid arthritis)

관절의 압통, 통증, 경직은 **류마티스관절염**의 특징이다. 좌우 대칭적으로 발생하는 경우가 많다. 근위지간 관절, 중수지관절, 손목에 있는 관절에서 흔히 발생한다. 급성 질환에서 방추형 모양의 부종이 근위지간 관절에 나타난다.

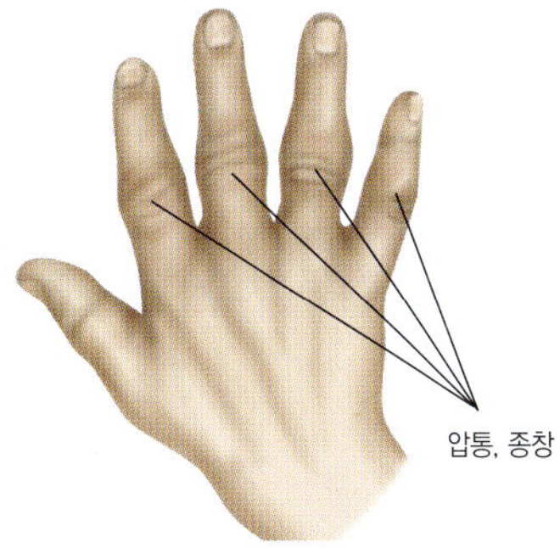

만성 류마티스관절염(chronic rheumatoid arthritis)

관절염의 진행이 계속되고 악화되면서 중수지관절이나 근위지간 관절의 만성적 종창과 비후가 나타난다. 움직임의 제한이 나타나고 척골 쪽으로 손가락이 편위된다. 골간 근육은 위축된다. 손가락이 **"백조의 목" 변형**(원위지 골간관절의 고정된 굴곡을 동반한 근위지간 관절의 과신전)이 발생한다. **부토니에르 변형**(Boutonniere deformity, 원위지 골간관절의 과신전을 동반한 근위지간 관절의 지속적 굴곡)은 드문 편이다. 류마티스결절은 급성이나 만성 모두에서 나타날 수 있다.

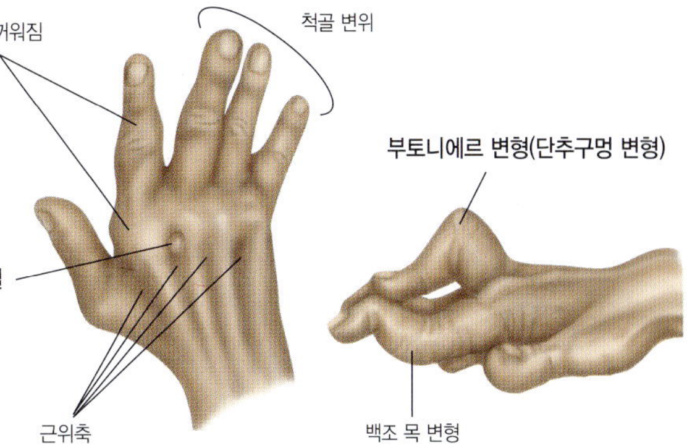

골관절염(osteoarthritis; **퇴행성 관절염**, degenerative joint disease)

원위지 골간관절에 헤베르덴 결절이 생긴다. 이는 관절염 뼈의 과형성에 의한 것이다. 흔히 딱딱하고 통증이 없으며 중년의 나이나 노인에게서 많이 발생한다. 다른 관절의 변화와 관련이 있을 수 있다. 굴곡과 좌우의 편위가 발생할 수 있다. 근위지간 관절의 부샤르 결절은 많이 나타나지 않으며, 중수지관절에서는 나타나지 않는다.

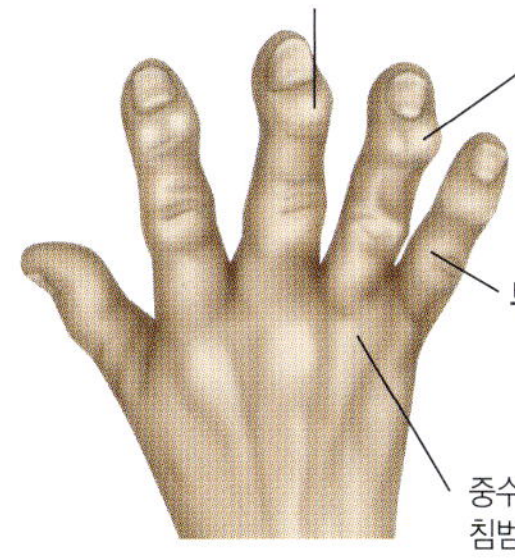

만성 결정성 통풍(chronic tophaceous gout)

만성 결정성 통풍에서의 변형은 때때로 류마티스성 골관절염과 비슷하지만 류마티스관절염의 경우처럼 관절이 대칭적으로 침범되지 않는다. 급성염증이 있고 관절주위에 부종이 있다. 때때로 궤양이 있기도 하고 하얀 분필 가루 같은 요산의 분비가 있을 수 있다.

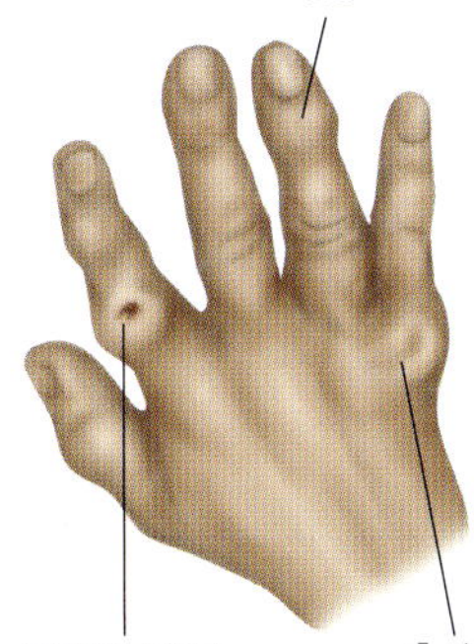

손, 손목, 손가락뼈의 변형(**TABLE 17-10**)과 요골 혹은 척골 편위에 의한 각도 형성을 확인한다.

골관절염에서는 원위지 골간관절에서 헤베르덴 결절(Heberden nodes)을, 근위지간 관절에서 부샤르 결절(Bouchard nodes, 골비대)을 관찰할 수 있다. 류마티스관절염은 근위지간 관절과 중수지관절, 수근관절에서 대칭적 변형과 척골 편위를 초래한다.

TABLE 17-10 손의 기형과 종창

뒤퓌트랑 구축(Dupuytren contracture)

첫 번째 증상은 4번째 손가락의 굴곡근건을 덮고 있는 두꺼운 판(plaque)이다. 새끼손가락을 침범하는 경우도 있다. 그 후에 피부가 오므라들고 손바닥과 손가락 사이의 두꺼운 섬유성 띠(fibrotic cord)가 생긴다. 굴곡 경축은 시간이 지날수록 심해진다.

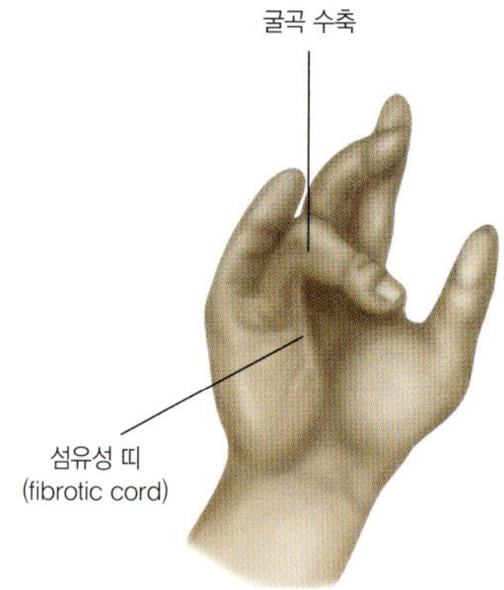

방아쇠 수지(trigger finger)

중수골 머리 근처의 손바닥의 굴곡근건의 무통성 결절에 의해 발생한다. 결절은 너무 커서 건초를 통과할 수 없어 손가락이 신전되지 않는다. 외부의 힘을 통해 결절이 건초를 통과하면서 만져지고 '뚝'하는 소리와 함께 신전된다. 굽힐 때 또다시 소리가 난다. 대상자가 손가락을 굴곡, 신전하는 동안 결절을 촉진하고 보고 듣는다.

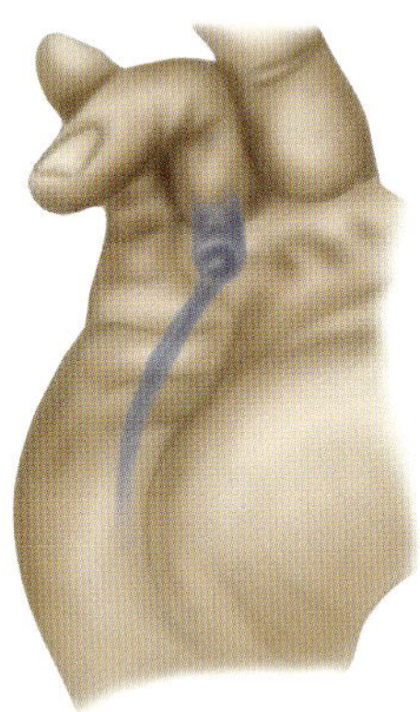

무지구의 위축(thenar atrophy)

무지구 위축(엄지두덩 위축)은 수근터널증후군과 같은 정중신경 장애에 의해 발생한다. 소지구 위축(새끼두덩 위축)은 척골신경장애를 의미한다.

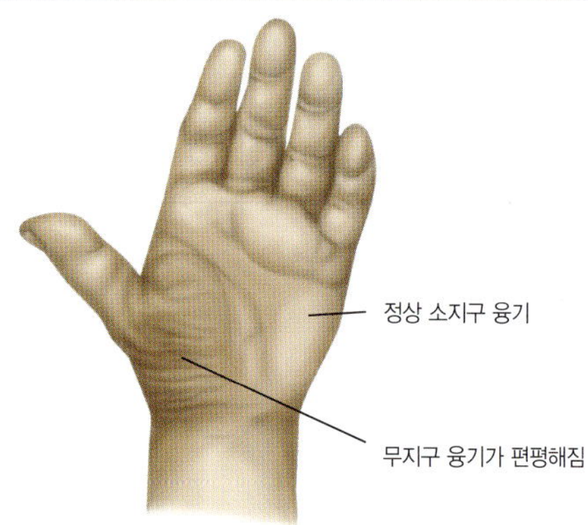

신경절(ganglion)

관절낭과 건초를 따라 생기는 둥글고 포낭성이고 대체로 통증이 없는 종창이다. 낭에는 활액이 들어있다. 손목의 등쪽에 많이 생긴다. 손목을 굴곡시키면 신경절이 더 튀어나와 보이며, 신전 시 신경절이 눌린다. 신경절은 손, 손목, 발목, 발에서 발병하나 그 외 어디에서나 발생할 수 있으며 자연스럽게 사라지기도 한다.

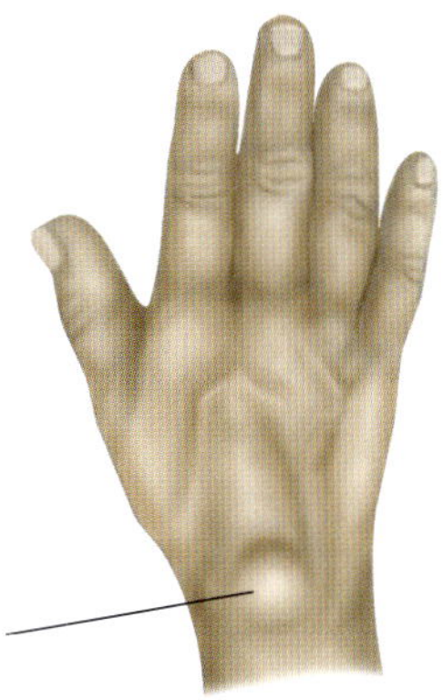

손바닥의 모양, 즉 무지구(엄지두덩, thenar)와 소지구(새끼두덩, hypothenar)융기를 관찰한다.

무지구의 위축은 정중신경이 눌려서 생기는 수근터널증후근(손목굴증후근, carpal tunnel syndrome)에서 보인다. 소지구의 위축은 척골신경이 눌려서 생긴다.

손가락의 굴곡건의 비후나 굴곡의 구축 여부를 확인한다.

3, 4, 5번째 손가락의 굴곡 또는 뒤퓌트랑 구축(Dupuytren contractures)은 손바닥 근막이 두터워지면서 발생한다.

(2) 촉진

손목의 내측면과 외측면에서 원위부 요골과 척골을 촉진한다. 검진자의 손으로 손목을 감싸고 엄지손가락으로 수근관절의 고랑을 촉진한다(Figure 17-29). 종창, 물렁함, 압통을 확인한다.

뼈의 층 형성(bony step-offs)과 압통은 골절을 의심된다.

수 주 동안의 양측 관절 압통과 종창은 류마티스관절염을 의미한다.

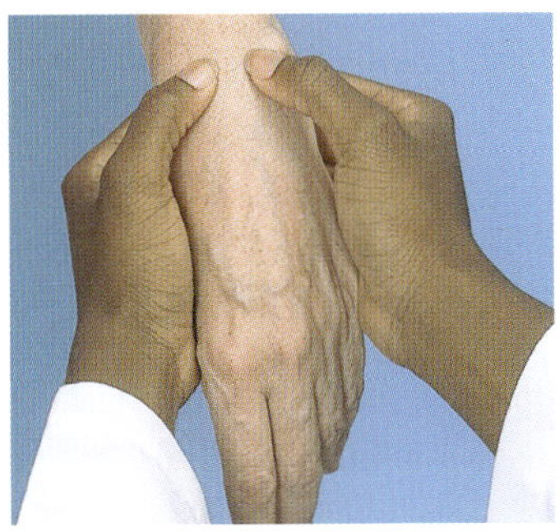

Figure 17-29 손목 촉진

엄지손가락의 외전근과 신전근에 의해 형성된 요골경상돌기 원위부의 함몰 부위인 해부학코담배갑(anatomical snuffbox)을 촉진한다(Figure 17-30). "코담배갑"은 엄지를 손으로부터 외측으로 신전시킬 때 더 잘 보인다.

코담배갑의 압통은 주상골(손배뼈, scaphoid) 골절을 의미하며 이는 수근골의 가장 흔한 외상이다.

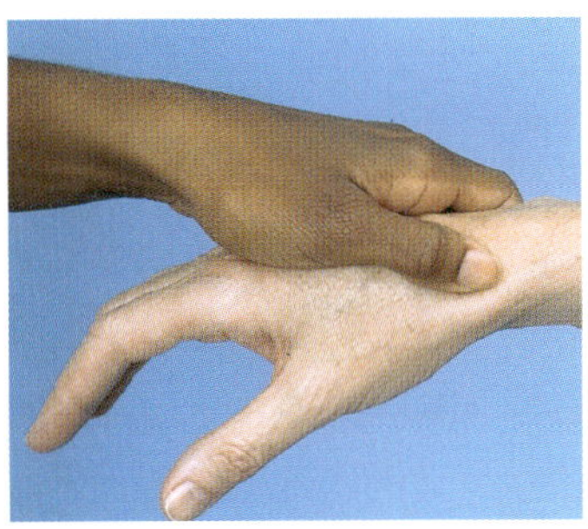

Figure 17-30 해부학코담배갑 촉진

수근관절의 원위부에 위치한 8개의 수근골과 5개의 중수골, 첫마디뼈, 중간마디뼈, 끝마디뼈를 촉진한다(Figure 17-31).

중수지관절의 활(액)막염이 있는 경우 악수할 때 통증을 유발한다.

비정상이 의심되는 곳을 촉진한다.

검진자의 두 손 사이에 대상자의 손을 넣고 양쪽 옆에서 손을 꽉 쥐어 중수지관절을 누른다. 다른 방법으로 검지로 손바닥에서 중수골의 머리를 촉진하고, 엄지손가락으로 중수지관절 양측과 바로 밑부분을 촉진해본다. 종창, 물렁함, 압통을 확인한다.

류마티스관절염에서 종종 중수지관절의 압통과 물렁함이 느껴지지만, 골관절염에서는 드물다.

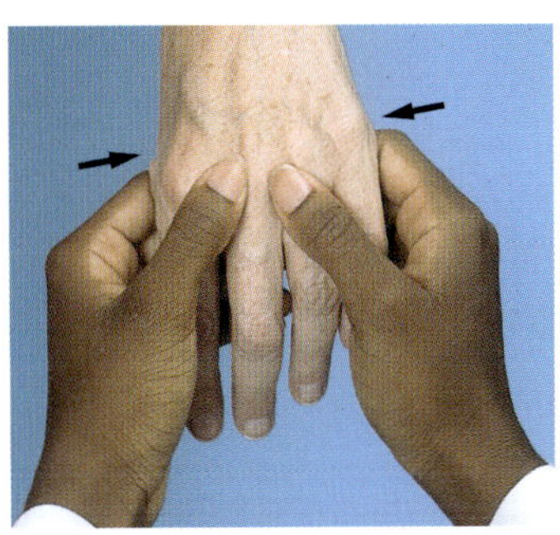

Figure 17-31 손의 중수지관절(화살표) 촉진

그다음, 손가락과 엄지를 검사한다. 엄지와 검지 사이의 각 근위지간 관절의 내측면 및 외측면을 촉진하여 종창, 물렁함, 압통, 뼈의 팽창 등을 다시 확인한다.

같은 방법으로 원위지 골간관절을 검사한다(**Figure 17-32**). 원위지 골간관절에 나타나는 단단한 배측면 결절(hard dorsolateral nodules) 또는 헤베르덴 결절은 관절염에서 흔하다.

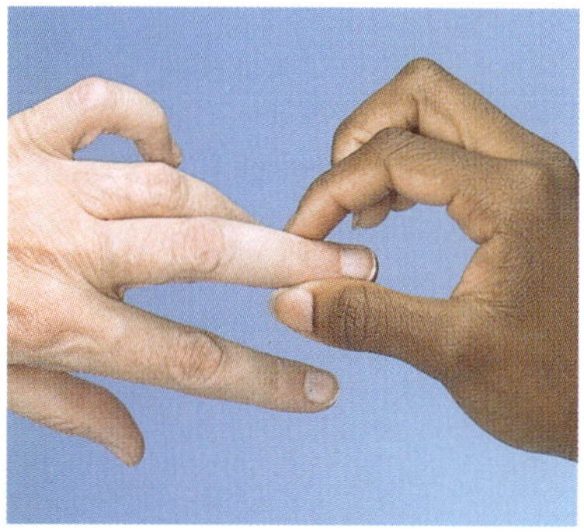

Figure 17-32 원위지 골간관절 촉진

부샤르 결절(뼈의 팽창)이 근위지간 관절의 골관절염에서 볼 수 있다.

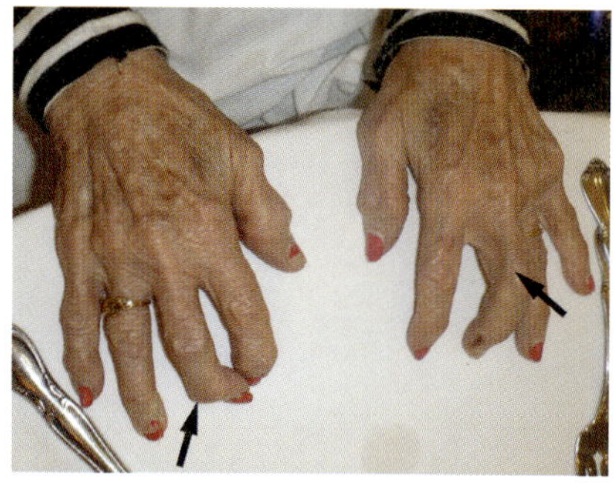

Figure 17-33 골관절염에서 보이는 헤베르덴 결절과 부샤르 결절

종창과 염증이 있는 부위는 엄지나 손가락에 붙어 있는 건을 따라 촉진한다.

(3) 손목: 관절가동범위와 검사방법

운동범위

다음 **TABLE 17-11**을 참조하여 각각의 움직임을 담당하는 근육들에 대해 대상자에게 명확하고 간단하게 지시한다.

운동범위를 제한하는 상태는 관절염, 건막염, 뒤퓌트랑 구축이다(TABLE 17-10 참조).

TABLE 17-11 손목 운동범위

손목 운동	운동 지시	운동에 영향을 주는 주요 근육	예
굴곡	"손바닥을 아래로 하고 손가락은 바닥 쪽을 가리키세요."	요측수근굴근, 척측수근굴근	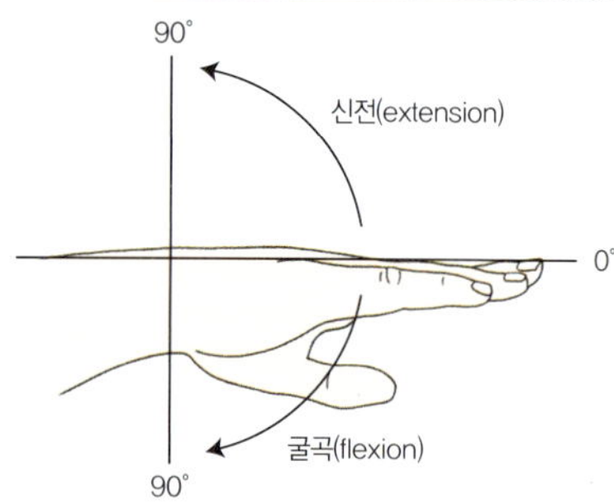
신전	"손바닥을 아래로 하고 손가락은 천정 쪽으로 가리키세요."	척측수근신근, 요측수근신근, 단요측수근신근	
내전 (요골편위)	"손바닥을 아래로 하고 손가락은 몸의 중심 쪽으로 가리키세요."	척측수근굴근	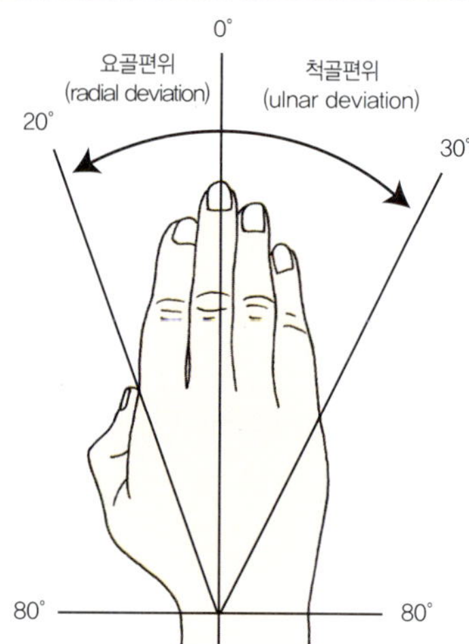
외전 (척골편위)	"손바닥을 아래로 하고 손가락은 몸의 바깥쪽으로 가리키세요."	요측수근굴근	

(4) 근력검사

대상자에게 주먹을 쥐게 하고 검진자가 아래로 눌러 손목의 신전[C6, C7, C8, 요골신경 – 장요측수근신근(긴노쪽손목폄근, extensor carpi radialis longus)과 단요측수근신근(짧은노쪽손목폄근, extensor carpi radialis brevis)]을 검사한다. 대상자에게 주먹을 만들라고 요청한다. 대상자 주먹 위에 손을 얹고 대상자에게 검진자가 주먹을 누르려는 것에 대해 저항하도록 한다(Figure 17-34).

신전력(펴는 힘)의 약화는 요골신경손상과 같은 말초신경질환과 편마비를 보이는 뇌졸중이나 다발성경화증과 같은 중추신경계 질환에서 나타날 수 있다.

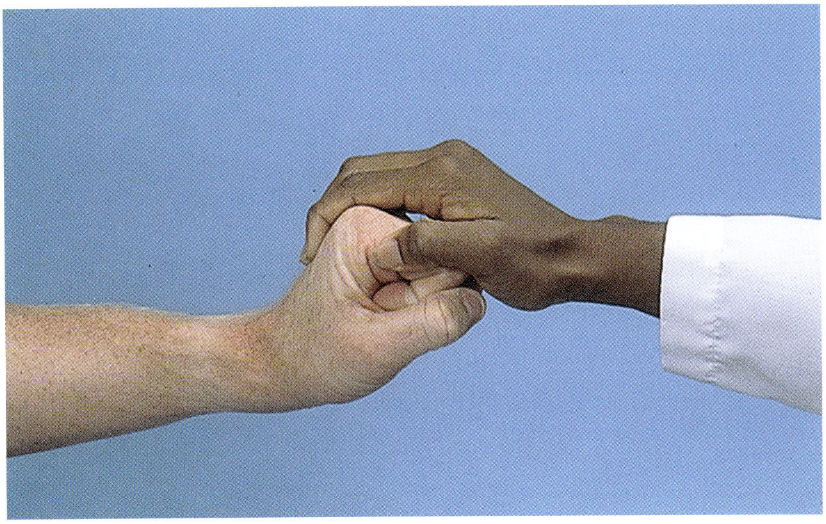

Figure 17-34 손목에서의 신전을 평가

- **꽉쥐기(grip) 검사(C7, C8, T1):** 대상자에게 검진자의 손가락 2개를 가능한 꽉 쥐어보라고 하고, 검진자는 버틴다(심하게 쥐어서 손가락이 다치지 않도록 검진자는 2번째 손가락과 3번째 손가락을 겹침)(Figure 17-35). 검진자가 대상자에게서 손가락을 빼는 데 어려움이 있다면 정상이다. 팔을 뻗거나 무릎에서 양쪽 동시에 쥐는 힘 검사를 하면 쉽게 비교할 수 있다.

경추신경근병(cervical radiculopathy), 수근터널증후군, 관절염(arthritis), 상과염(epicondylitis)에서 쥐는 힘이 약할 수 있다.

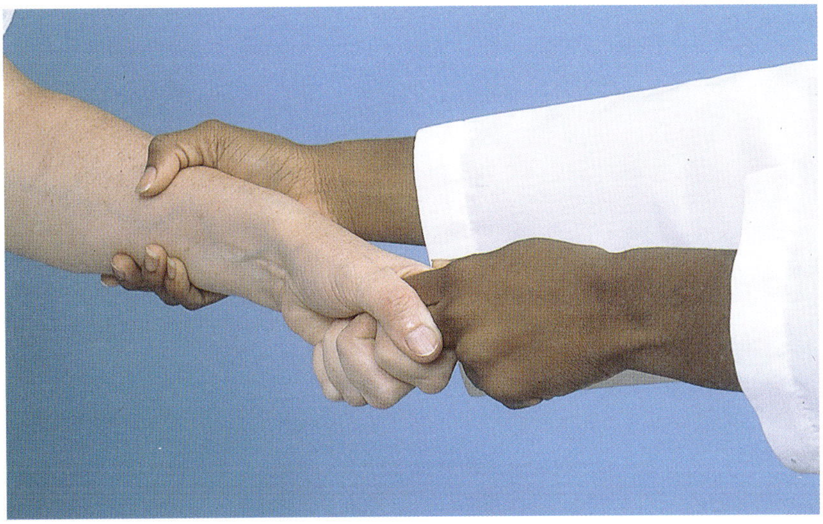

Figure 17-35 손 꽉쥐기 근력 평가

수근터널증후군 검사방법

손목과 관련된 공통 호소를 사정하는 데 유용한 몇 가지 방법은 다음과 같다. 물건을 떨어뜨리는 것, 병의 뚜껑을 돌려서 따지 못하는 것, 손목이나 아래팔(전완)이 쑤시는 통증, 첫 세 손가락이 저리는 등의 증상을 호소하는 경우 수근터널증후군을 평가하기 위한 검사를 한다. Figure 17-36에서 손목과 손의 정중신경, 요골신경, 척골신경 분포에 주목한다.

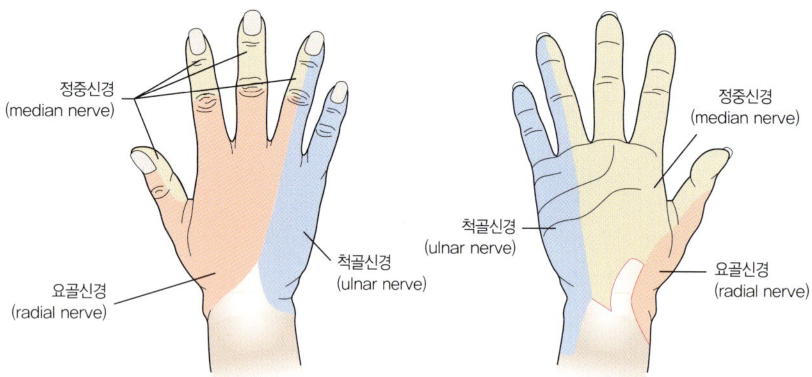

Figure 17-36 손의 등쪽 말초 신경 분포의 보기(A)와 손바닥 보기(B)

임상 팁

수근터널증후군의 발병은 손목을 구부린 상태에서의 반복적인 움직임(키보드 사용이나 우편물 분류 등), 임신, 류마티스관절염, 당뇨병, 갑상선저하증과 관련이 있다. 무지구 위축이 있을 수 있다. 수근터널증후군에서는 정중신경이 분포된 부위의 감각 저하가 일반적이다.

다음의 감각을 검사한다.

- 검지 – 정중신경
- 5번째 손가락 – 척골신경
- 엄지와 검지손가락 사이의 손등 부위 – 요골신경

검진자가 대상자의 엄지손가락을 똑바로 들어올리려 할 때 아래쪽으로 저항을 가하여 엄지손가락의 외전을 검사한다(Figure 17-37).

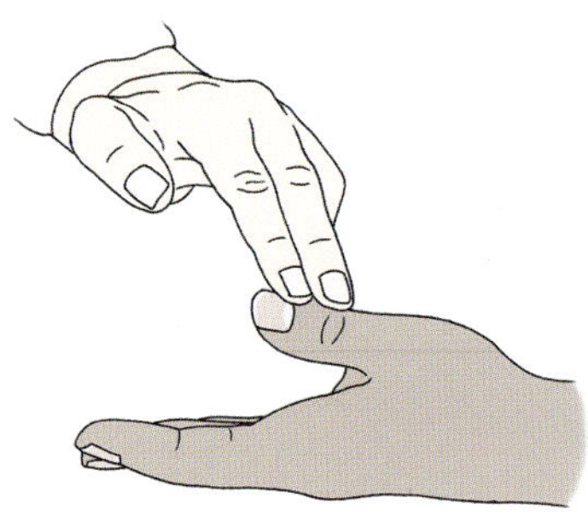

Figure 17-37 엄지손가락 외전 평가

엄지손가락의 외전이 약화되고 감각이 저하되면 수근터널질환(carpal tunnel disease)을 의미한다.

- **티넬징후(Tinel's sign) 검사:** Figure 17-38과 같이 수근터널에서 정중신경의 경로를 가볍게 두드려서 정중신경을 압박하여 검사한다.
- **팔렌징후(Phalen's sign) 검사:** 60초 동안 대상자에게 양쪽 손목을 굴곡시켜 닿게 하도록 요청하여 정중신경에

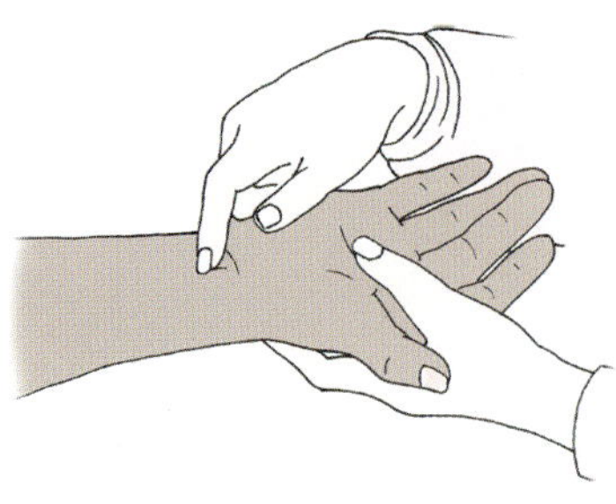

Figure 17-38 티넬징후 평가

정중신경 분포 부위가 쑤시고 저리면 검사는 양성이다.

60초 내에 정중신경 부위가 저리고 쑤시면 검사는 양성이다.

압박을 주는 검사이다. 또한 대상자에게 양손의 손등을 눌러 직각을 만들도록 요구한다. 이 자세가 정중신경을 압박한다(Figure 17-39).

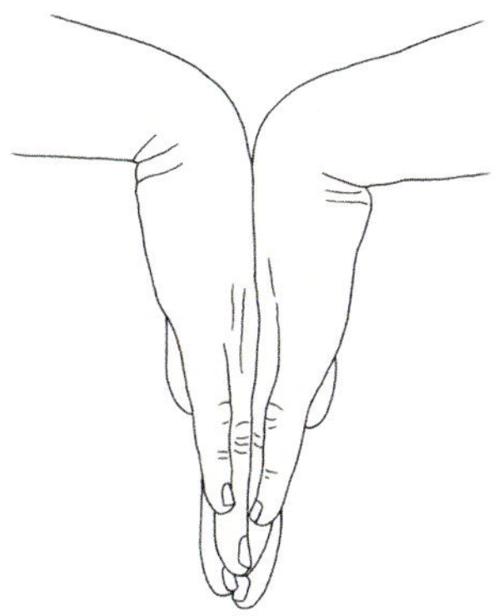

Figure 17-39 수근관 증후군 검사를 위해 정중신경 압박하기

(5) 엄지와 손가락: 관절가동범위

손가락

손가락의 굴곡, 신전, 외전, 내전을 검사한다.

- 굴곡과 신전: 굴곡은 손가락의 굴곡근을 검사하기 위해 대상자에게 **"주먹을 꽉 쥐어 보세요."**라고 한다(Figure 17-40A). **신전**은 손가락의 신전근을 검사하기 위해 대상자에게 **"손가락을 펴보세요."**라고 한다. 손가락을 부드럽고 쉽게 펴고 오므려야 한다.

- 외전과 내전: 대상자에게 손가락을 펴게 하고[배측골간근(등쪽뼈사이근, dorsal interossei)로부터 외전, Figure 17-40B] 다시 손가락을 모으도록 한다[장측골간근(바닥쪽뼈사이근, palmar interossei)로부터 내전]. 부드럽고 조화롭게 움직이는지 확인한다.

관절염, 방아쇠 수지(finger trigger), 뒤퓌트랑 구축(Dupuytren contracture)에서 손의 움직임에 장애가 발생한다.

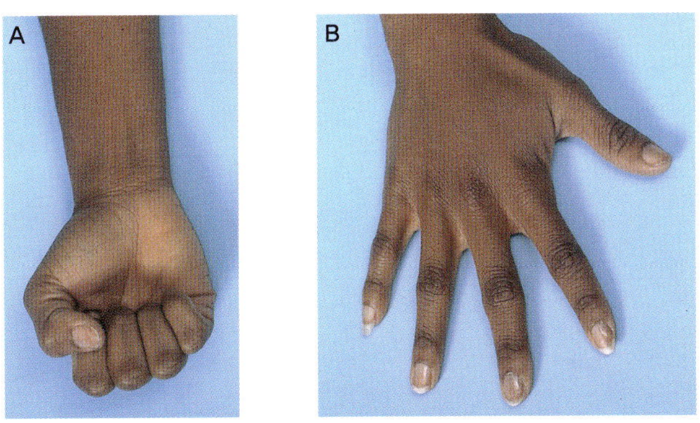

Figure 17-40 A. 손가락 굴곡 B. 손가락 외전

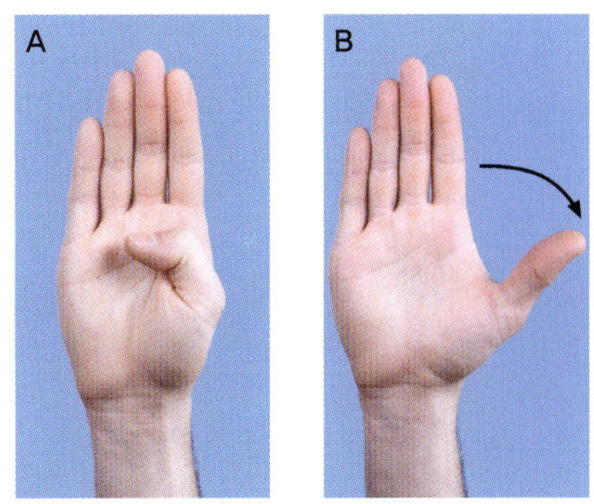

Figure 17-41 A. 엄지손가락 굴곡 B. 엄지손가락 신전

엄지손가락

엄지손가락의 굴곡, 신전, 외전, 내전, 대립 운동을 사정한다. 이러한 각각의 동작은 엄지손가락의 관련 근육에 의해 작동된다. 대상자에게 엄지를 손바닥에서 가로질러 움직이게 하고 새끼손가락의 기저부에 닿도록 하여 굴곡을 평가한 다음(Figure 17-41A) 엄지손가락을 다시 손바닥을 가로질러 손가락에서 멀리 움직여 신전을 평가한다(Figure 17-41B).

다음으로, 대상자에게 손가락과 엄지손가락을 손바닥을 위로 한 상태에서 중립 위치에 놓도록 한 다음, 대상자의 엄지손가락을 손바닥에서 앞쪽으로 움직이도록 하여 외전을 평가하고 뒤로 물러나도록 하여 내전을 평가한다(Figure 17-42A). 손

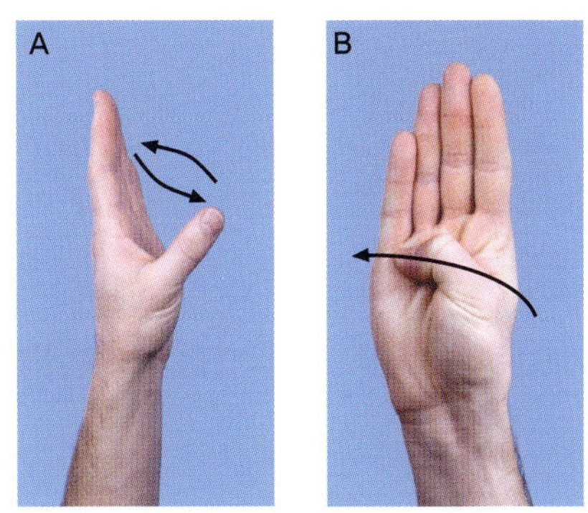

Figure 17-42 A. 엄지손가락의 외전과 내전 B. 엄지손가락의 대립

바닥을 가로질러 엄지손가락의 반대 방향 또는 움직임을 평가하려면 대상자에게 엄지손가락을 새끼손가락 기저부에 대도록 한다(Figure 17-42B).

(6) 손가락 근력검사

- 손가락 외전 검사(C8, T1, 요골신경): 대상자의 손을 손바닥이 아래로 향하도록 하고 손가락을 벌리게 한다. 대상자에게 손가락을 움직이지 않도록 지시하고 검진자는 대상자의 손가락을 강제로 모으도록 한다(Figure 17-43).

요골신경 장애의 경우 손가락의 외전 근력이 약하다.

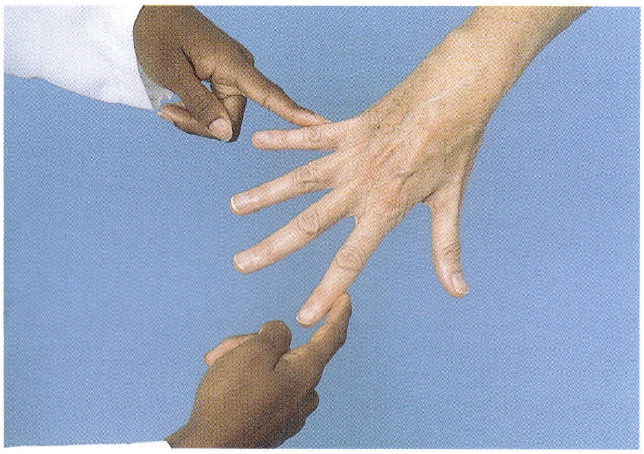

Figure 17-43 손가락 외전으로 근력을 평가

- 엄지 대립 검사(C8, T1, 정중신경): 대상자에게 검진자를 저항하면서 자신의 엄지손가락을 새끼손가락 쪽으로 움직여보라고 한다(Figure 17-44).

수근터널증후군과 같이 정중신경 장애가 있는 경우 엄지대립이 약하다.

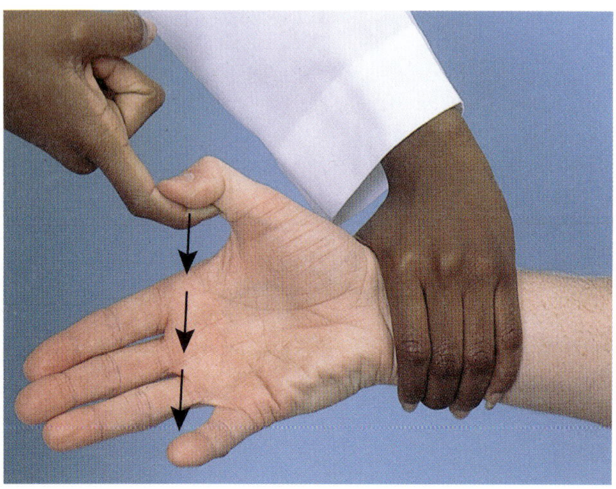

Figure 17-44 엄지손가락의 대립으로 근력 평가

척추 The Spine

척주, 또는 척추는 몸통과 등을 지지하는 중심 구조이다. 경추(목척추, cervical spine)와 요추(허리척추, lumbar spine)의 **전만**(전방만곡, concave curves)과 흉추(가슴척추, thoracicspine)와 천미추(엉치꼬리척추, sacrococcygeal spin)의 **후만**(후방만곡, convex curves)을 확인한다. 이들 만곡은 상체의 체중을 골반과 하지에 전달하고 걷거나 뛸 때 완충역할을 한다.

등의 복잡한 역학은 다음의 조율된 동작을 반영한다.

- 척추와 추간판
- 전방 및 후방 척추, 극돌기 사이의 인대, 인접한 두 척추의 추궁판(lamina) 사이에서의 연결 체계
- 큰 표면 근육, 더 깊은 내재 근육 및 복벽의 근육

1) 뼈 구조

척주는 천골(엉치뼈, sacrum)과 미추(꼬리뼈, coccyx) 위에 24개의 척추로 구성되어 있다. 전형적인 척추뼈는 관절결합과 체중지지 및 근육부착 부위와 척수신경근 및 말초신경이 나가는 척추구멍을 포함하고 있다. 전면에서 **척추체**(척추뼈몸통, vertebral body)가 체중을 지지하고, 후면에서 **척추궁**(척추뼈고리, vertebral arch)이 척수를 감싸고 있다.

다음 내용을 중심으로 척추돌기와 척추구멍을 확인한다.

- **극돌기**(가시돌기, spinous process)는 중앙에서 후방으로 뻗어있고, 줄기와 추궁판(고리판, lamina)이 연결되는 부위에 2개의 극돌기가 있다. 이 돌기에 근육들이 부착된다.
- **관절돌기**(articular process)는 척추의 양쪽에 2개가 있으며, 하나는 위로 하나는 아래로 향하고, 줄기와 추궁판이 만나는 부위에 위치하고 관절면(articular face)이라 불린다.
- 척수를 둘러싸고 있는 추공(척추뼈구멍, vertebral foramen), 추간공(척추사이구멍, intervertebral foramen)은 인접한 척추의 위 · 아래관절 돌기에 의해 형성되고 척수신경의 통로가 된다. 그리고 경추에 있는 가로구멍(transverse foramen)은 척추동맥의 통로이다.

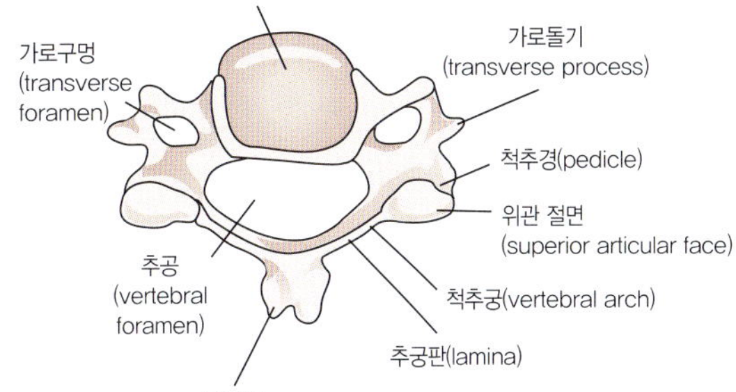

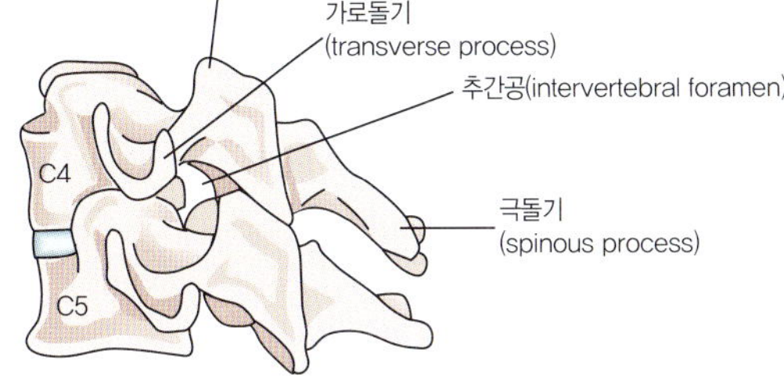

Figure 17-45 제4–5경추의 관상면 및 측면

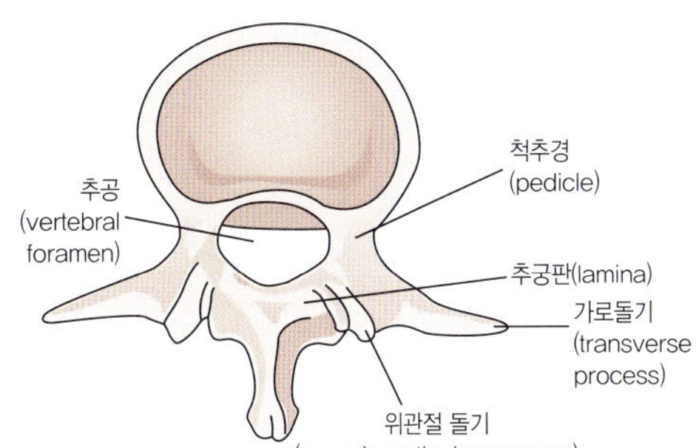

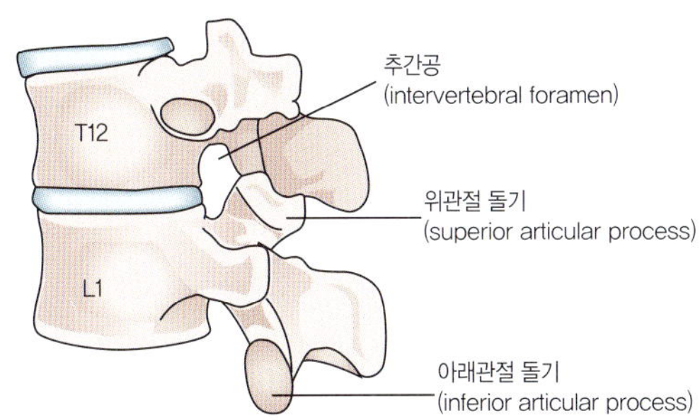

Figure 17-46 제12흉추와 제1요추의 관상면 및 측면

척수(spinal cord)와 척추신경근은 추체에 둘러싸여 있고 추간판(척추원반, intervertebral disc)들에 근접해 있어 추간판탈출증(intervertebral disc herniation), 척추의 퇴행성 변화로 인한 충돌 및 외상에 취약하다.

Figure 17-45와 Figure 17-46은 경추와 요추의 예시를 보여준다.

척수 및 척수 신경 뿌리는 뼈로 된 척추 덮개(casing) 및 추간판에 근접해 있으므로 추간판 탈출증, 척추의 퇴행성 변화로 인한 충돌 및 외상에 특히 취약하다.

2) 관절

척추는 추체사이와 관절면사이에서 약간 움직일 수 있는 연골성 관절이다. 추체사이에는 **추간판**이 있는데 부드러운 점액성 중심핵인 **수핵**(속질핵, nucleus pulposus)이 있고, 주변에는 거친 섬유조직으로 이루어진 **섬유륜**(섬유고리, annulus fibrosus)으로 구성되어 있다. 추간판은 척주사이의 운동에 대한 충격을 완화시켜주고, 척주의 만곡, 굴곡을 가능하게 해준다(Figure 17-47).

척추는 요천추 접합부(lumbosacral junction) 뒤쪽으로 급격히 기울어져 움직일 수 없게 된다. 이 각도에서의 기계적 스트레스는 L5와 S1에서의 추간판 탈출 및 아탈구(불완전탈구, subluxation) 또는 미끄러짐(slippage)의 위험에 기여한다.

3) 근육군

승모근(등세모근, trapezius)과 광배근은 척주의 양옆에 부착되어 넓은 바깥근육을 형성한다(Figure 17-48). 이들은 심부에 위치하는 두 근육으로 하나는 머리와 목, 그리고 극돌기(splenius capitis)에 부착하며 다른 작은 내재근들은 척추사이에 부착된다. 요근과 복벽의 근육이 척추의 전면에 붙어 굴곡을 돕는다.

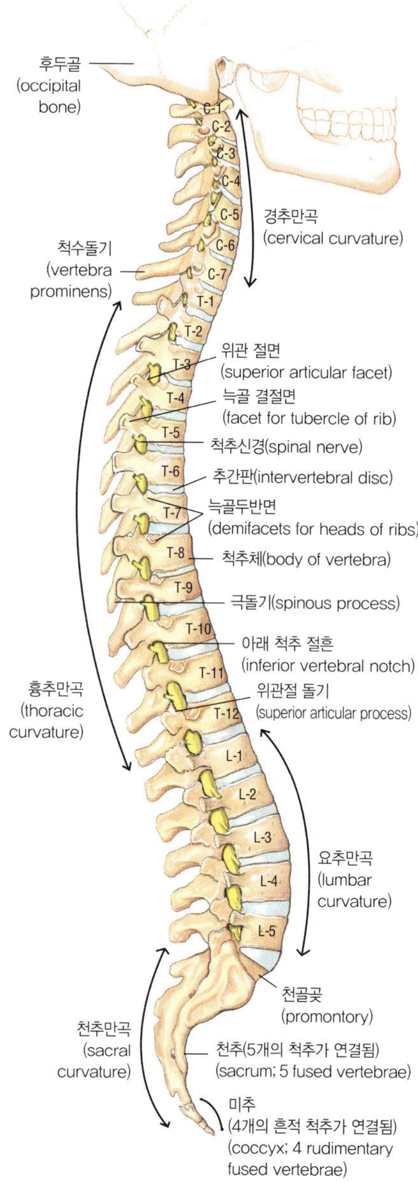

Figure 17-47 경추, 흉추, 요추, 천추의 만곡

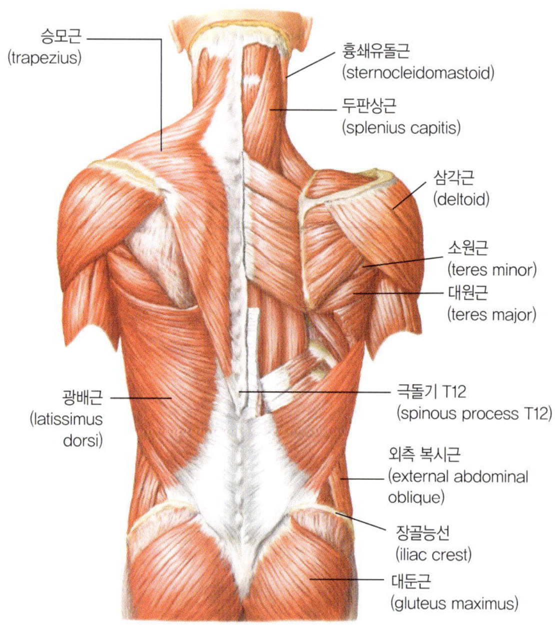

Figure 17-48 등의 근육

4) 신체검진

(1) 시진

대상자가 진찰실에 들어올 때, 대상자의 목과 몸통의 위치를 포함하여 자세를 관찰함으로써 시작한다.

머리가 반듯한지, 목운동이 부드럽고 자연스러우며, 걸음걸이가 원활한지 등을 사정한다.

목의 뻣뻣함은 관절염, 근육강직 혹은 다른 잠재적 질환을 시사한다.

대상자가 검진복으로 갈아입고 등 전체를 노출시킨 후 전체를 시진한다. 가능하다면 대상자가 팔을 옆으로 하고 발을 붙인 자연스러운 기립자세로 똑바로 서도록 한다. 머리는 둔부와 마찬가지로 중앙에 있어야 하며, 어깨와 골반은 수평이 되게 위치해야 한다.

머리의 측부 편위는 목빗근의 수축으로 인한 사경(torticollis)을 의미한다.

대상자의 후면에서 다음의 해부학적 위치를 확인한다(Figure 17-49).

- 머리를 앞으로 굴곡시켰을 때 돌출되는 제7 경추(C7)와 제1 흉추(T1)의 극돌기
- 척추 인접 근육
- 장골능선(엉덩뼈능선, iliac crest)
- 보통 피부가 움푹 들어간 상장골극(위엉덩뼈가시, superior iliac spine)

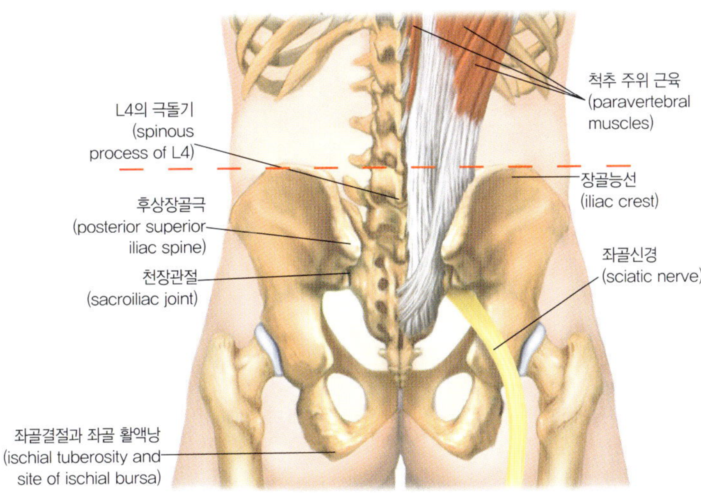

Figure 17-49 허리의 해부

후장골 능선위를 지나 제4 요추(L4) 극돌기의 선을 그린다.

대상자의 후방과 측면에서 시진을 하며 TABLE 17-12에 설명되어 있는 대로 척추의 만곡과 모양을 평가한다.

TABLE 17-12 척추의 시진

관점	시진의 초점	
측면	• 경추, 흉추 및 요추 • 흉추후만증 – 흉추만곡의 증가 • 요추전만증 – 요추만곡의 증가	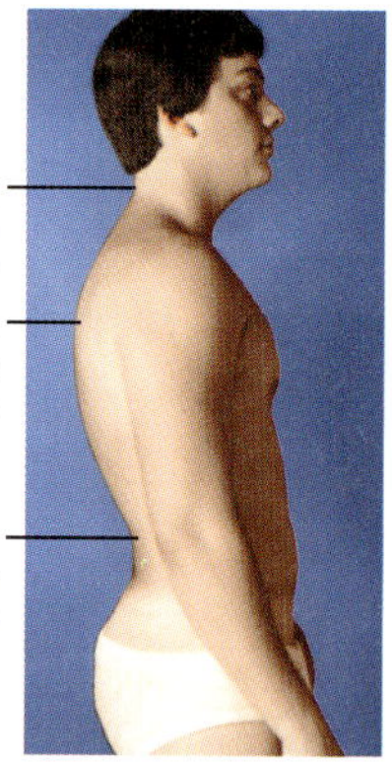
후면	• 직립 척주[가상의 선이 제7 척추(C7)로부터 둔부열(엉덩틈새, gluteal cleft)까지 지나가야 함] • 어깨, 장골능선 및 엉덩이 하방의 피부주름(엉덩주름)의 정렬상태 • 측만증 – 척추가 측부로 만곡 **임상 팁** 척추측만증에서는 어깨 높이가 같지 않다. 장골능의 높이가 같지 않거나 골반이 기울어져 있으면 척추측만증을 시사한다. 길이가 다른 다리 길이로 인해 골반이 기울어진다. 짧은 다리 쪽의 발 아래에 발판을 두면 골반 높이가 같아진다. • 측만증이 발견되면 측만 정도를 측정하기 위해 측만각도기를 사용하여 아담의 굽힘 테스트(Adam's bend test)를 시행한다. • 피부반점, 쥐젖 또는 덩어리를 관찰한다.	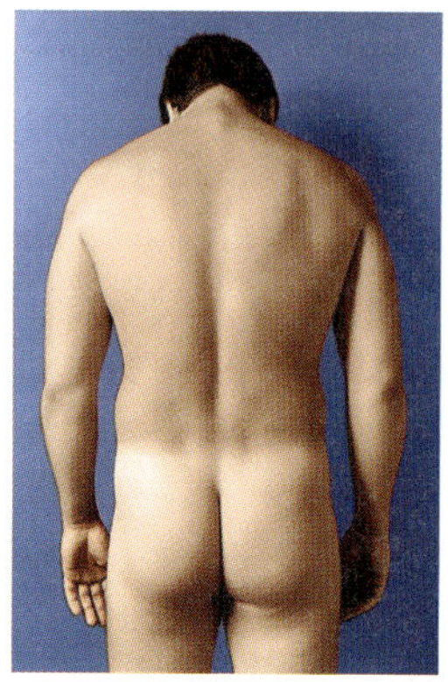

흉추후만증(뒤굽음증, thoracic kyphosis)은 나이가 들수록 심해진다. 아동에게 구조적인 기형이 있다면 교정하도록 노력해야 한다.

측만증(scoliosis)인 경우, 머리를 중앙으로 가져오기 위해 척추의 회전만곡이나 외측만곡이 생긴다. 측만증은 보통 청소년기 동안에 두드러진다.

출생모반, 포도주색반점, 머리카락반점, 그리고 지방종은 종종 이분척추와 동반된다.
카페오레 반점(커피색 피부반점), 쥐젖 그리고 섬유종은 신경섬유종에서 볼 수 있다.

(2) 촉진

서거나 앉은 자세에서 엄지손가락으로 각 척추의 극돌기를 촉진한다. 압통이 있는지, 어느 극돌기가 주변의 것에 비해 유난히 돌출되었는지(또는 함몰되었는지)를 확인한다.

외상, 감염, 관절염이 선행되었다면 압통은 골절이나 탈구를 의미할 수 있다. 요추 하나가 앞으로 미끄러져 나와서 척수를 압박할 수 있다.

천장관절(엉치엉덩관절, sacroiliac joint) 부위를 촉신하변서 후방 상상골극 부위에 움푹 들어간 곳을 확인한다.

전장관절 부위의 압통은 천장관절염에서 나타난다.

압통과 연축을 확인하기 위해 척추 주변 근육을 시진하고 촉진한다. 연축이 있는 근육은 단단하고 매듭이 있는 것처럼 보인다.

연축(spasm)은 근육의 퇴행성 및 염증성 과정, 비정상적인 자세 또는 불안에서 오는 과도한 수축에서 온다.

고관절을 굴곡시키고 대상자를 반대편으로 눕힌 자세에서 좌골신경(궁둥신경, sciatic nerve)을 촉진한다 **(Figure 17-50)**. 좌골신경은 제4,5 요추와 제1,2,3 천골에서 뻗어나와 신경근을 구성하고 있는 신체에서 가장 큰 신경으로 대전자(큰돌기, greater trochanter)와 좌골결절(궁둥뼈결절, ischial tuberosity) 사이에 위치하며 좌골 절흔을 따라 골반을 빠져 나간다. 대상자의 증상에 따라 다른 부위에도 압통이 있는지 확인한다.

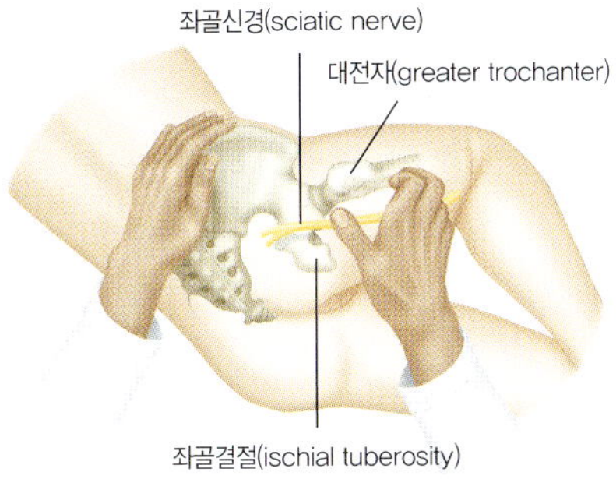

Figure 17-50 좌골신경 촉진

좌골신경통은 추간판탈출증이나 신경근을 침범하는 종양병소가 있음을 의미한다.

L5와 S1 그리고 L4와 L5 사이에서 주로 발생하는 추간판탈출증은 극돌기, 척추사이 관절, 척추주위 근육, 천장절흔, 좌골 신경의 압통을 야기한다.

대상자의 증상에 의해 암시되는 다른 부위**(Figure 17-51)**에 압통이 있는지 촉진한다.

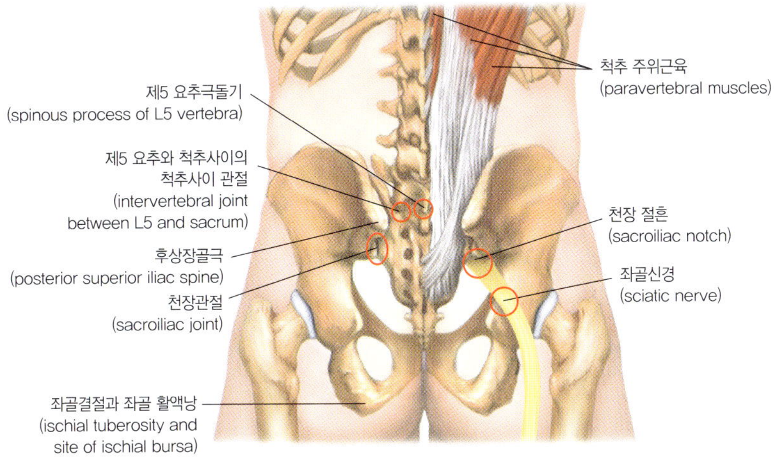

Figure 17-51 압통을 확인하기 위해 촉진하는 허리 부위

류마티스관절염 또한 척추사이 관절의 압통을 초래할 수 있다.

늑골척추각에 압통이 있으면 근골격계 문제보다는 신장부위의 감염을 의심해야 한다.

임상 팁

늑척추각의 압통은 근골격계 문제가 아니라 신장 감염을 의미할 수 있다.

(3) 운동범위와 검진방법

운동범위: 목

목은 척추에서 가장 잘 움직이는 부분이며, 4~7 kg의 무거운 머리를 경추 7개가 지지하고 있다. 굴곡과 신전은 일차적으로 머리뼈와 제1 경추(고리뼈) 사이에서, 회전은 제1 경추 및 제2 경추(중쇠뼈) 사이에서, 측방향 굴곡은 제2 경추에서 제7 경추 사이에서 이루어진다.

운동범위의 제한은 관절염으로 인한 강직, 외상으로 인한 통증, 사경 같은 근육강직에서 보인다.

근력검사: 목

목의 근육강도는 검진자가 대상자의 운동범위를 손으로 누르면서 운동범위에 대한 검사를 시행한다. 예를 들어, 회전을 검사하기 위해 검진자의 오른손을 대상자 얼굴의 왼쪽에 두고 대상자에게 머리를 왼쪽으로 회전하도록 한 다음 다시 중앙으

목, 어깨, 팔의 통증 또는 저린감은 경추신경 또는 신경근의 압박에 의해 나타날 수 있으므로 주의 깊게 사정해야 한다.

로 돌리도록 한다. 그런 다음 외측 굴곡을 검사하기 위해 대상자의 왼쪽 귀에 손을 대고 어깨쪽으로 고개를 숙이도록 한다. 반대편을 검사하기 위해 검진자의 왼손을 사용한다.

명확하고 간단하게 대상자에게 운동 지시를 내리고 각 움직임을 담당하는 근육(**TABLE 17-13**)을 참조하여 목의 운동범위를 사정한다.

TABLE 17-13 목의 운동범위

목 운동	운동 지시	운동에 영향을 주는 주요 근육
굴곡	"턱이 가슴에 닿게 해보세요."	흉쇄유돌근, 부등변근, 척추곁근육
신전	"천장을 보세요."	머리널판근(splenius capitis), 목널판근, 소내목근(small intrinsic neck muscle)
회전	"한쪽 어깨를 본 후 다른 쪽을 보세요."	흉쇄유돌근, 소내목근
측방향 굴곡	"귀를 어깨에 대보세요."	사각근(scalenes), 소내목근

대상자에게 압통, 감각상실, 근육약화나 움직임에 제한이 있으면 주의 깊게 목과 상지에 대한 신경학적 검사를 수행한다.

운동범위: 척추

척추의 운동범위를 사정한다. 명확하고 간단하게 대상자에게 운동 지시를 내리고 각 움직임을 담당하는 근육(**TABLE 17-14**)을 참조한다.

TABLE 17-14 척추의 운동범위

등의 움직임	운동 지시	운동에 영향을 주는 주요 근육	예
굴곡 척추를 구부린 상태에서 요추·둔부 부위의 10 cm 위와 5 cm 아래를 표시한다. 위에 표시한 둘 사이의 거리가 4 cm 정도 증가하는 것은 정상이나 아래의 두 개 사이의 거리는 변하지 않아야 한다.	"앞으로 구부려서 발가락에 닿게 해보세요." 유연성과 운동의 대칭성, 운동범위 및 요추의 굴곡 등을 관찰한다. 점점 더 굴곡시킬수록 요추만곡은 편평해져야 한다.	대요근, 소요근, 요방형근, 내외복직근과 복사근 같은 척추 전방에 붙어 있는 복근	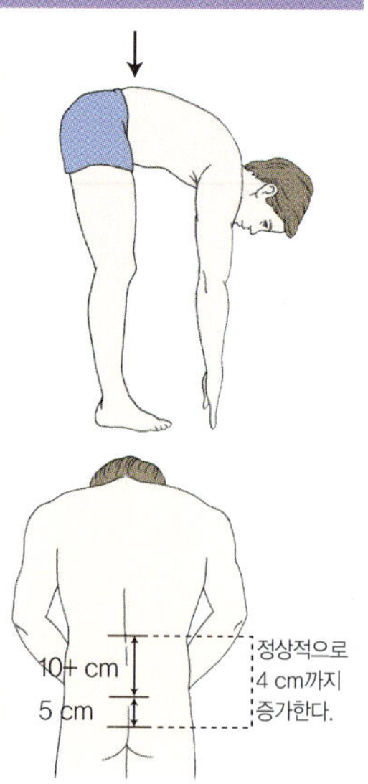

척추측만증에서는 앞쪽으로 굽힐 때 흉곽의 변형을 확인할 수 있다.

지속적인 척추전만증은 강직성 척추염 또는 근육 강직을 시사한다.

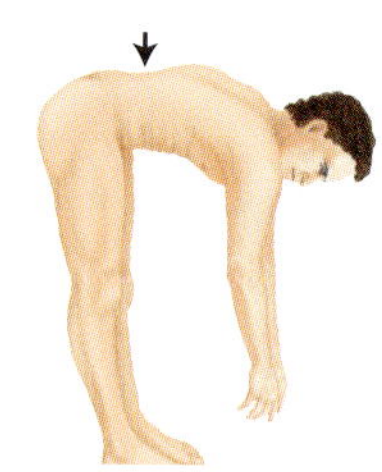

신전	"가능한 뒤로 허리를 젖혀보세요." 검진자의 손을 후상장골극에 대고 손가락은 중앙선을 향하게 하고 대상자에게 가능한 뒤쪽으로 젖히도록 한다.	기립근, 가로가시근군(transversospinalis)과 같은 등의 깊은 내재근	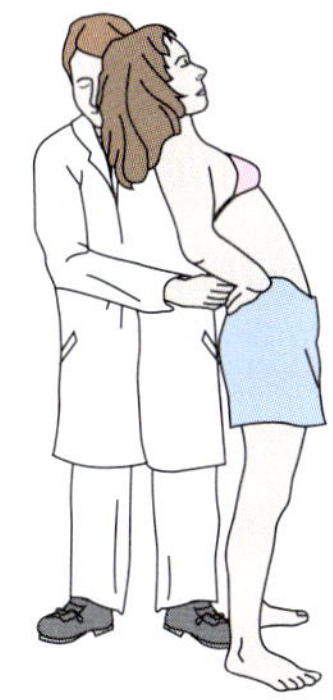
회전	"옆으로 몸을 돌려보세요." 대상자의 엉덩이에 한 손을 놓고 골반을 고정시킨 다음 다른 한 손은 반대편 어깨에 놓는다. 그리고 둔부와 어깨를 뒤쪽으로 당겨서 몸통을 회전시킨다. 다른 쪽도 같은 방법으로 실시한다.	복근, 허리의 내재근	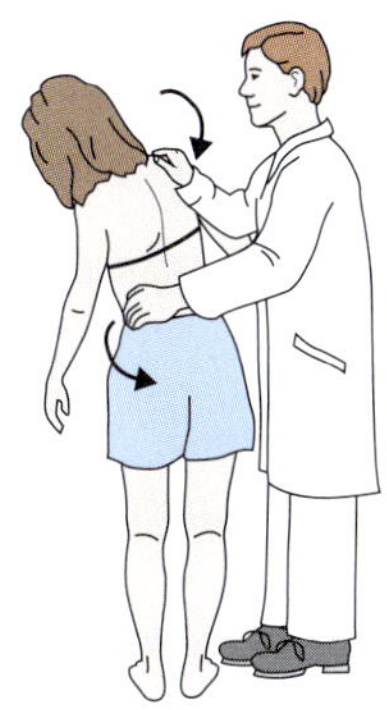
측방향 굴곡	"허리를 옆으로 굽혀보세요." 대상자의 둔부에 손을 대고 골반을 고정시킨다. 반대쪽도 시행한다.	복근, 허리의 내재근	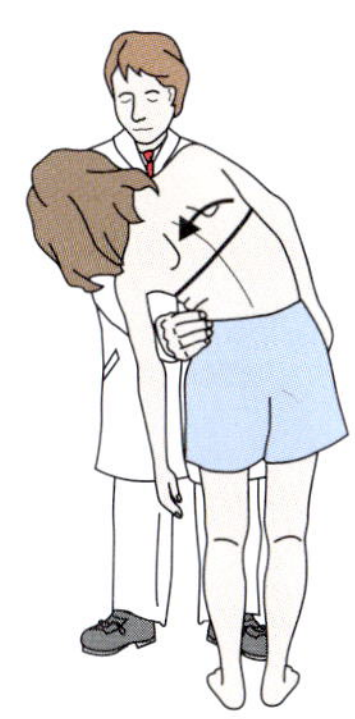

대상자가 불안정하게 굽힌다면 옆에서 지지해준다.

골관절염과 강직성 척추염에서는 척추움직임의 제한이 나타난다.

근력검사: 척추

척주의 근육강도의 사정은 대상자가 저항에 대해 굴곡, 신전, 측방향 굴곡을 수행하는 운동범위 검사를 하는 동안 시행된다.

이러한 검사를 시행할 때, 목부위의 통증이나 압통, 특히 하지로 방사되는 양상을 보일 경우 반드시 하지에 대한 철저한 신경학적 검사를 시행해야 한다.

[19장 신경계]를 참조한다.

척수나 신경근의 압박을 반드시 고려해야 한다. 고관절, 직장, 골반의 감염이나 관절염은 요추부에서 요통을 유발한다. TABLE 17-3 요통과 [19장 신경계]를 참조한다.

고관절 The Hip

고관절(엉덩관절, hip joint)은 골반 내에 깊숙이 위치해 있고, 강도, 안정성, 그리고 넓은 범위의 운동성이 매우 뛰어나다. 고관절의 안정성은 체중 부하 시 매우 중요한데, 이러한 안정성은 대퇴골의 머리가 **관절구**(관절융기, condyle)에 깊숙이 끼어있고, 강한 섬유성 관절피막과 강력한 근육이 관절을 가로질러 대퇴골 머리아래에 부착되어 대퇴골운동의 지렛대 역할을 하는 강한 근육들에 의해 생긴다.

1) 뼈 구조와 관절

고관절은 서혜부인대의 가운데 아래 1/3 부위 인대보다 더 깊숙이 위치해 있다. 이 관절은 구상관절(공–소켓관절)로 대퇴골의 둥근머리가 관절구의 컵 같은 공간에 연결되어 있고 근육 아래 깊숙이 위치해 있기 때문에 쉽게 촉지할 수 없다. 골반뼈는 장골(엉덩뼈, ilium), 좌골(궁둥뼈, ischium)과 관절구(관절융기, condyle)로 이루어지고 아래로는 치골결합(두덩결합, pubic symphysis)이 뒤쪽으로는 천장부와 연결된 것을 확인한다(Figure 17-52).

앞면에서 뼈의 기준이 되는 위치를 확인한다.

- L4 높이의 장골능
- 장골결절
- 전상장골극
- 대전자
- 치골결합

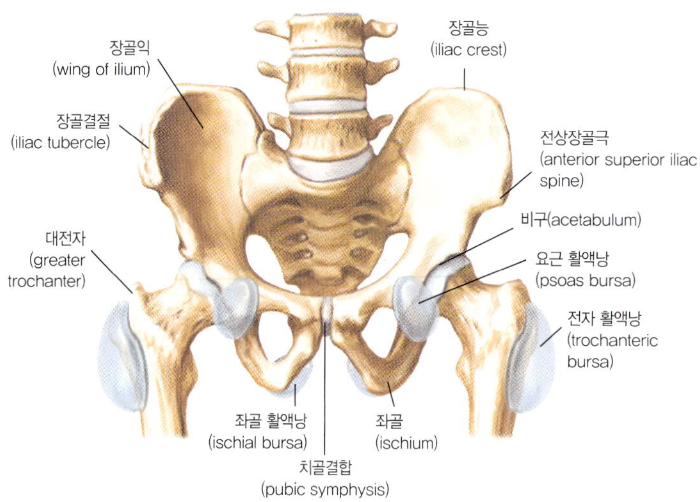

Figure 17-52 골반 앞면의 해부

뒷면에서 다음의 위치를 확인한다(Figure 17-53).

- 후상장골극
- 대전자
- 좌골결절
- 천장관절

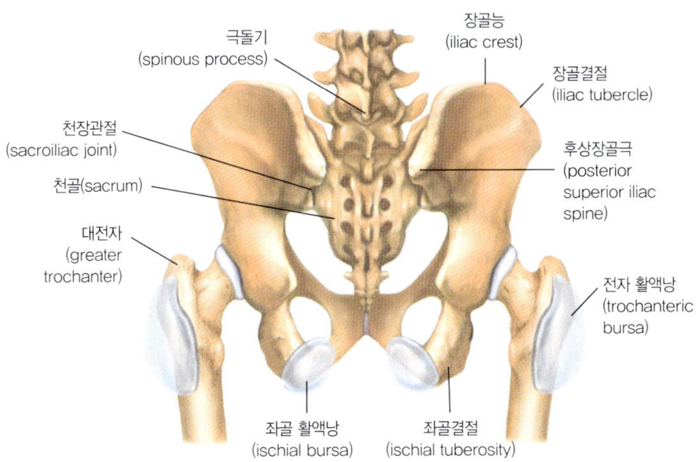

Figure 17-53 골반 뒷면의 해부

후상장골극(뒤윗엉덩뼈가시, posterior superior iliac spine)과 S2의 관절을 지나는 가상의 선을 확인한다.

2) 근육군

4개의 강력한 근육군이 고관절 운동에 관여한다.

굴곡에 관여하는 근육은 앞쪽에 위치하며 대퇴를 굴곡시킨다(Figure 17-54). 주요한 고관절 굴곡근은 장요근(엉덩허리근, iliopsoas muscle)으로, 장골능부터 소전자에 분포한다. 신전근육군이 뒤쪽에 위치하여 대퇴를 편다(Figure 17-55). 대둔근(큰볼기근, gluteus maximus muscle)은 고관절을 신전하는 주요 근육으로 골반 안쪽에서 시작하여 대전자까지 부착하는 넓은 띠를 형성하고 있다.

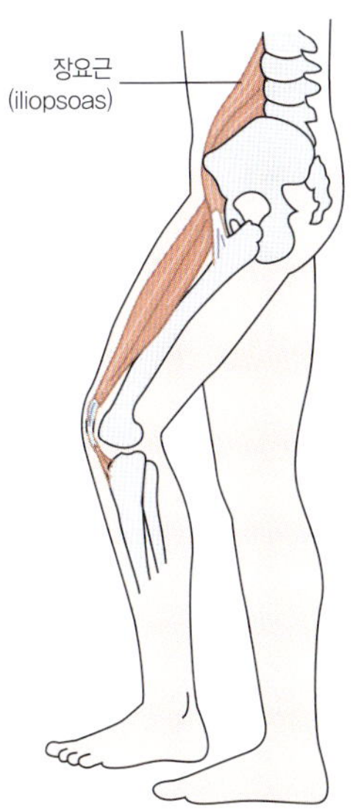

Figure 17-54 고관절 굴곡 근육군

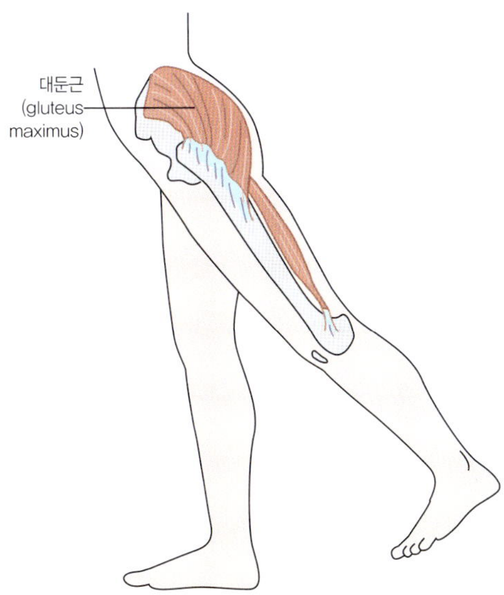

Figure 17-55 고관절 신전 근육군

내전에 관여하는 근육은 안쪽에 있고 몸통을 향해 대퇴골을 돌릴 수 있게 한다 (Figure 17-56). 이 근육군은 좌골과 치골극에서 기시하여 대퇴골의 뒤 안쪽면에 부착한다. 외전에 관여하는 근육은 바깥쪽에 있고 장골능에서부터 대퇴골 머리에 부착되어 대퇴골을 몸통으로부터 멀어지게 한다(Figure 17-57). 이 근육군은 중둔근과 소둔근이 있으며, 걸을 때와 서있을 때 골반을 안정시킨다.

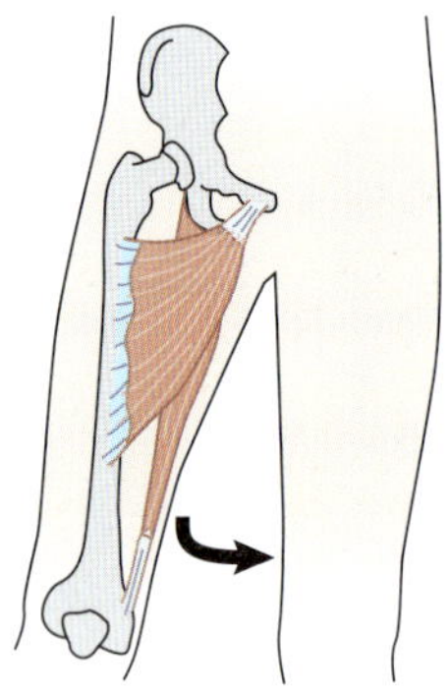

Figure 17-56 고관절 내전 근육군

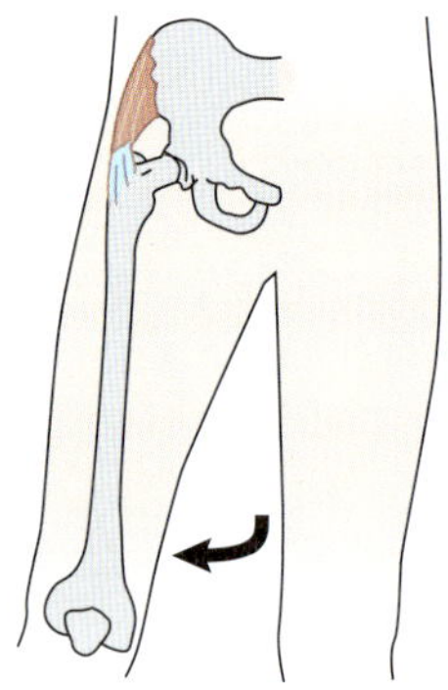

Figure 17-57 고관절 외전 근육군

3) 기타 구조

관절구에서 대퇴골의 목까지 뻗어있는 강하고 단단한 관절피막은 고관절을 둘러싸서 강하게 하고, 세 종류의 인대에 의해 강하게 지지된다. 관절 피막 안쪽은 활액으로 덮여있는데 고관절에는 3개의 활액낭이 있다. 관절 앞쪽에 있는 요근(장골치골 또는 장요근) 활액낭(엉덩허리근볼기주머니, iliopectineal bursa)은 요근과 관절피막 위에 위치한다. 고관절 측면에 튀어나온 대퇴골의 대전자가 있는데, 후면에 크고 여러 위치에 있는 돌기 활액낭이 있다. 좌골(좌골둔부) 활액낭(궁둥주머니, ischial bursa)은 모든 사람에게 있는 것은 아니지만 앉아 있을 때 좌골결절 아래에 있고, 좌골신경 가까이에 위치한다(Figure 17-51).

4) 검진방법

(1) 시진

고관절에 대한 시진은 대상자가 검진실에 들어올 때 걸음걸이를 주의 깊게 관찰하는 것으로부터 시작한다. 걸음걸이의 두 양상을 관찰한다.

- 착지(stance): 발이 땅에 닿고 체중을 지탱했을 때(전체 보행주기의 60%에 해당)(Figure 17-58)

대부분의 문제는 체중을 지탱하는 착지 단계에서 나타난다.

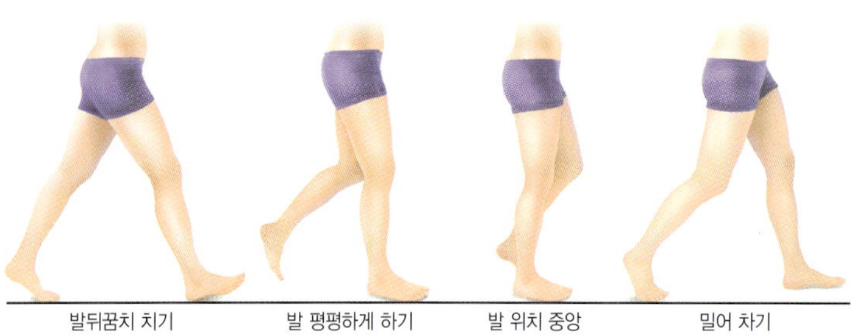

Figure 17-58 보행의 단계

오른발과 왼발 사이의 폭이 넓은 것은 소뇌나 발의 문제를 의미한다. 체중부하 시 또는 검진자가 발뒤꿈치를 쳤을 때 통증이 느껴지면 대퇴부 경부 골절을 의미한다.

고관절 탈구, 관절염 혹은 외전근 약화는 반대쪽 골반을 처지게 하여 뒤뚱거리며 걷게 한다.

- 보행(swing): 발이 앞으로 진행하여 체중을 지탱하지 않을 때(전체 보행주기의 40%에 해당) 무릎 굴곡과 골반의 움직임, 오른발, 왼발 사이의 폭 등을 관찰한다. 두 발의 뒤꿈치와 뒤꿈치 사이는 5~10 cm가 되어야 한다(Figure 17-59).

정상적인 걸음걸이는 부드럽고 연속적이다. 뒤꿈치가 땅을 찰 때를 제외하고 착지 단계 내내 무릎은 굴곡되어야 한다. 발목은 배굴하여 보행 동안 끌리지 않아야 한다.

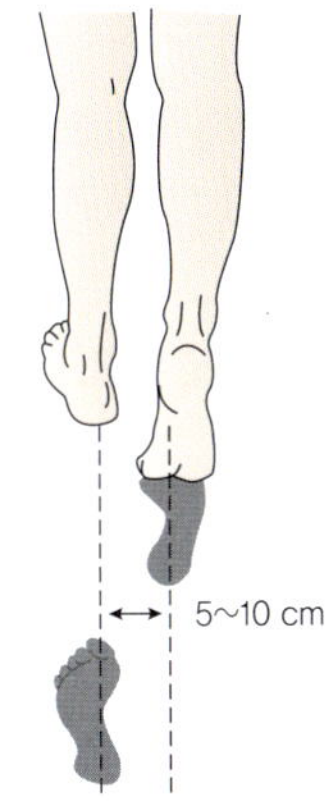

Figure 17-59 대상자가 걸을 때 발 사이의 거리 측정

임상 팁

무릎 굴곡이 잘 안되면 자연스러운 걸음이 어렵다. 이럴 경우에는 보행 시 다리가 바깥에서 안으로 선회한다.

무릎의 뒤굽힘(dorsiflexion) 부족은 발처짐(footdrop) 때문일 수 있다. 대상자는 걸을 때 무릎을 더 높이 들어 걷게 된다.

대상자를 반듯이 눕혀서 요추부분에 약간의 척추전만증이 있는지 관찰하고 다리 길이가 같은지를 사정한다. 둔부 표면의 전면과 후면을 두루 살펴서 멍이 있는지 근육 위축이 있는지를 시진한다.

다리 길이의 변화는 측만증에서 나타날 수 있다. 다리 길이가 짧아지고 외회전이 된 경우는 골반의 골절을 의미한다.

(2) 촉진

주요 구조

Figure 17-52와 Figure 17-53을 참조하여 둔부의 기준점을 촉진한다. 둔부의 전면부에 있는 주요 구조를 촉진한다.

- 골반 상단에 제4 요추 높이의 **장골능**을 확인한다.
- 하향 전방곡면을 따라 내려가면 장골능에서 가장 넓은 곳인 **천장부**가 있고, 더 내려가면 **전상장골극**이 있다.
- 전상장골극에 엄지손가락을 대고 천장부를 따라 아래로 나려가면 대퇴의 **대전자**에 이르게 된다.
- 엄지손가락을 중앙에서 비스듬히 움직여 **치골결합**까지 움직이면 대퇴의 대전자와 같은 위치가 된다.

둔부의 후면에서는 다음의 지표를 촉진한다.

- **후상장골극**이 있는 부분이 엉덩이 위에 움푹 들어가 보인다.
- 왼쪽 엄지와 검지를 후상장골극에 둔 다음 다른 손가락으로 대전자를 둔부의 주름이 있는 위치에서 촉진해 보고 엄지손가락을 좌골결절 안쪽에 대본다. 천장관절은 보통 만져지지 않는다. 후상장골극을 잇는 가상의 선은 제2 천추에 있는 관절을 지나간다.

촉진 시 압통이나 기형 유무를 확인한다.

서혜부 구조

대상자를 바로 눕힌 상태에서 대상자에게 다리의 뒤꿈치를 반대쪽 무릎에 위치하도록 한다.

그런 다음 전상장골극에서 음모결절로 이어지는 서혜부 인대를 따라 촉진한

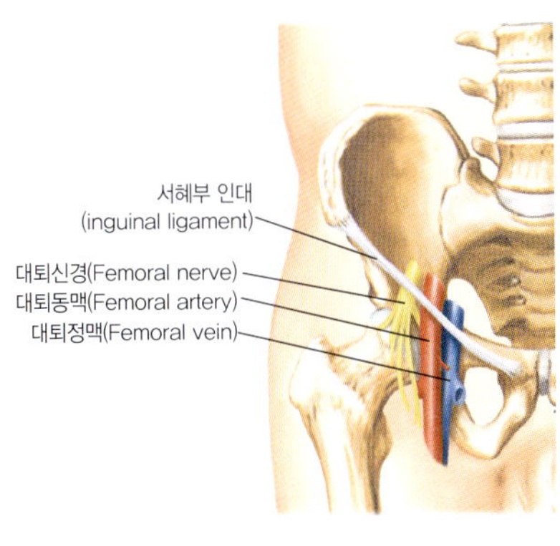

Figure 17-60 서혜부 구조

인대를 따라 튀어나온 부분은 서혜 탈장 또는 경우에 따라 동맥류를 암시한다. 확대된 림프절은 하지 또는 골반의 감염을 나타내며, 서혜부의 압통은 고관절의 윤활막염(synovitis)으로 인한 것일 수 있다.

다(Figure 17-60). 대퇴신경, 동맥 및 정맥은 서혜부 인대를 양분하며 림프절은 그 중앙에 놓여 있다. 기억을 돕는 "NAVEL"은 신경(nerve), 동맥(artery), 정맥(vein), 빈 공간(empty space) 및 림프절(lymph node)의 순서를 기억하는 데 도움이 될 수 있다.

(3) 운동범위와 검진방법

능동적 운동범위

명확하고 간단하게 대상자에게 운동 지시를 내리고 각 움직임을 담당하는 근육(TABLE 17-15)을 참조하여 골반의 운동범위를 사정한다.

TABLE 17-15 고관절의 운동범위

고관절 운동	운동 지시	운동에 영향을 주는 주요 근육
굴곡	무릎을 가슴에 닿도록 구부리고 배까지 당겨보세요.	장요근
과신전	"엎드린 상태에서 다리를 뒤로 들어올리세요." 또는 "누운 상태에서 다리를 중심에서 멀어지게 하고 탁자 밑으로 내려 보세요."	대둔근
외전	"누운 상태에서 다리를 중심에서 멀어지게 벌리세요."	중둔근과 소둔근
내전	"누운 상태에서 무릎과 다리를 중심부로 가져오세요."	단내전근, 장내전근, 대내전근, 두덩근, 두덩정간근
외회전	"누운 상태에서 무릎과 고관절을 90도로 구부린 후 하지를 반대 쪽으로 돌려보세요."	내외 폐쇄근, 대퇴방형근
내회전	"누운 상태에서 무릎과 고관절을 90도로 구부린 후 하지를 몸통에서 멀어지게 돌려보세요."	중둔과 소둔근

능동적 운동범위는 특정 관절의 움직임을 말하는데, 대상자가 외부 도움 없이 자발적으로 신체를 움직일 수 있는 것을 말한다.

임상 팁

고관절 대치술 대상자의 관절가동범위를 측정할 때에는 어느 쪽 관절움직임에 제한이 있는지 확인하고 시작한다. 고관절의 탈구를 예방하기 위하여 운동범위에는 제한을 두며, 수술 전후 접근법이 다르다.

수동적 운동범위

수동적 운동범위는 특정 관절의 움직임을 말하는데, 대상자가 외부 도움을 받아 신체를 움직일 수 있는 것을 말한다. 검진자가 대상자의 고관절 움직임을 보조하는 것이 필요하다면, 다음의 슬관절의 굴곡, 신전, 외전, 내전, 외회전, 내회전의 지침을 확인한다.

- 굴곡: 대상자를 반듯이 눕히고 검진자의 손을 대상자의 요추 밑에 넣고 무릎을 차례로 한쪽씩 가슴 쪽으로 구부려 복부 쪽으로 강하게 당기게 한다(Figure 17-61). 무릎이 굴곡되면 고관절은 더 굴곡될 수 있다. 정상은 고관절 굴곡이 더 진행되면 척추전만이 평평해져 검진자의 손에 등이 닿게 된다.

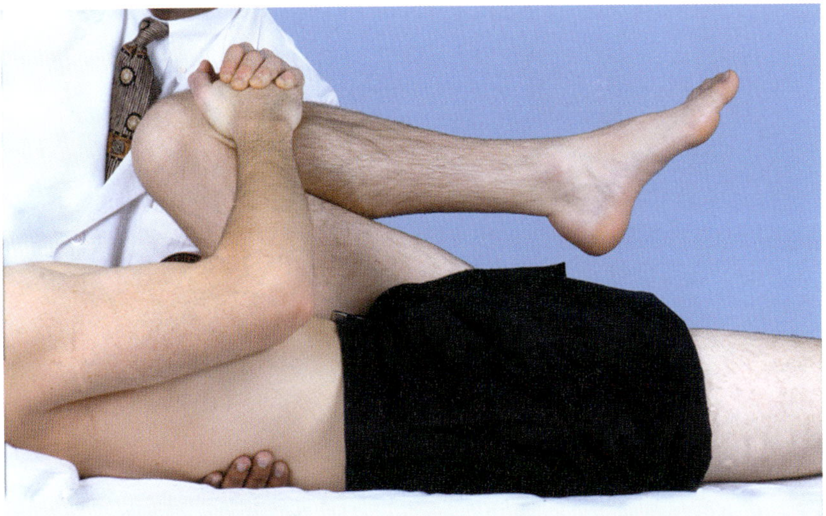

Figure 17-61 고관절 굴곡 검사

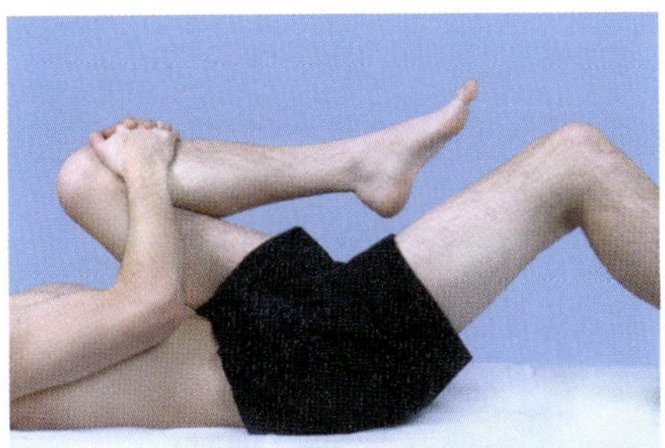

Figure 17-62 반대쪽 다리의 굴곡 기형 양성 반응

Figure 17-62에서와 같이, 한쪽 다리를 굴곡시킨 채 반대쪽을 신전시킬 수 없다면, 고관절 굴곡 기형을 의심한다.

대퇴를 복부에 닿도록 하여 둔부와 무릎의 굴곡 정도를 관찰한다. 대퇴의 전방부분이 가슴에 닿으면 정상이다. 반대편 대퇴는 완전히 신전되어 침상에 있게 된다.

굴곡 변형은 요추 전만증 및 전방 골반 기울기의 평탄화보다는 증가에 의해 가려질 수 있다.

- 신전: 대상자를 엎드리게 한 다음 하지를 뒤쪽으로 뻗게 한다. 다른 방법으로 침상 가장자리에 반듯이 눕게 해서 다리를 뒤쪽으로 뻗게 한다.
- 외전: 검진자의 한 손으로 반대편 전상장골극을 누르면서 골반을 고정시킨다. 다른 손으로는 장골극이 움직이는 것을 느낄 때까지 발목을 잡고 신전된 다리를 외전시킨다(Figure 17-63). 이러한 움직임은 고관절 외전의 제한을 나타낸다.

외전 제한은 골관절염에서 흔하다.

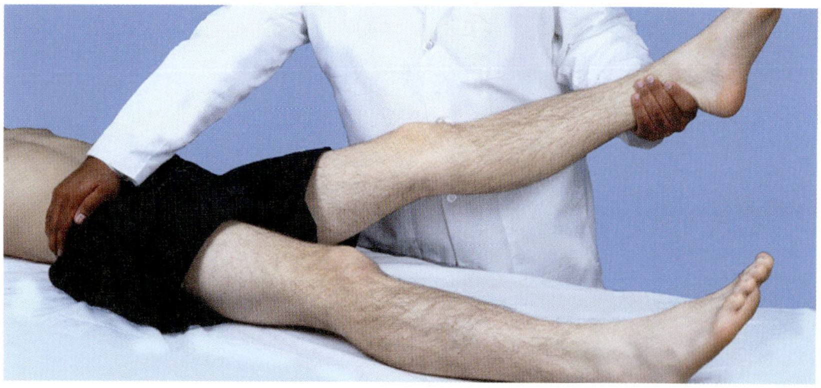

Figure 17-63 고관절 외전 검사

다른 방법으로 침상 끝에 서서 발목을 잡고 양쪽으로 최대한 벌어지게 하여 고관절에서 펴져있는 두 다리를 외전시킨다. 이 방법은 움직임이 제한된 경우에 양쪽을 쉽게 비교할 수 있지만 운동범위가 정상일 때는 수행할 수 없다.

- 내전: 대상자가 누운 상태에서 골반을 고정시키고, 발목을 잡은 다음 다리를 몸통을 가로질러 반대편까지 옮긴다(Figure 17-64).

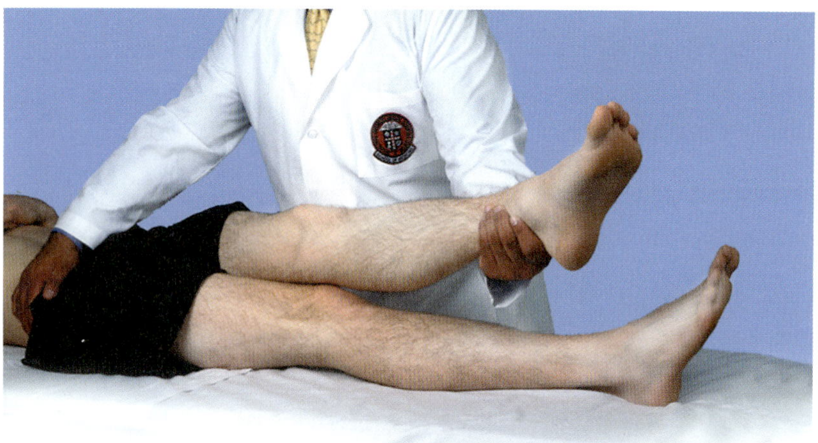

Figure 17-64 고관절 내전 검사

- 외회전과 내회전: 둔부와 무릎에서 다리를 90°로 굴곡시킨 후 한 손으로 대퇴를 고정시키며 다른 손으로 발목을 잡고 다리를 흔든다. 고관절을 외회전하기 위해 다리를 중심선 쪽으로 회전시키고 내회전하기 위해 바깥쪽으로 회전시킨다(Figure 17-65). 처음에는 헷갈릴 수 있으나, 관절구의 대퇴 경부가 이런 움직임을 구별해준다.

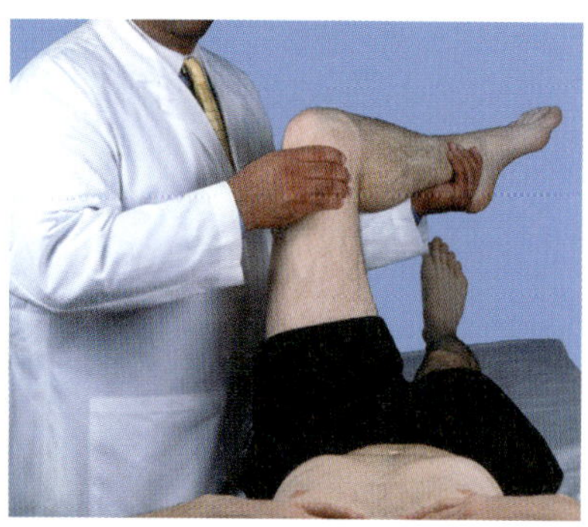

Figure 17-65 고관절의 외회전 검사

내회전과 외회전의 제한은 관절염과 같은 고관절 질환에 특히 민감한 지표이다.

(4) 근력검사

굴곡

고관절 굴곡(L2, L3, L4 – 장요근) 근력검사는 대상자의 대퇴 위에 검진자의 손을 놓고 손에 대항하여 다리를 들어보도록 한다(Figure 17-66).

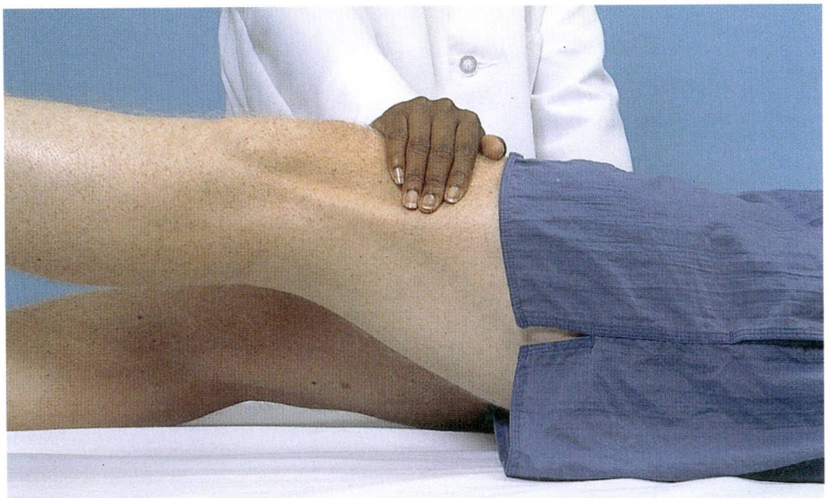

Figure 17-66 고관절 굴곡 시 근력검사

신전

고관절 신전(S1 – 대둔근) 근력검사는 대상자를 앙와위로 눕히고 검진자의 손을 대상자의 대퇴 뒷부분에 둔 뒤, 손에 대항하여 다리를 후면으로 밀어보도록 한다.

외전

고관절 외전(L4, L5, S1 – 중둔근, 소둔근) 근력검사는 침대에서 대상자의 무릎 바깥쪽 부분에 손을 놓고, 대상자에게 이 손에 대항하여 다리를 벌려보라고 한다.

내전

고관절의 내전근(L2, L3, L4 – 내전근) 근력검사는 검진자의 손을 대상자의 무릎 사이를 단단하게 잡고 시행한다. 대상자에게 양다리를 모두 당길 수 있는지 확인한다.

양측 근위근의 쇠약은 근육병이나 근질환을 시사하고, 양측 원위근의 쇠약은 다발신경병증과 같은 말초신경질환을 시사한다.

무릎 The Knee

슬관절은 우리 몸에서 가장 큰 관절이다. 세 개의 뼈로 구성되어 있는 접번관절로서 대퇴골(넙다리, femur), 경골(정강뼈, tibia), 슬개골(무릎뼈, patella)로 이루어진다. 또한 세 개의 관절면이 있는데, 두 개는 대퇴골과 경골 사이이고 한 개는 슬개골과 대퇴골 사이이다(Figure 17-67). 대퇴골에 두 개의 동그란 관절융기가 어떻게 상대적으로 평평한 경골대(plateau)에 안착되는지 살펴보면, 슬관절은 그 자체보다는 인대에 의해 관절이 고정되어 안정성을 확보한다. 근육과 지방이 별로 없고 대퇴골이 경골에 대해 지렛대 역할을 하는 특징 때문에 슬관절은 쉽게 다치는 원인이 된다.

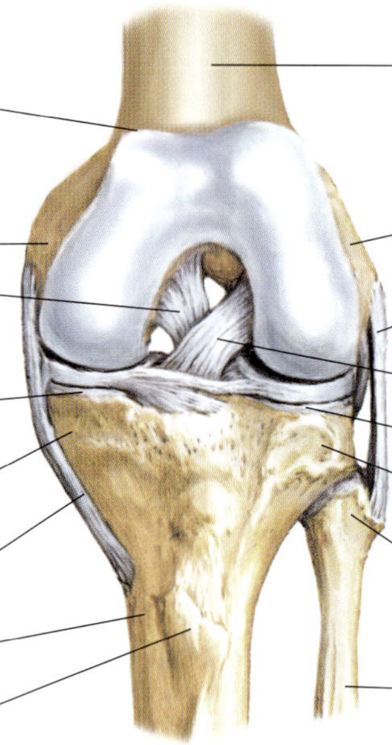

Figure 17-67 무릎의 안면 해부

1) 뼈 구조

무릎 주위의 지표는 이 복잡한 관절을 이해하는 데 도움을 준다(**Figure 17-67**). 안쪽 표면에서 모음근 결절, 대퇴의 안쪽위 상과, 경골의 안쪽 상과를 확인한다.

- **앞면**에서 위 상과 사이의 대퇴앞 표면에 있는 슬개골을 확인하고, 대퇴사두근의 건을 확인한다. 이 건은 슬개건(무릎건, patellar tendon)의 슬관절 아래로 계속되며 **경골결절**의 원위부로 붙는다.
- **옆표면**에서 대퇴의 **바깥쪽 상과**와 경골의 **상과**를 확인한다.

2) 관절

대퇴 경골관절의 두관절 융기는 대퇴골의 볼록한 안쪽, 바깥쪽 융기와 경골의 오목한 융기에 의해 이루어진다. 3번째 관절면은 무릎뼈넙다리뼈관절(대퇴슬관절, patellofemoral joint)이다. 슬개골은 원위부 대퇴골의 앞쪽 홈에 미끄러져 있는데 이를 활차구(도르래고랑, trochlear groove)라 부르며 무릎을 굴곡시키고 신전시킬 때 작용한다.

3) 근육군

강력한 근육이 무릎을 지지하고 움직인다. 대퇴사두근(넙다리네갈래근, quadriceps femoris muscle)이 다리를 신전시키고, 대퇴의 앞쪽면, 안쪽면, 바깥쪽면을 덮고 있다(**Figure 17-68A**). 대퇴후면근육(넙다리뒤근, hamstring muscles)은 대퇴의 뒷면에 부착되어 무릎을 굽힌다(**Figure 17-68B**).

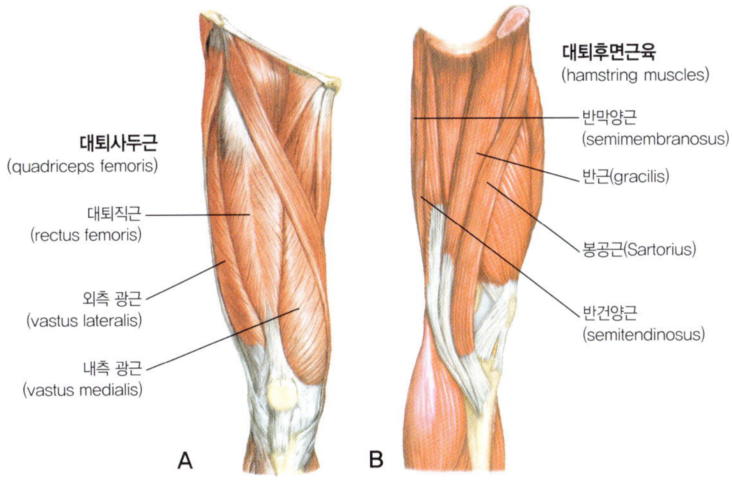

Figure 17-68 A. 하지 앞쪽의 대퇴사두근 B. 하지 뒷쪽의 대퇴후면근육

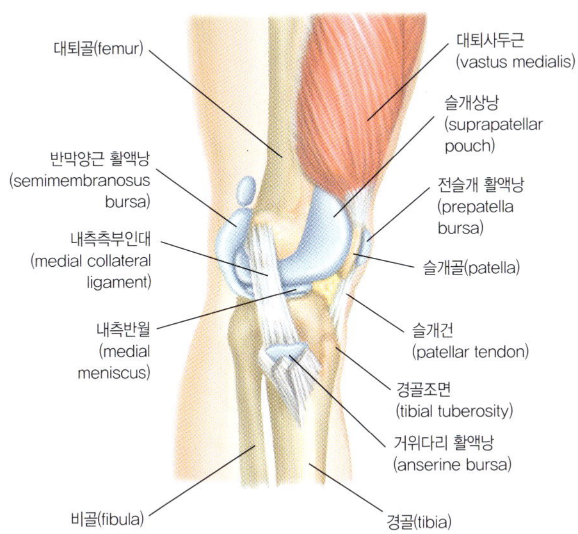

Figure 17-69 왼쪽 무릎의 반월판과 인대의 안쪽 모습

4) 기타 구조

두 개의 쌍으로 된 인대, 즉 측부인대(곁인대, collateral ligament)와 십자인대(cruciate ligament), 반월판(meniscus)이 무릎의 안정성을 제공한다.

- **내측 및 외측 반월판(medial and lateral menisci)**: 경골위에 있는 대퇴골의 움직임에 쿠션 역할을 한다. 이러한 초승달 모양의 섬유연골의 디스크는 컵 모양의 표면에 더해져 있다.
- **내측측부인대(안쪽곁인대, medial collateral ligament, MCL)**: 쉽게 만져지지 않고 경골과 대퇴의 안쪽 상과를 연결하는 넓고 평평한 인대이다. MCL의 내측 부분은 또한 내측 반월판에 부착된다.

- **외측측부인대(바깥쪽곁인대, lateral collateral ligament, LCL)**: 비골의 머리와 대퇴골 바깥위 상과를 연결한다. MCL과 LCL은 슬개골의 안쪽·바깥쪽의 안정성을 제공한다.
- **전십자인대(anterior cruciate ligament, ACL)**: 대퇴의 바깥쪽 융기에서 전면 안쪽 경골로 비스듬히 주행하여 대퇴로부터 경골이 전방이동하는 것을 방지한다.
- **후십자인대(posterior cruciate ligament, PCL)**: 후면 경골과 바깥쪽 반월판에서 기시하여 대퇴안쪽 융기까지 주행하여 대퇴로부터 경골의 후방이동을 방지한다. 이러한 인대들은 슬관절 내에 위치하여 만질 수 없지만 슬개골의 전후 안정성에 중요한 역할을 한다.

5) 신체검진

(1) 시진

대상자가 검진실로 들어올 때 걸음걸이를 주의 깊게 관찰한다. 발뒤꿈치가 지면에 닿을 때는 무릎이 신전된 상태이어야 하고, 착지나 보행 시에는 굴곡된 상태이어야 한다.

발꿈치가 지면에 닿을 때 무릎을 신전시키는데, 손으로 무릎을 밀어야 한다면 대퇴사두근의 약화를 의미한다.

무릎의 정렬 상태와 윤곽을 확인한다. 대퇴사두근의 위축 여부를 관찰한다.

내반슬(genu varum)과 외반슬(genu valgum)이 흔하다. 하지마비 시 굴곡구축(완전하게 신전할 수 없음)이 있다.

슬관절과 슬개상낭(무릎위주머니, supra patellar pouch)의 종창 징후인 슬개골 주위 정상적으로 들어간 부분의 소실 여부를 확인하고 무릎 안이나 주위에 다른 종창이 있는지 관찰한다.

슬개골위의 종창은 전슬개 활액낭(무릎앞주머니, prepatella bursa)을 의미한다. 경골결절을 덮고 있는 종창은 하슬개 활액낭염, 좀 더 안쪽이라면 거위다리 활액낭염(anserine bursitis)을 시사한다.

(2) 촉진

대상자를 무릎을 굴곡시킨 채 침상 끝에 앉도록 한다. 이런 자세에서 뼈의 주요구조가 더욱 잘 보이고, 근육과 건 그리고 인대가 더욱 이완되어 쉽게 촉진할 수 있다.

어느 부위이든 압통이 있는지 주의를 기울인다. 통증은 무릎 문제가 있을 때 가장 흔한 호소이며 정확한 평가를 위해 통증의 원인이 되는 구조가 어디인지를 아는 것이 중요하다.

대퇴 경골관절

대퇴 경골관절을 촉진한다. 무릎을 바라보며 슬개골건(patellar tendon) 양쪽의 연조직이 들어간 곳에 엄지손가락을 놓고 무릎 연골의 가장자리를 눌러본다(**Figure 17-70**). 대퇴 경골관절의 굴곡을 확인한다. 슬개골은 이 관절의 바로 위에 위치한다. 엄지손가락으로 누르면서 아래로 내려와 경골의 평평한 부분을 확인한다. 그 다음 중앙에서 옆쪽으로 움직여 대퇴골과 경골을 만나면 멈춘다. 엄지손가락을 무릎의 상단에서 중앙선을 따라 위쪽으로 손가락을 움직이면 대퇴골의 관절면과 관절의 가장자리를 만날 수 있다.

관절 가장자리를 따라 불규칙한 뼈 융기가 있는지 확인한다.

관절 가장자리를 따라 뼈 능선의 압통, 내반슬, 30분 이내의 강직은 골관절염을 의미한다. 마찰음도 나타날 수 있다.

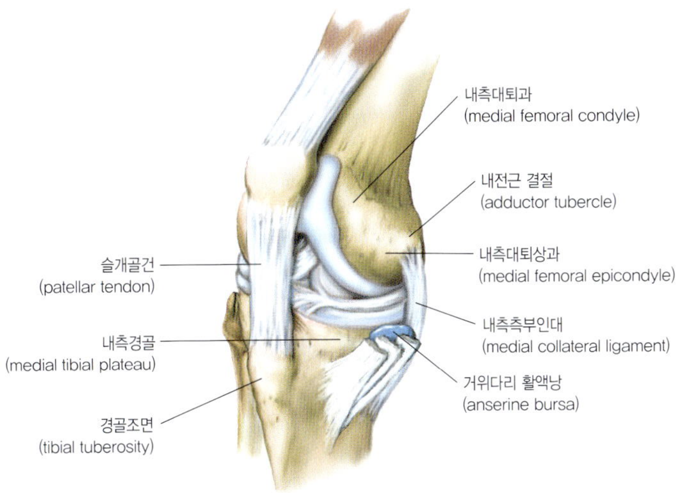

Figure 17-70 오른쪽 무릎 내측 구획의 구조

다시 무릎으로 돌아와 경골의 거친면[경골조면(경골결절, tibial tuberosity)]이 만져질 때까지 바깥쪽으로 이동하여 슬개골건을 확인한다. 대상자에게 다리를 신전하게 하여 슬개골건이 정상인지 확인한다.

건에 압통이 있거나 다리를 뻗을 수 없는 경우 슬개건의 부분적 또는 완전한 파열을 의미한다.

대상자를 반듯이 눕히고 무릎을 신전시킨 상태에서 슬개골을 대퇴골 쪽으로 밀어본다. 사두근에 힘을 주게 하여 슬개골이 활차구에서 아래쪽으로 움직이도록 한다. 자연스럽게 미끄러져 나가는 동작을 확인한다(슬개대퇴검사, patellofemoral grinding test).

통증과 염발음은 대퇴골과 연결되는 슬개골 밑면이 거칠어짐을 말한다. 계단을 오를 때나 의자에서 일어날 때도 비슷한 통증이 있을 수 있다.

대퇴사두근 수축 시 압박 및 슬개골 움직임으로 인한 통증은 연골연화증 또는 퇴행성 슬개골(슬개대퇴 증후군)을 의미한다.

슬개상낭, 전슬개 활액낭, 거위다리 활액낭

슬개골 옆을 따라 슬개상낭에 부종이나 두꺼워진 곳이 있는지 촉진한다(**Figure 17-71**). 슬개골 상부경계선 10 cm 위에서 시작하고(주머니 위를 훨씬 지나), 엄지와 손가락 사이의 연조직을 촉진한다. 점진적으로 손을 움직여 낭을 확인하려고 시도한다. 슬개골의 양측면을 따라 촉진을 계속한다. 주위 조직보다 열감이나 압통이 있는지 살핀다.

슬개골 위와 인접한 부위의 부종은 무릎관절의 활막이 두꺼워지거나 삼출(체액이 체강으로 빠져나가는 것)을 의미한다(**Figure 17-72**).

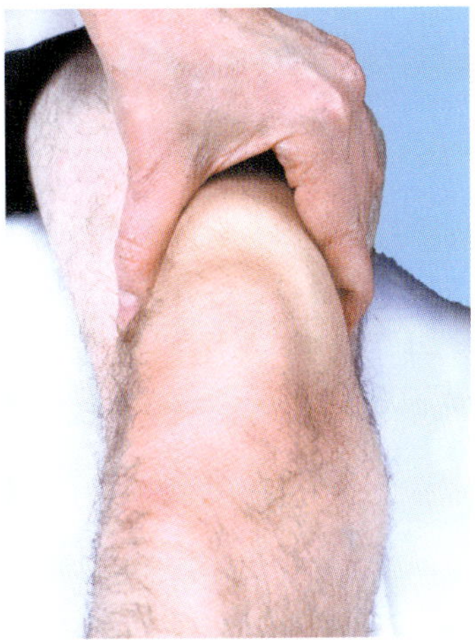

Figure 17-71 무릎의 슬개상낭 촉진

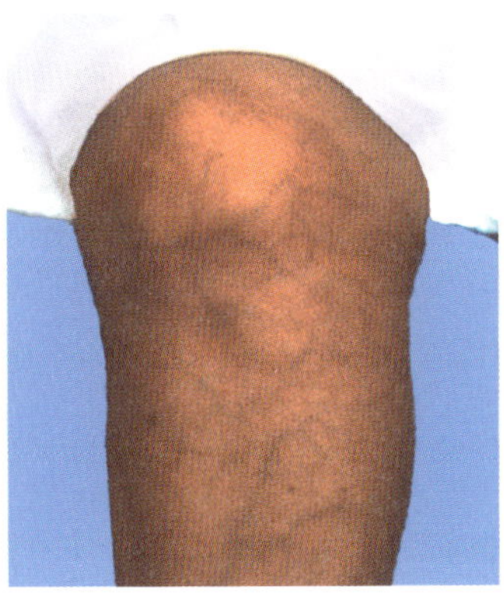

Figure 17-72 무릎 관절의 삼출

이 부위의 두꺼워짐, 푸석푸석함, 열감은 윤활막염이나 골관절염의 무통성 삼출을 의미한다.

비복근, 가자미근, 아킬레스건

하지의 후면에서 비복근(장딴지근, gastrocnemius muscle)과 가자미근(soleus muscle)을 촉진한다. 아킬레스건(achilles tendon)은 장딴지의 아래 1/3 지점에서 만져지며 발꿈치뼈에 부착된다.

아킬레스 건의 무결성을 검사하려면 대상자가 엎드린 자세에서 무릎과 발목을 90도로 구부린 상태로 있게 하거나 대상자에게 의자에 앉아 무릎을 꿇도록 한다. 종아리를 누른 상태에서 발목에 족저굴곡이 일어나는지 관찰한다.

아킬레스건 파열에서는 근육의 결손과 함께 압통과 종창이 나타나고, 아킬레스건염(achilles tendinitis)에서는 발꿈치뼈 상방이나 때때로 발꿈치뼈의 튀어나온 후외측돌기에서 건의 압통과 비후가 나타난다.

임상 팁

족저굴곡의 부재는 아킬레스건 파열을 나타내는 양성 결과이다.

(3) 운동범위

무릎의 운동범위를 사정하기 위해 다음을 참조한다. 각각의 운동이 가능한지를 확인하여 특정근육의 기능을 사정하는 방법이 TABLE 17-16에 나와있다. 양측 무릎을 모두 사정하고 비교해본다.

TABLE 17-16 무릎의 운동범위

무릎 운동	운동 지시	운동에 영향을 주는 주요 근육
굴곡	"무릎을 구부리세요." 또는 "바닥에 쪼그려 앉으세요."	대퇴후면근육 그룹: 대퇴이두근, 반건양근, 반막양근
신전	"다리에 힘을 주세요." 또는 "바닥에 쪼그려 앉은 다음 일어나세요."	대퇴사두근: 대퇴직근, 내측, 외측 및 중간 광근
내회전	"앉은 자세에서 아래쪽 다리를 정중선 쪽으로 향해 회전시키세요."	봉공근, 두덩정강근, 반건형근, 반막모양근
외회전	"앉은 자세에서 아래쪽 다리를 정중선 밖으로 향해 회전시키세요."	대퇴이두근

(4) 근력검사

무릎을 신전한 상태에서 근육강도를 검사(L2, L3, L4 – 대퇴사두근)한다. 무릎을 지지한 상태에서 굴곡시키도록 하고 대상자에게 검진자의 손에 대항하여 다리를 신전시키도록 한다(Figure 17-73). 대퇴사두근은 신체에서 가장 강한 근육이므로 강한 반응을 느낄 수 있다.

아래와 같이 무릎을 굴곡시키는 검사(L4, L5, S1, S2 – 뒤넙다리근)를 시행한다. 대상자의 발은 침대에 놓은 채로 무릎을 굴곡하게 하고 검진자가 다리를 신전시키려고 하는 동안 굴곡된 상태를 유지하도록 한다(Figure 17-74).

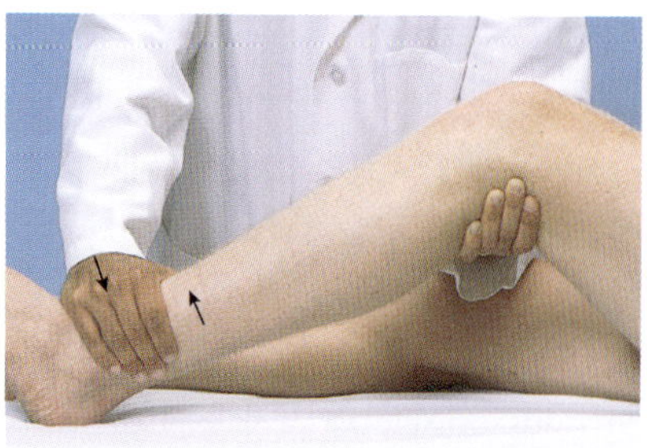

Figure 17-73 슬관절 신전으로 근력검사

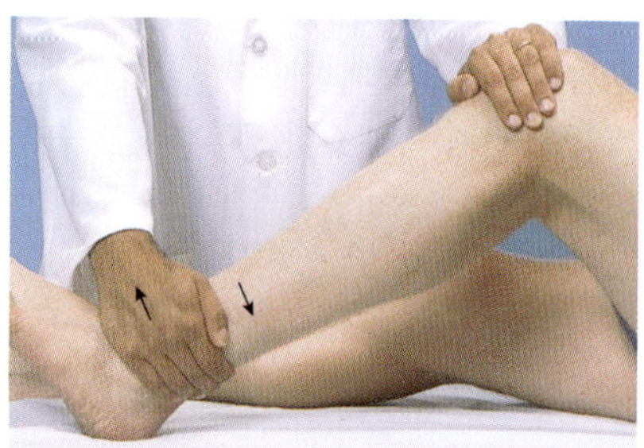

Figure 17-74 슬관절 굴곡으로 근력검사

발목과 발 The Ankle and Foot

모든 체중은 발목관절을 통해 발로 전달된다. 발목관절과 발은 몸의 균형을 잡으며 보행 시 발꿈치의 충격을 흡수한다. 발목관절과 발은 발가락, 발바닥, 발뒤꿈치를 따라 두꺼운 연조직층을 이루고 발목의 인대가 안정적이긴 하지만 삠과 뼈 손상이 자주 발생한다.

1) 뼈 구조와 관절

발목관절은 경골(tibia, 정강뼈)과 비골(fibula, 종아리뼈), 거골(목말뼈, talus)에 의해 형성되는 접번관절이다. 경골과 비골은 격자의 역할을 하고 있으며 엎어진 컵의 형태로 거골을 떠받쳐 관절의 안정성에 기여하고 있다.

발목관절 중 제일 중요한 관절은 경골과 거골 사이에 있는 경골거골 관절(tibiotalar joint)과 거골하관절(subtalar joint)(거골–종골)이다.

발목관절에서의 주요지표를 확인한다(Figure 17-75). 경골의 원위단의 융기인 내과(안쪽복사, medial malleolus)와 비골의 원위단인 외과(바깥쪽복사, lateral malleolus)이다. 거골 아래로 연결되어 뒤로 돌출된 뼈는 종골(발꿈치뼈, calcaneus) 또는 발뒤꿈치이다.

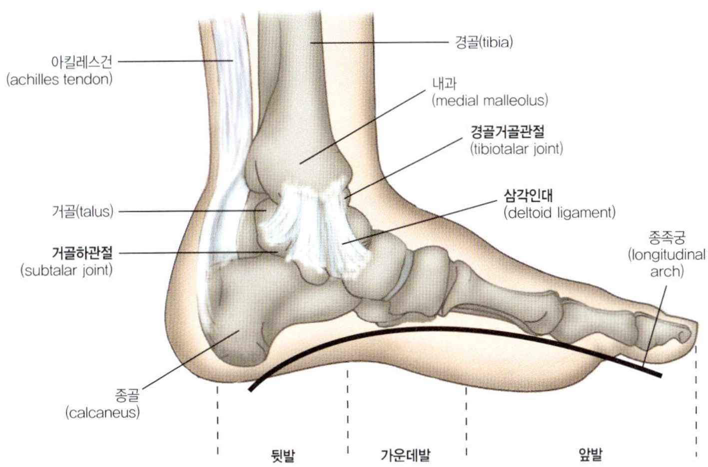

Figure 17-75 발목의 안쪽 해부

종족궁(세로활, longitudinal arch)은 가상의 선으로 후족부의 종골에서 시작하여 발중간부[설상골(쐐기뼈, cuneiforms)], 주상골(발배뼈, navicular bone), 입방골(입방뼈, cuboid) 아래]의 발목뼈를 지나 발 앞쪽의 중족골(발허리뼈, first metatarsal)와 발가락으로 이어진다(Figure 17-76). 발허리뼈의 머리 부분을 촉진할 수 있으며 발 앞쪽에서 중족지관절(발허리발가락관절, metatarsophalangeal joint)은 지간간격보다 근위부에 있으며 발가락의 근위부 발가락사이관절과 원위부 발가락사이관절을 확인할 수 있다.

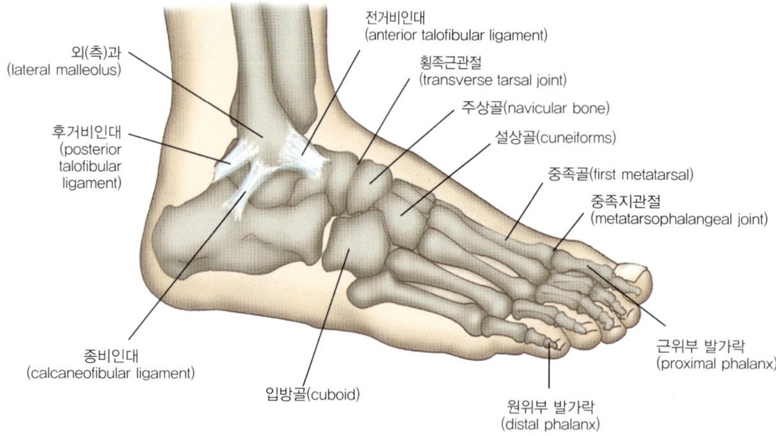

Figure 17-76 발목 바깥부분 해부

2) 근육군과 기타 구조

발목관절의 움직임은 족배굴곡(배측굴곡, dorsiflexion)과 족저굴곡(발바닥 굴곡, plantar flexion)으로 제한되며 족저굴곡은 비복근과 후경골근(뒤정강근, posterior tibial muscle), 발가락의 작용에 의한다. 이 건들은 복사(malleoli) 뒤로 지나간다. 족배굴곡에는 전경골근과 발가락신전근을 포함한다. 이들은 발목관절의 앞면 혹은 발등, 그리고 복사의 앞쪽에 위치한다.

인대들이 양쪽 복사로부터 발까지 분포한다.

- 발목관절 안쪽에 삼각형 모양의 삼각인대(세모인대, triangular ligament)가 내과의 하방으로부터 거골과 근위발목뼈에 부채살 모양으로 분포하여 외번(발목이 안쪽으로 굽음)으로 인한 스트레스를 예방한다.
- 바깥쪽에 있는 3개의 인대는 안쪽보다 견고성이 약하여 손상의 위험이 더 높다. 그중에서도 내번(발목이 바깥쪽으로 굽음) 시 전거비인대(전거골비골인대, anterior talofibular ligament)가 가장 손상의 위험이 높고, 종비인대(발꿈치 종아리인대, calcaneofibular ligament), 그리고 후거비인대(후거골비골인대, posterior talofibular ligament)가 손상을 많이 받는다. 강한 아킬레스건은 종골 뒷면의 비복근과 넙치근에 부착된다. 족저근막은 종골 결절 중간부위에 삽입된다.

3) 신체검진

(1) 시진

발목과 발의 모든 표면에 홍반이 있는지 기형이 있는지, 또는 피부결절, 가골, 종창이나 티눈이 있는지 관찰한다. TABLE 17-17, TABLE 17-18을 참조한다.

TABLE 17-17 발의 이상

급성 통풍성 관절염(acute gouty arthritis)

엄지발가락의 중족지관절은 급성 통풍성 관절염의 50%에서 처음 침범된다. 심한 통증, 압통, 열감, 붉은 부종 등이 나타난다. 관절의 경계를 넘어 생기는 것이 특징이다. 연조직염과 구분하기 힘들다. 급성통풍은 또한 발등을 침범하는 경우도 있다.

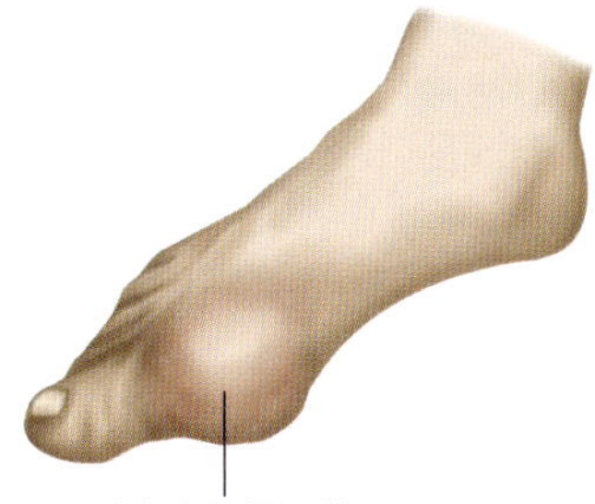

평발(flat feet)

증상은 대상자가 땅바닥을 디딜 때만 발생하며, 영구적이다. 종족궁은 편평해서 발바닥이 땅바닥에 닿는다. 정상적으로는 발바닥 안쪽이 들어가 있는데 이 경우는 나와 있다. 압통이 발바닥 안쪽을 따라서 발생한다. 복사뼈 앞쪽으로 종창이 생길 수 있다. 발바닥과 발꿈치의 안쪽면이 과다하게 닳았는지 검사한다.

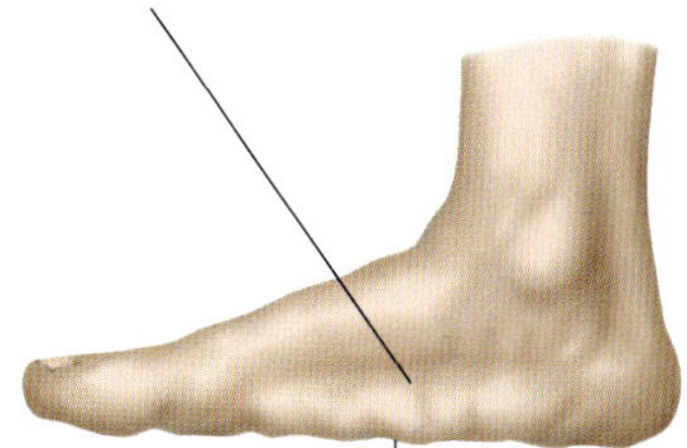

무지 외반증(hallux valgus)

상대적으로 엄지발가락은 바깥쪽으로 변형되며, 1번째 중족골관절은 안쪽으로 비대되며, 활액낭과 건막류를 형성한다. 활액낭은 염증화된다. 남성보다 여성에게서 잘 생긴다.

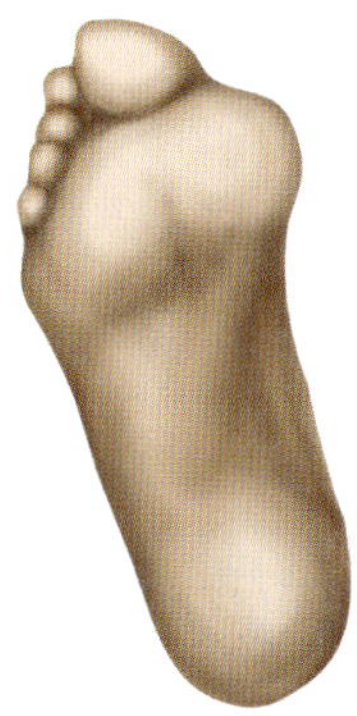

모르톤신경종(Morton neuroma)

말단 신경에서의 자극으로 신경 주위 섬유화가 되어 제3, 4 중족골머리 사이의 발바닥 표면에 압통이 있다(신경종 아님). 한 손으로 발가락을 쥐어짜며 발바닥 공간을 누르면 통증은 발가락으로 방사된다. 증상에는 제3, 4 중족골에서부터 제3, 4 발가락에 이르는 지각과민, 무감각, 통증과 작열감이 포함된다.

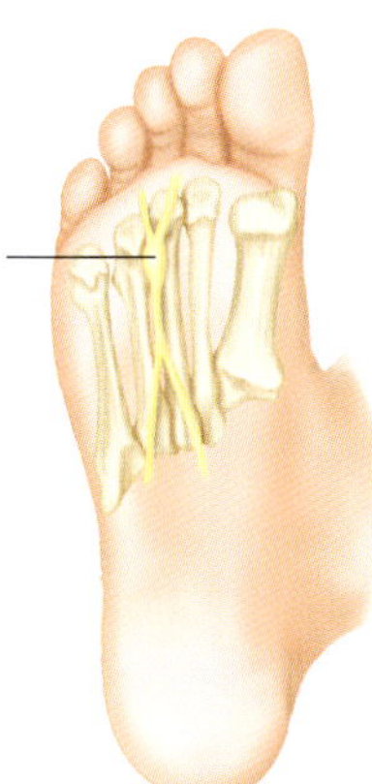

TABLE 17-18 발가락과 발바닥 이상

내향성 발톱(살 속으로 파고드는 발톱)
(ingrown toenail)

발톱의 날카로운 가장자리가 파고들어가 발톱의 측면이 손상되고, 염증과 감염이 발생한다. 압통이 있고 붉게 변하고 육아조직으로 차고 농양이 나온다. 엄지발가락에서 가장 많이 생긴다.

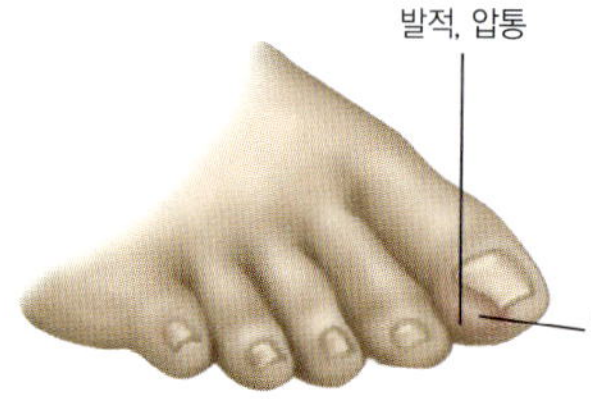

망치 발가락(hammer toe)

가장 흔하게 발생되는 부위는 2번째 발가락이다. 망치 발가락은 중족지관절이 과신전되어 있고 근위지간 관절이 굽혀져 있는 것이 특징이다. 티눈은 종종 근위지간 관절 위 압박점에서 발생한다.

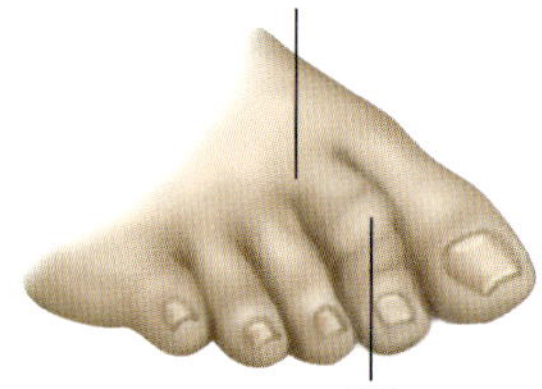

티눈(corn)

티눈은 정상적인 얇은 피부에 지속적인 압력이 가해져서 생긴 피부피질의 통증성 비후이다. 티눈의 꼭지점은 피부 안쪽으로 향해져서 통증을 유발한다. 티눈은 특징적으로 새끼발가락처럼 뼈 돌출부위에서 발생한다. 4번째, 5번째 발가락 사이의 압박 부위처럼 습한 부위에 위치할 때 연한 티눈(soft corn)이라고 부른다.

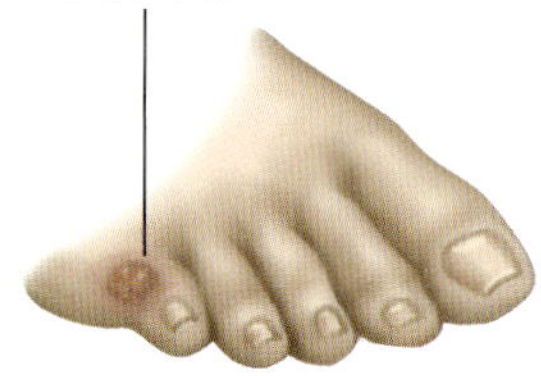

굳은살 = 피부경결(callus)

티눈처럼 반복적인 압박에 의해 두꺼워진 피부 부분이다. 티눈과는 달리, 피부경결(굳은살)은 발바닥처럼 정상적으로 두꺼운 피부에 수반되며 보통 아프지 않다. 만약 피부경결(굳은살)이 아프면 족저사마귀를 의심해 본다.

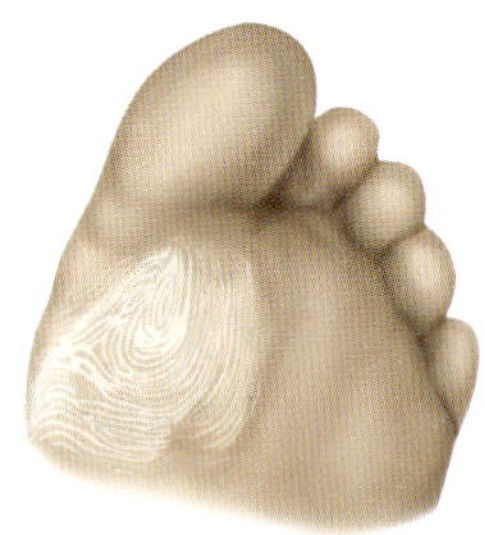

족저사마귀(plantar wart)

족저사마귀는 사람유두종바이러스에 생기며, 발바닥의 가장 두꺼운 부위에 생기는 흔한 사마귀이다. 때때로 마치 피부경결(굳은살)처럼 보인다. 티눈과는 달리 피부경결은 통증이 없으며 발바닥처럼 정상적으로 두꺼운 피부에 생긴다. 특징적으로 사마귀에 작은 점으로 가득 찬 작은 검은 반점을 볼 수 있다. 정상 피부는 발바닥 사마귀의 경계 부위에서 멈춘다. 피부경결(굳은살)은 직접적 압박에 압통이 있으나, 사마귀는 가장자리 쪽에서 꼬집을 경우 압통이 있다.

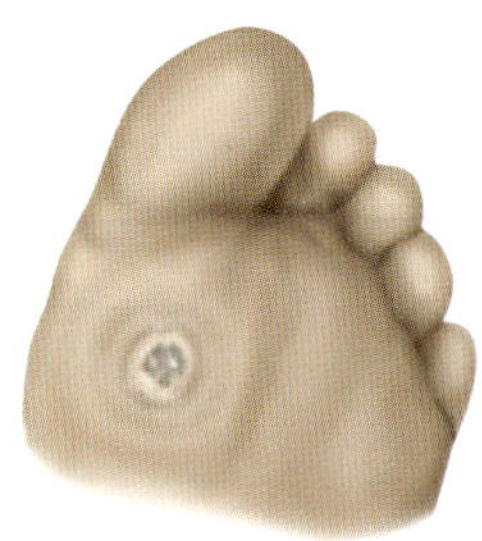

신경병증성 궤양(neuropathic ulcer)

당뇨병성 신경병증처럼 통증 감각이 감소되거나 없을 때 발의 압박 부위에 신경병증성 궤양이 생길 수 있다. 때로는 깊고 감염이 되더라도 아픔을 느끼지 못한다. 보이지 않게 골수염으로 발전할 수 있다.

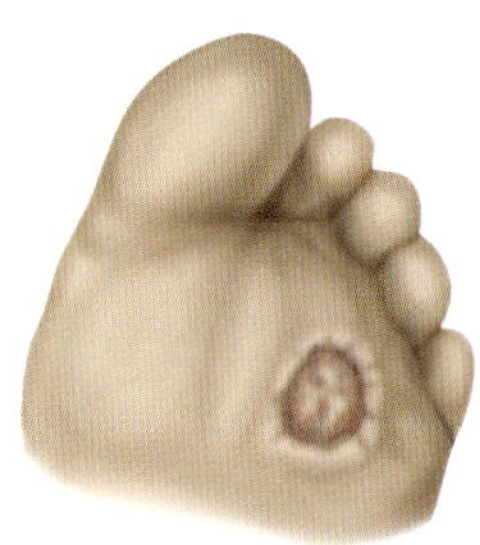

(2) 촉진

엄지손가락으로 발목관절의 앞쪽을 촉진하면서 축축함, 부종이나 압통이 있는지 확인한다(Figure 17-77).

아킬레스건을 따라서 결절이나 압통을 확인한다.

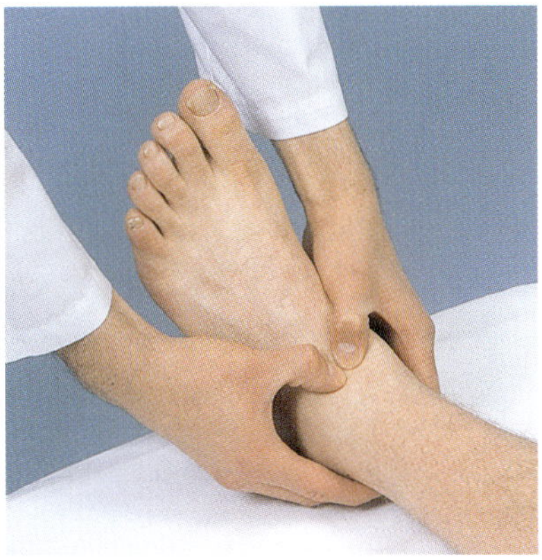

Figure 17-77 발목 앞 촉진 쪽

국소적 통증은 관절염이나 인대손상, 발목의 감염을 의미한다.

류마티스결절과 아킬레스건 압통은 건염, 활액낭염, 외상에 의한 부분적 파열에서 발견된다.

종골에 뼈돌출부가 있을 수도 있다. 족저근막 촉진 시 뒤꿈치에 국소적 통증이 있는 경우 족저근막염(plantar fasciitis)을 의미한다. 오랫동안 서있거나 발뒤꿈치를 자극하는 운동 또한 류마티스관절염, 통풍(gout)에서도 뼈돌출을 볼 수 있다.

발꿈치 특히 종골 하부와 후방 그리고 족저근막에 압통이 있는지 촉진한다.

특히 외상이 있는 경우 내과와 외과에 압통이 있는지를 촉진한다.

중족지관절에 압통이 있는지 촉진한다(Figure 17-78). 엄지와 나머지 손가락을 이용하여 발등을 눌러본다. 특히 1번째, 5번째 중족골(발허리뼈, metatarsal bone) 위로 압력을 가한다.

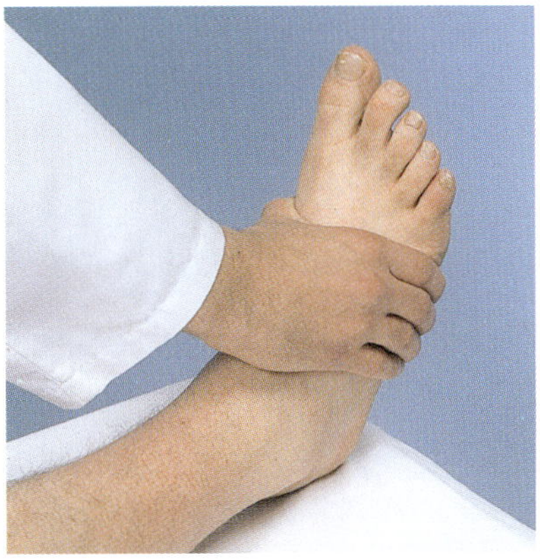

Figure 17-78 중족지관절 촉진

외상 이후 네 발자국을 걷자 체중부하가 안 되고 복사뼈, 특히 복사뼈 후면에 압통이 있다면 발목 골절을 의심해야 한다.

누를 때 압통은 류마티스관절염의 초기 징후이다. 1번째 중족지관절 급성염증은 통풍과 관련이 있다.

5개 중족골의 머리를 촉진하며 그 사이의 고랑을 엄지손가락과 검지손가락으로 촉진한다(Figure 17-79). 엄지손가락은 발등에, 검지손가락은 발바닥에 놓는다.

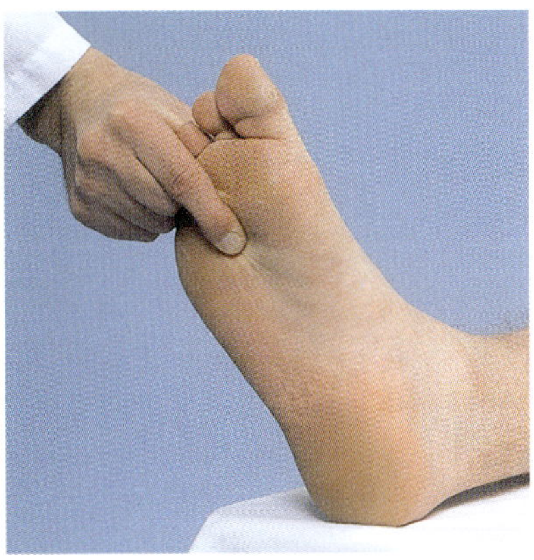

Figure 17-79 중족골 머리와 고랑 촉진

통증, 압통은 중족골통(metatarsalgia)이라 부르며 외상, 관절염, 혈관손상에서 볼 수 있다.

(3) 운동범위와 검진방법

능동적 운동범위

경골거골관절(거퇴관절, ankle joint)의 굴곡과 신전을 사정한다. 거골하관절(subtalar joint)과 횡족근관절(transverse tarsal joint)의 내번과 외번을 사정한다. 대상자에게 **TABLE 17-19**의 지시사항을 따르도록 한다.

TABLE 17-19 발목과 발의 운동범위

발목과 발의 운동	운동 지시	운동에 영향을 주는 주요 근육
발목굴곡(바닥쪽굴곡)	"발끝을 바닥 쪽으로 향하게 하세요."	비복근, 가자미근, 족저근, 후경골근
발목신전(배측굴곡)	"발끝을 천장 쪽으로 향하게 하세요."	전경골근, 장지신근
내번	"발꿈치를 안쪽으로 향하게 하세요."	후경골근, 전경골근
외번	"발꿈치를 바깥쪽으로 향하게 하세요."	단장비골근

수동적 운동범위

대상자가 능동적 운동범위를 수행할 수 없을 경우, 다음의 지시를 따라 수동적 운동범위를 검사한다.

- 거퇴(경골거골)관절: 발목에서 발의 족배굴곡과 족저굴곡을 한다(**Figure 17-80**).

관절염 관절은 어느 방향으로 움직이든 통증을 호소한다. 반면 인대의 삠은 인대가 신장될 때 가장 심한 통증을 일으킨다.

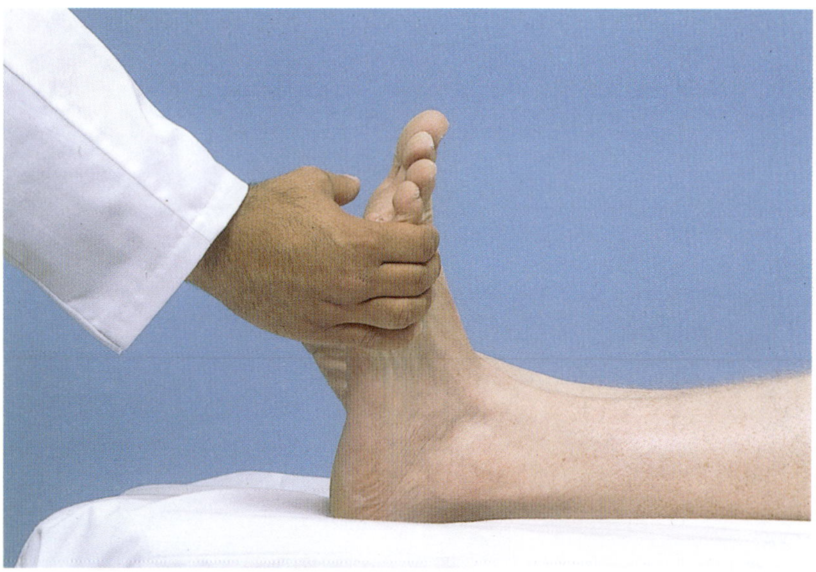

Figure 17-80 발목에서 족배굴곡 검사

- 거골하(거종, talocalcaneal)관절: 발목을 한 손으로 잡고 다른 손으로 발꿈치를 잡고 발을 내번과 외번을 시행한다(Figure 17-81).

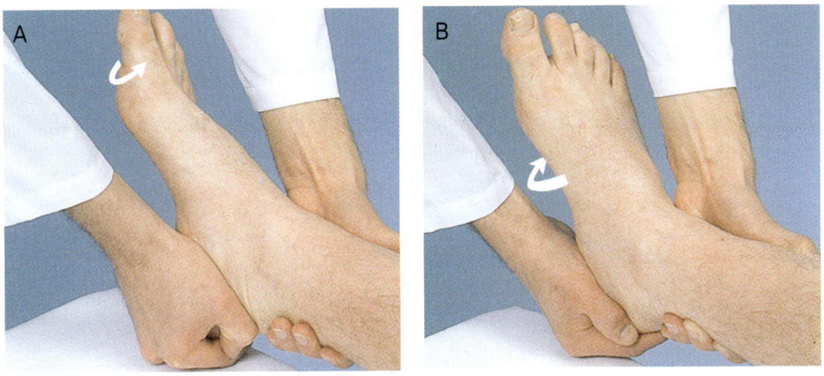

Figure 17-81 발뒤꿈치에서 발을 반전(A) 및 외번(B)하여 거골하(거골두) 관절의 운동성 검사

임상 팁

관절염 관절은 어느 방향으로든 움직일 때 통증이 자주 발생하는 반면, 인대 염좌는 인대가 늘어날 때 최대 통증을 유발된다. 예를 들어, 일반적인 형태의 발목 염좌에서 발의 내반 및 저측굴곡은 통증을 유발하는 반면 외반 및 저측굴곡은 상대적으로 통증이 없다.

- 횡족근관절: 발꿈치를 한 손으로 잡고 다른 손으로 발의 내번과 외번을 시행한다(Figure 17-82).
- 중족지관절: 발가락을 굴곡시킨다.

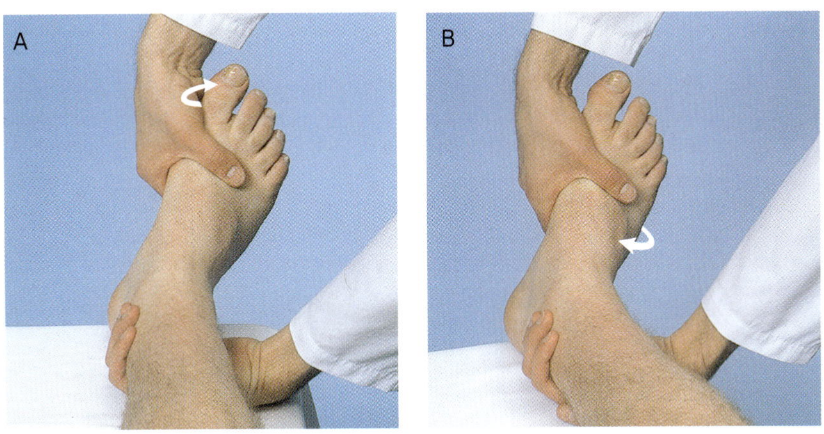

Figure 17-82 발의 내번(A)과 외번(B)으로 횡족근 관절의 운동성 검사

(4) 근력검사

족배굴곡[L4, L5 – 전경골근(앞정강근, tibialis anterior)]과 족저굴곡[S1 – 비복근(장딴지근, gastrocnemius), 가지미근(넙치근, soleus)] 시 근육강도를 검사한다. 대상자에게 검진자의 손에 저항하여 발목을 펴거나 구부리게 한다.

(5) 관절 운동 제한 표기

관절 운동에 제한이 있으면 관절각도기를 사용하여 그 정도를 표기한다. Figure 17-83에서 붉은 선은 대상자의 운동범위를 나타내고 검은 선은 정상적인 운동범위를 나타낸다.

관찰한 것을 여러 가지 방법으로 기술할 수 있다(Figure 17-83).

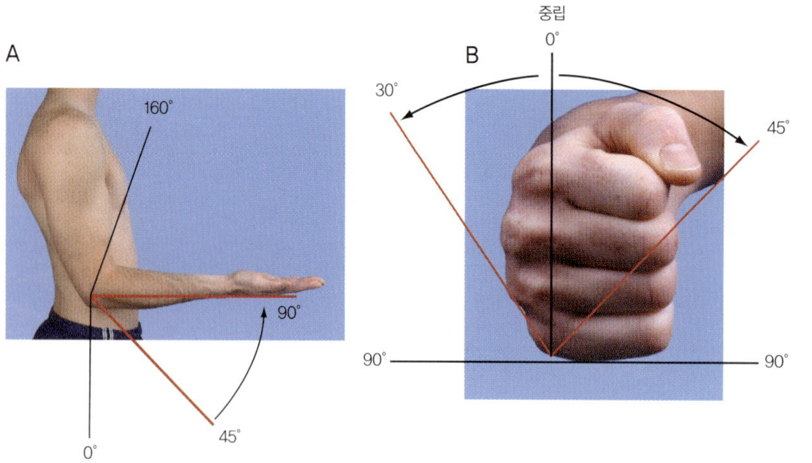

Figure 17-83 A. 팔꿈치가 45도에서 90도로 구부러지거나 팔꿈치 굴곡이 45에서 90도로 제한됨 B. 팔꿈치의 외전은 30도로 제한되거나 팔꿈치의 내전은 45도로 제한됨

5. 특수검진기법

1) 다리 길이 측정

만약 대상자의 다리 길이가 다르다고 의심되면 다리의 길이를 잰다. 대상자의 몸에 힘을 빼게 한 후 눕히고 두 다리를 쭉 펴게 한다. 줄자로 전상장골극과 안쪽복사뼈 사이의 길이를 잰다. 줄자는 무릎에서 안쪽을 지나야 한다(Figure 17-84).

다리 길이가 같지 않으면 척추측만증일 수 있다.

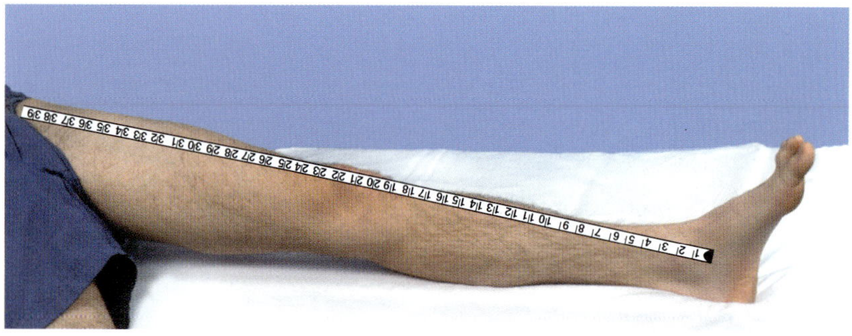

Figure 17-84 전상장골극에서 내측 복사뼈까지의 다리 길이 측정

6. 검진결과 기록

BOX 17-4에 있는 예시는 신체검진 결과를 표현하는 가장 적절한 문장들이다. 각 관절에 발생한 문제들과 관련된 구조와 기능에 대하여 상세한 해부학적 용어를 사용함으로써 근골격계 신체검진 결과를 더욱 정확하게 기술할 수 있다.

BOX 17-4 검진결과 기록 - 근골격계

모든 관절의 전체 운동범위(full range of motion, FROM)가 가능하며, 근육강도는 5/5임. 종창 및 변형 없음

또는

모든 관절의 전체 운동범위가 가능함. 손의 원위지 골간관절에 헤베르덴 결절의 퇴행성 변화와 근위지간 관절에 부샤르 결절이 있으며 근육강도는 4/5임. 손가락 굴곡 시 4/10의 통증. 고관절의 굴곡, 신전, 회전 시 2/10 정도의 통증이 있으며, 근육강도는 5/5임. 슬관절은 전체 운동범위가 가능하며, 중등도의 마찰음이 있으나 근육강도는 5/5임. 양쪽 발의 1번째 중족지관절에 무지 외반증이 있음.

골관절염을 의미한다.

참고문헌

인용

American College of Physicians. (2012). Approach to the patient with rheumatic disease, in rheumatology. In V. Collier (Ed.), Medical knowledge self-assessment program (MKSAP) 16. American College of Physicians.

Anderson, J., Caplan, L., Yazdany, J., Robbins, M. L., Neogi, T., Michaud, K., Saag, K. G., O'Dell, J. R., & Kazi, S. (2012). Rheumatoid arthritis disease activity measures: American College of Rheumatology recommendations for use in clinical practice. Arthritis Care & Research (Hoboken), 64 (5), 640–647.

Assassi, S., Weisman, M. H., Lee, M., Savage, L., Diekman, L., Graham, T. A., Rahbar, M. H., Schall, J. I., Gensler, L. S., Deodhar, A. A., Clegg, D. O., Colbert, R. A., & Reveille, J. D. (2014). New population-based reference values for spinal mobility measures based on the 2009–2010 National Health and Nutrition Examination Survey. Arthritis & Rheumatology, 66(9), 2628–2637.

Bono, C. M., Ghiselli, G., Gilbert, T. J., Kreiner, D. S., Reitman, C., Summers, J. T., Baisden, J. L., Easa, J., Fernand, R., Lamer, T., Matz, P. G., Mazanec, D. J., Resnick, D. K., Shaffer, W. O., Sharma, A. K., Timmons, R. B., & Toton, J. F.; North American Spine Society. (2011). North American Spine Society. An evidence-based clinical guideline for the diagnosis and treatment of cervical radiculopathy from degenerative disorders. The Spine Journal, 11, 64–72.

Centers for Disease Control and Prevention (CDC). (2020, March 3). Older adult fall prevention. https://www.cdc.gov/homeandrecreationalsafety/falls/index.html

Chou, R. (2014). In the clinic. Low back pain. Annals of Internal Medicine, 160, ITC6-1.

Chou, R., & Shekelle, P. (2010). Will this patient develop persistent disabling low back pain? JAMA, 303, 1295–1302.

Clauw, D. J. (2014). Fibromyalgia: A clinical review. JAMA, 311, 1547–1555.

Davis, J. M. 3rd, & Matteson, E. L.; American College of Rheumatology; European League Against Rheumatism. (2012). My treatment approach to rheumatoid arthritis. Mayo Clinic Proceedings, 87, 659–673.

Gelber, A. C. (2014). In the clinic. Osteoarthritis. Annals of Internal Medicine, 161, ITC1-1.

Golub, A. L., & Laya, M. B. (2015). Osteoporosis: Screening, prevention, and management. The Medical Clinics of North America, 99, 587–606.

McGee, S. (2018a). Examination of the musculoskeletal system: The knee. In Evidence-based physical diagnosis (4th ed., pp. 503–504). Elsevier Saunders. McGee, S. (2018b). Examination of the musculoskeletal system: The shoulder. In Evidence-based physical diagnosis (4th ed., p. 493). Elsevier Saunders.

McGee, S. (2018c). Examination of the musculoskeletal system: The shoulder. In Evidence-based physical diagnosis (4th ed., p. 483). Elsevier Saunders.

McGee, S. (2018d). Peripheral nerve injury: Diagnosis of carpal tunnel syndrome. In Evidenced-based physical diagnosis (4th ed., pp. 603–

604). Elsevier Saunders.

Mead, T., Arabindoo, K., & Smith, B. (2014). Managing gout: There's more we can do. Journal of Family Practice, 63, 707–713.

National Institutes of Health (NIH). (2019). Osteoporosis and related bone diseases National Resource Center. Osteoporosis overview. Retrieved October, 2019, from https://www.bones.nih.gov/health-info/bone/osteoporosis/overview

National Institutes of Health (NIH). (2021). Office of Dietary Supplements. Vitamin D. https://ods.od.nih.gov/factsheets/VitaminD-HealthProfessional/

Neogi, T. (2011). Gout. The New England Journal of Medicine, 364, 443–452.

Neubauer, T., Brand, J., Lidder, S., & Krawany, M. (2016). Stress fractures of the femoral neck in runners: A review. Research in Sports Medicine, 24(3), 283–297.

NIH. National Institute of Arthritis. (2019, July). Musculoskeletal and skin diseases. Back pain: Can I prevent back pain? https://www.niams.nih.gov/health-topics/back-pain#tab-prevention

NIH. National Institute of Neurological Disorders and Stroke. (2020, April 27). Low back pain fact sheet. https://www.ninds.nih.gov/disorders/patient-caregiver-education/fact-sheets/low-back-pain-fact-sheet

NIH. Osteoporosis and Related Bone Diseases National Resource Center. (2018, October). Calcium and Vitamin D: Important at every age. https://www.bones.nih.gov/health-info/bone/bone-health/nutrition/calcium-and-vitamin-d-importantevery-age#d

Office of Disease Prevention and Health Promotion. (2018). Physical activity guidelines for Americans (2nd ed.). Retrieved April 15, 2021, from https://health.gov/our-work/physical-activity/current-guidelines

Onks, C. A., & Billy, G. (2013). Evaluation and treatment of cervical radiculopathy. Primary Care, 40, 837–848.

Qaseem, A., Snow, V., Shekelle, P., Hopkins, R., Jr, Forciea, M. A., & Owens, D. K. (2008). Screening for osteoporosis in men: A clinical practice guideline from the American College of Physicians. Annals of Internal Medicine, 148(9), 680–684. https://doi.org/10.7326/0003-4819-148-9-200805060-00008

Raychaudhuri, S. P., & Deodhar, A. (2014). The classification and diagnostic criteria of ankylosing spondylitis. Journal of Autoimmunity, 48, 128–133.

Ropper, A. H., & Zafonte, R. D. (2015). Sciatica. The New England Journal of Medicine, 372, 1240–1248.

Rozenberg, S., Foltz, V., & Fautrel, B. (2012). Treatment strategy for chronic low back pain. Joint Bone Spine, 79, 555–559.

Sauvé, P. S., Rhee, P. C., Shin, A. Y., & Lindau, T. (2014). Examination of the wrist: Radial-sided wrist pain. The Journal of Hand Surgery, 39(10), 2089–2092.

Thompson, J. C., Wanderman, N., Anderson, P. A., & Freedman, B. A. (2020). Abaloparatide and the spine: A narrative review. Clinical Interventions in Aging, 15, 1023–1033.

U.S. Department of Health and Human Services. Office of Disease Prevention and Health Promotion. (n.d.a). Healthy People 2030: Physical activity. Retrieved April 15, 2021 from https://health.gov/healthypeople/objectives-and-data/browse-objectives/physical-activity

U.S. Department of Health and Human Services. Office of Disease Prevention and Health Promotion. (n.d.b). Healthy People 2030: Osteoporosis. Retrieved April 15, 2021, from https://health.gov/healthypeople/objectives-and-data/browse-objectives/osteoporosis

U.S. Department of Health and Human Services. Office of Disease Prevention and Health Promotion. (n.d.c). Healthy People 2030. Retrieved April 15, 2021, from https://health.gov/healthypeople

U.S. Preventive Services Task Force (USPSTF). (2018, June 26). Final recommendation statement: Osteoporosis to prevent fractures: Screening. https://www.uspreventiveservicestaskforce.org/uspstf/document/RecommendationStatementFinal/osteoporosis-screening

Young, C. (2012). In the clinic. Plantar fasciitis. Annals of Internal Medicine, 156, ITC1-1.

18 정신상태 및 정신건강 사정

Mental Status and Mental Health Assessment

주요 용어

- 사고 과정
- 사고 내용
- 운동과잉
- 운동완만
- 의식수준
- 정서
- 정신상태
- 지남력
- 치매
- 통찰력
- 판단력

학습목표

1. 대상자의 정신상태 이력을 수집한다.
2. 정신상태 검사에서 사정되는 주요 구성요소를 설명한다.
3. 정신상태 사정 결과를 기록한다.

정신상태와 정신건강 사정은 복잡하기에 돌봄의 모든 영역에 통합시켜야 한다. 이 장의 목적을 고려할 때, 정신상태 사정은 대상자의 행동과 인지기능에 대한 전반적인 관찰과 선별이다. 정신건강 사정은 안녕감을 촉진하기 위한 노력의 일환으로 선별 도구를 사용하여 현재 나타나는 증상과 행동을 평가하는 것을 포함한다. 간호사로서 우리는 해로운 행동을 포함한 정신상태와 행동 건강 변화의 단서를 선별, 탐지 및 조사할 수 있는 특별한 위치에 있다. 간호사들은 항상 대상자들과 접해 가깝게 있고 건강을 증진시키는 행동을 장려할 준비가 되어있다. 공감적 경청과 세심한 관찰을 통하여 대상자의 관점, 관심사, 습관에 대하여 알 수 있다. 그럼에도 불구하고 간호사를 포함한 건강 돌봄 제공자들은 환자의 미묘한 단서와 기능 장애 행동을 놓칠 수 있다. 심각한 유병률과 사망률, 높은 치료 가능성, 정신건강 돌봄 제공자의 부족, 환자의 고통을 가장 처음으로 마주하는 지역사회 일차 돌봄 의료진의 중요성이 증가하는 점을 고려할 때, 하나의 시스템에 특정하지 않고 전체적인 사정을 통해 행동이나 대처 기제의 정신건강 변화를 인식하는 것은 특히나 중요하다. 정신건강 장애는 미국에서 거의 5천만 명의 성인에게 영향을 미치며, 그중 약 3천 5백만 명만이 치료를 받는다. 그러한 개인들 중 50% 미만만이 일차 의료기관(의원이나 보건소)에서 치료받고 있으며, 소수 민족과 LGBTQIA 공동체의 회원들의 경우 그보다 훨씬 낮다. 정신건강 자원의 부족과 결합된 건강의 사회적 결정 요인은 적절한 진료가 시급하다는 것을 보여준다. 의료 종사자가 미묘한 징후와 증상에 대해 인식하는 것, 그리고 자원의 가용성과 접근성에 대한 지식을 갖추는 것이 지역사회를 지원하기 위해 필요하다.

이 장에서는 다음의 내용을 소개한다.

- 정신상태 및 정신건강의 변화를 암시하는 일반적인 증상 및 행동
- 정신상태에 대한 이력 작성과 일반적 사정을 안내하는 개념
- 실시해야 할 정신상태 검사의 구성 요소

간호사들은 대상자의 정신적 및 신체적 변화 모두를 평가하는 것이 중요하다. 정신건강 장애는 흔히 다른 임상적 조건에 의해 가려지기 때문에 민감하고 신중한 조사가 필요하다. 특정 영역을 다루는 질문을 이용할 수 있으며, 이러한 질문은 필요에 따라 정신상태 검사를 안내하는 데 활용된다. 장애를 조기에 인식하는 것이 무엇보다 중요하다. 각 개별 환자에 대한 최선의 계획을 수립하기 위해서는 정확하게 사정하고 결과를 기록하는 것이 핵심이다.

정신건강력 및 정신상태 검사와 관련된 많은 용어들은 일상적인 대화를 통해 친숙할 것이다. **TABLE 18-1**에 상세히 기술된 바와 같이 정신상태에 대한 공식적인 평가의 맥락에서 용어의 정확한 의미를 배우는 것이 중요하다.

TABLE 18-1 정신상태 검사 관련 용어

의식수준(level of consciousness)	깨어있는 정도 혹은 주위환경에 대한 인식상태
주의력(attention)	하나의 과제나 활동에 충분한 시간 동안 집중할 수 있는 능력 – 의식장애로 부주의하고 산만한 대상자는 병력을 말하거나 질문에 대답하는 데 어려움을 느낌
기억(memory)	정보를 등록하고 기록하는 과정으로, 정보를 저장하도록 하고 바로 반복해 보도록 지시하여 검사함. 최근 혹은 단기 기억은 수 분, 수 시간, 수일간의 정보에 대한 것이며 과거 혹은 장기 기억은 수년간에 걸친 정보임
지남력(orientation)	사람, 장소, 시간에 대한 지각이며 기억과 주의력을 필요로 함
지각(perceptions)	주변 환경에 있는 사물과 그들 간의 상관관계(외적인 자극)에 대한 감각적 인지; 꿈 혹은 환각 등과 같은 내적인 자극
사고 과정(thought processes)	대상자의 사고가 선택된 목적 또는 사람들이 생각하는 방식에 도달하는 논리, 일관성, 관련성
사고 내용(thought content)	통찰과 판단의 수준을 포함하여 대상자가 생각하는 대상
통찰력/병식(insight)	증상이나 이상한 행동이 정상인지 비정상인지 인지함(예: 현실처럼 느껴지는 백일몽과 환각을 구분해 내는 능력)

판단력(judgement)	행동을 결정할 때 대안을 비교하고 평가하는 과정; 현실, 사회적 관념, 규범에 기반한 그리고 기반하지 않은 가치를 반영함
정서(affect)	관찰 가능하며, 보통 일시적이고, 표정 및 태도로 표현되는 느낌이나 분위기
기분(mood)	대상자의 세상에 대한 관점을 보여주는 좀 더 지속적인 감정[기분(emotion)과 정서(affect)의 관계는 기후와 날씨의 관계에 비유할 수 있음]
언어(language)	말을 표현하고, 받아들이고, 이해하기 위한 복잡한 기호체계; 의식, 주의력, 기억과 함께 언어는 다른 정신기능을 사정하는데 필수적임
고위인지기능(higher cognitive functions)	어휘력, 정보의 양, 추상적 사고, 계산, 이차원 혹은 삼차원적 물체 구성을 통해 평가됨

1. 건강력

건강력에서 확인되는 정신상태 및 정신건강과 관련된 일반적 또는 관련 증상이 BOX 18-1에 정리되어 있다.

BOX 18-1 정신상태 관련 증상들

- 주의력이나 기분, 또는 언어의 변화
- 지남력 또는 통찰의 변화
- 기억의 변화
- 설명할 수 없는 의학적 증상

정신상태 사정은 대상자와 처음 만날 때 시작된다. 건강력에 관한 정보를 조사하면서 재빨리 대상자의 **의식수준**과 지남력, 기분, 집중력 그리고 기억력을 확인할 수 있다. 건강력을 청취하면서 하면서 대상자의 통찰력과 판단력뿐만 아니라 반복적 혹은 비정상적인 사고와 지각을 확인할 수 있다. 이 과정을 통해 대상자에게 어떤 영향을 미치는지, 또는 일어나는 일을 어떻게 다루고 있는지 엿보거나 이해할 수 있을 것이다. 이러한 구성 요소는 공식적인 정신상태 검사 및 의뢰 가능성을 포함하여 보다 자세한 후속 조치가 필요할 수 있는 상황에 대해 알려줄 것이다.

만일 가족 구성원이나 친구가 대상자의 방문에 동행하였을 때, 특히 대상자와 검사자가 같은 언어를 사용하지 않고, 문화적 함의가 더 나은 이해를 촉진할 수 있는 경우에 동행하는 사람들과 상담을 하는 것이 유익할 수 있다. 대상자의 정확한 말을 이해하는 데는 일반인의 해석보다 의료 통역인이 도움이 된다. 대상자가 말하고 듣는 충분한 시간을 가질 수 있도록 가족이 인터뷰를 독차지하지 않도록 해야 한다.

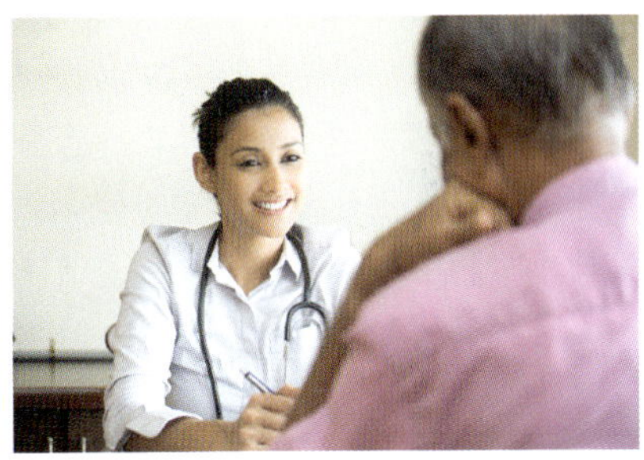

Figure 18-1 간호사가 환자를 처음 만날 때 정신상태 사정이 시작된다.

1) 주의력, 기분, 언어; 통찰력 및 지남력

대상자의 의식수준, 일반적인 외모, 기분, 그리고 주의력, 기억력, 이해력, 말하기 능력을 평가한다. 이때 대상자의 어휘, 일반 지식 및 정보를 문화적 및 교육적 배경의 맥락에서 평가해야 한다. 대상자가 자신의 질병과 삶의 상황에 대해 설명하는 것은 종종 **통찰력**과 판단에 대해 말해준다.

"코로나19 대유행은 당신에게 어떤 영향을 미쳤습니까?"와 같은 질문을 던질 수 있다. 지남력과 기억력에 문제가 있다고 의심되면 "마지막 진료 예약이 언제였습니까?", "오늘 날짜는?"과 같은 질문을 할 수 있다. 정신상태에 대한 평가를 다른 건강력에 통합하려는 시도는 덜 심문하는 것처럼 보일 것이다. 이러한 진행의 흐름은 다양한 대상자와의 실무경험과 상호작용으로 더 자연스러워진다.

[19장 신경계의 TABLE 19-8 "언어장애"]를 참조하도록 한다.

2) 기억력 변화

기억력 변화에는 많은 이유가 있다. 상세한 건강 기록은 변화의 기원을 알아내고 변화의 계획을 수립하는 데 도움이 될 수 있다. 기억력이 쇠퇴하고 있다면 가족이나 가까운 친구들이 사건이나 상황을 떠올리는 데 도움을 줄 수 있다. 그러한 사람을 포함시키는 것과 치료적 의사소통 기법 및 연민의 감정은 기억력의 변화에 대한 논의를 돕는다.

"당신(또는 다른 사람)은 당신의 기억력이 변했다는 것을 눈치 챈 적이 있나요?", "물건을 제자리에 잘 놓지 못하는 것 같은 느낌이 드나요?", "깜빡깜빡하는 듯한 느낌이 드나요?"와 같은 질문으로 대화를 시작할 수 있다.

만일 대상자나 그들 주변의 주요 인물이 기억 상실을 확신한다면, 기억 상실의 시작과 지속 기간에 대해 물어봐야 한다. "처음 건망증을 알아차린 게 언제인가요? 갑자기 잊어버리기 시작했나요, 아니면 일정 기간 동안 건망증이 발생했나요?"

사회화의 변화, 성격, 익숙한 지역에서의 방황이나 길을 잃는 것, 그리고 먹고, 입고, 화장실에 가고, 이동하고, 식료품을 사고, 요리하고, 또는 청구서에 따라 지불하는 것과 같은 일상생활 활동에 대한 추가 정보를 수집해야 한다. 이러한 정보는 대상자를 안전하게 지키기 위해 상황을 평가하고, 질적인 삶을 유지하는 데 필요한 지원을 제공하기 위해 필요하다.

섬망(delirium) 이외의 신경인지장애는 두 가지 범주로 나뉜다. 하나는 **치매**(기억 상실, 성격 변화, 추론능력이 손상되는 특징을 지니는 정신적 처리과정의 만성 장애)를 포함한 주요 인지장애이고 다른 하나는 현재 경도인지장애라고 불리는 덜 심각한 수준의 인지장애이다. 인지장애의 다양한 수준과 재구성은 대상자 교육에서 보험청구에 이르기까지 다양한 수준에서 의료종사자들에게 영향을 미칠 수 있다.

정신상태를 평가해야 하는 상황은 매우 다양한데 예를 들어 뇌 손상, 정신증적 증상, 모호하거나 변화된 행동에 대한 가족 구성원들의 보고, 미묘한 행동 변화, 처방받은 대로 약을 복용하는 것의 어려움, 가사나 청구서 지불과 관련된 문제, 대상자의 일상적인 활동에 대한 관심 상실 등이 있다. 또 다른 대상자들은 입원이나 약물치료와 관련된 변화를 겪을 수 있으며, 수술 후 또는 급성 질환 중에 다르게 행동하거나 지남력의 변화가 있을 수 있다. 각 변화는 가능한 한 신속하게 식별 및 평가되어야 한다. 간호사는 대상자의 옹호자이자, 관계나 재정적인 부분과 같은 다양한 수준에서 대상자와 가족에게 영향을 미칠 수 있는 신속한 평가 중 예상치 못한 문제를 해결할 수 있는 당사자이다.

섬망 및 치매와 같은 신경인지장애에 대한 검진은 21장에서 확인할 수 있다.

TABLE 21-1 "섬망 및 치매"를 참조하도록 한다.

3) 설명할 수 없는 의학적 증상

신규 간호사의 과제는 마주하게 되는 증상들의 배열을 분류하는 것이다. 증상은 기분 변화나 정서적인 상태와 관련된 심리적인 것일 수도 있고, 고통, 피로, 가슴 두근거림과 같은 신체 감각과 관련된 신체적인 것일 수도 있다. 신체적 증상은 신체화로도 알려져 있다. 흔한 신체화 호소로는 두통이나 요통 또는 근골격계 상태로 인한 통증, 위장 증상, 성적 또는 생식기 증상, 어지럼증 또는 균형 상실과 같은 신경학적 증상이 있다.

신체화 증상의 약 5%가 급성이며 즉각적으로 평가해야 한다. 나머지 70%에서 75%는 경미하거나 저절로 사라지며 6주 내에 해결된다. 그럼에도 불구하고 약 25%는 병력과 신체검사를 통한 사정에서 확인되지 못해 개선을 불가능하게 하는 지속적이고 재발적인 증상을 가지고 있다. 전체적으로 증상의 30%가 의학적으로 설명되지 않는다. 그들 중 일부는 요통, 두통 또는 근골격계 통증과 같은 증상들보다 더 오래 지속되는 것처럼 보이는 단일 호소증상과 관련이 있다. 다른 증상들은 과민성장 증후군, 섬유근육통, 만성 피로, 턱관절 장애 또는 다중의 화학적 민감성과 같은 군집 형태의 기능적 증후군으로 나타난다.

예를 들어, 우울증 대상자의 3분의 2는 신체적 호소증상을 가지고 있으며, 절반은 설명할 수 없는 신체적 또는 신체화 증상을 복합적으로 보고한다. 종종 둘 다 함께 발생하여 중복 증상을 보이기도 한다.

신체증상은 생리적으로 또는 의학적으로 설명될 수 있다. 그러나 신체화 증상(somatoform symptom)은 의학적, 생리적으로 적절한 설명이 어렵다.

4) 증상 이해

신체적 · 심리적 증상은 서로 얽혀 있을 수 있으며, 의학적 · 정신적 건강 문제로 나타날 수 있다. 근거들에 따르면 증상 병인은 종종 다양한 요소로 이루어져 있는데, 하나의 원인이라고 보기는 어려우며, 하나의 호소증상보다는 여러 관련 증상 또는 증상 군집을 나타낸다. 가족이나 친구들의 의견 외에 정확한 사정, 언어적 단서, 그리고 미묘한 비언어적 의사소통에 주의를 기울이는 것은 포괄적인 사정에 있어서 중요하다.

불안, 우울증, 설명할 수 없는 또는 신체형 신체적 증상, 불법약물 사용과 같은 정신건강 장애와 신체 증상 및 기능적 증후군의 혼합을 인식하지 못하면 대상자의 삶의 질 저하와 치료 결과 장애로 이어질 수 있다. 종종 이러한 대상자들은 건강관리체계를 자주 이용해야 하며 상당한 장애를 가지고 있을 수 있다. 정신건강 장애의 징후와 증상에 대하여 가능한 최대의 관심과 연민을 가지고 돌보는 것이 중요하다.

2. 신체검진

1) 정신상태 검사의 주요 영역

정신상태에 대한 사정은 대상자의 행동과 인지기능을 모두 평가하기 때문에 어렵고 복잡하다. 정신상태의 변화는 기저질환이나 약리학적 원인으로도 발생될 수 있으므로 신중한 평가를 요한다. 대상자의 성격, 정신역동, 가족 및 삶의 경험, 문화적 배경 등이 모두 정신상태 사정의 대상이다. 중추신경계, 정신상태, 뇌의 구조와 기능은 밀접하게 연관되어 있다. 정신상태 사정은 신경계 사정의 필수적인 구성 요소이자 신경계 기록의 첫 번째 부분이다. 실습을 통해 대상자의 기분, 언어, 행동과 인지 상태를 기술하고, 이러한 결과를 뇌신경, 운동 및 감각계, 그리고 반사에 대한 검사와 연결시키는 방법을 배우게 될 것이다.

신규 간호사는 정신상태 사정 시 검진이 대상자를 불쾌하게 만들지는 않을지 혹은 개인의 사생활을 침해하는 것은 아닐지 걱정해 검사를 주저할 수 있다. 그런 걱정은 아주 타당한 것이다. 세심하지 않은 정신상태 검진은 대상자를 놀라게 만들 수 있으며, 아무리 능숙한 검진을 한다고 해도 대상자가 무시하려고 시도하는 문제를 놓칠 수 있다. 고민스러운 점이 있으면 지도교수나 경험이 많은 간호사와 논의해야 한다. 대상자들은 잘 이해하고 경청하는 사람에게 고마워한다는 점을 기억해야 한다.

정신상태 검사(**TABLE 18-2**)의 구성 요소는 관찰한 것을 구조화하는 데 도움이 될 수 있으나, 단계별 순서 지침서는 아니다. 전체 검사가 필요할 경우, 유연하면서도 포괄적으로 접근해야 한다. 어떤 상황에서는 순서가 중요하다. 만일 첫 문진에서 대상자의 의식, 주의력, 단어 이해력 또는 말하기 능력에 장애가 있어 보인다면, 이러한 관찰 내용을 즉시 사정해야 한다. 환자가 신뢰할 수 있는 병력을 제공할 수 없다면 다른 많은 정신 기능을 검사하는 것이 어려울 것이고, 이때는 급성 원인에 대한 평가가 반드시 필요하다.

TABLE 18-2 정신상태 검사의 구성 요소

구성 요소	관찰 사항
외모와 행동	· 의식수준 · 옷차림, 몸단장, 개인위생 · 표정
말과 언어	· 양, 속도, 음량 · 단어의 발음 · 유창성
기분과 정서	· 기분은 감정적인 구성이나 느낌이고 그것이 삶의 사건에 따라 어떻게 달라지는지를 말한다. · 정서는 감정이 표현되는 방식이다.
사고 과정과 내용	· 환자의 사고에 대한 논리, 연관성, 구조 및 일관성 · 통찰력과 판단력
인지기능	· 사람, 장소, 시간 및 상황에 대한 지남력 · 주의/집중: 숫자 범위, 7개의 숫자 계산, 철자 역순 · 과거 및 최근 기억력 · 새로운 학습 능력 · 고위인지기능: 정보 및 어휘, 계산, 추상적 사고 및 구성 능력

2) 외모와 행동

건강력과 검진 과정 전반에 걸쳐 수행된 관련 관찰 사항을 모두 활용한다.

(1) 의식수준

대상자가 깨어있고 각성되어 있나? 대상자가 질문을 이해하고, 적절하고 합리적으로 신속하게 반응하는 것 같은가? 아니면 주제와 멀어지거나 침묵에 빠지거나 심지어 잠들어버리는 경향이 있는가?

만일 대상자가 질문에 반응하지 않는다면, 다음 단계를 수행하여 자극을 증가시킨다.

- 대상자의 이름을 크게 부른다.
- 자고 있는 사람을 깨우는 것처럼 대상자를 부드럽게 건드린다.
- 이러한 자극에 대한 반응이 없는 경우 의식이 심각하게 저하된 것이므로 즉시 대상자가 혼미 또는 혼수상태인지 사정해야 한다.

대상자의 의식수준은 반응에 기초하여 분류할 수 있으며, **TABLE 18-3**에 요약된 바와 같다.

TABLE 18-3 의식수준 분류

의식수준	대상자 반응
각성(Alert)	대상자는 정상적인 어조로 말을 걸었을 때 깨어 있고, 눈을 뜨고, 바라보며, 적절하고 완전하게 응답한다.
기면(Lethargy)	대상자는 졸린 것처럼 보이며, 검사자를 보고, 질문에 대답하지만 곧 잠이 든다.
둔감(Obtunded)	대상자는 눈을 뜨고 검사자를 바라보지만 천천히 반응하며 다소 혼란스러워한다.
혼미(Stupor)	대상자는 고통스러운 자극을 받은 후에야 잠에서 깨어난다. 언어적 반응은 느리거나 없다. 자극이 멈춘 후 반응하지 않는 상태로 돌아간다. 자신 또는 환경에 대해 최소한으로 인식한다.
혼수(Coma)	대상자는 의식이 없고, 고통스러운 자극이나 목소리에 반응하지 않으며, 눈을 뜨지 않는다.

(2) 복장, 몸단장, 개인위생

대상자가 명시된 나이로 보이는지 아니면 실제 나이보다 더 늙어 보이거나 더 젊어 보이는지에 주목해야 한다. 대상자를 사정하면서 신체의 한쪽을 다른 쪽과 비교하고, 다음과 같은 사항에 대해 생각한다.

반대쪽 두정피질(일반적으로 비우위쪽)의 병변으로 인해 한쪽 무시가 발생할 수 있다.

- 대상자의 복장은 어떠한가?
- 옷이 깨끗하고, 대상자의 나이와 날씨에 적합한가?
- 흉터가 있는가?
- 대상자의 머리카락, 손톱, 치아, 피부 및 안면 모발(있는 경우) 손질 상태에 주목한다.
- 몸단장과 위생 상태가 대상자와 비슷한 나이, 생활양식, 문화, 사회경제적 집단의 사람들과 어떻게 비교되는가?

차림새와 개인위생은 우울증, 정신분열증, 치매를 가진 대상자에서 감소되어 있을 수 있다. 지나치게 까다로운 성향은 강박 장애를 가진 대상자에게서 볼 수 있다.

(3) 자세와 운동 행동

대상자가 앉거나 조용히 누워 있거나 걸어 다니는 것 중 무엇을 선호하는지 사정한다. 대상자의 자세와 이완 능력을 관찰하고, 움직임의 속도와 범위, 유형에 주목한다. 움직임이 자발적이고 자연스러우며 유연한가? 팔다리가 움직이지 않거나 축 늘어지거나 한 자리에 고정되어 있는가? 자세와 움직임이 이야기 중인 주제나 활동 유형, 통증, 또는 방에 있는 사람에 의해 영향을 받는가?

임상 팁

확인할 점: 긴장된 자세와 불안에 의한 동요; 안절부절못함; 초조우울증으로 인한 울음과 서성거림과 손떨림; 우울증으로 인한 절망적인 느낌, 털썩 주저앉은 자세와 느린 움직임; 조증 삽화로 인한 초조하고 과장된 움직임

대상자의 걸음걸이를 관찰한다.

- **느린 정신운동:** 운동완만(bradykinesia; 걸을 때 천천히 움직이거나 발을 이리저리 섞어서 걷거나, 질질 끄는 행위, 얼굴 표정이 제한되거나 없음)
- **초조한 정신운동:** 운동과잉(hyperkinesia; 과도한 비정상적인 움직임)
- **이리저리 움직임, 보행실조, 뻣뻣한 움직임**

신경인지장애나 우울증이 있는 사람은 운동완만을 보일 수 있다.

각성제의 영향을 받거나 조증 삽화가 있는 사람은 운동과잉을 보일 수 있다.

몸을 불규칙하게 흔들거나, 실조보행이 있거나, 몸이 뻣뻣한 사람은 신경학적 질환이 있을 수 있다.

(4) 얼굴 표정

쉴 때와 다른 사람들과 대화할 때의 얼굴 표정을 관찰한다. 대화 주제에 따라 표정이 바뀌는지 본다. 표정이 논의되고 있는 주제에 적절한가? 말하는 동안 얼굴 표정에 비교적 움직임이 없는가?

임상 팁

주목할 점: 불안, 우울, 냉담함, 분노, 고양감; 파킨슨병에서 볼 수 있는 안면 부동

확인할 점: 편집증으로 인한 분노, 적대감, 의심 또는 회피; 조증으로 인한 고양감과 희열; 조현병으로 인한 건조한 정서와 고립감; 치매로 인한 냉담함(분리감과 무관심을 포함하는 둔감화된 정서); 불안 또는 우울증

3) 말하기와 언어

면담 내내 다음 사항을 포함하여 대상자의 말하기 특성에 주목한다.

(1) 말의 양

대상자가 말이 많은가, 조용한 편인가? 이렇게 말하는 것을 변화라고 볼 수 있는가? 문화적 배경과 관련되어 있는가? 자발적으로 말을 하는가 아니면 직접적인 질문에 대해서만 반응하는가?

(2) 말의 속도

말의 속도가 빠른가, 느린가?

우울증에서는 말의 속도가 느리고, 조증에서는 말의 소리가 크고 속도가 빠름에 주목한다.

(3) 음량

크게 말하는가, 작게 말하는가?

(4) 발음

단어의 발음이 분명하고 명확한가? 콧소리를 내는가? 발음장애(dysarthria)는 발음상의 문제를 의미하며, 실어증(aphasia)은 언어장애이다. 발성장애(dysphonia)는 음량, 음질 또는 음조의 손상으로 발생한다. [19장 신경계의 **TABLE 19-8** "언어장애"]를 참조하도록 한다.

(5) 유창성

말의 유창성은 말하기의 흐름과 선율, 내용, 단어의 사용에 관한 것이다. 자발적인 말하기에 있어 다음과 같은 이상 사항들을 관찰한다.

- 말의 흐름과 리듬에 있어 망설임과 간격이 있음
- 한 가지 어조로만 말하는 것과 같이 음조에 문제가 있음
- 우회술(Circumlocutions): 대상자가 생각해낼 수 없는 단어를 구절이나 문장으로 대체하는 것으로, '펜' 이라는 단어 대신에 '글 쓰는 도구'라고 말하는 경우
- 착어증(Paraphasias): 단어가 기형이거나("I write with a den"), 틀렸거나("I write with a bar"), 새롭게 만들어짐("I write with a dar")

이러한 이상 사항들은 뇌경색(cerebrovascular infarction)으로 인한 실어증을 시사한다. 실어증에는 유창한 말은 가능하나 이해력이 손상된 수용성(receptive) 실어증, 그리고 말은 느리고 유창하지 않지만 이해력은 보존되는 표현성(expressive) 실어증이 있다. 대상자의 말에 의미나 유창성이 부족하다면 **TABLE 18-4**에 설명된 검사를 추가적으로 시행하도록 한다.

TABLE 18-4 실어증 검사

단어 이해	대상자에게 "코를 가리켜 보세요."와 같은 1단계 지시를 따라하도록 요청한다. 그 다음에 2단계 지시를 시도한다. "입 다음에 무릎을 가리켜 보세요."
반복	대상자에게 한 음절 단어들로 구성된 어구를 반복하도록 한다(가장 어려운 반복 과제). "눈, 코, 귀, 입, 배" 등과 같이 구성해서 따라하게 한다.
명명	대상자에게 시계의 부분 명칭을 말해보도록 한다.
독해	대상자에게 한 문단을 큰소리로 읽어보도록 한다.
쓰기	대상자에게 한 문장을 써보도록 한다.

TABLE 18-4의 요약은 실어증의 유형을 식별하는 데 도움이 된다. 시각, 청각, 지능 및 교육의 결함은 반응하는 데 영향을 미칠 수 있으므로 확인해야 한다. 일반적인 실어증의 두 가지 종류인 수용성(Wernicke)과 표현성(Broca)은 **TABLE 19-8** "언어장애"에서 비교된다.

정확한 문장을 쓸 수 있는 사람은 실어증을 가지고 있지 않다.

4) 기분과 정서

(1) 기분

대상자에게 평소의 기분 수준과 삶의 사건들에 따라 기분이 어떻게 달라졌는지 등 기분을 설명해 달라고 요청한다. 예를 들면, "그 점에 대해 어떻게 느끼셨나요?" 또는 보다 일반적으로 전반적인 기분은 어떤가요?"라고 질문한다. 이때 친척 및 친구들이 보고하는 바는 매우 중요한 가치가 있다.

기분은 슬픔, 깊은 우울감; 만족감, 즐거움, 희열, 고양감; 분노와 격노; 불안과 걱정; 고립감과 무관심을 포함한다.

대상자의 기분 변화가 심한 적이 있는지, 거의 변함이 없었는지, 영향을 자주 받아왔는지 확인한다. 그 기분이 얼마나 오래 지속되었는가? 대상자의 환경이나 상황

에 적절한 것이었는가? 우울증이라면 양극성 장애가 의심될 만한 고조된 기분 삽화가 있었는가?

우울증이 의심된다면 우울증의 심각성과 자살의 위험성을 사정한다. 다음과 같은 질문은 대상자의 대답을 이끌어내는 데 유용하다.

- 낙담(혹은 우울)한 상태인가요? 또는 자기가 자기인 것 같지 않다고 느끼나요?
- 기분이 얼마나 가라앉아 있나요?
- 미래의 당신 자신이 어떻게 될 거라고 생각하나요?
- 한번이라도 삶이 살 가치가 없다고 느끼거나 죽고 싶다고 느낀 적이 있나요?
- 자살에 대한 생각을 한번이라도 해본 적이 있나요?
- 자살을 어떤 식으로 할 수 있다고 생각했나요(생각하나요)? 계획이 있나요?
- 당신이 죽은 후에 어떤 일이 일어날 것이라고 생각하나요?

자살에 대해 직접적으로 질문한다고 해서 대상자에게 자살에 대한 생각을 심어주는 것은 아니며, 오히려 정보를 얻을 수 있는 유일한 방법일 수 있다. 자살에 대해 직접적으로 질문하는 것이 어렵지만 많은 대상자들은 자신의 생각이나 감정을 자유롭게 이야기하고, 때로는 상당한 안도감을 느끼기도 한다. 자살에 대해 터놓고 논의함으로써 생명을 위협할 수 있는 문제에 대한 관심과 걱정을 표현할 수 있다. 자살 사고에 대해 직접 물어보는 것은 간호사의 책임이다. 이렇게 하는 것이 즉각적인 개입과 치료를 필요로 하는 자살 사고와 계획을 밝히는 유일한 방법일 수 있다.

(2) 정서

정서는 정신상태 검사의 여러 구성 요소를 조합한 것이며, 현재 일어나고 있는 일과 과거 방문 결과의 맥락에서 사정되어야 한다. 얼굴 표정, 목소리, 신체 움직임을 관찰하여 대상자의 정서 또는 내적 정서 상태의 외현적 표현을 사정한다.

- 이야기 중인 주제에 따라 정서가 적절하게 변화하는가? 아니면 불안정하거나 둔하거나 무감각한가?
- 정서가 특정 시점에서 부적절하거나 극단적으로 보이는가? 만약 그렇다면, 어떤 양상으로 나타나는가?
- 대상자의 개방성, 접근성, 그리고 타인과 주변 환경에 대한 반응을 관찰한다.
- 당신이 듣지 못하는 것을 대상자는 듣거나 보는 것 같은가? 또는 자리에 없는 사람과 대화하는 것처럼 보이는가?

5) 사고 과정과 내용

(1) 사고 과정

면담의 전체 과정에서 대상자의 **사고 과정**에 대한 논리, 관련성, 구조 및 일관성을 사정한다. 말이 목표에 합당하게 논리적으로 전개되는가?

TABLE 18-5에 요약된 바와 같이, 사고 과정의 장애를 암시하는 말의 패턴이 있는지 잘 들어야 한다.

TABLE 18-5 사고 과정의 변형

유형	설명	발생
우회적 사고 (circumstantiality)	불필요한 세부 사항, 핵심과는 먼 내용, 요점에 도달하는 데 지연되는 양상으로 일부 주제는 의미 있는 연결성을 가지기도 한다. 정신 장애가 없는 사람들은 상황에 맞는 말을 할 수 있다.	강박증
사고 차단 (blocking)	"생각한 것을 잊어버림"으로 문장 중간에 또는 아이디어가 완성되기 전에 갑자기 말을 중단한다. 사고 차단은 정신건강 상태가 정상인 사람에게서도 발생한다.	조현병, 조증 삽화, 또는 기타 정신 장애
사고의 비약 (flight of ideas)	한 주제에서 다른 주제로 갑작스럽게 바뀌면서 연속적으로 빠르게 이야기한다. 이러한 변화는 이해할 만한 연관성, 말장난, 또는 주의를 전환하는 자극에 의한 것처럼 보이지만 아이디어들이 잘 연결되어 있지 않다.	조증 삽화에서 가장 자주 관찰됨
작화증 (confabulation)	손상된 기억력의 공백을 메우기 위해 질문에 대한 반응으로 사실이나 사건을 조작한다.	치매, 조현병, 정신 장애, 또는 실어증
지리멸렬 (incoherence)	의미 있는 연관성이 부족하거나, 주제가 갑자기 바뀌거나, 문법이나 단어를 뒤죽박죽으로 사용하는 등 이해할 수 없고 비논리적으로 말한다. 사고의 비약이 심각한 경우에는 지리멸렬로 나타날 수 있다.	심각한 정신 장애(주로 조현병)
관련성 부족 (derailment)	"관련 없음(tangential)"은 느슨하게 연결되거나 관련이 없는 주제로 말을 바꾸는 것이다. 환자는 연관성 결여에 대해 인식하지 못한다.	조현병
신조어(neologisms)	발명되거나 왜곡되었으며, 새롭고 매우 독특한 의미를 가진 단어이다.	알코올 중독으로 인한 코르사코프 증후군
이상언행반복증 (perseveration)	단어나 아이디어가 지속적으로 반복된다.	조현병 또는 기타 정신 장애
메아리증(echolalia)	다른 사람들이 말한 단어와 구를 반복한다.	조증 삽화 또는 조현병
음연상(clanging)	운율이나 말장난처럼, 의미보다는 소리에 따라 단어를 선택하여 말한다.	조현병 또는 조증 삽화

(2) 사고 내용

사고 내용(thought content)은 대상자가 생각하고 있는 것이며, 상호작용이 일어나는 동안 사정해야 한다. 사고 내용을 사정하려면 특정 질문으로 작성된 목록대로 질문을 하는 대신, 대화 중 적절한 부분에서 내용을 평가할 수 있는 질문으로 이끌어야 한다. 예를 들어, "한 이웃이 당신의 질병에 책임이 있다고 하셨는데, 그 점에 대해 좀 더 말씀해 주시겠어요?" 아니면 또 다른 상황에서는 이와 같이 질문할 수 있다. "이럴 때면 어떤 생각이 드나요?"

보다 구체적인 질문을 할 필요가 있을 경우 융통성 있고, 수용적인 태도를 보여야 한다. 대상자들은 특정 의학적 장애를 나타낼 수도 있는 사고 내용의 변화를 경험할 수 있다. 이러한 방식으로 질문을 구성함으로써(**TABLE 18-6**), 간호사는 건강관리 팀과 함께 작업하면서 정신 장애 진단을 명확히 할 수 있는 추가 정보를 찾을 수 있다.

TABLE 18-6 사고 내용 사정

망상	• 사람들이 당신에 대해 이야기하고 있다고 생각하나요? • 자신이 좋은 사람이 아니라고 느끼나요? • 사람들이 당신에게서 물건을 빼앗나요? • 당신의 초능력은 무엇인가요?
강박증	• 머릿속에서 사라지지 않는 생각이나 그림이 있나요?
공포증	• 다른 사람들이 그렇게 심하게 두려워하지 않는 것을 당신은 극도로 두려워하나요?
자살충동	• 삶이 살 가치가 없다고 느낀 적이 있나요? • 자살에 대해 생각해 본 적이 있나요?

6) 지각

사고 내용에 사용하는 방법과 유사하게 지각 오류에 관해 질문한다. 질문의 예로는 "당신에게 말하는 어떤 목소리를 들었다고 하셨죠?, 뭐라고 말하던가요?, 그에 대해 어떻게 느끼세요?", "과음하고 나서 실제로는 없는 무언가를 본 적이 있나요?" 또는 "이처럼 큰 수술 후에 사람들은 특이하거나 무서운 소리를 듣기도 해요. 그와 같은 경험 있으세요?" 등이 있다. 이런 질문들을 통하여 지각 이상이 있는지 파악한다(TABLE 18-7).

TABLE 18-7 지각 이상

유형	설명	발생
환상	나뭇잎이 부스럭대는 소리를 목소리로 착각하는 것과 같이 실제 외부 자극을 잘못 해석한다.	애도 반응, 섬망, 급성 및 외상 후 스트레스 장애, 조현병
환각	실제 경험 같아 보이지만, 환상과 달리 실제 외부 자극이 부족하다. 환자는 경험한 것을 거짓으로 인식할 수도 그렇지 않을 수도 있다. 환각은 청각, 시각, 후각, 미각, 촉각, 또는 신체화 증상일 수 있다. 꿈을 꾸거나 잠에 들 때, 일어날 때 경험하는 지각 오류는 환각으로 분류되지 않는다.	섬망, 치매(덜 흔함), 외상 후 스트레스 장애, 조현병, 알코올 중독

7) 통찰과 판단력

(1) 통찰력

통찰력(insight)은 상황을 이해하는 능력을 말하며, 이는 직관적인 경우가 많다. 첫 면담에서 대상자에게 던지는 질문 중 몇 가지는 통찰력에 관한 중요한 정보를 제공한다. "병원에 무슨 일로 오셨어요?", "무슨 문제가 있는 것 같나요?", "무엇이 잘못되었다고 생각하나요?"와 같은 질문을 할 수 있다. 대상자가 특정 기분, 생각 또는 지각의 이상을 인지하고 있는지 아니면 잠재적으로 질환의 일부라고 인식하고 있는지를 살핀다.

정신적 장애를 가진 대상자들은 자신의 질병에 대한 통찰력(병식)이 부족한 경우가 많다. 장애를 부정하는 것은 신경학적 장애와 동반될 수 있다.

(2) 판단력

판단력(judgment)은 신중하게 생각한 후에 적절한 결정을 내리는 능력이다. 이러한 특성은 일반적으로 면담 중에 가장 잘 사정된다. 대상자의 가족 상황, 직업, 금전 소비, 대인관계 갈등에 대한 대상자의 반응을 살피는 것으로 판단력을 사정한다. "퇴원 후 필요한 도움을 어떻게 받을 계획인가요?", "만약 실직하게 된다면 계획은 어떻게 되나요?", "만약 배우자가 당신을 다시 학대하기 시작하면 어떻게 할 건가요?", "당신이 장기 치료를 받는 동안 누가 재정 문제를 담당하게 되나요?" 등의 질문을 한다.

임상 팁

섬망, 치매, 지적 장애, 정신증적 상태에서 판단력이 떨어질 수 있다. 불안, 기분장애, 지능, 교육, 소득, 문화적 가치 또한 판단력에 영향을 미친다.

의사결정과 행동이 실제상황에 바탕을 두고 있는지, 충동적인지, 소망이 성취되어 만족감에서 오는 것인지, 아니면 무질서한 사고 내용에서 나온 것인지 살핀다. 대상자의 의사결정이나 행동의 기초가 되는 통찰력과 가치는 무엇인가? 문화적 변화를 허용할 때, 이것들이 성숙한 성인의 기준과 어떻게 비교되는가? 판단력은 성숙함을 반영하기 때문에 청소년기에는 가변적이고 예측하기 어려울 수 있다.

섬망처럼 기억이나 주의력이 손상되면 판단력이 떨어질 수 있다.

8) 인지기능

(1) 지남력

대상자의 **지남력**은 대개 면담에서 판단된다. 예를 들어 특정 날짜와 시간, 주소와 전화번호, 가족 구성원들의 이름, 이동 경로나 병원에 있는 이유에 대해 자연스럽게 설명을 요청할 수 있다. 때로는 대상자가 다음 네 가지 구성 요소에 대한 지남력을 지니고 있는지 확인하기 위해 직접적인 질문이 필요하다.

- **사람:** 대상자 자신의 이름, 친척과 의료진의 이름
- **장소:** 대상자의 거주지, 도시, 지역
- **시간:** 하루 중 시간, 요일, 월, 계절, 날짜와 연도, 입원 기간
- **상황:** 방금 발생했거나 발생하고 있는 것(사고가 난 이후 또는 마취 후 자주 질문함)

"당신의 이름은 무엇인가요?"
"주소가 어떻게 되나요?"
"오늘은 며칠이고, 지금은 몇 시인가요?"
"방금 무슨 일이 일어났는지 말해줄 수 있나요?"

질문자는 정답을 알고 있거나 그 답의 유효성을 확인할 수 있어야 한다. 그렇지 않으면 대상자가 대답을 적절히 했지만 틀렸다고 판단할 수도 있다.

(2) 주의력/집중력

일반적으로 다음과 같은 주의력 검사를 실시한다.

숫자 외우기

대상자의 집중력을 검사하고자 한다고 설명하고, 대상자가 고통스럽거나 아프면 검사가 어려울 수 있다고 덧붙인다. 일련의 숫자를 외우게 하는데, 처음에는 한 번에 두 개씩 시작해서 1초에 한 개씩의 비율로 명확하게 불러준다. 대상자에게 다시

잘 시행하지 못하는 원인으로는 섬망, 치매, 지적 장애, 수행불안 등이 있다.

숫자를 반복하도록 한다. 대상자가 정확하게 말하면 세 개의 숫자를 연속으로 시도하고, 또 외우면 다음에는 숫자를 더 늘려본다. 제대로 숫자를 말하고 있는지 정확하게 확인하기 위해 말하는 대로 숫자를 적어야 한다. 대상자가 실수하면 같은 개수의 다른 숫자들을 가지고 검사를 반복한다. 단일 검사에서 두 번 실패하면 검사를 중단한다.

숫자를 선택할 때는 당신에게 익숙한 거리 번호, 우편번호, 전화번호, 기타 숫자 순서를 사용할 수 있지만, 대상자에게 익숙한 연속 숫자, 쉽게 알 수 있는 날짜, 기타 숫자 배열은 피하도록 한다.

이제 다시 두 개의 연속 숫자로 시작하여 대상자에게 숫자를 거꾸로 말하도록 요청한다. 일반적으로는 적어도 앞으로는 5개, 거꾸로는 4개의 숫자를 정확하게 반복할 수 있어야 한다.

연속적으로 7 빼기

대상자에게 "100에서 시작해서 7을 빼세요. 계속 7을 빼보세요."라고 지시한다. 응답하는 데 드는 노력, 속도와 정확성을 기록한다. 대상자가 다섯 개의 정답을 맞히면 연속 7 빼기 검사에 통과한 것이다. 대상자의 응답을 적어두면 대상자가 계산하는 것을 따라가는 데 도움이 된다. 일반적으로는 1분 30초 안에 네 번 미만의 오류를 보이면 이 검사는 성공한 것으로 판단한다. 만일 대상자가 연속 7 빼기 검사를 통과하지 못하면 연속 3 빼기 검사 또는 거꾸로 세는 방법을 시도한다.

잘 시행하지 못하는 원인으로는 섬망, 치매 말기, 정신지체, 계산능력의 상실, 불안, 우울 등이 있다. 교육수준 또한 고려해야 한다.

거꾸로 철자 말하기

이 검사는 연속적 7 빼기 검사 대신에 사용할 수 있다. 다섯 글자로 된 단어를 불러주고 철자를 말한 다음 거꾸로 말해보도록 한다. 예를 들어 '즐-거-운-명-절'을 불러주고 한 글자씩 거꾸로 말해보도록 한다.

(3) 기억력

과거 기억

생일, 기념일, 주민등록번호, 졸업한 학교 이름, 과거 직업, 혹은 전쟁 등과 같이 대상자의 과거와 연관 있는 역사적 사건에 대해 질문한다.

과거의 기억은 치매 말기 환자에서 손상될 수 있다.

최근 기억

최근 기억을 사정할 때 특정일의 사건들을 포함할 수 있다. 당신이 이미 정답을 알고 있는 사항에 대해 질문하여 대상자가 작화증(기억 장애를 보상하기 위해 사실을 지어냄)이 아닌지 판단하도록 한다. 이러한 질문으로는 그날의 날씨, 진료 예약시간, 당일 수행된 투약과 검사 등이 해당된다. 아침 식사로 무엇을 먹었는지 묻는 것은 당신이 정답을 확인할 수 없기에 적절한 질문이 아니다.

임상 팁

최근의 기억은 치매와 섬망 대상자에서 손상된다. 건망성 장애는 기억이나 학습능력을 심각하게 손상시키며 개인의 사회적 또는 직업적 능력을 감소시키지만 섬망이나 치매의 주증상은 나타나지 않는다. 불안, 우울, 정신지체 대상자 역시 최근 기억이 손상될 수 있다.

학습 능력

대상자에게 탁자, 꽃, 자주색, 햄버거와 같이 세 개 혹은 네 개의 단어를 불러준 다음 반복해서 말하도록 하여 정보가 청취되었고 저장되었는지 확인한다. 이 단계는 숫자 외우기와 같이 정보의 등록과 즉각적 회상을 검사하는 것이다. 3~5분 동안 다른 검사를 수행한 후에 대상자에게 들려주었던 단어들을 회상하도록 한다. 대답의 정확성, 정답의 인지 여부, 작화 경향 등을 확인한다. 정상 성인은 모두 기억해 낼 수 있다.

9) 고위인지기능

(1) 정보와 어휘

정보와 어휘력은 대상자의 지능에 대한 대략적 추정을 가능하게 한다. 정보와 어휘력은 면담 동안에 사정한다. 예를 들어 학생이라면 좋아하는 과목, 직업, 취미, 독서, 좋아하는 TV 프로그램, 최근 일어난 일에 대해 물어볼 수 있다. 처음에는 단순하고 쉬운 질문으로 시작하여 점차 어려운 질문을 한다. 대상자의 정보 습득능력과 표현하는 사고의 복잡성, 사용하는 어휘 등을 관찰한다.

임상 팁

문화적, 교육적 배경을 고려하여 판단했을 경우, 정보와 어휘력은 지능수준을 나타내는 좋은 지표이다. 정보와 어휘력은 심각한 정신증을 제외하고 정신 질환에 의해 상대적으로 영향을 받지 않는다. 따라서 정신지체가 있는 성인(제한된 정보와 어휘력을 보유함)과 경하거나 중등도의 치매(정보와 어휘력이 비교적 잘 보존됨)가 있는 대상자를 구별하는 데 유용하다.

좀 더 직접적으로 아래와 같은 특정 사실에 대해 질문할 수 있다.

- 대통령 혹은 국무총리의 이름
- 최근 4–5명의 대통령 이름
- 우리나라에서 가장 큰 도시 다섯 곳의 이름

(2) 계산력

대상자의 숫자 계산능력을 검사한다. 가장 간단한 덧셈("4 더하기 3은? 8 더하기 7은?"), 곱셈("5 곱하기 6은? 9 곱하기 7은?")으로 시작하여 점차 어려운 두 자리 숫자 혹은 두 자리 숫자 이상("15 더하기 12는? 25 곱하기 6은?")으로 검사한다.

성적이 좋지 않을 경우 치매나 실어증을 암시하지만 대상자의 개별적인 지식과 교육 정도에 비추어 평가한다. 또는 "천원을 주고 780원짜리 물건을 사면 얼마를 돌려받아야 하지요?"라는 식의 실용적인 질문을 할 수도 있다.

(3) 추상적 사고

추상적 사고능력을 다음의 두 가지 방법(속담과 유사성)으로 검사한다. 추상적 사고는 더 높은 인지 수준에서 단어를 이해하는 것이고, 단어의 문자적 해석 그 이상이 가능한 능력이다.

추상성이 낮은 구체적인 대답은 정신지체, 섬망, 치매 환자에서 나타날 수 있지만 교육수준이 낮거나 문화적 또는 노출의 기회가 제한된 경우에도 나타날 수 있다. 환자들은 단어의 문자 그대로의 의미를 생각한다. 조현병 환자의 경우 구체적으로 또는 개인적이고 이상한 해석으로 반응할 수 있다.

속담

아래의 속담을 들려주고 어떤 의미인지를 묻는다.

- 호미로 막을 것을 가래로 막는다.
- 떡 줄 놈은 생각도 않는데 김칫국부터 마신다.
- 구르는 돌은 이끼가 끼지 않는다.
- 우는 아이 떡 하나 더 준다.

대답의 적절성과 구체적인 정도 또는 추상적인 정도를 관찰한다. 예를 들어 "아이가 울고 있으면 떡을 먹인다."라는 것은 구체적인 표현이고 "어떤 일에서 적극적으로 요구하는 사람이 더 많은 것을 얻을 수 있다."라는 표현은 추상적인 것이다. 대부분의 환자들은 추상적이거나 어느 정도 추상적인 답변을 한다.

이러한 유형의 질문은 오늘날 속담이 널리 사용되지 않고 인지기능이 건강한 환자들이 이 문구에 익숙하지 않을 수 있기 때문에 나이, 교육 수준, 모국어, 문화를 모두 고려해야 한다.

유사성

대상자에게 다음 예들의 유사성에 대해 묻는다.

- 오렌지와 사과
- 고양이와 쥐
- 교회와 극장
- 피아노와 바이올린
- 나무와 석탄

대답의 정확성과 적절함을 관찰하고 구체적인지 추상적인지 본다. 예를 들어 "고양이와 쥐는 모두 동물이다."는 추상적인 대답이며, "고양이와 쥐는 모두 꼬리를 가지고 있다."는 구체적이다. "고양이가 쥐를 쫓는다."라는 대답은 적절치 않은 것이다.

구성력

이 검사는 선이 그려 있지 않은 백지에 점차 복잡해지는 그림을 따라 그려 보는 것이다(Figure 18-2). 그림을 한 번에 하나씩 보여주고 가능한 비슷하게 그리도록 한다.

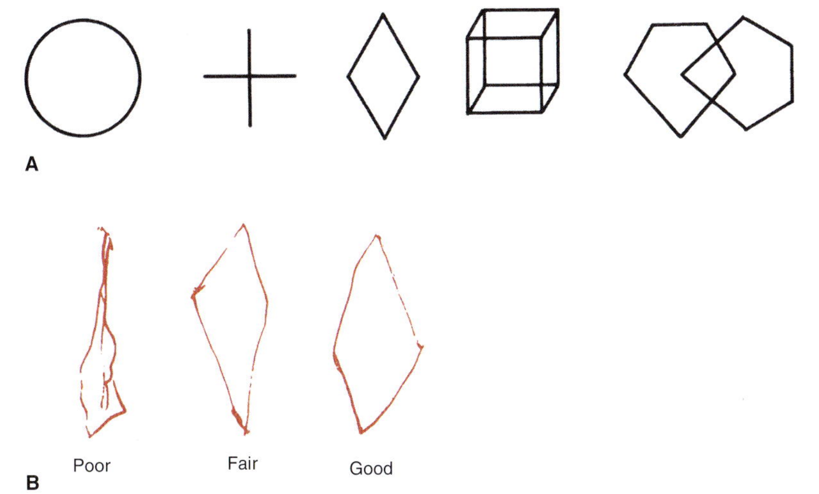

Figure 18-2 A. 구성력을 보여주기 위해 환자가 복사해야하는 그림. B. 대상자가 그린 다이아몬드 그림 3개.

또 다른 방법은 대상자에게 숫자와 바늘을 포함한 완벽한 시계를 그려보도록 하는 것인데, **Figure 18-3**처럼 평가된다.

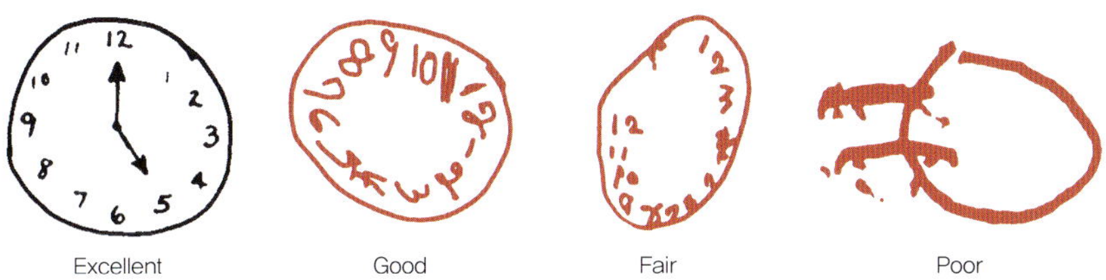

Figure 18-3 구성력을 사정하기 위한 시계 모양 그림.

만약 시각과 운동력이 정상이라면 구성력의 감소는 치매 또는 두정엽의 손상을 시사한다. 인지장애 대상자도 구성력에 문제가 있을 수 있다.

3. 결과 기록

BOX 18-2는 정신상태 사정 결과에 대한 기록의 예시이다.

BOX 18-2 행동과 정신상태 기록

"정신상태: 사람, 장소, 상황에 맞게 깨어 있고 지남력이 유지되고 있으며, 몸단장이 잘 되어 있고 쾌활하다. 말은 유창하고 단어들도 명확하다. 사고는 일관되고 통찰력은 온전하다. 연속적 7 빼기는 정확하며, 최근 및 과거 기억은 손상되지 않았다. 계산력도 온전하다."

또는

"정신상태: O × 2 (사람과 장소). 슬프고 피곤해 보이며, 옷은 구겨져 있다. 말이 느리고 단어를 웅얼거린다. 사고는 일관성이 있지만, 현재의 생활 문제에 대한 통찰력은 제한적이다. 숫자 외우기, 연속적 7 빼기 및 계산력은 정확하지만 반응은 지연되어 있다. 시계 그리기는 적절하다."

사람, 장소, 시간, 상황에 대해 지남력이 있고 깨어 있다면 다음과 같이 약칭할 수 있다: A&O × 4

우울증 시사

참고문헌

American Psychiatric Association. (2013). Diagnostic and statistical manual of mental disorders (5th ed.). American Psychiatric Press.

American Psychiatric Association. (2020). What is posttraumatic stress disorder? Retrieved May 14, 2020, from https://www.psychiatry.org/patients-families/ptsd/what-is-ptsd

Armitage, A. (2015). Advanced practice nursing guide to the neurological exam. Springer Publishing Company.

Bethel, J. (2013). Assessment of suicidal intent in emergency care. Nursing Stand, 28(4), 52–58.

Bolster, C., Holliday, C., Oneal, G., & Shaw, M. (2015). Suicide assessment and nurses: What does the evidence show? Online Journal of Issues in Nursing [Electronic Resource],20(1), 2.

Center of Excellence for Integrated Health Solutions. (2020). Screening. Retrieved June 3, 2020, from https://www.integration.samhsa.gov/clinical-practice/screening Center for Substance Abuse Treatment (US) | Substance Abuse and Mental Health Services Administration (US). (2020). Treatment Improvement Protocol (TIP) Series, No. 57. 2014. Trauma-informed care in behavioral health services. Re rieved May 14, 2020, from https://www.ncbi.nlm.nih.gov/books/NBK207191/box/part1_ch3.box16

Centers for Disease Control and Prevention. (2020). Wide-ranging online data for epidemiologic research (WONDER). CDC, National Center for Health Statistics. Retrieved May 5, 2020, from http://wonder.cdc.gov

Cox, J. L., Holden, J. M., & Sagovsky, R. (1987). Detection of postnatal depression: Development of the 10-item Edinburgh Postnatal Depression Scale. British Journal of Psychiatry, 150, 782–786. https://www.mombaby.org/wp-content/uploads/2016/03/Edinburgh.pdf

Doornbos, M. M., Zandee, G. L., Timmermans, B., Moes, J., Heitsch, E., Quist, M., Heetderks, E., Houskamp, C., & VanWolde, A. (2020). Factors impacting attrition of vulnerable women from a longitudinal mental health intervention study. Public Health Nursing, 37(1), 73–80. https://doi.org/10.1111/phn.12687

Folstein, M. F., Folstein, S. E., & McHugh, P. R. (1975). "Mini-mental state". A practical method for grading the cognitive state of patients for the clinician. Journal of Psychiatric Research, 12(3), 189–198.

GBD Disease and Injury Incidence and Prevalence Col aborators. (2018). Disease and injury global, regional and national incidence, prevalence, and years lived with disability to 354 diseases and injuries for 195 countries and territories, 1990–2017: A systematic analysis for the global burden of disease study. 2018. The Lancet: Global Health Metrics, 392(10159), 1789–1858.

Hedegaard, H., Curtin, S., & Warner, M. (2018). Suicide rates in the United States continue to increase. National Center for Health Statistics.

Kroenke, K. (2009). Unburdening the difficult clinical encounter. Archives of Internal Medicine, 169(4), 333–334.

Kroenke, K. (2014). A practical and evidence-based approach to common symptoms: A narrative review. Annals of Internal Medicine, 161, 579–586.

Louis, E. D., Mayer, S. A., & Rowland, L. P. (2015). Merritt's neurology (13th ed.). Wolters Kluwer.

Martinez-Martinez, C., Sanchez-Martinez, V., Sales-Orts, R., Dinca, A., Richart-Martinez, M., & Ramos-Pichardo, J. D.(2019). Effectiveness of direct contact intervention with people with mental illness to reduce stigma in nursing students. International Journal of Mental Health Nursing, 28(3), 735–743. https://doi.org/10.1111/inm.12578

National Institute of Mental Health. (2020). Transforming the understanding and treatment of mental illnesses.

National Institute on Drug Abuse. (2020). National survey on drug use and health. Retrieved May 13, 2020, from https://www.drugabuse.gov/related-topics/trends-statistics/nationalsurvey-drug-use-health-nsduh

Nock, M. K., Borges, G., Bromet, E. J., Cha, C. B., Kessler, R. C., & Lee, S. (2008). Suicide and suicidal behavior. Epidemiologic Reviews, 30, 133–154.

Olfson, M. (2016). Building the mental health workforce capacity needed to treat adults with serious mental illnesses. Health Affairs, 35(6), 983–990. Retrieved May 13, 2020, from https://doi.org/10.137/hlthaff.2015.1619

Poghosyan, L., Norful, A. N., Ghaffari, A., George, M., Chhabra, S., & Olfson, M. (2019). Mental health delivery in primary care: The perspectives of primary care providers. Archives of Psychiatric Nursing, 33(5), 63–67. Retrieved May 13, 2020, from https://doi.org/10.1016/j.apnu.2019.08.001

Prins, A., Bovin, M. J., Kimerling, R., Kaloupek, D. G., Marx, B. P., Pless Kaiser, A., & Schnurr, P. P. (2015). Primary care PTSD screen for DSM-5 (PC-PTSD-5) [Measurement instrument]. Retrieved June 3, 2020, from https://www.ptsd.va.gov/professional/assessment/screens/pc-ptsd.asp

Scholl, L., Seth, P., Kariisa, M., Wilson, N., & Baldwin, G. (2018). Drug and opioid-involved overdose deaths—United States, 2013–2017. MMWR Morbidity and Mortality Weekly Report, 67(5152), 1419–1427. https://doi.org/10.15585/mmwr.mm675152e1

Siu, A., & U.S. Preventive Services Task Force. (2020). Screening for depression in adults: U.S. Preventive Services Task Force recommendation statement. Retrieved May 13, 2020, from https://www.uspreventiveservicestaskforce.org/home/getfilebytoken/BnHj53HwgSBNXMvnyavxfS

Spitzer, R. L., Kroenke, K., & Williams, J. B. W.; for the Patient Health Questionnaire Primary Care Study Group. (1999). Validation and utility of a self-report version of PRIME-MD: The PHQ primary care study. JAMA, 282(18), 1737–1744. Spitzer, R. L., Kroenke, K., Williams, J. B. W., & Lowe, B. (2006).A brief measure for assessing generalized anxiety disorder. Archives of Internal Medicine, 166, 1092–1097.

Substance Abuse and Mental Health Services Administration. (2019). Key substance use and mental health indicators in the United States: Results from the 2018 National Survey on Drug Use and Health (HHS Publication No. PEP19-5068, NSDUH Series H-54). Center for Behavioral Health Statistics and Quality, Substance Abuse and Mental Health Services Administration. Retrieved June 3, 2020, from https://www.samhsa.gov/data

Substance Abuse and Mental Health Services Administration. (2020). Suicide assessment five-step evaluation and triage (SAFE-T). Retrieved May 8, 2020, from https://www.integration.samhsa.gov/images/res/SAFE_T.pdf Tranter, S., & Robertson, M. (2019). Improving the physical health of people with a mental illness: Holistic nursing assessments. Mental Health Practice, 22(4), 34–41.

Wisner, K. L., Parry, B. L., & Piontek, C. M. (2002). Postpartum depression. New England Journal of Medicine, 347(3), 94–199.

World Health Organization. (2014). Preventing suicide: A global imperative. World Health Organization. Retrieved May 13,2020, from http://www.who.int/mental_health/suicideprevention/world_report_2014/en

World Health Organization. (2020). Depression. Retrieved May 14, 2020, from https://www.who.int/news-room/fact-sheets/detail/depression

19 신경계
The Nervous System

주요 용어

- 간대경련
- 감각이상
- 강직간대발작
- 고유감각
- 구음장애
- 근섬유다발수축
- 근신장반사
- 글래스고 혼수척도
- 뇌졸중
- 말초신경병증
- 미주신경성 실신
- 반맹증
- 복시
- 수초화
- 실신
- 실어증
- 심부건반사
- 안구진탕
- 운동감각
- 운동실조
- 운동완서증
- 이상감각
- 입체감각인식
- 편마비
- 피부분절
- 현훈
- 혼수

학습목표

1. 신경계의 구조와 기능을 기술한다.
2. 뇌신경, 운동기능, 감각기능을 확인한다.
3. 신경계 건강력을 정확히 수집한다.
4. 신경학적 선별검사를 수행한다.
5. 글래스고 혼수척도(Glasgow Coma Scale, GCS)를 활용하여 의식수준을 평가한다.
6. 신경계 검진결과를 기록한다.
7. 뇌졸중을 줄일 수 있는 위험요인 관리에 대하여 논한다.

이 장에서는 뇌신경, 운동기능, 감각기능, 반사기능에 대한 사정을 다룬다. 신경계 전반적인 해부생리는 복잡한 부분이지만, 신체검진과 사정을 하는 데 도움이 된다. 구체적인 문진은 신경계 신체검진과 간호중재, 그리고 환자 교육에 중요한 단서가 된다.

1. 구조와 기능

1) 중추신경계

(1) 뇌

뇌(brain)는 대뇌(cerebrum), 간뇌(사이뇌, diencephalon), 뇌간(뇌줄기, brain stem), 소뇌(cerebellum)의 4개의 영역으로 나누어진다(Figure 19-1). 좌우 대뇌 반구는 전두엽(이마엽, frontal), 측두엽(관자엽, temporal), 두정엽(마루엽, parietal), 후두엽(뒤통수엽, occipital)으로 이루어져 있다(Figure 19-2).

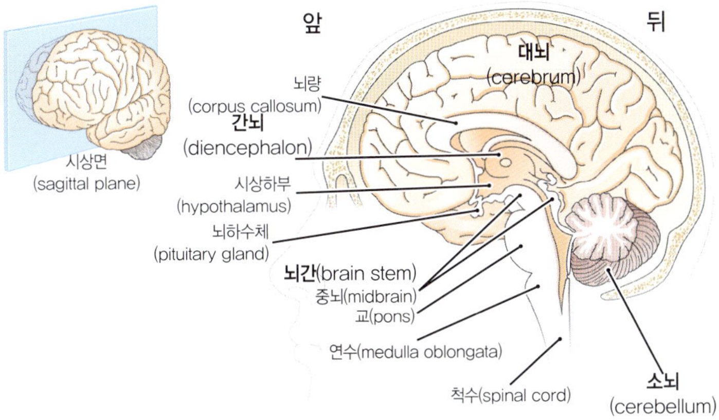

Figure 19-1 뇌의 4개 영역

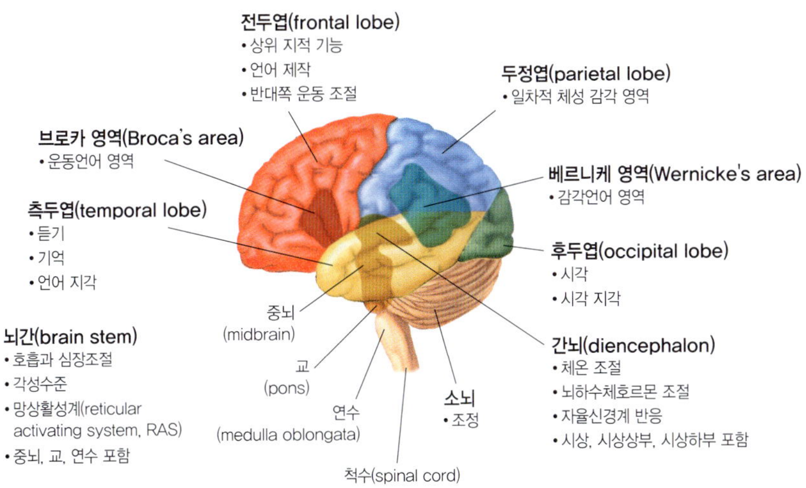

Figure 19-2 뇌의 왼쪽 측면

중추신경계(central nervous system, CNS)인 뇌는 신경세포(neuron)들의 광범위한 연결망이며, 신경세포는 세포체와 축삭(axon)으로 구성되어 있다. 축삭은 흥분을 전달하는 긴 섬유이다.

뇌조직은 백색질(white matter)과 회색질(gray matter)로 구성되어 있는데, **회색질**은 뇌신경의 세포체가 모여 있는 곳으로 대뇌피질(겉질, cortex)을 형성하며 대뇌 반구의 표면을 둘러싸고 있다. **백색질**은 수초로 싸인 축삭으로 이루어져 있으며 수초는 신경흥분이 더 빠르게 전달할 수 있도록 한다.

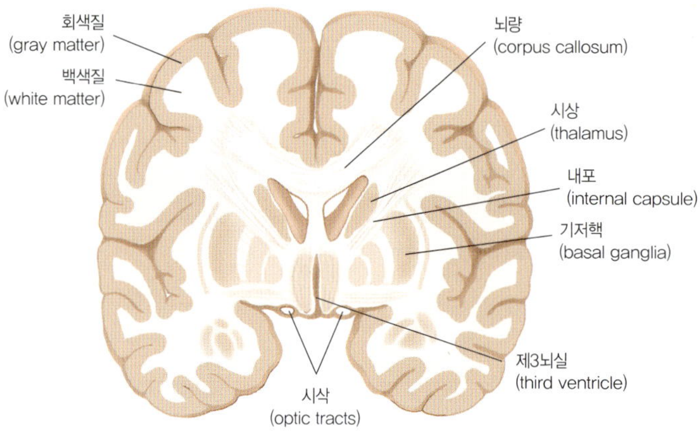

Figure 19-3 뇌의 관상 절단면

뇌의 깊은 곳에 회색질이 모여있는데, 이들은 운동기능에 영향을 주는 **기저핵**(바닥핵, basal ganglia)과 간뇌를 구성하는 **시상**(thalamus)과 **시상하부**(hypothalamus)가 있다(Figure 19-3). 시상은 감각 정보를 대뇌피질로 전달하는 중개자 역할을 하고, 시상하부는 신체 항상성 유지와 체온, 심박동수, 혈압을 조절하는 기능을 하며, 또한 시상하부는 내분비계에 영향을 주고, 분노, 성적 충동 등의 감정적인 행동을 지배한다. 시상하부에서 분비되는 호르몬은 뇌하수체에 직접 작용한다.

내포(속섬유막, internal capsule)는 대뇌피질의 모든 부위에서 나와 뇌간으로 이어지는 섬유가 한데 모아지는 백색질 부분이다. **뇌간**은 뇌의 상부와 척수를 연결하는 곳으로 중뇌, 교, 연수로 구성된다.

의식은 대뇌 반구와 간뇌의 주요 부분, 그리고 상부 뇌간에 걸쳐 있는 **망상활성계**의 상호작용에 따라 나타난다.

뇌의 기저부에 위치하는 **소뇌**는 모든 운동을 조화롭게 하고, 자세를 유지할 수 있게 한다.

(2) 척수

중추신경계는 뇌간 아래에서 척수(spinal cord)로 이어진다. 척수는 척주(vertebral column) 안에 긴 원통 모양으로 들어 있으며, 첫 번째 또는 두 번째 요추까지 뻗어있다. 척수는 분절을 이루어 말초신경을 구성하며, 말초에서 뇌로 정보를 전달하거나 뇌에서 받은 정보를 말초로 전달하는 역할을 한다(운동신경로). 운동 및 감각신경로는 척수 및 척수신경의 전 · 후 신경근을 통하여 척수로 들어가고 나간다.

척수는 경수(목, cervical, C1–C8), 흉수(가슴, thoracic, T1–T12), 요수(허리, lumbar, L1–L5), 천수(엉치, sacral, S1–S5) 그리고 미수(꼬리, coccygeal)의 5개의 분절이 있다(Figure 19-4). 경수는 상지와 하지로부터 주고받는 신경로가 포함되어 있다. 요수와 천수의 신경근(신경뿌리, nerve root)은 척주관 내에서 가장 길게 뻗어 있는데, L1–L2에서 마치 말꼬리처럼 펼쳐져 있어 이를 **마미**(cauda equina)라고 부른다. 척수의 손상을 피하기 위하여 대부분의 요추천자(lumbar puncture)는 L3–L4 또는 L4–L5 사이에서 시행한다.

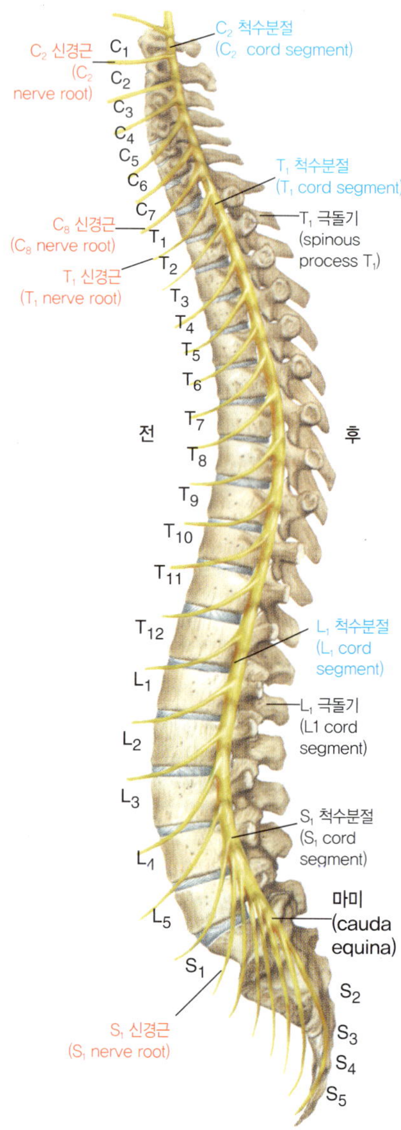

Figure 19-4 척수의 측면

2) 말초신경계

말초신경계(peripheral nervous system, PNS)는 뇌신경과 척수신경으로 구성되어 있으며, 심장, 내장기관, 피부, 사지에 신경자극을 전달한다. **체성신경계**(somatic nervous system)는 근육운동을 조절하고, 촉각과 통증 감각에 반응한다. **자율신경계**(autonomic nervous system)는 내부 장기와 연결되어 자율반사(autonomic reflex) 반응을 생성한다. 자율신경계는 보완시스템으로 교감신경계와 부교감신경계로 구성되어 있다. 전투-도피반응을 하는 것으로 알려진 교감신경계(sympathetic nervous system)는 체온상승에 따른 발한과 같은 국부적 반응을 담당하고, 부교감신경계(parasympathetic nervous system)는 음식물 소화와 같은 일상적인 활동을 처리하여 몸을 평온하게 하고 편안하게 유지하는 기능을 한다.

(1) 뇌신경

뇌신경(cranial nerves, CN)은 12쌍으로 두개강 내에서 시작하여 두개골 구멍(skull foramina)과 관(canals)을 통해 머리와 목에 있는 구조로 나온다. 제1뇌신경과 제2뇌신경은 대뇌에서 나오는 섬유로이고, 제3뇌신경부터 제12뇌신경은 간뇌와 뇌간에서부터 시작된다(Figure 19-5). 일부 뇌신경은 일반적인 운동 또는 감각 기능만을 담당하고, 일부 뇌신경은 특수감각기능을 담당하거나, 운동과 감각기능을 모두 담당한다. 뇌신경의 기능은 신경학적 검진에 유용한 정보를 제공하며, 뇌신경들의 이름과 기능은 다음의 TABLE 19-1에 기술되어 있다.

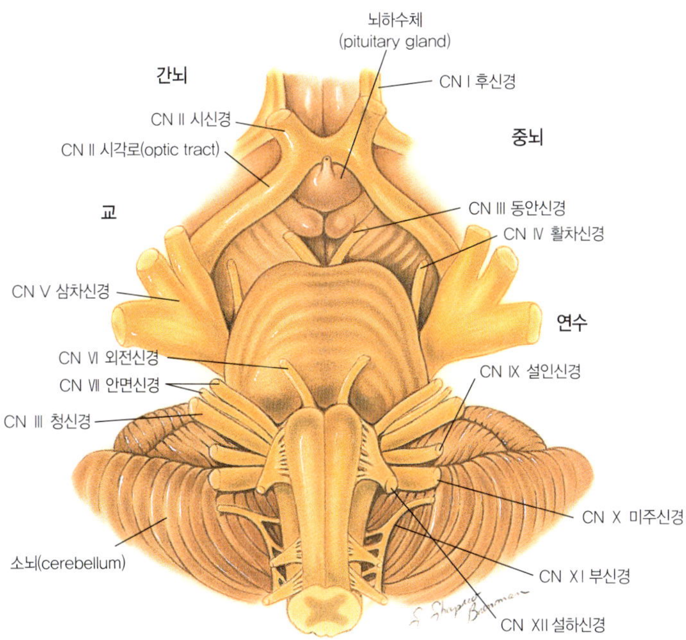

Figure 19-5 뇌하부에서 보이는 뇌신경

TABLE 19-1 뇌신경 I–XII

번호	이름	기능	종류
I	**후신경(후각신경, olfactory)**	후각	감각
II	**시신경(시각신경, optic)**	시력	감각
III	**동안신경(눈돌림신경, oculomotor)** 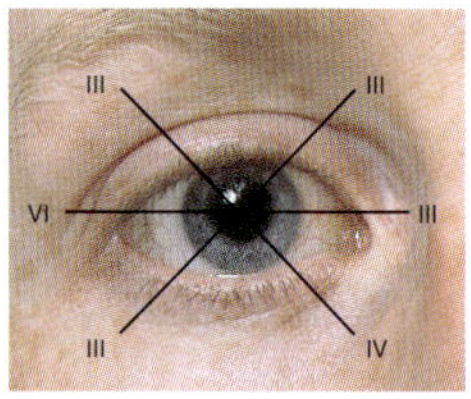 오른쪽 눈(뇌신경 III, IV, VI)	동공수축, 눈꺼풀 올리기, 대부분 외안근 움직임	운동
IV	**활차신경(도르래신경, trochlear)**	안구의 안쪽 하방 움직임	운동
V	**삼차신경(trigeminal)** 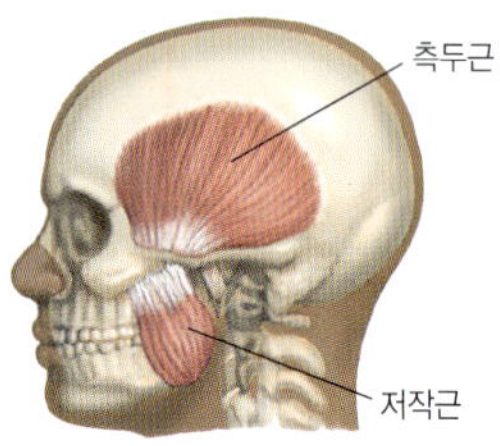 뇌신경 V – 운동 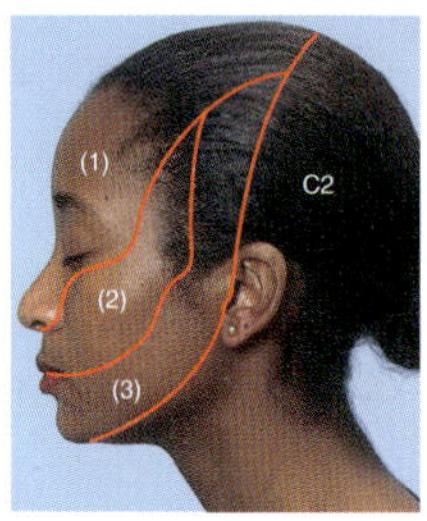 뇌신경 V – 감각	· 운동: 측두근, 저작근과 턱의 측방향운동 · 감각: 얼굴. 3개의 분지로 나뉨 (1) 눈, (2) 상악, (3) 하악	운동, 감각
VI	**외전신경(갓돌림신경, abducens)**	안구의 외측 방향 움직임	운동
VII	**안면신경(얼굴신경, facial)**	· 운동: 얼굴 운동 (얼굴 표정, 눈 감기, 입 다물기 등) · 감각: 혀 앞쪽 2/3의 미각 (짠맛, 단맛, 신맛, 쓴맛)	운동, 감각
VIII	**청신경(속귀신경, acoustic nerve)**	· 청각(와우 가지)과 평형(전정 가지)	감각
IX	**설인신경(혀인두신경, glossopharyngeal)**	· 운동: 인두 · 감각: 고막의 후방과 외이도, 인두, 혀 뒤쪽 1/3의 미각(짠맛, 단맛, 신맛, 쓴맛)	운동 감각
X	**미주신경(vagus)**	· 운동: 구개, 인두, 후두 · 감각: 인두, 후두	운동 감각
XI	**부신경(더부신경, accessory)** 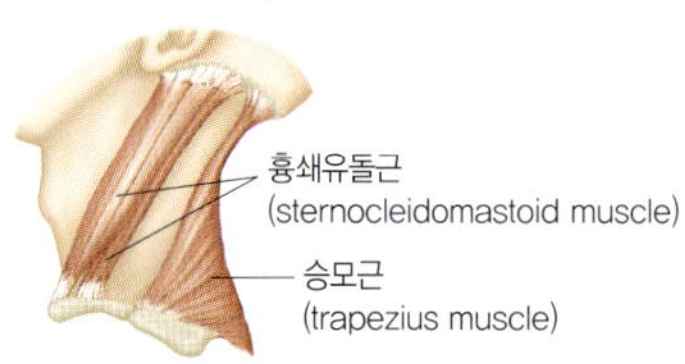 뇌신경 XI – 운동	· 운동: 흉쇄유돌근, 승모근	운동
XII	**설하신경(혀밑신경, hypoglossal)**	· 운동: 혀	운동

(2) 말초신경

말초신경계는 척수로부터 또는 척수를 향해 흥분을 전달하는 척수신경과 말초신경으로 구성되어 있다. 척수에서 나오는 31쌍의 신경은 경수신경 8쌍, 흉수신경 12쌍, 요수신경 5쌍, 천수신경 5쌍, 미수신경 1쌍으로 구성되어 있다. 각각의 신경은 운동섬유인 전근(ventral root)과 감각섬유인 후근(dorsal root)을 가지고 있다. 전근과 후근이 합쳐져 5 mm 미만의 짧은 척수신경을 형성한다. 척수신경 섬유는 다른 수준에서 나온 가까운 섬유들과 합쳐져 척수 밖에서 신경총을 형성하고 여기에서부터 말초신경이 형성된다. 대부분의 말초신경은 구심성(afferent) 감각섬유와 원심성(efferent) 운동섬유를 포함하고 있다.

척수는 뇌와 마찬가지로 백색질과 회색질로 구성된다. 회색질은 신경세포체 핵과 수상돌기가 집합으로 이루어져 있으며, 이는 뇌와 말초신경을 연결하는 백색의 신경섬유전달로에 둘러싸여 있다. 회색질은 전각과 후각을 가진 나비 모양을 하고 있다 (Figure 19-6).

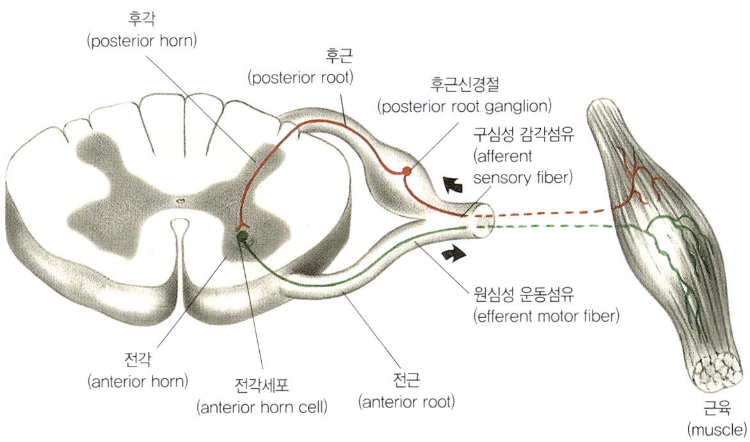

Figure 19-6 **척수의 횡단면**

3) 운동로

운동로(motor pathway)는 상부운동신경원(upper motor neuron, UMN)에서부터 긴 백색질 운동로를 통해 하부운동신경원(lower motor neuron, LMN)과 시냅스를 이루고, 말초신경을 통해 말초까지 이르는 복잡한 경로이다. **상부운동신경원**은 대뇌피질의 운동 영역과 일부 뇌간의 핵에 분포하고, 신경의 축삭은 뇌간과 척수에서 각각 뇌신경과 말초신경으로 가는 운동신경핵과 시냅스를 형성한다. **하부운동신경원**은 척수 안에 세포체가 있으며, 이를 전각세포라 불린다. 이들의 축삭은 전근과 척수신경을 거쳐 말초신경, 신경근 접합부까지 흥분을 전달한다.

세 종류의 운동로, 즉 피질척수로, 기저핵체계, 소뇌체계가 전각세포에 영향을 준다. 뇌간에서 시작되는 다른 신경로는 사지의 신전과 굴곡 긴장도, 자세 유지에 관여하며, 혼수상태에서 가장 뚜렷하게 나타난다(BOX 19-1).

BOX 19-1 주요 운동로

- **피질척수로(corticospinal tract)/추체로(피라미드로, pyramidal tract):** 수의적 운동을 전달하며 선택적인 근육활동을 촉진하고 나머지는 억제함으로써 능숙하고 복잡하거나 섬세한 운동을 통합한다. 또한 이 운동로는 근육긴장을 억제하는 자극을 전달하는데, 가벼운 긴장은 근육 이완상태에서도 유지된다. 피질척수로는 뇌의 운동피질에서 시작되어 연수 아래까지 운동섬유가 연결되는데, 추체(pyramid) 모양의 구조를 형성한다. 추체에서 대부분의 신경섬유들이 연수의 반대편으로 교차한 후 척수로 내려가 전각세포 혹은 중간신경원(intermediate neuron)과 연접된다. 뇌신경의 운동핵과 뇌간에서 연접하는 신경로는 피질연수로(corticobulbar tract)라고 부른다.
- **기저핵체계(바닥핵체계, basal ganglia system):** 대뇌피질, 기저핵, 뇌간와 척수 사이의 운동로를 포함하는 복잡한 체계이다. 이 운동로는 근긴장도를 유지하고, 신체 움직임 특히 걷기 등과 같은 전체적인 자율적 움직임을 조절한다.
- **소뇌체계(cerebellar system):** 감각과 운동 정보를 받고, 활동을 조절하며, 평형과 자세유지를 돕는다.

이러한 상위운동신경로들은 모두 하부운동신경계통을 통해서만 움직임에 영향을 주어 "최종공통경로(final common pathway)"라 부르기도 한다(Figure 19-7). 피질에서 자발적으로 시작되든, 기저핵에서 "자동적으로" 유발되든, 또는 감각수용기에서 반사적으로 유발되든 간에 상관없이 모든 운동은 결국에는 전각세포를 거쳐서 활동으로 전환된다. 이들 영역에 병변이 생기면 운동이나 반사활동에 영향을 미친다.

피질척수로가 손상되거나 파괴된 경우, 손상된 부위 이하로 그 기능이 떨어지거나 소실된다. 만약 피질척수로가 연수에서 반대편으로 교차하기 이전에 손상받으면 운동장애는 병변의 반대편에 나타나게 된다. 교차 이후에 손상이 있는 경우는 운동장애는 병변과 같은 쪽에서 나타나게 된다. 영향을 받은 사지는 쇠약 또는 마비를 일으키게 되며, 큰 움직임에 비해 숙련도가 있어야 하는 운동, 복잡하거나 미세한 운동이 특히 더 손상된다.

병소가 상부운동신경원에 있으면 근긴장도는 증가되고 심부건반사는 항진되어 나타난다. 하부운동신경원의 손상은 같은 측의 쇠약과 마비를 일으키지만 이 경우에는 근긴장도가 감소하고 반사는 감소하거나 소실된다.

기저핵이나 소뇌체계의 질환은 마비를 일으키지는 않지만 장애를 초래한다. 기저핵체계의 손상은 근긴장도의 변화(대부분 항진), 자세와 보행장애, 자발적 운동과 자동운동을 느리게 하거나 소실되는 운동완서(운동느림증, bradykinesia), 다양한 불수의 운동을 유발하기도 한다. 소뇌의 손상은 조절능력, 보행 그리고 균형 감각을 손상시키고 근긴장도를 떨어뜨린다.

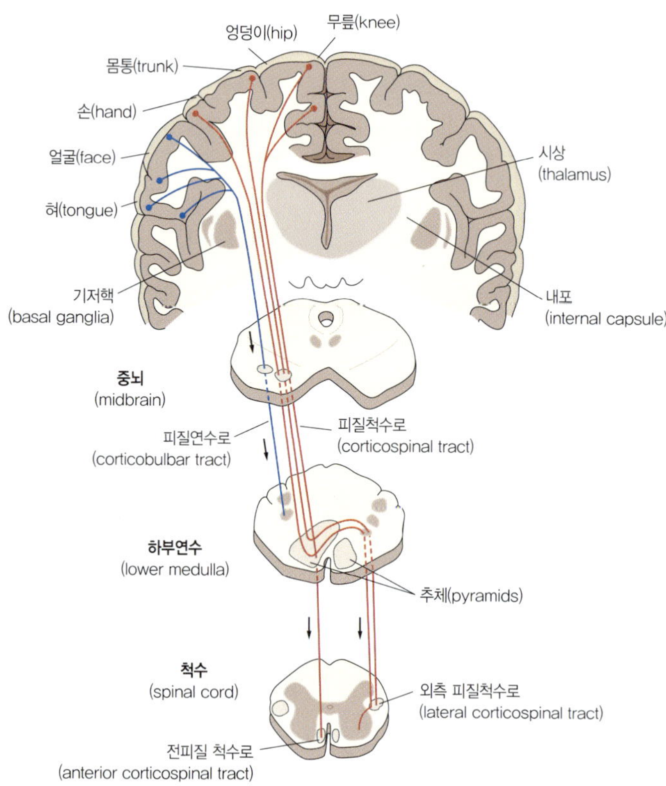

Figure 19-7 운동로: 피질척수로와 피질연수로

4) 감각로

감각자극은 반사활동에 관여할 뿐만 아니라 의식적 감각, 공간 위치 감각, 그리고 혈압, 심박수, 호흡과 같은 내부 자율신경기능을 조절하는 역할을 한다.

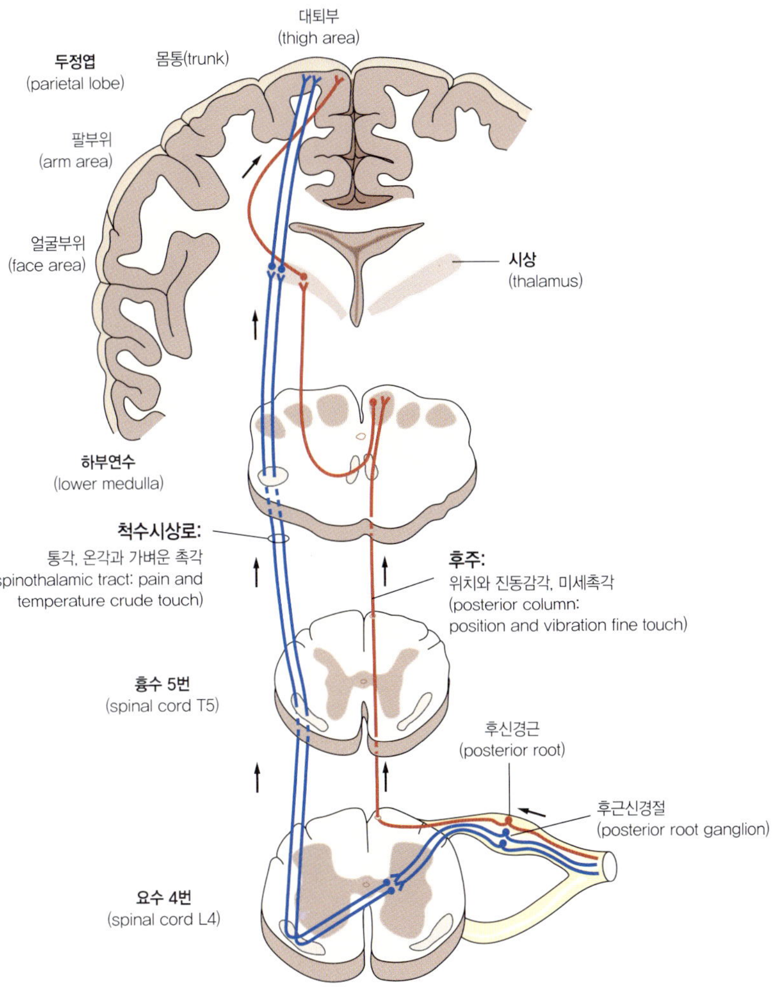

Figure 19-8 감각로: 척수시상로와 후주

감각수용체는 피부, 점막, 근육, 건(힘줄, tendon) 그리고 내부 장기로부터의 흥분을 전달한다. 통증, 온도, 위치, 촉각을 담당하는 감각 섬유들은 척수후근을 통하여 척수로 들어간다. 척수 내에서 감각 흥분은 **척수시상로**(spinothalamic tract)와 **후주**(뒤기둥, posterior column)의 2가지 경로 중 1가지를 통하여 대뇌피질로 전달된다(Figure 19-8).

척수시상로의 첫번째 감각신경섬유(얇은 신경섬유)는 **온도와 통증, 비식별 촉각(crude touch) 자극을 수용하는** 피부의 자유신경종말로부터 시작된다. 이 자극은 척수의 후각(posterior horn)을 지나서 2차 감각신경과 시냅스를 이룬다. 2차 신경은 반대편으로 교차해서 시상에 이르게 된다.

말이집(myelin)은 단백질과 인지질의 복합체로 신경섬유를 둘러싸는 수초(sheath)를 형성하여 신경자극 전도를 빠르게 한다.

후주체계에서는 피부와 관절에서 시작되어 척수 후근신경절로 전달되는 감각인 **진동감각**, **고유감각(proprioception)**, **운동감각(kinesthesia)**과 세밀한 구분이 가능한 미세촉각을 전달한다. 이들 섬유(굵은 섬유)는 연수에서 2차 감각신경과 시냅스를 이룬다. 2차 감각신경에서 출발한 섬유는 연수에서 반대편으로 교차하여 시상으로 연결된다. 고유감각은 신체 각 부위의 위치와 움직임에 대한 감각이며, 이동하는 데 필요하다. 운동감각은 움직임의 감각을 의미한다.

임상 팁

당뇨병 환자에게 얇은 섬유의 신경병증이 있으면 날카롭고 타는 듯하거나 쿡쿡 쑤시는 발 통증을 호소하는 반면, 굵은 섬유의 신경병증에서는 무디고 저린 감각이나 아무런 감각이 없다고 호소한다.

시상에서는 통각, 냉각, 유쾌감, 불쾌감 등의 전반적인 감각의 질적 측면이 인지되지만, 세밀한 구분은 이루어지지 않는다. 완전한 지각을 위해서는 3차 감각신경들이 시상으로부터 대뇌의 **감각피질**로 흥분을 전달해야 한다. 감각피질에서 자극들은 국소화되고 보다 자세하게 구별된다.

감각로에 발생하는 여러 병변은 위치에 따라 서로 다른 종류의 감각소실을 유발한다. 감각 소실의 양상들은 동반된 운동 증상들과 더불어 어느 위치에 병변이 있는지를 추측할 수 있게 한다. 대뇌 감각피질영역의 병변은 통각, 촉각, 위치감각에 대한 지각소실을 일으키지는 않지만, 세밀한 구별은 불가능해진다. 따라서 이러한 병변이 있는 환자는 사물의 크기, 형태, 표면을 알 수 없게 되어 그것이 무엇인지 식별하지 못하게 된다. 다른 감각들은 유지되고 위치감각과 진동감각만 소실되었다면 질병이 척수후주에 있음을 짐작할 수 있다. 만약 허리 이하로 모든 감각의 소실과 하지마비, 심부건반사 항진을 보인다면, 척수절단이 있음을 시사한다. 척수에 부분적인 손상이 있더라도, 신체의 한쪽 부분에서 발생한 흥분이 척수의 양측으로 전달되기 때문에 거칠고 가벼운 촉각은 종종 유지된다.

피부분절(dermatome)은 1개의 척수신경후근(감각)에 의해서 지배되는 피부영역이다. 피부분절에 대한 지식과 검사는 척수 분절에 병소를 국소화하는 데 도움이 된다. **피부분절 그림은** Figure 19-27, 28을 참조한다.

5) 척수반사: 근신장반사와 심부건반사

슬개반사는 가장 흔한 근신장반사 또는 단일시냅스반사이다.

근신장반사(muscle stretch reflex)는 단일시냅스(monosynaptic)반사로서, 하나의 감각신경원이 하나의 운동신경원과 시냅스를 이루어 정보를 전달하는 단순한 반사이다. 단일시냅스반사는 근육방추(muscle spindles)에서 신경자극을 통해 근육의 길이를 조절한다. 알파 운동신경원은 근육신장에 저항하기 위해 근육수축을 일으키고 감마 운동신경원은 근육 긴장(tension)과 민감도(sensitivity)를 조절한다. 근신장반사는 골격근에서 흔하고, 자세와 균형을 유지하는 데 중요하다.

심부건반사(deep tendon reflex, DRT), 또는 골지건반사(Golgi tendon reflex)는 다중시냅스반사로, 근긴장도 증가에 반응하여 근육이 이완되고 길어질 수 있도록 하기 위해 두 개 이상의 시냅스를 통해 감각신경원에서 운동신경원으로 정보를 전달한다. 반사는 근수축이 너무 강해져서 건이 찢어지지 않도록 근육의 긴장을 조절한다. 심부건반사를 통한 움직임의 조절은 조직을 손상되지 않게 보호하기 위한 중요한 역할을 한다.

근신장반사와 심부건반사는 일부 신전근과 건 부위를 가볍게 툭 치면 유발된다. 반사가 발생하기 위해선 반사궁의 모든 요소(감각신경섬유, 척수 시냅스, 운동신경섬유, 운동근접합부, 운동섬유)에 손상이 없어야 한다. 건을 빠르게 치면 약간 신전된 근육에 있는 특수한 감각섬유가 자극되어 말초신경을 거쳐 척수로 가는 흥분을 유발하게 된다. 자극된 감각섬유는 동일한 근육을 지배하는 전각세포와 직접 시냅스한다. 흥분이 신경근 접합부를 지나게 되면 근육은 갑자기 수축하게 되고 반사가 일어난다.

각 심부건반사는 감각, 운동섬유와 더불어 특정 수준의 척수분절에서 일어나므로 비정상적인 반사는 병리적인 병변을 국소화하는 데 도움을 준다. 따라서 심부건반사가 일어나는 분절의 수준을 알아둘 필요가 있다(**TABLE 19-2**). 발목에서 삼두근에 이르기까지 순서대로 S1–L2, 3, 4–C5, 6, 7로 쉽게 기억할 수 있다.

종종 모든 반사를 심부건반사로 언급하기도 한다.

TABLE 19–2 심부건반사(DTRs)/근신장반사

반사	척수분절
발목반사(ankle or Achilles reflex)	천수 1번(S1)
슬개반사(무릎반사, knee or patellar reflex)	요수 2, 3, 4번(L2, 3, 4)
상완요골근반사(회외근반사, supinator or brachioradialis reflex)	경수 5, 6번(C5, 6)
이두근반사(두갈래근반사, biceps reflex)	경수 5, 6번(C5, 6)
삼두근반사(세갈래근반사, triceps reflex)	경수 6, 7번(C6, 7)

반사는 근육뿐 아니라 피부 자극에 의해서도 유발될 수 있다. 예를 들면 배꼽 주변의 복부를 긁으면 T10과 관련이 있는 부위에 국소화된 근수축이 유발된다. 이러한 표재성 반사와 담당하는 척수분절은 다음과 같다(**TABLE 19-3**).

TABLE 19–3 표재성 반사

반사	척수분절
복부반사; 상부(abdominal reflexes; upper)	흉수 8, 9, 10번(T8, 9, 10)
복부반사; 하부(abdominal reflexes; lower)	흉수 10, 11, 12번(T10, 11, 12)
고환거근반사(고환올림근반사, cremasteric reflex)	요수 1, 2번(L1, 2)
발바닥반사(plantar response)	요수 5번, 천수 1번(L5, S1)
항문반사(anal reflex)	천수 2, 3, 4번(S2, 3, 4)

2. 건강력

신경학적인 질환의 가장 흔한 2가지 증상은 두통과 어지러움이다. 이 증상에 관한 추가적인 신경학적 병력과 관련된 증상은 **BOX 19-2**와 같다.

TABLE 9-1, 9-2를 참조한다.

BOX 19-2 주증상

- 두통
- 두부 손상
- 어지러움 또는 현훈
- 전신적, 근위부 또는 원위부 허약
- 무감각, 이상감각 또는 감각소실
- 기절, 실신, 실신 유사 증상
- 발작
- 진전 또는 불수의적 운동

1) 두통

두통은 양성에서부터 생명을 위협하는 것까지 다양한 원인이 있으므로, 항상 철저하게 사정해야 한다. 지주막하출혈(거미막밑출혈, subarachnoid hemorrhage), 수막염(meningitis) 또는 종괴(mass) 같은 신경학적 원인은 특히 위험하다. 따라서 두통 관련 건강력 수집과 검사결과를 확인할 때는 세심한 주의가 필요하다.

임상 팁

원발성 두통에는 편두통, 군집두통, 삼차자율신경두통(trigeminal autonomic cephalgias)이 있고, 이차성 두통은 잠재된 구조적, 전신적 또는 감염성 원인에서 비롯되고 생명을 위협할 수도 있다.

두통의 시작시기, 위치, 지속시간, 강도, 시력변화, 쇠약, 감각소실 등과 같은 동반증상에 대하여 질문해야 한다. 두통이 기침, 재채기, 갑작스런 머리 움직임 등과 같은 두개내압을 상승시키는 활동에 의해서 영향을 받는지에 대해서도 물어야 한다. 발열, 경부경직, 귀, 부비동, 인두염증 등 수막염을 의심할 만한 증상이 있는지 확인한다.

지주막하출혈은 "일생 중 가장 심한 두통"으로 표현된다. 심한 두통과 경직은 수막염을 동반한다.

뇌종양이나 뇌농양과 같은 병소가 있을 때, 기침, 재채기로 인해 동일한 부위에서 둔탁한 두통이 증가한다.

환자들이 편두통(migraine)이라 표현하는 비특이적 증상이 있다면, 특히 경구피임약을 먹는 여성에서는 뇌졸중을 의심할 수도 있다.

임상 팁

편두통은 전조증상이 선행될 수 있으며, 다음의 5가지 'POUND' 중 3가지 이상이면 편두통일 가능성이 높다. 박동성(Pulsatile); 하루기간(one-day duration), 치료하지 않거나 치료가 불완전할 경우 치료하지 않으면 4~72시간 이상 지속; 한쪽(Unilateral); 오심(Nausea) 또는 구토; 일상 활동이 불가능할 정도(Disabling)로 심함

50세 이후에 두통이 발병했고, '천둥소리처럼' 갑작스럽게 나타났다면 발열과 경부경직과 같은 동반증상이 있는지 확인한다. 시신경유두부종(papilledema)과 국소 신경학적 증상이 있는지도 검진한다.

2) 어지러움 또는 현훈

어지러움(dizziness)은 흔하고 막연한 증상이나, 다양한 의미를 가지고 있으므로 먼저 환자가 경험하는 증상이 무엇인지를 병력과 신체검진을 통해 정확하게 파악하는 것이 필요하다.

환자가 기절할 것 같거나 넘어지거나 의식을 잃었는가? 또는 불안정하고 균형을 잃었는가?

또는 주변이 빙글빙글 도는 느낌이 드는 진성현훈(true vertigo) 증상이 있는가? 만약 진성현훈이라면, 증상이 진행된 경과를 확인하여 말초전정질환의 유형을 구별하도록 한다.

가벼운 두통, 다리에 힘이 빠지거나 쓰러질 것 같은 느낌은 미주신경 자극이나 체위성 저혈압, 부정맥, 또는 혈압약이나 기타 약물로 인한 부작용일 수 있다.

현훈(현기증, vertigo)은 종종 전정기관의 장애로 나타나는데, 대개 **양성 돌발성 현훈**, **미로염**(labyrinthitis)이나 **메니에르병**과 같은 내이의 문제와 관련되는 경우가 흔하다.

어지럼증과 현훈은 TABLE 12-1을 참조한다.

환자가 경험하는 어지러움이나 현훈을 감별하기 위해 구조화된 주관적 질문이 중요하다. 먼저 "어지러운 느낌에 대해서 이야기 해보세요."와 같은 개방형 질문으로 시작한 다음, 아래와 같은 "OLD CART" 질문으로 구체적인 증상과 징후를 확인한다.

발병시기(O)
- 어지러운 증상은 언제 시작되었나요?

부위(L)
- 머리의 어느 부위에서 어지러움이 발생하나요?

기간(D)
- 얼마나 자주 발생하나요?
- 얼마나 지속되나요?
- 어지러움이 생겼다가 다시 사라지기도 하나요?

특성(C)
- 어떤 느낌이 드나요?
- 방이 빙빙 도는 것 같나요?
- 당신이 도는 느낌인가요?
- 방이 회전하는 느낌인가요?
- 어지럽나요?
- 기절할 것 같나요?

동반증상과 징후(A)
- 어지러울 때 다른 이상증상을 같이 경험하나요?
- 하나의 물체가 2개로 보이거나 그림자가 생겨 이중으로 보이는 증상(복시, diplopia)이 있나요?
- 울렁거리고 미식거리는 느낌(오심)이 있나요?
- 말하는 데 어려움을 겪나요(구음장애)?
- 균형을 잡거나 걷는 데 어려움이 있나요(운동실조)?

만약 물체가 두 개로 보이거나(복시), **구음장애**(dysarthria), 또는 보행이나 균형 잡기 어려움(운동실조) 같은 국소적 증상이나 징후가 있다면, 중추성 원인에 의한 현훈인지 조사해야 한다.

복시, 구음장애, 운동실조는 뇌기저부의 일과성허혈발작(transient ischemic attacks, TIA)이나 뇌졸중에서 발생할 수 있다. TABLE 19-2를 참조한다.

완화요인(R)

- 어지러움을 줄이거나 사라지게 하는 방법이 있나요?
- 어떻게 할 때 좀 더 편해지나요?

치료(T)

- 어지러움을 줄이기 위한 약을 복용한 적이 있나요?
- 보완대체요법(아로마, 추나요법, 침 등)을 사용한 적이 있나요?
- 의사와 상의한 적이 있나요?

3) 허약

허약(weakness)은 흔한 증상이지만 여러 가지 원인에 의해 나타날 수 있으므로 주의를 기울일 필요가 있다. 환자가 "기운이 없네요."라고 하는 것이 피곤한 것인지, 무기력한 것인지, 졸린 것인지, 정말 힘이 없는 것인지 감별해야 한다. 진짜 운동성 쇠약은 중추신경계, 말초신경, 신경근접합부 또는 근육이상으로 나타날 수 있다. 발생경과와 쇠약부위는 밀접한 관계가 있다. 발병이 갑작스러운지, 점진적인지, 또는 만성적이고 긴 시간에 걸쳐 진행된 것인지 파악한다.

임상 팁

갑자기 발생한 운동기능과 감각기능 상실은 일과성허혈발작과 뇌졸중에서 발생할 수 있다. 하지에서 서서히 시작하는 허약은 길랑-바레증후군(Guillain-Barre syndrome)이 의심된다. 만성적이고 점진적으로 발생하는 하지 허약은 원발성 및 전이성 척수종양에서 나타날 수 있다.

OLD CART를 사용하여 더 깊이있게 탐색한다.

발병시기(O)

- 허약이 언제 시작됐나요?
- 서서히 아니면 갑자기 시작됐나요?

부위(L)

- 어느 부위에서 허약을 경험하나요?
- 한쪽만 또는 양쪽 모두 그런 가요?
- 어떤 동작에 영향을 받나요?

현기증이 없는 허약인 경우 약해진 부분이 근위부인지 원위부인지 구분하도록 한다.

- **근위부:** 어깨나 골반과 같은 부분
- **원위부:** 손이나 발
- **대칭적:** 몸의 양쪽이 같음
- **비대칭적:** 허약의 유형에는 얼굴이나 팔다리의 일부분만 쇠약; 한쪽 사지만 허약한 홑사지마비(monoparesis); 양쪽 다리가 허약한 하반신부전마비(paraparesis); 몸의 한쪽만 허약한 편측부전마비(hemiparesis)가 포함된다.

근위부 사지의 쇠약은, 감각이 대칭적으로 정상일 때, 알코올과 글루코코르티코이드와 같은 약물로 인한 근육병과 다발성근염, 그리고 피부근염과 같은 염증성 질환에서 발생한다. 신경근접합부 장애인 중증근무력증(myasthenia gravis)일 경우에는 특징적으로 근위부 비대칭적인 쇠약이 있으며, 활동 시(피로할 때) 더 심해지고, 복시, 안검하수, 구음장애, 연하곤란 같은 연수증상(bulbar symptom)이 흔하다.

기간(D)

- 점차 진행되고 있나요? 어떻게 진행되나요?
- 어느 정도 지속되나요?
- 허약이 사라지나요?
- 생겼다가 다시 사라지기도 하나요?

특성(C)

- **근위부 허약**
  - 높은 선반에 있는 물건에 닿을 수 있나요?
  - 의자에서 스스로 일어설 수 있나요?
  - 머리를 빗을 때 느낌이 어떤가요?
  - 계단을 올라갈 수 있나요? 얼마나 올라갈 수 있나요?
  - 동작을 여러 번 반복하면 허약이 더 심해지나요?
  - 휴식을 취하면 좋아지나요?
- **팔 원위부 허약**
  - 손의 움직임에 변화가 있나요?
  - 병이나 캔을 여는 데 어려움이 있나요?
  - 가위, 드라이버 등을 사용하는 데 문제가 있나요?
- **다리 원위부 허약**
  - 자신의 발에 걸려 넘어진 적이 있나요?

동반증상과 징후(A)

- 허약이 발생할 때 어떤 감각이 느껴지나요?
- 더 이상 하지 못하는 활동이 있나요? 또는 도움이 필요한 활동은?
- 허약이 있을 때 같이 나타나는 다른 증상이 있나요?
  - 오심/구토
  - 두통
  - 복시
  - 연하곤란
  - 어눌한 말
  - 발적
  - 최근에 약을 바꾼 적이 있나요?

완화요인(R)

- 허약을 완화해주는 요인이 있나요?
- 무엇이 허약을 완화해 주나요?
  - 휴식
  - 카페인
  - 운동
- 잠을 더 자거나 휴식을 더 많이 취하고 있나요?

치료(T)

- 허약을 완화하기 위하여 어떤 약을 복용했나요?
- 허약과 관련하여 의사와 상의한 적이 있나요?

4) 감각의 변화 또는 감각상실

무감각(numbness)을 호소하면 좀 더 자세히 물어본다. 콕콕 찌르는 것 같은 아리고 얼얼한 느낌(tingling)이 드는 것을 감각이상(paresthesia)이라고 한다. 이는 신경이 압박되는 팔이나 다리가 움직여지지 않을 때 흔히 나타나는 것으로 얼얼함, 따끔따끔함, 온감, 냉감, 압박감으로 표현된다.

TABLE 18-3, 18-4를 참조한다.

감각이상(dysesthesias)은 어떤 자극에 대한 반응에 있어 왜곡된 감각을 말하며, 자극 자체보다 더 오래 지속될 수 있다. 예를 들면, 가벼운 접촉이나 바늘에 찔린 정도를 심하고 불쾌한, 타들어가는 또는 얼얼한 느낌으로 지각할 수 있다.

통증(pain)은 신경학적 원인으로도 발생할 수 있는데, 대개는 머리, 목, 근골격계에서 통증이 나타난다.

임상 팁

감각변화는 다음과 같이 여러 수준에서 발생할 수 있다. 정중, 척골 또는 요골신경의 압박이나 포착(entrapment) 시 손의 무감각; 척추뼈 돌기나 추간판탈출로 인한 신경근 압박으로 피부분절성 감각소실; 뇌졸중이나 다발성경화증에 인한 중추성 병변. 당뇨병 등으로 인한 감각성 신경병증이 있을 경우 작열통(burning pain)을 경험한다.

환자가 감각변화가 있다고 한다면 OLD CART를 사용하여 깊이 있게 질문한다.

발병시기(O)
- 언제 시작되었나요?

부위(L)
- 몸의 어느 부위에 감각의 변화/상실이 있나요?

기간(D)
- 얼마나 되었나요? 지속적인가요? 생겼다가 다시 사라지기도 하나요?

특성(C)
- 어떤 느낌인지 설명해보세요.
  - 바늘로 콕콕 찌르는 느낌, 얼얼함, 따끔거림, 압박감, 온감, 냉감, 작열감 등

동반증상과 징후(A)
- 다른 이상(시각변화, 먹는 데 어려움 등)도 같이 경험하나요?

완화요인(R)
- 어떨 때 조금이라도 나아지나요?

치료(T)
- 새로 시도한 치료법이나 복용하는 약이 있나요?, 결과는 어땠나요?

5) 실신전증상과 실신

환자가 기절하거나 정신을 잃었다면 적절한 관리와 입원이 필요할 수 있으므로 세심한 병력조사가 필요하다. **실신**(syncope)이나 실신전증상(near-syncope)을 경험한 적이 있는지부터 확인한다. 실신의 경우 뇌 전체의 일시적 관류저하로 의식을 잃고 자세 긴장도가 상실된다. 실신전증상은 현기증이 나거나 힘이 빠지는 것을 느끼지만, 실제적인 의식상실은 없다. 실신이 더 심각한 증상이다. 실신의 원인으로는, 미주신경성실신(vasovagal syncope), 기립성맥박증후군, 경동맥동실신, 체위성

저혈압 같은 '신경심장성(neuro cardiogenic)' 실신과, 심실성 빈맥 및 서맥과 같은 부정맥을 초래하는 심장질환이 있다. 뇌 양쪽 반구가 모두 침범되는 경우가 아니라면 뇌졸중이나 지주막하출혈이 실신의 원인인 경우는 거의 없다. 실신이나 실신전 증상을 경험한 경우 다음을 질문한다.

- 무엇 때문에 실신/실신전증상이 초래되었나요?
- 어떤 경고 증상이 있었나요?
- 당시 서 있었나요, 앉아 있었나요, 누워 있었나요?
- 얼마나 오래 지속됐나요?
- 의식이 상실될 때 또는 의식이 돌아올 때 사람들의 목소리가 들렸나요?
- 얼마나 빠르게 의식이 회복되었나요?
- 시작하고 끝나는 것이 빨랐나요, 아니면 느렸나요?

만일 기절이나 실신전증상을 목격한 사람이 있으면 다음의 내용을 질문한다.

- 의식상실이 있기 전, 중, 후에 환자가 어떻게 보였나요?
- 사지에 경련과 유사한 움직임이 관찰되었나요?
- 소변이나 대변의 실금이 있었나요?
- 사건 후 완전히 깨어나지 못했거나 기억장애가 있었나요?

미주신경성 실신은 실신의 가장 흔한 원인으로, 무섭거나 불쾌한 사건에 의해 유발되어 오심, 발한, 창백함 등의 전구증상이 발생한 후 미주신경성 저혈압이 나타나는데, 천천히 시작되고 천천히 사라지는 특성이 있다. 부정맥에 의한 실신은 종종 갑자기 나타났다가 갑자기 사라지는데, 대뇌관류의 상실 및 회복을 반영한다.

6) 발작

발작(seizure)은 대뇌 피질 및 내부의 구조에서 갑작스럽게 과도한 전기적인 방전이 발생하여 유발된다. 발작은 여러 형태로 나타날 수 있다(**TABLE 19-4**). 발작의 형태에 따라서 의식상실이 있을 수도 있고 없을 수도 있다. 일부 발작에서는 이상한 느낌, 이상한 생각의 흐름, 이상한 운동이나 이상한 냄새 등이 동반될 수 있다. "발작이나 의식소실, 또는 경련 등과 같은 사건이 한 번이라도 있었나요?"라는 질문으로 문진을 시작할 수 있다.

TABLE 19-4 발작장애

국제뇌전증퇴치연맹(The International League Against Epilepsy, ILAE)은 2017년 발작을 재분류했다. 일부 발작은 전신발작에서 국소발작으로 재분류되었다. 전신발작 유형에는 발병을 결정할 수 없는 발작의 유형을 분류하기 위해 '알 수 없음(unknown)'의 분류를 추가하였다. ILAE는 장애의 재분류와 용어의 재정의를 통해 보다 과학적으로 이해할 수 있도록 하였다. ILAE위원회의 보고서를 참조하면 복잡한 재분류 체계의 분류와 용어를 더 깊이있게 탐색할 수 있다. 아래의 표에는 기본개념만 제시되어 있다.

국소발작

국소발작(focal seizures)은 한쪽 대뇌반구 일부분에서 신경 흥분이 시작되는 것을 의미한다. 한 군데로 국한되어 있거나 좀 더 광범위하게 퍼질 수도 있다. 국소발작은 피질하구조에서 발생할 수도 있다. 각각의 발작유형은 발작 시작부위가 동일하며 반대측 대뇌반구가 포함되는 특이적 확산양상을 가지기도 한다. 그러나 어떤 경우에는 한 가지 이상의 신경망이 작동하여, 한 가지 이상의 발작양상을 보이지만, 각각의 발작양상은 발작 시작부위가 같다.

유형	임상증상	발작 후 상태
의식 소실 없는 국소발작 (focal seizures)	손, 발, 얼굴 등 한쪽 신체 일부에서 시작하여 다른 부위로 확대되는 불수의적 움직임. 정서, 시력, 다른 감각(맛, 냄새, 느낌, 소리)들의 변화가 있을 수 있음. 찌르는, 번쩍거리는, 어지러움이나 현기증 같은 재미있는 느낌.	의식은 정상

주관적 감각이나 정신적 현상이 있는 국소발작 (focal seizures with subjective sensory or psychic phenomena)	발작은 자동적으로, 또는 정신 증상과 함께, 또는 없이 시작될 수 있다. 의식이 소실되고 혼돈을 보임. 씹기, 입술 때리기, 걸어 다니기, 옷 단추 풀기 등 자동화 동작, 또한 운전 같은 더 복잡한 행동. 부분발작이 전신발작으로 되면서 간대성발작(tonic-clonic seizures)과 유사해짐. 환자는 국소 발작 시작을 기억하기 어려우며, 관찰자도 이를 간과할 수 있음.	의식은 정상
의식장애 동반한 국소발작 (focal seizure with impaired awareness)	의식이 소실되고 환자는 혼돈스러워 보이며, 허공을 응시함. 자동증은 자동 운동행동(씹기, 입술 씹기, 걷기, 단추 풀기, 그리고 운전 같은 좀 더 복합적이고 기술적인 행동 등).	환자는 처음 시작된 자동행동이나 정신증상(전조[aura]로 통용됨)을 기억할 수 있으나 발작 후의 것은 잊어버림. 일시적 혼돈과 두통이 나타날 수 있음.

전신발작

전신발작(generalized seizure)은 뇌의 모든 영역이 관련되며, 발작이 시작되는 위치가 항상 같지는 같다. 전신발작은 몸의 비정상적인 움직임으로 시작될 수도 있고, 의식소실로 시작할 수도 있고, 또는 두가지 증상이 동시에 나타날 수도 있다. 30세 이후에 강직-간대성발작이 시작되었다면, 부분발작이 전신으로 진행된 형태이거나 독성 또는 대사성 장애로 인한 전신발작일 가능성이 있다. 독성, 대상성 문제로 인한 발작은 알콜 금단증상이나 다른 진정약물(sedative drugs), 요독증, 저혈당, 고혈당, 나트륨결핍증, 세균성뇌막염 등에서 기인된다.

유형	임상증상	발작 후 상태
전신발작 (generalized seizure)	갑자기, 보통 고함을 지르면서 의식을 잃고, 몸이 강직되어 쭉 뻗으면서 뻣뻣해짐. 호흡이 멈추고 청색증이 됨. 주기적인 근육 수축이 나타나는 clonic 단계가 이어짐. 호흡이 다시 시작되고 종종 과도한 타액분비가 나타남. 이때 부상, 혀 깨물기, 요실금이 동반될 수 있음. 아주 짧은 의식이 소실되는 발작 양상은 순간적으로 눈을 깜박거리거나 멍한 표정, 또는 입술과 손에 비정상적 움직임이 있지만 넘어지지는 않음. 이 경우는 두 가지로 분류되는데, 전형적 결신발작(typical absence)의 경우 10초 미만으로 갑자기 하던 행동을 멈춤. 비전형적 결신발작(atypical absence)은 10초 이상 지속될 수 있음.	무반응, 혼란, 겁먹음, 매우 피곤, 아픔.
강직-간대성 발작 (이전에 대발작 grand mal seizures로 불림)	발작 초기부터 갑자기 정신을 잃고, 호흡곤란, 청색증, 고함 등이 나타나면서 전신이 뻣뻣해지고 눈동자와 고개가 한 쪽으로 돌아가는 강직 현상이 나타남. 강직이 일정 시간 지속된 후 팔, 다리가 규칙적으로 떨리는 간대성 운동이 나타나며 입에서 침과 거품이 나오고, 턱의 간대성 발작 때 혀를 깨물기도 함. 발작 중에 소변이나 대변을 지리기도 함.	혼돈, 졸림, 피로, 두통, 근육통, 때로 양쪽 신경 장애(반사항진, 바빈스키 반사 등)가 일시적으로 있음. 발작과 전조를 기억하지 못함.
결신발작 (absence)	아무런 경고나 전조 증상 없이 갑자기 하던 행동을 멈추고 멍하게 앞이나 위를 바라보거나 고개를 푹 수그리는 모습을 보이기도 함. 이 발작은 대개 5~10초 이내에 끝남.	전조를 기억하지 못함. 이전에 소발작(Petit mal)으로 불림. 결신발작은 바로 정상으로 회복됨; 비전형적 결신발작 시엔 발작 후 혼돈을 보이기도 함
근간대성 발작 (myoclonic)	강도와 빈도가 다양함; 신체의 일부나 전체에서 깜짝 놀래는 듯한 불규칙한 근육 수축이 아주 짧은 시간 동안에 나타남	다양함.

무긴장발작(Atonic, drop attack)	갑자기 근육에 힘이 빠지면서 넘어지는 형태.	빠르게 정상으로 회복 또는 발작 후 짧은 혼돈
강직발작(Tonic)	팔, 다리, 몸통이 경직. 넘어질 수 있음.	
간대발작(Clonic)	갑자기 경련, 리드미컬한 근육 운동, 대개 얼굴, 목, 팔. 간혹 눈꺼풀이나 입 주위가 경미하게 떨림.	

*짧은 강직간대발작과 유사한 열성경련(febrile convulsion)은 유아기나 아동기에 발생한다. 보통 발작성 질환과는 관계없는 것이지만 간혹 발작성 질환의 첫 증상일 수 있다.

급성 증후성 발작(acute symptomatic seizures)의 흔한 원인으로는 뇌전증; 두부외상; 알코올, 코카인 및 기타 약물; 알코올, benzodiazepines, barbiturates 금단증상; 저혈당, 고혈당, 저칼슘증 또는 저나트륨증과 같은 대사성 문제; 급성 뇌졸중; 수막염이나 뇌염 등이 있다.

ictus는 갑작스럽게 발생하는 발작, 사건이나 뇌졸중을 말하며, postictal 은 이러한 ictus 후 의식이 없는 상태를 말함

강직-간대성 움직임(Tonic-clonic motor activity), 요실금 또는 변실금, 발작 후 상태(postictal state)가 존재한다면 전신발작을 암시한다. 강직간대발작은 뇌 양쪽이 동시에 장애를 일으킨다. 두 단계로 나뉘는데, 강직(tonic)시기에는 근육이 뻣뻣해지고 의식이 없으며 넘어지기도 한다. 간대(clonic) 시기에는 근육이 빠르게 수축해서 경련을 일으킨다. 발작 중에 혀를 깨물거나 팔다리에 타박상 같은 손상이 동반될 수 있다. 환자가 발작에 대한 경험이 있다면 아래와 같이 질문한다.

발병시기(O)
- 몇 살 때 첫 발작이 나타났나요?
- 마지막 발작은 언제였나요?
- 발작의 빈도에 변화가 있었나요?

부위(L)
- 발작을 하면 의식을 잃게 되나요?
- 발작이 몸 전체에 영향을 미치나요?

기간(D)

발작을 얼마나 자주 하나요?

발작은 얼마 동안 지속되나요?

특성(C)
- 발작 유발요인이나 경고증상이 있나요?
- 발작이 있는 동안 어떤 행동이나 감정을 경험하나요?
- 발작이 끝난 후 어떤 일이 발생하나요? 어떤 느낌인가요?

동반증상과 징후(A)
- 발작의 원인은 무엇인가요?
- 발작과 관련이 있을 만한 두부손상 혹은 다른 상황이 있었나요?

완화요인(R)
- 발작을 멈추기 위한 방법은 무엇인가요?
- 실제 발작 혹은 발작 후 기간 동안 증상을 경감할 수 있는 방법은 무엇인가요?

치료(T)
- 현재 복용하고 있는 약물은 무엇인가요?
- 이전에 복용했던 약물이 있나요? 있다면, 무엇인가요?

- 당신의 투약과 건강상태를 누가 모니터하고 있나요?

7) 진전

진전(떨림, tremors)과 **불수의적 운동**은 다른 신경학적 증상과 동반될 수도 있고 단독으로 발생할 수도 있다. 대상자에게 자신의 의지대로 조절되지 않는 떨림, 흔들리는 증상이나 신체의 움직임에 대하여 질문한다(TABLE 19-5).

파킨슨병(Parkinson disease)에서는 낮은 강도의 일측성 안정 시 진전(resting tremor), 강직(rigidity), 운동완만(bradykinesia)가 관찰된다. **수전증**(본태떨림, essential tremor)에서는 팔다리를 움직이고 자세를 유지할 때 높은 강도의 양측 상지의 떨림이 나타나고, 쉬면 가라앉는다. 머리, 목소리, 다리 떨림 또한 나타날 수 있다.

파킨슨병과는 달리 하지불안증후군(restless leg syndrome)은 특히 밤에 다리의 불편을 호소하는데 쉬고 있으면 악화되고 다리를 움직이면 호전된다.

하지불안증후군의 원인들로는 임신, 신장질환, 철결핍이 있다.

TABLE 19-5 진전과 불수의적 운동

진전(tremors): 주기성 떨림 운동으로, 안정 시, 자세성, 의도성으로 분류됨

안정(정지) 시 진전 [resting (static) tremors]
안정 시 심하고 운동 시 사라짐. 느리고 미세하며 파킨슨병에서는 알약을 굴리는 모습 같은 환약조제양진전(pill rolling tremor)을 보임

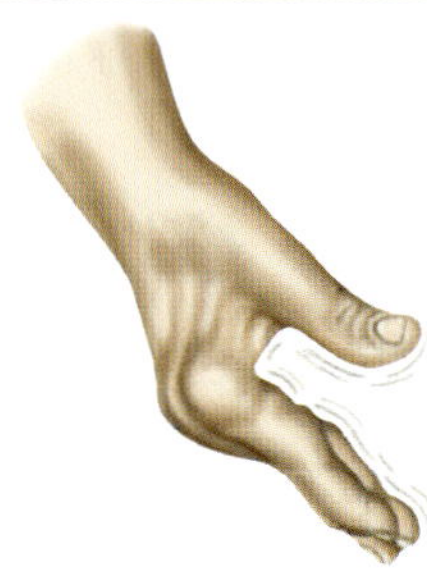

자세성 진전 [postural (action) tremors]
자세유지 시 나타남. 갑상선기능항진증, 불안, 피로, 양성 본태성 진전에서의 미세하고 빠른 떨림(약간의 가족력 있음). 의도적 행동 시 악화됨

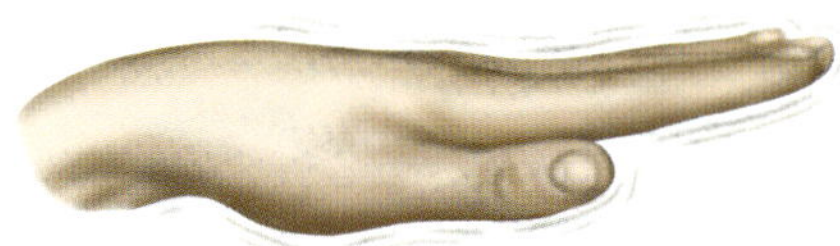

의도성 진전(intention tremors)
안정 시 진전이 사라지고, 목표물에 가까워질 때 심해짐. 다발성경화증 등의 소뇌경로 손상 시 나타남

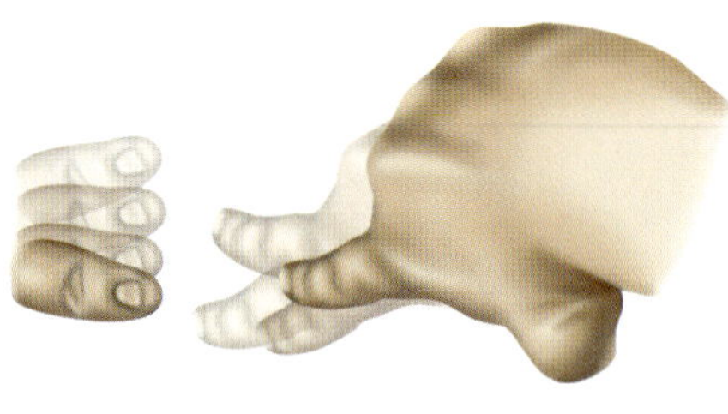

구강-안면 이상운동증(oral-facial dyskinesias)
규칙적, 반복적, 기괴한 움직임이 얼굴, 입, 턱, 혀에 주로 나타나는 것을 말함: 얼굴 찡그림, 입술과 혀의 돌출, 입을 여닫음, 턱의 일그러짐. 페노티아진(phenothiazines)과 같은 향정신성 약물, 지연운동이상증에서 나타날 수 있음. 또한 장기간 지속되는 정신증 환자, 일부 치아가 없는 노인에서 발생할 수 있음

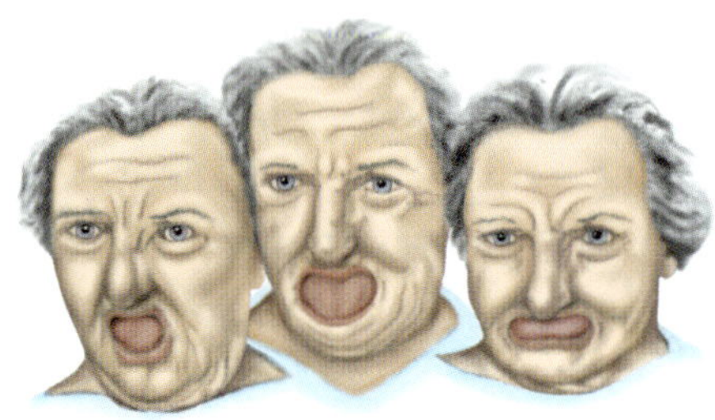

틱(tics)

반복적으로 눈을 깜박이거나 얼굴을 찡그리고 어깨를 흔드는 등의 짧고 반복적인 협조성 운동으로, 불규칙한 간격으로 발생한다. 반복적인 윙크, 얼굴 찡그림, 어깨 움츠리기 등을 예로 들 수 있다. 원인은 뚜렛증후군(Tourette syndrome), 약물복용(페노티아진과 암페타민) 등이다.

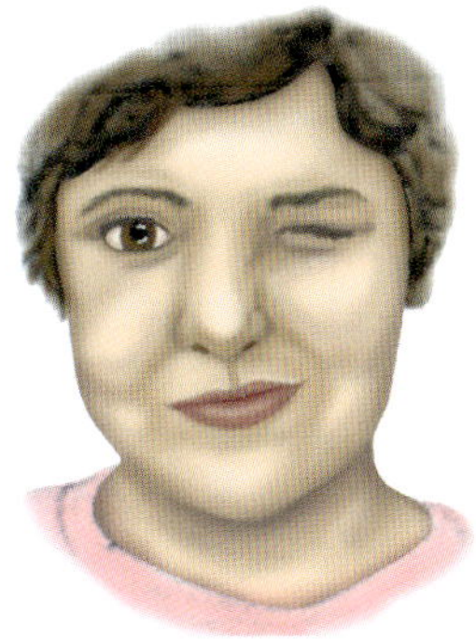

근긴장이상(dystonia)

무정위운동과 다소 유사하지만, 몸의 넓은 부위에 나타날 수 있고 기괴하고 뒤틀린 자세가 나타난다. 원인은 강직성 사경, 페노티아진 등의 약물, 일차성 비틀림 근긴장이상 등이다.

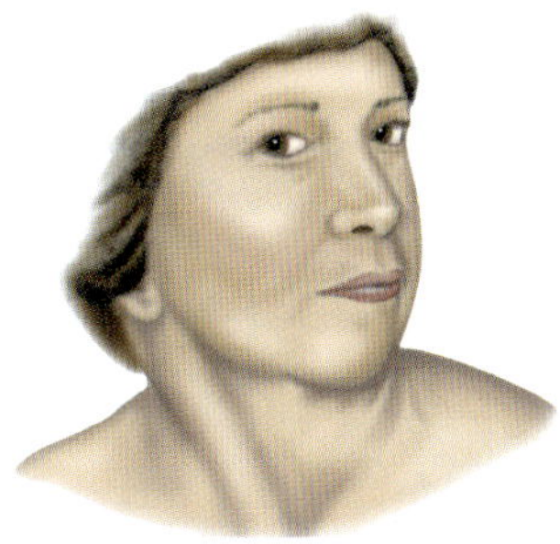

무정위운동(athetosis)

느리고 뒤트는 운동으로 진폭이 크다. 얼굴과 사지 말단부에 흔하고, 종종 강직과 함께 나타난다. 뇌성마비가 원인이다.

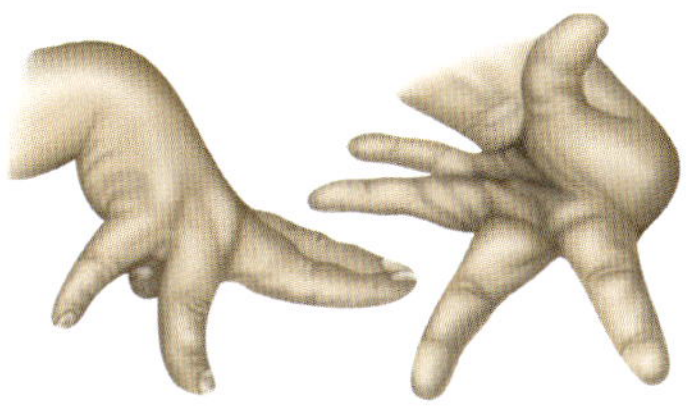

무도병(chorea)

짧고 빠르며 불규칙하고 예측 불가능한 운동으로, 안정 시에 나타나거나 정상 운동을 방해한다. 틱과 달리, 반복적이지 않고 얼굴, 머리, 손에 나타난다. 류마티스열과 동반되는 시덴함 무도병(Sydenham chorea)과 헌팅톤병(Huntington disease)이 원인이다.

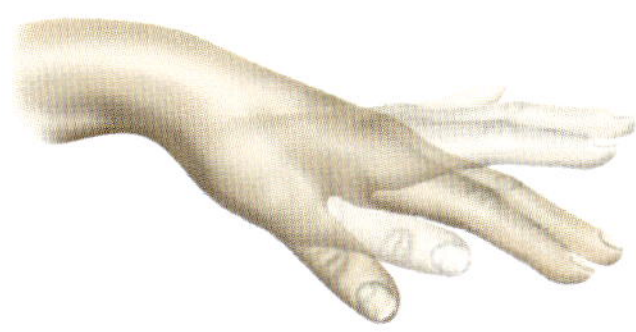

3. 신체검진

신경학적 검진을 위해서는 복잡한 검진기술과 임상적 추론이 요구된다. 우리는 이미 정신상태를 사정하는 원칙과 기법 그리고 신경계 검진의 핵심 요소에 대하여 학습하였다. [18장 정신상태]에서 언급한 바와 같이 환자의 정신상태는 섬망, 기억력장애, 다른 신경학적 상황에 대한 실마리를 제공해준다. 이 장을 학습하면서 항상 다음 3가지 질문을 기억한다.

- 정신상태가 정상인가?
- 좌우 검진결과가 대칭적인가?
- 결과가 비대칭적이거나 정상이 아니라면 병변이 뇌와 척수로 구성된 중추신경계에 위치하는가? 아니면 12쌍의 뇌신경, 척수신경, 말초신경으로 구성된 말초신경계에 위치하는가?

환자의 증상이나 징후는 신경계 침범부위를 반영한다.

준비물품

뇌신경검진

- 펜라이트
- 시력표
- 신문 또는 신문글씨 크기로 적힌 종이
- 검안경
- 면봉
- 설압자
- 후각 검사용 향(예: 바닐라, 계피, 커피, 레몬 주스, 비누)
- 장갑
- 음차

감각검사

- 촉각 검사용 물체(예: 동전, 종이클립)
- 음차
- 찬물과 더운물이 든 시험관
- 면봉

근신장반사/심부건검사

- 반사망치
- 설압자

주요 검진영역

- 정신상태(18장 정신상태 참조)
- 제1–12뇌신경
- 운동계: 조정, 보행과 기립, 또한 근력, 근육량과 강도(17장 근골격계 참조)
- 감각계: 통증, 온도, 위치와 진동, 가벼운 촉각, 식별감각
- 심부건반사, 복부와 발바닥반사

신경계 검사에 대한 비교적 광범위하고 실제적인 검진기법을 배울 것이다. 신경학적 검진의 세부적인 자세한 내용은 매우 광범위하다. 정상인 검진은 비교적 간단하지만, 이상소견이 발견되면 더욱 자세하고 광범위하게 검사가 이루어지게 된다. 신경과 전문의는 특정 상황에서 여러 가지 다른 검진 기법들을 사용하기도 한다. 전반적 사정을 실시하기 전에 검진내용을 '정신상태와 언어', '뇌신경', '운동기능', '감각기능', '반사'의 5가지 범주로 체계화하여 접근하는 것이 좋다. 만일 검진결과가 이상하면 중추성 장애인지 말초성 장애인지를 확인한다.

효율적인 사정을 위하여 신경학적 사정과 다른 신체기관 검진을 통합하여 시행한다. 즉, 면담을 통해서 환자의 정신상태와 언어를 평가하고 머리와 목을 검사하면서 뇌신경을 평가한다. 그리고 말초혈관계와 근골격계를 관찰하는 동안 팔다리에 신경학적 이상이 있는지를 관찰한다. 그러나 검진결과를 기록할 때에는 신경계를 분리하여 기록한다(**BOX 19-3**).

BOX 19-3 신경계 선별검사 지침

대상자가 신경계 증상을 호소하지 않더라도, 중대한 신경계 질환을 발견할 수 있도록 충분한 신경학적 선별검사를 모든 대상자에게 시행한다. 선별검사의 순서는 정해져 있지 않지만 최소한 정신상태, 뇌신경, 근력, 보행과 조정력, 감각과 반사활동에 관한 평가가 포함되어야 한다. 다음은 선별검사의 예이다.

정신상태
- 각성수준
- 반응의 적절성
- 시간과 장소에 대한 지남력
- 고유수용성감각

뇌신경
- 시력: 시야, 안저검사(funduscopic examination)
- 동공 빛반사
- 안구 운동
- 청력
- 안면 근력: 미소, 눈 감기

운동계
- 근력: 어깨 외전, 주관절 신전, 손목 신전, 손가락 외전, 고관절 굴곡, 무릎 굴곡, 발목 배굴
- 근육 부피와 근긴장도
- 보행: 자연스러운 걷기, 발뒤꿈치 걷기, 발가락 걷기, 일자 보행
- 조정력: 미세 손가락 운동, 손가락-코 검사, 발꿈치-정강이 검사

감각계
- 가벼운 촉각
- 통증/온도
- 고유수용성감각

반사
- 근신장반사/심부건반사
- 발바닥반사

주의: 환자의 병력이나 선별검진에서 신경계 질환이 의심스러우면 보다 완전한 신경계 검진을 실시해야 한다.

1) 뇌신경

뇌신경에 대한 검사는 다음과 같이 요약할 수 있다.

(1) 제1뇌신경: 후신경

후각은 환자에게 익숙하고 자극적이지 않은 향을 사용하여 검사한다. 먼저 각각의 코가 막히지 않았는지 확인하기 위하여 한쪽 코를 누르고 콧김을 내도록 요청한다. 그 다음 눈을 감게 한 후 한쪽 코를 막고 커피, 비누, 바닐라 등의 향을 다른 쪽 코에서 냄새 맡게 하고 무슨 냄새인지 식별하도록 한다. 제5뇌신경을 자극할 수 있는 암모니아 같은 해로운 냄새는 피한다. 다음 반대쪽 코에서 시행한다. 정상적인 경우 각각의 코에서 냄새를 지각하고 무엇인지 맞춘다.

후각의 소실은 부비동 문제, 두부손상, 흡연, 코로나 19, 노화, 코카인 사용, 파킨슨병에서도 나타날 수 있다.

(2) 제2뇌신경: 시신경

시력을 검사한다(10장 3. 신체검진 2) 시력검사 (1) 시력검사 참조).

검안경으로 안저를 관찰하고, 시신경유두 상태를 잘 확인한다(10장 3. 신체검진 3) 시신경유두 검진단계 및 **BOX 10-1**).

검진자가 환자와 마주 보고(대면법) 양쪽 시야를 검사한다(10장 3. 신체검진 2) 시력검사 (2) 주변시력 참조). **뇌졸중**(stroke) 환자의 동측반맹(같은쪽반맹, homonymous hemianopsia)과 같은 시야결손은 한쪽만 검사할 경우 발견하지 못할 수 있으므로 양눈을 한쪽씩 검사해야 한다.

시신경유두부종(papilledema)에서는 시신경유두가 볼록해지고 유두경계가 불분명하며, **시신경위축**(optic atrophy)에서는 창백해지고, **녹내장**(glaucoma)에서는 함몰이 커져 있다.

시야결손은 TABLE 10-2를 참조한다.

임상 팁

녹내장, 망막색전, 시신경염(시력손상)에서 나타나는 시신경교차 앞쪽 손상을 확인한다. 일반적으로 뇌하수체종양에서 시신경교차 손상으로 기인한 양측 측두성 반맹, 뇌졸중(시력정상)과 관련된 두정엽에 있는 시신경교차 후의 병소로 인한 동측반맹 또는 사분위맹(quadrantanopsia)을 체크한다.

(3) 제2, 3뇌신경: 시신경, 동안신경

동공의 크기와 모양을 관찰하고 양측을 비교한다. 동공부등증(Anisocoria)은 양쪽 동공지름의 차이가 0.3 mm–1 mm 이내인 생리적 부등은 건강한 사람의 최대 20%에서 나타날 수 있다. 빛에 대한 동공반응을 검사한다. 그러나 동맥류, 뇌종양 등 의학적 상태를 나타내는 것일 수 있다.

TABLE 10-6을 참조한다.

임상 팁

동공이 커진 상태로 빛에 반응이 없거나 동공부등이 빛 때문에 더 심해진다면, 비정상적인 동공 수축근 때문에 동공이 커진 것으로 제3뇌신경의 마비이다. 안검하수와 눈근육마비가 함께 나타나는 경우 의식이 있는 상태라면 두개 내 동맥류를, 혼수상태라면 천막을 통한 뇌탈출을 시사한다.

또한 동공수축(동공수축근), 눈모음반응(내직근), 수정체의 조절반응(섬모체근)을 검사하는 근접반응(10장 1. 구조와 기능 1) 눈의 구조 (3) 동공반응의 근접반응 참조)을 확인한다.

양쪽 동공이 빛에 반응하며 어두울 때 동공부등이 더 심해지는 것은, 비정상적인 동공 이완근 때문에 동공이 작아진 상태로 호너증후군(Horner syndrome)과 단순 동공부등에서 나타난다.

(4) 제3, 4, 6뇌신경: 동안신경, 활차신경, 외전신경

안구의 움직임을 6개의 주요 방향에 대하여 검사한다. 같은 방향으로 눈동자가 움직이지 못하면 복시가 나타날 수 있다. 복시를 더욱 악화시키는 방향이 있는지 환자에게 물어보고 비대칭적인 편위가 있는지 주의 깊게 관찰한다. 복시가 단측인지 양측인지 확인하기 위해 환자의 한쪽 눈을 가리고 차폐검사(cover–uncover test)를 실시한다 **(TABLE 10-7)**.

수렴(눈모음, convergence)을 확인한다. **안구진탕**(눈떨림, nystagmus), 즉 안구에 다양한 속도로 발생하는 급격하고 불수의적인 움직임이 있는지 확인한다**(TABLE 19-6)**. 안구진탕이 있을 때 시선의 방향과 움직이는 면(수평, 수직, 회전, 혼합)을 확인하고 빠를 때와 느릴 때의 방향을 본다(10장 3. 신체검진 2) 시력검사 (3) 외안의 외안근 참조). 빠르게 흔들리는 방향에 따라 안구진탕을 명명한다. 환자에게 멀리 있는 물체에 시선을 고정하게 하고 안구진탕이 증가하거나 감소하는지 관찰한다.

단측 복시는 안경, 콘택트렌즈, 백내장, 난시, 안검하수 등과 같은 국소적인 문제로 발생한다. 양측 복시는 환자의 40%에서 제3, 4, 6뇌신경의 신경병증, 중증근무력증의 안구 근육질환, 갑상선 안구증, 내핵 안구마비와 관련이 있다.

소뇌질환 특히 보행실조증, 구음장애(망막고정에서 증가), 전정질환(망막고정에서 감소)에서 안구진탕이 발생한다.

안검하수(눈꺼풀처짐, ptosis)가 있는지 살핀다. 눈꺼풀 틈새의 작은 차이는 정상인의 약 1/3에서도 관찰된다.

안검하수는 제3뇌신경 마비, 호너증후군(안검하수, 동공축소, 무한증), 중증근무력증에서 관찰된다.

TABLE 19-6 안구진탕

안구진탕(nystagmus)은 몸의 다른 부위의 떨림과 마찬가지로 눈의 규칙적인 진동현상이다. 원인은 어린 시절의 시력장애, 내이질환, 소뇌질환 등으로 다양하다. 정상인도 빨리 움직이는 물체(예: 달리는 기차)를 응시할 때 안구진탕이 나타날 수 있다. 안구진탕의 유형을 정확히 확인하려면 이 TABLE에 설명된 안구진탕의 특성을 잘 알아두도록 한다.

안구진탕이 나타나는 주시 방향

예: 우측 응시 때 안구진탕 안구진탕 나타남(우측 응시)

모든 응시 방향으로 안구진탕이 나타날 수 있으나 한쪽 방향으로만 나타나기도 한다(예: 측면 또는 위쪽으로). 최대로 외측 방향을 응시할 때 정상인도 수차례의 눈의 움직임이 나타날 수 있다. 따라서 검사할 때에는 이러한 극한 외측 방향 응시는 피해야 하며 양안의 시야 안에서 관찰해야 한다.

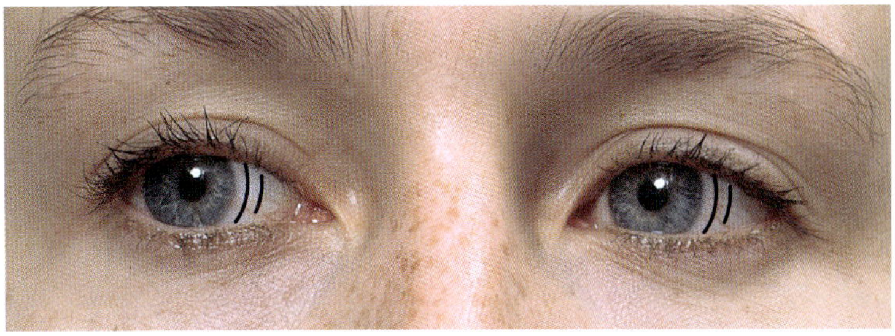

안구진탕 없음(좌측 응시)

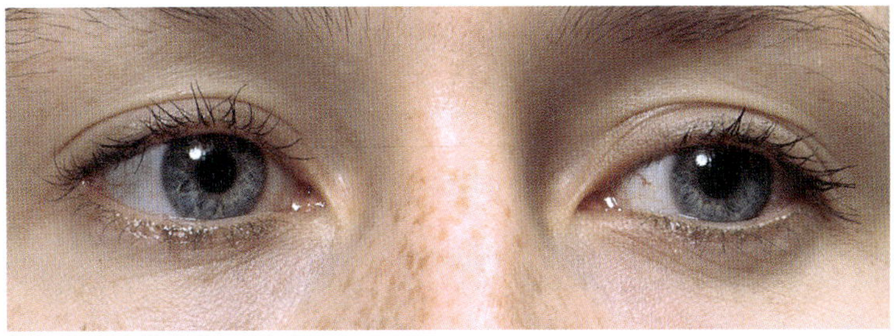

안구진탕의 방향

예: 좌측 안구진탕(left-beating nystagmus) – 양쪽 눈이 빠르게 좌측으로 움직이지고 나서 천천히 오른쪽으로 움직임

안구진탕은 보통 빠르고 느린 두 가지의 움직임을 포함하는데 만일 대상자가 좌측 방향의 빠른 움직임과 우측으로 느린 움직임을 보이면 좌측 안구진탕이라고 말한다. 때론 안구진탕이 빠르고 느린 움직임이 없이 미세하고 느린 움직임만 보이는 경우도 있다. 이것을 시계추 현상이라고 한다.

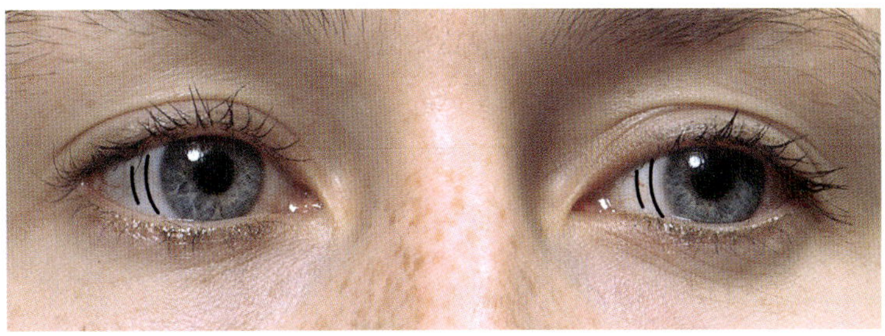

(5) 제5뇌신경: 삼차신경

운동

측두근(관자근, temporal muscle) (**Figure 19-9**)과 저작근(깨물근, masseter muscle) (**Figure 19-10**)을 교대로 촉진하면서 이를 꽉 깨물도록 하여 근수축의 강도를 확인한다. 대상자에게 턱을 좌우로 움직이도록 요청한다.

이를 꽉 깨물기 어렵거나 턱을 반대쪽으로 움직이기 어렵다면 저작근과 외측익상근 (lateral pterygoid muscle)이 약화되어 있음을 말한다. 입을 벌렸을 때 턱의 편향이 있다면 편향된 부분의 허약을 말한다.

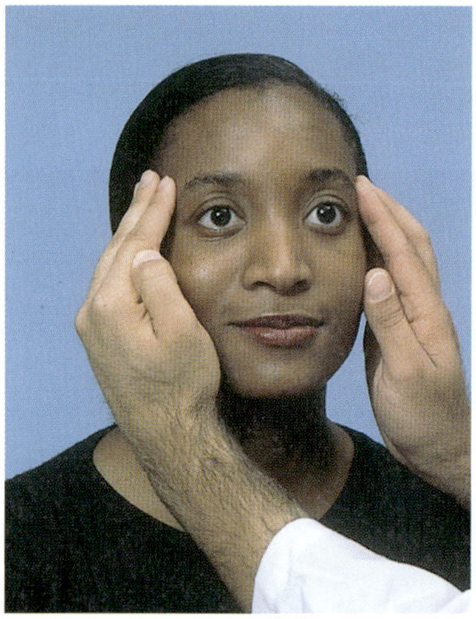

Figure 19-9 측두근 촉진

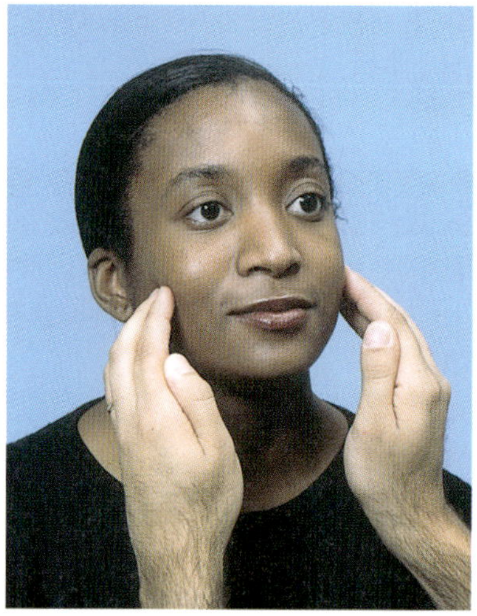

Figure 19-10 저작근 촉진

제5뇌신경의 일측성 허약은 교(pons)의 이상을 말하고 양측성 허약은 대뇌피질의 양측성 신경 분포의 특성로 인한 대뇌반구 이상에 의한 것이다.

뇌졸중에서 뇌신경 손상의 패턴은 피질과 시상의 병변인 경우 동측 안면 및 신체 감각 상실을 포함하고 뇌간의 병변인 경우 동측 안면 감각과 반대쪽 신체 감각의 상실을 포함한다.

감각

양쪽 이마, 볼, 턱에서 각각 통각을 검사한다. 검사하는 위치는 옆의 그림에 원으로 제시되어 있다(Figure 19-11). 눈을 감게 하고 안전핀 또는 끝이 약간 날카로운 물건을 사용한다. 때로는 뭉뚝한 끝을 가진 것도 사용하여 교대로 검사한다. 대상자가 양측에서 "날카롭게" 또는 "무디게" 느끼는지 확인하고 비교한다.

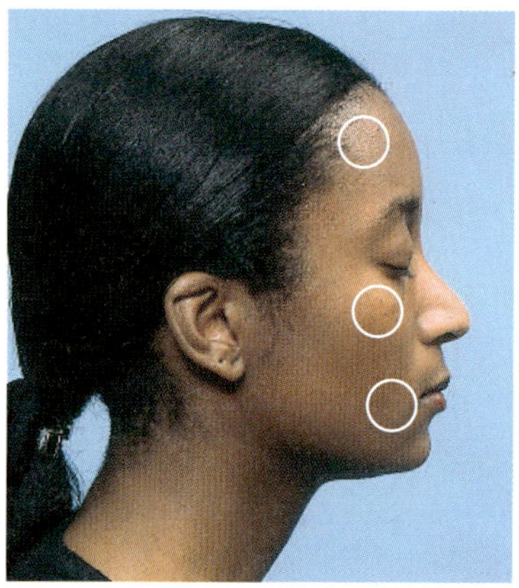

Figure 19-11 안면 감각검사

만일 **이상감각**을 느끼면 온도감각을 추가로 검사한다. 각각 찬물과 더운물이 담긴 시험관을 사용한다. 차가운 느낌이 드는 음차(tuning fork)를 이용할 수도 있다. 물로 음차를 차거나 따뜻하게 할 수도 있는데 사용하기 전에 물기를 말려야 한다. 대상자의 피부에 갖다 대고 "차가운지" 또는 "따뜻한지"를 대답하도록 요청한다.

그 다음 가벼운 촉각을 검사한다. 솜이나 휴지를 대상자의 피부에 대고, 피부에 닿을 때마다 느껴지는지 대답하게 한다.

삼차신경통과 같은 말초 신경병이 있을 경우 국소적인 얼굴감각 상실이 나타날 수 있다.

각막반사

대상자에게 위를 올려 보도록 지시하고 외측에서 대상자의 시선 밖에서 접근한다. 눈썹을 건드리지 않으면서 솜조각의 가는 끝으로 각막(결막이 아님)을 가볍게 건드린다. 대상자가 두려워한다면 먼저 결막에 대어보는 것이 도움이 될 수 있다.

자극을 주었을 때 깜박거리는 것이 정상적인 반응이다. 이 각막반사의 감각분지는 제5뇌신경이고 운동분지는 제7뇌신경이다. 콘택트렌즈를 착용하면 각막반사가 감소하거나 소실될 수 있으므로 주의한다.

개념 마스터하기

삼차신경은 운동신경과 감각신경이 한 가지로 눈에 분포하고 있어 각막의 감각정보를 받아들여 눈을 깜빡이게 한다(각막반사)

제5, 7뇌신경의 병변은 각막반사를 소실시킬 수 있다. 청신경종(acoustic neuroma)의 증상으로 각막반사의 소실과 감각신경성 청력저하가 나타날 수 있다.

(6) 제7뇌신경: 안면신경

안정 시와 대화 중에 대상자의 얼굴을 관찰한다. 비대칭성(예: 팔자주름의 차이), 틱(tic)이나 이상운동이 있는지를 유심히 본다.

팔자주름이 펴지거나 하안검이 처진 경우 안면마비를 의미한다.

안면마비(벨마비, Bell palsy) 같은 제7뇌신경의 말초 손상은 얼굴의 위, 아래에 모두에 영향을 미치며, 중추성 병변은 주로 얼굴의 아래쪽에 영향을 준다. 미각의 소실, 청각과민, 눈물과다 또는 과소는 안면신경마비에서 나타난다.

대상자에게 다음을 따라하도록 지시한다.

1. 눈썹을 들어 올린다.
2. 찡그린다.
3. 두 눈을 꽉 감는다. 그림처럼 눈을 뜨게 하는 방법으로 안면의 근력을 검사한다(Figure 19-12).
4. 윗니와 아랫니를 모두 보이게 한다.
5. 미소 짓는다.
6. 양쪽 볼을 부풀린다.

안면마비의 유형은 TABLE 19-7을 참조한다.

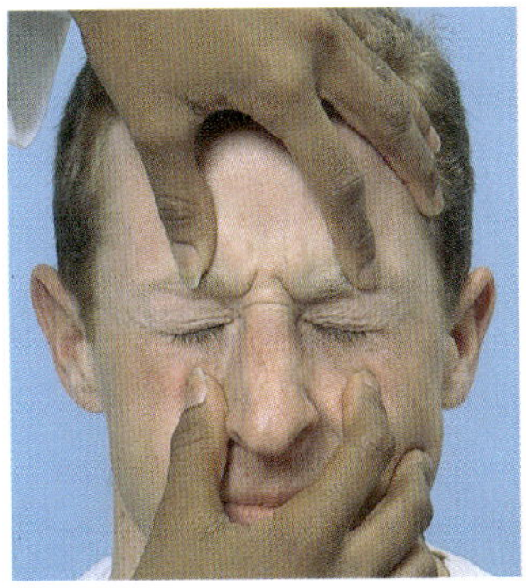

Figure 19-12 안면근육강도검사

일측 안면마비인 경우, 웃거나 찡그릴 때 마비된 쪽의 입이 처진다.

TABLE 19-7 안면마비의 유형

안면마비는 (1) 교에서 얼굴로 이행하는 제7뇌신경의 말초병변이나, (2) 대뇌피질과 교 사이에 존재하는 중추성 병변으로 올 수 있다. 안면신경마비(Bell palsy)를 예로 들 수 있는 제7뇌신경의 말초병변과 좌측 대뇌반구 뇌혈관장애를 예로 들 수 있는 중추성 병변은 대조적이다. 말초병변인지, 중추병변인지에 따라 얼굴 상부에 나타나는 영향이 달라진다.

얼굴 아래쪽은 반대쪽 대뇌피질 한쪽에 위치한 상부운동신경원에 의해 지배된다. 따라서 좌측 손상은 뇌졸중처럼 우측 얼굴 아래쪽을 마비시킨다. 그러나 얼굴 위쪽 부분은 양쪽 대뇌피질로부터 지배되므로 좌측 상부운동신경원이 손상되더라도 우측은 남아있어 우측 얼굴 위쪽은 정상적으로 기능하게 된다.

제7뇌신경 – 안면신경 말초병변	제7뇌신경 – 안면신경 중추병변
안면신경 말초부분 손상은 이마를 포함한 우측 얼굴 전체 마비를 초래한다.	
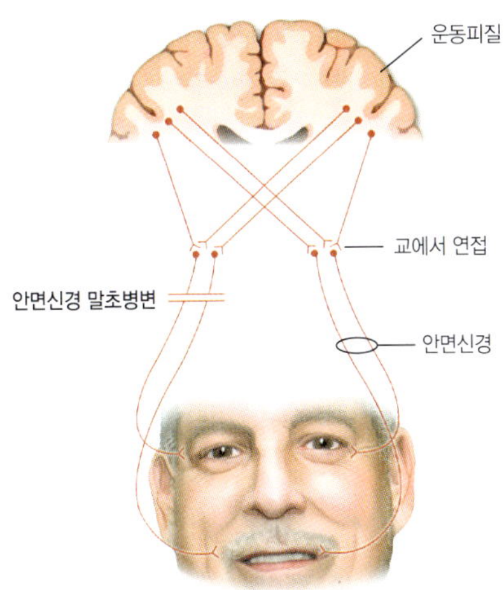	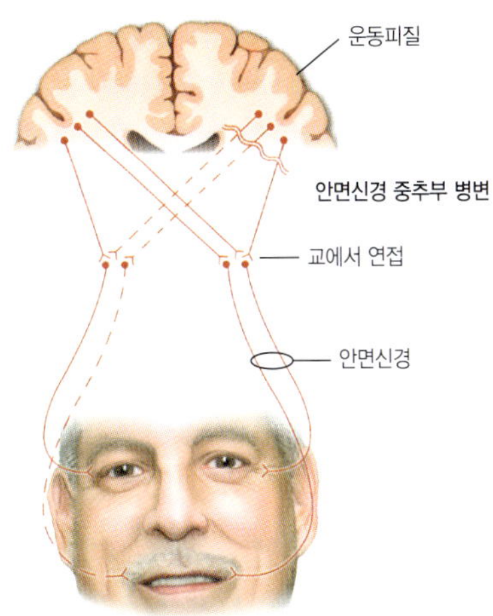

제7뇌신경 – 안면신경 말초병변	제7뇌신경 – 안면신경 중추병변

눈 감기

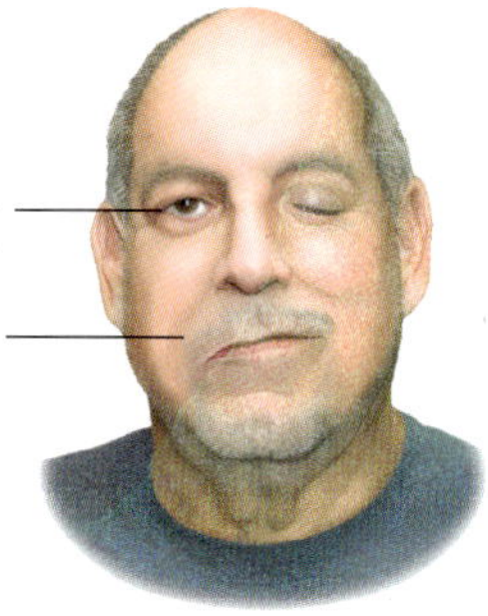

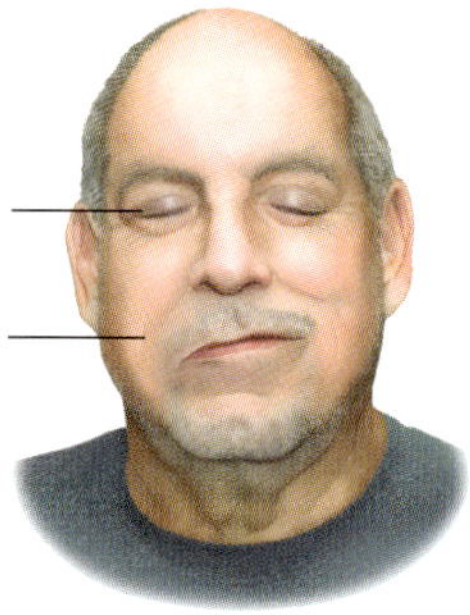

눈썹 위로 올리기

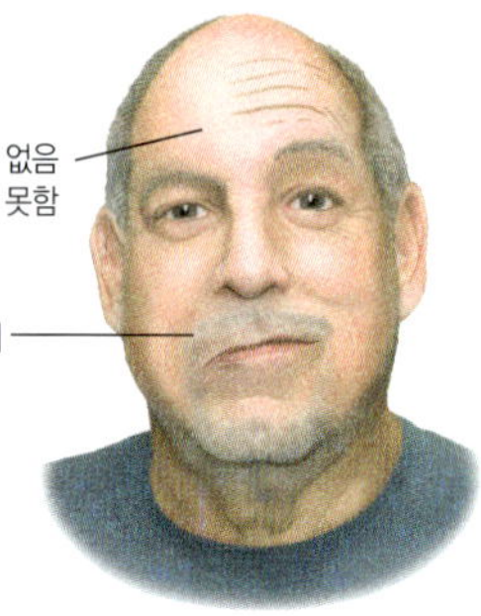

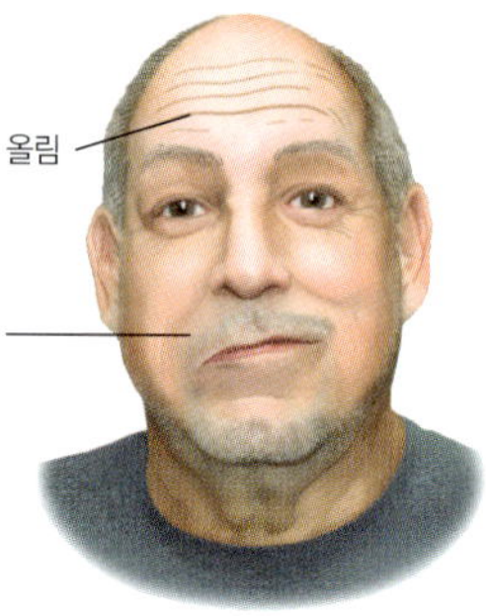

(7) 제8뇌신경: 청신경

속삭이는 목소리 검사를 통해 청력을 검사한다. 반대쪽 귀를 막은 상태에서 한쪽 귀에 숫자를 속삭이고 맞춰보게 한다.

청력상실이 있다면, "공기를 통한" 전달이 손상된 전도성 장애인지, 제8뇌신경 가지인 와우신경(달팽이신경, cochlear nerve) 손상으로 인한 감각신경성 장애인지 판단한다. 린네검사(Rinne test)를 이용하여 공기전도와 골전도를 확인하고, 웨버검사(Weber test)를 통해 음의 편위가 있는지 확인한다.

손가락으로 문지름 검사는 91%의 민감도를 가지고 있으며, 속삭이는 목소리 검사는 79%의 민감도를 가지고 있고 특이도는 더 높았다.

TABLE 11-4를 참조한다.

임상 팁

귀지가 많거나, 이경화증, 중이염은 전도성 청력상실에서 볼 수 있고, 노화로 인한 난청은 흔한 감각신경성 청력상실이다.

일반적으로 제8뇌신경의 전정기능 평가를 위한 특별한 검사는 신경학적 검진에는 포함되지 않는다.

메니에르병의 경우 청력상실과 안구진탕을 동반한 현기증이 나타난다. TABLE 11-1, 19-6을 참조한다.

(8) 제9, 10뇌신경: 설인신경과 미주신경

환자의 음성을 듣는다. 쉰목소리나 콧소리를 내는지 확인한다.

- 삼키는 데 어려움은 없는가?

성대마비 시 쉰목소리; 구개마비 시 콧소리

연하장애(삼킴장애) 시 인두마비 또는 구개마비가 의심된다.

"아"라고 말하거나 하품을 하게 하면서 연구개와 인두의 움직임을 관찰한다. 연구개는 보통 대칭적으로 올라가고 목젖은 중앙에 남아 있게 된다. 인두 뒷편의 양측이 커튼처럼 중앙으로 움직인다. 종종 약간 구부러진 목젖이 정상인에서도 관찰되므로 이를 제9뇌신경 또는 제10뇌신경 병변으로 오인해서는 안 된다.

양측 미주신경(제10뇌신경) 병변 시 구개가 올라가지 않는다. 일측 마비 시 목젖과 구개의 한쪽이 올라가지 않고 정상 쪽으로 잡아당겨진다(11장 구강과 인후의 3. 신체검진 6) 인두 참조).

혀와 연구개를 올리고 인두근육을 수축시키는 구역반사를 검사할 것이라고 미리 설명한 다음 혀뿌리 부분을 한쪽씩 설압자로 자극하여 구역반사를 확인한다. 정상인에서도 양측에서 대칭적으로 감소되거나 소실되는 경우가 있다.

구역반사가 한쪽에서 소실되었다면 제9, 10뇌신경 병변을 의심한다.

(9) 제11뇌신경: 부신경

대상자의 뒤에서 승모근의 위축과 **근섬유다발수축**(fasciculation)이 있는지 관찰하고 좌우 차이를 비교한다. 근섬유다발수축은 작은 근섬유군 안에서 미세하게 떨리는 불규칙한 운동이다. 대상자에게 검진자의 힘에 대항하여 어깨를 으쓱 위로 올려보라고 요청한다. 승모근의 근력과 수축을 확인한다(Figure 19-13).

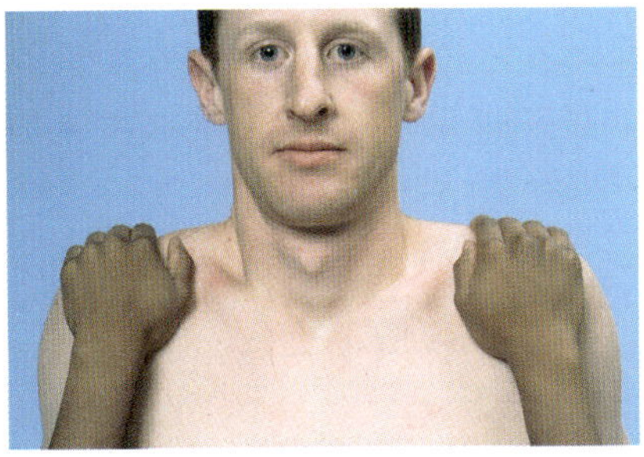

Figure 19-13 승모근 수측강도 사정을 통한 11뇌신경검사

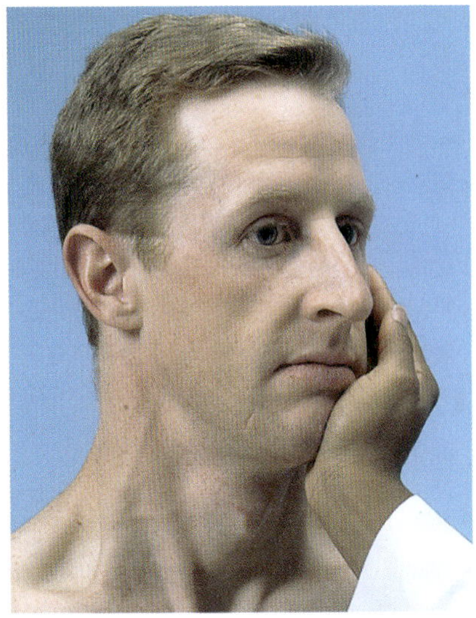

Figure 19-14 머리를 돌려보도록 하여 제 11뇌신경을 검사함

임상 팁

승모근의 위축과 근섬유다발수축은 말초신경질환을 의미한다. 승모근마비 시 어깨가 처지고 견갑골이 바깥 아래로 이동한다.

검진자의 손을 대상자의 얼굴에 댄 다음 고개를 돌려 밀어보게 하여 반대편 흉쇄유돌근의 수축을 관찰하는 한편, 손에 전해지는 힘을 확인한다(Figure 19-14).

(10) 제12뇌신경: 설하신경

대상자의 발음을 듣는다. 발음은 제5, 7, 9, 10, 12뇌신경에 의해서 이루어진다. 입속에 있는 혀를 관찰한다. 위축이나 근섬유다발수축을 본다. 혀가 불안정하게 움직이는 현상은 정상에서도 흔히 관찰된다. 그 다음에 혀를 앞으로 내밀도록 하여 비대칭성, 위축 또는 중앙으로부터 편위를 관찰한다. 대상자에게 혀를 좌우로 움직이게 하고 운동의 대칭성을 관찰한다. 애매한 경우는 밖에서 촉진하면서 혀로 입 안쪽에서 볼을 밀도록 하여 미는 힘을 확인한다. 소아마비 병력과 근위축성 측삭경화증으로 발생한 혀위축과 연축으로 인한 언어장애 관련 내용은 TABLE 19-8을 참조한다.

양쪽 흉쇄유돌근이 약화된 환자는 누워 있는 상태에서 베개를 뺄 때 고개를 들어올리기가 어렵다.

한쪽 대뇌피질에 병변이 있을 경우, 혀를 내밀 때 병변의 반대쪽으로 편위되고, 제12뇌신경 병변에서는 혀가 병변이 있는 쪽으로 편위된다.

2) 운동계

운동계를 평가할 때에는, 자세, 불수의 운동, 근육의 특징(근육량, 근긴장도와 근력)과 조정능력에 초점을 둔다. 이와 같은 순서를 따라 전체적인 운동기능을 평가하거나, 팔, 다리, 몸통의 각 요소를 검사한다. 만약 이상소견이 발견되면 관련 근육과 중추성인지 말초성인지 확인한다. 주요 근육에 어떤 신경이 분포하는지 알아두도록 한다.

TABLE 19-8 언어장애

언어장애는 3가지 종류가 있으며, 언어장애는 (1) 소리의 발성, (2) 단어의 분명한 발음 (3) 언어의 구사능력과 이해에 영향을 준다.

발성불능증(aphonia): 후두 및 후두신경의 병으로 인해 목소리를 내지 못하게 되는 것을 의미한다. 발성장애(dysphonia)는 목소리의 음량, 음질, 음조의 덜 심한 손상을 의미하는 것으로, 쉰목소리를 내거나 속삭이면서 말할 수 있다. 원인으로는 후두염, 후두종양 그리고 일측성 성대마비(제10뇌신경)가 있다.
구음장애(dysarthria): 언어기관(입, 혀, 구개, 인두)의 근육 조절력에 어려움이 있음을 의미하며, 언어의 주요 상징적 측면은 남아 있으나 말하는데 콧소리가 섞이거나 발음이 분명치 않거나 얼버무리게 된다. 원인에는 중추나 말초신경계의 운동장애, 파킨슨병 그리고 소뇌질환이 포함된다.
실어증(aphasia): 언어의 구사능력 혹은 이해에 있어서의 장애를 의미한다. 이는 종종 우성 대뇌반구, 대개 왼쪽 대뇌반구의 장애에 의해서 발생한다.

아래의 표는 2가지 주요 실어증의 유형인 (1) 베르니케(수용성), (2) 브로카(표현성)를 비교하고 있다. 그 밖에 특정 검사로 확인되는 흔치 않은 실어증들도 있으며, 이 경우에는 일반적으로 신경학적 자문을 받는 것이 좋다.

	베르니케 실어증(수용성)	브로카 실어증(표현성)
자발성 말하기의 특성	유창함; 종종 빠르고, 힘들지 않게 말함. 억양과 발음은 좋으나, 문장의 의미와 단어가 잘 만들어지지 않음(착어증). 혹은 지어냄(신조어 사용). 말하는 것을 전혀 이해할 수 없음	유창하지 않음; 느리며, 몇 가지 단어를 가지고 힘들게 말함. 억양과 발음은 손상되지만 명사, 타동사, 중요 형용사는 사용 가능함. 문법상 요구되는 단어는 종종 누락됨
단어 이해	장애	꽤 좋음
반복	장애	장애
이름 대기	장애	대상을 인지하기는 하지만 손상됨
독해	장애	꽤 좋음
쓰기	장애	장애
병변부위	측두엽 뒤쪽과 위쪽	전두엽 뒤쪽과 아래쪽

비록 환자와의 만남 초기에 실어증을 식별하는 것이 중요하기는 하지만, 신경학적 검사와 이러한 정보가 통합된 후에야 비로소 전체적인 진단학적 의미가 명료해진다.

(1) 자세

움직이거나 쉬고 있을 때 대상자의 자세를 관찰한다.

임상 팁

비정상적인 자세는 뇌졸중으로 인한 불완전마비(paresis) 또는 편측불완전마비(hemiparesis)에서 나타날 수 있으므로 주의를 기울여야 한다.

(2) 불수의적 운동

진전, 틱, 무도병(chorea), 근섬유다발수축 등이 있는지 관찰한다. 불수의적 운동이 있다면 발생부위, 정도, 빈도, 리듬감, 강도 등을 확인하고, 자세, 활동, 피로, 감정이나 기타 요인에 의해 영향을 받는지 확인한다.

진전, 불수의적 운동은 TABLE 19-5를 참조한다.

(3) 근육량, 근긴장도, 근력

근육량(muscle bulk), 근긴장도(muscle tone), 근력(muscle strength)의 세부내용은 [17장 근골격계]를 참조한다. 근긴장도와 관련된 장애는 **TABLE 19-9**를 참조한다.

TABLE 19-9 근긴장장애

	강직(spasticity)	경직(rigidity)	이완(flaccidity)	근육긴장병증(paratonia)
병변부위	대뇌피질에서 척수까지 피질척수로의 상부운동신경원	기저핵 체계	전각세포에서 말초신경까지의 하부운동신경원	양측 대뇌반구, 보통 전두엽
양상	근긴장도 증가, 신장에 대한 저항이 강함	단단하고 딱딱하며 유연성이 없는 상태	근긴장도 소실로 사지가 늘어짐. 환측 사지가 과신전되거나 지나치게 움직임. 이완된 근육은 쇠약함	수동적 관절운동 시 근긴장도가 갑자기 변해 운동 유지가 어려워짐
원인	뇌졸중, 특히 말기나 만성기	파킨슨병	길랑-바레증후군; 척수손상 초기(척수쇼크) 또는 뇌졸중	치매

(4) 조정

근육운동의 조정(coordination)은 다음의 신경계 4가지 기능이 통합되어야 가능하다.

소뇌질환이 있는 경우, 안구진탕, 구음장애, 근긴장 저하, 운동실조를 확인한다.

- 근력을 위한 운동계
- 율동적인 움직임과 안정된 자세를 위한 소뇌계
- 눈, 머리 그리고 신체 운동의 조화 및 균형을 위한 전정계
- 위치감각을 위한 감각계

조정기능을 사정하기 위해서는 다음을 평가해야 한다.

- 빠른 교대운동(rapid alternating movements)
- 두 지점 간 운동(point-to-point movements)
- 보행 및 관련된 신체 움직임(gait and other related body movements)
- 특정 직립 자세(standing in specified ways)

빠른 교대운동

- 팔: 검진자가 손바닥으로 자신의 대퇴부를 친 다음 다시 손등으로 대퇴부를 치는 것을 시범 보이고 대상자에게 이 교대운동을 가능한 빠르게 해보도록 한다 (Figure 19-15). 운동의 속도, 리듬 그리고 능숙한 정도를 관찰하고 다른 쪽 손도 시행하도록 한다. 비우세(non dominant side) 손에서는 다소 정확도가 떨어질 수 있다.

임상 팁

소뇌질환에서는 빠른 속도로 한 운동에서 반대되는 운동으로 전환하기 힘들고, 운동양상이 느리고 불규칙하다. 이러한 비정상 양상을 상반운동반복장애(dysdiodochokinesia)라고 한다. 상부운동신경원 질병이나 기저핵 병변도 빠른 교대운동에 손상을 일으키지만 같은 양상은 아니다.

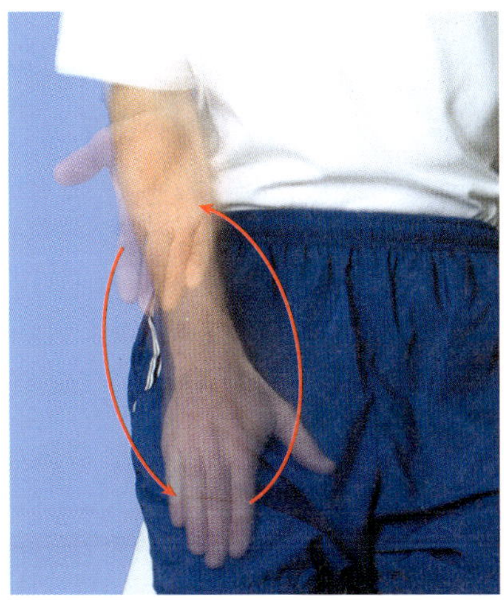

Figure 19-15 팔의 빠른 교대운동

대상자에게 검지 끝마디로 엄지의 원위지관절을 가능한 빨리 두드려보게 한다(Figure 19-16). 이때 움직임의 속도, 규칙성과 능숙함을 관찰하는데, 열성측 손의 경우 일반적으로 우성측 손만큼 잘 수행하지 못한다.

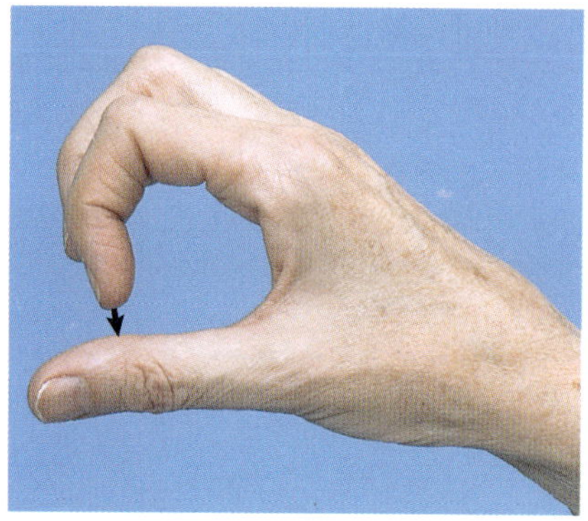

Figure 19-16. 손가락의 빠른 교대운동

- 다리: 대상자에게 발바닥 앞쪽으로 바닥(또는 검진자 손바닥)을 가능한 빠르게 계속하여 쳐보도록 한다. 동작이 느린지 원활한지 관찰한다. 일반적으로 팔에 비해 발의 움직임이 능숙하지 않다.

두 지점 간 운동

- 팔: 손가락–코 검사(finger-to-nose test)
  대상자의 집게손가락으로 검진자의 집게손가락과 자신의 코 사이를 반복하여 여러 번 왔다갔다 하도록 요청한다(Figure 19-17). 검진자의 팔을 움직여 대상자가 방향을 변경하여 목표물까지 팔을 충분히 뻗을 수 있는지를 관찰한다. 움직임의 정확도와 능숙함 및 떨림이 있는지를 관찰한다. 정상 시 움직임이 부드럽고 정확하다.

소뇌질환이 있는 경우, 두 지점 간 움직임은 어색하고 불안정하며 속도, 힘 및 방향이 일정하지 못하다. 손가락이 처음에는 목표를 지나치게 되나 나중에 목표 지점에 도달하게 되는 것을 운동거리측정장애(dysmetria)라고 한다. 동작의 끝부분에서 의도성 진전(활동떨림, intention tremor)이 나타날 수 있다. TABLE 19–5를 참조한다.

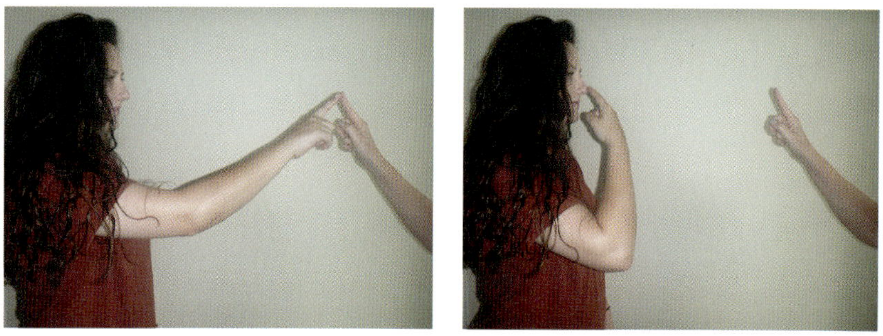

Figure 19-17 손가락–코 검사

그 다음, 대상자가 팔과 손을 뻗었을 때 닿을 수 있는 곳에 검진자의 손을 놓는다. 대상자에게 손을 머리 위로 들어 올렸다가 다시 내려서 검진자의 손가락에 맞춰보도록 한다. 여러 번 반복한 후에는 대상자의 눈을 감게 하고 같은 행동을 반복하도록 한다. 반대쪽에서도 반복한다. 정상적으로 눈을 감고서도 할 수 있으며, 이 검사로 위치감각기능, 내이와 소뇌의 기능을 확인할 수 있다.

소뇌질환은 조정장애를 초래하는데, 이는 눈을 감으면 더 악화될 수 있다. 이 경우 위치감각이 소실되었음을 의미한다. 움직임이 한쪽 방향으로 반복적으로 일정하게 치우치고 눈을 감으면 심해지는 현상은 소뇌 또는 전정기관의 질환을 시사한다.

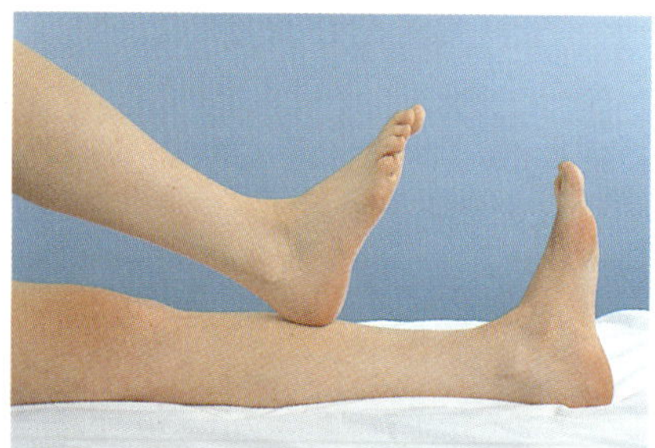

Figure 19-18 발꿈치–정강이 검사

- 다리: 발꿈치–정강이 검사(heel-to-shin test)
  대상자에게 한쪽 발꿈치를 반대쪽 다리의 무릎 위에 대고 정강이를 따라 엄지발가락 부분까지 내려보도록 한다(Figure 19-18). 운동의 정확도와 능숙 정도를 관찰하며, 위치감각검사를 위해 눈을 감고 시행해 본다. 반대쪽에서도 반복한다.

소뇌질환에서는 발꿈치가 무릎을 지나쳐 밀어 떨어뜨려지거나 정강이 옆으로 내려오면서 떨릴 수 있다. 위치감각이 상실되면 발꿈치가 너무 높게 들어올려지며 환자가 직접 동작을 보려고 한다. 눈을 감고 하면 수행도가 떨어진다.

걸음걸이

대상자에게 다음을 수행하도록 지시한다.

- 걷기: 방이나 복도를 걸어보도록 하고 걷다가 돌아서 오게 해 본다. 자세, 균

걸음걸이 이상은 낙상의 위험을 높인다.

형, 팔의 흔들림 및 다리의 움직임을 관찰한다. 정상 시 균형 잡기가 쉽고 양 팔을 흔들며 돌아서는 것도 원활하게 시행한다.

임상 팁

조화롭지 못하고 불안정한 걸음걸이를 운동실조라고 한다. 운동실조(ataxia)는 소뇌질환, 감각소실이나 중독으로 인해 발생할 수 있다.

- **발꿈치–발가락 보행검사(일자보행, heel–to–toe test)** 일직선을 따라 발꿈치에 발가락을 맞대면서 걷게 한다(Figure 19-19).
- **발가락과 발뒤꿈치로 걷기:** 발가락으로 걷게 하고, 이어 발꿈치로 걷게 한다. 이는 민감한 검사로, 균형뿐만 아니라 발목의 족저굴곡(발바닥굽힘, plantar flexion)과 배측굴곡(발등굽힘, dorsiflexion)을 사정할 수 있다.
- **한 발로 뛰기:** 양발을 이용하여 교대로 한 발로 서서 뛰어보게 한다. 뛰는 것은 다리 근위부와 원위부 근육이 모두 관여하며, 제대로 수행하려면 위치감각과 소뇌기능이 정상이어야 한다.
- **한쪽 다리 무릎 구부리기:** 한쪽 다리로 무릎을 살짝 구부려 서게 하도록 하고 다른 쪽도 시행한다(Figure 19-20). 낙상의 위험이 있는 경우 대상자의 팔꿈치를 지지해준다.
- **앉은 자세에서 일어서기:** 대상자의 팔을 지지하지 않은 채, 앉은 자세에서 일어서서 튼튼한 의자에 올라서 보도록 요청한다. 신경학적 손상이 있거나, 불안정한 대상자에게는 뛰기 검사나 무릎 구부려 서기 검사보다 이 검사가 더 적절하다.

일자보행(Tandem gait) 검사를 통해 분명하지 않았던 운동실조를 확인할 수 있다.

발가락과 발뒤꿈치로 걷기를 통하여 다리 원위부 근육의 약화를 평가할 수 있으며, 특히 발뒤꿈치로 걷기가 불가능하면 피질척수로의 손상을 의심할 수 있다.

한 발로 뛰기 어려움은 근육약화, 위치감각소실 또는 소뇌기능이상에서 나타날 수 있다.

이런 움직임의 어려움은 근위부의 약화(고관절 신전근), 사두근의 약화(슬관절 신전근) 또는 이 두 가지 모두를 의미한다.

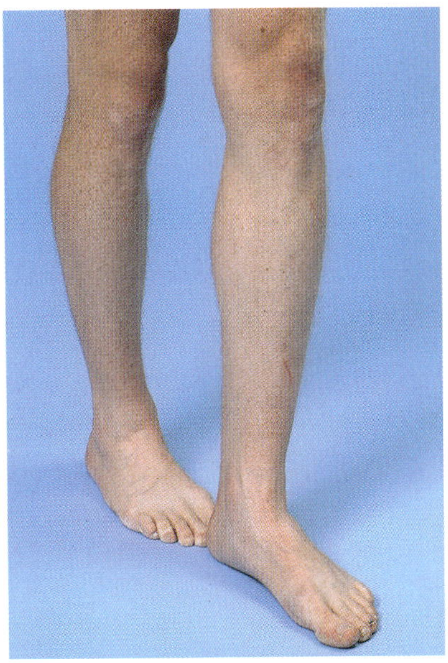

Figure 19-19 발꿈치–발가락 보행검사

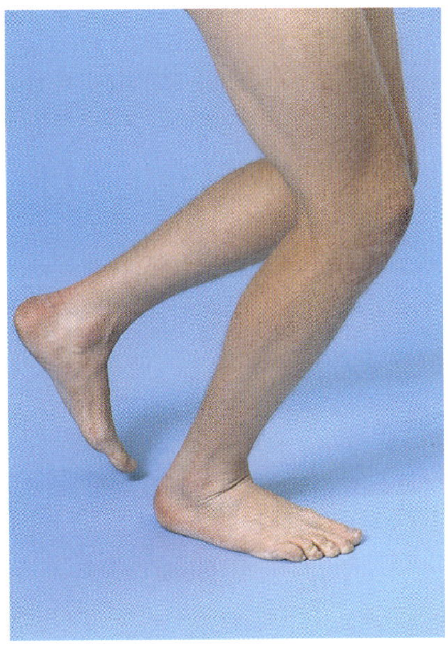

Figure 19-20 무릎구부려 서기 검사

임상 팁

골반과 다리의 근위부 근육약화는 이러한 움직임을 어렵게 한다.

TABLE 19-10 걸음걸이와 자세이상

강직성 편측불완전마비
(spastic hemiparesis)

뇌졸중과 같은 피질척수로 병변 시 나타나며, 한쪽 팔은 고정, 손목과 손관절은 굴곡 상태이다. 보행 시 발을 끌거나 원을 그리듯이 밖에서 앞으로 보행하거나 환측 다리가 있는 반대쪽으로 몸이 기운다.

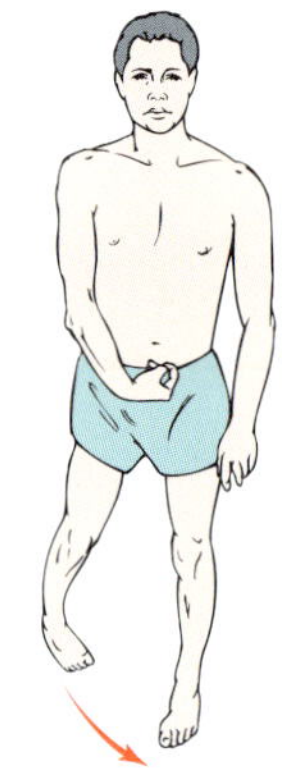

가위 보행(scissors gait)

양쪽 다리의 강직성 마비로 걸음이 뻣뻣하다. 보행 시 반대쪽 다리를 앞으로 교차하며, 물에서 걷는 듯한 모습이다.

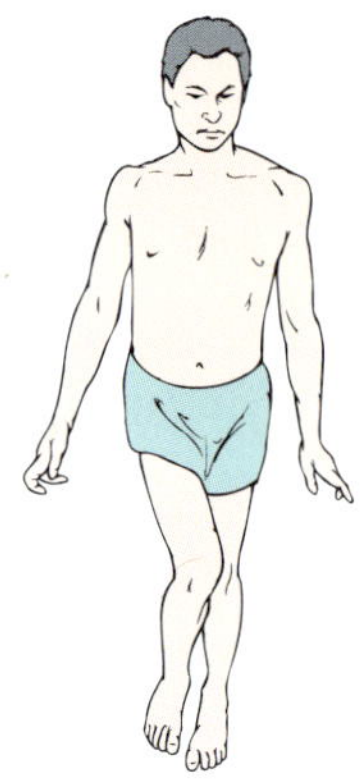

계상 보행(steppage gait)

족하수(foot drop)에서 나타나며, 대개 하부신경질환의 이차적 증상이다. 환자들은 다리를 질질 끌거나 무릎을 구부린 상태에서 다리를 높이 들어 올리고 바닥에 떨어뜨리듯 내려 놓는다. 마치 계단을 오르는 것처럼 보인다. 또한 발뒤꿈치로 걸을 수 없다. 한쪽 혹은 양쪽 다리에 나타나며, 전경골근(앞정강근, tibialis anterior)과 발가락 신전근이 약하다.

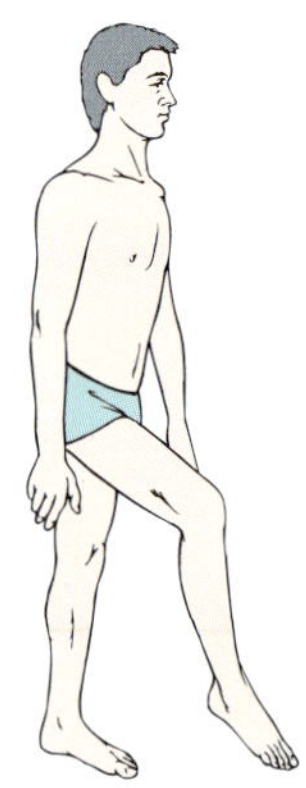

파킨슨 보행(Parkinsonian gait)

파킨슨병에서 기저핵 병변 시 나타난다. 머리와 팔, 엉덩이, 무릎이 굴곡된 구부정한 자세이다. 보행을 천천히 시작하고 보폭이 짧고 발을 끌며 불수의적으로 빨라진다. 팔의 흔들림이 감소하고 몸이 굳어서 한 덩어리로 움직이며 체위 통제가 어렵다.

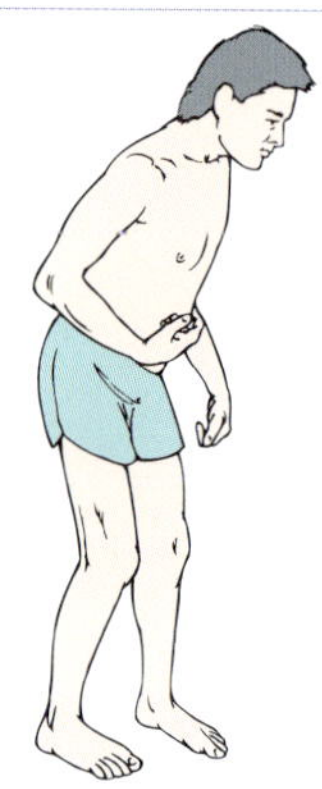

소뇌성 실조(cerebellar ataxia)

소뇌 및 관련 경로의 병변이 원인이다. 걸음이 불안정하고 다리를 넓게 벌린 채로 걸으며, 방향을 바꾸기 어려워한다. 발을 모은 채 서 있기가 매우 힘들다. 기타 소뇌증상으로 안구진탕, 의도성 진전, 운동거리 조절이상이 동반될 수 있다.

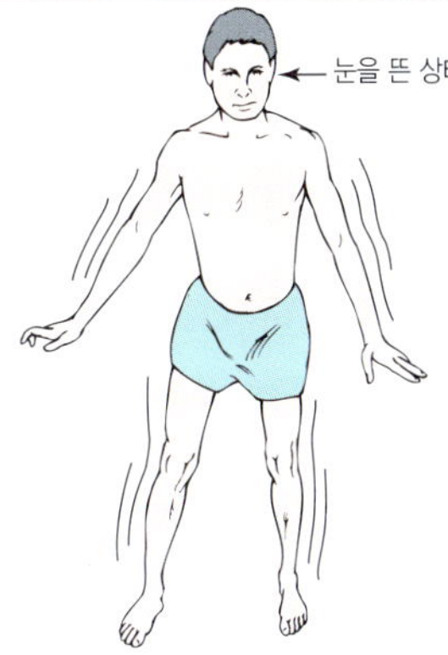

감각성 실조(sensory ataxia)

다발신경병증 혹은 후주 손상으로 인한 다리 위치감각 소실과 관련 있다. 발을 넓게 벌리고 걸음이 불안정하다. 보행 시 발을 앞으로 던지듯이 땅을 디디며, 발꿈치부터 닫은 후 발가락이 닿아 땅에 닿는 소리가 2번 난다. 눈을 감고 서 있을 수 없고(롬버그 양성), 걸을 때 비틀거림이 심해진다.

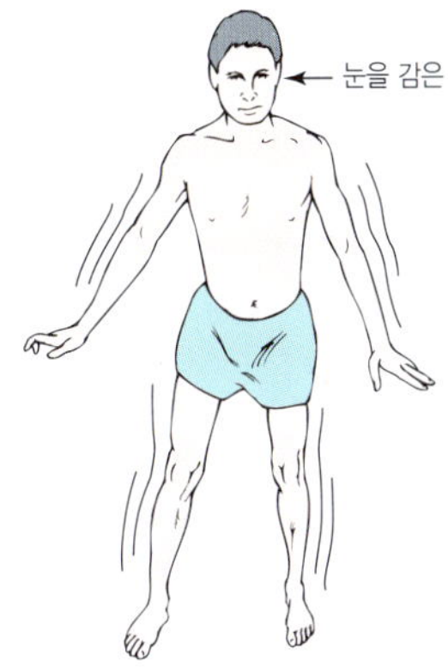

자세유지

다음의 두 가지 자세유지 검사를 연속적으로 시행해 볼 수 있다. 이 두 검사의 차이점은 팔의 위치이며, 시행 시 넘어지는 것을 예방하기 위해 검진자가 대상자 근처에 서 있어야 한다.

- **롬버그검사(Romberg test)**: 주로 위치감각에 대한 검사이다. 처음에는 눈을 뜬 상태에서 다리를 모은 다음, 어떤 지지도 없이 30–60초간 눈을 감고 서 있게 한다. 환자가 바로 선 상태를 잘 유지하는지를 관찰한다. 정상적으로도 미세한 흔들림은 있을 수 있다.

임상 팁

척수후주질환과 위치감각 상실로 인한 운동실조증에서는 시각으로 감각상실을 보상한다. 이 경우, 눈을 뜬 상태에서는 잘 서있을 수 있으나 눈을 감으면 균형을 잃는다(롬버그 양성 징후). 소뇌 운동실조 환자는 눈을 뜨거나 감는 것에 무관하게 다리를 모으고 서 있기가 힘들다.

- **회내근처짐 검사(pronator drift test)**: 검사를 위해 환자가 선 자세에서 눈을 감고 양팔을 손바닥을 위로 하여 뻗고 눈을 감은 상태에서 20~30초간 유지하도록 한다. 만일 설 수 없을 때는 앉은 자세로 시도할 수도 있다. 어떤 경우에도 정상인은 이런 팔 자세를 잘 유지할 수 있다.

임상 팁

회내근처짐은 한쪽 팔이 안쪽으로 돌아가는 것으로(pronation), 반대쪽 대뇌반구의 피질척수로 병변을 쉽게 확인할 수 있는 민감한 검사이다. 손가락과 팔꿈치가 굴곡된 상태로 팔이 아래로 처질 수도 있다.

대상자에게 양팔을 손바닥이 위로 가도록 하여 앞으로 뻗게 한다(Figure 19-21). 그 자세에서 눈을 감게 한 후 대상자의 양팔을 빠르게 아래 방향으로 가볍게 쳐본다. 정상에서는 팔이 부드럽게 다시 제자리로 돌아오게 된다. 이 검사는 근강도, 조화, 위치감각을 확인하기 좋은 검사이다.

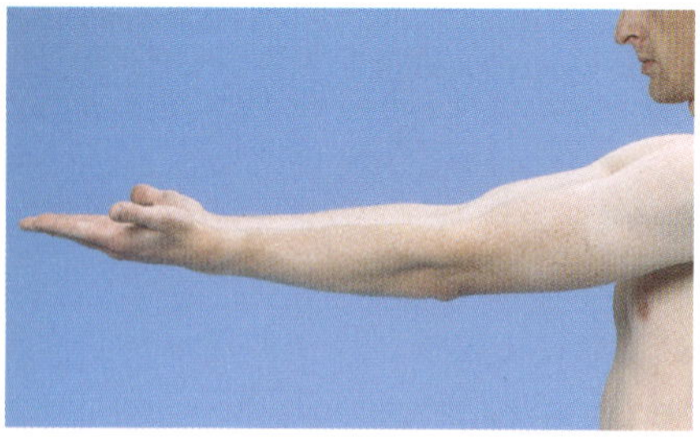

Figure 19-21 Negative pronator drift.

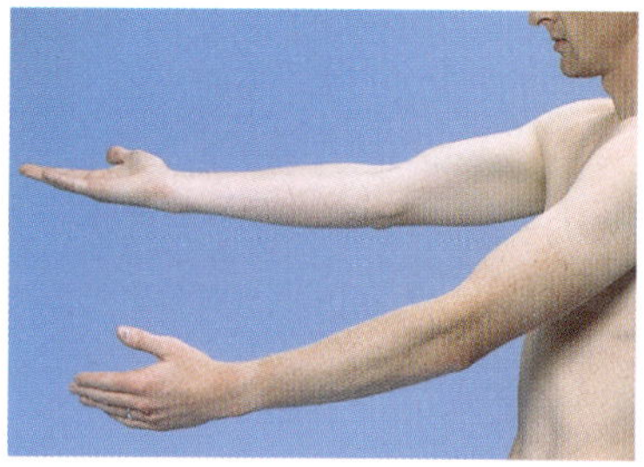

Figure 19-22 Positive pronator drift.

위치감각이 소실되면 팔이 옆으로 움직이거나 오히려 손 등이 위로 가게 떨어진다(Figure 19-22). 이 경우 환자가 팔의 위치가 잘못되었다는 것을 인식하지 못할 수 있으며, 위치를 바로 잡으라고 지시해도 잘 교정하지 못한다. 소뇌성 조정장애에서는 팔이 원래의 자리로 돌아오지만 지나치게 흔들거릴 수 있다.

3) 감각계

감각계를 평가하기 위해서 다음의 감각(감각신경전달로)을 검사한다.

- 통각과 온도감각(척수시상로)
- 위치와 진동감각(후주)
- 가벼운 촉각(척수시상로와 후주 모두)
- 감각 식별력(위의 감각계 일부와 대뇌피질에 의함)

만일 비정상 소견이 발견된 경우에는 운동 및 반사활동 등과 연관시켜 보도록 한다. 중추신경계장애와 말초신경계장애에 대해서는 TABLE 19-11을 참조한다.

다음과 같은 사항들을 고려하면서 대상자를 주의 깊게 평가한다.

- 병변이 말초성인가? 중추성인가?
- 감각상실이 양측성인가? 단측성인가?
- 척수증후군이나 다발신경병증의 피부분절 분포를 시사하는 양상이 나타나는가?
- 통각과 온도감각이 소실되었는가? 촉각과 진동감각은 정상인가?

척수손상에 대한 동측 또는 반대측 교차 감각 소견이 있는 경우에는 척수증후군(spinal cord syndromes)에 대한 전문 교과서를 참조하기 바란다.

TABLE 19-11 중추신경계와 말초신경계 장애

중추신경계 장애

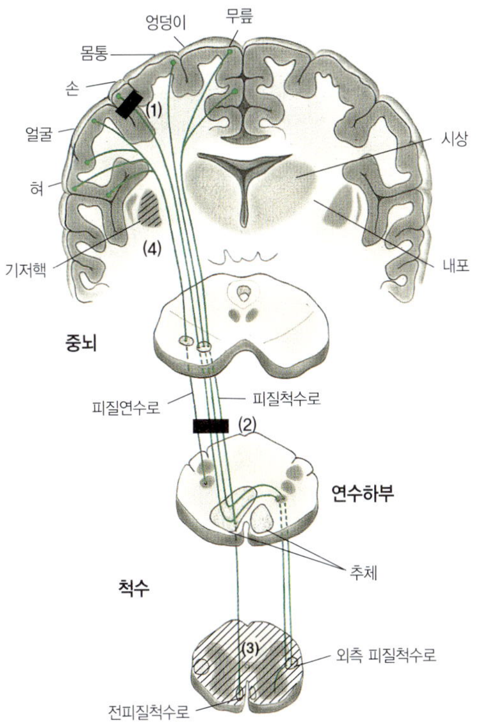

병변위치	전형적 소견			원인 사례
	운동	감각	심부건반사	
대뇌피질(1)	반대쪽 피질척수로 유형의 만성적 쇠약과 강직. 팔은 신전보다 굴곡이 더 강하고, 발은 족저굴곡이 더 강하고, 다리는 외회전 상태임	운동손상부위와 마찬가지로 반대측 사지와 몸통의 감각소실	증가	대뇌피질 뇌졸중
뇌간(2)	위와 같은 쇠약과 경직과 더불어 (동안근 운동 쇠약으로 인한) 복시와 발음장애 같은 뇌신경손상	다양함; 전형적 감각 이상 없음	증가	뇌간 뇌졸중, 청신경 신경종
척수(3)	위와 같은 쇠약과 경직. 척수 손상이 대칭적이면 양쪽으로 나타나기도 하며, 병변 위치에 따라 하지마비나 사지마비 발생	손상수준의 피부분절에 따른 양쪽 대칭적 감각소실이 손상 수준 아래로 쭉 나타남	증가	외상, 척수압박
피질하 회색질: 기저핵(4)	운동완서, 강직과 진전	감각은 정상	정상 또는 감소	파킨슨병
소뇌(그림에 나와 있지 않음)	근긴장 저하, 운동실조, 기타 비정상적 움직임[안구진탕, 변환운동곤란증, 운동거리 측정장애(겨냥이상)]	감각은 정상	정상 또는 감소	소뇌뇌졸중, 뇌종양

말초신경계 장애

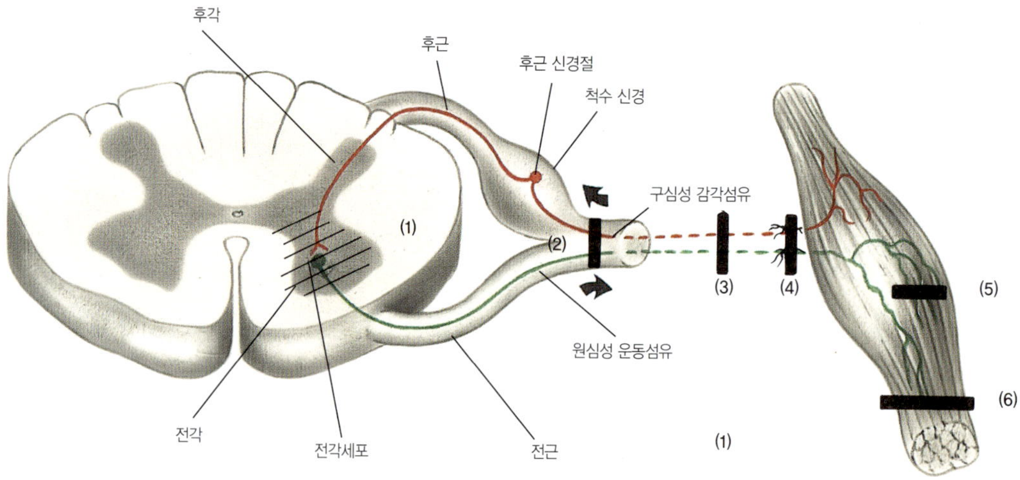

병변위치	전형적 소견			원인 사례
	운동	감각	심부건반사/근신장반사	
전각세포(1)	분절성 또는 국소성 약화 및 위축; 근섬유다발수축	감각 정상	감소	소아마비, 근위축성측삭경화증
척수근과 신경(2)	신경근 분포에 따른 약화와 위축; 때때로 근섬유다발수축 동반	피부분절의 감각 이상	감소	경추나 요추의 추간판탈출증
말초신경 – 단신경병증(3)	말초신경부위의 약화와 위축: 때때로 근섬유다발수축 동반	신경분포에 따른 감각이상	감소	외상
말초신경 – 다발신경병증(4)	근위부보다는 원위부의 약화와 위축; 때때로 근섬유다발수축 동반	감각소실. 일반적으로 장갑-양말 부위에 나타남	감소	알코올 중독, 당뇨병성 말초다발성 신경병증
신경근접합부(5)	약화보다는 피로감	정상	정상	중증근무력증
근육(6)	원위부보다는 근위부의 약화; 근섬유다발수축은 드묾	정상	정상 또는 감소	근위축

(1) 검사방법

감각검사는 대상자를 금세 피곤하게 만들고, 그에 따라 신뢰할 수 없는 결과가 초래될 수 있으므로 효율적으로 시행해야 한다. 척수나 말초신경계 병변을 암시하는 무감각 또는 통증, 운동 또는 반사이상이 있는 부위가 있는지 살핀다. 땀이 없거나 많음, 위축성 피부, 피부궤양과 같은 영양변화가 있는지 관심을 기울인다. 종종 이상 유무를 확실히 파악하기 위해서 재검사가 필요할 수 있다.

임상 팁

정교한 감각검사는 척수병변의 위치를 파악하는 데 도움이 되고, 말초병변이 신경근, 말초신경 혹은 신경가지에서 기인하는지 알 수 있게 해준다.

다음 검사방법은 감각결손을 정확하고 효율적으로 확인할 수 있게 해준다(BOX 19-4).

BOX 19-4 감각결손을 확인하는 tip

팔, 다리, 몸통의 양쪽을 대칭적으로 비교한다.

임상 팁

일측 감각소실(hemisensory loss)은 반대쪽 대뇌반구의 병변을 시사한다. 일측 또는 양측에서 어느 피부분절 이하로 한 가지 이상의 감각양상이 감소되어 있다면 척수손상을 시사한다.

- 통각, 온도감각, 촉각을 검사할 경우에는 사지의 원위부, 근위부를 비교하도록 한다. 주요 피부분절과 말초신경을 검사하기 위해 다음과 같은 여러 부위를 자극한다(p.571–572 (8) 피부분절 그림 참조).
  - 양쪽 어깨(C4)
  - 전완(아래팔)의 안쪽과 바깥쪽(C6, T1)
  - 엄지손가락과 새끼손가락(C6, C8)
  - 양쪽 허벅지 앞쪽(L2)
  - 양쪽 종아리 안쪽과 바깥쪽(L4, L5)
  - 새끼발가락(S1)
  - 양측 둔부의 안쪽(S3)

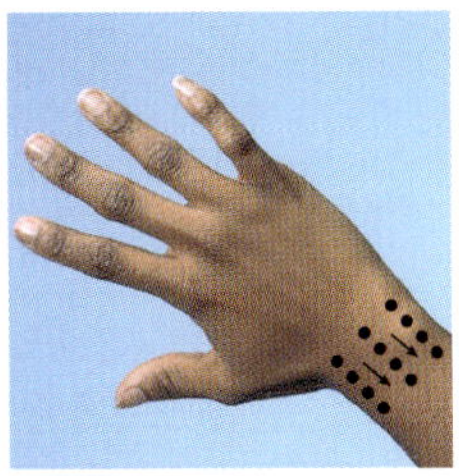

- 진동과 위치감각검사 시에는 우선 손가락과 발가락을 검사하며, 이 부위가 정상인 경우에는 더 근위부도 정상일 것이라고 가정한다.
- 부위를 바꾸어 가며 시행하여 대상자가 짐작하지 못하도록 한다.
- 감각소실이나 과민반응 부위를 발견하면 그 경계를 자세히 그려야 한다. 감각이 떨어진 부위에서 먼저 자극을 주어 보고, 환자가 정상적으로 감각을 느낄 때까지 점진적으로 이동하면서 자극을 준다.

대칭성 원위부 감각소실은 당뇨병성 다발신경병증을 시사한다. 근위부와 원위부 영역을 비교해 보지 않으면 이런 현상을 놓칠 수 있다.

BOX 19-4의 그림처럼 손에서 모든 감각이 없어졌다면, 손목 부위에서 근위부 쪽으로 반복 검사하면서 점차적으로 정상 감각으로 돌아오는지를 확인한다. 이런 유형은 말초신경손상이나 신경분절소실에 부합되지 않는다. 장갑이나 스타킹을 착용한 모양의 감각소실이 양쪽에 나타나면 다발신경병증을 의심할 수 있는데, 당뇨병과 알코올 중독에서 자주 볼 수 있다.

검사를 시행하기 전에, 검진자는 대상자에게 무엇을 할 것인지 시범 보여주고 환자에게 어떻게 대답해야 하는지를 미리 알려준다. 검사를 시행하는 동안 환자는 눈을 감게 한다.

(2) 통각

면봉이나 설압자를 부러뜨려 사용하거나 적당한 기구를 이용한다.

대상자에게 "날카로운 쪽과 뭉툭한 쪽"을 시범 보여준 다음 눈을 감은 상태에서 맞추게 한다. 검사 시 날카로운 느낌을 위한 자극은 최소한으로 압력을 가하도록 한다.

무통각증(analgesia)은 통각이 없는 것, 통각감퇴증(hypoalgesia)은 통증에 대한 민감도가 감소된 것, 통각과민증(hyperalgesia)은 통증에 대한 민감도가 증가된 것을 말한다.

(3) 온도감각

통각 검사 결과가 정상이면 온도감각 검사는 대개 생략한다. 두 개의 시험관에 각각 찬물과 더운물을 채워서 이용하거나, 음차를 찬물이나 더운물로 헹구어 사용한다. 가볍게 피부에 대고 뜨거운 것과 찬 것을 감별하는지 확인한다.

(4) 가벼운 촉각

면봉 끝을 풀어 피부에 가볍게 댄다. 댈 때마다 느낌을 확인하고 여러 곳을 비교해 본다. 굳은살 부위는 정상적으로 민감하지 않으므로 피한다.

무감각(anesthesia)은 촉각소실, 감각저하(hypesthesia)는 촉각에 대한 민감도 감소, 그리고 감각과민(hyperesthesia)은 촉각에 대한 민감도 증가를 의미한다.

(5) 진동감각

128 Hz의 음차를 손등에 친 후 대상자의 손의 원위지관절 위에 확실하게 갖다 댄다. 그다음 발가락 관절에도 반복해서 시행한다(**Figure 19-23**). 만일 대상자의 지각이 압력에 대한 것인지, 진동에 대한 것인지 불확실하면 대상자에게 진동감이 언제 멈추는지를 묻는다. 진동감각이 손상되었다면 근위부의 뼈가 튀어 나온 부위(예: 손목, 팔꿈치, 복숭아뼈, 무릎, 전상장골극, 척추뼈, 쇄골)에 다시 확인한다.

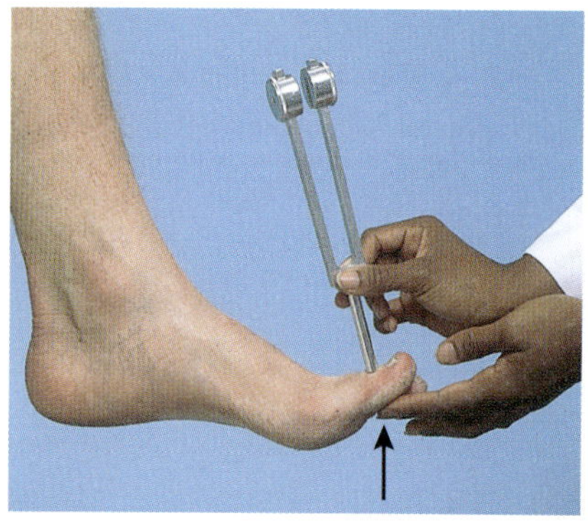

Figure 19-23 엄지발가락 진동감각 검사

임상 팁

진동감각은 말초신경병증에서 흔히 가장 먼저 소실되는 감각이다. 흔한 원인은 당뇨병이나 알코올 중독이다. 진동감각은 매독 3기나 비타민 B_{12} 결핍 등으로 척수후주질환이 있을 때에도 소실된다. 몸통에서 진동감각 검사는 척수병변의 위치를 평가하는 데 유용하다.

(6) 고유감각(관절의 위치감각)

대상자의 엄지발가락을 엄지손가락과 집게손가락으로 잡고 위, 아래로 이동하는 것을 보여준 다음 눈을 감은 상태에서 맞추게 한다(다른 자극에 의해서 대상자가 잘못 인지하는 것을 막기 위함) (**Figure 19-24**). "위"와 "아래"를 규칙적으로 반복하면 대상자가 짐작으로 맞출 수 있으므로 주의한다.

한쪽에서 여러 번 반복하고, 위치감각이 손상되었을 시에는 더 근위부로 이동하여 발목 부위를 검사한다. 같은 방법으로 엄지손가락의 위치감각을 검사하고 만일 이상이 있으면 근위부인 손목, 팔꿈치 부위로 이동하여 검사한다.

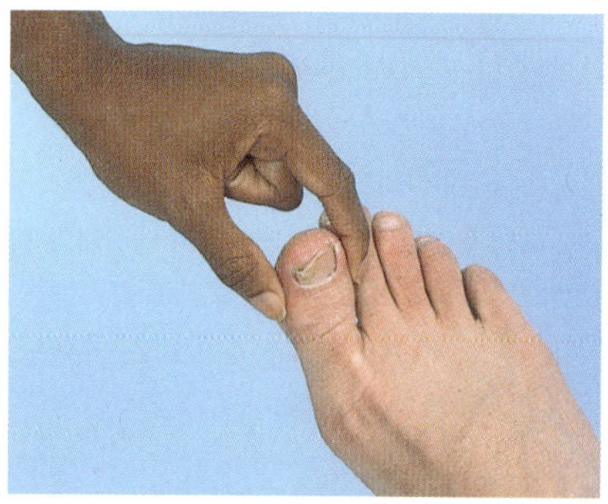

Figure 19-24 엄지발가락 위치감각 검사

위치감각 소실도 진동감각 소실과 마찬가지로 척수매독, 다발성경화증, 비타민 B_{12} 결핍 등으로 인한 척수후주질환 그리고 당뇨병성 신경병증에서 소실된다.

(7) 식별감각

감각피질의 연관, 분석, 해석능력을 측정하기 위한 여러 종류의 추가 검사가 있다. 감각 식별은 촉각과 위치감각에 의해 결정되기 때문에 이들 감각능력이 정상이거나 약간만 손상된 경우에만 유용하다.

입체감각 검사 시행 후, 필요시 이어서 다른 검사를 한다. 검사하는 동안에는 눈을 감게 한다.

촉각과 위치감각은 정상이나, 식별감각이 저하되거나 없다면 대뇌 감각피질의 손상을 시사한다. 입체감각, 숫자 인식, 두 점 식별감각 역시 척수후주 질환이 있을 때 손상될 수 있다.

- 입체감각(stereognosis): 어떤 사물을 촉감으로 맞추는 것으로 동전, 클립, 열쇠, 연필, 면봉 등과 같은 익숙한 물체를 대상자의 손에 쥐게 하고 무엇인지 물어본다. 정상 시 5초 이내에 쉽게 맞출 것이다. 경우에 따라서는 동전의 앞뒷면을 묻는 아주 예민한 검사도 한다.

입체인식불능증(astereognosis)은 손에 놓은 사물을 인식하지 못하는 것이다.

- 숫자인식(서화감각, graphesthesia): 먼저 대상자의 운동기능 손상, 관절염, 혹은 다른 상황이 숫자인식에 영향을 주지 않는지 확인한다. 펜이나 연필의 뭉툭한 부분으로 대상자의 손바닥에 숫자를 크게 쓰고 맞추는지를 확인한다(Figure 19-25). 대부분 숫자를 맞춘다.

숫자인식을 하지 못하는 것은 감각피질의 병변을 의미한다.

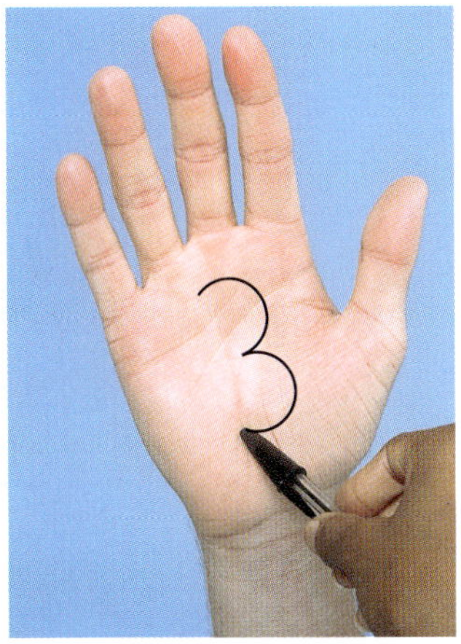

Figure 19-25 서화감각검사

- 두 점 식별감각(two-point discrimination): 클립의 양끝이나 핀 두 개의 한쪽을 사용하여 손가락 안쪽 볼록한 부분에서 두 곳을 동시에 자극한다. 한 지점 자극과 두 지점 자극을 불규칙하게 교대로 시행한다(Figure 19-26). 통증을 유발하지 않도록 주의한다.

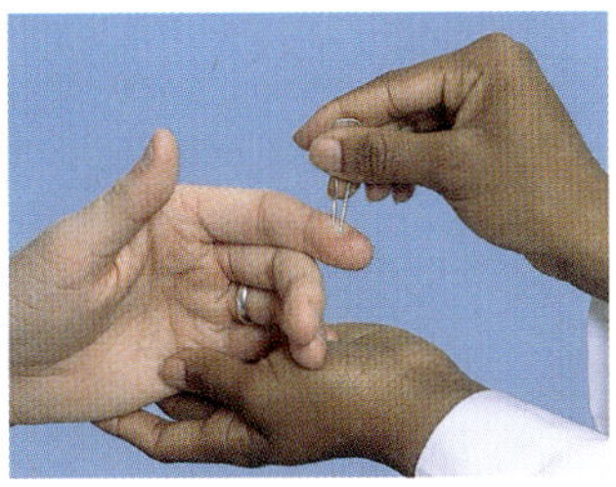

Figure 19-26 두 점 식별감각 검사

- 환자가 감별할 수 있는 한 점에서 다른 점까지의 최소 거리를 구한다(정상인은 손가락 안쪽 면에서 5 mm 이내). 몸의 다른 부위에서도 검사할 수 있으며 정상인에서도 정상 식별 거리가 부위마다 다양하다.

감각피질의 병변 시 두 점으로 인식 가능한 식별거리가 길어진다.

- 지점 국소화(point localization): 환자 피부의 한 곳을 가볍게 만지고 눈을 뜨게 한 후 만진 부분을 짚어볼 것을 요청한다. 이 검사는 다리나 몸통에서 소거 검사와 함께 이용 시 효과적이다.

감각피질의 병변은 어떤 지점을 정확히 국소화하는 능력을 손상시킨다.

- 소거(extinction): 몸 양쪽의 같은 부위를 동시에 자극하여 촉각을 정확히 어느 부위에서 느꼈는지를 물어본다. 정상적으로는 동시에 양측 모두에서 느껴져야 한다.

감각피질에 병변이 있다면 한쪽 자극만을 인식할 수 있다. 이 경우 손상을 받은 피질의 반대편 자극이 사라지게 된다.

(8) 피부분절

피부분절에 대한 지식은 신경학적인 병변을 특정 척수 수준에 국소화하는 데 도움을 준다. **피부분절은 한 개 척수 신경의 감각신경근에 의해서 지배되는 피부영역을 가리킨다**(Figure 19-27,28). 피부분절과 말초신경 분포는 다음 두 그림과 같다[미국척추손상학회(the American Spinal Injury Association)에서 제공하는 국제 표준을 반영함]. 피부분절 수준은 다음 그림보다 더 다양하고, 각각의 피부분절들은 경계선에서 약간 겹쳐진다.

이유는 밝혀지지 않았지만 척수손상에서 감각수준은 실제 손상부위보다 몇 단계 낮게 나타날 수 있다. 척추통증이 있는 부위를 가볍게 두드려 보면 도움이 될 수도 있다.

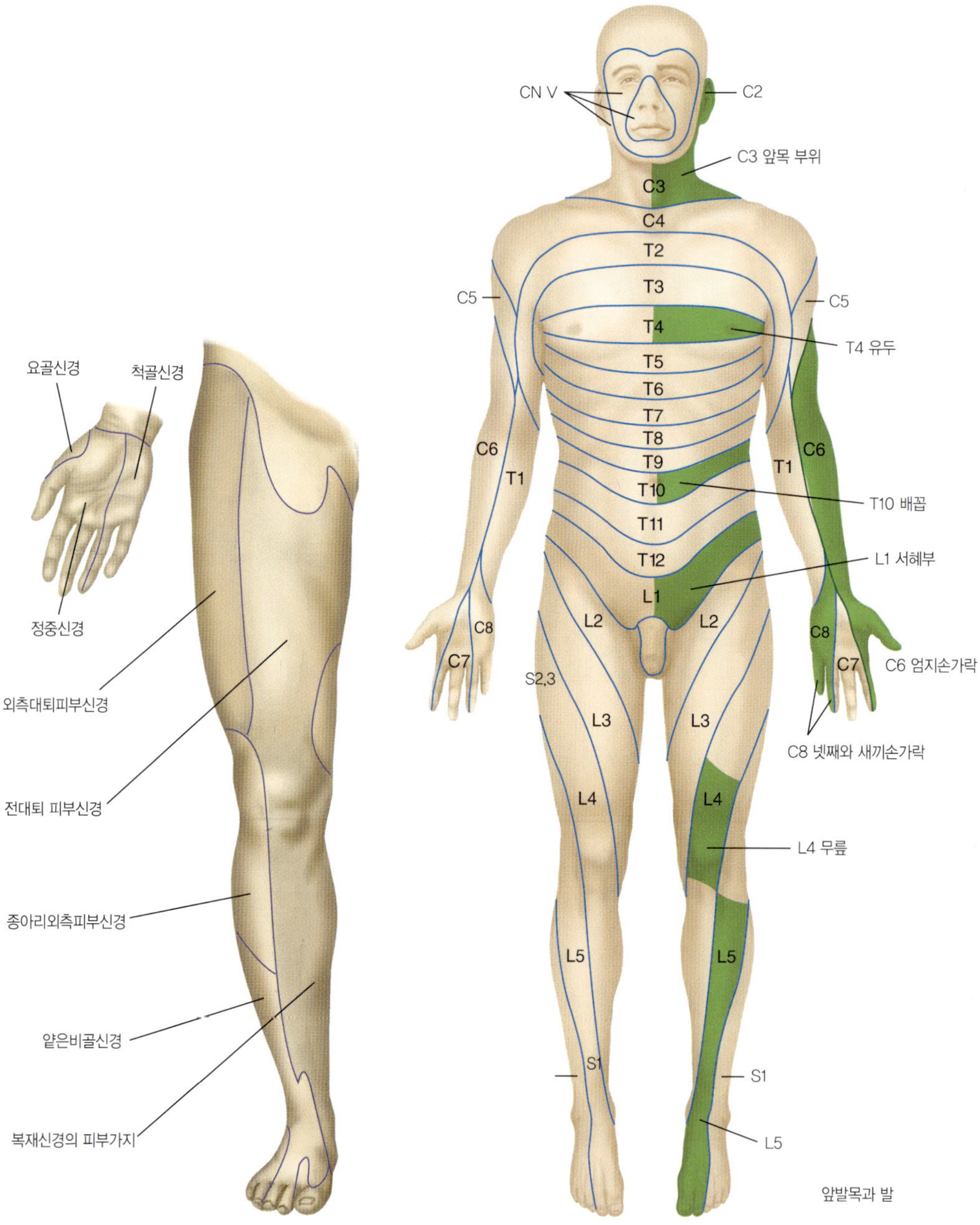

Figure 19-27 전면부: A.말초신경 지배 부위 B. 후근 지배 피부 분절

모든 피부분절을 암기할 필요는 없다. 대신 다이어그램에서 특별히 이름을 표기한 분절들에 대해서는 익혀둘 것을 추천한다. 중요한 말초신경 분포가 표시되어 있다(Figure 19-27A,28A).

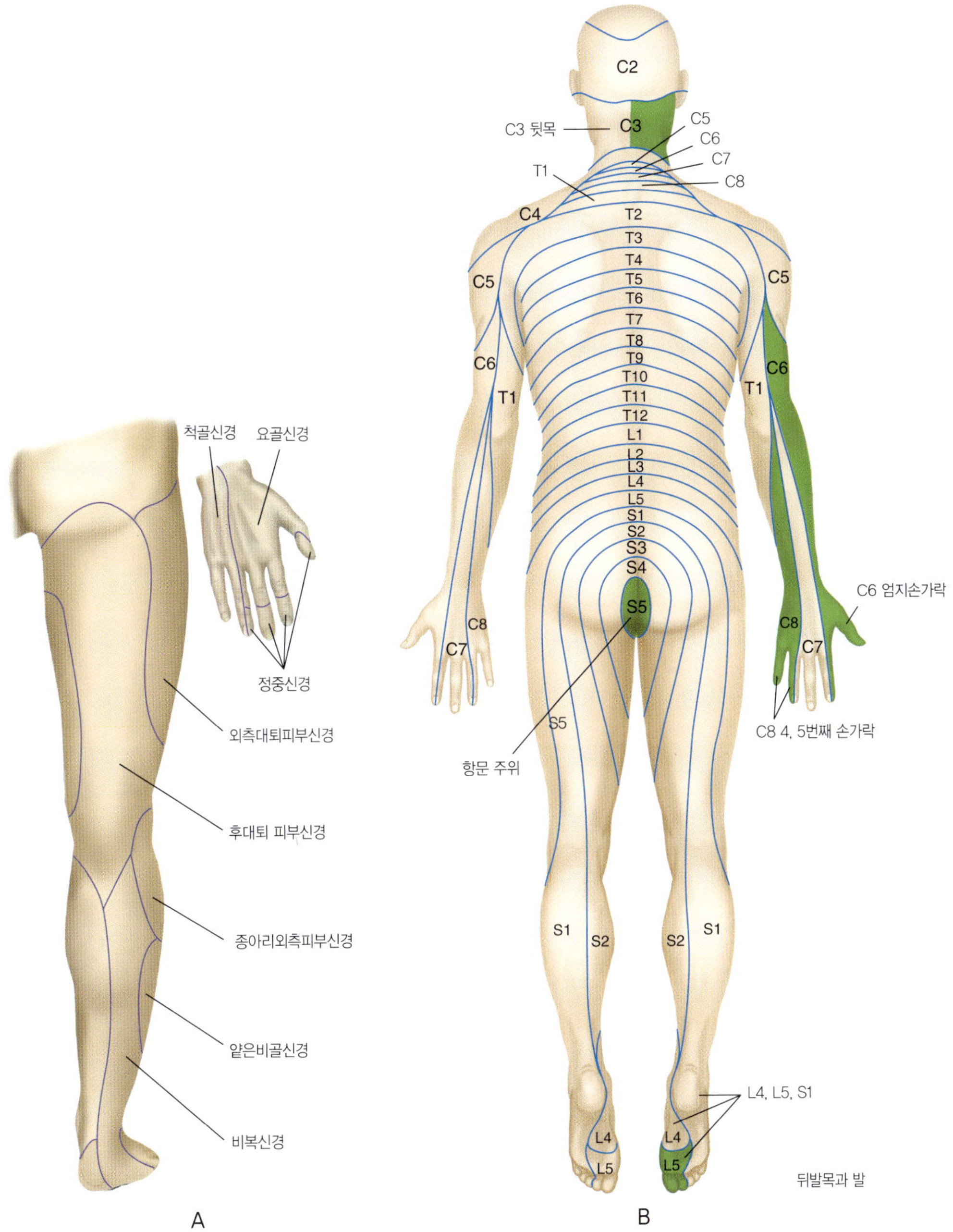

Figure 19-28 후면부: A. 말초신경지배부위 B. 후근 지배 피부분절

4) 근신장반사(심부건반사)

근신장반사(muscle stretch reflexes, Deep tendon reflex, DTR)를 유발하려면 반사망치를 잘 다룰 수 있어야 한다. 적절한 무게의 반사망치를 선택하고, 반사망치의 납작한 면과 뾰족한 면의 용도를 확인한다. 예를 들면, 이두근 위에 놓은 검진자의 손가락 같이 작은 부분을 치는 데는 뾰족한 부위를 사용한다.

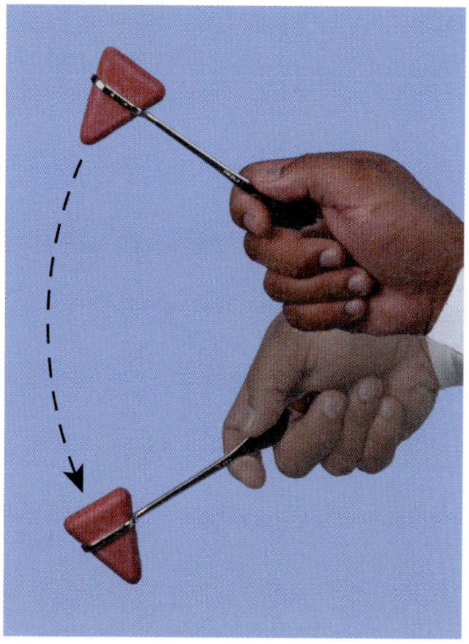

Figure 19-29 반사망치 사용

반사검사를 다음과 같이 시행한다.

- 환자가 긴장하지 않도록 하고, 양쪽 사지를 적절하게 그리고 대칭적으로 유지시킨다.
- 반사망치를 엄지손가락과 집게손가락 사이에 가볍게 쥐고, 부드럽게 이동이 가능하도록 유지한다(Figure 19-29).
- 손목의 힘을 빼고, 손목운동으로 건(tendon)을 빠르게 친다. 칠 때는 신속하고 정확해야 하고, 비스듬하게 치면 안 된다.
- 반사의 속도, 힘, 진폭을 관찰하고 아래 표를 이용하여 반응점수를 확인한다(TABLE 19-12). 반드시 양쪽을 비교한다. 반사강도는 0~4점으로 표시한다.

하행 피질척수로를 따라 발생하는 중추신경계 병변이 있으면 반사항진(hyperactive reflexes, hyperreflexia)이 나타난다. 이 경우 허약, 경직, 바빈스키반사(Babinski response)의 양성소견과 같은 상부운동신경원 증상들이 동반될 수 있다.

TABLE 19-12 반사강도점수

4+	매우 빠르고 과다한 반응. 간대성 경련(굴곡과 신전 사이에 율동적인 파동 움직임) 동반
3+	정상보다 빠름. 질환 가능성을 시사하지만 반드시 질병이 있다는 것은 아님
2+	평균; 정상
1+	다소 감소; 정상보다 약함
0	반응 없음

반사는 검진자가 가하는 자극의 세기와 관련 있으므로 불필요하게 강하게 자극하지 않도록 한다. 좌우의 차이가 있을 때는 발견하기 쉬우나 대칭적 변화가 있는 경우는 변화를 발견하기 쉽지 않다. 반사가 대칭적으로 증가되거나, 감소하거나, 심지어 없더라도 정상일 수 있다.

(1) 강화

만일 대상자의 반사반응이 양측 모두 감소되었거나 나타나지 않는다면 **강화**(reinforcement)를 이용한다. 10초 동안 다른 부분 근육에 힘을 주게 한다. 이는 반사반응을 증진할 수 있다. 예를 들어 팔반사 검사 시 대상자에게 이를 악물게 한다거나 반대쪽 손으로 허벅지부위를 꽉 잡게 하고 검사한다(Figure 19-30). 만일 무릎반사가 감소되거나 없다면 양손을 마주잡고 양쪽으로 서로 잡아당긴 후 검사한다. 반사망치로 근육 건을 치기 직전에 양손을 당기라고 말해야 한다.

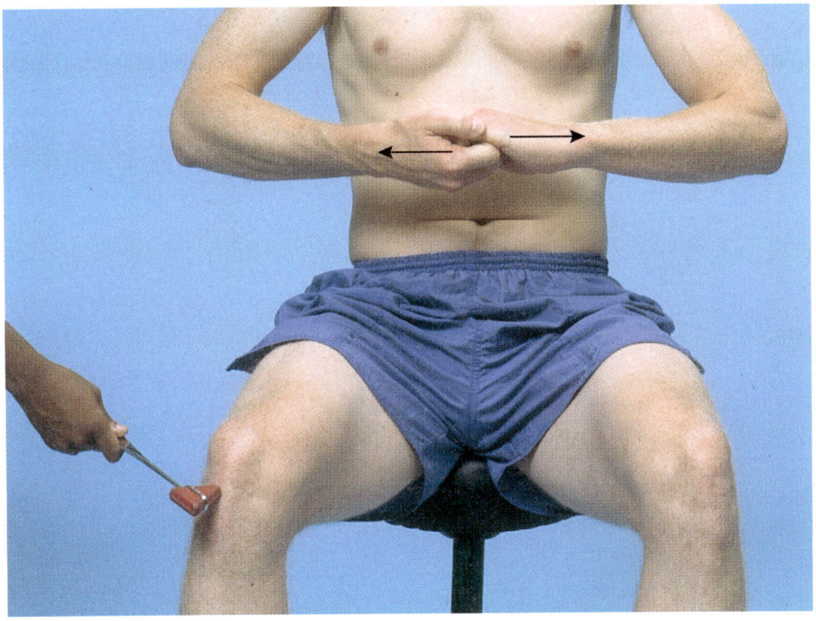

Figure 19-30 강화를 이용한 무릎반사 증가

(2) 이두근반사(C5, C6)

대상자가 팔꿈치를 약간 구부리고 손바닥을 아래로 향한다. 그 자세에서 검진자의 엄지손가락 혹은 손가락을 대상자의 이두근 건 위에 단단히 올려 놓고 반사망치로 손가락을 친다. 팔꿈치의 굴곡과 이두근의 수축을 관찰하거나 느낀다(Figure 19-31).

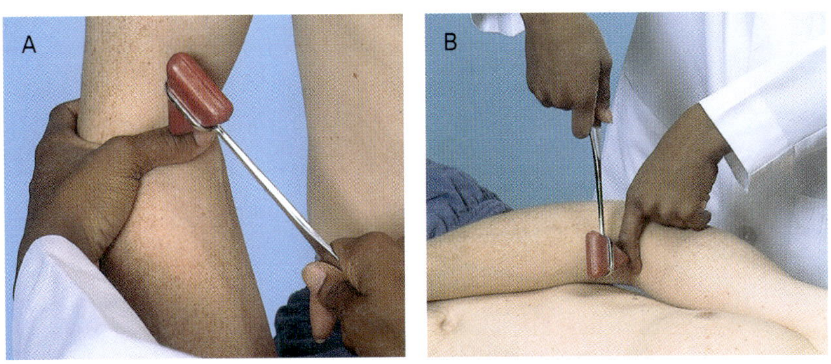

Figure 19-31 이두근반사 검사. A. 앉은 자세 B. 누운자세

(3) 삼두근반사(C6, C7)

앉거나 누운 상태에서 대상자의 팔꿈치를 구부려 손바닥이 몸통을 향하게 한 뒤

손을 앞가슴 쪽으로 약간 잡아당긴다(Figure 19-32). 팔꿈치 위쪽의 삼두근 건 부위를 반사망치로 가볍게 친다. 삼두근의 근육 수축과 팔꿈치의 신전을 관찰한다.

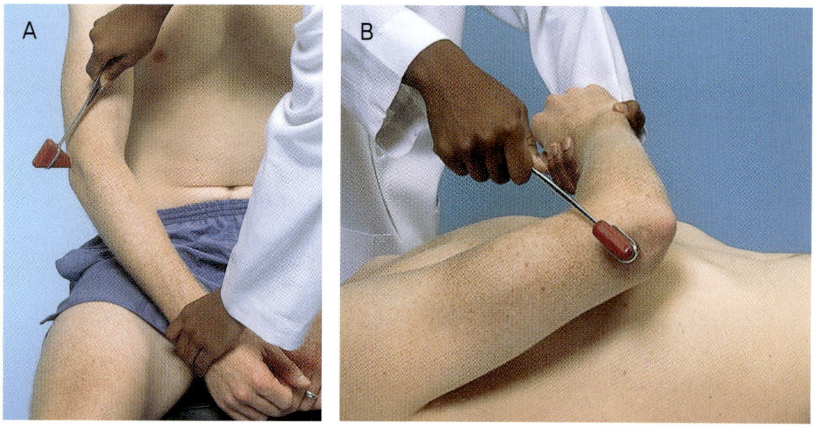

Figure 19-32 삼두근반사 검사. A. 앉은 자세 B. 누운 자세

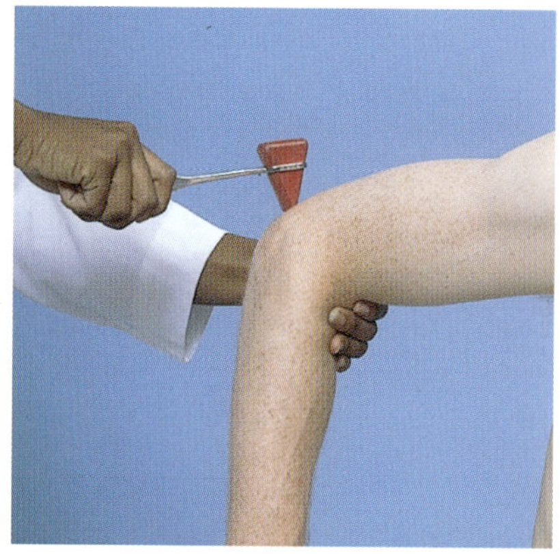

Figure 19-33 상완을 지지한 상태에서 삼두근 반사 검사

만일 대상자가 긴장을 풀지 못하면 오른쪽 그림(Figure 19-33)과 같이 팔의 윗부분을 들어 힘을 빼게 한 후 삼두근의 건 부위를 친다.

(4) 상완요골근반사(C5, C6)

대상자의 손을 배나 무릎 위에 놓고 앞 팔을 약간 몸 쪽으로 돌린 상태를 취한다. 손목의 약 2.5–5 cm 윗부분의 요골 건을 가볍게 친다. 아래팔의 굴곡과 바깥으로 젖혀지는지를 관찰한다(Figure 19-34).

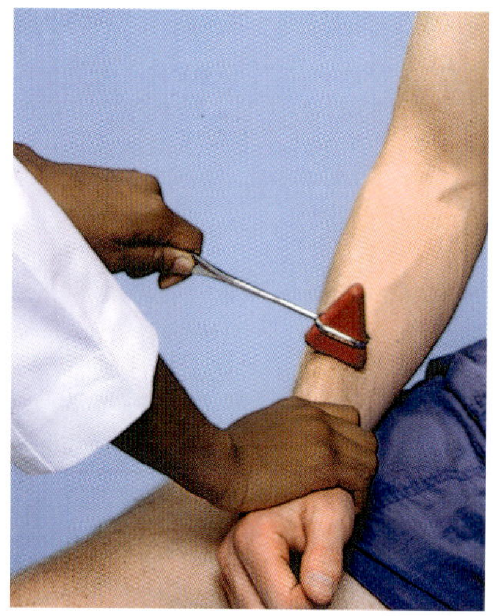

Figure 19-34 상완요골근반사 검사

(5) 사두근(무릎)반사(L2, L3, L4)

대상자가 앉거나 누워서 무릎을 구부린 상태에서 시행할 수 있다. 슬개골(무릎뼈, patella) 바로 밑의 슬개건을 친다(Figure 19-35). 무릎의 신전과 사두근의 수축을 관찰한다. 이 반사를 느낄 수 있도록 대상자의 허벅지 앞쪽에 손을 댄다.

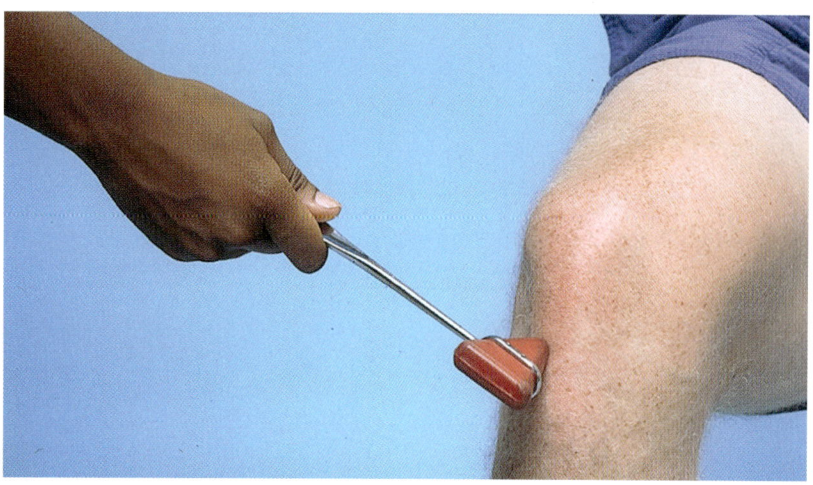

Figure 19-35 앉은 자세에서 무릎반사 검사

누워 있는 대상자를 검사할 때는 두 가지 방법이 있다. 하나는 검진자의 한 손으로 환자의 두 무릎을 동시에 지지한 후 교대로 검사하여 양쪽의 차이를 관찰하는 것이다(Figure 19-36A). 대상자나 검진자가 불편하다면, 대상자의 한쪽 다리 밑에 손을 넣어 지지한 후 검사한다. 일부 대상자에게는 이 방법이 긴장을 푸는 데 더 도움이 된다(Figure 19-36B).

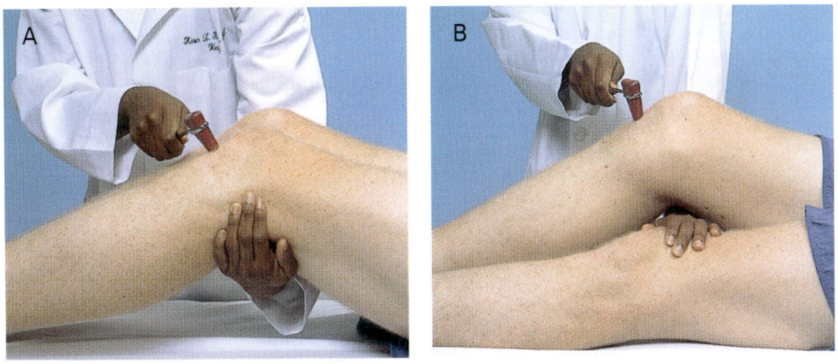

Figure 19-36 A. 누운 자세에서 양쪽 무릎을 동시에 지지한 상태에서 무릎반사 검사 B. 한번에 한 쪽 무릎을 지지한 상태에서 무릎반사 검사

(6) 발목(아킬레스)반사(주로 S1)

만일 대상자가 앉아 있다면 발을 발목에서 배측굴곡시키고 긴장을 풀게 한 후 아킬레스건을 치면 발목에서 족저굴곡이 나타난다(Figure 19-37). 근육수축 후에 이완되는 속도도 확인한다.

갑상선기능저하증에서 반사의 이완기가 느려지는 현상은 발목반사 동안에 가장 잘 감지할 수 있다.

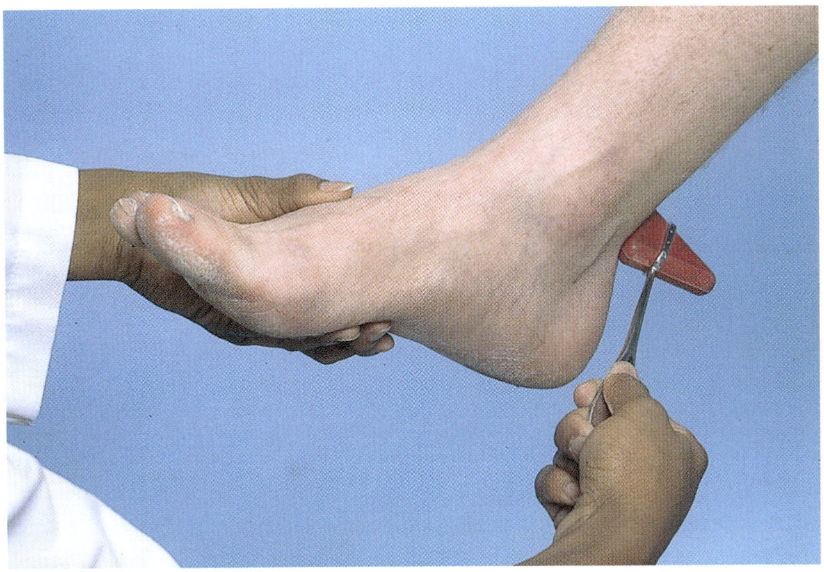

Figure 19-37 앉은 자세에서 아킬레스반사 검사

대상자가 누워 있는 경우에는 한쪽 발을 반대쪽 다리 위에 걸친 후 발을 배측굴곡시킨 상태에서 아킬레스건을 친다(Figure 19-38).

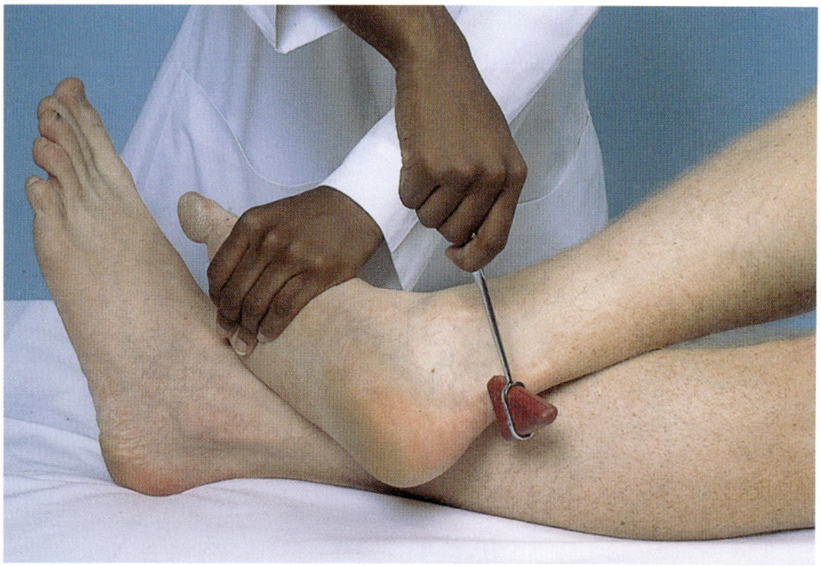

Figure 19-38 누운 자세에서 아킬레스반사 검사

심부건반사 평가는 **TABLE 19-13**에 요약되어 있다.

TABLE 19-13 Deep Tendon Reflex Assessment

Muscle Stretch Reflex	Spinal Cord Location	Assessment	Expectation
이두근	C5, C6	· 팔꿈치가 굴곡, 회내됨 · 검진자의 엄지손가락을 건 위에 두고 반사망치로 친다.	팔꿈치 굴곡 이두근 수축
삼두근	C6, C7	· 팔이 굴곡되고 이완되도록 하고 건(팔꿈치 관절에 있는)을 망치로 친다.	삼두근 수축 팔꿈치가 펴짐
상완요골근	C5, C6	· 팔을 무릎 위에 편히 두고 약간 회내된 상태에서 손목에서 2인치 정도 위의 요골부위를 친다.	전완의 굴곡과 회외
무릎	L2, L3, L4	· 무릎을 굴곡한 상태에서 반사망치로 슬개골 아래를 친다.	사두근 수축 무릎신전
아킬레스	S1 mainly	· 환자의 발을 족배굴곡상태로 잡고, 아킬레스건을 친다.	족저굴곡

(7) 간대경련

만일 과다반사가 나타나면 발목 간대경련(clonus) 검사를 한다. 무릎을 약간 구부린 상태로 지지하고 환자가 이완하도록 격려하면서 다른 손으로 발을 배측굴곡, 족저굴곡을 반복해서 몇 번 시키다가 갑자기 배측굴곡을 시켜 그 상태를 유지하도록 한다(**Figure 19-39**). 족저굴곡과 배측굴곡 사이에서 주기적 파동(규칙적인 흔들림)을 관찰하고 느껴본다. 정상인은 이런 자극에 반응하지 않지만 긴장하거나 운동을 한 경우에는 몇 회의 간대경련이 나타날 수도 있다.

간대경련은 다른 관절에서도 유발될 수 있다. 예를 들어 무릎을 편 상태에서 무릎뼈를 갑자기 아래로 밀면 무릎뼈의 간대성 경련이 유발될 수 있다.

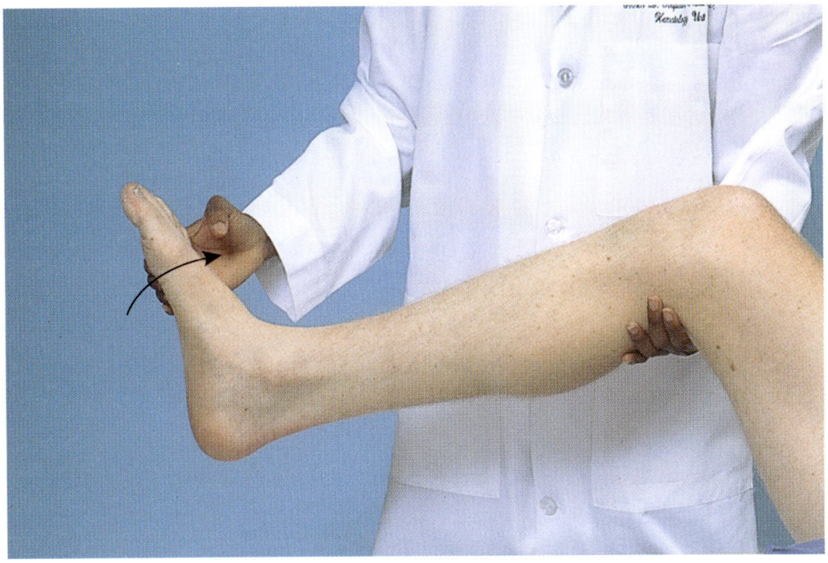

Figure 19-39 발목 간대경련(clonus) 유발검사

임상 팁

지속적인 간대경련은 중추신경계 질환을 시사하며 발목이 반복적, 규칙적으로 굴곡과 신전을 반복한다. 간대경련은 반사강도 4점을 주어야 한다.

5) 피부자극(표재성)반사

(1) 복부반사

배꼽을 중심으로 복부의 위(T8, T9, T10)와 아래(T10, T11, T12) 각 측면에서 가볍고 빠르게 그림과 같은 방향으로 자극을 주어 복부반사를 검사한다(Figure 19-40). 열쇠나 면봉 나무 혹은 설압자를 이용할 수 있다. 복부근육이 수축하고 배꼽이 자극 부위를 향하게 움직이는 현상이 정상이다. 비만이 반사 현상을 가릴 수도 있으므로 이런 경우에는 검진자의 손가락으로 대상자의 배꼽을 자극 부위로부터 멀어지도록 잡아당긴 후 시행하고 손가락으로 복부의 근육 수축을 느낀다.

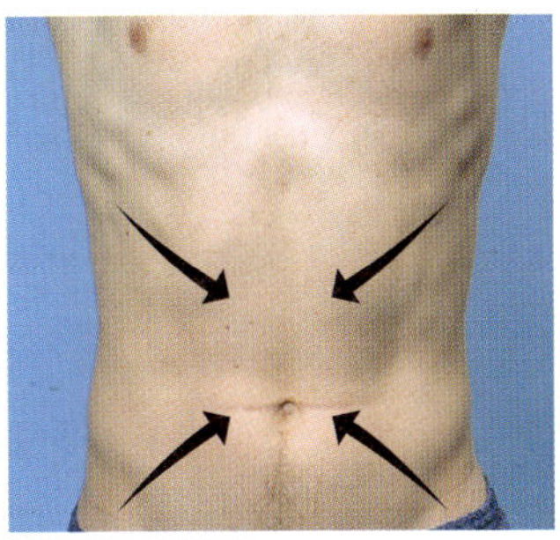

Figure 19-40 복부반사 검사를 위한 자극 방향

복부반사는 중추신경계와 말초신경계 질환 모두에서 나타나지 않을 수 있다.

(2) 발바닥반사(L5, S1)

열쇠나 반사망치 손잡이 부분 등을 이용하여 발꿈치에서 발바닥 볼록 부위까지 외측면을 따라 긁어 올라가다 새끼발가락에서 엄지발가락 쪽으로 꺾는다. 가볍게 자극하여 반응을 유발하되 필요시 좀 더 강하게 자극한다. 정상적으로 발가락들이

바빈스키반사는 종종 양성 또는 음성으로 기록되기도 하며, 이는 바빈스키반사가 '있다' 또는 '없다'를 뜻한다.

아래로 굴곡(족저굴곡)하는 반응을 보인다(Figure 19-41A). 엄지발가락이 발등 쪽으로 젖혀지고(배측굴곡) 다른 발가락들이 부채처럼 펼쳐지면 바빈스키반사가 "있다"고 하며, 이는 중추신경계 피질척수로 병변을 의미한다(Figure 19-41B). 바빈스키반사는 약물이나 알코올 중독으로 인한 무의식 상태나 발작 후 상태에서도 일시적으로 나타날 수 있다.

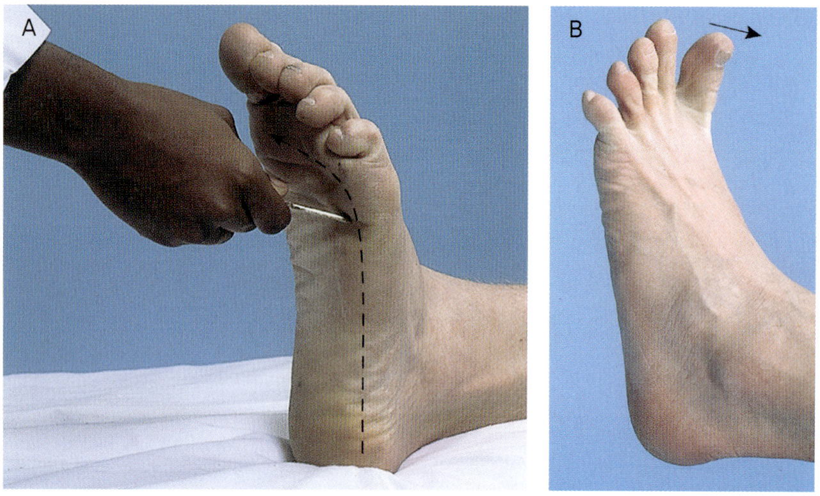

Figure 19-41 A. 바빈스키반사 없음/음성. B. 바빈스키반사 있음/양성

어떤 대상자는 발바닥을 자극하면 무릎과 둔부를 굴곡시켜 몸을 움츠리는 반응을 보이므로 확실한 관찰을 위해서 발목 부위를 잡고 시행한다. 때로는 바빈스키징후와 이런 움츠림과의 감별이 어렵다.

강한 바빈스키반사는 종종 고관절과 무릎의 반사성 굴곡을 초래한다.

추가적인 검사

일반적 신체검진을 진행할 때, 다음과 같은 평가가 진행되어야 한다.

- 이상한 냄새가 나는지 확인한다.
- 피부색, 습도, 출혈성 질환의 증거, 바늘자국과 기타 병변 등 피부의 비정상적인 특징을 확인한다.
- 두피와 두개골에서 외상(trauma) 징후를 확인한다.
- 안저(fundus)를 세심하게 검사한다.
- 각막반사가 정상인지 체크한다. 콘텍트렌즈 착용 시 각막반사가 없을 수 있다는 것을 기억한다.
- 코, 귀를 관찰하고, 입과 목을 검진한다.
- 심장, 폐와 복부를 반드시 확인한다.

이상한 냄새가 난다면 알코올, 간부전, 요독증을 고려할 수 있다.

황달, 청색증, 일산화탄소 중독의 체리빛 붉은색을 띄는지 확인한다.

멍(bruise), 열상(laceration), 종창(swelling)이 있는지 확인한다.

두개내압 상승 징후인 고혈압 망막병증(hypertensive retinopathy)과 시신경유두부종이 있는지 주의 깊게 확인한다.

혼수상태와 제5, 7뇌신경 손상 시 각막반사가 소실된다.

코나 귀에서 피나 뇌척수액이 보이면 두개골 골절이 의심된다; 중이염은 뇌농양 가능성을 시사한다.

혀 손상은 발작시 다친 것일 수 있다.

신경학적 검진을 마치면, 안면의 비대칭성, 그리고 운동, 감각, 반사기능의 비대칭성을 확인한다. 필요시 수막징후가 있는지도 검사한다.

수막징후가 있다면 수막염이나 지주막하출혈을 의심해봐야 한다.

4. 특수검진기법

1) 무의식 환자 사정

응급실에는 의식이 없는 상태의 환자가 자주 온다. 무의식 상황을 초래한 원인과 범위를 결정하는 데 가능한 한 상세한 건강력 사정이 중요하다. 혼수상태는 반응이 없는 상태로(**TABLE 19-14**) 자극을 주어도 반응하지 않고 눈을 뜨지 않는다. 이러한 상태는 잠재적으로 생명을 위협하는 상황으로 가능성 있는 원인들은 뇌졸중, 뇌종양, 알코올이나 약물에 의한 중독, 외상성 뇌손상 또는 감염 등이다.

TABLE 19-14 대사성 혼수와 구조적 혼수

혼수상태의 원인은 다양하지만, 흔히 대사성 또는 구조적인 문제로 분류할 수 있다. 양상은 개인마다 다양하다; 아래 표에 기술된 특징들은 엄격한 진단 기준이라기보다는 일반적인 지침이다. 정신장애가 혼수상태와 유사해 보일 수 있음을 기억해야 한다.

	독성-대사성	구조적
병태생리	각성중추가 중독되거나 중요 물질이 고갈됨	병변이 뇌간 각성중추를 파괴 또는 압박함
임상양상		
호흡양상	규칙적인 경우에는 정상 혹은 과호흡. 만약 불규칙하다면 보통 체인스토크 호흡임	불규칙하다면, 체인스토크 호흡, 호흡불능증, 중추성 과호흡임
동공 크기와 반응	· 동공의 크기가 빛에 반응함. 마약류나 콜린성제제에 의해 극소동공(pinpoint pupils)이 발생하면 돋보기로 관찰함 · 항콜린성제제 투여 시 또는 저체온 시에는 확대된 상태로 고정됨	· 좌우 동공의 크기가 다르고 빛반응 없음(고정) – 중앙 위치에서 고정: 중뇌의 압박 – 확대된 상태로 고정: 뇌탈출로 인한 제3뇌신경 압박
의식수준	동공변화 후 의식도 변함	동공변화 이전에 의식이 먼저 변함
원인 예	· 요독증, 고혈당증 · 알코올, 약물, 간부전 · 갑상선기능저하증, 저혈당증 · 저산소증, 허혈증 · 수막염, 뇌염 · 고체온, 저체온	· 경막외, 경막하, 대뇌출혈 · 뇌경색 혹은 색전증 · 종양, 농양 · 뇌간경색, 종양, 출혈 · 소뇌경색, 출혈, 종양, 농양

병력조사, 신체검진, 검사 등을 진행하기에 앞서 "ABCDE" 단계가 반드시 수행되어야 한다: 기도(airway), 호흡(breathing), 순환(circulation), 장애(disability), 그리고 평가(evaluation)

(1) 기도, 호흡, 순환

먼저 ABC를 사정하고 안정화시킨다: 기도(airway), 호흡(breathing), 순환(circulation)

신속하게 환자의 피부색과 호흡양상을 확인한다. 목 안쪽을 시진하고 기도가 깨끗한지 확인하기 위해 기관지에서 그렁거리는 소리를 듣는다. 호흡이 느리거나 기도가 분비물에 의해 막혔다면, 경추를 안정시키면서 가능한 빨리 기도삽관을 고려해야 한다.

TABLE 19-14. 대사성 혼수와 구조적 혼수, TABLE 13-5. 호흡수와 호흡양상 이상을 참조한다.

호흡수, 리듬, 호흡양상을 확인한다. 뇌피질과 뇌간에서 호흡을 관장하는 신경구조는 의식을 담당하는 신경구조와 겹치기 때문에 혼수상태에서 호흡장애가 자주 발생한다.

맥박, 혈압, 직장 온도를 평가한다. 저혈압이나 출혈이 있으면 정맥 주사로를 확보하고 수액 주입을 시작한다.

(2) 의식수준(Level of Consiousness, Disability)

의식수준은 일차적으로 대상자의 각성 능력 혹은 깨어 있는 정도를 의미한다. 즉, 검진자가 주는 자극에 대한 반응을 실행하기 위해 깨어날 수 있는 수준을 말한다.

글래스고 혼수척도

의식수준에 관해 정확하지 않은 용어를 사용하면 다른 검진자가 오해를 할 수 있다. 따라서 대상자를 객관적으로 평가할 수 있는 표준화된 도구인 글래스고 혼수척도(Glasgow Coma Scale, GCS)를 사용할 필요가 있다**(TABLE 19-15)**. 이 척도는 3가지 항목으로 구성되어 있으며 각각의 항목마다 점수를 부여한다. 3가지 항목은 눈뜨기, 운동반응, 언어반응이며 각 항목의 점수를 합하여 뇌기능 수준과 의식수준**(TABLE 19-16)**을 평가한다.

TABLE 19-15 글래스고 혼수척도 사용법

항목	반응	점수	환자점수
눈뜨기 (eye opening)	자발적으로: 눈을 뜸, 적절히 알아볼 필요는 없음	4	
	언어자극에: 언어자극에 눈 뜸. 명령에 따를 필요는 없음	3	
	통증자극에: 흉골/사지/안와상부를 누르는 통증자극에 눈 뜸	2	
	없음: 안와상부 압박(통증자극)에도 반응 없음	1	
운동반응 (motor response)	명령수행: 단순명령을 수행	6	
	통증 국소화: 안와상부/흉골을 누르는 자극을 치우려고 함	5	
	움찔: 통증에 팔이 오그라들고, 어깨가 외전됨	4	
	굴곡반응: 비정상적 굴곡자세나 반신마비자세	3	
	신전: 어깨는 내전되고 어깨와 팔이 안으로 회전	2	
	없음: 어떤 통증에도 반응 없이 사지가 늘어져 있음	1	
언어반응 (verbal response)	지남력 있음: 대화 가능하고 지남력 유지됨	5	
	혼돈상태: 횡설수설 대화하며 지남력 떨어짐	4	
	부적절한 단어: 단어는 만드나 문장을 형성하지 못함	3	
	이해할 수 없음: 신음소리만	2	
	없음: 어떤 형태의 언어반응도 없음	1	
총점(3–15)			

해석: 환자의 총점이 3–8점이면 혼수상태를 의미한다. 15점이면 완전히 명료하고 잘 기능하는 상태이며, 3점은 최하점수로 모든 영역에 반응이 없음을 의미한다.

TABLE 19-16 의식수준(각성): 기법과 대상자의 반응

수준	사정 방법	반응
명료 (alertness)	각성상태의 대상자는 보통 목소리로 말 걸면 눈을 뜨고 검진자를 응시한다. 그리고 모든 자극에 적절하고 완전하게 반응한다.	없음
기면 (lethargy)	약간 큰 목소리로 말한다. 예를 들어 이름을 부르거나 "안녕하세요?"라고 인사한다.	졸려 보이지만, 눈을 뜨고 검진자를 바라보며 질문에 반응한 후 잠에 빠진다.
둔감 (obtunded)	자는 사람을 깨우듯이 부드럽게 흔든다.	눈을 뜨고 바라보지만 천천히 반응하고 다소 혼돈스럽다. 환경에 대해 명료하지 않고 관심이 감소되어 있다.
혼미 (stupor)	통증 자극을 가한다. 예를 들어 건(ten-don)을 꼬집거나, 흉골 부위를 문지르거나, 손톱 위를 연필로 굴려본다(더 강한 자극은 필요하지 않음).	강한 자극으로 잠을 깨울 수 있으나 언어적 반응이 느리거나 없다. 자극을 중지하면 무반응으로 빠진다. 자신과 환경에 대한 인지능력은 최소이다.
혼수 (coma)	통증자극을 반복적으로 가한다.	혼수 환자는 눈을 감고 있으며, 무반응 상태로 내적 욕구나 외부 자극에 전혀 반응이 없다.

(3) 무의식 환자 평가

신경학적 평가를 시행한다. 가능한 의식장애의 원인을 판단하기 위해 국소적인 또는 비대칭적인 결과들을 확인한다. 주변사람들과 면담하여 의식 소실의 기간, 시작 속도등을 확인한다. 경고증상, 선행된 행동이나 모습등이 도움이 된다. 과거력도 도움이 된다.

동공

동공의 크기와 양측이 동일한지 관찰한다(TABLE 19-17). 그리고 빛반사를 확인한다. 빛에 대한 반응 유무는 혼수의 원인이 대사성인지 구조적 문제인지를 구분하는데 가장 중요한 요소이다. 대사성 혼수는 동공의 빛반사에 영향을 주지 않는다.

뇌졸중, 출혈, 농양 또는 종양과 같은 구조적 병변은 뇌신경을 압박해서 비대칭 동공 및 빛반사 소실을 초래할 수 있다.

TABLE 19-17 혼수 환자의 동공

동공의 크기, 대칭성, 빛에 대한 반응은 혼수 원인을 분석하고, 손상된 뇌병변 위치를 파악하는 데 중요한 도움을 준다. 혼수 환자의 동공을 사정할 때는 동공 수축제 혹은 산동제를 사용한 상황인지 미리 파악해야 한다.

작은 혹은 극소동공(small or pinpoint pupils)

양측의 작은 동공(1-2.5 mm)은 (1) 시상하부의 교감신경 손상 혹은 (2) 대사성 뇌병변(각종 대뇌기능을 산발적으로 손상시키는 경우, 약 포함)을 암시한다. 동공 빛반사는 보통 정상이다. 극소동공(〈 1 mm)은 (1) 교출혈 혹은 (2) 모르핀이나 헤로인 등의 마약류 효과를 암시한다. 빛에 대한 반응은 확대경으로 확인할 수 있다.

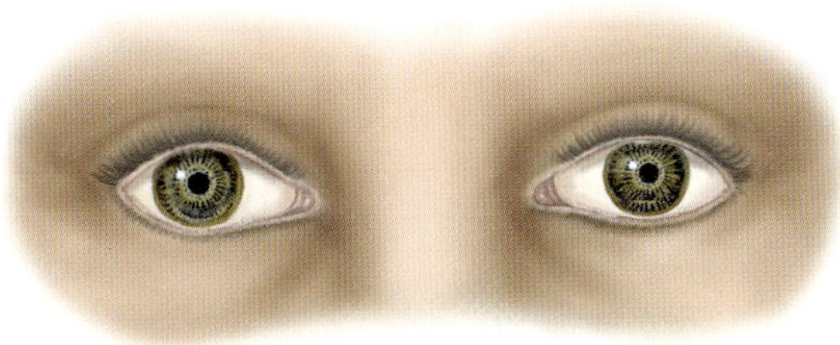

중앙 고정동공(midposition fixed pupils)

동공은 가운데 위치하거나 약간 확대(4–6 mm)된 상태이며, 빛반사가 없다. 중뇌의 구조적 손상을 의미한다.

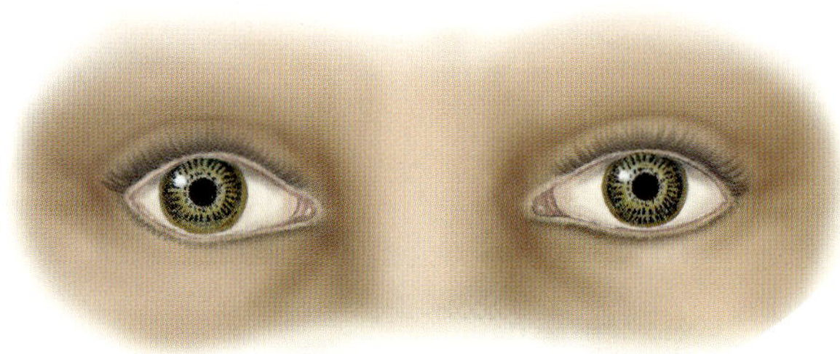

큰 동공(large pupils)

양쪽 모두 고정되고 확대된 동공은 심한 저산소증이나 교감신경 자극효과(심장마비 등)에서 볼 수 있다. 아트로핀 유사약제, 페노티아진, 삼환계 항우울제 투여 시에도 나타날 수 있다.

양쪽 모두 확대되고 빛반사가 있는 동공은 마약(코카인, 암페타민, LSD), 교감신경계 자극 약물 때문일 수 있다.

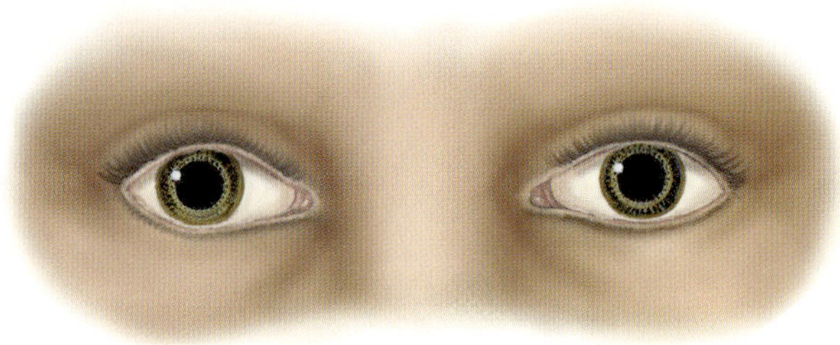

한쪽만 큰 동공(one large pupil)

고정되고 확장된 눈동자는 측두엽의 탈출을 경고하는 것으로, 동안신경과 중뇌의 압박에 의해 유발된다. 한쪽만 큰 동공은 제3뇌신경 경색이 있는 당뇨병 환자에서 흔하게 나타난다. 당뇨병성 제3뇌신경 마비에서 대개 동공 기능은 유지된다.

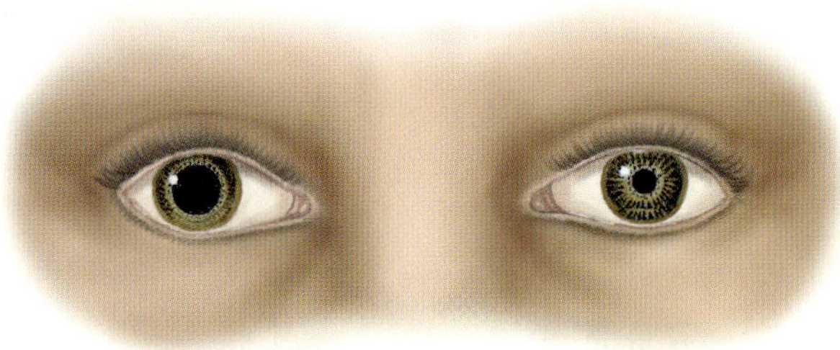

안구운동

휴식 시의 눈과 눈꺼풀의 위치를 확인한다. 양 눈이 한쪽 방향만 보고 있는지(주시선호, gaze preference) 확인한다. 안구운동에 관여하는 신경계가 정상인 경우는 눈이 정면을 쳐다본다.

임상 팁

구조적 병변인 경우, 눈은 손상된 반구에서 문제를 보인다. 반면, 뇌전증이나 초기 뇌출혈과 같은 자극적 병소인 경우, 손상 반구 반대쪽의 눈에서 문제가 나타날 수 있다.

이 반사는 뇌간기능을 평가하는 방법이다. 대상자의 위 눈꺼풀을 연 상태로 머리를 양쪽으로 번갈아 빠르게 이동시킨다(이 검사 전에 경부손상 여부를 확인해야 함) (Figure 19-42).

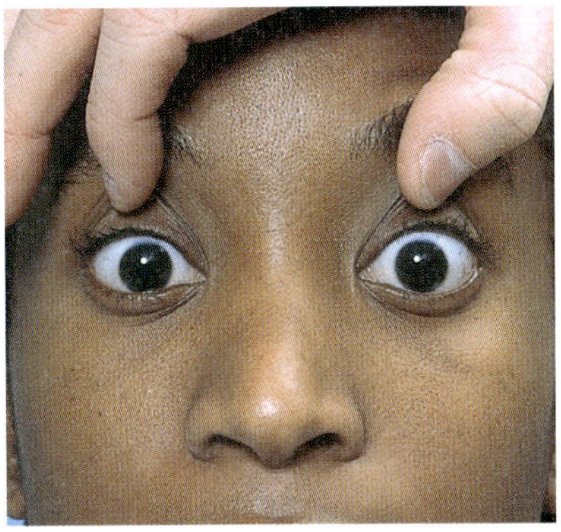

Figure 19-42 뇌간 기능을 사정하기 위해 상안검을 올리고 있는 상태

혼수 환자에서 뇌간이 보존된 상태일 때는, 머리를 돌릴 때 눈은 반대 방향으로 이동하게 된다(인형눈 운동, doll's eye movements) (Figure 19-43). 예를 들어 사진과 같이 환자의 머리는 오른쪽으로 돌렸을 때 눈은 왼쪽으로 이동하여 아직 카메라를 보고 있는 것처럼 보인다. 인형눈 반사는 정상적인 반응이다.

인형눈 운동이 없는 혼수 환자에 있어서 양 눈을 한쪽으로 움직이는 능력을 상실하게 되는데 이는 중뇌나 교의 병변을 암시한다(Figure 19-44).

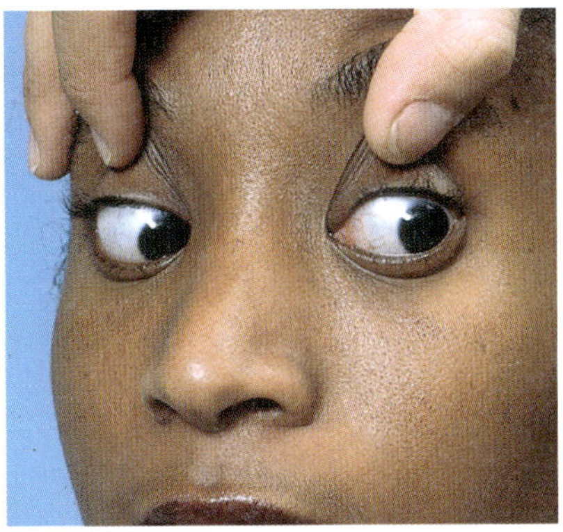

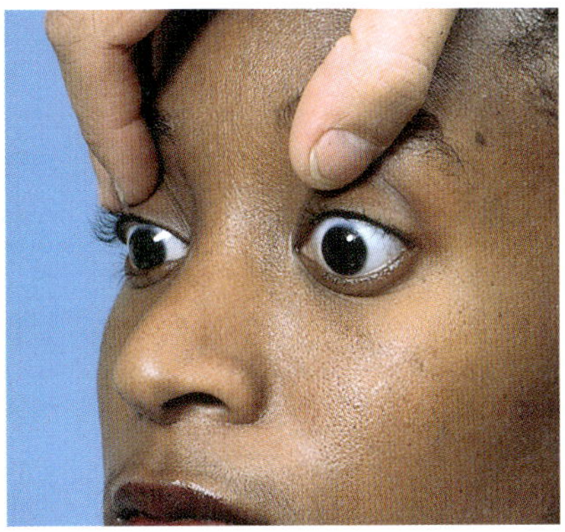

Figure 19-43 정상적으로 인형눈 운동이 나타남. Figure 19-44 인형눈 운동 소실됨.

자세와 근긴장도

대상자의 자세를 관찰한다(TABLE 19-18). 자발적 움직임이 없다면 통증자극을 줄 수도 있다. 운동 형태를 다음과 같이 구분할 수 있다.

- 정상−회피: 자극에 대해 움츠리거나 피한다.
- 반복행동(stereotypic): 자극을 주면 몸통과 사지의 비정상적 자세반응이 나타난다.
- 이완마비 또는 무반응

TABLE 19-18 혼수 환자에서 비정상적인 자세

제피질경직(decorticate rigidity, 비정상 굴곡반응)

양팔에 강하게 힘을 주며, 팔꿈치와 손목, 손가락을 굽히고 발목은 발바닥 쪽으로 굽힌 상태이다. 대뇌반구 내 혹은 근처의 피질척수로 손상을 의미한다. 한쪽에서만 이런 양상을 보이는 경우는 만성 강직성 편마비의 자세이다.

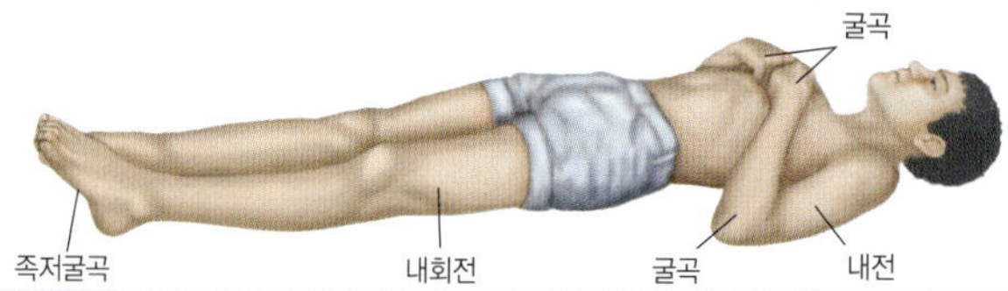

편마비(hemiplegia) 초기

피질척수로를 포함한 갑작스러운 한쪽 뇌손상으로 유발된다. 초기에는 이완성 양상에서 점차 강직성으로 이행한다. 팔을 들어 올려놓으면 힘없이 떨어지며 자극을 주면 반대쪽만 움직인다. 다리는 바깥쪽으로 회전상태이고, 얼굴 아래쪽 한 면은 마비가 보인다. 양쪽 눈은 마비 반대쪽을 응시하고 있다.

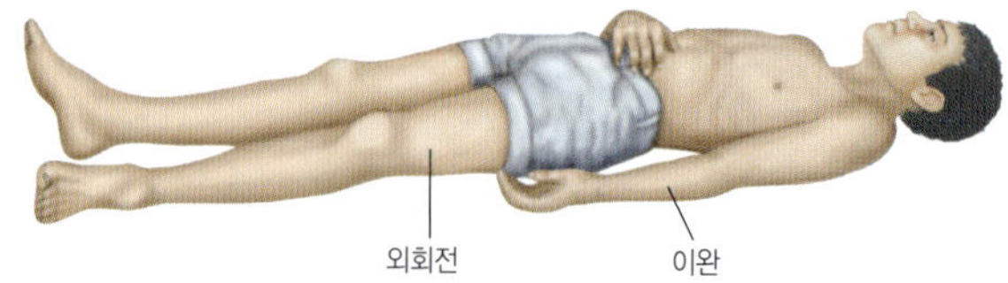

제뇌경직(decerebrate rigidity, 비정상 신전 반응)

턱을 꽉 다물고 있으며 목은 신전상태, 팔은 내전상태로 팔꿈치에서 힘주어 뻗는다. 다리는 무릎에서 신전상태로 발도 발바닥을 향하여 뻗고 있다. 이러한 자세는 자발적 혹은 빛이나 소리 등의 자극에 대해 일어날 수 있다. 간뇌, 중뇌 혹은 교의 병변 혹은 저산소증이나 저혈당과 같은 심각한 대사성 뇌증에서도 나타날 수 있다.

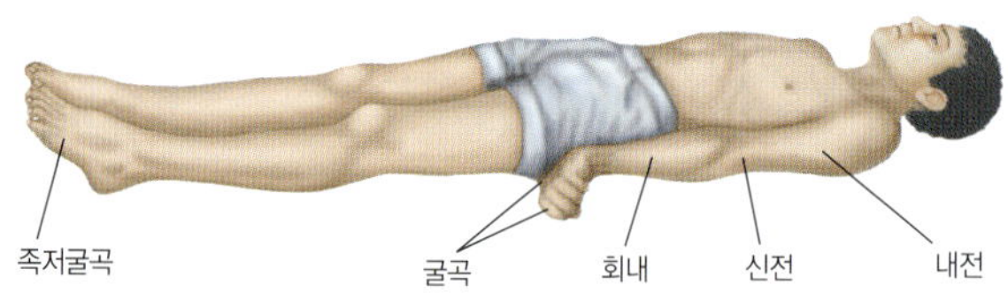

대상자의 팔목 아래를 잡고 똑바로 들어 올려 근긴장도를 검사한다. 손의 위치를 확인하는데 보통은 팔목이 약간만 굴곡된다(**Figure 19-45**).

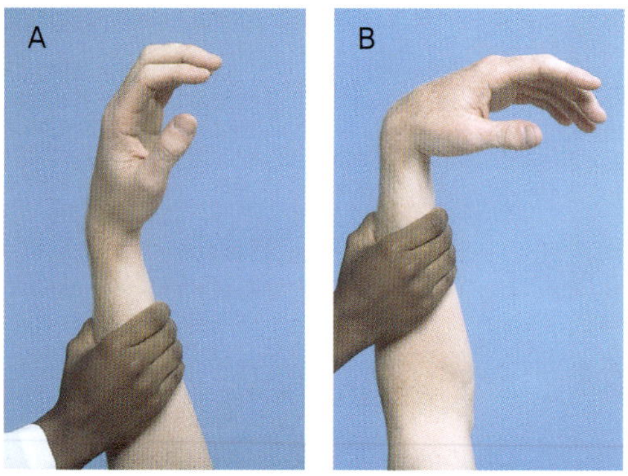

Figure 19-45 A. 손목이 살짝만 구부러짐(정상 근육 긴장도) B. 급성 뇌졸중에서 초기 이완성 마비로 손목이 90도 이상 구부러진 상태

임상 팁

급성 뇌졸중으로 인한 편마비는 초기에는 이완성이다. 이때 손상된 측 손은 팔목과 90° 각도를 이룰 정도로 처진다.

그다음엔 팔을 침대 위 30~45 cm 정도 높이에서 바닥으로 떨어뜨려 본다. 정상 팔은 다소 느리게 떨어진다.

근긴장도가 감소된 이완성 팔은 아주 빠르게 툭 떨어진다.

대상자의 굴곡된 무릎을 지지한 상태에서 한쪽 다리씩 신전시켜 바닥으로 떨어뜨린다(**Figure 19-46**). 양쪽 다리의 떨어지는 속도를 비교한다.

급성 편마비 환자의 이완성 다리는 더 빨리 떨어진다.

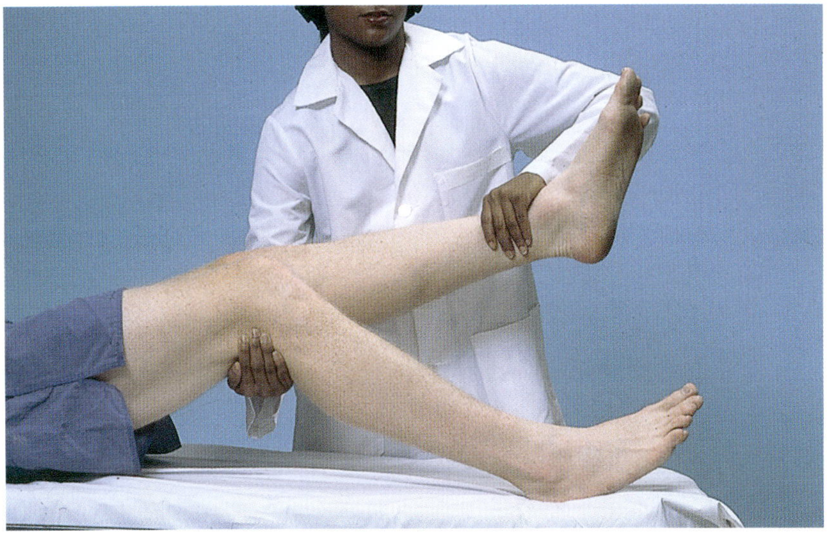

Figure 19-46 하지 근육 긴장도 검사

양쪽 다리를 굴곡시켜 발꿈치가 바닥에 닿은 상태에서 다리를 놓는다. 정상인 경우 원래 신전된 자세로 천천히 돌아간다.

급성 편마비 환자의 이완성 다리는 더 빨리 신전되며, 고관절이 외회전된다.

2) 수막징후(Meningeal Signs)

수막염이나 지주막하출혈로 인한 수막의 염증이 의심되는 경우에는 아래의 검사가 중요하다.

(1) 목의 운동성/경직

먼저 경추나 척수손상이 있는지 확인한다(외상 시에는 방사선 촬영이 필요함). 그 다음엔 대상자를 똑바로 눕히고 손을 대상자의 머리 뒤로 넣어 가능한 턱이 가슴에 닿을 정도로 목을 앞으로 구부린다. 정상 시 목과 머리가 부드럽게 앞으로 구부러진다.

목을 굴곡시킬 때 목의 경직과 저항은(neck stiffness and resistance) 급성세균성수막염(acute bacterial meningitis)과 지주막하 출혈(subarachnoid hemorrhage)환자에서 나타난다.

(2) 브르진스키징후

대상자의 목을 앞으로 구부릴 때 엉덩이와 무릎을 관찰한다. 정상 시 움직임이 없다.

이때 엉덩이와 무릎이 구부러지면 브루진스키징후(Brudzinski sign) 양성이며 수막의 염증을 암시한다.

(3) 커니그징후

누운 자세에서 고관절과 무릎관절을 모두 굴곡시킨 후 무릎을 곧게 편다. 대상자 고관절과 무릎을 굴곡시키고 다리를 들어 똑바로 편다(Figure 19-47). 이때 문제가 없는 사람들도 무릎 뒤에서 불편감을 느끼지만 통증이 유발되지는 않는다.

혼수상태 환자를 사정할 때 하면 안되는 다음 두가지를 기억해야 한다.

- 동공 산대를 시행하지 않는다. 혼수의 원인(대사성 vs 구조적)을 파악할 수 있는 유일한 단서를 확인할 수 없기 때문이다.
- 목과 머리 부분에 외상이 의심되면 목을 절대 구부리면 안 된다. 경추를 고정한 후, 척수를 누르거나 손상시킬 수 있는 척추골절을 확인하기 위해 먼저 X선 촬영을 한다.

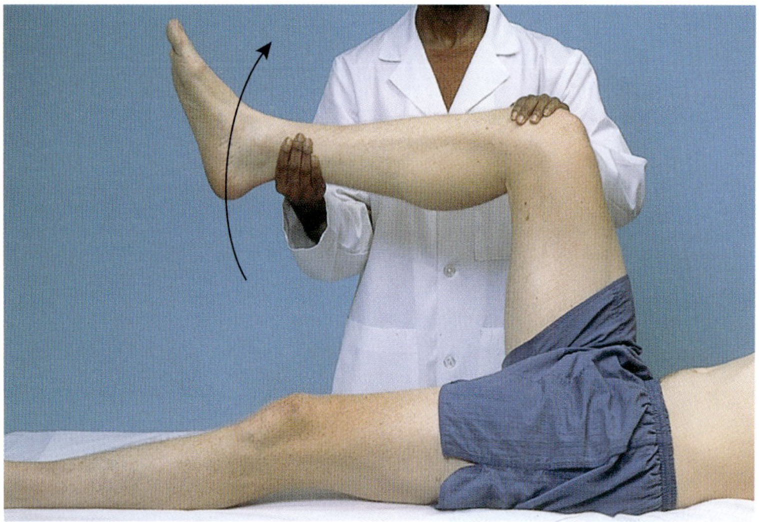

Figure 19-47 커니그징후 검사

임상 팁

무릎을 펼때 통증과 저항이 심해지는 것이 Kernig signs 양성이다. 세균성감염에서 뇌막 자극징후를 의미한다. 요추천골신경근의 압박으로 인한 경우 허리부위에서 통증과 저항을 느끼며, 대개 한쪽 다리에서만 증상을 보인다.

3) 당뇨병성 말초신경병증

당뇨병은 몇 가지 말초신경병증을 초래한다. 적절한 혈당조절 유지가 특히 제1형 당뇨병에서, 신경병증을 예방하거나 발생을 지연시킬 수 있다.

- 원위부 대칭성 감각운동 다발성신경병증(distal symmetric sensorimotor polyneuropathy): 당뇨병성 신경병증의 가장 흔한 유형이다. 천천히 진행하며, 종종 비대칭적이기도 하며, 궤양, 관절병(arthropahy), 사지절단(amputation)을 초래하기도 한다. 증상이 있는 환자들은 보통 밤 시간에 다리가 화끈거리고 전기가 찌릿하는 통증(burning electrical pain)을 호소한다.
- 자율신경기능장애(autonomic dysfunction), 단일신경병증(mononeuropathy), 다발신경병증(polyradiculopathy): 초기에 양쪽 대퇴부위와 하퇴 근위부 허약을 초래한다.

당뇨병 환자는 자신의 발에 신경병증(neuropathy)이 있는지 주기적으로 검사해야 한다. 피부 손상, 혈액순환 저하, 근골격계 이상뿐 아니라, 핀으로 찌를 때의 감각, 발목반사, 고유감각(128 Hz 음차), 나이론 모노필라멘트(Semmes-Weinstein monofilament)를 가지고 발바닥의 가벼운 촉각을 검사한다.

하지절단예방(lower extremity amputation prevention, LEAP)/Semmes-Weinstein 검사는 길고 가느다란, 마치 칫솔모 같은 5.07 모노필라멘트 나이론 와이어를 이용해서 발바닥 표면에 10 g 하중의 힘을 가해서 보호감각의 소실을 확인할 수 있다(Figure 19-48, BOX 19-5). 모노필라멘트 자극을 인지하지 못한다면, 당뇨병성 신경병증 양성이다.

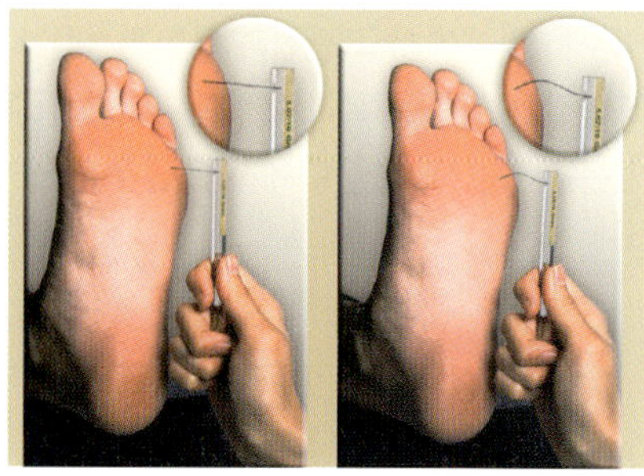

Figure 19-48 LEAP 검사를 이용한 말초신경병증 검진

BOX 19-5 모노필라멘트검사(LEAP) 단계

1. 환자에게 검사의 필요성에 대해 설명한다.
2. 환자의 신발과 양말을 벗긴다.
3. 환자의 손이나 팔에서 모노필라멘트 자극 시범을 보여준다.
4. 환자에게 모노필라멘트 자극이 느껴질 때마다 "예"라고 대답하라고 지시한다.
5. 환자의 눈을 감게 하고, 모노필라멘트를 환자의 발바닥과 수직이 되게 잡는다.
6. 모노필라멘트가 'C'자 모양으로 구부러질 때까지 누른다(환자는 모노필라멘트가 구부러질 때까지 감각을 인지해야 함).
7. 모노필라멘트를 1–2초 정도 그대로 잡고 있는다. 두 번 중 한 번은 찌그러질 수 있게 누르고 '한 번' 또는 '두 번'이라고 말한다. 환자에게 어느 때 발에 자극이 있었는지 말하게 한다.
8. 무작위로 자극한다.
9. 양쪽 원위부 엄지발가락(distal hallux)과 세 번째 발가락의 발바닥 표면과, 첫 번째, 세 번째, 다섯 번째 족중골 두부(metatarsal head)의 감각을 평가한다. 궤양, 굳은살, 티눈이 있는 부위는 피한다.

5. 검진결과 기록

처음에는 검진결과를 일단 문장으로 기술하고 나중에는 구문(phrase)으로 정리하게 된다(BOX 19-6). 아래 예시는 대부분 기록에 적합한 구문을 담고 있다. 신경계 검진의 5가지 요소가 기록에 들어가 있는지 확인한다.

BOX 19-6 검진결과 기록 – 신경계

- 정신상태: 각성, 이완, 협조적. 사고과정이 일관적, 사람, 장소, 시간, 상황에 대한 지남력 있음. 구체적인 인지기능 검사는 생략함
- 뇌신경: 제1뇌신경은 검사 안 함; 2–7은 정상
- 운동: 근육량과 근긴장도 좋음, 강도는 5/5. 소뇌기능: 빠른 교대운동검사, 손가락-코 검사, 발꿈치-정강이 검사는 정상. 정상적인 보폭과 리듬의 자연스러운 걸음걸이. 롬버그검사에서 두 눈을 감은 상태에서 자세를 잘 유지함. 팔의 내회전과 처짐은 없음
- 감각: 날카롭고/무딘 검사, 가벼운 촉각, 위치감각, 진동감각은 양쪽 모두 정상
- 심부건반사(이두근, 삼두근, 상완요골근, 무릎, 발목), 양측 발바닥 모두 +2로 대칭적임

또는

- 정신상태: 명료, 질문에 답하려고 노력하나 단어를 찾는 데 어려움 있음
- 뇌신경
  - 제1뇌신경: 검사 안 함
  - 제2뇌신경: 시력 정상, 시야검사 정상
  - 제3, 4, 6뇌신경: 외안근 움직임 정상
  - 제5뇌신경: 측두근과 저작근력 정상
  - 제7뇌신경: 눈에 띄는 우측 안면 처짐이 있고 우측 코 옆주름이 평평함, 좌측 안면 움직임 정상. 감각-미각은 검사 안 함
  - 제8뇌신경: 작은 목소리에 대한 청각은 양측 정상
  - 제9, 10뇌신경: 구역반사 정상
  - 제11뇌신경: 흉쇄유돌근과 승모근 근력 5/5
  - 제12뇌신경: 혀는 중앙에 위치

- 운동: 우측 이두근, 삼두근, 둔부근, 대퇴근, 슬와근과 발목신전, 굴곡근은 3/5이고 근육량은 정상이나 근긴장도가 증가되어 있고 경련성임
- 보행: 검사 불가능
- 소뇌기능: 우측 팔다리 허약으로 검사 불가능, 좌측의 손가락–코 검사, 발꿈치–정강이 검사는 정상, 우측은 수행할 수 없음
- 롬버그검사: 우측 하지 허약으로 검사 불가능, 우측 회내근처짐 있음
- 감각: 우측 얼굴, 팔다리에 예리한 감각 감소, 좌측은 정상. 입체감각과 두 점 식별감각은 검사 안 함
- 반사: 아래 표에 기술함

	이두근	삼두근	상완요골근	무릎	발목	발바닥
우측	4+	4+	4+	4+	4+	↑
좌측	2+	2+	2+	2+	1+	↓

우측 편마비를 동반한, 좌측 중대뇌동맥의 뇌혈관 장애가 의심됨.

참고문헌

인용

Alanazy, M. H., Alfurayh, N. A., Almweisheer, S. N., Aljafen, B. N., & Muayqil, T. (2018). The conventional tuning fork as a quantitative tool for vibration threshold. Muscle & Nerve, 57(1), 49–53. https://doi.org/10.1002/mus.25680

Alguire, P. C., & American College of Physicians. (2016). Epilepsy syndromes and their diagnosis. In MKSAP 15 Medical knowledge self-assessment program: Nephrology (pp. 74). American College of Physicians.

American Diabetes Association (2015). 9. Microvascular complications and foot care. Diabetes Care, 38(Suppl 1), S58–S66. https://doi.org/10.2337/dc15-S012

Aplin, P., & Morphett, M. (2020). Stroke and transient ischaemic attacks. In Textbook of adult emergency medicine (5th ed., pp. 356–364). Elsevier.

Bäckström, D., Granåsen, G., Domellöf, M. E., Linder, J., Jakobson Mo, S., Riklund, K., Zetterberg, H., Blennow, K., & Forsgren, L. (2018). Early predictors of mortality in Parkinsonism and Parkinson disease: A population-based study. Neurology, 91(22), e2045–e2056. https://doi.org/10.1212/WNL.0000000000006576

Bentley, P., & Lovell, B. (2019). Endocrinology. Memorizing Medicine: A Revision Guide, 313–374. https://doi.org/10.1201/9780429446405-7

Bilal, B., Urfalıog˘ lu, A., Öksüz, G., Arslan, M., Boran, Ö. F., & Dog˘ aner, A. (2020). Ultrasonographic measurement of the ligamentum flavum at different angles in the lateral tilt position. Journal of Clinical Monitoring and Computing, 34(4), 821–825. https://doi.org/10.1007/s10877-019-00353-5

Blauwendraat, C., Heilbron, K., Vallerga, C. L., Bandres-Ciga, S., von Coelln, R., Pihlstrøm, L., Simón-Sánchez, J., Schulte, C., Sharma, M., Krohn, L., Siitonen, A., Iwaki, H., Leonard, H., Noyce, A. J., Tan, M., Gibbs, J. R., Hernandez, D. G., Scholz, S. W., Jankovic, J., Shulman, L. M., ... Singleton, A. B.; International Parkinson's Disease Genomics Consortium(IPDGC). (2019).Parkinson's disease age at onset genomewide association study: Defining heritability, genetic loci, and α-synuclein mechanisms. Movement Disorders, 34(6), 866–875. https://doi.org/10.1002/mds.27659

Braffett, B. H., Gubitosi-Klug, R. A., Albers, J. W., Feldman, E. L., Martin, C. L., White, N. H., Orchard, T. J., Lopes-Virella, M., Lachin, J. M., & Pop-Busui, R.; DCCT/EDIC Research Group. (2020). Risk factors for diabetic peripheral neuropathy and cardiovascular autonomic neuropathy in the diabetes control and complications trial/epidemiology of diabetes interventions and Complications (DCCT/EDIC) Study. Diabetes, 69(5), 1000–1010. https://doi.org/10.2337/db19-1046

Centers for Disease Control and Prevention (CDC). (2008). Awareness of stroke warning symptoms–13 States and the District of Columbia, 2005. MMWR. Morbidity and Mortality Weekly Report, 57(18), 481–485.

Chirchiglia, D., Chirchiglia, P., & Marotta, R. (2019). Migraine aura-like headache in occipital lobe brain tumors. Romanian Journal of Neurology, 18(4), 174–176. https://doi.org/10.37897/rjn.2019.4.3

Cooksley, T., Rose, S., & Holland, M. (2018). A systematic approach to the unconscious patient. Clinical Medicine (London, England), 18(1), 88–92. https://doi.org/10.7861/clinmedicine.18-1-88

Denny, M., Ramadan, A., Savitz, S., & Grotta, J. (2019). Ischemic stroke etiology and secondary prevention. Acute Stroke Care, 119–152. https://doi.org/10.1017/9781108759823.008

Dolmans, L. S., Hoes, A. W., Bartelink, M., Koenen, N., Kappelle, L. J., & Rutten, F. H. (2019). Patient delay in TIA: A systematic review. Journal of Neurology, 266(5), 1051–1058. https://doi.org/10.1007/s00415-018-8977-6

D'Souza, S. (2015). Aneurysmal subarachnoid hemorrhage. Journal of Neurosurgical Anesthesiology, 27(3), 222–240. https://doi.org/10.1097/ANA.0000000000000130

Feldman, E. L., Callaghan, B. C., Pop-Busui, R., Zochodne, D. W., Wright, D. E., Bennett, D. L., Bril, V., Russell, J. W., & Viswanathan, V. (2019). Diabetic neuropathy. Nature Reviews. Disease Primers, 5(1), 41. https://doi.org/10.1038/s41572-019-0092-1

Fellner, A., Goldstein, L., Lotan, I., Keret, O., & Steiner, I. (2020). Meningitis without meningeal irritation signs: What are the alerting clinical markers? Journal of the Neurological Sciences, 410, 116663. https://doi.org/10.1016/j.jns.2019.116663

Ferreira, K. S., Guilherme, G., Faria, V. R., Borges, L. M., & Uchiyama, A. A. (2017). Women living together have a higher frequency of menstrual migraine. Headache, 57(1), 135–142. https://doi.org/10.1111/head.12969

Fisher, R. S., Cross, J. H., D'Souza, C., French, J. A., Haut, S. R., Higurashi, N., Hirsch, E., Jansen, F. E., Lagae, L., Moshé, S. L., Peltola, J., Roulet Perez, E., Scheffer, I. E., Schulze-Bonhage, A., Somerville, E., Sperling, M., Yacubian, E. M., & Zuberi, S. M. (2017). Instruction manual for the ILAE 2017 operational classification of seizure types, Epilepsia, 58(4), 531–542. https://doi.org/10.1111/epi.13671

Fuller, M. L., Briceño, C. A., Nelson, C. C., & Bradley, E. A. (2017). Tangent screen perimetry in the evaluation of visual field defects associated with ptosis and dermatochalasis. PloS one, 12(3), e0174607. https://doi.org/10.1371/journal.pone.0174607

González-Quintanilla, V., & Pascual, J. (2019). Other primary headaches: An update. Neurologic Clinics, 37(4), 871–891. https://doi.org/10.1016/j.ncl.2019.07.010

Hall, M. J., Levant, S., & DeFrances, C. J. (2012). Hospitalization for stroke in U.S. hospitals, 1989–2009. NCHS Data Brief, (95), 1–8.

Hankey, G. (2017). Stroke. The Lancet, 389(10069), 641–654. https://doi.org/10.1016/s0140-6736(16)30962-x

Headache Classification Committee of the International Headache Society (IHS). (2018). The International Classification of Headache Disorders, 3rd edition. Cephalalgia, 38(1), 1–211. https://doi.org/10.1177/0333102417738202

HealthyPeople.gov. (2020). Healthy People 2030: Heart disease and stroke. Retrieved 5 June, 2021, from https://health.gov/healthypeople/objectives-and-data/browse-objectives/heartdisease-and-stroke

Hurford, R., Li, L., Lovett, N., Kubiak, M., Kuker, W., & Rothwell, P. M.; Oxford Vascular Study. (2019). Prognostic value of "tissue-based" definitions of TIA and minor stroke: Population-based study. Neurology, 92(21), e2455–e2461. https://doi.org/10.1212/WNL.0000000000007531

I ·dil, H., & Kılıc, T. Y. (2019). Diagnostic yield of neuroimaging in syncope patients without high-risk symptoms indicating neurological syncope. The American Journal of Emergency Medicine, 37(2), 228–230. https://doi.org/10.1016/j.

Iguchi, M., Noguchi, Y., Yamamoto, S., Tanaka, Y., & Tsujimoto, H. (2020). Diagnostic test accuracy of jolt accentuation for headache in acute meningitis in the emergency setting. The Cochrane Database of Systematic Reviews, 6(6), CD012824. https://doi.org/10.1002/14651858.CD012824.pub2

Jameson, J., Fauci, A., Kasper, D., Hauser, S., Longo, D., Loscalzo, J., & Harrison, T. (2015). Harrison's principles of internal medicine. The McGraw-Hill Education.

Jenkins, E., Webb, D. W., & Regan, M. O. (2019). An eyeopening case aniscoria. Archives of Disease in Childhood, 104, A354.

Jordan, A., & Freimer, M. (2018). Recent advances in understanding and managing myasthenia gravis. F1000Research, 7, F1000 Faculty Rev-1727. https://doi.org/10.12688/f1000research.15973.1

Kanagalingam, S., & Miller, N. R. (2015). Horner syndrome: Clinical perspectives. Eye and Brain, 7, 35–46. https://doi.org/10.2147/EB.S63633

Kernan, W. N., Ovbiagele, B., Black, H. R., Bravata, D. M., Chimowitz, M. I., Ezekowitz, M. D., Fang, M. C., Fisher, M., Furie, K. L., Heck, D. V., Johnston, S. C., Kasner, S. E., Kittner, S. J., Mitchell, P. H., Rich, M. W., Richardson,D., Schwamm, L. H., & Wilson, J. A.; American Heart Association Stroke Council, Council on Cardiovascular and Stroke Nursing, Council on Clinical Cardiology, & Council on Peripheral Vascular Disease. (2014). Guidelines for the prevention of stroke in patients with stroke and transient ischemic attack: A guideline for healthcare professionals from the American Heart Association/American Stroke Association. Stroke, 45(7), 2160–2236. https://doi.org/10.1161/STR.0000000000000024

Khanna, C. L., & Holmes, J. M. (2017). Strabismus and binocular diplopia due to advanced glaucomatous isual field loss. Journal of AAPOS, 21(4), 263–267. https://doi.org/10.1016/j.jaapos.2017.06.009

Kim, A. S., Sidney, S., Klingman, J. G., & Johnston, S. C. (2012). Practice variation in neuroimaging to evaluate dizziness in the ED. The American Journal of Emergency Medicine, 30(5), 665–672. https://doi.org/10.1016/j.ajem.2011.02.038

Kishner, S., McMyne, R., & Comeaux, J. (2020). Dermatomes anatomy. https://emedicine.medscape.com/article/1878388-overview

Kuang, T. M., Zhang, C., Zangwill, L. M., Weinreb, R. N., & Medeiros, F. A. (2015). Estimating lead time gained by optical coherence tomography in detecting glaucoma before development of visual field defects. Ophthalmology, 122(10), 2002–2009. https://doi.org/10.1016/j.ophtha.2015.06.015

Kuhlmann, L., Lehnertz, K., Richardson, M. P., Schelter, B., & Zaveri, H. P. (2018). Seizure prediction – ready for a new era. Nature Reviews. Neurology, 14(10), 618–630. https://doi.org/10.1038/s41582-018-0055-2

Kwon, K. Y., Ryu, H. S., Lee, H. M., Kim, M. J., Shin, H. W., Park, H. K., You, S., Sung, Y. H., Chung, S. J., & Koh, S. B. (2018). Hand tremor questionnaire: A useful screening tool for differentiating patients with hand tremor between Parkinson's disease and essential tremor. Journal of Clinical Neurology (Seoul, Korea), 14(3), 381–386. https://doi.org/10.3988/jcn.2018.14.3.381

Lee, V., Ang, L. L., Soon, D., Ong, J., & Loh, V. (2018). The adult patient with headache. Singapore Medical Journal, 59(8), 399–406. https://

doi.org/10.11622/smedj.2018094

Lim, A., Singhal, S., Lavallee, P., Amarenco, P., Rothwell, P., Albers, G., Sharma, M., Brown, R. Jr, Ranta, A., Maddula,M., Kleinig, T., Dawson, J., Elkind, M. S. V., Guarino, M., Coutts, S. B., Clissold, B., Ma, H., & Phan, T. (2020). An International report on the adaptations of rapid transient ischaemic attack pathways during the COVID-19 pandemic. Journal of Stroke and Cerebrovascular Diseases, 29(11), 105228. https://doi.org/10.1016/j.jstrokecerebrovasdis.2020.105228

Mantegazza, R., Bernasconi, P., & Cavalcante, P. (2018). Myasthenia gravis. Current Opinion in Neurology, 31(5), 517–525. https://doi.org/10.1097/wco.0000000000000596

Mirza, A. B., Akhbari, M., Lavrador, J. P., & Maratos, E. C. (2020). Atypical cauda equina syndrome with lower limb clonus: A literature review and case report. World Neurosurgery, 134, 507–509. https://doi.org/10.1016/j.wneu. 2019.10.198

ninds.nih.gov. (2020). Brain basics: Preventing stroke. Retrieved 11 October, 2020, from https://www.ninds.nih.gov/Disorders/Patient-Caregiver-Education/Preventing-Stroke

Pop-Busui, R., Boulton, A. J., Feldman, E. L., Bril, V., Freeman, R., Malik, R. A., Sosenko, J. M., & Ziegler, D. (2017). Diabetic neuropathy: A position statement by the American Diabetes Association. Diabetes Care, 40(1), 136–154. https://doi.org/10.2337/dc16-2042

Qu, J. F., Chen, Y. K., Luo, G. P., Qiu, D. H., Liu, Y. L., Zhong, H. H., & Wu, Z. Q. (2020). Does the Babinski sign predict functional outcome in acute ischemic stroke? Brain and Behavior, 10(4), e01575. https://doi.org/10.1002/brb3.1575

Rao, D., Fiester, P., Rahmathulla, G., Makary, R., & Tavanaiepour, D. (2020). A case of a facial nerve venous malformation presenting with crocodile tear syndrome. Surgical Neurology International, 11, 3. https://doi.org/10.25259/SNI_570_2019

Reschechtko, S., & Pruszynski, J. A. (2020). Stretch reflexes. Current Biology: CB, 30(18), R1025–R1030. https://doi.org/10.1016/j.cub.2020.07.092

Richie, M. B., & Josephson, S. A. (2015). A practical approach to meningitis and encephalitis. Seminars Neurology, 35(6), 611–620. https://doi.org/10.1055/s-0035-1564686.

Sahraian, S., Beheshtian, E., Haj-Mirzaian, A., Alvin, M. D., & Yousem, D. M. (2019). "Worst Headache of Life" in a Migraineur: Marginal value of emergency department CT scanning. Journal of the American College of Radiology: JACR, 16(5), 683–690. https://doi.org/10.1016/j.jacr.2018.11.014

Shen, W. K., Sheldon, R. S., Benditt, D. G., Cohen, M. I., Forman, D. E., Goldberger, Z. D., Grubb, B. P., Hamdan, M. H., Krahn, A. D., Link, M. S., Olshansky, B., Raj, S. R., Sandhu, R. K., Sorajja, D., Sun, B. C., & Yancy, C. W. (2017). 2017 ACC/AHA/HRS guideline for the evaluation and management of patients with syncope: Executive summary: A report of the American College of Cardiology/American Heart Association Task Force on Clinical Practice Guidelines and the Heart Rhythm Society. Journal of the American College of Cardiology, 70(5), 620–663. https://doi.org/10.1016/j.jacc.2017.03.002

Simonenko, V., Shirokov, E., & Ovchinnikov, Y. (2020). Acute coronary syndrome and transient ischemic attacks: Clinical and therapeutic parallels. Clinical Medicine (Russian Journal), 98(4), 245–250. https://doi.org/10.30629/0023-2149-2020-98-4-245-250

Singer, A. (2019). Meningitis. In Textbook of adult emergency medicine (5th ed., pp. 395–400). Elsevier.

Solomon, T., & Manji, H. (2020). Neurologic diseases. In E. Ryan, D. Hill, T. Solomon, T. Endy, & N. Aronson (Eds.), Neurologic diseases (10th ed., pp. 86–98). Elsevier.

Stecco, C., Pirri, C., Fede, C., Fan, C., Giordani, F., Stecco, L., Foti, C., & De Caro, R. (2019). Dermatome and fasciatome. Clinical anatomy (New York, N.Y.), 32(7), 896–902. https://doi.org/10.1002/ca.23408

Stino, A. M., & Smith, A. G. (2017). Peripheral neuropathy in prediabetes and the metabolic syndrome. Journal of Diabetes Investigation, 8(5), 646–655. https://doi.org/10.1111/jdi.12650

Strawbridge, W. J., & Wallhagen, M. I. (2017). Simple tests compare well with a hand-held audiometer for hearing loss screening in primary care. Journal of the American Geriatrics Society, 65(10), 2282–2284. https://doi.org/10.1111/jgs.15044 Teasdale, G., & Jennett, B. (1974). Assessment of coma and impaired consciousness. A practical scale. Lancet (London, England), 2(7872), 81–84. https://doi.org/10.1016/s0140-6736(74)91639-0

Toscano, G., Palmerini, F., Ravaglia, S., Ruiz, L., Invernizzi, P., Cuzzoni, M. G., Franciotta, D., Baldanti, F., Daturi, R., Postorino, P., Cavallini, A., & Micieli, G. (2020). Guillain-Barré syndrome associated with SARS-CoV-2. The New England Journal of Medicine, 382(26), 2574–2576. https://doi.org/10.1056/NEJMc2009191

Trenkwalder, C., Allen, R., Högl, B., Paulus, W., & Winkelmann, J. (2016). Restless legs syndrome associated with major diseases: A systematic review and new concept. Neurology, 86(14), 1336–1343. https://doi.org/10.1212/WNL. 0000000000002542

Veenstra, P., Kollen, B. J., de Jong, G., Baarveld, F., & van den Berg, J. P. (2016). Nurses improve migraine management in primary care. Cephalalgia, 36(8), 772–778. https://doi.org/10.1177/0333102415612767

Virani, S. S., Alonso, A., Benjamin, E. J., Bittencourt, M. S., Callaway, C. W., Carson, A. P., Chamberlain, A. M., Chang, A. R., Cheng, S., Delling, F. N., Djousse, L., Elkind, M., Ferguson, J. F., Fornage, M., Khan, S. S., Kissela, B. M., Knutson, K. L., Kwan, T. W., Lackland, D. T., ... Tsao, C. W.; American Heart Association Council on Epidemiology and Prevention Statistics Committee and Stroke Statistics Subcommittee. (2020). Heart disease and stroke statistics—2020 update: A report from the American Heart Association. Circulation, 141(9), e139–e596. https://doi.org/10.1161/CIR.0000000000000757

Weaver, D. (2020). Rotator drift: A sign of upper motor neuron leg weakness. Clinical Neurology and Neurosurgery, 197, 106084. https://doi.org/10.1016/j.clineuro.2020.106084

Wills, A. (2016). How to perform a basic neurological examination. Medicine, 44(8), 464–468. https://doi.org/10.1016/j.mpmed.2016.05.009

www.stroke.org. (2020). Stroke symptoms. Retrieved 11 October, 2020, from https://www.stroke.org/en/about-stroke/stroke-symptoms

Yu, A., & Kapral, M. (2019). More people are surviving after acute stroke. BMJ, l2150. https://doi.org/10.1136/bmj.l2150

20 생식계
Reproductive Systems

주요 용어

- 무월경
- 방광류
- 성교통증
- 월경
- 월경통
- 잠복고환
- 장탈출
- 직장류
- 초경
- 탈장
- 폐경

학습목표

1. 여성 및 남성 생식계의 구조와 기능을 설명한다.
2. 생식계에 대한 정확한 건강력을 수집한다.
3. 외부 생식기 구조를 검진하는 방법을 설명한다.
4. 생식계에 영향을 미치는 발달 요인, 심리적 요인, 문화 요인 및 환경 요인을 설명한다.
5. 생식계에 대한 정상과 비정상 소견을 구분한다.
6. 생식계에 대한 주관적, 객관적 자료를 적절한 용어로 기록한다.

생식계는 다른 신체부위보다 개인의 자아개념과 더 긴밀하게 얽혀 있다. 문화적, 종교적 신념과 태도 또한 개인의 생식계 지식과 건강에 영향을 미친다. 비록 골반과 직장 검진이 간호사의 역할이 아니더라도 간호사가 생식계의 구조와 기능을 설명하고, 철저한 건강력 조사를 위해 대상자와 면담하며, 외부 생식기의 정상과 비정상을 구분하는 것은 중요하다. 검진자는 대상자의 건강과 기능을 증진시키기 위해 이러한 지식을 생식계에 대한 환자교육, 가족계획, 성매개감염 예방, 생식계 문제의 조기 발견과 치료에 활용할 수 있다. 병원이나 진료실에서 간호사–대상자 관계가 발전하면, 대상자는 가족 또는 의사보다 간호사와 사적인 문제에 대해 대화하는 것을 더 편하게 느낄 수 있다. 예를 들어 청소년은 생식계에 대해 부모와 이야기하는 것보다 간호사와 하는 것이 더 편할 수 있다. 이 장은 여성 생식계와 남성 생식계로 나뉘어서 구성되어 있다.

여성 생식계 Female Reproductive System

1. 구조와 기능

외부 여성 생식기의 해부학적 구조를 살펴보면, 치골결합(두덩결합, symphysis pubis) 위에 음모(pubic hair)로 둘러싸인 지방 부위를 치구(불두덩, mons pubis); 지방조직으로 둥글게 주름진 대음순(labia majora); 얇게 주름져 앞쪽으로 포피(음핵꺼풀, prepuce)를 형성하는 소음순(labia minora); 음핵(clitoris)으로 구성되어 있다(Figure 20-1). 소음순 사이 배 모양의 오목한 부분을 전정(어귀, vestibule)이라고 하고, 그 뒤쪽으로 질구(질구멍, introitus)가 위치하며 처녀일 경우 질입구주름(처녀막, hymen)에 의해 가려질 수 있다. 회음(샅, perineum)은 질구와 항문(anus) 사이의 조직을 말한다.

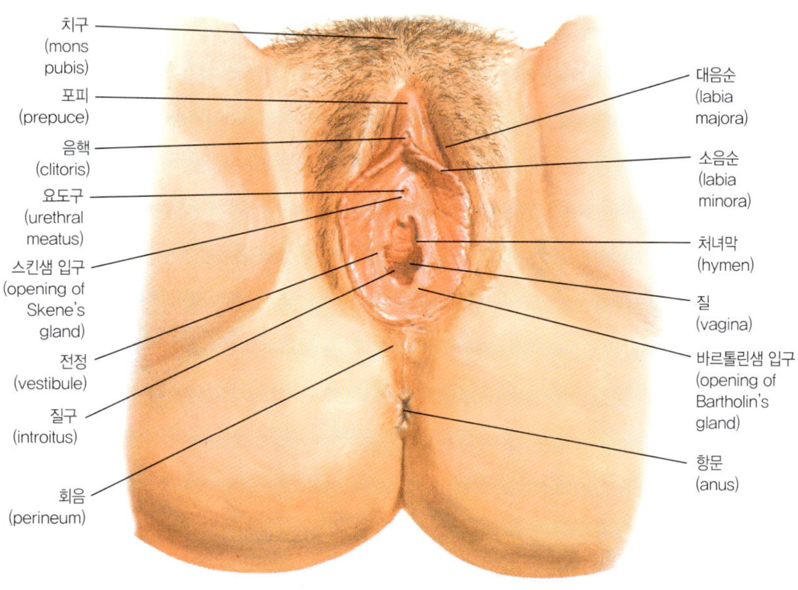

Figure 20-1 외부 여성 생식기

요도구(urethral meatus)는 음핵과 질 사이 전정에 있으며, 뒤쪽 양옆에 스킨샘(요도곁샘, Skene's gland)이 있다.

바르톨린샘(큰질어귀샘, Bartholin gland)의 입구는 질구의 양옆 뒤쪽에 있지만, 바르톨린샘 자체는 깊은 곳에 위치하고 있어 항상 보이는 것은 아니다(Figure 20-2). 스킨샘과 바르톨린샘의 분비물은 성교 시 윤활제 역할을 한다.

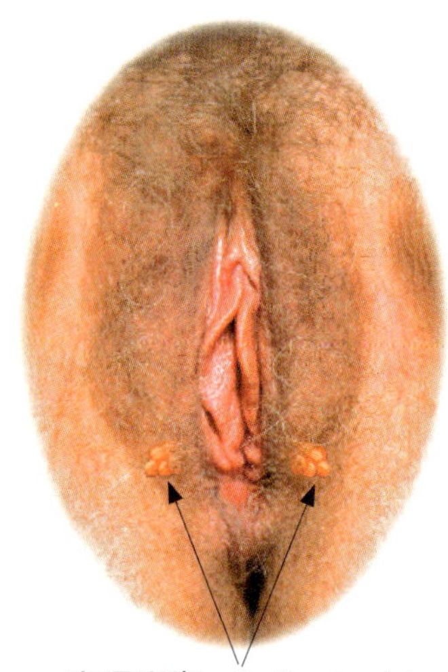

Figure 20-2 바르톨린샘의 위치

질(vagina)은 요도와 직장 사이에서 위쪽과 뒤쪽으로 뻗은 근육막으로 된 관이다. 질점막은 횡주름(rugae)으로 되어 있다. 자궁(uterus)은 질과 거의 직각으로 위치하며, 뒤집어진 서양배 모양의 두꺼운 섬유근육으로 이루어진 구조이다(Figure 20-3). 자궁은 두 부분, 즉 자궁경부(자궁목, cervix)와 체부(corpus)로 이루어져 있고, 이 두 부분이 만나는 곳을 자궁협부(자궁잘룩, isthmus)라고 한다. 자궁벽은 자궁외막(자궁바깥막, perimetrium), 자궁근(육)층(myometrium), 자궁내막(자궁속막, endometrium)의 세개 층을 포함하고 있다. 자궁경부의 원위부는 질 내로 돌출되어 있고, 질의 윗부분을 전원개(앞천장, anterior fornix), 후원개(뒤천장, posterior fornix), 측원개(옆천장, lateral fornix)로 구분한다.

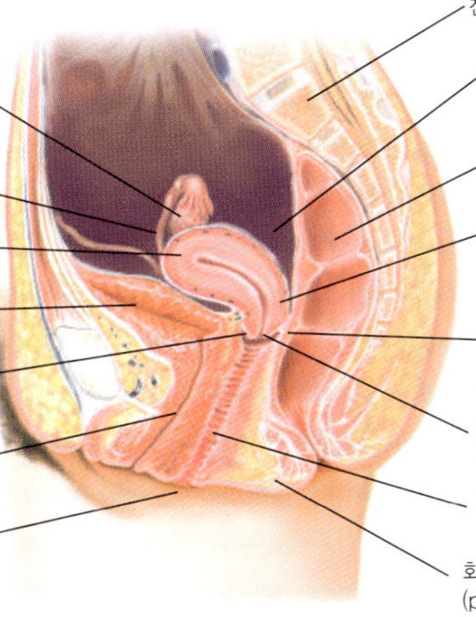

Figure 20-3 내부 여성 생식기

자궁경부의 질 쪽 표면을 외자궁경부(바깥자궁목, ectocervix)라고 하며, 이 부분은 질경(speculum)으로 쉽게 보인다(Figure 20-4). 자궁경부의 중앙부에 원형이나 타원형 또는 가늘고 긴 모양으로 오목하게 보이는 부분을 경부의 외구(external os of the cervix)라고 하고, 이는 내자궁경부강내로 통하게 된다. 외자궁경부는 자궁경관과 외구를 둘러싼 화려한 붉은색의 원주상피세포와 질 내면과 이어진 윤기 나는 분홍색의 편평상피세포로 덮여 있다. 편평원주상피접합대가 이 두 상피세포의 경계부위를 형성한다. 편평원주상피접합대는 외구를 향해 이동하여 변형층(transformation zone)을 형성한다. 이 부분은 후에 형성이상(dysplasia)이나 암이 생길 위험성이 있어 파파니콜로 펴바른 표본(Pap smear)이 검체된다.

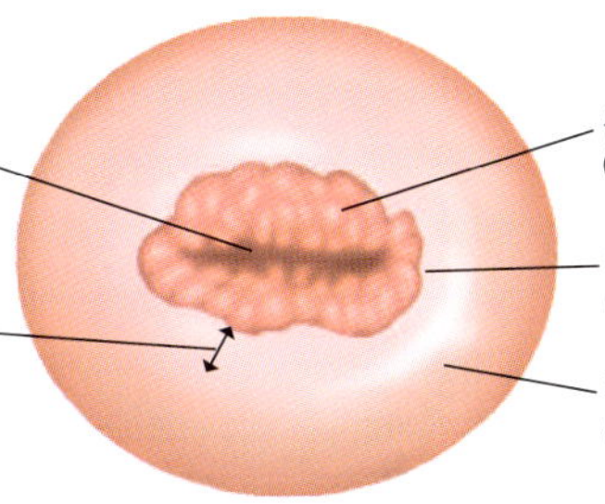

Figure 20-4 자궁경부의 상피와 변형층

부채꼴 모양의 끝을 가진 난관(자궁관, fallopian tube)은 자궁의 양옆에서 난소(ovary) 쪽으로 뻗어 있으며, 난소 주위 복막강에서 자궁까지 난자를 운반한다. 두 개의 난소는 성인에서 폐경기까지 평균 3.5 × 2 × 1.5 cm의 크기를 갖는 아몬드 모양의 구조물이다. 난소는 가임기 동안 여성의 약 반수에서 골반내진 시 촉진된다. 난관은 정상적으로 만져지지 않는다. 부속기는 난소, 난관, 지지조직을 일컫는 말이다.

난소는 두 가지 중요한 기능이 있다. 첫째, 난자의 생성, 둘째, 에스트로젠, 프로제스테론, 테스토스테론 등의 호르몬 분비이다. 사춘기 동안 호르몬 분비의 증가는 자궁과 자궁내막의 성장을 촉진하며 질을 성숙시키고 상피를 두껍게 만든다. 또한 유방과 음모를 포함한 2차 성징을 자극한다.

골반장기는 골반저(골반바닥, pelvic floor)라고 불리는 근육, 인대 및 골반근막으로 구성된 조직슬링에 의해 지지된다. 요도, 질, 골반저를 지나간다. 골반저의 근육은 성기능, 배뇨배변 관리, 관절의 안정화를 돕는다.

골반저 근육의 약화로 인해 통증, 요실금, 변실금, 방광류(cystocele, 방광이 질 내로 탈출), 직장탈출(rectocele, 질 후벽이 직장 내로 탈출), 탈장(enterocele, 소장이 질 내로 탈출) 같은 골반장기 탈출이 발생할 수 있다. 위험 요인은 고령, 골반 수술 또는 외상, 임신 및 출산 횟수, 질병(당뇨병, 다발경화증, 파킨슨병), 투약(항콜린제, 알파 아드레날린차단제), 만성 복압 증가(만성폐쇄폐질환, 만성 변비, 비만)이다.

소녀의 성적 성숙도의 평가는 내진에 의한 것이 아니라 Tanner의 성적 성숙도 평가(sex maturity rating, SMR)와 같이 음모의 성장과 유방 발달에 근거한다.

대부분의 여성에서 음모는 삼각형 모양이며, 질을 정점으로 아래 방향으로 자란다. 여성의 10%에서 배꼽을 정점으로 향하여 역삼각형 모양으로 자라기도 한다. 일반적으로 이러한 성장은 20대 중반이나 그 이후까지 지속될 수 있다.

초경 직전에 질 분비물의 생리적인 증가가 있는데, 이것은 정상적인 변화이다. 월경이 더 규칙적이 되면 분비물의 증가(백대하, leukorrhea)가 배란과 동시에 일어난다. 또한 성적 각성을 동반한다. 이런 정상 분비물과 감염 시 생기는 분비물은 반드시 감별되어야 한다.

외음(vulva)과 질 하부의 림프는 서혜림프절(샅고랑림프절, inguinal nodes)로 배액된다. 질 상부를 포함하는 내부 생식기의 림프는 골반과 복강 림프절로 배액되며, 이 림프절들은 촉진되지 않는다.

2. 건강력

여성 생식기에 대한 건강력 조사는 월경력, 임신력, 성 건강력에 대한 세 부분으로 구성된다. 검진자가 월경력과 산과력을 먼저 질문한 후, 성 건강력을 마지막으로 질문한다면 대상자가 좀 더 편안하게 느낄 수 있다. 하지만 여성이 성적 문제를 갖고 있다면 그것과 관련된 질문으로 이어가는 것이 적절하다.

여성 생식기 건강에는 사춘기 전(월경 전), 사춘기(초경), 가임기(월경), 폐경이행기와 폐경기의 5단계가 있다. 검진자는 개인마다 적절한 사정과정으로 각 단계의 요구를 통합해야 한다.

여성이 생식계의 문제에 대해 말했을 때, 문제에 대한 전반적인 건강력을 이끌어내기 위해 "OLD CART"를 사용할 수 있다. 만일 문제가 없다고 하면, 월경력에서 시작하여 기본적인 생식기 건강력을 조사하도록 한다.

여성 생식계의 건강력 수집 시 나타나는 주증상은 다음과 같다(BOX 20-1).

BOX 20-1 주증상

- 초경, 월경, 폐경, 폐경 후 출혈
- 월경통
- 임신
- 피임
- 외음질 증상
- 성적 취향과 성적 반응
- 성매개감염

1) 월경력

아래의 용어를 사용하여 월경 양상을 기술한다(BOX 20-2).

BOX 20-2 월경력 – 정의

- 월경: 매달 자궁 밖으로 혈성 체액이 흘러나오는 것
  - **초경**: 월경의 시작
  - **폐경**: 12개월 동안 연속적으로 월경이 없는 경우(일반적으로 48–55세)
  - **폐경이행**: 폐경으로 이행되는 기간
  - **폐경 후 출혈**: 월경이 중단된 이후 6개월 이상 나타나는 출혈
  - **무월경**: 월경이 없는 경우
  - **월경통**: 월경 시 동반되는 통증, 골반에 힘을 줄 때 동반되는 하복부나 골반의 경련통
  - **월경전증후군**: 3회의 연속적인 주기 동안 월경 전 5일간 일어나는 정서적, 행위적, 신체적 증상군
  - **비정상 자궁출혈**: 월경 사이의 출혈 또는 드물거나 과도한, 기간이 연장되거나 폐경 후 출혈
- 빈도: 월경 첫날부터 다음 월경 첫날까지의 기간으로 대체로 24–32일 간격
- 기간: 월경이 있는 일수로 일반적으로 3–7일

초경, 월경, 폐경에 대한 질문은 대상자에게 자신의 신체에 대한 관심과 태도를 탐구할 기회를 주기도 한다. 청소년과 얘기할 때 "월경에 대해 처음에 어떻게 배웠나요? 초경 시 기분이 어땠나요?"라고 묻는다. 많은 소녀들은 월경이 불규칙하거나 늦어지게 되면 걱정하므로, "이러한 일들로 걱정했나요?" 등의 질문으로 시작한다. 미국의 소녀들은 일반적으로 9–16세 사이에 월경을 시작하고 규칙적인 양상으로 안정화되는 데에는 1년 이상 소요될 수 있음을 설명해 줄 수도 있다. 초경 연령은 유전적 소인, 사회경제적 상태, 영양 상태에 따라 다양하다.

월경력에 대한 질문은 다음과 같다.

- 몇 살에 월경을 시작했습니까(초경 나이)?
- 마지막 월경 시작일이 언제였나요? (기억한다면) 그 전 시작일은 언제였나요?
- 월경 기간은 어느 정도입니까?

이전 월경 기간은 임신의 가능성이나 불규칙한 월경을 파악하는 데 도움이 된다.

- 얼마나 지속됩니까?
- 월경혈의 색깔은 어떠합니까?
- 월경량은 어느 정도입니까?

월경량은 날마다 사용된 패드나 탐폰의 수를 토대로 대략적으로 평가할 수 있다. 그러나 위생 습관은 개인마다 다를 수 있기 때문에 패드나 탐폰이 흠뻑 젖었는지, 약간만 묻었는지 등의 질문도 해야 한다. 한번에 한 개 이상을 사용했는지, 월경 사이사이에 출혈이 있었는지, 성경험이 있다면 성교 후 출혈이 있었는지에 대해서도 질문한다.

정상 월경의 검붉은색과는 다르게 선홍색의 월경량이 과다할 경우 핏덩이가 있을 수 있다(진정한 섬유소 성분은 아님).

여성의 50% 정도가 월경통을 호소한다. 월경통이 있는 대상자에게 다음과 같이 질문한다.

- 월경 전이나 월경 기간 중에 불편감이나 통증이 있습니까?
- 만일 있다면 양상은 어떠하며 얼마나 오래 지속됩니까? 일상생활에 지장을 줍니까? 다른 동반증상이 있습니까?

월경통은 기질적 원인이 없는 일차성(원발성)일 수 있으나 기질적 원인으로 나타나는 이차성(속발성)일 수 있다.

일차 월경통은 에스트로젠과 프로제스테론이 감소될 때 월경 주기의 황체기 동안 프로스타글랜딘의 생성이 증가되어 발생한다.

임상 팁

이차 월경통의 원인은 자궁내막증(endometriosis), 자궁샘근육증(adenomyosis), 골반염(pelvic inflammatory disease), 자궁내막용종(endometrial polyps) 등이다.

월경전증후군(premenstrual syndrome, PMS)은 우울, 분노, 과민, 불안, 혼돈, 울음, 성욕의 변화, 수면 장애, 집중력 저하, 사회적 위축과 같은 정서적, 행위적 증상을 포함한다. 더부룩함이나 체중 증가, 손발의 종창, 전신 통증 같은 증상이 있는지 물어본다. 진단의 기준은 적어도 3회 연속으로 월경 전 5일 내에 증상과 징후가 나타나서 월경 시작 후 4일 내에 사라지며, 일상생활 수행에 지장이 생겼을 때이다.

무월경(amenorrhea)은 월경이 없는 것을 말한다. 한 번도 월경을 하지 않았을 경우를 일차 무월경, 월경이 있었으나 중단된 경우를 이차 무월경이라고 한다. 임신, 수유, 폐경은 이차 무월경의 생리적인 원인이다.

임상 팁

이차 무월경의 다른 원인들로는 영양실조, 신경성 식욕부진, 스트레스, 만성 질환과 시상하부–뇌하수체–난소의 기능장애를 포함한 여러 원인에 의한 과소 체중이 있다.

비정상 출혈이 있다면 다음을 질문해야 한다. 비정상 자궁출혈에는 다음의 몇 가지 양상이 있다.

원인은 연령군에 따라 다양하며, 임신, 자궁경부나 질의 암 · 자궁경부 · 자궁내막의 용종 또는 증식, 유섬유(fibroids), 출혈장애, 호르몬 피임 또는 대체요법 등을 포함한다. 성교 후 출혈은 자궁경부 용종, 암, 노인의 위축 질염을 나타낸다.

- 잦은 월경(빈발월경, polymenorrhea), 월경 사이의 간격이 21일 이내
- 희발월경(oligomenorrhea), 드문 출혈
- 월경과다(menorrhagia), 과도한 출혈

- 자궁출혈(metrorrhagia), 월경사이 출혈
- 성교 후 출혈

폐경은 48–55세에 주로 발생하고, 불규칙한 월경이 반복되는 폐경이행기를 거치면서 12개월 동안 월경이 없을 때를 폐경으로 진단한다. 테스토스테론 합성은 지속되나 난소에서 에스트라다이올, 프로제스테론, 에스트로젠의 생성이 중단되면서 급격하게 감소되어 열감, 안면홍조, 발한과 같은 폐경이행 증상이 나타난다. 만일 대상자가 폐경이행기에 있다면 일과성 열감, 홍조, 발한과 같은 혈관운동 증상이 있는지 질문한다. 수면장애도 흔히 일어난다. 폐경 후에 안드로젠–에스트로젠 비율이 증가함에 따라 질 건조와 성교통증(dyspareunia), 탈모, 경미한 다모증이 나타날 수 있다. 요도와 요삼각의 위축으로 인해 감염 없이도 비뇨 증상이 나타날 수 있다.

임상 팁

대상자가 폐경 관련 증상을 완화시키는 대체약물이나 식물성 약품에 관해 질문할 수 있다. 대부분은 연구가 미비하거나 효과가 검증되지 않았다. 에스트로젠 대체요법이 증상을 완화시키나 다른 위험을 야기한다.

중년 또는 장년 여성에게 다음을 질문하도록 한다.

- 월경이 중단되었습니까? 언제 중단되었습니까?
- 월경 중단되는 시기에 다른 증상이 있었습니까?
- 그 이후로 출혈이 있었습니까?
- 더 이상 월경을 하지 않는다는 것에 대해 어떻게 생각합니까?
- 그런 사실이 일상생활에 영향을 주고 있습니까?
- 폐경 후 출혈이 있었던 적이 있습니까?

임상 팁

자궁내막암, 호르몬 대체요법, 자궁 및 자궁경부 용종에서 폐경 후 출혈이 있을 수 있다.

2) 산과력

(1) 임신

다음은 임신과 관련된 질문이다.

- 임신한 적이 있습니까? 몇 번입니까?
- 언제 출산(또는 유산)을 했습니까?
- 생존해 있는 아기는 몇 명입니까?
- 임신 중 어려움이 있었습니까?
- 낙태나 유산을 한 적이 있습니까?

임상 팁

유산(abortion)이라는 용어는 태아가 생존 가능하기 전에 임신이 자연적 또는 인위적으로 종결되는 의미로 사용된다. 낙태(miscarrige)는 자연유산을 포함하므로 유산 시 자연 유산 또는 치료 유산 여부를 명확히 확인해야 한다.

- 언제였습니까?
- 상황이 어떠했습니까?

- 이러한 상황에 어떻게 대처했었습니까?

검진자는 임신력을 "임신력-출산력(gravida-para system)"을 이용하여 기록한다.

BOX 20-3 임신력-출산력 표기

- G = gravida, 총 임신횟수
- P = para, 출산횟수 또는 임신의 결과. 대개 출산 뒤에 만산(full, F), 조산(premature, P), 유산(abortion, A), 살아있는 아이(living child, L)를 표시한다.

살아 있는 두 명의 자녀가 있고 한 번 유산을 한 여성의 경우는 G3 P2 F2 A1으로 기록한다.

만약 무월경이 현재 임신 중임을 의미한다면 마지막 성교 날짜와 임신의 초기 증상에 대하여 물어본다. 유방의 압통, 따끔거림, 크기 증가, 빈뇨, 오심과 구토, 쉽게 피곤해진다든지, 태동을 느끼는지(보통 20주가 된 이후의 느낌)를 물어본다. 대상자가 특별한 관심을 가질 때는 대상자의 정서상태를 세심하게 고려해야 하며, 자세하게 조사할 필요가 있다.

임상 팁

대량 출혈 이후의 무월경은 절박유산이나 또는 배란 결핍과 관련된 자궁기능이상에 의한 출혈을 나타낸다.

(2) 피임

대상자와 파트너가 사용한 피임방법에 대해 질문한다. 대상자는 선택한 피임방법에 대해 만족하는가? 검진자에게 가능한 대안에 대해 질문하는가?

(3) 외음질 증상

가장 흔한 외음질 증상은 질 분비물과 국소 가려움(소양감)이다(**TABLE 20-1**). "OLD CART" 를 이용해서 철저하게 건강력을 조사한다. 대상자가 분비물이 있다고 한다면, 양과 색, 굳기, 냄새에 대해 물어본다. 대상자마다 해부학적 용어를 이해하는 정도가 다양하기 때문에 "질 주변, 다리 사이 또는 소변보는 곳 주변이 가렵습니까?"와 같이 다양한 표현으로 질문하도록 한다. 외음에 국소 궤양이나 덩어리가 있는지를 물어본다(**TABLE 20-2**).

TABLE 20-1 질 분비물

질 감염으로 인한 질 분비물은 정상적인 분비물과 감별되어야 한다. 정상적인 분비물은 맑거나 희고, 흰색 상피세포 덩어리가 섞여 있을 수 있고, 악취가 나지 않는다. 질 분비물은 자궁경부 분비물과도 감별되어야 한다. 큰 솜을 사용하여 자궁경부를 닦았을 경우, 자궁구에 분비물이 없다면 질 분비물을 의심해야 하며 아래와 같은 원인을 고려해야 한다. 자궁경부염이나 질염의 진단은 적절한 검체의 주의깊은 수집과 분석에 의해 이루 이루어진다.

	편모충 질염 (Trichomonal vaginitis)	칸디다 질염 (Candidal vaginitis)	세균 질염 (bacterial vaginosis)
	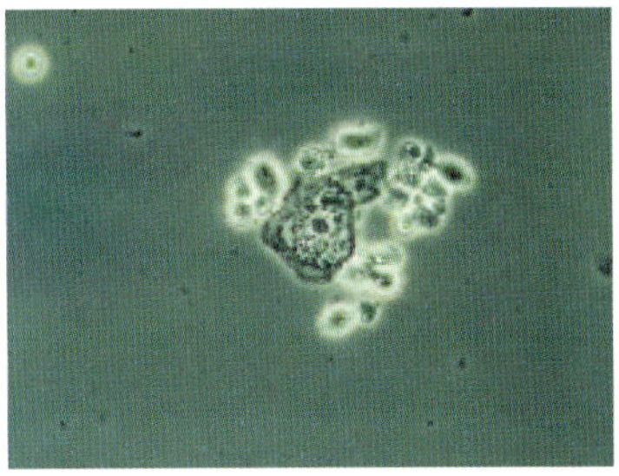	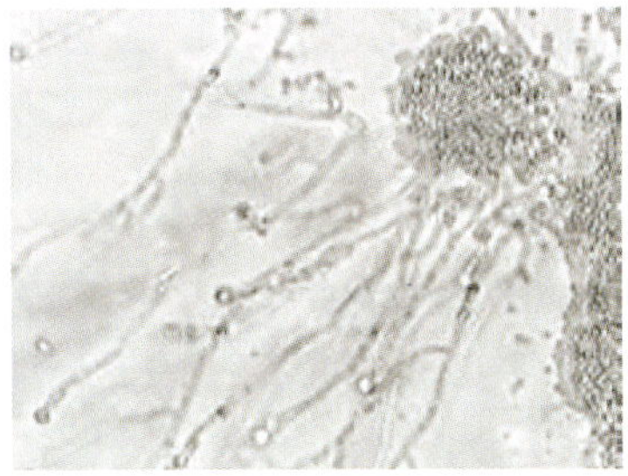	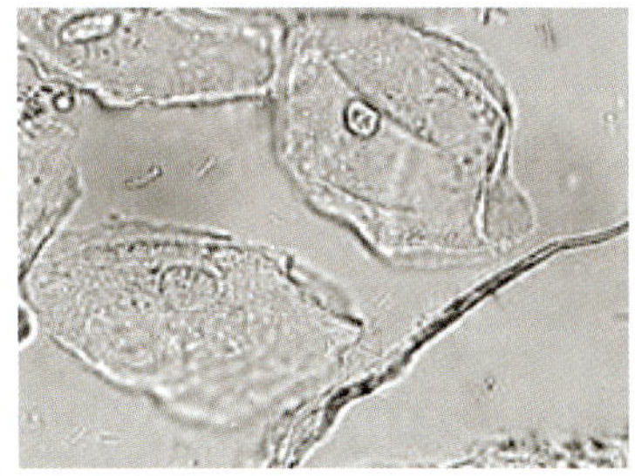
원인	질편모충(trichomonas vaginalis), 원충; 종종 성교에 의해 감염되나 항상 그렇지는 않다.	칸다다알비칸스(Candida albicans), 효모균(질 균무리의 정상적인 과잉성장); 항생제 치료를 포함한 여러 요인이 있다.	혐기균(anaerobic bacteria)으로 인한 세균의 과잉성장; 종종 성행위로 전파된다.
분비물	황녹색 또는 회색, 거품성일 수 있음; 종종 질원개에 다량으로 고여 있다. 악취가 날 수있다.	백색의 응결; 묽을 수도 있으나 특징적으로 진하다; 편모충 질염처럼 양이 많지않고 악취가 없다.	회색 또는 흰색으로 묽고 균질하며 악취가 나고, 질벽을 덮고 있다. 보통 다량이 아니고 소량이다.
기타 증상	소양증(칸디다 질염만큼 심하지는 않음), 배뇨통(피부염 또는 요도염에 의함), 성교통증	가려움, 질통증, 배뇨통(피부염에 의함), 성교통증	성교 후 생식기에서 나는 불쾌한 생선 비린내 또는 곰팡내
외음과 질점막	전정과 소음순에 홍반이 있고, 질점막은 붉으며, 후원개에 작고 붉은 반점이나 출혈점(petechiae)이 있다. 경한 경우 점막은 정상으로 보인다.	외음과 그 주변 피부에 종종 염증이 있으며, 때로 다양한 정도로 종창이 있다. 질점막은 붉고, 종종 끈적거리는 흰색 반(patch)이 있다. 이 반들을 긁어낼 때 점막 출혈이 있을 수 있다. 경한 경우 질점막은 정상으로 보인다.	외음과 질점막은 대개 정상으로 보인다.
검사소견	습식도말 검사로 질편모충 확인	KOH도말 검사로 칸디다의 균사 확인	습식도말 검사로 원인세포 확인(점선의 경계가 있는 상피세포), KOH도말 후 생선 비린내(whiff test) 확인, 질분비물의 pH>4.5 확인

TABLE 20-2 외음 병변

표피모양낭종(epidermoid cyst)

작고 단단하고 둥근 낭성 결절이 음순에 있으면 표피모양 낭종을 나타낸다. 표피모양 낭종은 노란색이다. 샘의 입구가 막혔음을 나타내는 어두운 색의 반점이 있는지 확인하다.

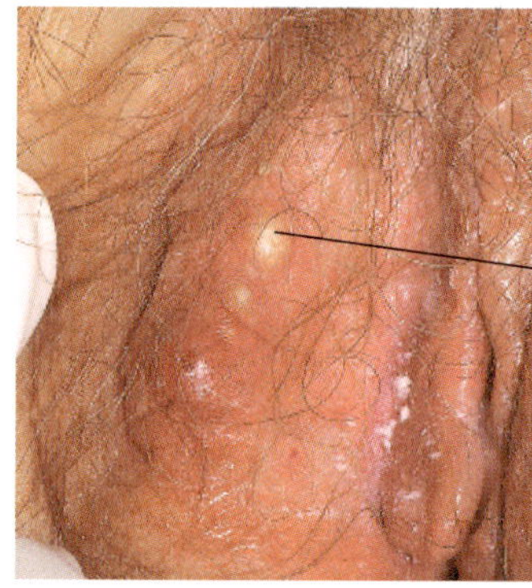

성병사마귀(venereal wart), 뾰족콘딜로마(condyloma acuminatum)

음순과 전정의 사마귀 모양 병변은 대개 사람유두종바이러스(human papillomavirus) 감염에 의한 뾰족콘딜로마이다.

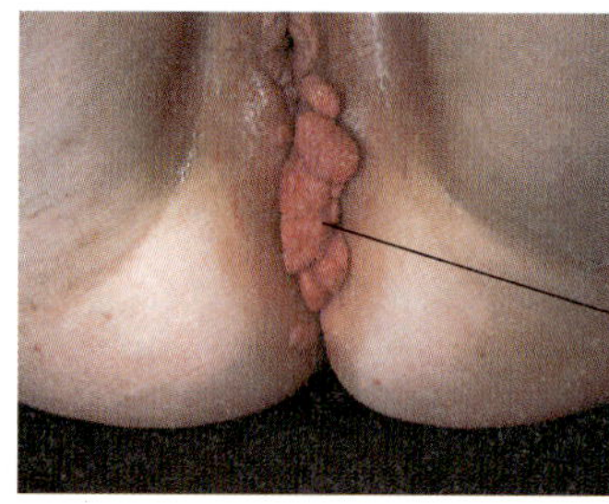

매독 굳은궤양(syphilitic chancre)

일차 매독에 생기는 매독 굳은궤양은 단단하고 통증이 없는 궤양으로 매독균(treponema pallidum)에 노출된 지 21일 정도 후에 나타난다. 대개 질 안쪽으로 발생하기 때문에 잘 발견되지 않을 수 있고, 치료를 받지 않더라도 3–6주 후 치유된다.

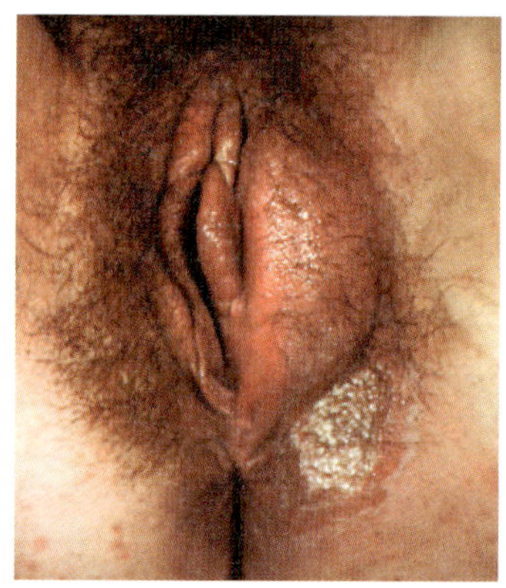

자궁탈출(uterine prolapse)

자궁이 질로 돌출되어 발생한다.

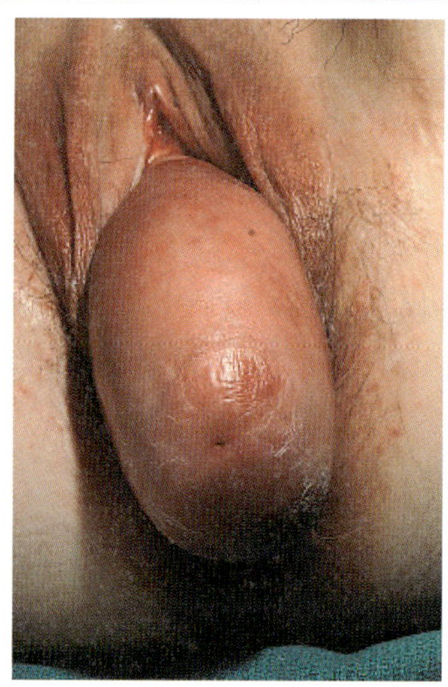

생식기 포진(genital herpes)

기저부가 붉으며 얕고 작은 통증 있는 궤양은 생식기의 단순포진바이러스 1형 또는 2형의 감염을 의미한다. 궤양이 치유되려면 2~4주가 걸린다. 궤양으로 진행될 수있는 국소화 된 소포(vesicles)의 재발이 흔하다.

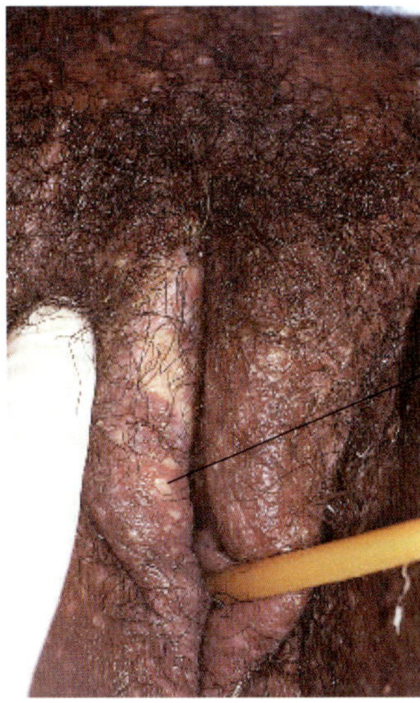

바르톨린샘 감염(Bartholin's gland infection)

원인은 외상, 혐기성 임균(gonococci anaerobes), 펩토사슬알균(peptostreptococci), 클라미디아 트라코마티스(chlamydia trachomatis)에 의한 감염을 포함한다. 급성 감염 시에는 매우 팽팽하고 열감과 압통이 있는 농양(tabscess)으로 나타난다. 선이나 선의 개구부 주변의 홍반으로부터 고름이 나오는지 확인한다. 만성 감염 시에는 압통 없는 낭종(cyst)으로 나타나며, 크기는 크거나 작을 수 있다.

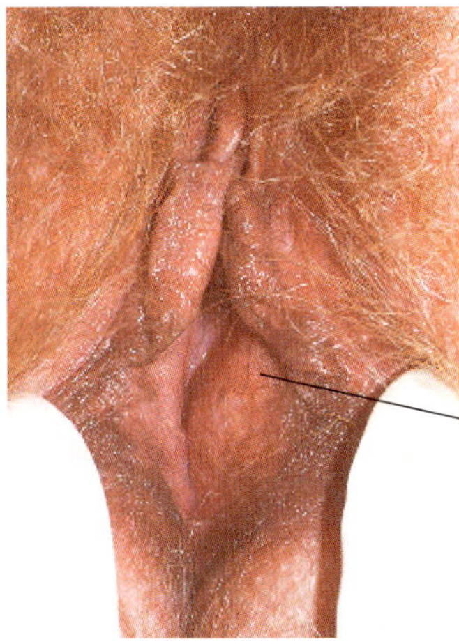

3) 성건강

성건강은 대상자가 전반적인 안녕상태를 유지하는 데 중요하다. 검진자는 대상자의 민감하지만 필수적인 부분에 대해 즉각적으로 수용적인 태도를 보여야 한다. 또한 대상자가 안심하고 신뢰감을 갖도록 중립적이고 비판단적인 어조로 대화하여야 한다. 대부분의 대상자는 개개인의 가정교육, 종교, 문화, 교육수준, 과거 경험에 따라 성행동에 대해 생각한다. 성인의 합의된 성관계는 건강한 것이며, 모든 대상자와 성건강에 대해 상담한다고 알려주어 대상자를 안심시킨다. 개방된 의사소통 분위기를 조성하기 위해 검진자는 자신의 몸짓, 얼굴표정, 목소리에 신경써야 한다. 아동이나 청소년은 특히 성폭행에 대해 이야기할 때 부모님의 개입 및 격양된 반응 등을 걱정하여 질문에 쉽게 대답하지 못하는 경우가 있기 때문에 부모는 나가 있게 한다.

성 건강력 조사 시 참고할 사항이 **BOX 20-4**에 제시되어 있다. 중립적이고 비판단적인 자세로 대상자의 성 관계에 대해 질문한다. 대상자에게 동거인이 있다면 그 사람과의 관계에 대해서도 질문하고, 대상자가 사용하는 언어로 대화하도록 한다.

예를 들어, 다음과 같은 일반적인 설명으로 조사를 시작할 수 있다. "질 좋은 간호를 제공하기 위해 당신의 성 건강력을 확인하고 성매개감염 위험이 있는지 확인이 필요합니다. 이것이 민감한 질문이란 걸 알고 있습니다. 당신과 나누는 대화내용은 비밀이 보장됩니다."

BOX 20-4 성 건강력 수집을 위한 팁

- 성 건강력 조사에 대한 이유를 설명한다.
- 이 정보가 상당히 개인적인 것임을 인지하고 대상자가 마음을 열고 직접적으로 표현할 수 있게 격려한다.
- 모든 대상자들에게 성 건강력을 수집한다는 점을 알려준다.
- 대상자와의 대화내용은 비밀이 보장된다는 확신을 준다.

(1) 성적 취향과 성 정체성

성적 취향에 대해 직접적으로 질문하면 대상자가 대답하기 어려울 수 있다. 동성 파트너가 있거나 또는 동성 연애를 하는 대상자는 과거 경험으로 인해 면담 시에 걱정하거나 공포를 느낄 수 있다. 안심시키는 태도로 질문하는 것이 대상자가 성건강과 성생활에 대한 문제를 표현하도록 돕는다.

대상자의 성적 취향과 성 정체성을 파악하기 위해 중립적인 질문으로 시작한다.

- 지금 연애를 하고 있습니까? 성생활을 적극적으로 합니까? 성생활은 연인 사이에서 이루어집니까? 당신의 성적 취향을 어떻게 알고 있습니까?
- 당신의 성 정체성에 대해 어떻게 말하겠습니까?
- 동성, 이성 또는 양성과 성관계를 가집니까?
- 피임을 합니까? 어떤 방법으로 합니까?
- 성매개병을 예방하기 위해 노력합니까? 어떤 방법으로 합니까?
- 당신의 동의 없이 성접촉이나 성관계를 가진 적이 있습니까?
- 당신의 성교는 어떠합니까?
- 성교할 때 어떤 문제가 있습니까?
- 지금의 성생활에 대해 만족합니까?
- 지난 몇 년간 중요한 변화가 있었던 적이 있습니까?
- 당신의 성적 수행능력에 만족합니까?
- 당신의 파트너도 만족한다고 생각합니까?
- 성교 빈도에 대해 당신의 파트너는 만족합니까?
- 파트너와의 성교가 편안합니까?

반응의 범위는 이성(동성애가 아닌), 여성 동성애(lesbian), 남성 동성애자(gay), 양성을 포함한다.

반응은 남성, 여성, 성전환자, 남녀 공통(intersex) 또는 대답하지 않는 것 등을 포함한다.

(2) 성적 반응

대상자가 성생활에 문제가 있다고 언급한다면 그 문제에 대해 말해보라고 한다. 직접적인 질문이 매 성적 단계(욕구기, 흥분기, 절정기)를 사정하는 데 도움이 된다.

욕구기에 대한 질문은 다음과 같다.

- 성교에 흥미(욕구)를 가지고 있습니까?

성기능장애는 성적 반응의 단계로 구분된다. 일부 여성은 성욕이 부족할 수 있고, 또는 성적 흥분에 의한 질윤활이 충분하지 않거나, 성적으로 흥분되었다 하더라도 오르가즘에 도달하지 못할 수 있다. 원인으로는 에스트로젠 부족, 내과적 질환, 외상이나 학대, 수술, 골반 구조 또는 심리적 상태가 포함된다.

흥분기에 대한 질문은 다음과 같다.

- 성적으로 흥분합니까?
- 쉽게 윤활(축축해지거나 미끄러워짐)이 됩니까?
- 질건조증이 심합니까?

만약 대상자가 질건조증이 있다면 윤활제를 사용하는지 질문한다.

절정기에 대한 질문은 다음과 같다.

- 오르가즘(절정)에 도달할 수 있습니까?
- 오르가즘에 도달하는 게 당신에게 중요합니까?

성교통증(성교 동안의 통증이나 불편감)에 대해서도 질문한다. 만약 성교통증이 있으면 증상이 있는 부위를 말하도록 한다. 성교를 시작할 때 생기는 바깥쪽의 통증인지, 깊이 삽입할 때 생기는 안쪽의 통증인지를 물어본다. 질경련은 질구 주위의 근육이 불수의적으로 수축하는 것으로 성교 시에 통증을 유발하거나 성교를 불가능하게 한다.

임상 팁

표재성 통증은 국소 염증, 위축 질염 또는 불충분한 윤활이 원인일 수 있다. 심부통증은 골반질환 또는 정상 난소에 가해지는 압박에 의한 것일 수 있다. 질경련(vaginismus)의 원인은 신체적이거나 심리적인 것일 수 있다.

성문제의 특징을 확인하는 일 외에도 시작 시기, 심한 정도, 지속적인지 산발적인지, 환경, 악화요인 및 완화요인, 문제의 원인이 무엇이라고 생각하는지, 문제 해결을 위하여 어떠한 노력을 하였는지, 바라는 점이 무엇인지를 물어본다. 성기능장애와 관련된 요인들은 중요하지만 대상자의 전반적 건강, 알코올을 포함한 약물 복용, 대상자와 성 파트너의 성교와 기술에 대한 지식, 대상자의 태도, 가치, 두려움, 성 파트너와의 관계 및 의사소통, 성교 환경 등을 포함하는 복잡한 문제이다.

성문제는 상황적 요인이나 심리사회적 요인과 관련이 있다.

(3) 성매개감염

신체검진 소견이나 국소 증상은 성매개감염일 가능성이 크다. 증상의 통상적인 특성을 확인한 후에 성 건강력에 대해 파악한다. 지난 3–6개월간 성접촉 횟수 및 성 파트너의 수를 확인한다. 사람면역결핍바이러스(human immunodeficiency virus, HIV) 감염이 염려되는지, HIV 검사를 원하는지, 현재 및 과거의 성 파트너에게 HIV 감염의 위험이 있는지 질문한다. 구강성교 또는 항문성교를 하는지 확인하고, 만일 적응증에 해당된다면 구강, 목, 항문, 직장의 증상에 대해 질문한다. "포진(herpes)에 걸린 적이 있는가?", "임질, 매독, 골반염 같은 질병에 걸린 적이 있는지?" 등의 질문을 통해 성매개감염의 과거력이 있는지 다시 확인하고, 대상자 또는 파트너가 성매개감염 예방을 위해 어떤 노력을 하는지 질문한다. 이전 장의 성 건강력에 제시된 일반적인 질문을 계속해서 한다.

3. 신체검진

BOX 20-5에 중요한 여성 생식계 검진 부위가 제시되어 있다.

BOX 20-5 외부 검진

- 치구
- 대음순과 소음순
- 요도구, 음핵
- 질구
- 회음

검진자는 골반검진을 돕기 위해 대상자를 준비시킨다. 검진자는 도뇨관 삽입과 같은 시술 시, 분만 이후 혹은 유산 이후, 대상자의 요구 시, 침상목욕 시에 외부 생식기를 시진할 수 있다. 따라서 검진자는 정상적인 외부 생식기의 모양을 알고 있어야 한다.

1) 골반내진 방법

많은 대상자가 골반내진 전과 검진 중에 불안감이나 불편함을 호소한다. 일부 대상자는 통증을 느끼거나 당혹스러워 할 수 있으며, 골반내진을 받았던 때의 수치심을 떠올릴 수도 있다. 어떤 대상자는 검진을 통해 발견되는 비정상적인 결과가 자신의 삶에 어떤 영향을 줄지도 모른다고 두려워 한다. 검진에 대해 대상자의 동의를 얻는 것이 예의와 존중을 보여준다.

골반내진을 처음 하는 대상자는 의구심을 갖게 된다. 3차원 모형을 이용하여 설명하고, 질경과 다른 기구를 보여주고 만져보게 해주며, 미리 각 단계를 설명하여 대상자가 자신의 몸을 알고 편안해지는 데 도움을 준다. 조심스럽고 부드러운 기술은 첫 골반내진 동안 통증과 불편감을 최소화하는 데 특히 중요하다.

골반내진에 대한 대상자의 반응이 중요한 단서가 된다. 만약 대상자가 검사 도중 다리를 모으고 몸을 뒤로 빼는 등 반감을 표시한다면 "긴장을 푸는 데 어려움이 있으신 것 같습니다. 여기 있는 상황 자체 때문에 그러신가요? 아니면 검사 때문에 그러신가요? 걱정되는 것이 있으신가요?"라고 부드럽게 질문할 수 있다. 검사를 방해하려는 것처럼 보이는 행동을 통해 대상자의 걱정을 더 잘 이해할 수 있다. 거부반응이 있다면 이것이 이전 성적 학대와 관계가 있는지도 잘 살펴봐야 한다.

청소년기에 골반내진을 해야 하는 경우는 무월경, 과다월경 또는 월경통 같은 월경 이상, 원인불명의 복통, 질 분비물, 경구피임약의 처방, 성적으로 활발한 대상자에서의 세균학적 검사와 세포진 검사, 대상자가 검사를 원하는 경우 등이다.

대상자가 긴장을 풀도록 도와주는 것이 적절한 검진을 하는 데 필수적이다. TABLE 20-3에 제시된 팁을 적용하면 대상자를 편하게 하는 데 도움이 된다. 검진대 머리를 올리고 대상자에게 거울을 제공하여 검진을 관찰하게 하면 대상자가 과정을 이해하는 데 도움을 줄 수 있다.

모든 검진자는 적절한 감독 보조자를 동반해야 한다.

(1) 강간 피해자

강간 피해자는 나이에 관계없이, 특별한 검사 시행과 부인과적 상담 및 기록이 필요하다. 응급실에는 대개 성폭력 응급키트가 구비되어 있으므로 이를 이용하여 증거물을 안전하게 보관한다. 검체는 이름, 채취 날짜와 시간을 명시한 라벨을 붙여야 하며, 추후 법적 조사를 위해 추가적인 정보가 필요할 수 있다.

TABLE 20-3 성공적인 골반내진을 위한 팁

대상자	검진자
• 검사 전 24-48시간 동안 성교, 질 세척, 질 좌약이나 크림의 사용 • 검진 전 방광을 비운다. • 머리와 어깨는 올린 상태에서 똑바로 눕는다. 복부근육의 긴장을 감소시키고 시선을 맞추기 위해 양팔을 양 옆에 놓거나 가슴에 모은다.	• 동의서를 받는다. • 검사 시행 전, 매 단계를 설명한다. • 복부 중앙부터 무릎까지 천으로 덮어준다. 대상자와 시선을 맞추기 위해서 무릎 사이의 천을 눌러준다. • 미지근한 물로 질경을 따뜻하게 한다. • 대상자의 얼굴을 보면서 검진이 편안한지 살핀다.

(2) 준비물품

검진자는 밝은 조명, 장갑, 적당한 크기의 질경, 수용성 윤활제, 자궁경부 세포진 검사, 세균배양 검사, DNA 탐침을 위한 기구 또는 다른 진단검사 등을 위한 준비물품을 확인해야 한다.

질경은 금속(Figure 20-5) 또는 플라스틱 재질, Pedersen와 Graves 2가지 형태와 대, 중, 소의 3가지 크기가 있다. 중간 크기의 Pedersen 질경은 성적으로 활발한 여성에게 대개 가장 편안하다.

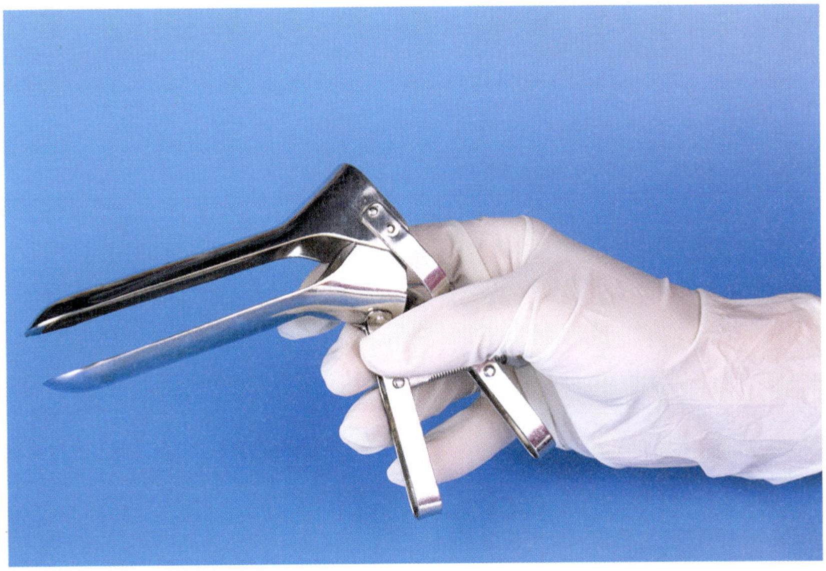

Figure 20-5 금속 질경

(3) 대상자의 자세

대상자를 적절하게 덮어주고, 골반내진 자세(하늘자전거 자세, lithotomy position)를 취하도록 도와준다. 먼저 발 한쪽 뒤꿈치를 발걸이에 걸고 다른 쪽도 걸치게 한다. 대상자는 맨발보다 양말이나 신발을 착용한 상태에서 더 편안함을 느낄 수 있다. 대상자의 엉덩이가 검진대 끝에 걸치도록 내려오게 하고, 넓적다리는 굴곡·외전시키며 엉덩이는 외회전시킨다. 머리에 베개를 대준다.

2) 외진

(1) 청소년기 대상자의 성적 성숙도 평가

음모는 복부 검진이나 골반내진을 하는 동안 사정할 수 있다. 음모의 특징, 분포를 기록하고 Tanner의 성적 성숙도에 따라 등급을 평가한다.

사춘기가 지연되는 것은 종종 가족력 또는 만성 질환과 연관이 있다. 또한 시상하부, 뇌하수체 전엽, 또는 난소의 문제를 나타낸다.

(2) 외부 생식기 검진

검진 전에 대상자에게 생식기 부위를 촉진할 것을 알리고, 치구, 음순, 회음를 시진한다. 음순을 벌린 뒤 다음의 구조물을 시진한다.

- 소음순
- 음핵
- 요도구
- 질구

줄까짐이나 가렵고 작은 붉은 반구진이 있으면 음모 이감염증(pediculosis pubis)을 나타낸다. 음모의 아랫부분에 서캐나 이가 있는지 살펴본다.

음핵비대는 남성화 상태에서 볼 수 있다.

염증, 궤양, 분비물, 종창, 열상, 타박상, 결절 등을 확인한다.

단순포진, 베체트병(Behçet disease), 매독 굳은 궤양(syphilitic chancre), 표피모양 낭종이 관찰될 수 있다(TABLE 20-2).

열상이나 타박상은 성폭행을 나타낸다.

3) 내진

골반내진은 질경으로 질벽을 분리해 질과 자궁경부를 눈으로 검진하는 것이 포함된다. 검진자는 질근육의 긴장도와 색, 궤양, 염증, 분비물 또는 질이나 자궁경부의 덩어리를 사정할 수 있다.

파파니콜로 펴바른 표본도 이때 얻을 수 있다. 질경으로 질이 열려 있는 상태를 유지하게 함으로써 경부에서 채취한 표본이 오염되는 것을 방지한다.

질경을 제거한 후 손으로 생식기관을 촉진한다. 두손검진(bimanual examination)을 할 경우에는 한 손은 하복부에 두고 다른 손의 손가락 두 개를 질 안으로 삽입한다. 자궁경부와 자궁의 위치와 크기, 움직임, 모양, 규칙성, 덩어리, 압통을 확인한다. 마른 체형인 여성의 경우 이완된 상태에서 난소의 크기, 위치, 규칙성, 압통을 확인한다. 감염이나 난관 임신의 경우가 아니라면 정상적으로 난관은 촉진되지 않는다. 일부 검진자는 골반내진을 하는 동안 직장검진을 시행하기도 한다.

4. 검진결과 기록

BOX 20-6은 여성 생식기의 골반내진 결과를 기록한 예이다.

BOX 20-6 검진결과 기록–여성 생식계

서혜림프절병증 없음. 외부 생식기의 홍반이나 병변, 덩어리 없음
또는
양쪽 서혜림프절병증 있음. 외부 생식기의 홍반이나 병변 없음. 약간 비린내 나는 묽은 흰색의 질 분비물이 있음

남성 생식계 Male Reproductive System

1. 구조와 기능

Figure 21-6 에 있는 남성생식기의 해부에 대해 살펴보자.

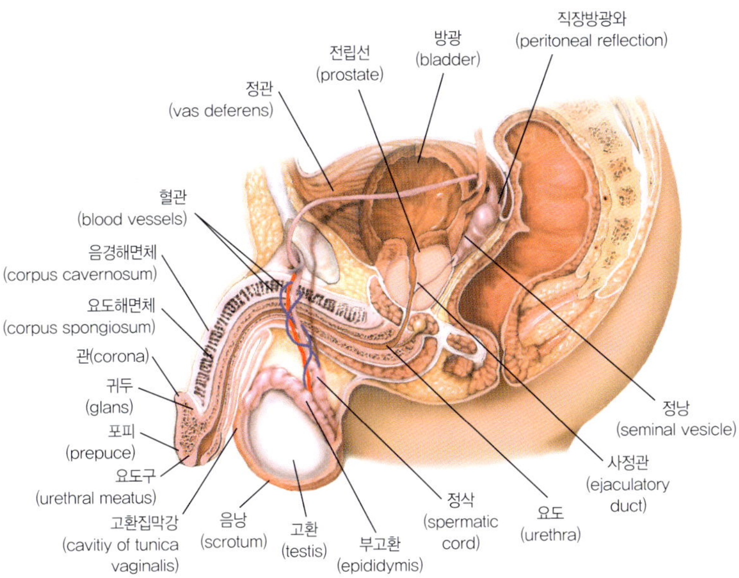

Figure 20-6 남성 생식기

음경줄기는 수축력이 있는 혈관 발기조직인 음경해면체(corpus cavernosum) 두 개와 요도를 포함하는 요도해면체(corpus spongiosum)로 형성되어 있다. 요도해면체는 음경의 뿌리에서부터 원뿔 모양의 귀두까지 이어지며 끝부분으로 가면서 기저부가 확장된다. 포경수술을 하지 않은 남성의 경우, 귀두는 포피(음경꺼풀, prepuce)라고 하는 느슨하고 두건 모양의 피부주름으로 덮여 있으며 치구(귀두지, smegma, 음경의 분비물)가 모이게 된다. 요도(urethra)는 음경줄기 아래에 위치하며, 귀두 끝에서 다소 아래쪽에 위치한 수직 틈새 같은 요도구(요도구멍, urethral meatus)로 열려 있다.

고환(정소, testis)은 한 쌍의 타원형 샘으로 주로 세정관(seminiferous tubule)과 간질조직(interstitial tissue)으로 되어 있으며, 바깥쪽은 섬유질 같은 백색막(tunica albuginea)으로 쌓여있다. 고환은 사춘기 이전에는 1.5~2 cm, 사춘기 이후에는 4~5 cm 정도가 정상이다. 보통 왼쪽 고환이 오른쪽보다 낮게 위치하며 정자와 테스토스테론(testosterone)을 생산한다. 테스토스테론은 사춘기 때 남성 생식기, 전립선(prostate)과 정낭(seminal vesicle)의 발달을 자극하며 수염, 체모, 근골격 성장, 후두 확대 및 저음 형성과 같은 남성의 2차 성징을 자극하게 된다.

고환을 둘러싸거나 붙어있는 몇가지 구조물들이 있다. 음낭(scrotum)은 느슨하고 주름이 잡힌 주머니 형태로 두 부분으로 나누어져 각각 고환과 부속물을 싸고 있다. 고환은 뒤쪽을 제외하고 고환집막(tunica vaginalis)으로 덮여 있다. 각 고환의 후외방 표면에는 부드러우며 콤마 모양의 부고환을 볼 수 있다. 부고환(부정소, epididymis)은 단단한 코일 모양으로 정관과 이어지며, 정자의 보관, 성숙 및 고환에서 정관으로 정자를 운반하는 저장고 역할을 한다.

사정하는 동안 끈과 같은 구조인 정관(수정관, vas deferens)은 정자를 부고환 꼬리에서 요도까지 약간 순환하는 경로를 따라 운반한다. 정관은 음낭에서 서혜관을 통해 골반강으로 올라간 다음 요관(ureter)을 지나 방광 밑에 있는 전립선까지 앞쪽으로 고리를 형성한다. 그곳에서 정낭과 합쳐져서 전립선을 가로질러 요도로 비워지는 사정관(ejaculatory duct)을 형성한다. 정관, 정낭, 전립선의 분비물은 합쳐져 정액이 된다. 음낭 내의 각 혈관은 혈관, 신경 및 근육섬유와 밀접하게 관련되어 있다. 이러한 구조물들이 정삭(spermatic cord)을 구성한다.

남성의 성기능은 정상 테스토스테론 농도, 하복벽동맥과 고환거근(고환올림근, cremaster muscle) 및 치골(두덩뼈) 지류의 적절한 혈류, 그리고 정상적인 α-아드레날린성과 콜린성 신경지배에 달려있다. 음경해면체의 울혈에 의한 발기는 두 가지 형태의 자극에 의해 이루어진다. 시각, 청각에 의한 성적 자극은 상부 뇌 중추에서부터 척수의 T11에서 L2에 이르는 교감신경에 의한 자극 체계를 가동시킨다. 촉각 자극은 음부신경을 통해 생식기에서부터 S2에서 S4까지의 반사궁과 부교감신경으로 감각 흥분을 일으킨다. 이 두 가지 자극은 산화질소와 사이클릭 고리형 일인산구아노신(cyclic guanosine monophosphate, cGMP) 농도를 높여 결국 국소혈관 확장을 일으키는 것으로 보인다.

1) 림프계

음경과 음낭 표면의 림프계는 서혜부림프절로 유입되므로 음경과 음낭 표면에 염증 또는 악성 병변이 있다면 림프절 비대나 압통이 있는지 면밀히 사정하여야 한다. 그러나 고환의 림프계는 복부로 유입되므로 커져 있는 림프절은 임상적으로 찾기 힘들다(14장 1. 구조와 기능 3) 림프계와 림프절 중 하지의 림프관 참조).

2) 서혜부의 구조

탈장(hernia)은 장기의 일부가 변위되어 벽의 구멍(cavity)을 통해 돌출되는 상태이다(예, 복부 근육조직을 통해 내장이 빠져 나옴). 탈장은 임상에서 비교적 흔하므로 서혜부의 구조를 이해하는 것이 중요하다(**Figure 20-7**). 기본적인 기준점은 전상장골극(위앞엉덩뼈가시, anterior superior iliac spine), 치골결절(두덩뼈결절, pubic tubercle) 및 그 사이를 잇는 서혜인대(샅고랑인대, inguinal ligament)이다.

서혜관(inguinal canal)은 서혜인대 위에 거의 평행하게 놓여 있으며, 정관이 복부근육을 통과할 수 있도록 터널을 형성하고 있다. 터널의 바깥 구멍인 외서혜륜(external inguinal ring)은 치골결절 외상방에서 만져지는 삼각형 모양의 틈새 같은 구조물이고, 터널의 안쪽 구멍인 내서혜륜(internal inguinal ring)은 서혜인대 중앙에서 약 1cm 상방에 있다. 서혜관이나 내서혜륜은 복벽을 통해 촉진할 수 없으나 장이 서혜관의 약한 부위를 통해 나오게 되면 서혜부탈장(inguinal hernia)이 발생한다(**TABLE 20-5** 참조).

직접탈장은 서혜부 후복벽의 약한 부분을 통해 튀어나오게 되고, 간접탈장은 선천적으로 막혔어야 하는 서혜관(복강에서 사타구니를 거쳐 음낭으로 연결되는 길)이 열린 채로 남아있어 이를 통해 장기가 빠져 나오는 경우를 말한다.

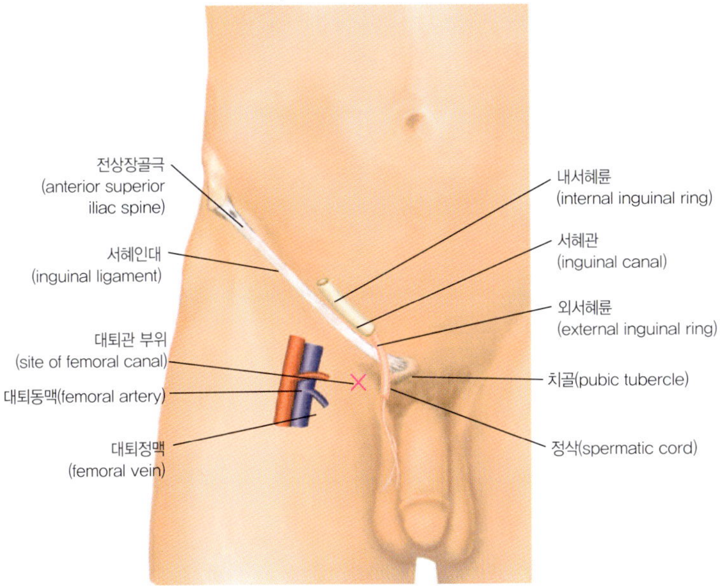

Figure 20-7 우측서혜부의 해부학적 기준점(landmark)

다른 탈장 부위는 대퇴관(femoral canal)으로 서혜인대 밑에 위치한다. 이 부위는 볼 수 없지만 오른쪽 집게손가락을 오른쪽 대퇴동맥(femoral artery) 위에 대고, 가운뎃손가락을 대퇴정맥(femoral vein) 위에 두면 네 번째 손가락이 있는 곳이 대퇴관의 위치이며, 바로 이 부위에서 대퇴탈장이 돌출되어 나온다.

대퇴탈장은 장의 감돈이나 협착과 같은 응급상황에서 더 많이 발생한다.

TABLE 20-5 경로, 양상, 서혜부 탈장의 구분

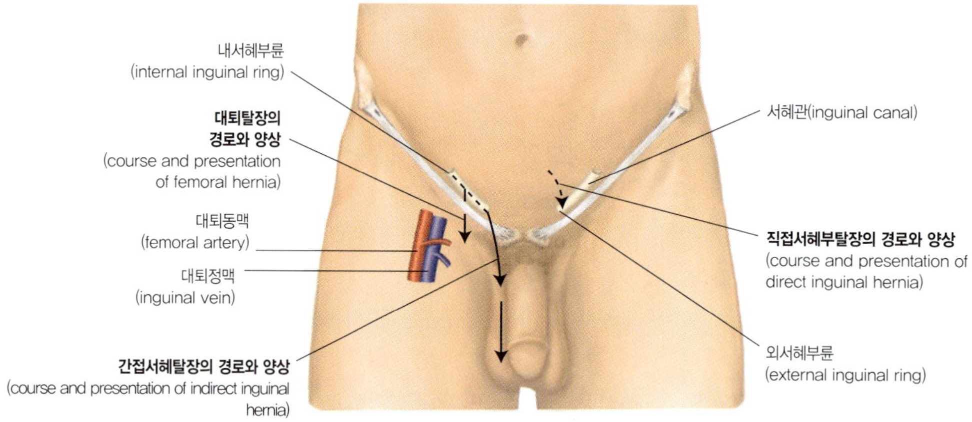

	간접서혜부탈장	직접서혜부탈장	대퇴탈장
	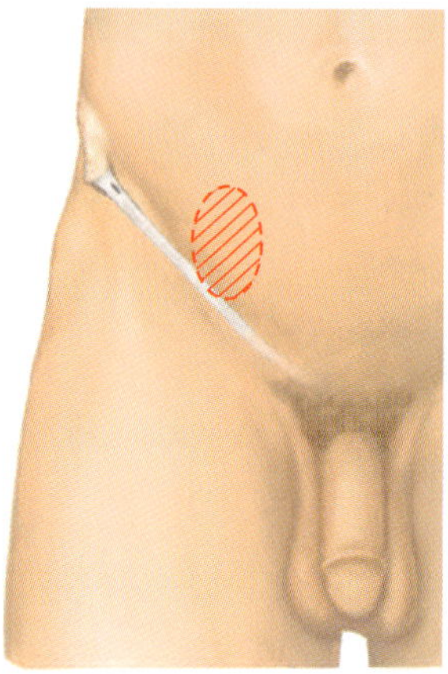	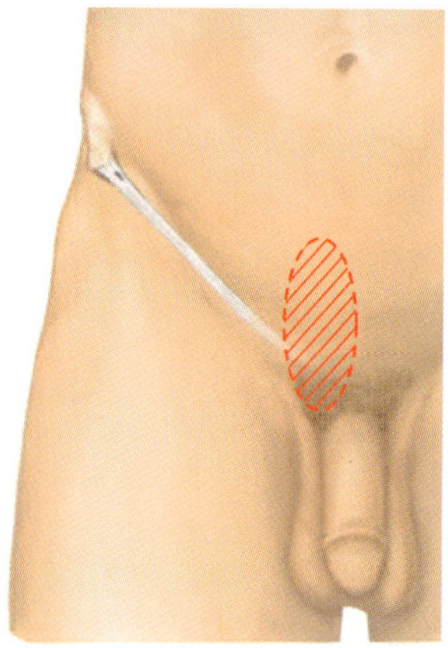	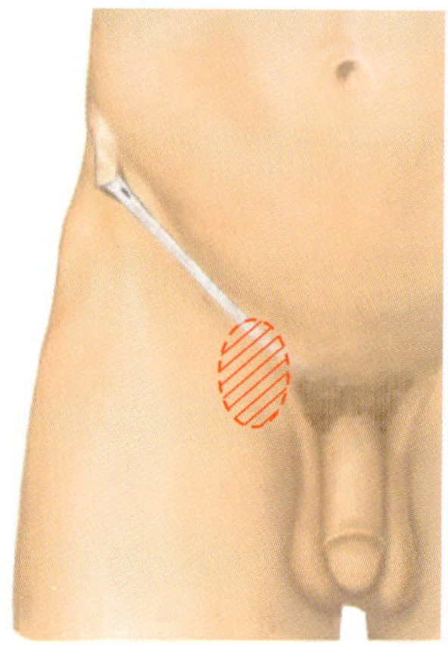
빈도, 연령, 성별	가장 흔함. 모든 연령, 성별 차이 없음. 어린이에서 흔히 관찰되고 성인에서도 발생 가능함	흔치 않음. 주로 40세 이상의 남성에서 발생하고 여성은 드묾	매우 드묾. 남성보다 여성에서 흔함
발생부위	서혜인대 위쪽과 서혜인대 중앙부 근처	서혜인대 위쪽과 치골결절에 가까운 부위(외서혜륜 부근)	서혜인대 아래, 탈장보다 더 옆에서 나타나고 림프절과 구별하기 힘들 수도 있음
경로 (힘줄 때 서혜관에서 손으로 검사함)	종종 음낭 쪽으로 돌출됨. 탈장이 서혜관으로 내려와 손가락 끝에 닿음	음낭 쪽으로는 드묾. 탈장은 앞쪽으로 돌출하므로 대고 있는 손가락을 앞으로 밀어냄	음낭 쪽으로 돌출은 전혀 없음. 서혜관은 비어있음

2. 건강력

남성 생식계 건강력 사정시 나타나는 주 증상은 다음과 같다(BOX 20-8).

BOX 20-8 주증상

- 성적 지향과 성 정체성
- 음경 분비물이나 병변
- 음낭통증이나 종창, 병변
- 배뇨문제

1) 성적 취향과 성 정체성

성 관련 건강력 조사 요령은 BOX 20-4를 참조한다.

성적 취향과 성 정체성에 대한 논의는 중요하고 환자 삶에 다면적으로 영향을 미친다. 환자가 이를 공개하고 염려하는 것에 대해 편견을 가지고 치우치지 않도록 전문적으로 대응하도록 한다. 환자의 건강과 웰빙을 추구하기 위해서는 중립적인 지지적 접근이 필수적이다.

- 다음과 같이 성적 취향 및 성 정체성에 대해 중립적인 질문을 한다: "현재 데이트나 성관계를 하고 있습니까?" "당신의 성적 지향은 어떻습니까?" 응답 범위에는 이성애자 또는 레즈비언, 게이, 양성애자, 퀴어와 같은 질문을 포함한다.
- "당신의 성 정체성을 어떻게 설명하시겠습니까?"로 질문을 이어간다. 답변에는 남성, 여성, 트랜스젠더, 인터섹스, 논바이너리, 여성 대 남성, 남성 대 여성, 불확실, 및 "대답하지 않는 것을 선호"가 포함될 수 있다.

2) 성적 반응

성적 반응에 대한 질문으로 이어간다.

- 당신의 성생활은 어떤가요?
- 현재 사귀는 사람과의 성생활은 어떤가요?
- 성생활에 있어 당신의 능력은 어떤가요? 사귀는 사람과의 성생활에 만족하시나요?
- 성교 시 파트너가 당신을 해치거나 강압적으로 행동한 적이 있나요?
- 성 파트너와의 성생활이 편안한가요?

대상자가 성적인 문제가 있다고 한다면 심리적 부분과 신체적 부분 모두 말하도록 한다.

- 당신에게 이런 관계가 무엇을 의미하나요?
- 성욕이나 성교 빈도에 어떤 변화가 있었던 적이 있나요?
- 그 원인이 무엇인가요? 당신은 어떤 반응을 보였나요? 또 바라는 바는 무엇이었나요?

직접적인 질문이 성적 반응의 각 단계를 사정하는 데 도움이 된다.

성욕을 사정하기 위한 질문은 다음과 같다.
- 성생활에 대한 흥미가 유지되고 있나요?

성욕 결핍은 우울이나 내분비계 기능장애, 약물의 부작용과 같은 심리적 요인으로 나타나기도 한다.

흥분기에 대한 질문은 다음과 같다.
- 발기가 가능하고 발기를 유지할 수 있나요?

임상 팁

특히 이른 아침 발기가 유지될 경우, 발기기능장애는 심리적 요인에서 비롯될 수 있다. 그 외에 테스토스테론의 감소나 하복부동맥계의 혈류 감소, 신경분포손상에 의해 발기기능장애가 발생할 수 있다.

시기나 상황 그 외에 문제에 영향을 줄 수 있는 다른 요인에 대해 말하도록 한다.
- 문제 발생 당시에 파트너와의 관계나 당신의 생활환경에서 변화가 있었나요?
- 발기가 정상적일 때가 있나요? 이른 아침 깨어났을 때나 야간인가요? 다른 파트너와 함께 할 때인가요? 자위행위를 할 때인가요?

오르가즘과 **사정** 단계와 관련된 기타 질문도 한다.

사정이 미숙하거나 조기에 일어나고 조절이 되지 않는다면 다음과 같이 질문한다.
- 성교가 얼마 정도 지속되나요?
- 너무 빨리 절정에 도달하나요?
- 절정에 도달하는 것을 당신이 조절하고 있다고 느끼나요?
- 파트너가 성교의 지속시간이 늘어나길 원한다고 생각하나요?

임상 팁

조기 사정은 특히 젊은 남성에서 흔하며 중년 또는 노년에서는 사정이 감소하거나 없는 경우가 흔하다. 가능한 원인으로는 투약, 수술, 신경학적 결손 또는 안드로겐 결핍 등이고 사정이 있다. 오르가즘이 없는 경우는 대부분 정신적 원인에 의해서이다.

사정이 감소하거나 없는 경우라면 다음을 질문한다.
- 발기가 되어있는데도 오르가즘을 느낄 수 없나요?

오르가즘과 관련된 문제가 감각이나 사정과 관계가 있는지 아니면 둘 다 관계가 있는지를 파악해야 하며, 문제의 빈도와 상황 및 투약, 수술, 신경 증상이 있는지 검토하도록 한다.

(1) 음경 분비물이나 병변

성매개감염의 가능성을 사정하기 위해서 다음과 같이 질문한다.
- 음경에 분비물이 있거나 음경이 젖은 느낌이 있나요? 속옷에 분비물이 묻은 적이 있나요?

분비물이 있다고 하면 다음을 질문한다.
- 언제부터 그런 증상이 있었나요?
- 증상이 지속적인가요 아니면 간헐적인가요?
- 분비물의 양은 어느 정도인가요? 티스푼 한 개만큼? 일반 숟가락 한 개만큼?
- 분비물의 색은 어떤가요?
- 분비물은 끈적한가요 아니면 묽은가요?
- 음경이나 음낭이 짓무르거나, 거기에 자라는 것이 있나요? 음낭에 종창이나 통증이 있나요?

노란색 분비물은 임균성 요도염, 투명하거나 흰색 분비물은 비임균성 요도염을 시사한다.

- 발열이나 오한, 발적, 기타 증상이 있었던 적이 있나요?
- 이전에도 이런 증상이 있었던 적이 있나요? 그때 어떻게 치료했나요?

성매개감염에 대해 추가적으로 사정하기 위한 질문은 다음과 같다.

- 이전에 헤르페스나 임질, 매독 등의 성매개감염을 진단받은 적이 있나요?

분비물은 임균성(gonococcal, 노란색), 비임균성 요도염(투명하거나 흰색)에서 나타날 수 있다.

성매개감염이 신체의 다른 부위를 침범할 수 있기 때문에 추가적인 질문이 필요하다. 질문을 시작할 때, 이에 대해 다음과 같이 설명해야 한다. "성교로 전파되는 질환은 성교 시 사용되는 신체의 모든 개구부를 침범할 수 있습니다. 따라서 당신이 성교 시 사용하는 모든 신체부위를 알려주시는 게 중요합니다." 필요시 더 나아가 "구강성교를 합니까? 항문성교는요?"라고 구체적으로 묻는다. 대상자가 순순히 대답한다면, 인두통, 설사, 직장 출혈, 항문 가려움증 또는 통증이 있는지 물어본다.

구강성교를 통해 임질, 클라미디아, 매독, 헤르페스에 감염될 수 있고, 항문성교로 무증상의 직장염이 발생할 수 있다.

증상이나 알려진 위험인자가 없는 다수의 대상자에게 "HIV 감염을 걱정하시나요?"라는 질문을 하고, HIV에 대해 좀 더 일반적인 질문을 계속하는 것이 좋다. TABLE 20-6은 남성생시기에 대한 성매개감염을 설명하고 있다.

TABLE 20-6 남성 생식기의 성매개감염

생식기사마귀(genital warts) 또는 뾰족콘딜로마(condylomata acuminatum)

- 모양: 다양한 형태의 하나 또는 여러 개의 구진 또는 판으로 둥글고 뾰족하거나 얇고 가늘다. 융기되어 있거나 납작한 콜리플라워 모양과 비슷하다.
- 원인균: HPV, 보통 6, 11 아형. 발암성 아형은 드물고, 전체 항문 생식기 사마귀의 약 5–10%를 차지한다. 접촉으로 감염되며, 잠복기는 수 주–수개월이며, 잠복기 동안에는 사마귀가 나타나지 않을 수 있다.
- 음경, 음낭, 서혜부, 넓적다리, 항문에 발생할 수 있으며, 대개 증상이 없고 가끔 가려움과 통증을 초래한다.
- 치료하지 않고 사라질 수도 있다.

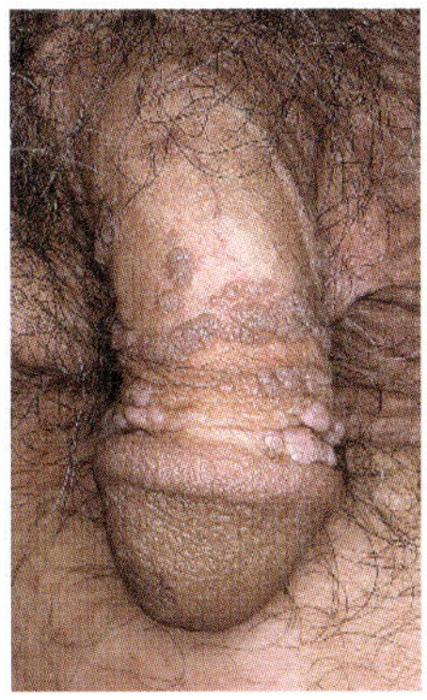

생식기 단순 헤르페스(genital herpes simplex)

- 모양: 귀두 또는 음경줄기에 있으며, 흩어져 있거나 모여 있는 1–3mm 크기의 작은 수포들이다. 만약 수포의 막이 터지면 미란(erosion)으로 보인다.
- 원인균: 단순포진바이러스 2형(90%), 이중가닥 DNA 바이러스. 잠복기는 노출 후 2–7일이다.
- 처음에는 증상이 없고, 재발 시에도 보통 통증은 적고 지속기간은 짧다.
- 열, 권태감, 두통, 관절통과 연관되며, 국소적 통증과 부종, 림프절병증이 있다.
- 생식기 대상포진(대개 피부분절을 따라 분포하는 대상포진이 있는 노인의 경우) 및 칸디다증과 구별해야 한다.

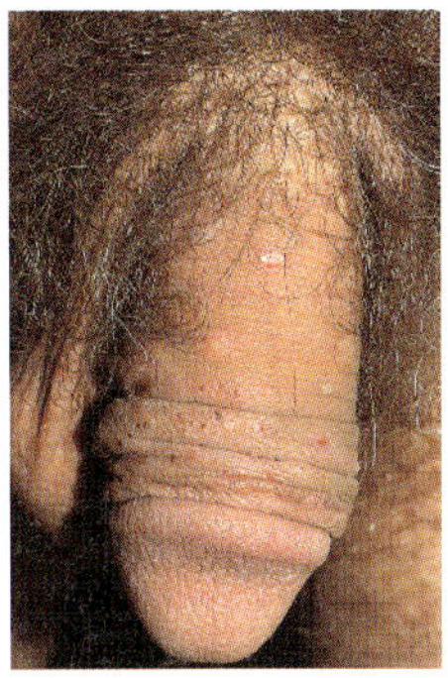

매독 1기(primary syphilis)

- 모양: 경성하감(굳은궤양)은 2cm 이하의 통증이 없는 붉은 구진이나 미란으로 기저부는 깨끗하고 붉고 매끈하며 반짝거린다. 경계는 융기되어 있고 단단하다. 굳은 궤양은 3–8주 내에 치료된다.
- 원인균: 매독균(Treponema pallidum), 스피로헤타(Spirochete). 잠복기는 노출 후 9–90일이다.
- 7일 이내에 서혜부 림프절병증이 발생할 수 있다. 림프절은 탄력이 있고, 만져도 아프지 않으며 움직여진다.
- 환자의 20–30%에서 경성하감이 있는 동안 매독 2기가 발생한다.
- 생식기 단순포진, 연성하감(무른궤양), 서혜육아종 등과 구별해야 한다.

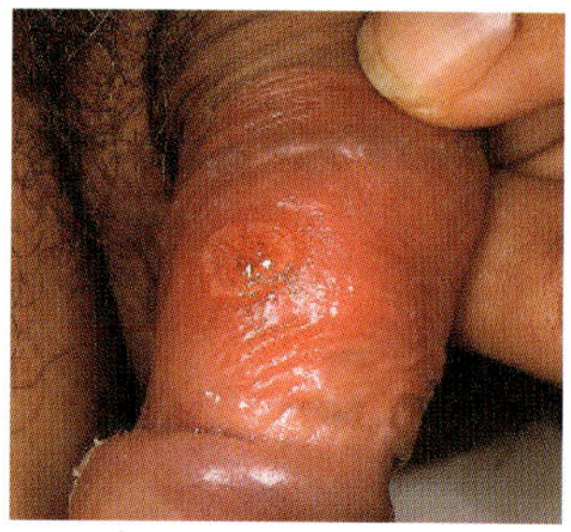

연성하감(chancroid)

- 모양: 처음에는 붉은 구진 또는 농포, 그다음에는 울퉁불퉁하고 단단하지 않은 가장자리를 가진 통증이 있는 깊은 궤양을 형성한다. 괴사성 삼출물을 포함하고 있으며, 바닥은 부스러지기 쉽다.
- 원인균: 혐기성 막대균인 Haemophilus ducreyi. 잠복기는 노출 후 3–7일이다.
- 통증이 있는 서혜부 림프절 비대가 나타난다.
- 매독 1기, 생식기 단순포진, 림프육아종 등과 구별해야 한다.

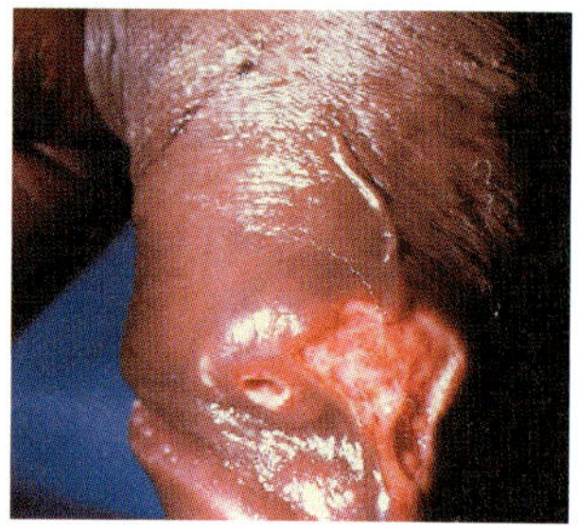

(2) 음경통증이나 종창

대상자가 음경의 통증이나 종창을 호소한다면, 철저한 정보 수집을 위해 "OLD CART"를 사용한다. 갑자기 시작된 음경통증은 고환이 꼬였음을 의미할 수 있으므로 응급상황이다. 통증이 없는 덩어리는 종양일 수도 있다. 대상자에게 자가 고환검진을 하는지 그리고 얼마나 자주 하는지 물어본다.

(3) 서혜부 통증이나 종창

서혜부의 통증이나 종창은 서혜부탈장일 수 있다. 이러한 탈장은 편측 또는 양측으로 나타난다. 대상자에게 통증이나 종창이 있는 부위를 가리켜보라고 하고 그것에 대해 말해보라고 한다. "언제부터 시작됐습니까? 통증이 지속적인가요, 아니면 간헐적인가요? 욱신거립니까 아니면 찌르는 듯한가요? 무거운 물건을 들 때, 서있거나 허리를 구부릴 때, 아랫배에 힘을 줄 때 나타나요?"

탈장에 의한 통증이나 종창은 복압이 상승 되었을 때(예: 물건을 들어 올릴 때 등) 흔히 나타난다.

(4) 배뇨문제

전립선은 요도를 둘러싸고 있다. 양성전립선비대(benign prostatic hyperplasia, BPH)나 종양으로 인해 전립선이 커졌다면 배뇨증상이 있을 수 있다. 70세 이상의 남성에게 위험이 더 크다. 따라서 검진자는 배뇨양상에 대해 살펴봐야 한다(14장 말초혈관계와 림프계 참조). 대상자에게 다음에 대해 질문한다.

- 소변을 보기 어렵거나 소변줄기를 멈추는 데 어려움이 있나요?
- 소변흐름이 약한가요?
- 낮에 얼마나 자주 소변을 보나요? 밤에는 어떤가요?
- 소변이 나올 때 통증이나 타는 듯한 느낌이 있나요?
- 소변이나 정액에 혈액이 섞여 있나요? 사정 시 통증이 있나요?
- 음경기저의 전립선 부위에 불편감이나 묵직함이 있나요?

전립선염을 의심할 수 있다.

3. 신체검진

일반 간호사는 촉진으로 남성 대상자의 전립선 검사나 생식기를 검진하지 않는다. 하지만 간호사는 목욕을 하거나 도뇨관 삽입, 요로생식계 수술 후 간호와 같은 상황에서 생식기를 시진한다. 간호사는 시진으로 의뢰나 치료가 요구되는 비정상적 소견을 인지할 수 있어야 한다.

장갑을 반드시 착용한다. 가끔 남성 대상자들은 음경을 만지는 검사나 시술 중에 발기가 될 수 있다. 이런 경우 정상반응임을 설명하고 침착한 태도로 검진을 끝낸다.

1) 음경

(1) 시진

다음의 내용을 포함하여 음경을 시진한다.

- **피부**: 피부가 벗겨졌거나 염증이 있는지 알기 위해 음경의 윗면과 밑면을 살펴보고, 필요하다면 음경을 들어 올려 피부를 시진한다.
- **포피(Figure 20-8)**: 포피가 있다면 뒤로 당기거나 대상자에게 당길 것을 요구한다. 이 단계는 궤양(chancre)과 암을 발견하는 데 필수적이다. 치즈 같이 하얀 물질인 귀두지가 정상적으로 포피 밑에 차 있을 수도 있다.
- **귀두**: 궤양이나 반흔, 결절, 염증의 징후 여부를 관찰한다.

포경(phimosis)은 포피가 음경 귀두부를 덮어서 노출되지 않는 상태이다. 감돈포경(paraphimosis)은 젖혀진 포피가 다시 회복되지 않는 상태를 말하며, 포피가 음경을 조이면서 부종이 발생한다.

귀두염(balanitis)은 귀두부위 염증이며 귀두포피염(balanoposthitis)은 귀두와 표피의 염증을 의미한다.

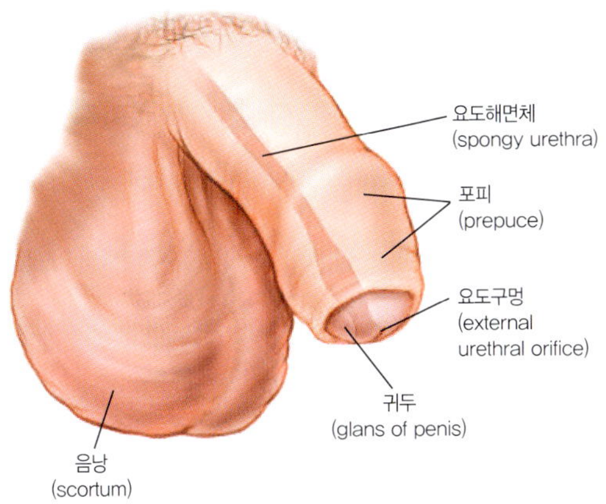

Figure 20-8 남성성식기의 해부

음경 기저부 주위의 피부가 벗겨졌거나, 염증이 있는지 살펴보고, 치모 밑에 이 또는 서캐가 있는지 관찰한다.

요도구의 위치를 확인한다.

분비물을 시진한다. 정상적으로는 분비물이 없다.

치골부위 또는 생식기의 피부가 벗겨졌을 경우 이 또는 옴의 가능성이 있음을 의미한다.

요도하열(요도밑열림증, hypospadia)은 요도구멍이 선천적으로 음경 밑면에 위치한 것이다 (TABLE 20-7 참조).

임상 팁

임균성 요도염에서 다량의 노란색 분비물이 있고, 비임균성 요도염은 소량의 투명하거나 맑은 분비물이 나온다. 확진을 위해서는 그람염색 검사와 배양 검사가 필요하다.

검사를 위해 포피를 당겼을 경우에는 음낭을 검사하기 전에 포피를 원래 위치로 한다. TABLE 20-7에 음경과 음낭의 이상에 대해 설명하고 있다.

TABLE 20-7 음경과 음낭의 비정상

요도하열(hypospadias)

선천적으로 요도구멍이 음경의 아래쪽 면으로 옮겨진 것으로 고랑은 실제의 요도구멍으로부터 귀두 끝의 정상 위치까지 뻗어있다.

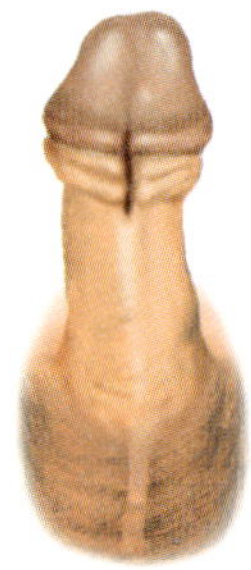

음낭부종(scortal edema)

함요부종(pitting edema)은 음낭피부를 탱탱하게 만들며 울혈성심부전 또는 신증후군에서 볼 수 있다.

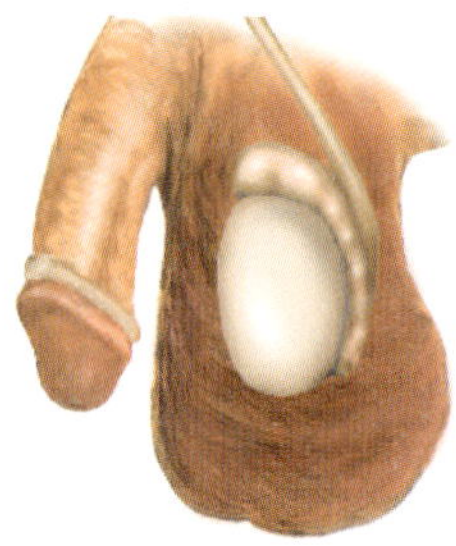

요도상열(epispadias)

요도구가 귀두 위에 있는 것이다. 이 상태는 선천적 결손으로 드물게 나타난다.

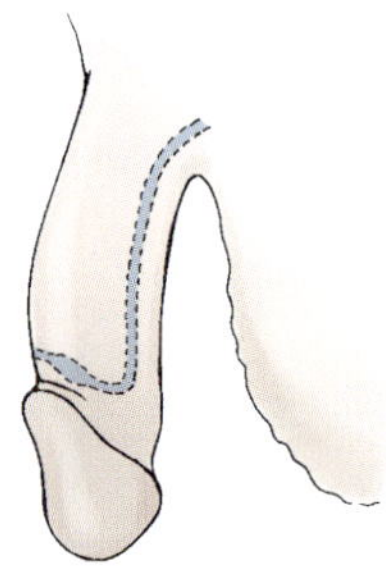

음낭수종(hydrocele)

고환집막 내에 동통 없이 체액으로 찬 종괴로서 빛에 투영되며, 검진자는 종괴를 촉진할 수 있다.

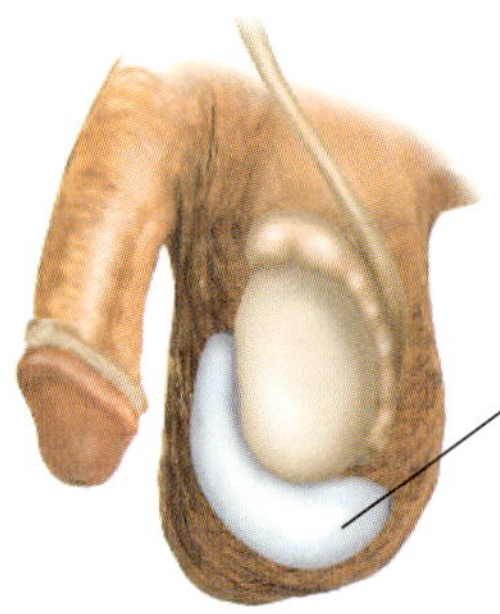

음경암(carcinoma of the penis)

경화된 결절이나 궤양으로 대부분 동통이 없다. 거의 포경수술을 하지 않은 남성에게 국한되며, 포피에 의해 가려질 수 있다. 음경 통증이 지속적으로 있으면 의심해 보아야 한다.

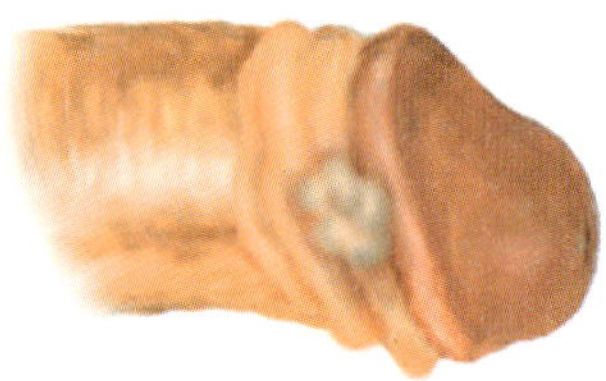

음낭탈장(scrotal hernia)

대개 간접 서혜부탈장이고 외서혜륜을 통해 나오므로 검진자는 촉진으로 덩어리를 확인하기 힘들다.

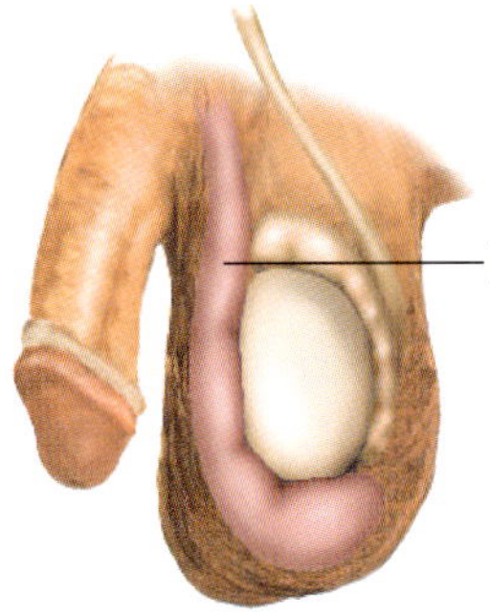

2) 음낭과 그 내용물

다음의 내용으로 음낭을 시진한다(TABLE 20-7 참조).

- **피부:** 음낭을 들어 올려 뒷면을 관찰한다. 병변이나 반흔이 있는지 관찰하고, 음모 분포도를 시진한다.
- **음낭 윤곽:** 종창이나 덩어리, 팽창된 정맥, 음낭의 좌우 비대칭을 관찰한다.
- **서혜부:** 홍반, 피부박리, 눈에 보이는 림프샘 비대가 있는지 관찰한다.

발진, 표피모양낭종(epidermoid cyst)은 드물게 피부암일 수 있다.

임상 팁

한쪽 또는 양쪽에 덜 형성된 음낭이 있으면 잠복고환을 의심할 수 있다. 흔한 음낭 종창의 원인으로 서혜부 탈장, 음낭수종, 음낭부종이 있다.

박리된 소포성 상피의 각질 부스러기로 차인 밀폐된 소포로 형성된 돔 모양의 하얗거나 노란 구진이나 결절이 있을 수 있다. 이런 표피낭종은 흔하며, 여러 개가 생기고 양성이다(Figure 20-9).

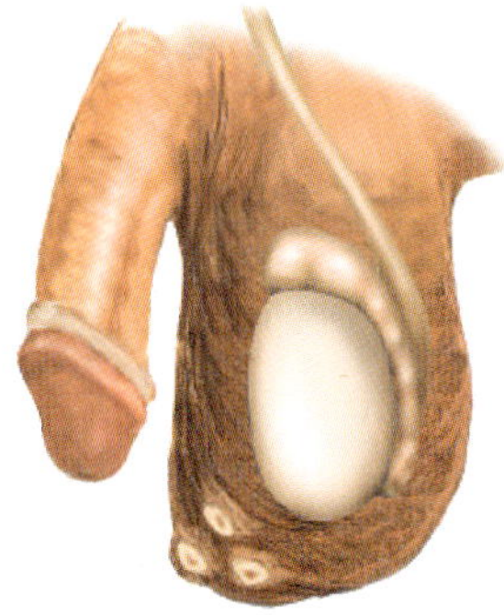

Figure 20-9 표피낭종

홍반과 약간의 피부박리는 진균 감염의 특징이고, 습기가 있는 부위에서는 흔한다.

TABLE 20-8은 고환의 비정상 소견, TABLE 20-9는 부고환과 정삭의 이상소견이다.

TABLE 20-8 고환의 비정상

잠복고환(cryptorchidism)

고환이 위축되어 있으며 서혜관이나 복부에 위치하므로 음낭이 채워지지 않는다. 그림에서 보듯이 왼쪽 고환이나 부고환이 만져지지 않는다. 잠복고환은 고환암이 발생할 위험이 매우 높다.

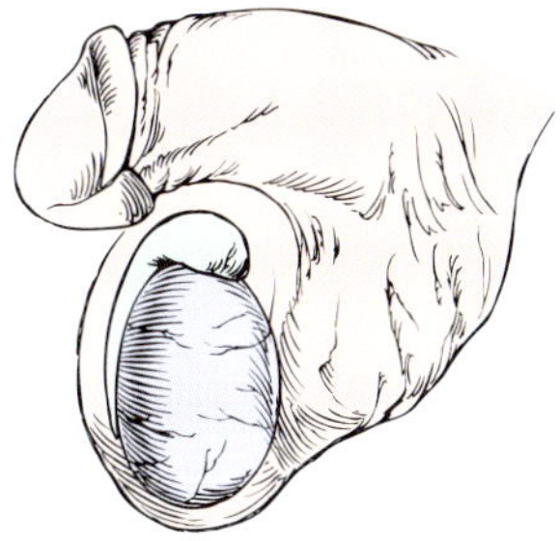

소고환(small testis)

고환의 길이는 성인에서 대개 3.5cm 이하인데 클라인펠터증후군(Klinefelter syndrome)에서는 2cm 이하로 작고 단단하다. 간경변, 근육긴장성 퇴행위축, 에스트로겐 사용, 뇌하수체기능저하증에서 위축된 작고 부드러운 고환이 나타나며, 고환염 후에도 나타난다.

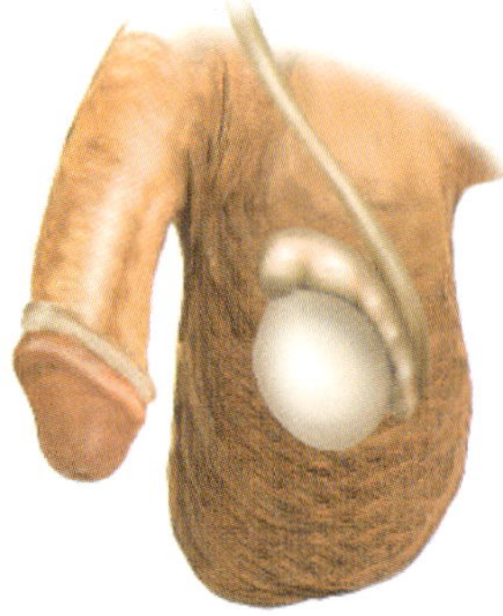

급성 고환염(acute orchitis)

고환에 급성으로 염증이 생기고, 동통이 있으면서 부어오른다. 부고환과 구별하기가 어려우며 음낭이 붉게 될 수 있다. 볼거리와 그 외 바이러스 감염에서 볼 수 있고, 대개 일측성으로 생긴다.

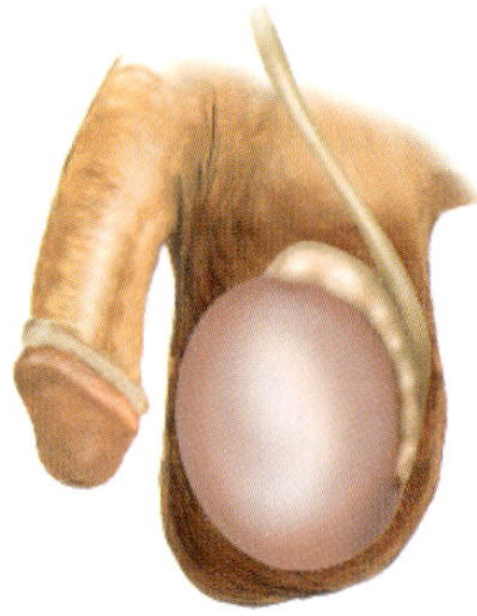

고환종양(tumor of the testis)

대개 통증이 없는 결절로 나타나므로 고환 내에 결절이 있으면 암에 대한 검사를 시행해야 한다.

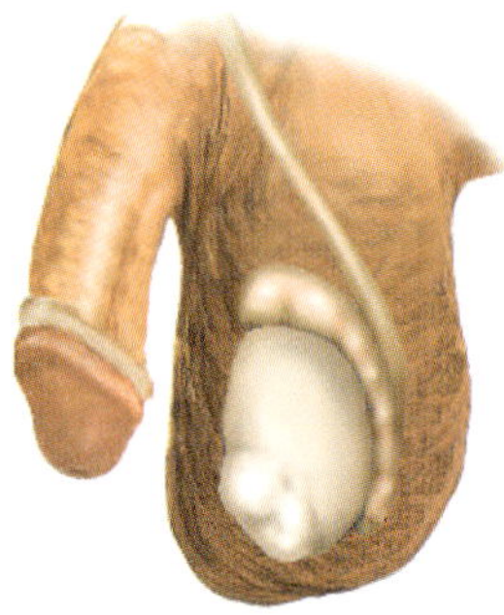

초기

고환암이 자라고 확산되면서 고환 전체가 암조직이 되기도 하며, 고환이 정상보다 무겁게 느껴지는 것이 특징적이다.

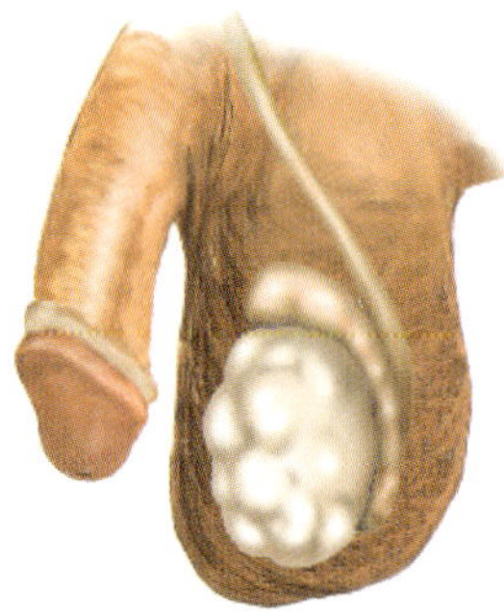

말기

TABLE 20-9 부고환과 정삭 이상

부고환 정액류와 낭종(spermatocele and cyst of the epididymis)

고환 바로 위에 무통성, 유동성 낭종이 있으면 의심해야 한다. 둘 다 빛을 투과시킨다. 정액류 내에는 정자가 있고 부고환낭종에는 정자가 없으나 임상적으로 구별할 수 없다.

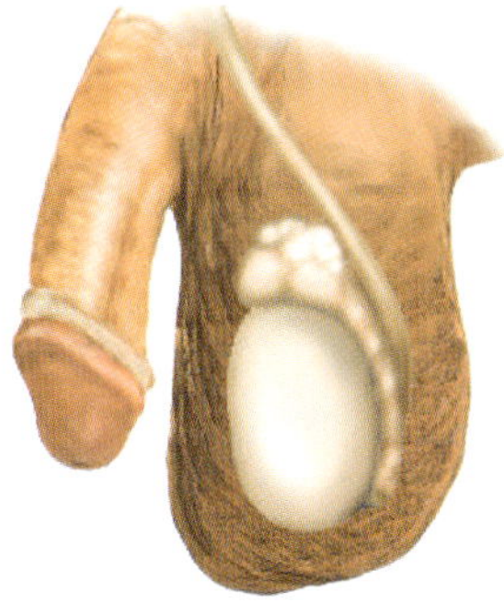

덩굴정맥류(varicocele)

정삭의 정맥류를 의미하며 왼쪽에 잘 생긴다. 촉진 시 고환과는 분리가 되며, 누운 자세에서 음낭을 올리면 서서히 작아진다. 불임과 연관될 수 있다.

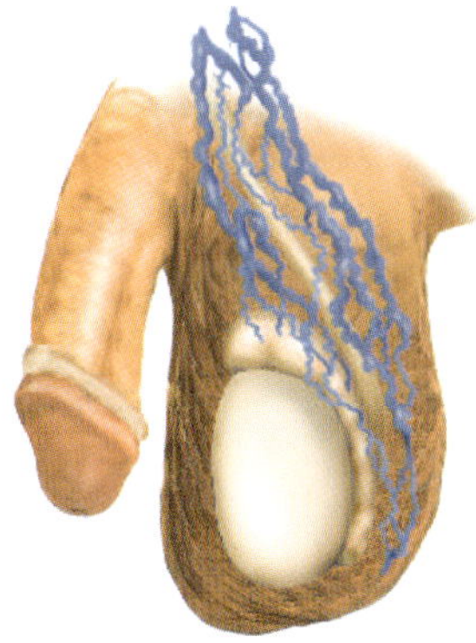

급성 부고환염(acute epididymitis)

급성으로 염증이 생긴 부고환은 부풀어 오르고 동통이 있어서 고환과 구별하기 힘들 수 있다. 음낭은 붉게 되고 정관에 염증이 생길 수 있다. 주로 성인에서 발생하며, 요로감염이나 전립선염이 같이 있으면 진단에 도움이 된다.

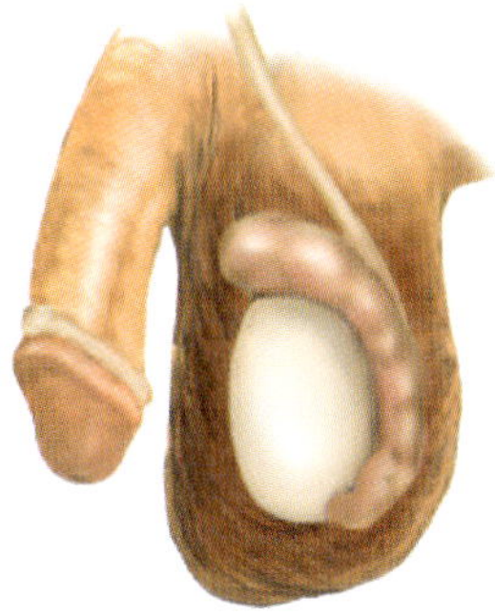

정삭의 꼬임(torsion of the spermatic cord)

고환 및 부고환이 정삭을 축으로 꼬이거나 비틀어져 급성통증 및 부종이 발생하며, 고환이 위쪽으로 당겨질 수 있다. 발견이 늦어질수록 음낭에 발적과 부종이 생긴다. 모든 연령대에서 나타날 수 있지만 신생아나 청소년기에 가장 흔하다. 혈류가 차단되면 고환이 괴사될 수 있기 때문에 응급수술이 필요하다.

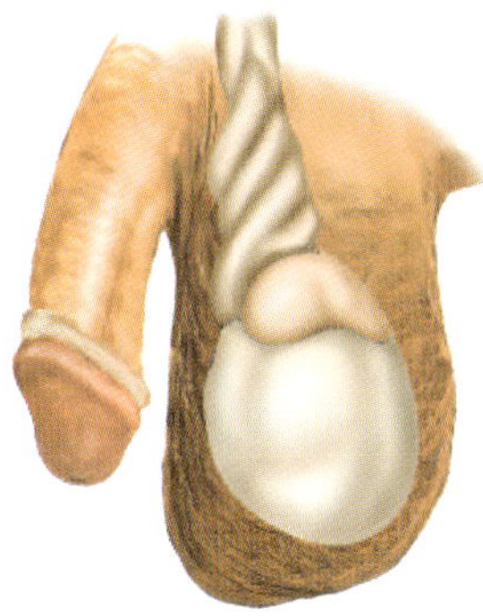

3) 탈장

대상자가 특히 물건을 들거나 힘을 줄 때 하복부의 불룩함이나 통증을 호소한다면 탈장에 대한 검진을 해야 한다(TABLE 20-5 참조). 선 자세에서 중력 때문에 탈장 부위가 더 팽창하기 때문에 선 자세에서 시진을 하는 것이 좋다. 탈장을 쉽게 관찰하기 위해 대상자에게 배를 긴장시켜 아래로 힘을 주도록 한다(발살바 수기, Valsalva maneuver). 대상자가 비만일 경우 탈장은 시진으로 확인이 어렵기 때문에 팽창이 보이거나 의심되는 건강력이 있다면 추가 검사를 받도록 한다.

힘을 줄 때 팽창이 나타나며 **탈장**을 의심한다.

검사 중 팽창이 없다고 해서, 특히 비만 환자의 경우, 탈장이 없다는 보장은 없다. 의심스러운 병력이 있다면, 추가 검사를 위해 전문의에게 의뢰한다.

4. 검진결과 기록

남성생식기 검진결과를 BOX 20-9 예시와 같이 기록한다.

BOX 20-9 검진결과 기록 – 남성 생식계

포경수술을 받은 남성. 음경 분비물이나 병변 없음. 음낭종창이나 변색 없음. 양측 고환하강 관찰됨. 현저한 서혜부탈장이나 대퇴탈장 없음

참고문헌

인용

American Cancer Society. (2018, May 17). Risk factors for testicular cancer. Retrieved May 2, 2021. https://www.cancer.org/cancer/testicular-cancer/causes-risks-prevention/riskfactors.html

American Cancer Society. (2020, June 9). Prostate cancer risk factors. https://www.cancer.org/cancer/prostate-cancer/causesrisks-prevention/risk-factors.html

American Cancer Society. (2021a). American Cancer Society recommendations for prostate cancer early detection. https://www.cancer.org/cancer/prostate-cancer/detection-diagnosisstaging/acs-recommendations.html

American Cancer Society. (2021b). Key statistics for cervical cancer. https://www.cancer.org/cancer/cervical-cancer/about/keystatistics

American Cancer Society. (2021c). Key statistics for testicular cancer. https://www.cancer.org/cancer/testicular-cancer/about/key-statistics.html

American College of Obstetricians and Gynecologists. (2015, May). Premenstrual syndrome. Retrieved May 2, 2021, from https://www.acog.org/patient-resources/faqs/gynecologicproblems/premenstrual-syndrome

American Society of Clinical Oncology. (2021, January). Cancer.net. Cervical cancer: Statistics. https://www.cancer.net/cancertypes/cervical-cancer/statistics#:~:text=This%20year%2C%20an%20estimated%2013%2C170%20women%20in%20the,can%20find%20cervical%20changes%20before%20they%20turn%20cancerous

American Urological Association. (2018). Prostate cancer: Early detection guidelines. Retrieved May 2, 2021, from https://www.auanet.org/guidelines/prostate-cancer-earlydetection-guideline

Centers for Disease Control and Prevention (CDC). (2013, March 5). Condom effectiveness: Fact sheet for Public Health Personnel. Genital ulcer diseases and HPV infections. Retrieved May 1, 2021, from https://www.cdc.gov/condomeffectiveness/latex.htm

Centers for Disease Control and Prevention (CDC). (2015, June 4). 2015 Sexually Transmitted Diseases Treatment Guidelines. Screening Recommendations and Considerations. Retrieved May 3, 2021. https://www.cdc.gov/std/tg2015/creeningrecommendations.htm

Centers for Disease Control and Prevention (CDC). (2016, August 12). Condom effectiveness. Retrieved May 2, 2021, from https://www.cdc.gov/condomeffectiveness/

Centers for Disease Control and Prevention (CDC). (2019, March 1). Reproductive health: Teen pregnancy. About teen pregnancy. Page last updated March 1, 2019. Retrieved May 1, 2021 from http://www.cdc.gov/teenpregnancy/about/index.htm

Centers for Disease Control and Prevention (CDC). (2020a). HIV surveillance report, 2018 (Updated), vol. 31. Retrieved April 30, 2021, from https://www.cdc.gov/hiv/library/reports/hiv-surveillance.html

Centers for Disease Control and Prevention (CDC). (2020b). Vaccines and preventable diseases. Human papilloma virus (HPV) vaccination: What everyone should know. https://www.cdc.gov/vaccines/vpd/hpv/public/index.html

Centers for Disease Control and Prevention (CDC). (2020c). Reproductive health. Infant mortality. https://www.cdc.gov/reproductivehealth/maternalinfanthealth/infantmortality.htm

Centers for Disease Control and Prevention (CDC). (2021a). 2015 sexually transmitted diseases treatment guidelines. HPV associated cancers and precancers. Screening recommendations: Cervical cancer. https://www.cdc.gov/std/treatment/default.htm

Centers for Disease Control and Prevention (CDC). (2021b). Adolescent and school health: Sexual risk behaviors can lead to HIV, STDs, & Teen Pregnancy. https://www.cdc.gov/healthyyouth/sexualbehaviors/index.htm

Centers for Disease Control and Prevention (CDC). (2021c). Sexually transmitted disease surveillance 2019. https://www.cdc.gov/std/statistics/2019/default.htm

Gareri, P., Castagna, A., & Francomano, D. (2014). Erectile dysfunction in the elderly: An old widespread issue with novel treatment perspectives. International Journal of Endocrinology, 2014, 878670.

Haseen, B., Kahn, A., Belton, A., & Roth, B. C. (2020). Health Care for Transgender Men: What is missing in OB/GYN Care? Journal of Lower Genital Tract Disease, 24(2), 232–233. 10.1097/LGT.0000000000000507.

Johnson, C. T., Hallock, J. L., Bienstock, J. L., eds. (2015). Chapter 26: Anatomy of the female pelvis. Johns Hopkins manual of gynecology and obstetrics (5th ed.). Wolters Kluwer–Lippincott Williams and Wilkins; 338.

NIH. National Cancer Institute. (2021a). Cervical cancer treatment (PDQ®)–Health professional version: Risk factors. https://www.cancer.gov/types/cervical/hp/cervical-treatmentpdq#_392_toc

NIH. National Cancer Institute. (2021b). HPV and cancer: How does HPV cause cancer? https://www.cancer.gov/aboutcancer/causes-prevention/risk/infectious-agents/hpv-andcancer

NIH. National Cancer Institute. (n.d.a). HPV and cancer. Retrieved May 1, 2021, from https://www.cancer.gov/about-cancer/causes-prevention/risk/infectious-agents/hpv-and-cancer

NIH. National Cancer Institute. (n.d.b). Penile cancer-patient version. Retrieved March 7, 2021, from https://www.cancer.gov/types/penile

North American Menopause Society. (2017). The 2017 hormone therapy position statement of the North American Menopause Society. Menopause, 24(7), 728–753.

North American Menopause Society. (2021). Changes in hormone levels. https://www.menopause.org/for-women/sexual-health-menopause-online/changes-at-midlife/changesin-hormone-levels

PDQ® Screening and Prevention Editorial Board. (2020, August 12). PDQ testicular cancer screening. National Cancer Institute. https://www.cancer.gov/types/testicular/hp/testicularscreening-pdq

Santa Maria, D., Guilamo-Ramos, V., Jemmott, L. S., Derouin, A., & Villarruel, A. (2017). Nurses on the front lines: Improving adolescent sexual and reproductive health across health care settings. American Journal of Nursing, 117(1), 42–51.

Substance Abuse and Mental Health Services Administration (SAMHSA). (2012). Top health issues for LGBT populations.

Information & Resource Kit. Retrieved March 7, 2021, from https://store.samhsa.gov/product/top-healthissueslgbt-populations/sma12-4684

U.S. Preventative Services Task Force (USPSTF). (2018a). Prostate cancer screening: Final recommendation statement 2018. https://uspreventiveservicestaskforce.org/uspstf/recommendation/prostate-cancer-screening

U.S. Preventive Services Task Force (USPSTF). (2018b). Final recommendation statement: Cervical cancer: Screening Retrieved March 6, 2021, from https://www.uspreventiveservicestaskforce.org/uspstf/commendation/cervical-cancer-screening

U.S. Preventative Services Task Force (USPSTF). (2019). Human immunodeficiency virus (HIV) infection: Screening. Retrieved April 30, 2021, from https://www.uspreventiveservicestaskforce.org/uspstf/recommendation/human-immunodeficiency-virus-hiv-infection-screening?ds=1&s=HIV

U.S. Preventive Services Task Force (USPSTF). (2020). Sexually transmitted infections: Behavioral counseling. https://uspreventiveservicestaskforce.org/uspstf/recommendation/sexually-transmitted-infections-behavioralcounseling

UNIT 3

생애주기

CHAPTER 21
노인 사정
Assessing Older Adults

21 노인 사정
Assessing Older Adults

주요 용어

- 근감소증
- 기립성 저혈압
- 노안
- 노인성 난청
- 노인증후군(geriatric syndromes)
- 도구적 일상생활활동
- 섬망, 결정체(drugen)
- 성교통증(dyspareunia)
- 악취
- 안검내반(entropion)
- 안검외반(ectropion)
- 인종노인의학(ethnogeriatric)
- 일상생활활동
- 잇몸염

학습목표

1. 노인의 정상 생리 변화를 인지한다.
2. 노인의 건강력과 신체사정을 용이하게 하는 최적의 기술을 활용한다.
3. 노인에서 특별한 건강력 중 초점영역을 규명한다.
4. 노인 사정 시 선별도구를 활용한다.
5. 노인 건강력을 수집한다.
6. 노인 신체검진을 수행한다.
7. 노인 건강사정 결과를 기록한다.

노인인구의 증가에 따라 앞으로의 "인구학적 과제"는 노인들의 단순 수명연장뿐만 아니라 "건강수명"을 극대화하여 가능한 오랫동안 총체적인 기능을 유지하고, 가정과 사회에서 풍요롭고 활동적인 삶을 즐기도록 하는 데 있다(Figure 21-1).

노화를 단순히 시간의 흐름에 의해서만 평가해서는 안 된다. 노화는 건강과 질병의 복합적 상호작용이며 지혜의 풍요로움을 아우르는 것이라 할 수 있다. 노인인구는 사회관계망, 신체적, 생리적 활동수준 등 능동적인 양상을 보인다. 허약하다는 평가는 노화에 관한 사회의 일반적인 미신 중 하나이다. 미국 내 65세 이상의 95% 정도가 지역사회 활동을 하고 있고, 단지 5%만이 요양기관을 이용하고 있다. 85세 이상의 노인의 경우, 단 10%만이 요양시설에 거주한다.

건강한 노화를 측정함에 있어 자가보고된 건강상태와 기능상태가 기능이상을 대체한다. 65세 이상의 78%가 자신의 건강을 "좋음", "매우 좋음" 또는 "탁월함"으로 평가했다. 연구에 따르면 성공적인 노화는 엄격한 의학관리가 아닌 건강한 인지능력, 정신건강, 신체활동 그리고 사회관계망 등 다양성에 기반하고 있다. 노화에 대한 용어는 유동적이며 이 장에서는 "노인(older adult)"으로 사용하지만, 이 용어 선택에는 부족함이 있으므로 대상자가 더 선호하는 용어를 찾기 위한 노력이 필요하다. 2017년에 여러 조직에서 65세 이상의 사람에 대한 문서 및 보고서에서 일관되고 비판단적인 "노인"이라는 용어를 옹호했다. 이 장에서는 이 지침에 맞추기 위해 "노인"이라는 용어를 사용할 것이다.

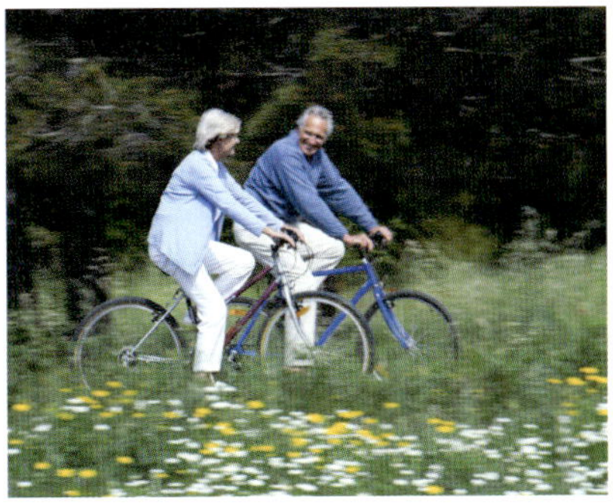

Figure 21-1 인구 고령화에 따라 건강증진 노력은 가능한 한 오랫동안 삶의 질을 유지하기 위해 강조되어야 한다.

노인의 건강을 평가하는 것은 특별한 기회이자 도전이다. 젊은 사람들에서 질병 중심의 병력청취와 신체검진 같은 접근과는 상당한 차이가 있으며, 가족, 사회, 지역의 지지에 대한 이해와 자원 동원 등이 요구되는 '건강함' 혹은 '성공적인 노화'에 초점을 맞추어야 한다. 기능사정을 위한 기술은 노인의 장기적 건강과 안전을 증진하기 위한 기회가 되므로 중요하다. 노인에게서 흔히 발생하는 비정상적 변화와 노화에 따른 정상적인 변화를 반드시 구별해야 한다.

건강한 노화의 증진은 임상간호에서 상호작용하는 목표로 이어진다. 능동적인 의료팀과 충분한 정보를 제공받은 적극적인 대상자가 상호작용할 때 대상자는 수준 높고 만족스런 만남과 개선된 결과를 가지며, 간호사는 뚜렷한 임상적 태도와 기술을 정립한다. 전문가들은 "대상자 개인의 선호도, 요구, 가치를 존중하고 그에 반응하며" 대상자의 가치가 모든 임상결정을 이끌어낼 수 있도록 보장하는 대상자 중심의 "목표 지향적 간호"를 권한다. 노인의 경우, 이는 다양한 차원(예: 증상들, 신체적 기능상태, 기동성, 사회적 역할기능)에 걸쳐 대상자 개인의 건강목표에 초점을 맞추고 어떻게 이러한 목표를 충족시킬 것인지 결정함을 의미한다. 이 접근법은 의사 결정을 개별화하고 대상자가 "어떤 건강상태가 중요하고 무엇에 우선순위를 두는지" 선호도를 표현하도록 허용한다. 예를 들어, 수명 연장보다 더 나은 증상 조절을 선택하는 것이다. 목표 중심적 간호는 혈당과 혈압을 목표로 하는 것과 같이 "예방적이고 질병 특이적인 간호과정... 그리고 상황 특이적 지표들"을 모두 넘어서는 것이다.

새로운 패러다임은 전통적인 질병모델에서 벗어나 **일상생활활동**(activities of daily living, ADL)과 밀접한 관련이 있는 노인증후군(geriatric syndrome)에 대한 평가의 중요성을 강조한다. 노인의 50%가 이러한 증후군을 보이고 있다. 건강 혹은 "성공적인" 노화를 위해 인지손상, 낙상, 실금, 낮은 BMI, 어지러움, 시력, 청력손상 등을 관리하는 것이 중요하다. 이를 위해 가족, 사회, 지역사회의 지지, "제6의 활력징후"로 고려되는 기능 사정 기술의 중요성, 노인의 장기적 건강과 안정을 증진하는 기회 등의 중요성을 이해하고 활용하도록 한다. BOX 21-1은 환자가 최소한의 노인 역량을 충족하도록 돕기 위한 특정 간호 중재를 설명한다.

BOX 21-1 최소한의 노인역량 충족을 위한 간호중재

투약관리

- 노화에 따른 변화가 약물의 선정 및 용량에 미치는 영향을 설명한다. 이때 신장과 간 기능, 신체조성, 중추신경계 민감성의 변화에 대한 지식이 필요하다.
- 항콜린성제제, 향정신성 약물, 항응고제, 진통제, 혈당강하제, 심혈관계 약물처럼 노인들이 피하거나 또는 주의해서 사용해야 할 약물을 규명하고 각각의 약물이 어떤 잠재적인 문제들을 야기할 수 있는지 설명한다.
- 대상자의 전체 투약목록을 작성하는데, 처방약은 물론 한약, 비처방약물의 용량, 횟수, 부작용, 투약이행 정도를 빠짐없이 기록한다.

인지/행동장애

- 섬망, 치매, 우울의 임상양상을 정의하고 구별한다.
- 인지장애를 보이는 대상자의 초기 평가를 수행하고 감별진단을 내린다.
- 노인 대상자에서 섬망의 근본 원인을 파악하기 위한 진단 작업을 신속히 진행한다.
- 기억이나 기능에 문제가 있는 대상자에게는 인지평가를 수행하고 해석한다.
- 초조, 치매, 섬망 대상자에 대한 평가와 비약물적 관리 계획을 수립한다.

자가간호 능력

- 여러 출처에서 과거 데이터를 수집하고 확인 가능한 신체검진을 수행하여 평소 및 현재 기능 능력(도구적 일상생활활동, 일상생활활동 및 특수 감각)을 평가하고 기술한다.
- 사회복지, 간호, 재활, 영양 및 약국과 같은 학제간 팀 구성원의 개입과 적응 중재를 포함하여 기능 결핍을 나타내는 대상자를 위한 예비 관리 계획을 개발한다.
- 가정환경의 안전문제를 평가하여 규명하고 이를 줄일 수 있는 방안을 제시한다.

낙상, 균형, 보행이상

- 65세 이상의 모든 대상자나 그들의 돌봄 제공자에게 지난해에 낙상이 있었는지 질문한다. 대상자가 의자에 앉았다가 일어서서 걷거나 이동하는 모습을 관찰하고 기록한다.
- 낙상 경험이 있는 대상자의 경우 과거력, 신체검진 및 기능 평가를 통해 다양한 원인을 확인하고 감별진단 및 평가계획을 수립한다.

건강관리 계획과 건강증진

- 심폐소생계획, 대리인, 사전의료의향서 등에 대해 확인한다.
- 대상자의 임상상황을 정확하게 규명하여 남은 수명, 기능상태, 개인적인 선호, 치료에 대한 목표가 노인 선별검사 표준지침을 넘어서야 하는지 확인한다.

비전형적인 질병증상

- 각 신체기관에 대해 적어도 3개 이상의 노화 관련 생리적 변화들을 확인하고 그것이 대상자에게 미치는 영향을 파악한다. 여기에는 항상성 협착(homeostenosis, 노화로 인해 항상성을 유지할 수 있는 예비능력이 감소)에 미치는 영향이 포함된다.
- 급성관상동맥증후군, 탈수, 요로감염, 급성 복통 및 폐렴을 포함한 노인의 일반적인 증상에 대한 인식을 바탕으로 감별진단을 수행한다.

완화의료

- 환자의 치료목표에 따라 통증과 다른 주증상들을 평가하고 초기 관리를 제공한다.

모든 대상자들에게 낙상, 섬망/인지장애, 기능적 의존을 포함하는 노인 및 노인증후군 사정 도구를 사용한다. Hartford Institute for Geriatric Nursing은 https://hign.org/consultgeri/ try-this-series에서 많은 사정도구를 제공하고 있다. 허약한 노인을 파악하도록 하는데, 이들은 불리한 결과에는 가장 취약하고, 전인적 노인 접근법으로 가장 큰 이득을 얻는다.

나이가 들어감에 따라 장기는 고강도 신체활동에 따른 산소요구량 증가에 대처하여 심박수를 늘리는 것과 같은 생물학적 스트레스에 대처할 능력(functional reserve)이 부족해진다.

- 말기 환자들과 가족들의 정신적, 사회적, 영적 요구를 규명하고 그 내용을 적절한 다학제간 팀원들과 공유한다.
- 말기 환자들을 위한 긍정적이고, 적극적인 치료법으로서 완화의료(호스피스 포함)를 제시한다.

노인의 입원간호

- 모든 노인에게 입원에 따르는 잠재적인 위험요소(부동, 섬망, 투약 부작용, 영양실조, 욕창, 시술, 수술기간, 병원감염 등)을 확인하고 가능한 예방전략을 규명한다.
- 유치도뇨를 적용하는 모든 노인들에게 위험, 적응증, 대안 및 금기사항을 설명한다.
- 물리적 억제와 약물을 사용한 억제에 대하여 위험, 적응증, 대안 및 금기사항을 설명한다.
- 퇴원 예정자들에 대한 비교를 포함하여 안전한 퇴원계획의 필수요소들(예: 정확한 투약 목록, 추후진료 계획)에 관하여 의사소통한다.
- 욕창 발생의 위험이 있는 피부부위를 조사하고 기존의 욕창이 있다면 정확하게 기술한다.

1. 구조와 기능

일차적 노화는 어떤 질병과도 연관이 없고 질병에 의해서 유발되지 않으며 오로지 시간의 경과에 따른 생리적인 능력의 변화를 의미한다. 이러한 변화들은 특히 심한 기온의 변화, 탈수 혹은 쇼크 같은 스트레스가 있는 동안 나타나기 쉽다. 노화에 따른 피부혈관의 수축 및 발한 감소는 열에 대한 반응을 저하시킬 수 있고, 갈증 감소는 탈수로부터의 회복을 지연시키며 최대 심박출량, 좌심실충만 및 최대 심박수 등 노화에 따르는 생리적인 쇠퇴는 쇼크에 대한 반응을 손상시킨다.

한편 노인인구의 특성은 매우 다양하다. 연구자들은 사람들이 어떻게 각기 다른 방식으로 노화하는지, 또 "성공적인" 노화가 "일반적인" 노화나, 질병과 손상으로 인한 "복합적인" 노화와 어떻게 다른지를 밝혀내기 위해 노력하고 있다. "성공적 노화"는 건강을 해치는 질병으로부터 완전히 해방되어, 80대 및 90대에도 건강한 삶을 유지하는 것이다. 100세인에 관한 연구를 보면, 인간이 100세까지 생존할 가능성은 약 20%이고, 이 중 건강하게 100세까지 살 가능성은 약 20~30%라고 한다. 이러한 사실들은 노인에게 적절한 영양이 공급되고 체력 훈련 및 운동이 뒷받침되며, 일상기능이 증진된다면 생리적인 능력의 저하를 지연시킬 수 있다는 흥미로운 근거를 제공한다.

1) 활력징후

(1) 혈압

수축기 혈압은 연령이 증가함에 따라 상승한다. 뿐만 아니라 대동맥과 큰 동맥이 경직되고 죽상경화성으로 변한다. 대동맥의 신축성이 소실되면서 동일한 일회 박출량으로도 수축기 혈압이 크게 상승하게 된다. 그 결과 흔히 수축기 고혈압이 발생하고 맥압이 상승한다. 이완기 혈압의 상승은 보통 50대가 되면 멈춘다. 한편, 일부 노인에게는 기립성(체위성)저혈압이 생기는데, 이는 일어설 때 갑작스럽게 혈압이 떨어지는 현상이다.

(2) 심박수와 심장리듬

안정 시 심박수에는 변화가 없지만, 동방결절에 있는 박동조율기 세포가 줄고 최대 심박수도 감소하여 결국 생리적인 스트레스에 대한 반응이 느려진다. 노인들은 심방 혹은 심실의 이소맥(ectopy) 같은 비정상적인 심장리듬을 갖기 쉽다. 증상이 없는 리듬의 변화는 일반적으로 큰 문제가 아니다. 하지만 **기립성 저혈압**과 마찬가지로 부정맥도 실신 혹은 일시적인 의식 소실을 초래할 수 있으므로 주의해야 한다.

(3) 호흡수와 체온

호흡수와 체온은 변하지 않지만 체온조절의 변화로 저체온증에 빠지기 쉽다.

2) 피부계

노화되면 피부가 주름지고 느슨해지며 피부 탄력이 사라진다. 진피의 혈관분포가 감소하여 피부가 창백해지고 더 불투명하게 된다. 손등과 전완의 피부는 얇고, 손상되기 쉬워지며, 탄력이 없어진다. 광선자색반증(actinic purpura)이라 불리는 자줏빛 반점 혹은 점이 나타나는데 시간이 지나면서 옅어지기도 한다. 이런 반점과 점은 잘 보호되지 않은 모세혈관에서 혈액이 유출되어 생기며 진피로 퍼져나간다.

손톱과 발톱은 노화되면서 광택을 잃고 노랗게 되며 두꺼워지는데, 특히 발톱에서 더 심하다.

털은 일련의 변화과정을 거친다. 머리카락은 색소를 잃고 회색빛을 띠게 된다. 머리카락의 소실은 유전적으로 결정되는데 빠르면 20대에 시작된다. 남성의 경우 앞이마에서 시작된 탈모는 관자부위를 거쳐 두정부로 진행한다(Figure 21-2). 여성에서도 머리카락 소실이 발생하지만 남성보다 정도가 덜하다. 남성과 여성 모두에서 나이가 증가함에 따라 머리카락의 수가 감소하고 머리카락의 굵기도 가늘어진다. 머리카락에 비해 잘 알려져 있지는 않지만 아마도 임상적으로 더 중요한 것은 신체 다른 부위의 털의 소실일 것이다. 몸통, 음부, 액와(겨드랑이, axilla) 및 팔다리의 털이 나이가 들면 감소한다. 여성이 55세 정도 되면 거친 얼굴 털이 뺨과 윗입술에 생기지만 그 이상 증가하지는 않는다.

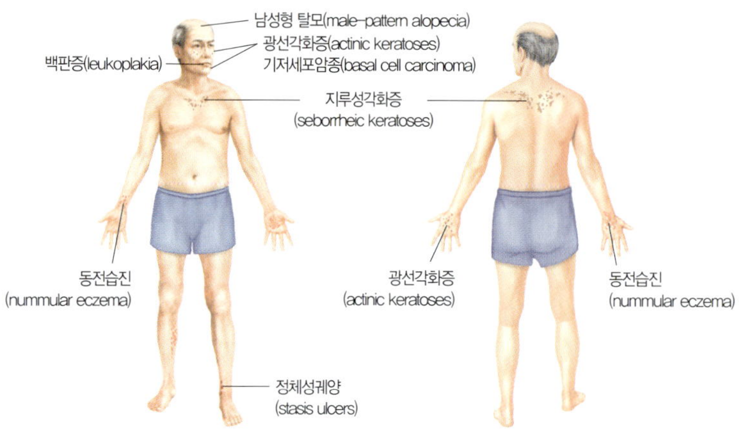

Figure 21-2 노인의 잠재적 피부 변화

3) 머리와 목

(1) 눈과 시력

눈, 귀 및 구강은 노화의 영향을 많이 받는 곳이다. 우선 안와 내에서 눈을 둘러싸고 완충역할을 하는 지방이 위축되어 눈이 약간 안으로 들어간다. 눈꺼풀의 피부는 주름이 잡혀 경우에 따라 힘없이 늘어지기도 한다. 지방은 눈꺼풀의 근막을 앞으로 밀어 약간 두툼하게 하는데, 특히 아래 눈꺼풀과 위 눈꺼풀의 안쪽 1/3이 변한다. 노인은 눈물이 거의 없으므로 자주 눈이 마른다고 호소한다. 각막의 광택이 일부 소실된다.

동공은 작아져서 안저를 검사하기가 점점 어려워진다. 동공의 모양이 약간 불규칙해지지만 빛반사와 근거리 반응은 유지된다.

시력은 20~50세 사이에는 일정하게 유지되지만, 50~70세까지 점점 약해지고, 이후에는 급속도로 저하된다. 그럼에도 불구하고 대부분의 노인들은 적절한 수준 이상의 시력(20/20–20/70; 표준차트로 측정함)을 유지하고 있다. 하지만 거의 모든 노인들의 근거리 시력은 확실히 감소한다. 유년기부터 수정체는 이미 탄력을 잃기 시작하며 나이가 들면 가까운 물체에 초점을 맞추기가 점점 어려워진다. 그 결과 보통 40대가 되면 **노안**이 시작된다.

65세 이상에서 최대 75%가 드러나지 않는 시각 문제가 있는 것으로 추정된다. 노화는 수정체에 영향을 주기 때문에 백내장, 녹내장 및 황반변성의 위험성이 커진다. 수정체가 두꺼워지고 누렇게 변하면서 빛이 망막에 전달되는 현상에 문제가 생긴다. 따라서 노인들이 독서나 섬세한 일을 할 때에는 더 밝은 빛이 필요하다. 백내장의 발생빈도는 60대에는 10명 중 1명인데, 80대에는 3명 중 1명이 된다. 수정체는 시간에 따라 계속 자라기 때문에 홍채를 앞으로 밀어내면서 홍채와 각막 사이의 각을 좁히기 때문에 **협우각녹내장**의 위험성이 커진다.

[10장 눈]을 참조한다.

(2) 청력

청력도 시력과 마찬가지로 나이가 들면서 감소한다. 성인기의 초기에 시작되는 조기 청력소실은 사람의 언어 범위 이상의 고음영역을 주로 침범하므로 기능적으로 별로 중요하지 않다. 그러나 시간이 지나면서 서서히 청력소실은 중간 및 아래 영역으로 진행한다. 저음은 잘 듣는데 고음을 듣지 못하면 단어가 왜곡되어 특히 시끄러운 환경에서는 이해하기 어려워진다. 노화에 따른 청력소실을 **노인성 난청**이라고 하는데, 보통 50세 이후에 뚜렷해진다.

(3) 구강, 치아, 림프절

나이가 들면서 침 분비가 감소되고 미각도 저하되는데, 약물복용과 다양한 질병이 이러한 변화에 상당한 영향을 준다. 후각 저하와 쓴맛과 신맛에 대한 민감성 증가 또한 미각에 영향을 준다. 치아는 서서히 파괴되어 침식되고, 충치 또는 다양한 이유로 인해 빠지게 된다. 대부분의 성인에서 치아손실의 가장 큰 이유는 치주질환이다. 치아가 없으면 얼굴의 아래 부위가 작아지고 들어가서 입 주변에 있는 주머니 모양의 주름이 두드러진다. 입을 꽉 다물면 가장자리 피부가 허약해져서 구각구순염(구석입술염, angular cheilitis)에 걸리기 쉽다. 젊었을 때 치아를 감싸고 있는 턱뼈는 노화되면서

[11장 귀, 코, 구강 및 인후]를 참조한다.

서서히 흡수된다. 이 현상은 특히 아래턱에서 심하다.

나이가 들면서 경부림프절의 촉진이 어려워진다. 반면 하악림프절은 더 쉽게 느껴진다.

4) 흉부와 폐

나이가 들면 흉부와 폐의 운동 능력이 감소한다. 흉벽은 점점 경직되어 움직이기 어려워지며, 호흡 근육이 약해지고, 폐의 탄성이 감소한다. 그 결과 폐용적이 줄어들고 잔기용적은 증가한다. 좁은 기도 내에 갇힌 공기용적의 증가로 인해 무기폐와 폐렴이 쉽게 발생한다. 횡격막의 강도가 줄어들고 감소하고, 최대 호기량의 속도는 서서히 감소하며, 기침은 효과적이지 못하게 된다. 동맥혈의 산소분압이 증가하나 정상적으로 산소포화도는 90% 이상으로 유지된다.

노화에 따른 골격의 변화는 흉추(등뼈, thoracic vertebra)의 등 쪽 굴곡을 더 심화시켜 척추후만증(척주뒤굽음증, kyphosis)을 초래하고, 흉부의 전후 직경을 증가시킨다. 결국 "술통형 가슴(barrel chest)"이 되지만, 흉부의 직경이 호흡기능에 미치는 영향은 크지 않다.

5) 심혈관계

노화는 심혈관에 중요한 영향을 미친다. 목의 혈관음에 영향을 주는 한편 제3심음과 제4심음 같은 부가 심음을 초래하고, 수축기 심잡음이 들린다.

(1) 목의 혈관

대동맥이 길어지고 비틀려 대동맥과 그 분지 아래에 있는 혈관, 특히 우측 경동맥이 꼬이고 휘어진다. 주로 고혈압이 있는 여성에서 동맥의 확장으로 인해 박동이 있는 종괴가 생길 수 있는데, 이는 경동맥류로 오인될 수 있다. 구불구불한 대동맥은 흉곽(thorax) 내에서 정맥의 배액을 방해하여 왼쪽 경정맥압을 증가시키기도 한다.

노인의 경우, 경동맥의 중간 부분 이상에서 수축기 잡음이 들리면, 확실히 증명된 것은 아니지만 죽상경화증에 의한 동맥의 부분적인 폐쇄를 암시한다. 반대로 젊은 사람의 경부 잡음은 별 의미가 없다.

(2) 심박출량

심근의 수축은 β-아드레날린성 카테콜라민에 자극을 덜 받는다. 안정 시 심박수는 약간 감소하지만, 운동 시 최고 심박수는 크게 감소한다. 심박수가 감소하여도 박출량은 증가하여 전체 심박출량은 유지된다. 이완기 기능장애는 초기 이완기 충만이 감소하고 심방 수축에 대한 의존성이 증가하는 것에서 비롯된다. 심근의 경직이 증가하고 좌심실 비대도 두드러진다.

심방수축의 소실과 심실충만의 감소에 따른 심방세동으로 인해 심부전의 위험은 증가한다.

(3) 부가 심음 – 제3심음과 제4심음

생리적인 제3심음(S_3)은 흔히 유아나 젊은 성인에서 들리며, 특히 여성에서는 40세까지도 들릴 수 있다. 40세 이후에서의 제3심음은 관상동맥질환 혹은 심장판막질

[TABLE 13-10. 확장기 심외심음]을 참조한다.

환(예: 승모판역류)에서 발생하는 좌심실 용적 과부하로 인한 울혈성심부전을 시사한다. 반대로, 제4심음은 체력이 단련된 운동선수를 제외하고는 젊은 성인에서 거의 들리지 않는다. 제4심음(S_4)은 정상 노인에서 들을 수 있는데, 종종 심실탄성의 감소와 심실충만의 장애를 의미하기도 한다.

(4) 심잡음

중년과 노인에게는 수축기 대동맥 잡음이 흔하다. 60세 이상 노인의 약 1/3에서 잡음이 있고, 85세가 되면 절반 이상에서 잡음을 들을 수 있다. 노화는 대동맥 판막의 기저부를 섬유화해 두껍게 만든다. 뒤이어 석회화되면 청진이 가능한 진동이 발생하는데, 확장된 대동맥으로 혈류가 들어가면서 와류가 생기면 잡음이 더 커질 수 있다. 대부분의 경우에는 섬유화 및 석회화 과정(대동맥경화로 알려짐)이 혈류를 방해하지 않는다. 그러나 일부에서 대동맥판이 석회화 · 부동화되면 대동맥협착과 유출폐쇄가 발생한다. 대동맥경화에서는 경동맥 혈류가 빠르고 강한 반면, 대동맥협착에서는 경동맥 혈류가 느리기 때문에 감별에 도움이 될 수는 있다. 그러나 임상적으로 대동맥경화와 대동맥협착을 구별하는 것은 어렵고, 양쪽 모두 심혈관질환의 이환율과 사망률을 증가시킨다.

승모판도 유사하게 변화하는데, 대동맥경화보다 약 10년 늦게 변화하기 시작한다. 승모판의 판막고리 혹은 환의 석회화는 수축기에 정상 승모판이 닫히는 것을 방해하여 승모판 폐쇄부전으로 인한 수축기 잡음을 발생시킨다. 결국 좌심실의 용적 과부하와 같은 병리적 상태를 초래할 수도 있다.

6) 말초혈관계

말초동맥은 늘어지는 경향이 있고 더 딱딱해지며 탄력이 줄어든다. 동맥의 경직도가 증가하며 내피기능이 감소한다. 앞에서 논의한 손톱, 머리카락의 변화는 동맥질환과 관련이 있지만 반드시 수반되는 증상은 아니다. 동맥과 정맥혈관장애, 특히 죽상경화증은 노인에게 흔하긴 하지만, 노화의 정상적인 변화라고 말할 수 없다. 동맥박동의 소실이 흔한 것이 아니므로 주의깊은 평가가 요구된다. 노인에게 있어 복부와 등의 통증은 복부대동맥류의 가능성을 염두에 두어야 하며 특히, 65세 이상의 흡연 남성에게 중요한 요소가 된다. 드물게 50세 이후, 특히 70세 이후는 측두동맥이 거대세포 또는 측두동맥염을 일으켜 환자의 15%에서 시력 상실, 두통과 턱의 파행증(claudication)이 발생할 수 있다.

7) 유방과 액와

정상 성인의 유방은 부드러우면서 과립, 결절 혹은 덩어리가 있는 경우도 있다. 이런 불규칙한 조직은 질병보다는 생리적인 결절인 경우가 많다. 이들은 양측성일 수 있고, 유방 전체, 혹은 일부분에서만 만져질 수 있다. 연령이 증가하면서 여성 유방은 선조직이 위축되면서 작아지며 지방으로 대치된다. 지방의 비율은 증가하지만 총지방량은 감소할 수 있다. 유방은 종종 늘어지고 처지게 된다. 유두를 둘러싸고 있는 유선들은 더 만지기가 쉬워져, 단단한 줄처럼 만져진다. 액모(겨드랑이 털)도 감소한다. 남성 노인들은 여성형 유방으로 발전하거나 비만 또는 호르몬의 변화로 인해 유방의 충만성이 증가한다.

8) 복부

중년기 이후에는 복부근육이 약화되는 경향이 있다. 지단백 리파아제의 활동이 감소하고 아랫배와 엉덩이까지 지방이 축적되는데, 전체 체중이 정상이어도 지방이 축적될 수 있다. 이러한 지방의 축적은 복부근육을 약하게 하여 올챙이 모양의 배를 만들기도 한다. 간혹 이런 변화를 사람들은 복수가 생기거나 또는 다른 질병의 증거로 생각하고 예민하게 반응하기도 한다.

노화는 급성 복부질환의 발현양상을 둔화시킬 수 있다. 통증이 덜할 수 있으며, 발열이 뚜렷하지 않고, 근육 경련성 수축이나 반동압통과 같은 복막염의 징후가 경미하거나 없을 수 있다.

[14장 말초혈관계와 림프계]를 참조한다.

9) 생식기계

여성의 난소기능은 대체로 40대부터 감소하기 시작하며 월경은 평균 48~55세 사이에 중단된다. 에스트로겐 자극이 감소하면서 많은 여성들이 안면홍조를 5년간 경험하기도 한다. 폐경의 증상은 홍조, 발한, 심계항진에서부터 오한, 불안 같은 증상까지 다양하다. 수면장애와 정서적 변화도 흔하며 질건조, 절박요실금, **성교통증**을 호소하기도 한다. 외음질선(음문질샘, vulvovaginal gland)의 변화로 음모가 줄어들고 회색으로 변하며 음순과 음핵이 작아진다. 질이 좁아지고 짧아지며 질점막이 얇아지고 창백해지며, 건조해지고 윤활이 소실된다. 난소와 자궁도 작아진다. 폐경 후 10년이 되면 난소는 더 이상 촉진되지 않는다. 자궁 및 자궁부속기와 방광은 느슨해진다. 특히, 여성에게 있어 파트너와 문제가 없을 때 성욕과 성적 흥미는 대부분 그대로 유지되나 파트너를 잃었거나 비일상적 업무, 스트레스가 있을 때는 예외이다.

남성은 나이가 들면 성교의 횟수는 줄어도 성적 흥미는 그대로 지속된다. 테스토스테론 수치의 감소와 함께 몇 가지 생리적인 변화가 나타난다. 발기는 이전에 비해 촉감의 자극에 더 의존하게 되며 성욕을 자극하는 신호에는 덜 민감해진다. 음경은 크기가 작아지며 고환은 음낭의 아래로 내려온다. 노화보다는 만성 질환이 고환을 더 작게 만든다. 음모는 감소하고 회색으로 변한다. 발기기능의 저하나 부전은 노인 남성의 약 50%에서 나타난다. 그러나 노화의 정상적인 부분으로 간주되어서는 안 되고, 이것은 기저 질환과 관련이 있을 수 있다. 혈관성 문제가 가장 흔하며 동맥의 죽상경화증 발생과 음경해면체 정맥의 약화 때문이다. 만성 질환인 당뇨병, 고혈압, 지질대사 이상과 흡연뿐만 아니라 복용약의 부작용도 발기부전에 영향을 준다.

요실금은 여성과 남성 모두에서 나타나며 신경근의 분포와 배뇨근의 수축감소, 방광용적의 감소, 소변 생성률의 변화 그리고 배뇨장애와 관련이 있다.

여성의 경우 자궁지지근육이 약화되면서 요실금이 악화된다. 질출산 또는 생식기의 수술도 요실금의 잠재적 원인이다. 폐경기 이후의 에스트로겐 생성의 감소 또한 요실금을 가속화한다.

남성의 경우 양성전립선비대(benign prostatic hyperplasia, BPH)로 불리는 전립선 상피세포와 기질 조직의 증식이 30대부터 시작되어 70대까지 지속될 수 있고, 이후 안정화된다. 비대가 발생한 경우의 절반 정도에서만 임상적으로 의미 있는 비대이고, 배뇨지연, 방울떨어짐(dribbling), 불완전배뇨 등의 증상이 있다.

남성과 여성 모두에서 다른 질병, 약물사용, 하부요로계의 비정상 등이 증상을 야기할 수 있다.

10) 근골격계

남성과 여성 모두 성인기 전반에 걸쳐 피질골과 소주골(cortical and trabecular bone)의 양이 감소하는데, 남성은 좀 더 느리게, 여성은 폐경기 이후 빠르게 감소되며 이는 골절의 위험을 증가시킨다. 나이가 들수록 부갑상선호르몬 수치가 높아지면서 식이보다는 뼈에서 칼슘을 흡수하게 된다. 성장이 끝나면 곧 키가 미세하게 줄어들기 시작하는데 뚜렷하게 작아지는 시기는 노년기이다. 대부분 몸통에서 키가 작아지는데, 그 이유는 척추 사이의 디스크가 얇아지고, 골다공증으로 인하여 척추체가 짧아지거나 심하면 붕괴하여 척추후만증을 발생시키고 흉곽의 전후 직경을 증가시키기 때문이다. 무릎과 골반의 굴곡이 증가하는 것도 키가 작아지는 데 기여한다. 이러한 이유로 인해 노인들의 경우 몸통에 비해 사지가 길어 보인다. 노화로 인해 남성과 여성 모두의 30–50%가 체중과 관련하여 근육량이 감소하며 인대의 긴장도도 떨어진다. 노화에 의해 골격근의 부피와 힘이 줄어들고, 인대의 신장강도도 일부 소실된다. 관절가동 범위도 감소하는데, 부분적이지만 골관절염도 그 원인이 될 수 있다. 근육량 소실의 원인은 감염, 내분비변화, 좌식생활과 같은 여러 원인에 의한다. 노인의 근강도 훈련은 이러한 상태를 천천히 그리고 실제적으로 되돌릴 수 있다.

11) 정신상태와 신경계

노화는 신경계의 기능 중 정신상태, 운동 및 감각 기능과 반사 등 모든 부분에 영향을 줄 수 있다. 노인들은 사랑하는 사람과 친구들의 죽음을 경험하고 은퇴, 소득의 감소, 시력과 청력손상 등을 포함한 신체능력의 감소, 점점 심각해지는 사회적 고립 등을 경험한다. 게다가 나이가 들면 뇌의 부피와 피질의 뇌세포 수는 감소하고, 미세해부학적 및 생화학적 변화들이 발생한다. 그럼에도 불구하고 대부분의 노인들은 노화에 잘 적응한다. 노인들은 자존감을 유지하고 능력과 환경의 변화에 잘 적응하며 궁극적으로 스스로 죽음에 대해 준비하게 된다.

(1) 정신상태

대부분의 노인에서 전반적인 정신상태 평가는 양호한데 반해 특정 부위의 손상은 나이가 많이 들수록 뚜렷해진다. 많은 노인들이 기억력 저하를 호소한다. "건망증"은 어느 연령에서나 나타날 수 있으며, 사람 이름, 물건, 특수한 사건의 특정 부분 등을 기억하기 어려워 한다. 흔히 나타나는 이런 현상을 적정 시기에 규명할 수 있다면 알츠하이머병에 대한 걱정을 줄일 수 있다. 이러한 제한된 기억상실과 함께 노인들은 정보의 검색과 처리가 느리고, 새로운 것을 배우는 데 시간이 더 걸린다. 운동 반응 역시 느려져서 복잡한 일을 수행하는 능력이 손상된다.

간호사는 노화와 관련된 신경계의 이런 변화와 우울증이나 치매 같이 연령이 증가하면서 발생률이 늘어나는 정신적 질환을 감별해야 한다. 정서장애와 인지변화가 증상을 인식하고 보고하는 노인의 능력을 손상시킬 수 있기 때문에 이를 구별하는 것이 어려울 수 있다. 노인은 기저 원인이 있는 일시적인 혼돈상태인 섬망에 더 취약하다. 일반적인 원인에는 감염, 약물 상호작용 및 입원과 같은 환경의 변화가 포함된다. 간호사는 치매가 있는 노인에게 중첩되어 나타나는 섬망과 같은 복잡한 표현에 주의해야 한다. 이런 상태를 즉각 인지하고 기능 감소를 지연시키는 것이 중요

[18장 정신상태와 정신건강 사정]을 참조한다.

하다. 청력, 시력, 동공 크기와 모양, 반응성의 변화와 마찬가지로 감각과 운동 변화가 젊은 성인에서는 비정상적인 소견이지만 노인에서는 생리적인 정상소견일 수 있다. 섬망과 치매의 차이점은 TABLE 21-1에 요약되어 있다.

TABLE 21-1 섬망과 치매

섬망과 치매는 흔히 발생하며, 정신상태의 여러 측면에 영향을 미치며 여러 원인들이 있다. 일부 임상양상과 정신상태에 미치는 영향을 비교한 소견은 다음과 같다.

	섬망	치매
임상양상		
발병	급성	잠행성
경과	변동적, 명료기가 있음, 밤에 악화됨	느리고 점진적
지속기간	수 시간–수 주	수개월–수년
수면/각성주기	항상 손상됨	수면이 분절됨
다른 의학적 질병 또는 약물중독	둘 중 하나 또는 둘 다와 관련됨	보통은 관련 없음, 특히 알츠하이머병인 경우 질병이나 약물과 무관함
정신상태		
의식수준	의식수준이 저해되어 주변에 대한 인식이 덜 분명해지고 집중을 하거나 집중을 유지하거나 다른 것으로 주의를 전환하기 어려워진다.	질병이 말기로 진행되지 않는 한 의식수준이 저해되지 않는다.
행동	많은 경우 활동이 비정상적으로 감소하거나(졸림), 증가한다.	정상이거나 느리다. 부적절하게 행동하기도 한다.
말하기	말하기를 주저하고, 느리거나 혹은 빨라지고 일관성이 없어진다.	단어 선정이 어려워지고 실어증이 나타난다.
기분	두려워하거나 안절부절하는 것에서부터 정상 또는 우울까지 기분의 변화가 심하고 불안정하다.	대부분 기분이 저하되어 있고 우울하다.
사고과정	사고과정이 파괴되고 부적절해진다.	반응을 보이지 않는다. 말하기를 통해 얻을 수 있는 정보가 거의 없다.
사고내용	흔히 망상이 발생하지만 일시적이다.	망상이 발생할 수 있다.
지각	환상, 환청이 발생하는데 시각적인 것이 더 흔하다.	환청이 발생할 수 있다.
판단	흔히 판단력이 손상되는데, 그 정도는 다양하다.	질병이 진행될수록 판단력 손상의 정도가 점점 심해진다.
지남력	보통 지남력이 손상되는데, 특히 시간에 대한 지남력이 잘 손상되고 알고 있는 장소가 낯설게 느껴지기도 한다.	지남력은 상당히 보존되는 편이지만 질병의 말기에서는 손상된다.
집중	변화가 심하다. 쉽게 산만해지고 선택된 과업에 집중하지 못한다.	일반적으로 질병의 말기가 되기 전에는 변화가 없다.
기억	즉각기억과 최근기억이 손상된다.	특히 최근기억과 새로운 학습이 손상을 받는다.
원인	진전섬망(알코올 금단에 의한), 요독증, 급성간기능부전, 급성뇌혈관염, 아트로핀중독	가역성: 비타민 B_{12} 부족, 갑상선기능이상 비가역성: 알츠하이머병, 혈관성 치매(다발성 경색에 의한), 두부외상으로 인한 치매

(2) 정서상태

노인은 사랑하는 사람과 친구들의 죽음, 헌신했던 직장 또는 직업으로부터의 은퇴, 수입의 감소, 사회적 고립, 생리적 변화와 신체능력의 감소를 경험한다. 이러한 의미 있는 인생 사건들을 인식하고 이것이 기분과 정서에 미치는 영향을 포함하여 사정함으로써 노인 대상자의 삶의 질을 개선할 수 있다(Figure 21-3).

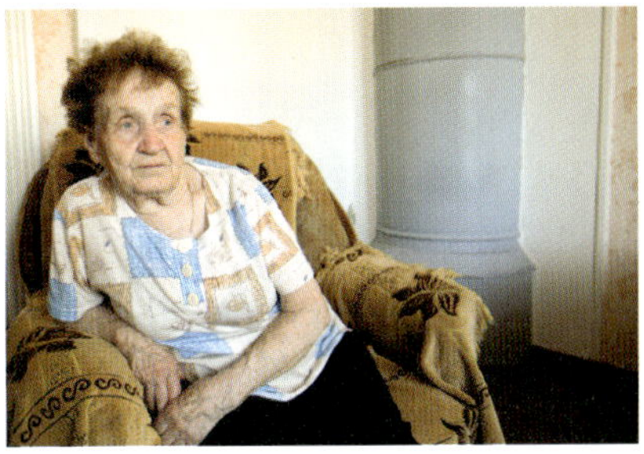

Figure 21-3 노년기의 생활방식 변화는 기분과 감정에 대한 주의 깊은 사정이 필요함을 나타낸다.

(3) 운동계

운동계의 변화는 아주 흔하다. 노인들은 젊은 사람보다 운동 속도가 느리고 민첩하지 못하며 골격근의 부피가 감소한다. 노인의 손은 뼈 사이 근육의 위축으로 가늘어져 영양부족 같아 보이며, 손등의 근육이 허약해져 오목해지거나 홈이 생긴다. 이 변화는 엄지와 손[첫째와 둘째 중수골(손허리뼈, metacarpal)] 사이에서 처음 나타나지만 다른 중수골 사이에서도 볼 수 있다. 잔근육의 허약은 손바닥의 무지구(엄지두덩, thenar)나 소지구(새끼두덩, hypothenar)를 편평하게 만들 수 있다. 팔과 다리 근육들도 위축 징후를 보일 수 있는데, 이 경우 이웃하는 관절이 크게 보이기도 한다. 근육 강도는 감소되지만 비교적 잘 유지된다.

간혹 노인의 머리, 턱 혹은 손에 양성의 본태성 진전(essential tremor)이 나타나는데 파킨슨증(Parkinsonism)과 혼동될 수 있다. 파킨슨증에서의 떨림과는 달리 양성 떨림은 약간 빠르고, 안정 시에는 없어지며, 근육 강직을 동반하지 않는다.

[19장의 "TABLE 19-10 걸음과 자세의 비정상"]을 참조한다.

(4) 진동 및 위치감각, 반사

노화는 진동감각과 반사에 영향을 줄 수 있다. 종종 발과 발목의 일부 혹은 전체에 진동감각 소실이 있을 수 있다(손가락 혹은 정강이 위는 대부분 정상임). 위치감각이 감소되거나 소실되는 것은 드물고 구역반사는 감소되거나 소실될 수 있으며 복부반사 역시 감소되거나 없어진다. 발목반사는 대칭적으로 감소되거나 없어지는데 다시 회복될 때에도 대칭적이다. 드물지만 무릎반사도 비슷하게 손상된다. 발에 나타나는 부분적인 근골격계 변화 때문에, 발바닥반사를 사정하고 해석하기가 어려울 수 있다. 이런 변화들에 다른 신경학적 변화가 동반되거나, 위축 혹은 반사의 변화가 비대칭적이면 노화보다는 다른 이유를 찾아보아야 한다.

2. 건강력

1) 대상자에 대한 접근

노인 대상자의 건강력을 청취하기 위해서는 일정 수준 이상으로 훈련된 면담기술이 필요하다. 검진자의 행위를 통해 대상자에 대한 존경, 인내 그리고 문화적 인식이 표현되어야 한다. 대상자를 부를 때에는 공식적 호칭(○○○님, ○○○씨 등)을 사용하여 예의를 갖춘다.

"인터뷰 중에 친구나 가족이 참석하기를 원하십니까?" 또는 "가족이나 친구에게 검사에 대한 정보를 공유해도 될까요?"라고 개인정보보호 문제에 대해 질문한다. 환자의 선호도에 따라 처리한다.

(1) 검진 장소의 정돈

우선 외래, 병원 혹은 요양원의 환경에 적응할 시간적 여유를 줌으로써 검진자의 질문에 대상자가 편안하게 대답할 수 있도록 한다. 온도조절에 대한 생리적인 변화를 기억하고, 검진장소가 너무 서늘하거나 너무 덥지 않게 한다. 밝은 조명은 수정체 단백질의 변화를 보완해줄 수 있다. 따라서 검진자의 얼굴표정과 몸짓을 노인들이 잘 볼 수 있도록 조명을 밝게 하고, 노인의 눈높이에 앉아서 얼굴을 마주하도록 한다. 시선이 방해받지 않도록 환자의 시선이 창문을 바라보지 않게 한다. 간호사는 대상자를 직접적으로 마주보고 눈높이에 맞추어 앉는다(Figure 21-4). 개인용 전자기기에 초점을 맞추거나 전자의료기록을 검색하기 위해 대상자로부터 멀어지는 것도 피해야 한다.

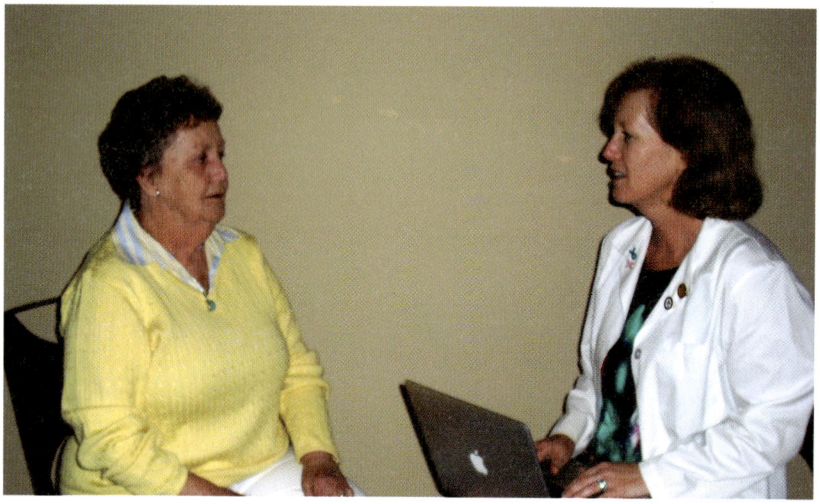

Figure 21-4 간호사는 환자를 마주 보고 눈높이에 맞추어 앉는다.

노인들의 50% 이상은 특히 고음에 대한 청력소실이 있으므로 검진자는 정확하게 행동하고 반응하며, 주의를 차분하고 조용하게 유지한다. 대화를 시작하기 전에 라디오나 텔레비전을 끈다. 경우에 따라서는 '휴대용 마이크'를 사용할 수도 있다. 검진자가 마이크에 대고 말을 하면 음성이 확대되어 이어폰을 통해 대상자에게 전달된다. 낮은 음성을 사용하고 대상자가 적절한 안경, 보청기와 틀니를 착용했는지 확인한다. 사두근(네갈래근, quadriceps)의 약화가 있는 대상자는 진찰대에 올라갈 때 바닥이 높은 의자나 또는 손잡이가 있는 넓은 의자를 이용하면 편하다.

(2) 면담의 내용과 속도 조절

노인에게는 일반적인 면담의 형식을 변경할 필요가 있다. 중년기가 시작되면 사람들은 그들이 살아온 햇수보다는 남은 햇수를 계산하기 시작한다. 노인들은 종종 과거를 회상하며, 지난 경험들을 곰곰이 생각한다. 노인 대상자의 삶의 회상과정을 경청하는 것은 검진자에게 중요한 통찰을 제공하며, 검진자는 노인 대상자가 고통스러운 감정이나 기쁨과 성취를 상기할 때 그들을 지지해 주도록 한다.

동시에 대상자의 인내력을 요구하는 복잡한 문제를 평가해야 할 필요성과 그것을 수행하면서 생길 수 있는 피로 사이에 균형을 유지하는 것은 매우 중요하다. 대상자

TABLE 21-2에서 간단한 선별도구의 설명을 참조한다.

의 말을 모두 다 들을 수 있는 충분한 시간을 갖되, 노인 대상자가 피곤해지지 않도록 짧은 시간 안에 간단하게 선별하는 도구들을 사용하고 가정방문이나 의무기록, 가족들, 치료사 및 제휴하고 있는 의료인들이 제공하는 정보를 활용한다. 처음으로 실시하는 건강평가라면 2회의 방문을 통해 시행하는 것을 고려한다. 노인 대상자들은 질문에 대답하는 시간이 더 필요할 뿐 아니라 설명이 느리고 길기 때문에 한 번의 긴 방문보다는 2–3회의 짧은 방문이 덜 피곤하고 생산적이다.

(3) 노화의 문화적 측면 고려

다양한 민족적 배경을 가진 노인인구의 급속한 증가로 인해 노화의 문화적 배경에 대한 지식과 기술은 노인건강을 증진하기 위한 초석이 된다. 사실상, 인구통계학적 명령은 "민속지적노년학에 대한 요청(ethnogeriatric imparative)"이라고 볼 수 있다. 미국에서 태어나지 않은 65세 이상 성인의 수는 2014년에서 2060년까지 13.2%에서 25.8%로 거의 두 배 증가할 것으로 예상된다. 세기 중반까지 미국 노인 세 명 중 한 명 이상이 그래프에 나타난 바와 같이 "소수 집단"으로 지정된 4개 집단 중 하나에 속하는 것으로 추정되기 때문이다.

노화의 인구통계학적 변화는 서로 다른 민족의 노인들이 고통, 질병 및 건강관리에 관한 결정을 어떻게 경험하는지 힌트를 준다. 문화적, 사회 경제적 특성은 질병 역학, 정신건강, 가족 내에서의 문화적 적응 과정, 노화에 대한 개인적인 염려, 치료자 선택과 증상 추구시기, 오진 가능성 및 건강 결과의 불균형에 영향을 미친다. 영적 신념을 비롯한 문화는 일과 퇴직, 건강과 질병에 대한 인식, 약물의 유용성, 의료대리인의 사용, 임종에 대한 선호 등과 같은 노화의 전반적인 영역에 대한 견해를 나타낸다.

CDC 건강 불균형 및 불평등 보고서(The CDC Health Disparities and Inequalities Report—미국, 2013)에서는 "성별, 인종 및 민족, 소득, 교육, 건강 인식 능력, 장애 상태 및 기타 사회적 특성에 따른 보건의료접근성, 행동 위험 요인, 환경 노출, 사회적 결정 요인 등 다양한 질병에 걸친 건강 격차와 불평등"을 강조하고 있다. 소수 인종/민족의 노인인구는 수명이 더 짧을 뿐 아니라 심혈관질환, 당뇨병, 암, 천식 및 사람면역결핍바이러스/후천면역결핍증후군에서 건강결과가 좋지 않다.

민속지적노년학(ethnogeriatrics)의 발전에도 불구하고 만성 질환, 일상생활활동 및 자가보고 건강상태의 인종적, 민족적 격차에 관한 정보는 "제한적이고 일관되지 않은 상태"로 남아 있으며 문화적으로 적절하게 개별화된 간호를 제공하기 위한 지침은 찾아보기 어렵다.

다양한 노인인구에 대한 간호능력을 향상하는 것은 건강결과를 개선하는 데 있어 중요한 단계이다. ETHNIC(S) 기억방법이 설명(Explanation), 치료(Treatment), 치유자(Healers), 협상(Negotiate), 중재(Intervention), 협력(Collaborate), 영성(Spirituality)을 포함하여 건강력을 수집하는 데 도움이 된다. 그렇지만 이 모델은 문화적 정체성, 사회적 지지, 건강문해력(health literacy) 및 건강관리 관점에 대한 중요한 정보를 놓칠 수 있다는 문제점이 있다. 전문가들은 인터뷰 중에 핵심적인 4개 영역을 탐색함으로써 환자들이 자신의 문화적 정체성을 확립할 수 있도록 하라고 권고한다. 4개 영역에는 개인의 문화적 정체성, 개인의 질병에 대한 문화적 설명, 심리사회적 환경과 기능 수준과 관련된 문화적 요인, 전문가–환자 관계에서의 문화적 요소가 포함된다.

스탠포드 노인병 교육센터(Stanford Geriatrics Education Center) 웹사이트에서 민속지적노년학 IQ를 검사하고 스탠포드의 민속지적노년학 커리큘럼을 탐구할 수 있다. 문화적으로 고유한 비언어적 의사소통을 통해 노인에 대한 존경을 전하는 방법을 배운다. 예를 들어 직접 눈을 마주치거나 악수를 하는 것이 문화적으로 적절하지 않을 수 있다. 대상자의 견해와 정신에 영향을 미치는 출신 국가와 이민의 역사로부터 중요한 인생 경험을 확인한다. 가족의 의사결정, 영적 조언자, 전통적인 치유자와 관행에 대해 질문한다.

보건복지부의 소수자보건국(The Office of Minority Health in the Department of Health and Human Services)에서는 문화 및 언어 역량, 계속 교육 프로그램을 통해 의료의 질을 개선하기 위한 자원센터인 Think Cultural Health를 개발하였다. 문화적 가치는 특히 생애말기에 관한 의사결정에 영향을 미친다. 노인, 가족뿐 아니라 확대된 공동체가 노인을 위해, 혹은 노인과 함께 이런 의사결정을 할 수가 있다. 그러한 집단의사결정은 현대의 보건의료환경에서 개인의 자율성과 정보에 입각한 동의에 초점을 맞추는 것과는 상당한 차이가 있다. 이민과 문화적 적응에 따른 스트레스를 이끌어내기, 통역자를 효과적으로 활용하기, 가족 및 지역사회의 "환자 내비게이터(patient navigators)"와 협력하기, 노인우울척도(Geriatric Depression Scale)와 같이 문화적으로 타당한 평가도구를 사용하기 등이 노인에게 공감적 간호를 제공하는 데 도움이 될 것이다.

번역가와의 업무에 대한 논의는 3장 "면담과 의사소통"을 참조한다.

(4) 증상 확인

노인과의 면담으로부터 증상을 이끌어내기 위해서 검진자는 주의를 기울여야 하고, 기민해야 하며 빈틈이 없어야 한다. 대상자들은 의도적으로 혹은 실수로 증상들을 누락하여 보고할 수 있다. 급성 질환의 발현양상이 사람마다 다를 수 있으며 흔한 증상들로 인해 노인증후군이 진단되지 않을 수 있다. 일부 노인 대상자들은 인지 손상이 있을 수 있으므로 주의한다.

과소보고되는 증상들

노인 대상자들은 질병이 악화되고 있고 장애가 분명할 때조차도 자신의 건강을 과대평가하는 경향이 있다. "어떻게 도와드릴까요?"라는 개방형 질문으로 대화를 시작하는 것이 가장 좋다. 노인 대상자들은 그들의 증상을 말하기를 주저하기도 하는데, 일부는 당황하고 혹은 두려워한다. 어떤 노인들은 진단 및 치료의 불편함과 비용 때문에 피하기도 한다. 또 다른 일부는 그들의 증상(예: 통증)을 간과하고 단지 노화의 일부분으로 생각하며 쉽게 증상들을 잊어버린다. 증상을 너무 늦게 인식하고 중재가 지연되는 위험을 줄이기 위하여, 의료진은 좀 더 직접적인 질문을 할 필요가 있으며 건강 선별도구를 적절히 활용하는 한편 가족들이나 돌보는 사람들과 면담을 해야 한다. **BOX 21-2**에는 노인 환자와의 효과적인 의사소통에 대한 방법이 포함되어 있다.

노인에서의 급성 질환은 젊은 집단과는 다른 양상으로 나타난다. 감염이 있는 노인 대상자 중 열이 없는 경우가 흔하다. 심근경색증의 경우 연령이 많을수록 흉통이 보고되는 비율이 감소하고, 호흡곤란, 실신, 중풍 증상과 급성 혼돈을 더 많이 호소한다. 갑상선기능항진증과 갑상선저하증이 있는 노인 대상자는 증상 및 징후가 적다. 갑상선기능항진증을 가진 노인의 1/3은 피로, 체중감소, 심장의 비효율적인 양상에 의한 빈맥, 발한, 과도한 반사 등을 나타낸다. 심방세동은 35% 이상에서 보인다. 갑상선기능항진증은 여성에게 있어 골다공증의 위험을 증가시키며 골반과 척추 골절의 위험을 3배나 증가시킨다. 노인의 갑상선기능저하증은 일반적으로 자가면역 갑상선염(하시모토 갑상선염)에 의해 발생하며 피로, 허약, 변비, 건조한 피부, 추위에 못 견딤 등은 종종 다른 상황, 투약 부작용 등에도 영향을 준다.

BOX 21-2 노인과 효과적으로 의사소통하는 방법

- 밝은 조명과 따뜻한 환경을 제공하고 소음을 최소화한다. 안전한 의자와 검진대로 올라갈 수 있는 받침대를 마련한다.
- 대상자를 바로 보고 낮은 목소리로 이야기한다. 필요한 경우 대상자가 안경, 보청기, 틀니 등을 착용하였는지 확인한다.
- 대상자의 기력에 맞게 면담의 속도와 내용을 조절한다. 최초 면담이라면 두 번에 나누어서 실시하는 방법도 고려한다.
- 개방형 질문을 하고 대답할 시간과 회상을 할 수 있는 여유를 준다. 특히 대상자의 인지기능이 손상되었다면 가족이나 돌봄 제공자를 면담에 참여시킨다.
- 간단한 선별도구, 의무기록, 관련 종사자들의 보고 등을 활용한다.
- 기저질환의 단서가 될 수 있는 피로, 식욕상실, 어지럼증, 통증과 같은 증상들을 주의 깊게 평가한다.
- 서면으로 된 지시사항은 읽기 쉽게 큰 글자로 작성한다.

임상 팁

노인의 갑상선기능항진증 유병율은 1%–3%이다.

노인증후군

서로 관련이 있는 다수의 질병들을 관리하려면 서로 다른 노인증후군의 전형적인 증상군집(symptom clusters)을 인식하고 있어야 한다. 노인증후군은 노인층의 심각한 문제를 나타내며 종종 기능 저하와 관련이 있다. 노인증후군은 삶의 질에 영향을 주므로 간호사는 이러한 증후군에 대해 알아둘 필요가 있다. 한 개의 증상은 다른 여러 증상들과 관련이 있다. 특별히 이러한 증후군들은 환자에게 익숙하지 않은 덩어리 양상으로 발생한다는 것을 인식할 필요가 있다. 간호사는 모든 주관적, 객관적 정보를 활용하여 정확한 사정을 해야 한다.

이러한 증후군들은 65세 이상 노인의 절반 이상에서 발견되어 왔으며 젊은 환자들에게 시행하는 "단일진단"을 위한 전통적인 관찰과는 대조적이다.

SPICES는 자주 발생하는 노인증후군에 초점을 맞추고 있기 때문에 기억하기 쉽다.

- 수면장애(Sleep disorders)
- 음식섭취장애(Problems with Eating or Feeding)
- 실금(Incontinence)
- 혼돈(Confusion)
- 낙상증거(Evidence of Falls)
- 피부손상(Skin Breakdown)

SPICES는 사정초기와 적절한 간호중재 계획 시 명확한 자료를 제시해준다.

임상 팁

Hartford Institute of Geriatric Nursing은 노인간호를 위해 고안된 일반적 사정도구를 제공하는 포괄적인 웹사이트(http://consultgeri.org/tool/try-thid-series)이다. 전체 사정 시리즈는 http://consultgeri.org/tools/try-this-series.에서 접속할 수 있다. SOPICES는 시리즈의 첫 번째 이슈이다.

인지장애

건강상태의 사정에 영향을 주는 여러 변수들이 있지만 특히 만성 질환에 대한 노인의 자가보고는 믿을 만하다. 경미한 인지 손상이 있는 노인이라도 현 질병을 충분히 드러낼 수 있을 정도의 병력을 제공할 수 있다. 필요한 정보를 얻기 위하여 간단한 문장을 정확하게 사용한다. 더 심각한 손상이 있는 대상자의 경우 대상자 앞에서 혹은 대상자의 동의하에 가족원이나 다른 의료진으로부터 주증상을 다시 확인한다. 신뢰성 없는 추정들을 제거하기 위해 노인들이 어떻게 스스로와 그들의 상황을 바라보는지 알아야 한다. 노인들의 우선순위와 대처기술에 대해 경청하도록 한다. 이러한 관점들은 환자와 그 가족들, 그리고 환자간호와 치료에 있어 간호사와 환자의 파트너십을 강화해준다. 인생의 소중한 경험을 가진 노인환자들을 특별한 존재로 존중하는 데 방해가 되는 고정관념을 버리도록 한다.

2) 증상을 평가할 때 특히 관심을 두어야 할 영역

앞에서 살펴본 바와 같이 노인의 증상들은 노인증후군에서처럼 다양한 의미를 가지고 있고 서로 연관되어 있다. 이런 증상들의 의미를 파악하는 한편 이전 장에서 언급된 일반적인 증상들에 관해 점검할 필요가 있다. 증상들을 전반적인 기능평가의 결과와 서로 연관시켜 볼 수 있어야 한다. 건강력을 수집할 때 특히 몇몇 분야에 주의한다. 노인들의 최적의 안녕과 기능수준 유지에 반드시 필요한 다음 분야들에 대해 특별히 세밀하고 민감하게 접근한다(BOX 21-3).

BOX 21-3 노인환자의 건강력에 대한 공통 주제

- 기능 사정
- 일상생활활동
- 도구적 일상생활활동
- 투약
- 영양
- 급성 및 만성 통증
- 성(sexuality)
- 요실금
- 흡연과 음주

3) 기능 사정

노인이 적정기능을 유지하도록 돕는 10분 노인선별검사를 평가한다(TABLE 21-2). 이 도구는 노인평가의 중요한 세 영역인 신체적, 인지적, 정신사회적 기능을 모두 망라하고 있다. 또한 핵심 감각인 시력과 청력을 강조하고 있으며 시력차트검사와 청력을 위한 속삭임검사 같은 많은 구조화된 검사들이 따른다. 이 도구는 또한 노인의 사회적 상호작용과 자존감에 커다란 영향을 주는 기동성, 실금(대상자가 잘 보고하지 않음), 기억, 우울, 신체적 장애에 관한 질문들을 포함한다.

4) 일상생활활동

특히, 만성 질환이 있는 노인들에게 일상활동은 미래를 위한 중요한 기준을 제공한다. 우선 대상자가 6개의 기본적인 자가간호 능력인 일상생활 활동을 어느 정도 할 수 있는지 질문한다. 다음으로 도구를 이용하는 일상생활의 더 높은 기능(**도구적 일상생활활동, IADL**)에 대하여 질문한다(TABLE 21-3). 대상자가 독립적으로 이런 활동을 할 수 있는지, 약간의 도움이 필요한지, 또는 다른 사람이 전부 도와주어야 하는지를 확인한다.

질문은 항상 개방형으로 시작한다. 예를 들어 "당신의 전형적인 하루에 대하여 이야기 해 주세요." 혹은 "어제는 어땠는지 이야기 해주십시오."와 같은 질문으로 시작하고 그 다음은 좀 더 상세한 수준으로 진행한다. 또한 "8시에 일어나셨어요? 잠자리에서 일어나기가 어떠셨습니까?" 혹은 "그 다음에는 무엇을 하셨나요?" 등 상황이 어떻게 변하고, 누가 도움을 줄 수 있는지, 실제 무엇을 도와주는지를 질문한다. 대상자의 안전 평가 역시 질문의 중요한 우선순위 중의 하나라는 것을 기억한다.

TABLE 21-2 10분 노인선별검사(10-Minute Geriatric Screener)

항목	검사방법	양성결과
시력	다음을 질문한다. "당신은 운전, TV 시청, 혹은 독서와 같은 일상생활 중에 시력 때문에 어려움을 겪습니까?" 그렇다면 교정 안경을 착용하고(가능한 경우) 시력표를 이용하여 시력을 검사한다.	질문에 "예"라고 답하며 시력표에서 0.5 이상을 못 읽는다.
청력	40 dB로 조절된 청력계(audioscope)를 사용한다. 1,000 및 2,000 Hz 소리를 이용하여 청력을 검사한다.	양쪽 귀에서 1,000 혹은 2,000 Hz를 못 듣거나 한쪽 귀에서 둘 중 하나의 진동수를 못 듣는다.
다리 움직임	대상자에게 다음을 지시하고 시간을 측정한다. "의자에서 일어나서 빠른 속도로 6 m를 걷고, 뒤돌아서 의자로 돌아와 앉으십시오."	15초 이내에 지시를 수행하지 못한다.
요실금	"지난 1년 동안 당신은 소변을 속옷에 지린 적이 있습니까?"라는 질문을 한다. "예"라고 답하면 "적어도 소변을 지린 날이 6일 이상 있습니까?"라고 추가 질문한다.	두 질문에 모두 "예"라고 답한다.
영양/ 체중감소	"살을 빼려고 노력하지 않았는데도 지난 6개월간 5 kg 이상의 체중감소가 있었습니까?"라고 질문하고, 대상자의 체중을 측정한다.	질문에 "예"라고 답하거나 혹은 체중이 50 kg 미만으로 변했다.
기억	3가지 단어를 기억하라고 지시한다.	1분 뒤 3항목 모두를 기억하지 못한다.
우울	"당신은 자주 슬프거나 우울합니까?"라고 질문한다.	질문에 "예"라고 답한다.

신체적 장애	다음 6가지 활동을 할 수 있는지 질문한다. • 빨리 걷기 혹은 자전거 타기 같은 격렬한 활동 • 창문, 벽, 바닥 닦기 등의 힘든 집안일 • 식품 혹은 의류 쇼핑 • 걸어갈 수 있는 곳에 가기 • 젖은 수건으로 몸 닦기, 통목욕 혹은 샤워 • 셔츠 입기, 단추 끼우기, 지퍼 올리기, 구두 신기 등의 치장	모든 질문에 "아니오"라고 답한다.

TABLE 21-3 일상생활활동과 도구적 일상생활활동

일상생활활동(ADL)	도구적 일상생활활동(IADL)
목욕하기	전화기 사용하기
옷 입기	쇼핑하기
화장실 가기	식사 준비하기
이동하기	집안일하기
대소변 참기	세탁하기
식사하기	운전을 포함한 교통수단 이용, 약물복용, 금전관리

5) 투약

중대한 약물부작용은 입원과 좋지 않은 환자결과로 이어지므로 투약력에 대한 철저한 조사가 중요하다. 65세 이상의 노인이 전체 약물처방의 30%를 받는다. 65세 이상의 85%가 적어도 6개의 만성 질환, 즉 관절염, 천식, 암, 심혈관질환, 만성폐쇄폐질환(chronic obstructive pulmonary disease, COPD), 당뇨병 중 하나를 가지고 있으며, 80%의 노인이 매일 한 개 이상의 처방약을 복용하고 있다. 87% 이상은 매일 최소 1개의 처방약을 복용하고 36%는 최소 1개의 일반의약품을 복용한다. 약 40%의 노인이 매일 5개 이상의 처방약물을 복용하고 있다. 입원을 야기하는 보고된 약물 부작용의 50% 이상이 노인에서 발생하며, 약물의 분포와 대사 그리고 배설 등의 약물역학적 변화 때문에 노인들은 위험에 처할 수 있다. 약물에 대해 논의할 때 다음 사항을 기억해야 한다.

- 전반적인 투약기록, 약물명, 용량, 횟수, 각 약물의 투약목적에 대한 환자의 소견 등을 조사한다.
- 정확한 투약목록을 위해 모든 처방 약병과 비처방약물을 가져오도록 한다.
- 사망을 일으킬 수 있는 중요한 약물, 부적절한 처방약물, 여러 약물의 사용, 불법약물, 약물의 내성 등 모든 약물들의 성분을 면밀히 조사한다.
- 특히, 비처방약물, 비타민, 영양제, 마약, 진정제 같이 정서변화를 일으키는 약물과 환각제 등을 파악한다.
- 약물의 상호작용을 사정한다.
- 노인의 40%에서 발생하는 불면증 치료약을 조심스럽게 파악한다. 수면력은 진단에 중요한 정보를 제공하는데, 수면일기는 드러나지 않은 불량한 수면양

상의 원인을 밝히는 데 도움이 된다. 운동량 증가는 불면증에 가장 이로운 처방이다.

낙상과 관련되는 위험인자들 중 투약이 가장 쉽게 조절할 수 있는 위험인자임을 기억해야 한다. 다중약물요법을 피할 수 있는 전략들을 다시 확인한다. 간호사는 노인의 약물용량은 "적은 용량에서 시작해서 천천히 올려야 한다."는 권고를 적용해야 한다. 간호사는 약물의 정상용량을 인지하고 연령 및 전반적인 건강상태를 고려할 때 노인에게 약물 용량이 많은 경우 건강관리 종사자 또는 약사와 상의하는 것을 고려해야 한다. 약물 간 상호작용에 대해 알아보고 건강관리 종사자, 교육자, 정책입안자가 주로 사용하는 금지된 약물목록인 Beers criteria를 참조해야 한다. 노인을 위한 위험 약물 목록 및 입원노인의 약물부작용을 위한 위험요소가 포함되어 있다(BOX 21-4).

BOX 21-4 입원노인: 약물부작용 위험요소

- 4개 이상의 질환이 동반된 상태
- 심부전, 신부전, 간질환
- 80세 이상의 노인
- 약물의 개수(특히 8개 이상)
- 와파린, 인슐린, 항혈소판제제 또는 경구혈당강하제 사용
- 이전의 약물부작용 경험
- 고지질혈증
- 백혈구 증가
- 항당뇨병제제
- 12일 이상의 입원기간

6) 영양

식이력을 확인하고 영양선별도구를 사용하면 종종 영양결핍을 발견할 수 있다. 요양시설에 거주하는 노인의 10% 정도와 병원에서 퇴원한 노인의 50% 정도가 영양부족 상태이다. 최근의 자료는 30–40%의 노인만이 하루에 섭취해야 하는 과일과 야채의 권장량을 섭취한다고 한다. 만성 질환을 앓는 노인들은 영양부족에 빠질 위험이 크다. 특히 치아가 나쁘거나, 구강 혹은 소화기질환이 있거나, 우울증이나 다른 정신질환이 있거나, 식욕에 영향을 주거나 구강 분비에 영향을 주는 약물을 복용하는 노인들이 위험하다. 간호사는 사회적 고립이 영양섭취 감소에 기여하는 요인이 될 수 있으므로 사회적 고립을 선별해야 한다. 저체중 노인에서는 알부민이 영양실조의 진정한 지표가 된다는 특이성은 없지만 혈청 알부민 수준이 통합사망률(all–cause mortality)을 예측하는 위험인자로 알려져 있다. 낙상으로 인한 손상의 위험성을 감소시키는 역할을 하는 비타민 D 결핍에 대한 선별검사가 권장된다. 평균 일일 수분섭취량을 사정한다. 노인에서 약 30 mL/kg/d 또는 1 mL/kcal의 수분을 섭취해야 한다. 탈수는 노인에서 가장 흔한 체액 또는 전해질 장애이다. 간이영양사정(Figure 21-5)은 65세 이상의 환자에서 양양실조 위험을 선별하기 위한 6개의 질문이 있는 짧은 형식이다.

7) 급성 및 만성 통증

통증 및 통증과 연관된 문제는 의료기관을 방문하는 이유의 80%를 차지한다. 통증의 발생률은 지역사회에 거주하는 노인의 25–50%에 달하고, 장기요양시설에 거주하는 경우 40–80%이다. 통증은 흔히 등과 관절과 같은 근골격계에서 발생한다. 두통, 당뇨병 및 대상포진으로 인한 신경통, 밤 동안의 다리 통증 그리고 암성 통증 역시 흔하다. 연령이 많은 대상자는 통증을 말하지 않는 경향이 있어서 불필요하게 고생하며, 우울해지고, 사회적으로 고립되며, 신체적 장애를 초래하고 기능을 상실할 수 있다. 미국노인의학회에서는 만성 통증이 주는 부정적인 이미지 때문에 지속적인 통증이라는 단어를 선호한다.

정확한 사정은 효과적인 치료의 기초이고, 심리적, 사회적, 문화적 영향으로 인해 종종 복잡해진다. 매번 노인 대상자들을 만날 때마다 통증에 대하여 질문한다. 노인 대상자의 통증을 평가하는 일은 쉽지 않다. 대상자는 부가적인 검사, 비용, 또는 질병의 악화에 대한 두려움 때문에 증상을 보고하고 싶지 않을 수 있다. 또한 인지나 언어기능의 손상 또는 신뢰나 언어, 문화적 이해의 장벽이 존재할 수 있다. 그럼에도 불구하고 인지기능이 경증에서 중등도로 손상된 대상자가 자가보고한 통증조차 믿을 만하다는 증거들이 있다. 대상자에게 구체적으로 "당신은 지금 통증이 있습니까? 지난주에는 어땠습니까?"라고 질문한다. "타는 듯한 통증", "불편감", "아픔", "처진 기분", "자세와 걸음걸이"와 같은 비언어적 변화는 치료되지 않은 통증이 있다는 위험신호이므로 특히 주의한다. 다양한 종류의 다차원적, 일차원적 통증척도들이 존재한다. 시각상사척도(visual analog scale), 그림척도(garphic pictures)와 0–10점 척도와 같은 일차원적인 척도들은 그 타당성이 계속 입증되고 있으며 사용하기도 간편하다. 인지장애가 PAINAD는 호흡, 부정적인 발성, 얼굴표정, 신체언어 및 안정의 5개 항목으로 구성된 검증된 도구이다. 더불어 인지기능이 심하게 손상된 노인의 건강력을 올바르게 수집하기 위해서는 돌봄 제공자나 가족의 도움과 면담이 필요하다.

[6장 신체검진의 시작: 전반적 조사, 활력징후, 통증]을 참조한다.

급성 통증과 만성 통증을 구분하는 방법을 배우고 통증의 원인들을 철저히 조사한다(TABLE 21-4). 노인들의 경우 통증을 초래하는 상황들은 혼돈, 안절부절, 피로, 흥분 등을 동반할 수 있다. 통증의 평가에는 삶의 질, 사회적 상호관계, 통증이 기능수준에 미치는 영향에 대한 총괄적인 평가가 포함되어야 한다. 통증의 원인이 분명하지 않고 장애나 동반질환의 위험이 높을 때에는 다차원적 평가가 도움이 된다.

TABLE 21-4 급성 및 지속적인 통증의 특징

급성 통증	지속적인 통증
뚜렷한 시작	3개월 이상 지속
확실한 병리	종종 정신적 혹은 기능적인 손상을 동반
짧은 기간	시간이 경과하면서 강도나 양상의 기복을 보임
흔한 원인: 수술 후, 외상, 두통	흔한 원인: 관절염, 암, 파행증, 다리 경련, 신경병증, 신경근병증(radiculopathy)

Nestle Nutrition Institute 간이 영양 사정(Mini Nutritional Assessment, MNA®)

이름: 성별: 나이:

체중(kg): 키(cm): 날짜:

적절한 숫자로 빈칸을 채우십시오. 총 점수가 최종 감별점수입니다.

선별검사				
A. 식욕감퇴, 소화문제, 저작과 삼킴문제로 지난 3개월 동안 음식섭취가 감소했나요?				
0 = 음식섭취의 심한 감소	1 = 음식섭취의 중등도 감소	2 = 음식섭취의 감소가 없음		☐
B. 지난 3개월 동안의 체중 감소				
0 = 3 kg 이상의 체중 감소	1 = 체중변화 모름	2 = 1–3 kg 사이의 체중 감소	3 = 체중감소가 없음	☐
C. 기동성				
0 = 침대나 의자에서 생활함	1 = 침대나 의자에서 나올 수 있으나 자유롭게 움직일 수는 없음	2 = 자유롭게 움직임	3 = 체중감소가 없음	☐
D. 지난 3개월 동안 정신적인 스트레스를 받거나 급성 질환을 겪었습니까?				
0 = 예	2 = 아니오			☐
E. 신경정신적 문제				
0 = 심한 치매나 우울	1 = 경한 치매	2 = 신경정신적 문제 없음		☐
F1. 신체비만지수(BMI)				
0 = BMI < 19	1 = 19 ≤ BMI < 21	2 = 21 ≤ BMI < 23	3 = ≥ BMI 23	☐
만일 BMI를 모르겠다면 F1 질문을 F2 질문으로 대신합니다. F1 질문에 대답했다면 F2 질문에 답하지 않습니다.				☐
F2. 팔둘레(cm)				
0 = < 31	3 = ≥ 31			☐
심사점수(최대 14점)				
2–14점: 정상 영양상태	8–11점: 영양결핍 위험상태	0–7점: 영양불량		☐

Mini Nutritional Assessment MNA®

Nestlé Nutrition Institute

Figure 21-5 간이 영양사정.

진통제부터 비약물적 요법 전체에 이르는 다양한 통증 완화법, 특히 대상자들이 직접 자신의 치료계획에 적극적으로 참여할 수 있도록 자신감을 키울 수 있는 치료법에 관하여 공부해야 한다. 통증에 대한 노인 환자교육으로 통증이 감소되고 이동성이 향상되었다. 이완요법, 타이치, 침술, 마사지, 인지행동요법, 바이오피드백은 약물 사용을 줄이고 노인의 다중약물 및 잠재적인 약물 상호작용의 부담을 줄일 수 있다.

8) 성

성생활은 사람의 일생에서 평생 동안 지속된다. "당신의 성생활에 대해 이야기해 보세요."와 같이 관심을 유도하는 개방형 질문을 사용하여 질문한다. 신체검진 부분에선 성생활 시 통증을 포함하여 노화에 따른 변화에 대해 설명할 것이다. 성생활 시 발생하는 통증 경감을 위해서 자세변경, 윤활제 사용, 열 적용, 온수 목욕이 권장된다. 노인의 성적 선호도에 민감하고 성소수자상회(LGBTQIA커뮤니티)의 요구사항을 포함하는 적절한 자원을 필요에 따라 안내한다.

PLISS IT 모델은 성문제에 대한 초기 논의 시에 사용된다.

- P: 성문제 관련 논의를 위해 대상자에게 허락(Permission)을 받는다.
- LI: 성적으로 기능하는 데 필요한 제한된 정보(Limited Information)를 제공한다.
- SS: 개인이 성관계를 진행할 수 있도록 구체적인 정보(Specific Suggestions)를 제공한다.
- IT: 그 개인의 성적 문제를 둘러싼 집중치료(Intensive Therapy)를 제공한다.

9) 요실금

요실금은 여성에서 더 흔하며 3명 중 1명은 요실금을 보고하고 남성은 5명 중 1명이 요실금을 보고한다. 장기요양원에 있는 노인의 60% 이상이 요실금 또는 변실금이 있는 것으로 추정된다. 요실금은 배뇨근의 약화 또는 양성전립선비대의 영향과 같은 노화의 생리학적 변화와 관련될 수 있다. 요실금은 복압성, 스트레스, 일류성(overflow), 절박성, 복합성, 기능성의 5가지 유형으로 분류한다. 병력을 조사할 때는 "OLD CART"를 사용하여 추가 질문을 한다.

발병시기(O)
- 언제 요실금이 시작되었는가? 이전에도 있었는가? 얼마나 자주 실금하는가? 재채기, 웃기, 점프 등을 할 때 일어나는가?

부위(L)
- 어디에 있을 때 실금하는가?

기간(D)
- 하루 종일 실금이 지속되는가? 가끔 그런가? 실금의 일정한 패턴이 있는가?

특성(C)
- 소변에 대하여 기술하시오(색, 냄새, 양, 하루 몇 회).

동반증상과 징후(A)
- 또 무슨 일이 일어나는가? (기억을 돕는 아래의 또는 DRIP을 참조) 실금이 얼마나 삶의 질에 영향을 주는가?

완화요인(R)
- 수분섭취량, 섭취 시간대 등이 실금에 영향을 주는가?

치료(T)
- 실금 때문에 진료를 본 적은 있는가? 당신은 지금까지 무엇을 해왔는가? 케겔 운동? 방광훈련?

간호사는 요실금의 일시적인 원인을 사정해야 하고, 노인의 최대 36%가 급성 입원기간동안 요실금이 발생할 수 있음을 인지해야 한다. "DRIP"은 학생들이 일시적인 요실금의 잠재적인 원인을 사정하는 데 유용하다.

- D: 섬망(Delirium)
- R: 활동제한(Restricted mobility), 요정체(retention)
- I: 감염(Infection), 염증(inflammation), 매복(impaction)
- P: 다뇨(Polyurin), 약품(pharmaceuticals)

10) 흡연과 음주

흡연은 어느 연령에서나 해로우므로 방문 시마다 금연을 권유한 경우 대략 노인의 9.5%가 금연한다. 금연을 시작하기까지 시간이 걸리지만 금연은 심질환, 호흡기 질환, 암 그리고 일상적인 기능의 상실 위험을 줄이는 중요한 단계이다.

간호사는 건강력을 사정할 때 노인에게 음주습관에 대해 질문해야 한다. 건강에 해로운 음주에 대한 선별검사는 건강한 노인에서 의심이 되는 객관적인 자료가 있는 경우 매년 시행해야 한다. 65세 이상 노인의 약 65%가 음주를 하고, 약 19%는 과도한 음주의 위험이 있는 것으로 간주된다. 일차의료를 받는 노인의 10–15%, 입원한 노인의 38% 이상이 문제가 될 만큼 음주를 하는 것으로 보고된다.

노인에서의 음주 문제 발생률이 높음에도 불구하고, 발견 확률이나 치료율은 낮은 편이다. 대부분의 약물과 상호작용하는 부작용이 있고 동반질환인 간경화, 위장관 출혈, 역류성 질환, 통풍, 고혈압, 당뇨병, 불면증, 보행장애, 노인환자의 30%에 이르는 우울 등을 악화시키므로 모든 노인의 음주 문제를 선별하는 것은 특히 중요하다(BOX 21-5). 특히 최근에 사별이나 상실을 경험했거나, 통증, 장애, 우울, 또는 음주 문제의 가족력이 있는 노인들의 경우 아래 상자에 제시되어 있는 단서들을 참고하여 음주 문제를 발견한다.

BOX 21-5 노인의 알코올 사용장애 발견하기: 임상적 단서들

- 기억력 소실, 인지장애
- 우울, 불안
- 위생과 외모의 변화
- 식욕부진, 영양부족
- 수면장애
- 치료에 반응하지 않는 고혈압
- 불안정한 혈당
- 발작
- 균형과 보행장애, 낙상
- 재발되는 위염과 식도염
- 와파린 용량조절의 어려움
- 진정제 또는 마약성 진통제, 불법 약물, 니코틴과 같은 기타 중독성 물질의 사용

AUDIT–C는 음주 위험을 규명하기 위해 사용되며, 자가보고보다 매우 우수하다. 노인에게서 증상과 증후가 더 미묘하게 나타나기 때문에 조기 발견은 더욱 어렵다. 이때 AUDIT–C는 민감하고도 특별한 도구로 활용된다. AUDIT–C는 [4장 건강력의 Figure 4-3]을 참조한다.

AUDIT–C는 0–12점으로 점수가 매겨진다(0점은 음주을 섭취하지 않는 사람임). 남성의 경우 4점 이상, 여성에서는 3점 이상이 양성으로 간주된다. 일반적으로 AUDIT–C 점수가 높을수록 대상자의 음주가 건강과 안전에 영향을 줄 가능성이

높다. 음주 사용장애 식별검사(Alcohol Use Disorders Identification Test)는 세계보건기구(World Health Organization) 간행물이다.

3. 신체검진

1) 전반적 조사

대상자는 진찰실로 어떻게 걸어 들어왔는가? 진찰대로 어떻게 이동했는가? 대상자의 건강상태와 활력정도, 정서상태는 어떠한지 사정한다. 환자와의 대화 시 인지 변화에 대한 선별검사가 필요한지 결정한다.

간단하고 검증된 치매 선별도구에 대해서는 "신경계와 정신상태" 섹션을 참조한다. Saint Louis University Mental Status (SLUMS) 검사도 검증된 도구이다.

임상 팁

영양부족, 운동능력의 느려짐, 근육량 감소, 허약(weakness)은 허약상태(frailty)를 보여준다. 척추후만증 혹은 보행이상은 균형유지를 방해하며 낙상의 위험을 높인다. 단조롭고 변화가 없는 정서상태는 우울증, 파킨슨병 혹은 알츠하이머병에서 흔하게 관찰된다.

2) 활력징후

올바른 방법으로 혈압을 측정하여 수축기 혈압 상승과 수축기압과 이완기압의 차이인 맥압의 증가를 확인한다. 나이가 들면서 수축기압과 말초혈관저항이 증가하는 반면 이완기압은 감소한다. 60세 이상의 성인의 경우, 제8차 합동 전국위원회(the Eighth Joint National Committee, JNC8)는 150/90 mmHg 이하의 혈압을 목표로 권고하지만, 치료결과 수축기 혈압이 140 mmHg 미만이면 "잘 견디며 건강이나 삶의 질에 악영향을 미치지 않으면 치료를 조정할 필요 없다"라고 한다. 그러나 80세 이상의 '최고령자들'의 경우에 다른 전문가들은 혈압을 140–150/70 mmHg 미만으로 유지할 때 뇌졸중, 심혈관사고, 모든 원인의 사망률이 유의하게 감소한다는 연구결과를 강조한다.

수축기혈압이 140 mmHg 이상이고 이완기 혈압이 90 mmHg 미만인 수축기 고혈압(isolated systolic hypertension)은 노인 고혈압의 약 60%를 차지하고 뇌졸중, 신부전 및 심장질환의 위험을 증가시킨다.

똑바로 일어선지 3분 이내에 수축기 혈압이 20 mmHg 이상 떨어지거나 이완기 혈압이 10 mmHg 이상 감소하는 기립성 저혈압이 있는지 평가한다. 혈압과 맥박은 두 가지 자세에서, 즉 누워서 10분 동안 휴식을 취한 후 그리고 일어선 다음 3분 이내에 다시 측정한다.

심박수, 호흡수 및 체온을 측정한다. 노인에서 심첨맥박은 부정맥에 대한 많은 정보를 제공한다. 저체온인 경우 체온계를 정확하게 사용한다. 맥박산소측정기를 사용하여 산소포화도를 측정한다.

호흡수가 분당 25회 이상이면 하부 호흡기 감염, 울혈성심부전과 COPD의 악화를 의미할 수도 있다.

노인에서는 저체온이 더 흔하다.

노인에서 체중과 키는 매우 중요하며, 신체질량지수를 계산하는 데 필요하다. 체중은 방문할 때마다 측정한다. 정확한 키 측정을 위해 신장계측지를 사용해야 한다. 성인은 70대부터 평균 5–7 cm 정도 키가 감소되기 때문에 노인이 작성한 자가보고에 근거해서 키를 기록하면 안된다. 키가 정확하지 않으면 BMI가 잘못 계산될 수 있다.

저체중은 영양불량의 지표이다. 우울증, 알코올 중독, 인지장애, 악성종양, 만성기관부전(심장, 신장, 폐), 약물사용, 사회적 고립 및 빈곤 등에서 나타난다. 매일 측정한 체중이 급격히 증가하면 수분과다를 의미한다.

3) 피부계

얇은 피부, 탄력조직과 탄성의 소실, 그리고 주름과 같은 노화에 따른 피부의 생리적 변화를 확인한다. 노인의 피부는 건조하고, 벗겨지기 쉽고, 거칠며, 때때로 가려울 수 있다. 특히 다리에는 작은 모자이크 모양의 얇은 균열이 형성되기 쉽다.

군데군데 피부색의 변화를 관찰한다. 손등과 팔의 신전근(폄근, extensor) 표면에 있는 흰색의 가성흉터(pseudoscar)와 몇 주 지나면 없어지는 경계가 뚜렷하고 강렬한 광선자색반증이 있는지 검사한다(Figure 21-6).

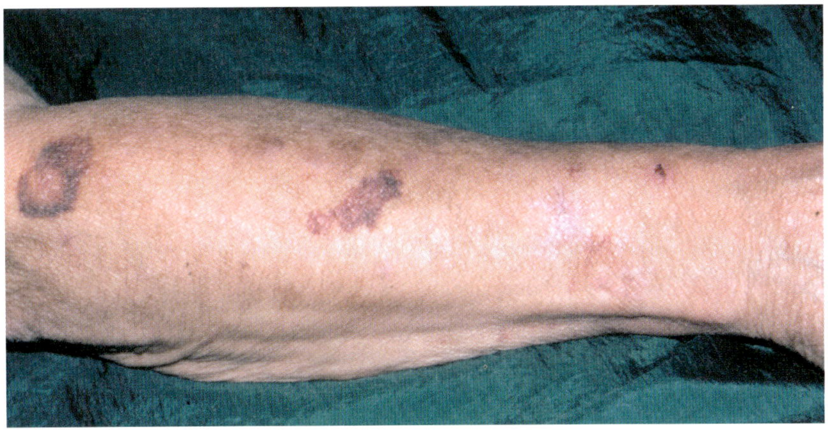

Figure 21-6 광선자색반증

햇빛의 노출로 인한 변화를 확인한다. 피부는 날씨에 의해 단련되고, 두꺼워지며, 노랗게 되고, 깊은 주름이 질 수 있다. 광선흑색점(actinic lentigines) 혹은 "간반점(liver spots)" 및 마른 비늘로 덮인 표재성의 평편한 구진인 광선각화증(actinic keratosis)이 관찰될 수도 있다.

임상 팁

초기에는 투명한 결절로 퍼지면서 가운데는 들어가고 가장자리는 단단하게 융기되는 기저세포암종(basal cell carcinoma) 및 햇빛에 노출된 피부에 생기는 단단하고 발갛게 보이는 편평상피암종(squamous cell carcinoma)과 같은 병변들을 감별한다. 검고 불거진 불규칙한 가장자리를 보이는 비대칭적인 병변은 흑색종(melanoma)일 수 있다. TABLE 8-13 "피부 종양", TABLE 8-14 "양성과 악성종양"을 참조한다.

뺨과 눈 주위에 면포(comedones) 혹은 여드름으로 불리는 양성병변이 있는지 확인한다. 버찌혈관종(cherry angiomas)은 성인기 초반에 나타난다. 기름지고, 미끈거리고 노랗게 융기된 지루성각화증(seborrheic keratosis)이 있는지 살펴본다.

임상 팁

피부분절에 따라 분포하는 수포성 병변은 등 쪽 뿌리신경절에 잠복하는 수두대상포진 바이러스 재활성화에 의한 대상포진을 의심한다. 나이가 들거나 세포매개면역 장애 시 대상포진의 위험이 증가한다.

누워서만 생활하는 노인, 특히 허약하거나 신경학적 손상이 있는 경우에는 피부 손상이나 궤양이 있는지 철저하게 조사한다. 압력으로 인해 욕창이 잘 발생하는 부위는 천추, 회음부, 허리 아랫부분, 팔꿈치 등이다.

욕창은 피부의 세동맥과 모세혈관 혈액 흐름의 폐쇄에 의해 발생하거나 자세를 위로 올리면서 시트에 피부가 쓸려서 발생할 수 있다. TABLE 8-10 "욕창"을 참조한다.

4) 머리와 목

머리와 목을 세심하고 철저하게 평가한다.

눈꺼풀, 안와 및 눈을 시진한다. 눈은 주위 조직의 지방위축으로 인해 꺼진 것처럼 보인다. 안검거근(눈꺼풀올림근, levator palpebra)의 약화, 피부의 이완 및 위쪽 눈꺼풀 무게 증가 등으로 생기는 노인성 안검하수(눈꺼풀처짐, ptosis)가 있는지 살펴본다. 아래 눈꺼풀의 **안검외반**(눈꺼풀겉말림증, ectropion) 혹은 **안검내반**(눈꺼풀속말림증, entropion)을 조사한다. 노란색의 공막과 희고 둥그런 양성 노년환(arcus senilis)이 있는지 관찰한다.

10장 머리와 목을 참조한다.

TABLE 10-3 "눈의 변화와 비정상", TABLE 10-4 "눈안과 주변의 덩어리와 부종" 을 참조한다.

휴대용 시력표 혹은 벽에 붙이는 시력표를 사용하여 시력을 측정한다. 노화에 따른 수정체의 탄력 감소로 인해 발생하는 근거리 시력의 소실인 노안이 있는지 평가한다.

성인 4명 중 1명은 80세가 되면 어떤 형태로든지 시력 소실을 경험한다.

동공은 빛과 근거리 자극에 반응해야 한다. 오른쪽과 왼쪽 눈 사이로 여러 번 빛을 왔다갔다 흔들고, 6방향 응시검사를 시행한다. 위 방향으로의 응시 손상을 제외하고는 외안근의 움직임은 정상이어야 한다.

임상 팁

만약 동공이 움직이는 빛에 이완된다면 구심성 동공결손이 있는 것으로, 이는 시신경질환을 의심할 수 있으므로 안과의사에게 의뢰한다.

검안경을 사용하여 수정체와 안저를 검사한다.

검안경을 사용하여 약 30–60 cm에서 적색반사를 확인한다. 검안경 렌즈는 +10 디옵터를 기준으로 한다. 양쪽 수정체에 작은 혼탁이라도 있는지 조심스럽게 시진한다. 수정체가 표면상 깨끗해 보일 수 있기 때문에 손전등 하나에만 의존하지 말아야 한다.

노인의 안저는 광채와 빛의 투영이 소실되고, 동맥은 좁아지고, 뻣뻣해지며 광택이 줄어든다. 황반–시신경유두(cup–to–disc)의 비율은 정상적으로 1:2 이하이다.

백내장, 녹내장 및 황반변성은 모두 나이가 들면서 증가한다.

적색반사는 백내장인 경우 보이지 않는다. +10 디옵터에서 백내장은 백색이다. 전 세계적으로 가장 중요한 실명의 원인은 백내장이다. 위험인자로는 흡연, 자외선 B에의 노출, 과다한 알코올 섭취, 당뇨병, 약물(스테로이드 포함) 및 외상 등이다. TABLE 10-5 "각막과 수정체의 혼탁"을 참조한다.

망막성 모세혈관질환은 뇌모세혈관 변화와 관련되며 인지손상이 있다.

임상 팁

황반–시신경유두 비율의 증가는 개방각녹내장을 시사하는데 비가역성 안신경병이 원인이며, 주변 및 중심 시야의 소실과 실명을 초래한다. 일반인구보다 흑인에서 발생률이 4–5배 높다.

콜로이드 소체는 결정체(drusen)라고 불리며 색소침착의 이상을 초래하는데, 이것의 유무를 확인하기 위해 안저를 시진한다(Figure 21-7).

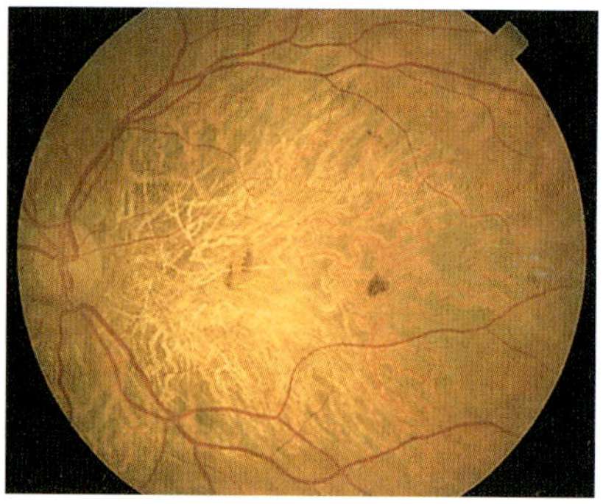

Figure 21-7 결정체가 관찰되는 안저

임상 팁

황반변성은 중심시야 저하와 실명의 원인이 된다. 황반변성의 유형에는 건조위축성과 습성삼출성 그리고 혈관신생성이 있다. 결정체는 딱딱하고, 경계가 뚜렷하고, 혹은 부드럽고, 변화된 색소침착의 융합성일 수 있다.

청력은 한쪽 귀를 막은 채 단어를 속삭이거나 혹은 청력측정기를 사용하여 검사한다. 귀지를 제거하면 즉시 청력이 향상될 수 있으므로 외이도에 귀지가 있는지 반드시 확인한다.

청력소실이 있었는지 묻고 "예"라고 답하면 청력검사를 진행한다. 아닌 경우 속삭임검사를 통해 청력을 확인한다. 청력계에서 음높이나 주파수를 식별할 수 없는 노인의 경우 청능사(audiologist)에게 의뢰한다. 70세 이상 노인 4명 중 1명이 청력 손상이 있는 것으로 추정되기때문에 이것이 흔한 결과임을 인식해야 한다.

입냄새를 맡아보고, 잇몸점막의 모양, 충치, 치아의 흔들림 그리고 침의 양 등을 검사한다. 점막 표면의 모든 병변을 가까이에서 시진한다. 잇몸의 의치성 궤양을 검사할 수 있도록 대상자에게 의치를 제거하라고 요구한다. 노인은 과거 세대보다 자연 치아를 더 많이 보유하고 있지만 간호사는 자원이 제한된 사람들 사이에 격차가 있음을 인식해야 한다. 칫솔질과 치실과 같은 구강위행과 함께 구강검사가 중요한 중재이다.

갑상선과 림프절에 대한 통상적인 검진을 계속한다. 노인에게서 발생하는 갑상선 기능항진증의 일반적인 원인은 그레이브스병(Graves disease)과 독성 다림프절성 갑상선 종양(toxic multinodular goiter)이다. 갑상선기능저하증의 원인은 자가면역 갑상선염이며 약물, 경부방사선치료, 갑상선절제술, 방사성 갑상선 약물치료, 요오드 섭취부족이다.

5) 흉부와 폐

통상적인 검진을 진행하되 폐기능 변화의 아주 작은 징후라도 놓치지 않는다.

간호사는 폐활량계를 이용하여 객관적으로 측정한다.

임상 팁

흉부의 전후 직경이 증가하고, 입술을 오므리고 호흡을 하거나 가벼운 운동 시에도 호흡곤란이 있다면 COPD를 의심한다. 노인에게는 천식과 COPD가 상당히 겹치며, 호흡곤란, 기침, 천명음과 같은 비특이 증상으로 예고되며 야간에 잘 발생한다

6) 심혈관계

혈압과 심박동을 측정하고, 그 결과를 점검한다.

젊은 성인과 마찬가지로 경정맥 팽만의 시진으로부터 시작해서, 목 혈관의 박동을 촉진하고 경동맥 위에서 잡음을 청진한다.

최대박동점(point of maximal impulse, PMI)을 확인하고, S_1과 S_2를 청진한다. 부가음인 S_3이나 S_4를 들어본다. 좌심실 비대에서는 PMI가 지속적이고 울혈성 심부전에서는 PMI가 넓어진다. 노인의 S_3는 울혈성 심부전이나 심근병증에서 비롯되는 좌심실 확장을 시사한다. S_4는 간혹 고혈압과 동반된다.

수축기 고혈압 발생과 맥압의 증가는 심질환의 위험요인들이므로 즉시 좌심실비대를 확인하기 위한 검사를 실시한다.

꼬불꼬불한 죽상경화성 대동맥은 우심방으로의 혈액 흐름을 방해하여 좌측 경동맥압을 높일 수 있다. 특히 고혈압이 있는 여성의 경우, 죽상경화성 대동맥은 우측 경동맥 아랫부분에 꼬임을 초래하고 종종 경동맥류로 오인되기도 한다.

우측 2번째 늑간을 시작으로 모든 청진 구역에서 심잡음을 듣는다(13장. 3. 신체검진 4) 심장 (5) 청진의 심음 청진, 심잡음 확인 참조). 시간, 모양, 최대강도의 위치, 방사, 강도, 음조 및 잡음의 특징 등을 기술한다.

임상 팁

수축기압의 점차적 증가-점차적 감소가 있는 우 측 2번째 늑간의 심잡음은 대동맥경화와 대동맥협착을 의심할 수 있다. 두 가지 모두 심혈관질환과 사망 위험의 증가와 관련 있다. 심첨부에서의 거친 전수축기 잡음은 노인에서 흔한 승모판역류증과 관련이 있다.

7) 유방과 액와

덩어리 혹은 종괴를 찾기 위해 유방을 조심스럽게 촉진한다. 액와까지 뻗어 있는 스펜스 꼬리를 포함하여 촉진한다. 유두와 그 주위의 각질, 수포성 궤양 병변을 기록한다.

임상 팁

남성에게는 드물지만 여성 노인에게 덩어리나 종괴가 있다면 악성일 가능성에 대한 추후검사를 반드시 실시해야 한다. 유두에 습진성 각질이 있는 파제트병은 일반적이진 않으나 50-60세에서 많이 발견된다.

8) 복부

복부 덩어리나 눈에 보이는 맥박을 시진한다. 대동맥, 신동맥과 대퇴동맥의 잡음을 청진한다. 대동맥 박동 촉진을 위해 중심선의 왼쪽에서 오른쪽으로 촉진한다. 대동맥의 넓이를 사정하기 위해 각각의 가장자리를 한손으로 좀 더 깊게 압력을 가한다(15장 3. 신체검진 6) 대동맥 참조).

임상 팁

복부 대동맥류에서 대동맥이 3 cm 이상 넓어지고 박동성 덩어리가 촉진되며, 특히 흡연을 하는 남성 노인에게서 발견된다. 이런 경우 혈관전문의에게 의뢰해야 한다. 복부 대동맥류는 나이가 들면서 증가하며 남성에게 흔하다. 이 소견는 흡연력이 있는 65세-75세 사이의 남성에게 1회의 초음파 검진이 권장될 정도로 흔하지만 여성에게는 검진이 권장되지 않는다.

9) 말초혈관계

조심스럽게 상완, 요골, 대퇴, 슬와, 후경골, 족배동맥을 촉진한다.

감소되거나 소실된 맥은 말초동맥질환(peripheral arterial disease, PAD)을 나타낸다. 발목-상완지수(ankle-brachial index, ABI)로 결과를 확실하게 한다(0.9보다 적으면 말초동맥질환이 있는 것이다. ABI는 민감도 70%, 특이도 90%이다). PAD 환자의 30-60%가 다리증상이 없다고 보고된다.

[14장 말초혈관계와 림프계]를 참조한다.

10) 여성 생식기계

폐경과 관련한 피부와 음모의 얇아진 변화를 관찰한다. 발적, 삼출물, 병변, 자궁탈출이나 절제 등을 기록한다. 대상자가 서 있을 때 질쪽으로 탈출한 기관이 관찰될 수 있다. 항상 환자의 안전에 신경을 쓰며 폐경 후 출혈 또는 새로운 분비물이 있는 경우 산부인과 의사에게 의뢰해야 한다.

임상 팁

복부 대동맥류에서 대동맥이 3 cm 이상 넓어지고 박동성 덩어리가 촉진되며, 특히 흡연을 하는 남성 노인에게서 발견된다. 이런 경우 혈관전문의에게 의뢰해야 한다. 복부 대동맥류는 나이가 들면서 증가하며 남성에게 흔하다. 이 소견능 흡연력이 있는 65세-75세 사이의 남성에게 1회의 초음파 검진이 권장될 정도로 흔하지만 여성에게는 검진이 권장되지 않는다.

11) 남성 생식기계

음경을 검사한다. 포피(음경꺼플, foreskin)가 있다면 뒤로 당긴 후 시진한다. 음낭, 고환 및 부고환을 검사한다. 촉지 시 홍반, 병변, 분비물, 덩어리 또는 통증을 관찰한다. 양측 고환의 크기감소는 노화로 인한 정상적인 변화이다. 노인은 전립선비대로 부고환염에 걸리기 쉽다.

결과에는 치구(귀두지, smegma), 귀두암 그리고 음낭수종 등이 포함된다.

12) 근골격계

다리의 기동성 평가는 방문 초기에 10분 노인선별검사(TABLE 21-2)로 시작한다. 다리 기동성은 통상적으로 "Timed Get Up and Go", 혹은 TUG로 검사하는데, 이는 낙상위험에 대한 우수한 선별검사로 보행과 균형을 평가한다(BOX 21-6). 환자에게 의자에서 일어나 약 3 m를 걸은 후, 되돌아와서 의자에 앉게 한다. 노인은 10초 안에 이 검사를 수행해야 한다.

만약, 관절변형, 운동장애, 운동 시 통증이 있거나 "get up and go" 시행이 지연되면 각각의 관절의 전반적 검사와 포괄적인 신경학적 검사가 추가적으로 요구된다.

퇴행성 관절 변화는 골관절염에서 발생하고, 관절염증은 류마티스 혹은 통풍관절염에서 발생한다.

[17장 근골격계]를 참조한다.

BOX 21-6 Timed Get Up and Go Test

환자의 평상시 신발을 신은 상태로 시행하고 필요한 경우 평소 쓰는 보행보조기구를 사용하며 팔걸이가 있는 의자에 등을 기대고 앉게 한다. "걸어가세요."라고 말하면 환자는 다음과 같이 시행한다.

1. 팔걸이가 있는 의자에서 일어선다.
2. 선을 따라서 3 m를 걸어간다.
3. 돌아선다.
4. 의자로 되돌아 걸어온다.
5. 의자에 다시 앉는다.

자세의 안정성, 발처짐, 보폭 정도, 흔들거림 등을 관찰한다.

점수

- **정상**: 과업을 10초 안에 완성함
- **비정상**: 과업이 20초 이상 걸림

낮은 점수는 기능적 독립상태가 양호함을 의미하고 높은 점수는 기능적 독립상태가 약하며 낙상의 위험이 높음을 의미한다.

13) 신경계

근골격계 검진과 마찬가지로 10분 노인선별검사(TABLE 21-2)로 신경계 평가를 시작한다. 만일 작은 결함이라도 발견할 경우 좀 더 전문적인 검진을 실시한다. 특히 기억과 정동(affect)에 유의한다. 근본적인 원인을 주의깊게 찾아야 한다. 노인의 인지장애에 대한 Mini-Cog 선별도구(Figure 21-8, 9)가 http://www.mini-cog.com에서 이용가능하다.

섬망을 우울 및 치매와 감별하는 방법을 배운다(TABLE 21-1 참조).

Mini-Cog™

시행 및 점수산정을 위한 지시사항

이름:______________ 날짜:______________

1단계: 3가지 단어 등록하기(three word registration)

대상자를 정면으로 보면서 말한다.

"잘 들어주세요. 제가 3개의 단어를 말씀드리는데 제가 말한 것을 떠올리면서 저에게 다시 반복해서 말씀해주시기 바랍니다."(아래의 목록에서 선택함)

만약 대상자가 3번의 시도로 반복하지 못한다면 2단계(시계 그리기)로 넘어간다.

아래의 목록은 임상연구 시에 사용된 단어들이다. 지시를 반복하고 대체단어를 사용할 수 있다.

버전(version) 1	버전 2	버전 3	버전 4	버전 5	버전 6
바나나 일출 의자	지도자 계절 책상	마을 부엌 아기	강 나라 손가락	대장 정원 그림	딸 천국 산

2단계: 시계 그리기(clock drawing)

대상자에게 다음의 지시를 한다. "이번에는 시계를 그릴 거예요. 먼저 시계에 있는 모든 숫자를 적어보세요."

대상자가 완성하면, "이제 11시 10분을 손으로 가리켜 보세요."라고 요청한다.

이 단계를 위해 다음 페이지에 있는 원을 출력하여 사용한다. 기억력 검사가 아니므로 지시를 반복한다. 3분 안에 완성하지 못한다면 3단계로 넘어간다.

3단계: 3가지 단어 회상(three word recall)

1단계에서 말한 3가지 단어를 떠올리도록 요청한다. "제가 기억하시라고 한 3가지 단어는 무엇이었나요?"라고 묻는다.

단어의 목록 버전과 대상자의 대답을 아래에 기록한다.

단어의 목록 버전:______________________________

대상자의 답:______________________________

단어 회상:_____(0–3점)	단서 없이 자연스럽게 회상 시 각각의 단어에 1점을 부여함
시계 그리기:_____(0 또는 2점)	정상 = 시간을 올바르고 적절한 숫자로 빠지거나 반복 없이 표현할 경우 2점(예: 11시 10분은 숫자 11과 2를 가리킴) 시계 그리는 것을 실패하거나 거부할 경우 = 0점
총점:_____(0–5점)	총점 = 단어회상 점수 + 시계 그리기 점수 3점 미만은 치매선별검사가 추가로 필요하나 임상적으로 의미 있는 인지손상은 개별성이 있음을 고려해야 함 4점 미만은 인지상태의 추가적인 평가가 필요함

Figure 21-8 인지장애에 대한 Mini-Cog 선별도구

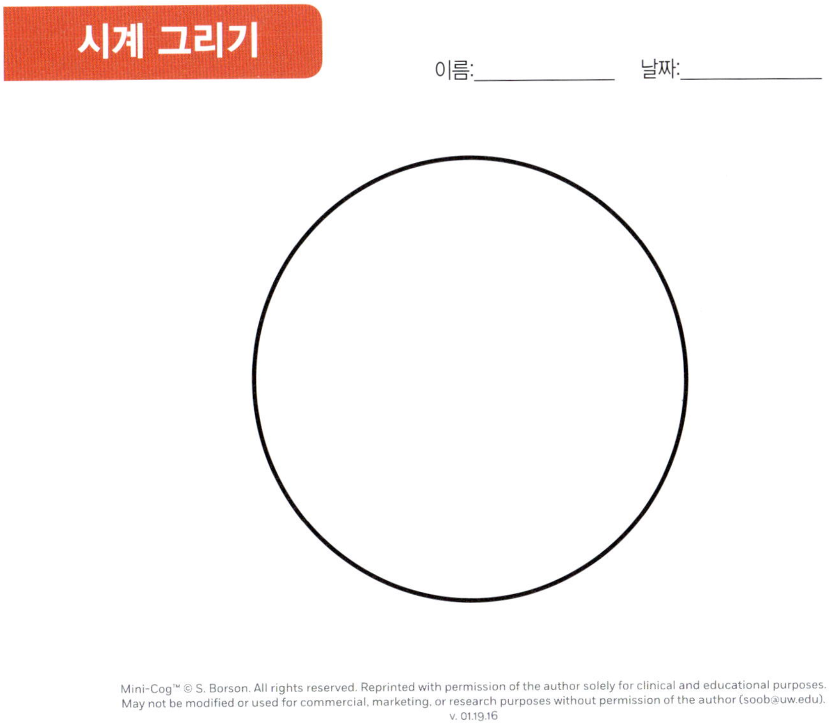

Figure 21-9 Mini-Cog 선별도구에서 시계그리기 연습

몬트리얼 인지사정도구(MOCA)는 또 다른 선별도구이다(Figure 21-10). 이 도구의 충실도를 보장하기 위해 제작자는 임상의가 사용 교육을 받도록 하고 있고, https://www.mocatest.org/에서 접근가능하다.

Saint Louis University Mental Status (SLUMS)는 널리 사용되는 또 다른 인지검사 도구이다(Figure 21-11). SLUMS는 8개 영역에서 인지기능을 검사하는 11개 항목의 도구이다. 0에서 30점까지의 척도로 점수가 매겨지며, 점수의 해석은 고등학교 이수 또는 미수료에 대한 정규교육을 기반으로 한다.

또한 보행과 균형에 세심한 주의를 기울여야 하는데, 특히 서 있을 때의 균형, 정해진 시간 안에 3 m 걷기, 넓이, 속도, 길이와 같은 걸음걸이 특성 그리고 조심스러운 회전을 평가한다. 신경학적 문제와 비신경학적인 문제(주로 엉덩이 및 무릎 정형외과)로 인한 보행 장애에 대한 최근의 연구에서 파킨슨병과 같은 신경계 질환에서, 감각실조보행(sensory ataxia gait), 강직보행(spastic gait), 고위기능보행장애(higher level gait), 특히 여러 개의 신경학적 보행장애로 인해 반복적인 낙상 위험이 3배 증가하였다. 연구자들은 임상적 치매와 또 다른 신경학적인 상태를 조기진단하고 새로운 예방적 전략을 위해 보행장애의 신경생물학에 대해 조사하고 있다.

보행 및 균형의 이상, 넓은 보폭, 느리고 늘어진 큰 걸음, 힘든 회전 등은 낙상의 위험과 관련이 있다.

한국판 몬트리올 인지평가 (K-MOCA)

이 름:
교육수준: 생년월일:
성 별: 실시일:

시공간 / 집행기능

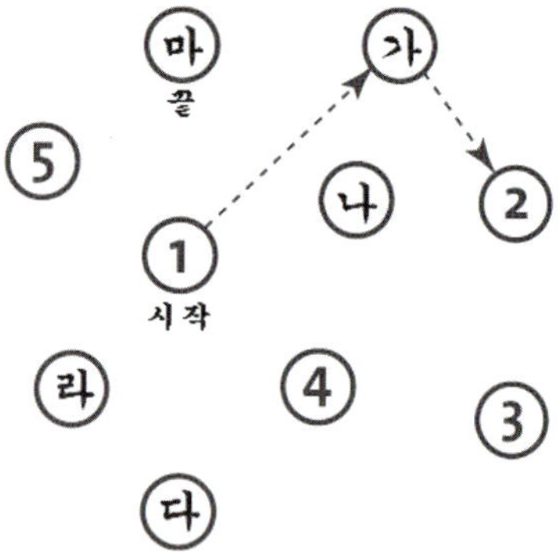

[ ]

육면체 그리기

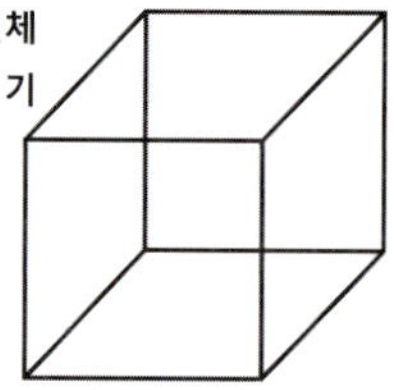

[ ]

시계 그리기 (열한시 십분) (3점)

[ ] 윤곽 [ ] 숫자 [ ] 바늘

점수 ___/5

이름대기

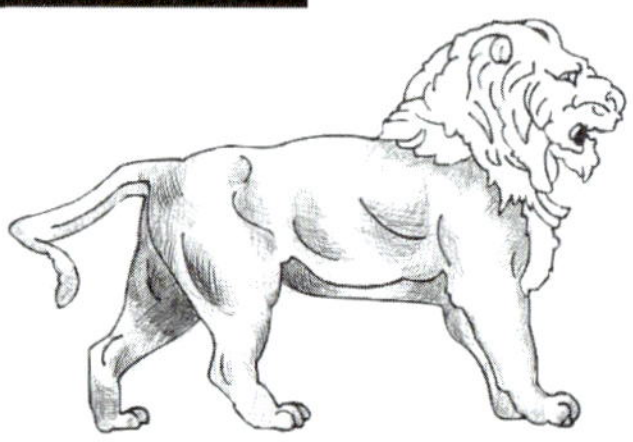

[ ]

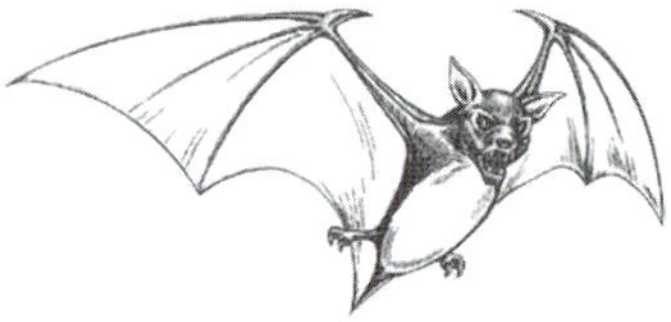

[ ]

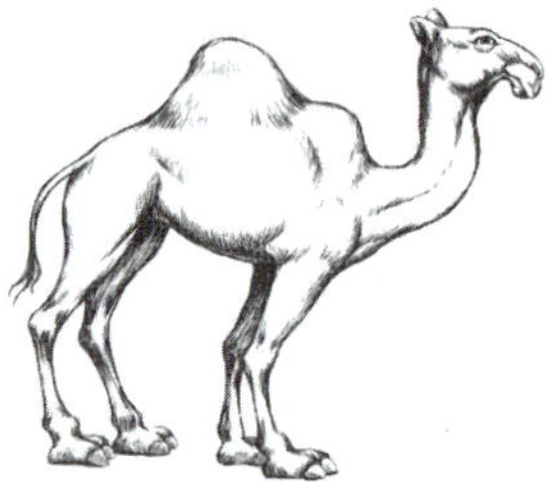

[ ]

___/3

기억력 5개 단어를 모두 들은 후 즉각회상 실시. 1차 시행을 성공하였더라도 2회 모두 실시함. 5분 후에 지연회상 실시.

	얼 굴	비 단	학 교	피 리	노 랑
1차 시행					
2차 시행					

점수 없음

주의력 1초에 1개씩 숫자를 읽어 줌.
순서대로 따라 외우기 [ ] 2 1 8 5 4
거꾸로 따라 외우기 [ ] 7 4 2 ___/2

쓰인 순서대로 요일을 불러 줌. 피검자는 "월"에만 손뼉을 쳐야 함. 2개 이상의 오류는 0점

[ ] 토 화 월 수 일 화 월 월 목 금 토 화 월 토 월 금 목 금 월 월 월 목 월 일 화 토 월 월 화 ___/1

100에서 7씩 빼기 [ ] 93 [ ] 86 [ ] 79 [ ] 72 [ ] 65

*정답이 4 또는 5개: **3점**, 2 또는 3개: **2점**, 1개: **1점**, 0개: **0점** ___/3

언 어 따라 말하기: 칼날같이 날카로운 바위. [ ] 스물 일곱 개의 찬 맥주병이 냉장고에 있다. [ ] ___/2

유창성 / "ㄱ"으로 시작되는 단어를 1분 동안 최대한 많이 말씀해 주세요. [ ] _____ (N ≥ 6개 단어) ___/1

추상력 공통성 (예) 사과 – 복숭아 = 과일 [ ] 기차 – 비행기 [ ] 시계 – 저울 ___/2

지연회상

회상 단어	얼 굴	비 단	학 교	피 리	노 랑
단서 없음	[ ]	[ ]	[ ]	[ ]	[ ]
선택 사항: 범주 단서					
선택 사항: 선다형 단서					

단서 없이 회상한 단어에만 점수를 줌. ___/5

지남력 [ ] 일 [ ] 월 [ ] 년 [ ] 요일 [ ] 장소 [ ] 도시 이름 ___/6

규 준: 강연욱 등(2009) 참조

검 사 자: ____________________

총 점 ____ / 30

Figure 21-10 몬트리얼 인지사정도구

VAMC SLUMS검사 (도구 문의처: E-mail: aging@slu.edu)

이름: 나이: 주의가 필요한 환자입니까? 교육수준

배점	선별검사
___ / 1점	1. 무슨 요일입니까?
___ / 1점	2. 몇 년도입니까?
___ / 1점	3. 우리가 있는 이곳은 무슨 주입니까?
	4. 이 다섯 가지 물건을 기억하십시오. 나중에 그것들이 무엇인지 물어볼 것입니다. ▶ 사과, 펜, 넥타이, 집, 자동차
___ / 3점 (1점, 2점)	5. 당신은 100달러를 가지고 있고 상점에 가서 3달러에 사과 12개를, 20달러에 세발자전거를 샀습니다. ▶ 얼마나 돈을 썼습니까? ▶ 얼마나 돈이 남았습니까?
___ / 3점 (①: 0점, ②: 1점, ③: 2점, ④: 3점)	6. 1분 안에 최대한 많은 동물의 이름을 말해주십시오. ① 0–4개 ② 5–9개 ③ 10–14개 ④ 15개 이상
___ / 5점 (각 1점씩)	7. 당신에게 기억하라고 한 다섯 가지 물건은 무엇이었습니까?
___ / 2점 (①: 0점, ②: 1점, ③: 2점)	8. 당신에게 일련의 숫자를 줄 것입니다. 그것을 거꾸로 이야기해주십시오. 예를 들면, 42라고 말하면 당신은 24라고 말할 것입니다. ① 87 ② 648 ③ 8537
___ / 4점 (각 2점씩)	9. 이것은 시계입니다. 11시 10분 전에 시간을 표시해주십시오. 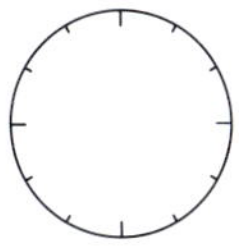 ▶ 시간표시가 맞음 ▶ 정확한 시간
___ / 2점 (각 1점씩)	10. 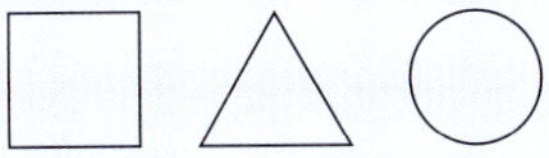 ▶ 삼각형 안에 X를 넣어주십시오. ▶ 위 그림 중 가장 큰 것은 무엇입니까?
___ / 8점 (각 2점씩)	11. 당신에게 이야기를 할 것입니다. 나중에 그것에 대해 몇 가지 질문을 할 것이므로 잘 들어주십시오. *Jill은 매우 성공적인 주식 중개인이었습니다. 그녀는 주식 시장에서 많은 돈을 벌었습니다. 그리고 그녀는 엄청나게 잘생긴 남자 Jack을 만났다. 그녀는 그와 결혼하여 세 자녀를 두었습니다. 그들은 시카고에 살고 그런 다음 그녀는 일을 그만두고 집에 머물면서 아이들을 키웠습니다. 그들이 십대였을 때, 그녀는 일터로 돌아갔습니다. 그녀와 Jack은 그 후로 행복하게 살았습니다.* ▶ 여자의 이름은 무엇입니까? ▶ 그녀는 어떤일을 했습니까? ▶ 그녀는 언제 다시 일을 하러 갔습니까? ▶ 그녀는 어느 주에 살았습니까?

고등학교 교육	점수	고등학교 교육미만
27–30	정상	25–30
21–26	경도 신경인지질환	20–24
1–20	치매	1–19

임상의 서명: 날짜: 시간:

Figure 21-11 The Veterans Administration Medical Center (VAMC) Saint Louis University 정신상태 사정도구

보행이상이 감지될 때, 좀 더 세심한 신경학적 검사가 추가로 필요하다. 확인되지 않은 신경학적 비정상 질환은 노인에게서 흔하며 나이가 들수록 증가하고, 노인의 50% 이상에서 발생하기 때문에 노화로 인한 신경학적인 변화를 비정상적인 결과와 감별해내는 것은 어려운 일이다. 노화와 관련된 신경학적 이상의 예로는 양쪽 동공 크기의 차이, 팔의 움직임과 자발적인 운동의 감소, 다리 강직과 비정상적 보행의 증가, 입내밀기(snout)와 움켜잡기(grasp)반사의 출현, 그리고 엄지발가락의 진동감각 감소 등이 있다.

4가지 주증상, 즉 TRAP을 확인한다. 떨림(Tremor), 강직(Rigidity), 운동불능증(Akinesia), 자세불안정(Postural instability)이 그에 해당한다. 또한 파킨슨병에서 굉장히 특징적인 운동완서(운동느림증, bradykinesia)를 비롯하여 작은글씨증(micrographia), 셔플링보행(shuffling "freezing" gait)이 있는지, 의자에서 일어나기를 잘 못하거나 감정표현을 안 하는 돌 같은 얼굴을 하고 있는지 등을 확인한다.

이러한 증상은 파킨슨병에서 볼 수 있으며 미국에서는 매년 약 60,000명의 새로운 사례가 생기고 약 100만명 정도가 영향을 받고 있다. 떨림은 빈도가 느리고 휴식중에 발생하며,

환약말이떨림(pill=rolling) 양상으로 나타나고 스트레스에 의해 악화되고 잠자는 동안이나 활동 중에는 감소 된다. 우울증이나 빠른 안구 운동 장애, 주간 졸음을 포함한 전구 비운동 증상이 나타나기도 한다.

요약하면, 노인의 건강기록과 신체검진에 의한 사정은 전통적인 양식을 따르지 않는다. 강화된 면담기술이 필요하며 일상기능에 대한 특별한 강조와 노인건강과 관련한 주요한 주제들 그리고 신체사정을 하는 동안 기능평가에 대해 초점을 맞추어야 한다.

본태성 떨림은 양측성이고 대칭적이며 가족력이 있고 알코올에 의해 보편적으로 떨림이 감소한다. 본태성 떨림은 의도적인 움직임으로 발생하며 휴식 시 발생하는 파킨슨병 떨림과 구별할 수 있다.

미간을 두드린 후 지속적으로 눈을 깜빡이거나 일자보행을 어려워하는 것 역시 파킨슨병의 흔한 증상들이다.

4. 검진결과 기록

다음은 간결한 문구로 기록한 예이다(BOX 21-7). 이 신체검진 결과를 읽다보면 일부 비전형적 결과를 발견하게 될 것이다. 노인의 검진에 대하여 지금까지 배운 모든 내용을 종합해서 아래 기록의 결과들을 해석할 수 있는지 스스로 점검해 본다.

BOX 21-7 노인의 신체검진 기록하기

Mr. J는 82세의 남성 노인으로 외관상 건강하게 보이나 과도한 근육질의 과체중이다. 민첩하고 인생에 대한 회상이 원활하며 자신의 아들과 함께 내원하였다.

활력징후

키 178 cm, 체중 92 kg, BMI 31, BP 145/88 mmHg (오른팔, 누워서); 154/94 mmHg (왼팔, 누워서), 심박수(HR) 98회/분, 규칙적, 호흡수(RR) 18회/분, 체온(구강) 36.5℃.

- **10분 노인판별검사**
  - 시력: 독서가 곤란하다고 한다. 안경을 착용한 상태에서 스넬렌 시력표로 검사한 시력 20/60 (Rt), 20/40 (Lt)이다.
  - 청력: 양쪽 귀에서 속삭이는 목소리를 들을 수 없다. 양쪽 귀에서 청력계의 1,000 혹은 2,000 Hz에 해당하는 소리를 들을 수 없다.
  - 다리 움직임: 14초 안에 6 m를 빨리 걷고, 돌아서서 의자로 돌아와 앉을 수 있다.

안경에 관한 구체적인 평가가 필요하다.

보청기에 관한 구체적인 평가가 필요하다.

- 요실금: 지난 두 달간 소변을 지리고 옷을 적신 일수가 20일이다.
- 영양: 체중을 조절하려는 노력 없이 지난 6개월 동안 8 kg이 감소했다.
- 기억: 1분 후 3가지 물건을 기억할 수 있다.
- 우울: 슬픔과 우울을 자주 느끼지 않는다.
- 신체적 장애: 빨리 걸을 수는 있지만 자전거는 탈 수 없다. 집 주위에서 중등도의 일은 할 수 있지만 힘든 일은 할 수 없다. 장보기와 의류 쇼핑을 할 수 있다. 외출이 가능하다. 매일 어려움 없이 화장실을 이용할 수 있다. 옷을 입고, 단추를 채우고 지퍼를 올릴 수 있으며, 신발을 신을 수 있다.

"DRIP"평가, 전립선검사 의뢰, 방광 스캔, 배뇨 후 잔류량(정상 ≤50 mL)을 포함한 요실금에 대한추가 평가가 필요하다.

영양 선별이 필요하다.

근력훈련과 같은 운동요법을 고려한다.

신체검진

- **피부, 머리카락, 손톱**

황갈색이며 따뜻하고 촉촉하다. 윗눈썹 위 1.5 cm 정도에 모반이 있다. 머리카락은 회색으로 얇고 건조하며 중간 정도 양의 비듬이 있고 몸 전체에 회색의 털이 있다. 곤봉 모양의 청색증 손가락은 아니며, 손가락은 황색으로 경미하게 황색으로 두꺼워져 있다.

- **머리, 눈, 귀, 코, 목구멍(HEENT)**

두피는 병변이 없으며 두개골은 정상이다.

- 눈: 대칭적이며 안검-양쪽 모두 닫힌다. 안검하수나 부종이 없다. 분홍색 결막과 회색의 공막, 갈색 홍채가 확인된다. 추가 배액 없이 촉촉한 눈꺼풀, PERRLA(동공 크기는 같고, 둥글며, 빛에 대한 반사와 조절반사 있음)이 확인되며, 동공은 2 mm에서 1 mm로 수축한다. 외안근운동은 손상되지 않았다. 안저의 시신경유두 가장자리는 선명하고, 출혈이나 삼출물은 없다. 경미한 세동맥협착이 있다.
- 귀: 이개는 덩어리감, 병변, 압통이 없다. 양쪽 고막에서 빛반사가 있고 약간의 황갈색의 귀지가 있다. 웨버검사상 AC ≥ BC이며, 오른쪽 귀는 속삭임검사 시 어려움을 느끼고 왼쪽 귀는 3회 시행하였다.
- 코: 양쪽 콧구멍 모두 개방되어 있고 코점막은 분홍색이며 악취, 전두동과 상악동의 압통, 삼출물, 폴립, 출혈 등이 없다. 비중격은 가운데에 있다.
- 입술: 분홍색으로 촉촉하고 병변 또는 궤양이 없다. 구강점막은 분홍색으로 촉촉하며 폴립이나 출혈이 없다. 치열은 양호하나 약간의 치아결손과 충치가 있다. 혀는 중앙에 위치하고 약간 붉으며 병변은 없다. 구개수는 가운데에 위치하고 인두의 삼출물은 없다.

- **목**

유연하다. 기관은 중앙에 위치한다. 갑상선 엽이 약간 커져있으나 결절은 없다.

- **림프절**

귓바퀴 앞, 귓바퀴 뒤, 뒤통수, 편도, 아래턱, 턱 끝, 얕은 목, 뒷목, 빗장위, 깊은 목, 액와, 서혜부의 림프절이 촉지되지 않는다.

- **흉부와 폐**

전·후 흉곽은 위축 없이 대칭적이다. 경미한 척추후만증이 있으나 통증, 염발음, 병변이 없다. 촉각진탕음이 양호하다. 폐음은 전체적으로 공명음이고 양측 동일한 폐확장을 보인다. 양측 폐 4 cm 정도의 동일한 횡격막 운동을 한다. 전체적으로 폐포호흡음이 들리며 비정상 호흡은 없다.

- **심혈관**

30° 각도에서 오른쪽 경정맥압은 2 cm이다. 경동맥 박동은 잡음 없이 활발하다. PMI는 왼쪽 제5늑간과 흉골의 중앙에서 외측으로 9 cm 나간 선이 만나는 지점에 있다. II/VI 정도의 거친 수축기 전반의 잡음이 심첨부에서 있으며 액와로 방사된다. S_3, S_4 혹은 다른 잡음은 없다.

- **복부**

볼록하며 병변, 연동운동 파동, 대동맥 박동, 증가된 혈관 없이 대칭적이다. 장음은 활발하다. 대동맥, 신동맥, 장골동맥의 혈관잡음 없다. 부드럽고, 압통은 없다. 간종대나 종괴는 없다. 간의 크기(범위)는 우측 쇄골중간선에서 7 cm이며, 가장자리는 매끄럽게 만져진다. 늑골척추각 압통은 없다.

- **비뇨생식기**

포경수술한 남성. 음경의 병변은 없다. 고환은 양쪽 모두 내려왔으며 덩어리나 압통 없이 매끄럽다.

- **사지**

따뜻하며 부종, 잡음, 통증 또는 증가된 혈관 없다.

- **말초혈관**

양측 요골, 상완, 대퇴, 슬와, 족배, 후경골 맥박 2+이며 대칭적이다.

- **근골격계**
  - 척추와 무릎에 경미한 퇴행성 변화가 있고, 대퇴사두근의 감소가 있다. 모든 관절은 운동범위가 양호하다.
  - 운동: 대퇴사두근 크기가 감소하고, 근긴장도 양호하며 강도는 전체적으로 4/5이다.
- **신경학적**
  - 사람, 장소, 시간 및 상황에 지남력이 있으며 계절에 적절한 옷차림을 하고 정신상태가 명료하다. 간이정신상태검사: 29점. 뇌신경 II–XII 정상. 운동: 사두근 크기 감소. 근긴장도 정상. 근력은 전체적으로 4/5. 빠른엇갈림운동(RAMs), 손가락–코(finger-to-nose)검사 정상. 넓은 보폭. 통증, 가벼운 촉각, 위치 및 진동에 대한 감각이 정상이다(상하지 모두 정상). 롬버그(Romberg) 징후가 음성이다. 양측 이두근, 삼두근, 상완요굴근, 무릎, 발목의 심부건반사 2+이고 대칭적이다. 발바닥 반사는 정상이다.

참고문헌

인용

Acierno, R., Hernandez, M. A., Amstadter, A. B., Resnick, H. S., Steve, K., Muzzy, W., & Kilpatrick, D. G. (2010). Prevalence and correlates of emotional, physical, sexual, and financial abuse and potential neglect in the United States: The National Elder Mistreatment Study. American Journal of Public Health, 100, 292–297.

Aggarwal, N. K. (2010). Reassessing cultural evaluations in geriatrics: Insights from cultural psychiatry. Journal of the American Geriatrics Society, 58(11), 2191–2196.

Aggarwal, N. K., Glass, A., Tirado, A., Boiler, M., Nicasio, A., Alegría, M., Wall, M., & Lewis-Fernández, R. (2014). The development of the DSM-5 Cultural Formulation Interview-Fidelity Instrument (CFI-FI): A pilot study. Journal of Health Care for the Poor and Underserved, 25(3), 1397–1417.

Ali, A., Arif, A. W., Bhan, C., Kumar, D., Malik, M. B., Sayyed, Z., Akhtar, K. H., & Ahmad, M. Q. (2018). Managing chronic pain in the elderly: An overview of the recent therapeutic advancements. Cureus, 10(9), e3293. https://doi.org/10.7759/cureus.3293

Alzheimer's Association. (2021). Alzheimer's disease: Facts and figures special report. Race, ethnicity and Alzheimer's in America. Retrieved May 24, 2021, from https://www.alz.org/media/Documents/alzheimers-facts-and-figures.pdf

American College of Sports Medicine. (2021). Health care providers action guide: How to implement exercise is medicine in your practice. Retrieved May 24, 2021, from https://www.exerciseismedicine.org/support_page.php/provider-action-guide/American Geriatrics Society Panel on the Pharmacologic Management of Persistent Pain in Older Persons. (2009). Pharmacologic management of persistent pain in older persons. Journal of the American Geriatrics Society, 57, 1331–1346.

American Geriatrics Society. (2018a). GeriatricsCareOnline.org: Nutrition and weight. https://geriatricscareonline.org/FullText/B007/B007_CH017?parent_product_id=B007_PART001

American Geriatrics Society. (2019a). American Geriatrics Society 2019 Updated AGS Beers Criteria® for potentially inappropriate medication use in older adults. Journal of the American Geriatrics Society, 67(4), 674–694. https://doi.org/10.1111/jgs.15767

American Geriatrics Society. (2019b). Clinician's guide to counseling older adults and driving (4th ed.). American Geriatrics Society.

American Geriatrics Society. (2020). Geriatric evaluation and management tools: Screening and prevention 2018. Retrieved November 1, 2020, from https://geriatricscareonline.org/ProductAbstract/ags-geriatrics-evaluation-and-managementtools-gems-app/B025/

American Psychiatric Association. (2013). Neurocognitive disorders, in diagnostic and statistical manual of mental disorders(5th ed., p. 602). American Psychiatric Publishing.

Andrasfay, T., & Goldman, N. (2021). Reductions in 2020 US life expectancy due to COVID-19 and the disproportionate impact on the Black and Latino populations. Proceedings of the National Academy of Sciences, 118(5), e2014746118.https://doi.org/10.1073/pnas.2014746118

Annon, J. (1996). The PLISSIT model: A proposed conceptual scheme for the behavioral treatment of sexual problems. The Journal of Sex Education and Therapy, 2(2), 1–15.

Arias, E., Tejada-Vera, B., & Ahmad, F. (2021). Provisional life expectancy estimates for January through June, 2020. Vital Statistics Rapid Release; no 10. National Center for Health Statistics. https://dx.doi.org/10.15620/cdc:100392

August, K. J., & Sorkin, D. H. (2010). Racial and ethnic disparities in indicators of physical health status: Do they still exist throughout late life? Journal of the American Geriatrics Society, 58, 2009–2015. Bamia, C., Orfanos, P., Juerges, H., Schöttker, B., Brenner, H., Lorbeer, R., Aadahl, M., Matthews, C. E., Klinaki, E., Katsoulis, M., Lagiou, P., Bueno-de-Mesquita, H. B. A., Eriksson, S., Mons, U., Saum, K. U., Kubinova, R., Pajak, A., Tamosiunas,

A., Malyutina, S.,...Trichopoulos, D. (2017). Self-rated health and all-cause and cause-specific mortality of older adults: Individual data meta-analysis of prospective cohort studies in the CHANCES Consortium. Maturitas, 103, 37–44. https://doi.org/10.1016/j.maturitas.2017.06.023

Bangalore, S., Gong, Y., Cooper-DeHoff, R. M., Pepine, C. J., & Messerli, F. H. (2014). 2014 Eighth Joint National Committee panel recommendation for blood pressure targets revisited: Results from the INVEST study. Journal of the American College of Cardiology, 64(8), 784–793.

Benetos, A., Rossignol, P., Cherubini, A., Joly, L., Grodzicki, T., Rajkumar, C., Strandberg, T. E., & Petrovic, M. (2015). Polypharmacy in the aging patient: Management of hypertension in octogenarians. The Journal of the American Medical Association, 314(2), 170–180.

Bhatia, L. C., & Naik, R. H. (2013). Clinical profile of acute myocardial infarction in elderly patients. Journal of Cardiovascular Disease Research, 4(2), 107–111.

Blass, D. M., & Rabins, P. V. (2014). In the clinic. Dementia. Annals of Internal Medicine, 161, ITC1; quiz ITC16.

Bloom, H. G., Ahmed, I., Alessi, C. A., Ancoli-Israel, S., Buysse, D. J., Kryger, M. H., Phillips, B. A., Thorpy, M. J., Vitiello, M. V., & Zee, P. C. (2009). Evidence-based recommendations for the assessment and management of sleep disorders in older persons. Journal of the American Geriatrics Society, 57(5), 761–789.

Bodenheimer, T., Wagner, E. H., & Brumbach, K. (2002). Improving primary care for patients with chronic illness. The Journal of the American Medical Association, 288(14), 1775–1779.

Bommersbach, T. J., Lapid, M. I., Rummans, T. A., & Morse, R. M. (2015). Geriatric alcohol use disorder: A review for primary care physicians. Mayo Clinic Proceedings, 90, 659–666.

Borooah, S., Dhillon, A., & Dhillon, B. (2015). Gradual loss of vision in adults. BMJ (Clinical Research Ed.), 350, h2093. Borson, S., Scanlan, J. M., Chen, P. J., & Ganguli, M. (2003). The Mini-Cog as a screen for dementia: Validation in a population-

based sample. Journal of the American Geriatrics Society, 51, 1451–1454.

Bradley, K. A., DeBenedetti, A. F., Volk, R. J., Williams, E. C., Frank, D., & Kivlahan, D. R. (2007). AUDIT-C as a brief screen for alcohol misuse in primary care. Alcoholism, Clinical and Experimental Research, 31(7), 1208–1217.

Buchman, A. S., Boyle, P. A., Yu, L., Shah, R. C., Wilson, R. S., & Bennett, D. A. (2012). Total daily physical activity and the risk of AD and cognitive decline in older adults. Neurology, 78, 1323–1329.

Carlson, C., Merel, S. E., & Yukawa, M. (2015). Geriatric syndromes and geriatric assessment for the generalist. Medical Clinics of North America, 99(2), 263–279.

Cawley, M. (2017). Reporting error in weight and height among older adults: Implications for estimating healthcare costs. The Journal of the Economics of Ageing, 9, 122–44. https://doi.org/10.1016/j.jeoa.2016.10.001

Centers for Disease Control (CDC). (2021). Promoting health for older adults. National Center for Chronic Disease Prevention and Health Promotion (NCCDPHP). Retrieved April 9, 2021, from https://www.cdc.gov/chronicdisease/resources/publications/factsheets/promoting-health-for-older-adults.htm

Centers for Disease Control and Prevention. (2021). Preventing falls in older adults. Updated March 3, 2021. Retrieved May 25, 2021, from https://www.cdc.gov/falls/index.html

Centers for Disease Control and Prevention. (2020a). Current cigarette smoking among U.S. adults aged 18 years and older 2018. Retrieved October 25, 2020, from https://www.cdc.gov/tobacco/campaign/tips/resources/data/cigarette-smoking-in-united-states.html

Centers for Disease Control and Prevention. (2020b). CDC Health disparities and inequalities report (CHDIR). Retrieved November 5, 2020, from http://www.cdc.gov/minorityhealth/CHDIReport.html

Centers for Disease Control and Prevention. (2021). Vaccine information statements. Updated February 12, 2021. Retrieved May 25, 2021, from https://www.cdc.gov/vaccines/schedules/hcp/imz/adult.html

Centers for Medicare & Medicaid Services. (2021). Chronic conditions charts. Updated January 15, 2021. Retrieved May 25, 2021, from https://www.cms.gov/Research-Statistics-Dataand-Systems/Statistics-Trends-and-Reports/Chronic-Conditions/CC_Main

Chou, C. H., Hwang, C. L., & Wu, Y. T. (2012). Effect of exercise on physical function, daily living activities, and quality of life in the frail older adults: A meta-analysis. Archives of Physical Medicine and Rehabilitation, 93, 237.

Coffey, S., Cox, B., & Williams, M. J. (2014). The prevalence, incidence, progression, and risks of aortic valve sclerosis: A systematic review and meta-analysis. Journal of the American College of Cardiology, 63, 2852–2861.

Crookham, J. (2013). A guide to exercise prescription. Primary Care, 40, 801–820.

Davy, C., Bleasel, J., Liu, H., Tchan, M., Ponniah, S., & Brown, A. (2015). Effectiveness of chronic care models: Opportunities for improving healthcare practice and health outcomes: A systematic review. BMC Health Services Research, 15, 194.

Demonet, J. F., & Celsis, P. (2012). Chapter 5: Aging of the brain. In: B. J. Vellas (Ed.), Pathy's principles and practice of geriatric medicine (5th ed., pp. 49). John Wiley & Sons, Inc.

Dowling-Castronovo, A., & Bradway, C. (2017). Urinary incontinence. In M. Boltz (Ed.), Evidence-based geriatric nursing protocols for best practice (5th ed., pp. 343–362). Springer Publishing Company, LLC.

Eckstrom, K., Feeny, D. H., Walter, L. C., Perdue, L. A., & Whitlock, E. P. (2013). Individualizing cancer screening in older adults: A narrative review and framework for future research. Journal of General Internal Medicine, 28, 292–298.

Erro, R. & Stamelou, M. (2018). Chapter 3. The motor syndromes of Parkinson's disease. In K. Bhatia (Ed.), Parkinson's disease (pp. 25–32). Academic Press.

Evans, W. J. (2015). Sarcopenia should reflect the contribution of age-associated changes in skeletal muscle to risk of morbidity and mortality in elderly people. Journal of the American Medical Directors Association, 16(7), 546–547.

Federal Interagency Forum on Aging Related Statistics. (2016). Older Americans 2016, Key Indicators of Well Being. See Indicators 17, Chronic Health Conditions (p. 28); 19, Respondent Assessed Health Statistics (p. 30); 22, Functional Limitations (p. 34); and 27, Obesity (p. 42). Federal Interagency

Forum on Aging-Related Statistics. U.S. Government Printing Office. Retrieved October 13, 2020, from https://agingstats.gov/docs/LatestReport/Older-Americans- 2016-Key-Indicators-of-WellBeing.pdf

Feliciano, L., Horning, S. M., Klebe, K. J., Anderson, S. L., Cornwell, R. E., & Davis, H. P. (2013). Utility of the SLUMS as a cognitive screening tool among a nonveteran sample of older adults. American Journal of Geriatric Psychiatry, 21(7), 623–630. https://doi.org/10.1016/j.jagp.2013.01.024

Fernández-Ruiz, M., Guerra-Vales, J. M., Trincado, R., Fernández, R., Medrano, M. J., Villarejo, A., Benito-León, J., & Bermejo-Pareja, F. (2013). The ability of self-rated health to predict mortality among community-dwelling elderly individuals differs according to the specific cause of death: Data from the NEDICES cohort. Gerontology, 59(4), 368–377.

Florence, C. S., Bergen, G., Atherly, A., Burns, E. R., Stevens, J. A., & Drake, C. (2018). Medical costs of fatal and nonfatal falls in older adults. Journal of the American Geriatrics Society. https://doi.org/10.1111/jgs.15304external icon

Friedman, P. K., Kaufman, L. B., & Karpas, S. L. (2014). Oral health disparity in older adults: Dental decay and tooth loss. Dental Clinics of North America, 58, 757–770.

Fulmer, T. (2007). How to try this: Fulmer SPICES. The American Journal of Nursing, 107(10), 40–48.

Fulmer, T., & Wallace, M. (2020). Fulmer SPICES: An overall assessment tool for Older Adults Hartford Institute of Geriatric Nursing Assessment Series. Revision 2019. Retrieved October 17, 2020, from https://hign.org/sites/default/files/2020-06/Try_This_General_Assessment_1.pdf

Gambert, & Steven, R. (2021). Thyroid, parathyroid, & adrenal gland disorders. In L. C. Walter (Ed.), Current diagnosis and treatment geriatrics (3rd ed.). McGraw-Hill. https://accessmedicine-mhmedical-com.proxy1.lib.tju.edu/content.aspx?bookid=2984&sectionid=250021240

Gestuvo, M. K. (2012). Health maintenance in older adults: Combining evidence and individual preferences. The Mount Sinai Journal of Medicine, 79, 560–578.

Gibson, P. G., McDonald, V. M., & Marks, G. B. (2010). Asthma in older adults. Lancet, 376, 803.

Goldberg, L. R. (2010). In the clinic. Heart failure. Annals of Internal Medicine, 152, ITC61–15; quiz ITC616.

Griffin, S. O., Griffin, P. M., Li, C. H., Bailey, W. D., Brunson, D., & Jones, J. A. (2019). Changes in older adults' oral health and disparities: 1999 to 2004 and 2011 to 2016. Journal of
the American Geriatrics Society, 67(6), 1152–1157. https:// doi. org/10.1111/jgs.15777 Henrich, A. (2020). Fall risk assessment for older adults: The Henrich II Fall Risk Model. Retrieved November 9, 2020, from https://hign.org/consultgeri/try-this-series/fall-riskassessment-older-adults-hendrich-ii-fall-risk-model

Herr, K. (2011). Pain assessment strategies in older patients. Journal of Pain, 12(3), S3–S13. https://doi.org/10.1016/j.jpain.2010.11.011

Hoffman, H. (2018). Underreporting of fall injuries of older adults: Implications for wellness visit fall risk screening: Accuracy of self-reported fall injuries. Journal of the American Geriatrics Society, 66(6), 1195–200. https://doi.org/10.1111/jgs.15360

Hollingsworth, J. M., & Wilt, T. J. (2014). Lower urinary tract symptoms in men. BMJ (Clinical Research Ed.), 14(349), g4474. https://doi. org/10.1136/bmj.g4474

Hötting, K., & Röder B. (2013). Beneficial effects of physical exercise on neuroplasticity and cognition. Neuroscience and Biobehavioral Reviews, 37(9 Pt B), 2243–2257.

Iecovich, E., & Biderman, A. (2013). Concordance between self-reported and physician-reported chronic co-morbidity among disabled older adults. Canadian Journal on Aging = La Revue Canadienne Du Vieillissement, 32(3), 287–297.

Inglés, M., Mas-Bargues, C., Berna-Erro, A., Matheu, A., Sanchís, P., Avellana, J. A., Borrás, C., & Viña, J. (2019). Centenarians overexpress pluripotency-related genes. The Journals of Gerontology: Series A, 74(9), 1391–1395. https://doi.org/10.1093/gerona/gly168

Inouye, S. (2018). Delirium-A framework to improve acute care for older persons: Delirium and improving care for elders. Journal of the American Geriatrics Society, 66(3), 446–451. https://doi. org/10.1111/jgs.15296

Institute of Medicine. (2011). Crossing the quality chasm: A new health system for the 21st century. National Academy Press.

International Tremor Foundation. (2010). ET vs Parkinson's disease. Retrieved from https://essentialtremor.org/wp-content/uploads/2013/07/ETvsPD092012.pdf

Jackson, C. S., & Gracia, J. N. (2014). Addressing health and health-care disparities: The role of a diverse workforce and the social determinants of health. Public Health Reports, 129, 57–61.

James, P. A., Oparil, S., Carter, B. L., Cushman, W. C., Handler, J., Lackland, D. T., LeFevre, M. L., MacKenzie, T. D., Ogedegbe, O., Smith, S. C., Jr, Svetkey, L. P., Taler, S. J., Townsend, R. R., Wright, J. T., Jr, Narva, A. S., & Ortiz, E. (2014). 2014 evidence-based guidelines for the management of high blood pressure in adults: Report from the panel members appointed to the Eighth Joint National Committee (JNC8). The Journal of the American Medical Association, 311(5), 507–520.

Jankovic, J. (2015). Gait disorders. Neurologic Clinics, 33, 249–268.

Jones, D. (2017). Optimal treated blood pressure for patients with isolated systolic hypertension. Hypertension, 69(2), 200–201. https://doi.org/10.1161/HYPERTENSIONAHA. 116.08705

Kagan, S. H. (2010). Geriatric syndromes in practice: Delirium is not the only thing. Geriatric Nursing, 31(4), 299–304.

Kane, E. L., Ouslander, J. G., Resnick, B., & Malone, M. L. (2018). Chapter 8, Incontinence. In Essentials of clinical geriatrics (8th ed.). McGraw Hill Medical.

Kane, E. L., Ouslander, J. G., Resnick, B., & Malone, M. L. (2018). Chapter 3, Evaluating the geriatric patient. In Essentials of clinical geriatrics (8th ed.). McGraw Hill Medical.

Katz, S., Ford, A. B., Moskowitz, R. W., Jackson, B. A., & Jaffe, M. W. (1963). Studies of illness in the aged: The index of ADL: A standardized measure of biological and psychosocial function. The Journal of the American Medical Association, 185(12), 914–919. https://doi.org/10.1001/jama.1963.03060120024016

Kaufman, J. M., Lapauw, B., Mahmoud, A., T'Sjoen, G., & Huhtaniemi, I. T. (2019). Aging and the male reproductive system. Endocrine Reviews, 40(4), 906–972. https://doi.org/10.1210/er.2018-00178

Kim, H., Deatrick, J. A., & Ulrich, C. M. (2017). Ethical frameworks for surrogates' end-of-life planning experiences: A qualitative systematic review. Nursing Ethics, 24(1), 46–69. https://doi. org/10.1177/0969733016638145

Kobylarz, F. A., Heath, J. M., & Lide, R. C. (2002). The ETHNIC(S) mnemonic: A clinical tool for ethnogeriatric education. Journal of the American Geriatrics Society, 50(9), 1852–1859.

Koroukian, S. M., Warner, D. F., Owusu, C., & Given, C. W. (2015). Multimorbidity redefined: Prospective health outcomes and the cumulative effect of co-occurring conditions. Preventing Chronic Disease, 12, E55.

Krakoff, L. R., Gillespie, R. L., Ferdinand, K. C., Fergus, I. V., Akinboboye, O., Williams, K. A., Walsh, M. N., Bairey Merz, C. N., & Pepine, C. J. (2014). 2014 hypertension recommendations from the Eighth Joint National Committee panel members raise concerns for elderly black and female populations. Journal of the American College of Cardiology, 64(4), 394–402.

Kroenke, K., Spitzer, R. L., & Williams, J. B. (2001). The PHQ-9: Validity of a brief depression severity measure. Journal of General Internal Medicine, 16(9), 606–613. https://doi.org/10.1046/j.1525-1497.2001.016009606.x Lal, H., Cunningham, A., Olivier, G., Chlibek, R., Diez-Domingo, J., Hwang, S. J., Levin, M. J., McElhaney, J. E., Poder, A., Puig-Barberà, J., Vesikari, T., Watanabe, D., Weckx, L., Zahaf, T., Heineman, T. C., & ZOE-50 Study Group. (2015). Efficacy of an adjuvanted herpes zoster subunit vaccine in older adults. The New England Journal of Medicine, 372(22), 2087–2096.

Lam, R. (2011). Office management of gait disorders in the elderly. Canadian Family Physician, 57, 765–770.

Lawton, M. P., & Brody, E. M. (1969). Assessment of older people: Self-maintaining and instrumental activities of daily living. The Gerontologist, 9(3), 179–186.

Lee, L., Heckman, G., & Mohar, F. J. (2015). Frailty: Identifying elderly patients at high risk of poor outcomes. Canadian Family Physician, 61, 227–231.

Lewis, S. J. (2015). Neurological update: Emerging issues in gait disorders. Journal of Neurology, 262, 1590–1595.

Liew, G., Baker, M. L., Wong, T. Y., Hand, P. J., Wang, J. J., Mitchell, P., De Silva, D. A., Wong, M. C., Rochtchina, E.,

Lindley, R. I., Wardlaw, J. M., Hankey, G. J., & Multi-Centre Retinal Stroke Study Group. (2014). Differing associations of white matter lesions and lacunar infarction with retinal microvascular signs. International Journal of Stroke, 9(7), 921–925.

Liew, T. M., Feng, L., Gao, Q., Ng, T. P., & Yap, P. (2015). Diagnostic utility of montreal cognitive assessment in the fifth edition of diagnostic and statistical manual of mental disorders: Major and mild neurocognitive disorders. Journal of the American Medical Directors Association, 16(2), 144–148.

Lundebjerg, N. E., Trucil, D. E., Hammond, E. C., & Applegate, W. B. (2017). When it comes to older adults, language matters: Journal of the American Geriatrics Society adopts modified American Medical Association Style. Journal of the American Geriatrics Society, 65(7), 1386–1388. https://doi. org/10.1111/jgs.14941

Mahlknecht, P., Kiechl, S., Bloem, B. R., Willeit, J., Scherfler, C., Gasperi, A., Rungger, G., Poewe, W., & Seppi, K. (2013). Prevalence and burden of gait disorders in elderly men and women aged 60–97 years: A population-based study. PloSOne, 8(7), e69627.

Manning, M. J. (2013). Asymptomatic aortic stenosis in the elderly: A clinical review. The Journal of the American Medical Association, 310, 1490.

Marcantonio, E. R. (2011). In the clinic. Delirium. Annals Of Internal Medicine, 154, ITC6–1.

Martin, A. J., Marottoli, R., & O'Neill, D. (2013). Driving assessment for maintaining mobility and safety in drivers with dementia. Cochrane Database of Systematic Reviews, 2013, CD006222.

Mathias, S., Nayak, U. S., & Isaacs, B., (1986). Balance in elderly patients: The "get-up and go" test. Archives of Physical Medicine and Rehabilitation, 67, 387–389.

Maurer, D. M. (2012). Screening for depression. American Family Physician, 85, 139–144.

McCabe, D. (2018). Hearing screening in older adults. Hartford Try This Series. Retrieved November 13, 2020, from https://hign.org/consultgeri/try-this-series/hearing-screening-older-adults

McDermott, M. M. (2015). Lower extremity manifestations of peripheral artery disease: The pathophysiologic and functional implications of leg ischemia. Circulation Research, 116, 1540–1550.

Mendonça, M. D., Alves, L., & Bugalho, P. (2016). From subjective cognitive complaints to dementia: Who is at risk? A systematic review. American Journal of Alzheimers Disease and Other Dementias, 31(2), 105–114.

Miller, K. L., & Baraldi, C. A. (2012). Geriatric gynecology: Promoting health and avoiding harm. American Journ al of Obstetrics and Gynecology, 207, 355–367.

Mol, A., Bui Hoang, P. T. S., Sharmin, S., Reijnierse, E. M., van Wezel, R. J. A., Meskers, C. G. M., & Maier, A. B. (2019). Orthostatic hypotension and falls in older adults: A systematic review and meta-analysis. Journal of the American Medical Directors Association, 20(5), 589–597.e5. https://doi.org/10.1016/j.jamda.2018.11.003

Montlahuc, C., Soumaré, A., Dufouil, C., Berr, C., Dartigues, J. F., Poncet, M., Tzourio, C., & Alpérovitch, A. (2011). Selfrated health and risk of incident dementia: A community-based elderly cohort, the 3C Study. Neurology, 77(15), 1457–1464.

Montreal Cognitive Assessment. (2015). Retrieved January 20, 2016, from http://www.mocatest.org/Moore, A. A., & Siu, A. L. (1996). Screening for common problems in ambulatory elderly: Clinical confirmation of a screening instrument. American Journal of Medicine, 100, 438–443.

Moran, M. B., Chatterjee, J. S., Frank, L. B., Murphy, S. T., Zhao, N., Chen, N., & Ball-Rokeach, S. (2017). Individual, cultural and structural predictors of vaccine safety confidence and influenza vaccination among hispanic female subgroups. Journal of Immigrant And Minority Health, 19(4), 790–800. https://doi.org/10.1007/s10903-016-0428-9

Morley, J. E. (2018). Defining undernutrition (malnutrition) in older persons. Journal of Nutrition, Health and Aging, 22, 308–310. https://doi-org.proxy1.lib.tju.edu/10.1007/s12603-017-0991-3

Morley, J. E., & Tolsen, D. T. (2012a). Chapter 3: The physiology of aging. In B. J. Vellas, M. S. Pathy, & A. Sinclair (Eds.), Pathy's principles and practice of geriatric medicine (5th ed., pp. 33). John Wiley & Sons, Inc.

Morley, J. E., & Tolsen, D. T. (2012b). Chapter 9: Sexuality and aging. In B. J. Vellas, M. S. Pathy, & A. Sinclair (Eds.), Pathy's principles and practice of geriatric medicine (5th ed., pp. 93). John Wiley & Sons, Inc.

Naegle, M. (2018). Alcohol use screening and assessment for older adults consult. ConsultGeri: Try this series. Retrieved October 24, 2020, from https://hign.org/consultgeri/trythis-series/alcohol-use-screening-and-assessment-older-adults

Nair, A., & Sabbagh, M. N. (2015). Chapter 3. approach to the geriatric neurology patient: The neurologic examination, In Geriatric neurology (pp. 71–84). John Wiley & Sons, Inc. National Academies of Sciences, Engineering, and Medicine. (2020). Social isolation and loneliness in older adults: Oportunities for the health care system. The National Academies Press. https://doi.org/10.17226/25663

National Institute on Aging. (2018). Advance care planning healthcare directives. Updated January 15, 2018. Retrieved November 13, 2020, from https://www.nia.nih.gov/health/advance-care-planning-healthcare-directives

National Institute on Aging. (2020). Facts about aging and alcohol. Retrieved November 9, 2020, from https://www.nia.nih.gov/health/facts about-aging-and-alcoholNational Institutes of Health. (2018). Getting help with Alzheimer's caregiving. Updated January 15, 2018. Retrieved November 13, 2020, from https://www.nia.nih.gov/health/getting-helpalzheimers-caregiving

Ng, J. H., Bierman, A. S., Elliott, M. N., Wilson, R. L., Xia, C., & Scholle, S. H. (2014). Beyond black and white: Race/ethnicity and health status among older adults. American Journal of Managed Care, 20(3), 239–248.

Nurses Improving Care for Healthsystem Elders (NICHE). (2020). Program at the Hartford Institute for Geriatric Nursing. Retrieved

November 6, 2020, from https://nicheprogram. org/Office of Minority Health, Department of Health and Human Services. (2020). Think cultural health. Retrieved November 6, 2020, from https://www.thinkculturalhealth.hhs.gov/index.asp Onder, G., Petrovic, M., & Balamurugan, T. (2010). ess is more. Development and validation of a score to assess risk of adverse drug reactions among the in-hospital patients 65 years or older. Archives of Internal Medicine, 170, 1142.

Ortman, J. M., Veloff, V., & Hogan, H. (2020). An aging nation: The older population in the United States: Population estimates and projections: Current population reports. Retrieved November 19, 2020, from https://www.census.gov/prod/ 2014pubs/p25-1140.pdf

O'Sullivan, R., Mailo, K., Angeles, R., & Agarwal, G. (2015). Advance directives: Survey of primary care patients. Canadian Family Physician, 61(4), 353–356. Palsetia, R. (2018). The clock drawing test versus mini-mental status examination as a screening tool for dementia: A clinical comparison. Indian Journal of Psychological Medicine, 40(1), 1–10. https://doi.org/10.4103/IJPSYM. IJPSYM_244_17

Papaleontiou, M., & Haymart, M. R. (2012). Approach to and treatment of thyroid disorders in the elderly. Medical Clinics of North America, 96, 297–310.

Parkinson's Disease Foundation. (2020). Statistics on Parkinson's. Retrieved October 26, 2020, from https://www.parkinson.org/ Understanding-Parkinsons/Statistics

Partnership for Health in Aging Workgroup on Interdisciplinary Team Training in Geriatrics. (2014). Position statement on interdisciplinary team training in geriatrics: An essential component of quality health care for older adults. Journal of the American Geriatrics Society, 62(5), 961–965.

Pelletier, A. L., Rojas-Roldan, L., & Coffin, J. (2016). Vision loss in older adults. American Family Physician, 94(3), 219–226.

Perkins, K., King, M. (2012). Geriatric gynecology. Emergency Medicine Clinics of North America, 30(4), 1007–19. https://doi. org/10.1016/j.emc.2012.08.011

Perlmuter, L. C., Sarda, G., Casavant, V., & Mosnaim, A. D. (2013). A review of the etiology, associated comorbidities, and treatment of orthostatic hypotension. American Journal of Therapeutics, 20(3), 279–291.

Podsiadlo, D., & Richardson, S. (1991). The Timed "Up and Go": A test of basic functional mobility for frail elderly persons. Journal of the American Geriatrics Society, 39, 142–148.

Qato, D. M., Wilder, J., Schumm, L. P., Gillet, V., & Alexander, G. C. (2016). Changes in prescription and over-the-counter medication and dietary supplement use among older adults in the United States, 2005 vs 2011. JAMA Internal Medicine, 176(4), 473–482.

Ratnapriya, R., & Chew, E. Y. (2013). Age-related macular degeneration-clinical review and genetics update. Clinical Genetics, 84, 160–166.

Reuben, D. B., & Tinetti, M. E. (2012). Goal-oriented patient care—an alternative health outcome paradigm. The New England Journal of Medicine, 366(9), 777–779.

Rodriguez, J. C., Dzierzewski, J. M., & Alessi, C. A. (2015). Sleep problems in the elderly. Medical Clinics of North America, 99, 431–439.

Rosen, S. L., & Reuben, D. B. (2011). Geriatric assessment tools. The Mount Sinai Journal of Medicine, 78(4), 489–497.

SAGE. (2020). SAGE advocacy and services for LGBT elders. Retrieved May 25, 2021, from https://www.sageusa.org/Saint Louis University. (2020).

Saint Louis University Mental Status. Retrieved May 25, 2021, from https://www.slu. edu/medicine/internal-medicine/geriatric-medicine/agingsuccessfully/ assessment-tools/mental-status-exam. php

Samuels, M. H. (2000). Hyperthyroidism in aging. [Updated 2018 March 21]. In: K. R. Feingold, B. Anawalt, & A. Boyce (Eds.), Endotext [Internet]. MDText.com, Inc. https://www.ncbi.nlm.nih. gov/books/NBK278986

Sandoval-Leon, A. C., Drews-Elger, K., Gomez-Fernandez, C. R., Yepes, M. M., & Lippman, M. E. (2013). Paget's disease of the nipple. Breast Cancer Research and Treatment, 141(1), 1–12.

Schoene, D., Heller, C., Aung, Y. N., Sieber, C. C., Kemmler, W., & Freiberger, E. (2019). A systematic review on the influence of fear of falling on quality of life in older people: Is there a role for falls? Clinical Interventions in Aging, 14, 701–719. https://doi. org/10.2147/CIA.S197857

Sebastiani, P., Bae, H., Sun, F. X., Andersen, S. L., Daw, E. W., Malovini, A., Kojima, T., Hirose, N., Schupf, N., Puca, A., & Perls, T. T. (2014). Meta analysis of genetic variants associated with human exceptional longevity. Aging, 5(9), 653–661.

Siu, A. L., & U.S. Preventive Services Task Force (USPSTF). (2016). Screening for depression in adults: US Preventive Services Task Force recommendation statement. The Journal of the American Medical Association, 315(4), 380–387. https://doi.org/10.1001/ jama.2015.18392. Retrieved November 5, 2020, from https:// www.uspreventiveservicestaskforce.org/uspstf/recommendation/ depression-in-adults-screening

Smyth, C. (2018). Sexuality assessment for older adults. Retrieved October 22, 2020, from https://hign.org/sites/default/ files/2020-06/Try_This_General_Assessment_10.pdf

Stanford Geriatrics Education Center. (2020). Test your ethnogeriatric IQ. Retrieved November 6, 2020, from https://sgec.stanford.edu/ resources/training.html

Stanford School of Medicine. (2016). Ethnogeriatrics. Retrieved January 2016, from http://geriatrics.stanford.edu/Stevens, J. A., & Phelan, E. A. (2013). Development of STEADI: A fall prevention resource for health care providers. Health Promotion Practice, 14, 706–714.

Strandberg, T. E., Pitkälä, K. H., Tilvis, R. S., O'Neill, D., & Erkinjuntti, T. J. (2013). Geriatric syndromes—vascular disorders? Annals of Medicine, 45(3), 265–273.

Tariq, T. (2006). Comparison of the Saint Louis University Mental Status Examination and the Mini-Mental State Examination for detecting dementia and mild neurocognitive disorder—A pilot study. The American Journal of Geriatric Psychiatry, 14(11), 900–910. https://doi.org/10.1097/01. jgp.0000221510.33817.86

Taylor, W. D. (2014). Depression in the elderly. The New England Journal of Medicine, 371, 1228.

Testa, A. (2015). Understanding urinary incontinence in adults. Urologic Nursing, 35(2), 82–86. https://doi.org/10.7257/1053-

816X.2015.35.2.82

Tinetti, M. E., & Kumar, C. (2010). The patient who falls: "It's always a trade-off". The Journal of the American Medical Association, 303, 258–266.

Tsoi, K., Chan, J., Hirai, H. W., Wong, S. Y., & Kwok, T. C. (2015). Cognitive tests to detect dementia: A systematic review and meta-analysis. JAMA Internal Medicine, 175(9), 1450–1458.

U.S. Department of Health and Human Services. (2018). Chapter 5. Active older adults. In: Physical activity guidelines for Americans (2nd ed.). U.S. Department of Health and Human Services. https://health.gov/sites/default/files/2019-09/Physical_Activity_Guidelines_2nd_edition.pdf#page=68

U.S. Preventive Services Task Force (USPSTF). (2016). Retrieved November 1, 2020, from https://www.uspreventiveservicestaskforce.org/uspstf/topic_search_results

U.S. Preventive Services Task Force (USPSTF). (2018a). Final recommendation statement. Intimate partner violence, elder abuse, and abuse of elderly and vulnerable Adults: screening. Retrieved November 5, 2020, from http://www.uspreventiveservicestaskforce.org/Page/Document/UpdateSummary Final/intimate-partner-violence-and-abuse-of-elderly-andvulnerable-adults-screening?ds=1&s=elder abuse

U.S. Preventive Services Task Force (USPSTF). (2018b). Unhealthy alcohol use in adolescents and adults: Screening and behavioral counseling interventions. Retrieved October 23, 2020, from https://www.uspreventiveservicestaskforce.org/uspstf/ document/RecommendationStatementFinal/unhealthyalcohol-use-in-adolescents-and-adults-screening-and-behavioralcounseling-interventions#bootstrap-panel-6

U.S. Preventive Services Task Force (USPSTF). (2019). Abdominal aortic aneurysm: Screening. Retrieved October 31, 2020, from https://www.uspreventiveservicestaskforce.org/uspstf/recommendation/abdominal-aortic-aneurysm-screening

U.S. Preventive Services Task Force (USPSTF). (2020). Screening for cognitive impairment in older adults: US Preventive Services Task Force Recommendation Statement. The Journal of the American Medical Association, 323(8), 757–763. https://doi.org/10.1001/jama.2020.0435

Vajaranant, T. S., Wu, S., Torres, M., & Varma, R. (2012). The changing face of primary open-angle glaucoma in the United States: Demographic and geographic changes from 2011 to 2050. American Journal of Ophthalmology, 154(2), 303–314.e3.

Vogelsang, E. M. (2014). Self-rated health changes and oldest-old mortality. Journals of Gerontology. Series B, Psychological Sciences and Social Sciences, 69(4), 612–621.

Walter, L. C., & Covinsky, K. E. (2001). Cancer screening in elderly patients: A framework for individualized decision making. The Journal of the American Medical Association, 285, 2750–2756.

Wang, J. J., Baker, M. L., Hand, P. J., Hankey, G. J., Lindley, R. I., Rochtchina, E., Wong, T. Y., Liew, G., & Mitchell, P. (2011). Transient ischemic attack and acute ischemic stroke: associations with retinal microvascular signs. Stroke, 42(2), 404–408.

Wang, X. M., Brisbin, S., Loo, T., & Straus, S. (2015). Elder abuse: An approach to identification, assessment and intervention. Canadian Medical Association Journal, 187(8), 575–581.

Wang, Y. P., & Andrade, L. H. (2013). Epidemiology of alcohol and drug use in the elderly. Current Opinion in Psychiatry, 26, 343–348.

Weinreb, R. N., Aung, T., & Medeiros, F. A. (2014). The pathophysiology and treatment of glaucoma: A review. The Journal of the American Medical Association, 311(18), 1901–1911.

Wilson, J. F. (2011). In the clinic. Herpes zoster. Annals of Internal Medicine, 154, ITC31–15; quiz ITC316.

Wooten, J. M. (2015). Rules for improving pharmacotherapy in older adult patients: part 2 (rules 6–10). Southern Medical Journal, 108, 145–150.

Wooten, J. M. (2015). Rules for improving pharmacotherapy in older adult patients: part 1 (rules 1–5). Southern Medical Journal, 108, 97–104.

Yellowitz, J. A., & Schneiderman, M. T. (2014). Elder's oral health crisis. The Journal of Evidence-Based Dental Practice, 14(Suppl), 191–200.

Yeo, G. (2009). How will the U.S. healthcare system meet the challenge of the ethnogeriatric imperative? Journal of the American Geriatrics Society, 57, 1278–1285.

Yeo, G., Bell, C. L., Okamoto, L., & Mehta, K. (2017). The future of ethnogeriatrics. In: L. Cummings-Vaughn & D. Cruz-Oliver (Eds.), Ethnogeriatrics. Springer, Cham. https://ebrary.net/111446/health/future_ethnogeriatrics

추가 문헌

Fuoto, T. (2019). Palliative care nursing communication: An evaluation of the COMFORT model. Journal of Hospice and Palliative Nursing, 21(2), 124–130. https://doi.org/10.1097/NJH.0000000000000493

Lessig, M., Scanlan, J., Nazemi, H., & Borson, S. (2008). Time that tells: Critical clock-drawing errors for dementia screening. International Psychogeriatrics, 20(3), 459–470.

McDicken, E. (2019). Accuracy of the short-form Montreal Cognitive Assessment: Systematic review and validation. International Journal of Geriatric Psychiatry, 34(10), 1515–1525. https://doi.org/10.1002/gps.5162

INDEX

국문 찾아보기

ㄱ

ㄷ

ㄹ

ㅁ

ㅇ

ㅈ

ㅊ

ㅋ

ㅌ

ㅍ

ㅎ

번호

영문 찾아보기

A

B

Q

R

S